全国县级医院系列实用手册

全科医生手册

主　编　肖传实　宣世英

副主编　边云飞　辛永宁
　　　　高　奋　欧柏青

人民卫生出版社

图书在版编目（CIP）数据

全科医生手册/肖传实,宣世英主编.—北京:人民卫生出版社,2016

（全国县级医院系列实用手册）

ISBN 978-7-117-22707-0

Ⅰ.①全⋯　Ⅱ.①肖⋯②宣⋯　Ⅲ.①临床医学-手册　Ⅳ.①R4-62

中国版本图书馆 CIP 数据核字(2016)第 112691 号

人卫社官网　www.pmph.com	出版物查询,在线购书
人卫医学网　www.ipmph.com	医学考试辅导,医学数据库服务,医学教育资源,大众健康资讯

全国县级医院系列实用手册

全科医生手册

主　　编:肖传实　宣世英

出版发行:人民卫生出版社(中继线 010-59780011)

地　　址:北京市朝阳区潘家园南里 19 号

邮　　编:100021

E - mail:pmph @ pmph.com

购书热线:010-59787592　010-59787584　010-65264830

印　　刷:北京盛通印刷股份有限公司

经　　销:新华书店

开　　本:850×1168　1/32　印张:32

字　　数:811 千字

版　　次:2016 年 8 月第 1 版　2016 年 8 月第 1 版第 1 次印刷

标准书号:ISBN 978-7-117-22707-0/R · 22708

定　　价:120.00 元

打击盗版举报电话:010-59787491　E-mail:WQ @ pmph.com

(凡属印装质量问题请与本社市场营销中心联系退换)

编　者（以姓氏笔画为序）

边云飞（山西医科大学）

阳　军（湖南省人民医院）

苏金明（河北省唐山市乐亭县医院）

肖传实（山西医科大学第一医院）

辛永宁（青岛市市立医院）

张国芬（河北省石家庄市藁城人民医院）

欧柏青（湖南省人民医院）

宣世英（青岛市市立医院）

高　奋（山西医科大学第二医院）

编写秘书　张娜娜（山西医科大学第一医院）

伍　媛（湖南省人民医院）

《全国县级医院系列实用手册》编委会

出版说明

　　县级医院是我国医疗服务承上启下的重要一环，是实现我国医疗服务总体目标的主要承载体。目前，我国县级医院服务覆盖全国人口 9 亿多，占全国居民总数 70% 以上，但其承担的医疗服务与其功能定位仍不匹配。据《2014 中国卫生和计划生育统计提要》数据显示，截至 2013 年，我国有县级医院 1.16 万个，占医院总数的 47%；诊疗人次 9.24 亿人次，占医院总诊疗人次的 34%；入院人数 0.65 亿人，占医院总入院人数的 46%。

　　为贯彻习近平总书记"推动医疗卫生工作重心下移、医疗卫生资源下沉，推动城乡基本公共服务均等化，为群众提供安全有效方便价廉的公共卫生和基本医疗服务"的指示，落实国务院办公厅《关于全面推开县级公立医院综合改革的实施意见》和《关于推进分级诊疗制度建设的指导意见》等文件精神，推动全国县级医院改革发展与全国分级诊疗制度顺利实施，通过抓住县级医院这一关键环节，实现"郡县治，天下安"的目标，在国家卫生和计划生育委员会的领导下，在中国医师协会、中华医学会、中国医院协会的支持下，人民卫生出版社组织编写了本套《全国县级医院系列实用手册》。

　　本套图书编写有如下特点：

　　1. 编写工作是在对全国 31 个省市自治区 100 多家县级医院的充分调研基础上开展的，充分反映了全国县级医院医务工作者迫切需求。

　　2. 图书品种是严格按照县级医院专业构成和业务能力发展要求设置的，涉及临床、护理、医院管理等 27 个专业。

3. 为了保证图书内容的学术水平,全部主编均来自全国知名大型综合三甲医院;为了增加图书的实用性,还选择部分县级优秀医生代表参与编写工作。

4. 为了保证本套图书内容的权威性和指导性,大部分参考文献来源于国家制定的指南、规范、路径和国家级教材。

5. 整套图书囊括了县级医院常见病、多发病、疑难病的诊治规范、检查技术、医院管理、健康促进等县级医院工作人员必备的知识和技术。

6. 本套图书内容在保持先进性的同时,更侧重于知识点的成熟性和稳定性。

7. 本套图书写作上字斟句酌,字词凝练。内容表达尽量条理化、纲要化、图表化。

8. 本书装帧精良,为方便阅读,参照国际标准制作成易于携带的口袋用书。

本套图书共 27 种,除适合于县级医院临床工作者阅读之外,还兼顾综合性医院年轻的住院医师和临床研究生使用。本套图书将根据临床发展需要,每 3~5 年修订一次。整套图书出版后,将积极进行数字化配套产品的出版。希望本套图书的出版为提升我国县级医院综合能力、着力解决我国"看病难、看病贵"等问题,做出应有贡献。

希望广大读者在使用过程中发现不足,并反馈给我们,以便我们逐步完善本套图书的内容,提高质量。

人民卫生出版社

《全国县级医院系列实用手册》编委会

2016 年 1 月 18 日

前　言

　　全科医学（general practice），又称为家庭医学（family physician），是一个面向个人、家庭与社区，整合临床医学、预防医学、康复医学以及人文社会学科相关内容于一体的综合性医学专业学科，是一个临床二级学科；专业领域涉及面广泛，包括各种年龄、性别、各个器官系统以及各类疾病。其主旨是强调以人为中心、以家庭为单位、以社区为范围、以整体健康的维护与促进作为方向的长期综合性、负责式照顾，并将个体与群体健康照顾有机地融为一体。

　　1993 年 11 月，中华医学会全科医学分会成立，标志着我国全科医学学科的诞生。1997 年《中共中央、国务院关于卫生改革与发展的决定》做出了"加快发展全科医学，培养全科医生"的重要决策。将全科医学和全科医生的培养纳入了我国医疗卫生改革的重点。1999 年，原卫生部等 10 部委下发了《关于发展城市社区卫生服务的若干意见》，确定了社区服务是以基层卫生机构为主体，全科医师为骨干，以人的健康为中心、家庭为单位、社区为范围，解决社区主要卫生问题为目的，有效、经济、方便、综合、连续的基层卫生服务。随着一系列文件的出台，社会各界认识到全科医学及全科医生作为社区卫生服务的技术和人才支撑，是基层卫生服务建设的前沿。2011 年，国务院发布了《国务院关于建立全科医生制度的指导意见》，明确提出建立全科医生制度是实现人人享有基本医疗卫生服务的基本途径。因此，中华医学会、中国医师协会呼吁全行业凝聚共识，形成合力，通过共同努力，促使全科医学受到应有的重视，使全科医学学科建设取得长足、健康地发展，全科医学在我国具有良好的发展前景。但是我国全科医学的发展距离满足人民群众的医疗健康需求、距离深化医药卫生体制改革提出的相应要求、距离应对慢性疾病管理和老龄化社会、城镇化发展等重大挑战能力需求还存在较大的差距。

我国全科医学是一门新兴学科，专门人才缺乏，而我国县级医院全科医学建设更是不完善，围绕习总书记关于"医疗卫生工作重心下移、医疗卫生资源下沉"的要求，县级医院全科医学的建设将至关重要。因此，本书注重三基训练，适合我国县级医院全科医师、初中级临床医师，希望为我国广大的县级医院尽快建立一支人数众多、遍布城乡的经过正规医学教育、接受过规范全科培训的全科医生队伍贡献自己的力量。

主编　肖传实　宣世英
2016 年 4 月

目 录

第一章

全科医学概述

第一节　全科医学的概念发展以及社会功能

一、全科医学的定义

全科医学（general practice），又称为家庭医学（family physician），是一个面向个人、家庭与社区，整合临床医学、预防医学、康复医学以及人文社会学科相关内容于一体的综合性医学专业学科，是一个临床二级学科；专业领域涉及面广泛，包括各种年龄、性别、各个器官系统以及各类疾病。其主旨是强调以人为中心、以家庭为单位、以社区为范围、以整体健康的维护与促进作为方向的长期综合性、负责式照顾，并将个体与群体健康照顾有机地融为一体。

二、全科医学的发展

全科医学起源于18世纪的欧美，诞生于20世纪60年代，是西方国家在长期的实践经验基础上，综合现代生物学、临床医学、行为科学及社会科学的科学成果，来指导医生从事基层医疗保健服务的知识技能体系。

全科医学的形成过程大致经历了以下三个阶段：

1

1. 通科医疗阶段（18 世纪至 19 世纪末）　18 世纪欧洲向北美大陆的"移民热"中，部分医生也迁移到美洲，然而为数不多的医生无法满足大量移民的医疗需求，医生不得不打破原有的医疗行业界限去从事内科、外科及药剂师的工作来服务大众。此时，通科型医生就在 18 世纪的美洲诞生了。全科医学是在通科医疗的基础上发展起来的。19 世纪初，英国的 Lancer 杂志首次将具有多种技能的医生称为"通科医生（general practitioners，GP）"，医学生毕业后若通过医疗、药物、外科及接生技术的考试，即可获得"通科医生"的执业资格。通科医生的名称首先于 19 世纪欧洲（英国）使用，因此，通科医生诞生于 18 世纪的美洲，而命名于 19 世纪的欧洲。直到 19 世纪末，通科医生一直占据西方医学的主导地位。

2. 专科医学发展阶段（19 世纪末至 20 世纪 60 年代末）　20 世纪以来，医学科学及其他科学的迅速发展促使医学迅猛发展，带动了医疗技术的分化和临床实践的分化和专门化。19 世纪末成立的 Johns Hopkins 医学院对医学教育进行改革，实施了正规的集理论研究与实践相结合的四年制医学教育。1910 年美国 Abraham Flexner 肯定了 Johns Hopkins 的改革，极力主张生物医学的研究和教学，提倡将研究、临床教学及会诊制度作为医学教育的根本保证，从而为培养专科化合格的医生奠定了基础。之后欧美各医学院校按照不同专业要求组织教学，使得医疗趋向于专科化。医学教育改革为医生做出临床决策提供了可靠的科学基础，鼓励了专科化，推动了医学科研的发展。

20 世纪以来，科学技术进步促进医学的发展。医学研究对象逐渐从人体系统、器官、组织、细胞到亚细胞和生物高分子层次，向微观世界深入，使疾病在生物学方面得到精确的定位，二级学科应运而生。它对疾病进行了详细的分类和研究，应用各种先进的技术手段，并且找到了一系列有效的治疗方案。1917 年眼科专科医学会首先成立，在 1930 至 1940 年这 10 年之间，先后成立

1

了 14 个专科医学会及设立了相应的住院医生训练项目。具有相当规模的综合性医院遍布各大城市，医院内提供的专科化服务成为公众关心的热点。人们对医院及专科医生的需求量渐渐增加，而通科医生则被冷落，通科医疗的发展逐渐萎缩，人数减少。

3. 专科医疗局限性的显现与通科医疗的复兴　随着医学专科化的迅猛发展，其服务模式的内在缺陷也逐渐引起人们的关注。从 20 世纪 50 年代后期起，人口老龄化进程加快，各种慢性病、退行性疾病逐渐上升为影响国民健康的主要问题，基层医疗凸显重要。慢性病多为终身性疾病，并常伴有严重并发症及残疾，使存活者的生命治疗大大降低，给患者的家庭及社会造成了严重的经济负担。慢性病一旦患病，大多不可治愈，但是可以预防。绝大多数的慢性病多是无声的杀手，必须主动筛检才能发现，因此依靠医院内的专科医生坐等患者既无法预防，也难以早期发现，以致无法有效降低慢性病的发病率和死亡率。老年人容易患病，需要一大批医生在社区和家庭环境中长期陪伴并照顾他们，因此社会对通科医生的需求开始不断增高，必须联手社区卫生服务、全科医疗服务来解决。通科医生自己深知，新的时代需要新型的通科医生，他们必须整合生物医学、行为科学和社会科学的最新研究成果以及通科医疗的成功经验，并且能适应现代化社会的要求，能弥补专科化服务的不足，能够合理利用卫生资源及降低医疗费用。

1947 年成立了美国通科医疗学会，后更名为美国家庭医生学会（American Academy of Family Physicians，AAFP）。1968 年美国家庭医学委员会（Board of Family Practice，ABFP）成立，于 1969 年成为美国第 20 个医学专科委员会，通常人们将其作为全科医学学科正式建立的标志。在美国，通科医生改称为"家庭医生（family physician）"，其提供的医疗服务称为"家庭医疗（family practice）"，将其知识基础或者学科体系称为"家庭医学

1

(family medicine)"。2005 年，ABFP 组织更名为家庭医学专科委员会（American Board of Family Medicine，ABFM）。

1972 年，世界全科/家庭医生学会（WONCA）在澳大利墨尔本正式成立，学会为世界全科医生提供了学术和信息的交流平台，大大促进了全科医学在世界各地的发展。

【中国全科医学的发展与前景】

20 世纪 80 年代初全科医学的概念引入中国。1986年、1988 年，中华医学会派代表参加英国伦敦举行的世界家庭医生组织（WONCA）大会及 WONCA 亚太地区香港会议，并邀请当时的 WONCA 主席 Rajakumar 和 Peter Lee 访问北京。在他们的帮助下，1989 年 11 月在北京召开了第一届国际全科医学学术会议，同年在首都医科大学成立了国内首家全科医学培训中心，开始在国内传播全科医学，并且启动了全科医学培训工作。1991 年 6 月至 11 月，由加拿大国际发展署（CIDA）赞助，加拿大家庭医生学会派家庭医生 Brain Cornelson 到首都医科大学进行全科医生培训中心的指导工作。1992 年 1 月至 3月间，我国台湾中山医学院家庭医生李孟智副教授到首都医科大学继续 Brain Cornelson 的指导工作。1993 年 11月，中华医学会全科医学分会成立，标志着我国全科医学学科的诞生。

1997 年《中共中央、国务院关于卫生改革与发展的决定》做出了"加快发展全科医学，培养全科医生"的重要决策。将全科医学和全科医生的培养纳入了我国医疗卫生改革的重点。1999 年，原卫生部等 10 部委下发了《关于发展城市社区卫生服务的若干意见》，确定了社区服务是以基层卫生机构为主体，全科医生为骨干，以人的健康为中心、家庭为单位、社区为范围，解决社区主要卫生问题为目的，有效、经济、方便、综合、连续的基层卫生服务。作为社区卫生服务的技术和人才支撑，全科医学和全科医生在此被提到了基层卫生服务建设的前沿。同年原卫生部下发了《卫生部关于发展全科

1

医学教育的意见》，出台了《全科医师规范化培训大纲》以及《全科医师岗位培训大纲》，对全科医学教育的目标、发展原则、措施和培训标准等要求进行了全面的部署，全面启动了全科医学教育。2006 年，人事部、原卫生部、教育部等五部门联合颁发了《关于加强城市社区卫生人才队伍建设的指导意见》，进一步明确了全科医学作为高等医学院校重点建设的学科。2010 年，六部委联合颁发了《以全科医生为重点的基层医疗卫生队伍建设规划》，明确到 2020 年，通过各种途径培养 30 万名全科医生，逐步形成一支数量适宜、质量较高、结构合理、适应基本医疗卫生制度需要的基层医疗队伍。2011 年，国务院发布了《国务院关于建立全科医生制度的指导意见》，明确提出建立全科医生制度是实现人人享有基本医疗卫生服务的基本途径。对全科医生培养提出要求，逐步规范全科医生"5＋3"模式。"5"是指临床医学基础教育阶段（医学本科生教育），"3"是指全科医生规范化培养阶段（全科住院医师培养）。要求统一全科医生培养内容、准入条件及学位授予标准，逐步建立统一规范的全科医生培养制度。上述文件发布后，中华医学会、中国医师协会呼吁全行业凝聚共识，形成合力，通过共同努力，促使全科医学受到应有的重视，使全科医学学科建设取得长足、健康地发展。因此，全科医学在我国具有良好的发展前景。

全科医学的社会功能　全科医学是一门独立的跨学科、跨领域的综合性临床二级学科，不仅涉及内外妇儿等临床医学学科，还涉及社会医学、社区医学、行为医学、预防医学、流行病学、医学伦理学、心理学、哲学及法学等学科。全科医学是全科医生在社区中为个人及其家属提供连续性、综合性、协调性、个体化和人性化的医疗保健服务时所运用的理论知识、技能和制度体系，它主要研究各类型社区中常见的健康问题，多维度承诺可及性的服务。

全科医疗提供基础医疗服务，全科诊所多为卫生医疗保健系统的首诊场所，在此全科医生能为大多数人解决健康问题，若不能解决则可以将患者转至合适的专科并处理好相关衔接和协调的工作。

全科医疗服务内容贯穿人的生命周期：从计划生育到优生优育，从妇女围生期到新生儿、青少年、中老年乃至临终关怀，每个阶段都有其特定的生理、心理及家庭、社会方面的健康问题。由于国家、地区以及所处的卫生保健系统的差异，全科医疗涉及的内容也有差异。全科医疗服务一般包括接生、外科常规手术、各种内镜检查等。随着我国卫生改革的实施，全科医疗被赋予越来越重要的社会责任，其服务涉及的知识及技能也在日益增宽。在知识方面，要对个人和家庭提供长期负责式的服务，要对于健康水平的测量、疾病的预测、各年龄段不同症状的含义、疾患对家庭的冲击和家庭资源的利用等有所了解；要提供以人口为基础的服务，需要更多的流行病学、统计学知识以及与社区健康促进相关的各种工作能力；要做好医疗保险系统的"守门人"，需要更全面的关注全科医疗服务中成本-效果与成本-效益的要求、全科医疗管理技术；要影响卫生政策和卫生资源投向，需要与服务对象和政策制定者进行有效的对话。因此，全科医生需要不断地学习来提升全科医疗服务水平。

（肖传实）

第二节 全科医学与相关学科的关系

一、全科医疗与专科医疗的区别与联系

1. 全科医疗的定义与特征

（1）定义：全科医疗是将全科医学的基本理论应用于患者、家庭和社区照顾的、主要由全科医生提供的、以解决社区常见健康问题为主的一种基层医疗，是一种

集合了其他许多学科领域的知识和技能的一体化的临床专业。它除了利用其他医学专业的内容外，还强调运用家庭动力学、人际关系、咨询以及心理治疗等方面的知识提供服务。全科医疗是现阶段世界各国公认的基层医疗的最佳服务模式。

（2）特征：全科医疗是一种由医生发起的以人为本、以健康为中心、以需求为导向的主动服务，强调持续性、综合性、个体化的服务，强调早期发现并处理疾患，强调预防疾病和维持健康，强调在社区场所对患者提供服务，并在必要时协调利用社区内外的其他资源，其最大特点是强调对当事人的"长期负责式照顾"。主要包括：基层保健、以患者为中心的照顾、连续性服务、以家庭为单位的服务、协调性服务、可及性服务、综合性服务、以社区为基础的服务、以预防为导向的服务、团队合作的工作方式。

2. 全科医疗与专科医疗的区别

（1）在哲学上的区别：全科医疗和专科医疗负责健康与疾病发展的不同阶段。全科医疗负责健康时期、疾病早期乃至经专科诊疗后无法治愈的各种病患的长期照顾，全科医生类似于"医学服务者"与"管理者"，其工作遵循"照顾"的模式，其责任既涉及医学科学，又延及与这种服务相关的各个专业领域（包括医学以外的行为科学、社会学、人类学、伦理学、文学、艺术等），其最高价值既有科学性，又顾及服务对象的满意度，即充分体现了医学的艺术性。因此，由于这种医疗服务对照顾的注重，可称为照顾医学。

专科医疗负责疾病形成以后一段时期的诊治，专科医生类似于"医学科学家"，其工作遵循"科学"的模式，其责任局限于医学科学认识与实践的范围，其最高价值是科学性，充分体现了医学的科学性方面。由于专科医疗强调根除或治愈疾病，可将其称之为治愈医学。

（2）具体特征上的区别（表1-2-1）

1

表 1-2-1　全科医疗与专科医疗特征区别

特征	全科医疗	专科医疗
态度/宗旨	以健康为中心，全面管理；以人为中心，患者主动参与	以疾病为中心，救死扶伤；以医生为中心，患者被动服从
责任	持续性	间断性
服务人口	较少而稳定（1:2500左右）	大而流动性强[1/(5~50)万]
照顾范围	宽（生物、心理、社会功能）	窄（某系统/器官/细胞）
病患类型	常见问题	疑难重症
服务内容	医防保康教计一体化	医疗为主
技术	基本技术，不昂贵	高新技术，昂贵
方法	综合	分科

3. 全科医疗与专科医疗的联系　推行全科医疗服务后，可以改变不同等级医疗机构各自为政的状况，根据患者的需要，组织家庭、社区和医院之间的系统服务。全科医疗与专科医疗各司其职，提高卫生资源的利用效率；互补互利，既解决健康问题，又推动医学发展。二者通过双向转诊、信息沟通、医疗合作，形成"接力棒式"服务，提供"无缝式"健康照顾。最终全面改善医疗服务质量与提高医疗服务效率。

二、全科医学与相关学科的关系

1. 全科医学与社区医学　社区医学是关于一定人群健康的医学学科，以社区为立足点，关注作为整体的社区健康，对社区人群的公共卫生问题以及社区卫生服务的组织管理进行全面而有针对性的研究，包括流行病学、

1

筛检、环境卫生等内容，涉及健康促进、疾病与病残预防、康复等工作，通过社区卫生服务达到改善人群的健康水平、促进社区健康等目的。全科医学的研究内容和研究目标以个体医疗保健为主，同时又将个体和群体保健融为一体。因此，社区医学在群体目标上与全科医学是相同的。全科医生是社区医学任务的主要执行者，而在落实社区医学的过程中所获得的资源，以及全科医生在社区实践中所获得的自身训练，则为全科医学在社区中的实施奠定了坚实的基础。

2. 全科医学与替代医学　替代医学又称为补充医学或非主流医学，指存在于现代医学主流以外的其他类型的医疗方法，如我国的中医中药、针灸、自然疗法、顺势疗法等，并被各国人民广泛地应用。由于替代医学的广泛应用，全科医生应该也必须了解其主要的类型、特点和疗效，同时应该看到替代医学的局限性，以便能够适应社区文化和群众的健康信念，并且有助于丰富全科医学理论和治疗手段。因此，全科医生了解替代医学的知识，并教育患者需要使用这类医疗手段时，首先要经过全科医生的评价和转诊，则可以最大限度地避免对患者的潜在伤害。

3. 全科医学与社区卫生服务　社区卫生服务又称社区健康服务，是现阶段的基本卫生保健，强调医疗卫生服务的社区特性。社区卫生服务是符合一体化的综合性健康服务模式的卫生服务模式。全科医生是各种医学专科中唯一受到专门培训、能够胜任这种服务模式要求的专科医生。全科医生已成为发展社区卫生服务的核心力量，全科医疗代表了社区卫生服务发展的最佳服务模式。全科医学作为基层医疗保健体系专门培养全科医生这一新型医生的临床医学学科，必将在重新塑造医生形象，发展照顾医学，承担个体和群体的一、二、三级预防，推进卫生改革等方面发挥重要的作用。

（宣世英）

1

第三节 全科医学与社区
卫生服务

一、概述

社区卫生服务的基本概念：

1. **社区卫生服务** 是社区建设的重要组成部分，是在政府领导、社区参与、上级卫生机构指导下，以基层卫生机构为主体，全科医生为骨干，合理使用社区资源和适宜技术，以人的健康为中心、家庭为单位、社区为范围、需求为向导，以妇女、儿童、老年人、慢性疾病、残疾人等为重点，以解决社区主要卫生问题，满足基本卫生服务需求为目的，并以预防、医疗、保健、康复、健康教育、计划生育技术服务等为一体的，有效、经济、方便、综合、连续的基层卫生服务。社区卫生服务是整个卫生服务体系的基石。《中共中央、国务院关于卫生改革与发展的决定》指出："改革城市卫生服务体系，积极发展社区卫生服务，逐步形成功能合理、方便群众的卫生服务网络"。

2. **社区卫生服务与全科医学的区别** 全科医学是面向社区与家庭，整合临床医学、预防医学、康复医学以及相关人文社会科学于一体的临床专业学科，是临床二级科学。社区卫生服务是将全科医学、临床医学、预防医学等相关学科理论和技术应用于患者、家庭和社区照顾的一种基层卫生服务。

3. **社区卫生服务与全科医学的联系** 社区卫生服务与全科医学有极为密切的联系，二者有相同的目标，即以个人为中心、家庭为单位、社区为范围，为社区居民的健康服务。全科医学培养高素质的全科医生，推动全科医学的发展。全科医学是社区服务的核心内容和基本任务，全科医生是社区卫生服务的骨干，为社区人群提供综合性、连续性、人性化的服务，而社区是全科医疗的基地。因此，全科医学的发展是社区卫生服务的重要条件，社区卫生服务为全科医学的发展创造了良好的空间。

二、社区卫生服务的内容和提供方式

社区卫生服务内容　社区卫生服务对象与全科医疗相一致，主要包括健康人群、亚健康人群、高危重点保护人群及患者，社区卫生服务对象的多样性决定了其服务内容的广泛性。随着社区卫生服务的发展和完善，在"六位一体"的基础上，其服务内容也逐渐扩展，整体上可以分为基本医疗与公共卫生两个主要方面。

（1）社区基本医疗服务：①一般常见病、多发病的诊疗和护理：主要是遵循"预防为主、防治结合"的卫生方针，利用社区卫生服务中心适宜的技术和条件对一般常见病、多发病进行基本诊断、治疗和护理。②慢性病治疗：对诊断明确的慢性病患者提供诊查和治疗服务，其中也包括一些晚期不治之症的支持或姑息治疗；对一些常见的慢性患者，如高血压，糖尿病等，运用慢性病监控网络进行随访和连续的诊查治疗。③社区现场应急救护：对于急诊患者应尽力就地急救，能够开展社区常见的应急救护，如心肺复苏、现场包扎止血、骨折的固定和搬运等。④转诊服务：对一些疑难杂症以及超出了社区卫生服务中心治疗能力的重症患者要及时转入上级医疗机构；另外，急诊患者应急救护后，受条件限制难以进一步救治的患者也应及时转诊。⑤康复医疗服务：根据"双向转诊"制度，在上级医疗中心已明确诊断、基本控制病情的恢复期患者，可转回居住地社区卫生服务中心继续康复治疗。⑥政府卫生行政部门批准的其他适宜医疗服务：如家庭出诊、家庭护理、家庭病床等家庭医疗服务。

（2）社区公共卫生服务：2009 年 7 月，原卫生部、财政部、国家人口和计划生育委员会出台了《关于促进基本公共卫生服务逐步均等化意见》，各地方社区公共

1

卫生服务主要立足于国家九大基本公共卫生服务项目，其主要服务内容包括以下方面：

①卫生管理信息：根据国家规定收集、报告辖区有关卫生信息，开展社区卫生诊断，建立和管理居民健康档案，向辖区街道办事处及有关单位和部门提出改进社区公共卫生状况的建议。②健康教育：针对健康素养基本知识和技能、优生优育及辖区重点健康问题等内容，向城乡居民提供健康教育宣传信息和健康教育咨询服务，设置健康教育宣传栏并定期更新内容，开展健康知识讲座等健康教育活动。③预防接种：为适龄儿童接种乙肝疫苗、卡介苗、脊髓灰质炎疫苗、百白破疫苗、白破疫苗、麻疹疫苗、甲肝疫苗、流脑疫苗、乙脑疫苗、麻腮风疫苗等国家免疫规划疫苗；在重点地区，对重点人群进行针对性接种，包括肾病综合征出血热疫苗、炭疽疫苗、钩端螺旋体疫苗；发现、报告预防接种中的疑似异常反应，并协助调查处理。④传染病防治：及时发现、登记并报告辖区内发现的传染病病例和疑似病例，参与现场疫点处理；开展结核病、艾滋病等传染病防治知识宣传和咨询服务；配合专业公共卫生机构，对非住院结核患者、艾滋病患者进行治疗管理。⑤儿童保健：为0～36个月婴幼儿建立儿童保健手册，开展新生儿访视及儿童保健系统管理。新生儿访视至少2次，儿童保健1岁以内至少4次，第2年和第3年每年至少2次。进行体格检查和生长发育监测及评价，开展心理行为发育、母乳喂养、辅食添加、意外伤害预防、常见疾病防治等健康指导。⑥孕产妇保健：为孕产妇建立保健手册，开展至少5次孕期保健服务和2次产后访视。进行一般体格检查及孕期营养、心理等健康指导，了解产后恢复情况并对产后常见问题进行指导。⑦老年人保健：对辖区65岁以上老年人进行登记管理，进行健康危险因素调查和一般体格检查，提供疾病预防、自我保健及伤害预防、自救等健康指导。⑧慢性病管理：对高血压、糖尿病等慢性病高危人群进行指导。对35岁以上人群实行门诊首

1

诊测血压。对确诊高血压和糖尿病患者进行登记管理，定期进行随访，每次随访要询问病情、进行体格检查及用药、饮食、运动、心理等健康指导。⑨重性精神疾病管理：对辖区重性精神疾病患者进行登记管理；在专业机构指导下对在家居住的重性精神疾病患者进行治疗随访和康复指导。

（3）其他：社区公共卫生服务内容还包括残疾康复指导和康复训练；计划生育技术咨询指导，发放避孕药具；协助处置辖区内的突发公共卫生事件等。

社区卫生服务的提供方式：

（1）上门服务：医务人员到患者家庭提供卫生服务方式。

（2）电话服务：采用电信通讯工具提供卫生服务的方式。可有两种表现形式，一种是患者或卫生服务需求对象向社区卫生服务的医务人员进行健康咨询；另一种方式是社区医务人员通过电话主动对服务人群进行电话随访。

（3）大规模服务：一般讲社区卫生服务健康体检、健康咨询等活动称之为大规模服务，主要是在一次健康服务中人群对健康服务的受益面较大。

（4）坐堂行医服务：是指医务人员坐在社区服务机构内，等着患者来求医治病的一种服务形式。

三、社区卫生服务的基本原则

1. 政治性　1996年江泽民总书记在全国卫生工作会议上指出："各级党委和政府要把卫生工作纳入经济和社会发展的总体规划，列入重要议事日程，增加对卫生的投入。切实保证卫生事业同经济、社会的协调发展。卫生事业关系到经济发展和社会稳定的全局，在国民经济和社会发展中具有独特的地位，发挥着不可缺少、不可替代的作用。"社区卫生服务工作与居民切身利益息息相关，是各级党政领导义不容辞的责任。从社区卫生服务中心（站）的建立、地址的选择到启动经费、维持

1

经费都要政府负责协调解决。

2. **公平性** 健康是基本的人权，人人都应公平享有卫生保健。人们的健康需求是无限的，而供给是有限的，要达到公平及合理。对于高危人群、弱势人群，如妇女、儿童、老年人、残疾人、贫困人群等，则应给予特殊照顾。社区要坚持预防为主，以健康为中心，改善环境，促进健康，既体现公平，又兼顾效率。社区卫生服务鼓励参与，而不提倡"享有"，即人人参与、人人贡献才能人人享有。只有大家参与建设和维护社区环境，投入社区卫生活动，才能享受舒适、清洁、优美的健康环境。

3. **经济性** 低投入、高产出是经济性的体现，经济实惠原则针对成本效益而言。对于人口众多的发展中国家，要实现人人享有卫生保健，卫生服务必须要坚持低投入高产出的经济实惠原则。在社区卫生服务中坚持经济实惠原则，必须做到以下几个方面：

(1) 开展健康教育和健康促进活动：通过健康教育和健康促进活动，可以使社区中的家庭和个人自觉控制影响健康的因素，鼓励健康的行为，增强人们自我处理健康问题的能力。成本低廉的健康教育投入，可带来巨大的健康和经济效益，据估计，加强健康教育可减少1/3的门诊患者。

(2) 推广适宜的技术：在社区卫生服务中，推广适宜技术可以达到少花钱多办事的目的。如提倡母乳喂养和口服补液疗法，是降低儿童首位死因——腹泻的良好途径，这种低廉易行的办法可以有效地保护儿童健康，降低腹泻的发病率和死亡率。祖国医学的气功、针灸、推拿、食疗等都是价廉易行的保健方法。

(3) 提供综合服务：综合服务是少投入多产出的有效措施。在社区卫生服务中要坚持提供"一揽子"的综合服务，如提供儿童保健应包括生长监测，合理喂养的健康教育，以及母亲的计划生育咨询，妇科病普查等。这种服务既方便了群众，又节省了资源。

4. **可及性** 可及性包括经济、文化、地理等方面，要实事求是、因地制宜地制定社区卫生服务的内容和方法。如贫困地区，儿童主要死因为营养不良和传染病，经济发达地区则以交通事故和意外伤害为主。有些少数民族地区喜吃草药，有些民族医生善用药膳、药浴等。山区、丘陵、平原的社区卫生服务方法也不同，要使用当地适用的医学技术，分析可用性才能达到可及性。内地有些人赴沿海地区参观社区卫生服务，认为条件不如他们，经验上达不到，这种不从精神实质上学习别人经验，不结合民情社情，不研究本地社区特点的做法是不适合的。社区卫生服务城乡皆适用，但内容、范围、方式方法可因地制宜，才能达到可接受性，才能做到可行性。

5. 协同性　社区是一个载体，许多部门都把工作深入到社区，如工业、农业、交通、民政、教育、文化、体育、卫生、公安、环保、城管、物价、社保、工会、共青团、妇联、计划生育等工作都涉及社区。根据社会大卫生的原则，组织部门间的大协作，则可产生 1 + 1 > 2 的效应，否则产生内耗。社区医生必须学习协同论和公共关系理论，把社区力量扭成一股绳，并按系统原则充分发挥分系统在卫生保健方面的作用，把有关系统的目标整合到为人民服务的总目标上来。全社会形成合力，左右求援，你中有我，我中有你，互助互利，奏出社区卫生服务的交响乐章。

6. 发展性　改革是不断发展的动力。社区卫生服务可分为初、中、高级等几个发展阶段，开展此项工作是政府所为，但社区卫生服务的可持续发展要靠自己的力量。在经费、技术和设备等方面，都应本着自力更生的原则，通过扩大服务、优质服务来发展。经费上通过开源节流，动员社区企业、事业单位对此项公益性事业进行大力扶持。同时，可扩大服务，除从生理扩大到心理、治疗扩大到预防、技术扩大到社会服务外，还可以扩大慢性病服务的病种，如天津某地区从'四病'防治发展到'十病'服务，与患者签订保健合同，其覆盖面可达

1

人口的 12% 左右，既受群众欢迎，也增加了收入。为了早期发现心血管病和癌症，可开展一些疾病普查，如深圳宝安区进行高血压和糖尿病的普查，向政府提出：早期防治上述疾病，如果 5 年内减少 50% 的发病率和死亡率，可节省 1.2 亿元的开支，区领导理解这是一项"长寿工程"，拨款 150 万元启动此项工作。有些地方社区开展行为干预、心理咨询、组织健康促进活动，动员离退休医务人员义诊，甚至组织老年人的保健旅游、素食野餐。社区企业捐给社区卫生中心电脑或保健器材，冠以企业名字。热心公益事业的社会名流或归侨也赠给社区卫生中心各种新设备等。服务质量是生命，社区医生具备社会、经济、心理和医学等知识和技能，就能以优质服务图发展，使社区卫生服务具有无限的生命力。

（欧柏青）

第四节　全科医学教育、规范化培训及资格考试

全科医学教育

规范的全科医生培养起源于欧美的一些国家，西方发达国家在 20 世纪 60～70 年代就建立起以医学生为对象的全科医学相关课程、全科医疗临床、诊所见习、毕业后的全科医学教育、全科医学继续教育为主的全科医学教育体系。目前，很多国家已经建立全科医生制度，通过规范的培训模式培养全科医生。

一、国外全科医学教育体系

国外全科医学教育体系包括：全科医学教育项目、全科医学师资队伍、可供临床轮转的综合医院相关专业科室和全科医疗服务机构、全科医学人才培养的相关制度等。其中，全科医学教育项目主要分为针对医学上的全科教育课程、毕业后全科医学教育和成为全科医生后

1

的继续医学教育 3 种形式。全科医生培养，主要是通过毕业后全科医学教育来实现的。毕业后的全科医学教育通常是指全科医生培训或者全科医生职业培训。全科医学教育兼顾了医德、医术和医业 3 个方面。全科医学师资主要有医院相关科室的专科师资、社区全科医生和相关领域的专家组成，核心是全科医生。培训的项目多由大学的全科/家庭医学系负责。

1. 医学本科生的全科医学教育　医学本科生的全科医学教育是指医学院针对医学生开设的全科医学相关的课程，多将全科医学的基本理论知识和全科医疗实践观摩相结合，通过全科医疗见习、全科医学系列课程等形式开设。目的是通过课程教育，使医学生们对全科医学的基本理论、观念、核心知识与技能等进行了解，培养他们对全科医学的兴趣。各国对于课程教育的时间长短各异，一般在 4～10 周左右，形式也各不相同。全科医学教育的内容多集中在以下几个方面：全科医学的基本概念与理论、诊疗模式、全科医疗服务人群的特点、医患关系、沟通技巧等。全科医学教育的形式分为必修和选修课程，多数国家将课程开设在临床见习或者实习阶段，教学方式也多元化，可使医学生在临床中真正体会到全科医学的内涵和服务特点。

2. 全科住院医生培训　全科住院医生培训（residency training program on general practice），又称为全科医学的毕业后教育（postgraduate training program on general practice），我国称为全科医生规范化培训。全科医生规范化培训是指医学上完成高等医学院校的本科教育后，接受全科医学专业培训。这是全科医生培养的关键环节，也是全科医学教育的核心。全科住院医生培训，在于造就出医德、医术、医疗执业管理三者兼备的全科医生，以照顾患者及其家庭大部分的健康问题，满足社区居民的医疗保健需求。具体包括以下五个方面的内容：与应诊相关的知识、技能和态度；与全科医疗服务背景相关的知识和技能，如考虑患者个人的社区环境、医疗资源和服务体系

1

等；与全科医疗服务的组织和实施相关的目标；与职业价值和性质相关的目标，包括医生的态度、价值观和责任等；与全科医生职业发展相关的目标，包括终身学习能力、自我评价能力、参与适当的教学和研究等等。不同国家开展全科医生培训的时间不同，一般为 3 ~ 4 年，其中临床培训时间占 2/3，社区全科医疗占 1/3。美国全科医生培训为 3 年，其中 2 年为临床轮转，1 年用于见习或者实习。全科医生培训方式分为：医院相关科室轮转、社区诊所实习、长期穿插性小组讨论或者讲课。培训内容如下：诊疗各种疾病和处理健康问题的知识与技能；相关人文社会科学知识与技能；全科医学服务的态度与职业价值观；科学研究的能力；与个人职业生涯相关的能力培养（如终身学习能力、自我评价能力等）；在临床轮转阶段以重点提高全科医疗中常见疾病或者健康问题的诊治与处理能力为主；社区实习过程中应重点学习全科医学的基本原则、家庭对疾患和危机的应对、居家照顾及评价家庭功能的工具、姑息性治疗、交流技巧、基层医疗中的伦理学问题及研究方法、以社区为基础的保健、医疗管理、社区慢性疾病的诊疗及长期管理等等。总之，在全科住院医生培训的各个阶段均有相应的培训目标和学习要求，在学习结束后达到要求并通过专科学会考试才可获得全科/家庭医生专科学会会员资格。

3. 全科医生的继续医学教育 继续医学教育（continuing medical education，CME），又称为持续职业发展，是指为保持、发展和增强医生服务于患者、公众和同行所需知识、技能、专业工作能力及人际关系的各种教育活动。全科医学继续教育体制主要有 2 种类型：一是通过立法和制度强制执行；另一类是专业学会或协会开发继续教育项目，行业协会建立继续教育制度，依靠医务人员自身主动学习。目前全科医学继续教育更趋于强制性，多以强制完成固定学分为主，学习内容则以全科医生个人职业发展和培养需求为导向。

4. 全科医学研究生教育或专科会员资格培训 美国

1

将全科医学研究生训练/学位教育定位为住院医生训练和继续教育之间的一种特殊专业教育，目的是培养全科医生特殊的专业能力，以利于其从事特殊医疗照顾或成为合格的家庭医学教师。训练内容包括运动医学、老年医学、科学研究项目设计与实施、师资的基本技能等，时限多为 1~2 年，经费来自政府、大学、基金会的支持或医生个人、学院为有志医学教育、研究的全科医生。

二、国内全科医学教育发展及全科医生培养

20 世纪 80 年代后期，我国正式引入全科医学的概念，1989 年第一个全科医学教育培训机构首都医科大学全科医生培训中心成立。

1. 全科医学相关政策与全科医生队伍的发展　20 世纪 90 年代，我国社会经济发展水平较低，社区民众的卫生服务需求远不及现在，由于政府对发展基层医疗服务重视不够、缺乏全科医生培养和全科医疗服务的经验，全科医学未得到发展。1997 年 1 月中共中央、国务院发布《中共中央、国务院关于卫生改革与发展的决定》，明确提出要"加快发展全科医学、培养全科医生"。这一政策的出台，为我国全科医学的发展创造了前所未有的契机，使全科医学的发展进入一个崭新的阶段。1999 年 12 月原卫生部召开全国全科医学教育工作会议，标志着全科医学教育工作正式启动。2000 年原卫生部颁发《关于发展全科医学教育的意见》、《全科医师岗位培训大纲》、《全科医师规范化培训试行办法》等等，提出我国全科医学教育的发展目标，全科医生培养开始进入规范化发展阶段。2006 年 6 月，原卫生部、教育部、财政部等部门联合颁发《关于加强城市社区卫生人才队伍建设的指导意见》，落实了国务院要求加强全科医学教育和学科建设的指示：要求医学院校开设全科医学课程，有条件的学校要成立全科医学系，将学科纳入学校重点建设学科整体规划之中；加强全科医学教材建设；组织学生到社区卫生服务中心见习或实习。这一系列文件的

1

颁发，极大地改善了全科医学发展的政策环境。截至到2009年底，我国已有60余所医学院校在本科生中开设了全科医学概论及相关课程；2010年底，16个省市开展了毕业后全科医学教育。一些医学院校也开展了全科医学专业的硕士研究生教育。2011年7月颁布《国务院关于建立全科医生指导意见》，提出"到2020年，在我国初步建立起充满生机和活力的全科医生制度，基本形成统一规范的全科医生培养模式和首诊在基层的服务模式，全科医生与城乡居民基本建立比较稳定的服务关系，基本实现城乡基本医疗卫生服务需求；要逐步建立统一规范的全科医生培养制度"，规范全科医生培养模式，将全科医生培养逐步规范为"5+3"模式，即先接受5年的临床医学（含中医学）本科教育，再接受3年的全科医生规范化培训；在过渡期内可采用"毕业后规范化培训"和"临床医学研究生教育"两种方式；统一全科医生规范化培训方法和内容；规范参加全科医生规范化培训人员管理，统一全科医生的执业准入条件，统一全科医学专业学位授予标准。《指导意见》中还提出，在过渡期内可采用"3+2"模式和转岗培训来培养全科医生，以适应社区居民的服务需求。《指导意见》的颁布使我国全科医学学科建设和人才培养工作得到迅速推进，全科医生队伍建设进入新阶段，全科医学学科建设进入快速发展的新时期。

2. 我国全科医学教育体系 目前我国已经基本形成由医学本科生教育、毕业后全科医学教育、全科医学继续教育、全科医生培养过程中的三只教师队伍、培训基地和培训管理队伍等组成的全科医学教育体系。其中，毕业后全科医学教育主要包含以下3个部分：①五年制临床医学专业毕业后进行3年的全科医生规范化培训成为合格的全科医生；②面向农村基层3年制专科生毕业后，进行两年的规范化培训成为合格的助理全科医生；③专业型和科学型学位形式的全科医学研究生教育。其中专业型全科医学研究生的培养，与全科医学规范化培训相结合，是在过渡阶段培养全科医生的一个途径。毕业后全科医学教育是全科医学教育的重点与核心，其中的全科医生规范化培训和专业型研究生教育是整个全科医学教育体系的核心部分。

3. 我国全科医生培养　自2000年原卫生部颁发《关于发展全科医学教育的意见》、《全科医师规范化培养试行办法》、《全科医师规范化培养大纲》等文件，我国陆续开展了全科医生岗位培训、全科医生规范化培训、全科医生转岗培训和全科医生专业研究生培训等等。2012年，原卫生部、教育部等联合颁发《全科医生规范化培养标准》和《助理全科医生培养标准》，明确今后我国主要通过3个项目来对全科医生进行培训，即全科医生规范化培训、全科医生转岗培训、助理全科医生培训。

（1）全科医生规范化培训：全科医生规范化培训是毕业后全科医学教育的主要模式，即5年制临床医学专业医学生毕业后进入3年的全科医生规范化培训项目，及"5+3"培训模式。为基层培养具有高尚职业道德和良好专业素质、掌握专业知识和技能、以人为中心、以维护和促进健康为目标，并向个人、家庭与社区提供综合性、协调性、连续性的基本医疗卫生服务的合格医生。一般全科医生培训年限为3年。学员培训内容和时间应严格按照国家颁布的培养标准执行。

（2）全科医生转岗培训：2010年原卫生部办公厅发布《基层医疗卫生机构全科医生转岗培训大纲》，我国开始以"基层医疗卫生机构全科医生转岗培训"替代以往的全科医生岗位培训和全科医生骨干培训。以全科医学理论作为基础，以基层医疗卫生服务需求为导向，以提高全科医生综合服务能力为目标，通过较为系统的全科医学相关理论和实践技能培训，培养热爱基层医疗卫生服务事业的责任感，建立连续性医疗保健意识、掌握全科医疗工作方式，全面提高城乡基层医生的基本医疗和公共卫生服务能力，以达到全科医生岗位的基本要求。培训时间不得少于12个月，其中理论培训不得少于1个月，临床培训不得少于10个月，基层实践不得少于1个

1

月，全部培训需要在 1～2 年内完成。培训内容分为理论、临床和基层培训三个部分，严格按照原卫生部《基层医疗卫生机构全科医生转岗培训大纲》完成。

（3）助理全科医生培训：助理全科医生培训是指临床医学专业 3 年制专科毕业后，进入 2 年助理全科医生培训，又称为全科医生"3＋2"培训项目。培训时间为 2 年，其中临床培训 82 周，基层实践 16 周，集中理论授课 2 周，考试结业 1 周，机动 3 周。具体内容要求参照国家卫生计生委教育部网站发布的《助理全科医生培养标准》。

（4）全科医生研究生教育：国内目前研究生教育分为科学学位和专业学位研究生教育两种，前者主要培养学生的研究能力，后者主要培养临床工作能力，其内容和途径与全科医生规范化培训完全一致，学员需通过统一考试方可进入培训。

（5）全科医生继续医学教育：国家卫生计生委颁发的《关于发展全科医学教育的意见》中指出，对具有中级以及以上专业技术职务的全科医生，应该采用多种形式开展以学习新理论、新知识、新方法及新技术为主要内容的继续医学教育来适应医学科学的发展，不断提高技术水平和服务质量。全科医生的继续医学教育是一种终身教育，目的是通过执业期间不断地接受新理论、知识、方法和技术来保持其专业水平的先进性和服务的高水平。全科医生继续医学教育包括学术讲座、专题研讨会、学术会议、培训班、自学、进修、撰写论文和专著等形式。国家卫生计生委规定采取学分制，在规定时间内完成规定的学分即认为完成了继续医学教育。

（6）医学本科生的全科医学教育：在我国很多高等医学院校均开设了全科医学课程，并且列为必修课或选修课。教学目标与国外基本相同，多定位于传授家庭医学知识、态度和技能，来培养对全科/家庭医疗的兴趣，为毕业后接受全科医生规范化培训奠定基础；毕业后也可以与从事其他专科的医生有效地进行沟通合作。

（肖传实）

第二章

全科医学的基本原则和工作方式

第一节 全科医学的基本原则

2009 年公布的《中共中央国务院关于深化医药卫生体制改革的意见》的新型医改方案与 2011 年出台的《国务院关于建立全科医生制度的指导意见》提出：建立适合我国国情的全科医生制度，有利于优化医疗卫生资源配置、形成基础医疗卫生机构与城市医院合理分工的诊疗模式，有利于为群众提供连续协调、方便的基本医疗卫生服务。这不仅充分体现了全科医学的根本原则，同时也明确了全科医生是人民群众健康的"守门人"。

全科医学是一个面向个人、家庭与社区，整合临床医学、预防医学、康复医学以及人文社会科学相关内容于一体的综合性医学专业学科，是一个临床二级学科；专业领域涉及面广泛，包括各种年龄、性别、各个器官系统以及各类疾病。其主旨是强调以人为中心、以家庭为单位、以社区为范围、以整体健康的维护与促进作为方向的长期综合性、负责式照顾，并将个体与群体健康照顾有机地融为一体。五个基本原则是"守门"的基础，是全科医学学科的总纲，是全科医疗行业的准则，是全科医生"怎么做、如何做"的指导原则。

1. 科学、技术与人文相统一的原则 全科医生可以为群众提供可及性、连续性、综合性及协调性的医疗卫生保健服务，而不是按照性别、疾病或者器官系统分类。因此全科医生在诊疗过程中需要掌握实践的基本原则：患者就诊的原因是什么，我是否认真倾听患者的叙述，疾患对患者的意义是什么及对家庭的影响是什么，医生可以提供的服务范围是什么？由此可见，全科医生所提供的服务范围非常广泛，并且要求始终掌握最先进的临床知识与技能，同时对患者及其家庭扮演支持角色，这些也体现了全科医学服务是"人文"的。全科医学是综合性医学专业学科，是诊断、治疗和预防疾病，恢复、维护和增进健康的科学和技艺，其内容具有科学性、技术性和人文性。科学性在于医学典籍与物理、生理、病理、药理等基本理论的基础上；技术性在于必须通过一些技术性的操作检查才能实现维护健康的目的；人文性在于医学照顾是以人为中心，是以人的心理和生理暂时性缺失为对象，这种情况下需要特殊的关怀，体现了全科医学——人健康为本的原则。

全科医学多数是处理早期的、未分化的、自限的以及心理和社会层面的疾病，也包含康复期及需要终身医学照顾的疾病。以人为本的人文精神是全科医学的精髓所在，服务内容超越了治病救人，不仅包括临床医疗，还涵盖了预防保健、健康教育及康复等内容。不仅对患者进行照顾，还包括其家庭、社区，充分体现了对人的关注，对生命的珍惜，促进了家庭、社会的和谐。在全科医生的诊疗工作中，除了充分应用临床证据外，结合现有医疗资源，并且全面考虑了患者的自身情况及意愿后根据自己的理论知识和临床经验，制定出合理的诊疗方案来满足患者的治疗需要和心理需求。因此，全科医学始终坚持着科学、技术及人文相统一的原则，具有鲜明的特色。

2. 以生物-心理-社会医学模式为基础 全科医学更注重从生物-心理-社会3个方面来改善和提高人的健康的医疗模式。强调将患者看作是大自然的一部分，从生理、心理、社会及文化等多方面因素来观察、认识心理健康问题，从整体上给予协调照顾。因此这种医学模式，不仅是全科医学的理论基础，也是全科医生诊疗工作中的必然程序。生物-心理-社会的整体观念在全科医学和全科医疗服务中体现得最为全面和彻底。

3. 个人-家庭-社区三者一体化　全科医学服务中更注重协调个人、家庭和社区三者的关系。世界卫生组织提出：健康是从个人、家庭和社区开始的。每个人的健康和疾病都与其个人的社会背景、文化和家庭因素密不可分。全科医学明确以患者为中心，以家庭为单位，以社区为自己的服务导向；不仅面对个体患者，而且综合考虑其背后的群体对象，做到了家庭、社区以及个人之间的互动。

以患者为中心有以下几方面原因：一是医生必须具有尊重生命、珍爱生命、敬畏生命的人道主义精神，把患者看作是与自己完全平等的一个人，而不是需要维修的机器，需要沟通、理解、支持、帮助。二是全科医生必须要有整体观念，身体、心理、社会等因素也要进行综合考虑。三是全科医生必须有共性也要有个性，从书本中学到的理论知识均为疾病的共性和规律，而当医生面对不同的患者时，需要了解共性也要了解患者的个性之处。世界上没有完全相同的两个人，每个人患病的表现也不同。四是全科医生必须善于调动和发挥患者的主观能动性，通过健康教育，使患者增强保健意识，对自己的健康负责任，主动改变自己不良的生活习惯、生活方式及行为方式。

家庭是全科医生的服务对象，也是其诊疗工作的重要场所和可利用的有效资源。与其他学科相比，全科医生将健康照顾的内容涵盖到每个小家庭。照顾内容包括：第一，个人与家庭成员之间存在着相互作用，家庭结构和功能直接影响着成员的健康，也易受成员健康或疾病的影响。以家庭为单位进行全科医疗服务是要将个人的健康问题建立在家庭背景和生活的基础上进行深入地了

2

解和分析,寻找真正的原因、问题和患者;第二,家庭生活周期理论(family life cycle)是家庭医学观念的基本,在不同时期发生的重要事件及压力若处理不当可能会产生危机,也可能在家庭成员中产生特定的健康问题,对家庭成员之间造成影响。因此,全科医生需要了解家庭结构,找到原因,通过适当的沟通干预来化解改善。动员家庭成员,协助对疾病的诊断、治疗、康复及长期管理。第三,全科医生以家庭为照顾对象,通过家庭调查,有助于发现患者有意义的病史及真正的病因,方便了解患者的生活习惯,又可以改善患者的行为,还可以发现就诊者以外的患者,除就诊者外甚至可能的家庭成员。例如家庭咨询和治疗这种模式可以发现并且及时进行干预,可以增加群众对全科医生的信任。

社区是以人、社会群体为单元的有机体。全科医学以社区为范围的健康照顾作为基本原则,表现在以下方面:第一,以社区为范围,有利于消除健康隐患,营造良好的社区健康环境。通过对影响人群更健康的社会因素进行分析、诊断、管理,将有助于提升社区的整体保健和健康水平;第二,社区以一定的地域为基础,以社区人群的卫生需要及需求为导向。全科医生有利于充分利用社区资源,能够为社区民众提供综合性服务。全科医生以社区为服务对象,能够了解社区居民的生活方式、行为习惯、需求,了解社区的形成、发展、变化,了解社区疾病的流行状况和可利用资源了如指掌,对调整各类关系整合力量十分有利。以社区为导向的基础医疗服务,将全科医疗中的个体和群体照顾紧密结合,相互促进。在诊疗过程中,全科医生可利用社区资源对患者进行了解,利用社区背景对个别患者进行相关问题的检查,又可以从个体患者身上反映出来群体问题。

4. 预防-医疗-康复整体性 全科医学是一个面向社区与家庭,结合临床医学、预防医学、康复医学及相关人文社会科学于一体的新型医学专科。从服务内容和机制上可以看出，全科医学更注重从预防-医疗-康复等方面建立完整的健康照顾的内容和机制，主要表现在以下几个方面：第一，从服务内容上可以看出，全科医学是以医疗为核心，担负着医疗、预防、保健、康复、健康教育、计划生育技术指导等为一体的全方位的卫生服务；第二，从服务机制上可以看出，全科医学强调以人为中心，以家庭为单位，以社区为范围，与健康促进有机结合，将个体保健和群体保健融为一体；第三，从协调性上可以看出，全科医学实现了医疗诊疗、预防、保健和康复的一体化。这些一体化的服务对患者来说是极其重要的，全科医生可以利用整合的相关资源来满足患者的各方面需求。但是全科医生不是全能医生，只是扮演了协调负责者的角色。社区卫生服务机构必须建立预防、医疗、保健、康复等资源的开发、利用、协调机制，全面满足社区居民的需求。

（肖传实）

第二节　全科医学的工作方式

一、全科医学的学科特征

1. 具有整体的医学观。

2. 用系统理论和整体论的方法来理解和解决患者的健康问题，注重患者及其健康问题的背景和关系，采取整体性的社会生物心理服务模式来服务。

3. 采取以人为本，以健康为中心，以家庭为单位，以社区为范围、以预防为导向的服务等独特的方法与技术为患者提供服务。

4. 服务内容根据社区居民的健康需求为导向，讲究成本效益和成本效果。

5. 团队合作。

二、以人为主的全方位照顾

1. 以人为本的整体性主动服务　全科医学将服务对象视为整体人，而不仅仅是疾病的载体，秉承整体的、动态的健康观，其最大特点是对当事人的长期负责式照顾。它强调身心相连，人与家庭、社会、社区、环境等不同层次系统的相互作用，以及健康-疾病间的连续过程。全科医生主动评估并干预服务对象可能存在的疾病危险因素，设法避免疾病、维持健康，一旦有病则尽可能早期发现并进行有效控制。因此，全科医学提供的是以人为本、以健康为中心、以需求为向导的主动服务。

2. 以人为本的临床诊疗模式　全科医生重视服务对象的各种需求，接纳所有的服务对象，对他们进行首次评价管理。无疾病时，医生应理解就医者的不适与苦恼，并作出适当处置；疾病未分化，有早期症状时，医生应能识别问题，提供预防性干预，使"健康-疾病"的发展进程逆转；疾病确诊时，应充分了解患者的患病体验、生活态度与价值观，经过医患沟通与交流，制定长期管理计划，并在实施过程中不断加强遵医行为。此外，全科医生要正确处理治疗疾病与管理患者的关系，作出整体的评价与干预计划。

3. 患者的管理与照顾　全科医学的患者管理的基本原则包括：①向患者充分说明病情、诊断及治疗的含义与预期后果；②充分利用社区和家庭资源对患者进行合理处置；③通过有针对性的健康教育改善患者自我保健的意识和能力，使其承担自己的健康责任；④选择最有效、危害最小、价廉的药物，并注意评估疗效以及有关的伦理学问题；⑤注重应用行为、康复、营养、群体治疗等非药物疗法；⑥注重患者健康问题可能给本人与家庭带来的影响，预防或解决这些问题。

三、健康-疾病一体化的全过程照顾

1. 健康-疾病的连续过程与三级预防　完全健康和绝对死亡是生命的两个极端，健康、亚临床、疾病和损伤、濒死等都是生命在其间某一点上的反应。对于疾病的三级预防包括一级预防（无病防病）、二级预防（有病早查早治）、三级预防（既病防残）。在三级预防的多项任务中，全科医生主要承担患者教育与咨询、发现个案、疾病筛查和周期性健康体检，乃至后期患者的生活质量评价和改善等临床预防工作。全科医生应该作为学术核心，胜任对服务对象进行长期跟踪式三级预防的组织者角色。

2. 全科医疗中的预防性照顾　个案发现是全科医生在门诊中易于执行且有效的预防措施。筛检最初用于早期发现那些处于临床前期或临床初期的患者，以进行早诊断和早治疗，提高治愈率或延缓疾病的发展，改善预后。周期性健康检查比筛检更具有科学性、系统性和针对性，是全科医生的重要工作内容。

四、个体-群体相结合的照顾

1. 家庭为单位的照顾　全科医生要善于了解并评价家庭结构、功能与家庭发展周期，发现其中可能对家庭成员健康造成危害的因素，通过干预使之及时化解，还要善于动员家庭资源协助对疾病的诊断与长期管理。

2. 以社区为基础的照顾　全科医学以社区为基础提供全科医疗服务，全科医生要把握社区民众健康问题及其背景，将个体与群体健康照顾融为一体，合理地充分利用社区资源。此外，全科医生要充分利用本社区的资源和有效可行的办法，在社区范围内开展疾病的防治和健康促进活动，为居民提供促进健康的环境和对慢性病提供预防、治疗、康复和健康指导等系统的、综合的、健康-疾病一体化的卫生保健服务。

五、团队合作

1. 社区卫生服务的团队合作网络 门诊团队由基层医疗医生、门诊护士、接诊员组成。社区保健团队由防保医生、全科医生、社区护士、护理员等组成，深入社区家庭中提供服务。医疗-社会工作团队是由全科医生、保健人员、社区社会工作者组成的一种合作团队，评估患者疾病发生、发展及恢复的影响因素，提供心理、社会方面的诊断等。康复工作团队主要由社区护士、医院康复科的物理治疗师和作业治疗师组成，负责全科医疗中的医疗康复及社区家庭康复工作。

2. 会诊和双向转诊 会诊是邀请其他医生与责任医生共同讨论疾病诊治或患者的其他问题；转诊是把患者某一问题的照顾责任转移给其他医生，可以转移给专科医生，也可以转移给在某个领域有专长的全科医生。

六、全科医疗健康档案

1. 个人健康档案 全科医疗中的个人健康档案就是以问题为导向的门诊病历。

2. 全科医疗健康档案的建立 建立健康档案最方便的办法是在全科医生的门诊工作中逐步开展，也可以通过某些调查活动突击进行。家庭健康档案有两种建立方式。第一，给每一户建立一本家庭健康档案；第二，结合全科医疗服务的开展逐步把相关的家庭资料纳入个人健康档案，而不单独建立家庭健康档案。

3. 全科医疗健康档案的管理 全科医疗连续性照顾的特点，是患者有可能在同一个诊所接受同一个全科医生多年的医疗照顾，致使医疗记录资料逐渐累积增多，因此有必要对健康档案中的一些内容进行定期总结和整理。通过阶段性总结可以梳理医生对患者及其家庭问题进行管理的临床思路，也有利于全科医生在其医疗过程中定期地复习患者的健康情况、管理效果，并作出今后一段时间的管理计划。

（宣世英）

第三节 全科医疗的医患关系和伦理学问题

一、全科医疗的医患关系

1. 全科医疗中医患关系的特点 全科医学"以患者为中心"和"连续性"服务的原则，使得全科医疗中的医患关系与其他专科医疗中的医患关系有着明显的不同。

（1）医患关系的长久性：在其他专科医疗中，医生接诊的患者多为偶然发生的特定疾病或者某种疾病的危重患者。医生接诊的患者是随机，患者寻求接诊他们的医生也是机会性。因此，这种医患关系是阶段性存在的，是暂时的医患关系。而全科医疗中，全科医生与社区中的患者建立了长久的医患关系，全科医生所诊疗的疾病种类复杂而较为宽广，而其通过转诊和会诊为患者提供以人为中心的连续性服务。全科医生不仅可以诊治常见疾病，还为患者及其家庭做大量的有针对性的预防保健服务。医患关系的长期性，表现在全科医生将沿着疾病周期和人的生命周期为患者提供针对性、长久的服务。

（2）医患关系的稳定性：全科医生制度建立较为完善的国家，全科医疗中医生与患者之间一般通过建立医疗保健合同，而建立起较为长期且相对稳定的医患关系。基层医疗作为患者进入医疗卫生服务体统的门户，而全科医生在门户中真正起到了守门人的作用。所以，当患者需要医疗服务时，他们首先会选择去看社区中的全科医生。可见，全科医疗中医患关系较为稳定。我国目前还没有建立这种稳定的医患关系，但是医疗改革正朝着这个方向努力。

（3）医患关系的情感性：在长期的医患相互作用的过程中，全科医生与患者及其家庭之间，会建立比较稳定的相互信任、相互尊重、平等相处、相互帮助、朋友式的医患关系。这是一种特殊的医患关系模式，是全科医生立足于社区的工作基础。它不受时间和空间的限制，与患病与否完全无关。这种关系的保持是在一定的情感基础上的，而这种情感表现在全科医生为患者提供全面、负责式照顾又彼此尊重方面。

2. 医患关系的影响因素　医生与患者之间的关系是在一定的社会、经济、文化、伦理道德、宗教信仰和个人价值观的基础上建立起来的，它明确要受到这些因素的影响。但在这些因素中，医生的态度和沟通方式是影响医患关系良好与否的关键因素。

（1）来自于医务人员方面的影响因素：①医务工作者的道德水平和工作的胜任能力：医务人员群体道德水平的高低，执业能力和职业态度的好坏，会影响患者群体对医疗群体的态度和信任。②医务工作者的人格特征、交际能力、个人品质：患者经常会选择具有人格魅力、善于交流，能够跟社区群众打成一片，体谅患病疾苦的医生建立医患关系。这在国外的全科医生训练项目入选条件和培训过程中均受到相当程度的重视。③医护人员的医学观念、服务模式、服务所持的态度：这些因素直接影响医生在服务中的医疗行为，对患者关心的程度等；可以影响患者对医生服务水平的判断，进而影响医患关系的改进。全科医疗是以现代医学模式来判断和管理患者的健康问题，其服务态度与其他专科医生有着明显的不同，患者更欢迎关心他们的健康而不仅仅是治疗疾病的医生。④医务人员的心理状态、对事业和生活的满意度、自控能力：医生常将这种不满情绪转嫁到诊疗过程中，作用于个人，造成医患关系紧张或医疗纠纷发生。⑤服务能力及医疗过失、纠纷的处理方式：患者希望医生是称职的，具有精湛的技术，能够满足患者服务需求，在医疗出现过错时能够主动承认，并能够积极弥补过失。

然而医生在诊疗过程中，有时过分担心医疗事故和医疗纠纷的发生，从而影响了对患者的服务态度。

（2）来自患者方面的因素：①患者的道德价值观；②患者受教育水平和文化修养，社会地位与自尊程度。③患者的人格特征、个人品质与交际能力。④患者的就医目的，对医疗服务的要求，参与医疗决策的能力。⑤患者的心理状态，患病体验与就医经历，对疾病的认知程度。⑥治疗的结果，医患间互动的程度，患者在就医过程中的满意度。

患者在就诊过程中，愿意诉说自己对疾病的主观感受，也希望医生认同他们的患病体验及疾病给他们带来的生活上的不便、压力，不良健康状况给他们带来的恐惧等。如果医生做到了这些，患者就认为医生水平高，值得信赖。有时，受社会环境的影响，一些患者对医疗结果寄予了过高的期望值，或者认为花钱治病，就应该获得满意的治疗效果，不应该出现并发症等。一旦由于客观原因或病情变化出现并发症或者意外情况，患者或亲属不理解，无理纠缠或作出无理行为，损坏医患关系。

（3）医疗卫生制度方面的因素：医疗服务机构与国家医疗保险制度作为影响医患关系的第三者，其作用并非医患双方的力量所控制。通常情况下来自医疗卫生制度方面的因素：①医疗资源设置的合理性；②医疗资源的可用性和可得性；③医疗机构的服务与管理制度的健全与否；④医疗服务质量管理与监督机制的完善程度；⑤医疗服务收费的合理性与监督机制等。

相对医疗机构内部管理制度而言，医疗保险制度在经济层面上的限制，对医患关系的影响更为直接。国家有关的决策部门应该在深化卫生改革的过程中，健全各种体制与机制，加快制度化建设，逐步平衡与协调各方的利益与关系，以促进医患关系的健康发展。

二、全科医疗中的伦理学问题

1. 隐私权和保密性问题　隐私权是指自然人享有的

私人生活安宁与私人信息秘密依法受到保护，不被他人非法侵扰、知悉、收集、利用和公开的一种人格权。隐私通常指直接关系着患者的社会地位和尊严，一旦将患者的隐私泄露，可能为患者带来巨大的精神压力和生活压力，甚至导致更为严重的后果。

保密是控制一个人有关自己的信息的权利。而侵权是指医务人员有意无意地泄露患者的秘密，或因外部的压力迫使医生泄露患者的秘密。患者有要求保密的权利。患者在就医过程中，对由于医疗需要而提供的个人的各种秘密和隐私，有要求保密的权利。在临床上，保密主要包括以下几个方面：

（1）患者身体存在的生理特点、生殖系统、生理缺陷和影响其社会形象、地位、从业的特殊疾病。

（2）患者既往的疾病史、生活史、婚姻史。

（3）患者的家族疾病史、生活史、情感史。

（4）患者的人际关系状况、财产及其他经济能力状况等。

对于患者隐私权的保护，在临床医学上还应注意以下几个方面：

（1）患者有权对接受检查的环境要求具有合理的声音与形象方面的隐蔽性。

由异性医务人员进行某些部位的体检、治疗时，有权要求有第三者在场。

（2）在进行涉及其病案的讨论或会诊时，可以要求不让未涉及其医疗的人员参加。

（3）有权要求其病案资料只能由直接涉及其治疗或监督病案质量的人阅读。临床医学报告及研究，未经患者本人同意，不得用真实姓名和真实病历方式对外公开报道，也不得以文学作品的方式报道。

（4）临床医学摄影资料应充分征求患者同意。不得随意拍摄可暴露患者身份或特征的资料，更不能将能暴露患者身份或特征的医学摄影资料作为艺术摄影作品对外公开。患者坚持要求取回摄影资料的要求，应当予以尊重。

（5）临床手术直播或电视播放必须征得患者或者其亲属的同意及授权，并应坚持尽量避免暴露患者身份或隐蔽部位的原则。

2. 知情同意与自主权问题　《医疗事故处理条例》第十一条规定："在医疗活动中，医疗机构及其医务人员应当将患者的病情、医疗措施、医疗风险等如实告知患者，及时解答其咨询；但是，应当避免对患者产生不利后果"。患者有权了解有关各种诊断手段与诊疗的情况，如治疗的可能后果，有何副作用，对健康的影响，可能发生的意外及并发症、预后等，并有权要求对此作出通俗易懂的解释。从医疗角度不宜相告的或当时尚未明确诊断的，应向其家属解释。有关患者的治疗未经患者及其家属的理解和同意，医务人员不得私自进行。

《医疗机构管理条例》规定："医疗机构施行手术、特殊检查和特殊治疗时，必须征得患者本人的同意，并应当取得家属或者关系人的同意并签字；无法取得患者意见时，应当取得家属或者关系人的同意并签字；无法取得患者意见又无家属或者关系人在场，或者遇到其他特殊情况时，经治医生应当提出医疗处置方案，在取得医疗机构负责人或者被授权负责人员的批准后实施"。由于医患之间信息的不对等以及目前社会上医患关系的不和谐，医生行使知情同意往往被患者认为是医生免责的手段。在全科医疗实践中，尽管建立了长期的医患关系，充分的告知也是必需的。知情同意对医生来讲具有"医学防御"的功能，可以用来应付患者的诉讼。"医学防御"中的知情同意涉及：①手术操作；②诊断检查；③药物治疗；④书面记录；⑤各种治疗操作记录。医生在实施上述医疗措施时，要保留完整的资料，使它们真正发挥"医学防御"的功能。例如家庭输液，社区医务人员要出示患者及其家属输液的知情同意书，上面要详细写明可能发生的危险，征得他们的同意并签字。输液过程中还要书写家庭治疗操作记录单，复写一式两份，

2

操作者和患者都要签字，一份留在患者家中，一份由操作者带回放在患者的病历中。

3. 转诊中的伦理问题　转诊是全科医疗中全科医生为了患者的需要和患者的利益，协调各种医疗资源和医疗服务的一项重要的工作内容。全科医疗转诊的目的包括：①对疑难病进一步的诊断与治疗；②对危重病进行急诊急救；③对需要其他临床专科治疗的患者进行专科治疗；④满足患者需要作某些特殊检查的机会等。

《医疗事故处理条例》规定："医疗机构对危重患者应当立即抢救，对限于设备或者技术条件不能诊治的患者，应当及时转诊"。全科医生作为社区人群健康的代言人和健康利益的维护者，必须把患者的利益放在首位，在诊断与治疗中，做出符合患者利益的决策。在社区卫生服务中，全科医生是首诊医生，应当具有以症状学为导向的临床思维模式。主要任务是常见病、多发病和已经确诊的慢性病的诊治，急诊与急救由院前急救人员完成。

4. 与遵医行为相关的伦理问题　遵医行为亦称依从性，是指患者对医护人员的要求与建议遵守的程度，包括服药、注射、预约复诊以及饮食治疗、运动治疗和其他不利于健康的行为改变等。遵医行为在全科医疗服务中至关重要。因为全科医疗对患者进行长期、综合以及以人为中心的健康管理与健康照顾，需要充分调动服务对象的自身潜力和积极参与的主动性。在临床实践中，由于种种原因，可能会出现患者不遵医嘱的情况。有资料显示，约有40%～50%的糖尿病患者和20%～50%的高血压患者没有按照医嘱服药。1993年，WHO的有关报告指出，20%～50%的患者没有遵照医嘱定期复诊。25%～60%的患者不能按时、按量服药。以人为中心的全科医疗需要全科医生应诊过程中关注患者的遵医行为，改进患者的遵医行为，承担起提高患者遵医行为的责任，以期达到促进与维护患者健康的目的。因此，作为一个全科医生应该充分与患者交流有关的医疗照顾信息，分析、发现患者不遵医行为的原因和影响因素，以改变患者不遵医的行为。

5. **药物和辅助检查方法选择中的伦理学问题** 药品是关系国民身体健康的特殊商品，是防病治病的武器，加强药物使用过程的伦理建设，明确药物使用的道德要求，对于确保人民群众用药安全、有效具有十分重要的意义。因此，探讨药物工作中的伦理问题，对于保障人民群众的生命健康、合理用药，促进医药事业的蓬勃健康发展都具有积极作用。

（1）药物的伦理学问题：药物的伦理学问题包括药物的研制、生产、销售和使用过程中的伦理行为，在全科医疗工作中，应对药物使用的道德责任给予高度重视。

首先，对于在药品使用过程中发生的药源性疾病，医护人员负有不可推卸的道德责任。医和药要是密不可分的。不论是门诊还是住院患者，医生在看病处方、护士在打针发药的过程中，都要和药品、药剂打交道，医护人员如果工作责任心强、专业技术精良，就能对症下药，避免差错。反之，如果工作马虎，不熟悉药品的性能，不严格掌握药品的适应证和禁忌证，就可能开错药方、剂量、发错药，以致造成严重的药源性疾病，增加患者的痛苦，甚至会危及患者的生命。另外，现在有的医疗部门单纯追求经济效益，谋取私利，开大药方，用大剂量的药，这往往会危及人民的身体健康；还有一些医务人员为片面追求"疗效"，滥用抗生素，造成药源性疾病。因此，必须加强医务人员的医药道德教育，不断提高他们的道德觉悟，增强在药物使用过程中的道德责任感，为居民治好病，用好药。

（2）辅助检查方法选择中的伦理问题：辅助检查包括实验室检查和特殊检查，它是借助于化学试剂，仪器设备及生物技术等对疾病进行检查和辅助诊断的方法，有时它对疾病的诊断起着关键作用。在辅助检查中，主要存在以下伦理问题：①盲目追求经济利益：在全科医疗工作中要根据患者的病情有的放矢地申请检验项目，但某些管理者对科室和医生的工作衡量指标常常以工作量和工作收入为依据，出现可做可不做的检验项目尽量做，在项目组合上大做文章，以提高经济效益，就容易导致过度检查和重复检查，增加患者的经济负担和资源的浪费，也加剧了医患矛盾。②片面强调辅助检查手段的应用：某些基层医疗机构缺乏对医生基本功检查的重视，片面强调辅助检查手段的应用，助长不科学、不严谨的临床思维倾向及对仪器的依赖心理，增加患者不必要的经济负担。③不合理收费：随着检验医学的发展，同一检测项目所用同一试剂千差万别，同一检验项目有技术含量高和技术含量低的检验方法，也有进口的和国产的，而不同的来源、不同方法的产品，其质量和成本有时存在很大差异，在收费上也存在较大区别，由此导致同一个检验项目收费标准存在较大区别。一些医疗机构利用这一差别，想方设法不合理地降低成本，购买价廉质次的低档产品，而以高档的价格收取患者的费用；也有的以推广科研为名，擅自确定收费。

（欧柏青）

第三章

常见临床症状诊断及鉴别

第一节 常见症状

一、发热

【发热的定义】

正常人体温一般为 36～37℃，24 小时内波动范围≤1℃。当机体在致热源作用下或各种原因引起体温调节中枢的功能障碍时，体温升高超过正常范围，称为发热。

【病因与分类】

1. 感染性发热 由病原体感染引起。

2. 非感染性发热

(1) 无菌性坏死物质的吸收：组织细胞坏死、组织蛋白分解及组织坏死物质的吸收，所致的无菌性炎症引起，亦称为吸收热。

(2) 抗原-抗体反应：如风湿热、血清病、药物热、结缔组织病等。

(3) 内分泌与代谢性疾病：如甲状腺功能亢进等。

(4) 皮肤散热减少：如广泛性皮炎、鱼鳞癣及慢性心衰等引起，一般为低热。

(5) 体温调节中枢功能失常：直接损害体温调节中枢，使体温调定点上移后发出调节冲动所致，称为中枢性发热，特点是高热无汗。见于脑出血、中暑等疾病。

（6）自主神经紊乱：多为低热。

【发热的分度】

低热：37.3～38℃；中等度热：38.1～39℃；高热：39.1～41℃；超高热：41℃以上。

【临床常见的热型特点】

1. 热型的定义：发热患者在不同时间测得的体温数值分别记录在体温单上，将各种体温数值点连接起来成体温曲线，该曲线的不同形态成为热型。

2. 常见热型

（1）稽留热：是指体温恒定地维持在39～40℃以上的高水平，达数天或数周，24h内体温波动范围≤1℃，如大叶性肺炎。

（2）弛张热：体温常>39℃，波动幅度大，24h波动范围超过2℃，但都在正常以上，如败血症。

（3）间歇热：体温骤升达高峰后持续数小时，又迅速降至正常水平，无热期可持续数天，如此高热期与无热期反复交替出现，常见于疟疾。

（4）波状热：体温逐渐上升达39℃或以上，数天后又逐渐下降至正常水平，持续数天后又逐渐升高，如此反复多次，常见于布氏杆菌病。

（5）回归热：体温急骤上升至39℃或以上，持续数天后又骤然下降至正常水平，高热期与无热期各持续若干天后规律性交替一次，见于回归热。

（6）不规则热：发热的体温曲线无一定规律，见于结核病、风湿热。

【伴随症状】

1. 发热伴寒战见于大叶性肺炎、败血症、急性胆囊炎、急性肾盂肾炎等。

2. 发热伴结膜充血见于麻疹、流行性出血热等。

3. 发热伴单纯疱疹见于大叶性肺炎、流行性脑脊髓膜炎、间日疟等。

4. 发热伴淋巴结肿大见于传染性单核细胞增多症、

风疹、淋巴结核等。

5. 发热伴肝脾肿大见于传染性单核细胞增多症、病毒性肝炎、肝及胆道感染等。

6. 发热伴出血见于重症感染或某些急性传染病，如流行性出血热、病毒性肝炎、斑疹伤寒等，也可见于白血病等。

7. 发热伴关节肿胀见于败血症、猩红热等。

8. 发热伴皮疹见于麻疹、猩红热、风疹、水痘等。

9. 发热伴昏迷　先发热后昏迷见于流行性乙型脑炎、斑疹伤寒、中暑等；先昏迷后发热见于脑出血、巴比妥类药物中毒等。

二、呼吸困难

【呼吸困难的定义】

呼吸困难是指患者主观感到空气不足、呼吸费力，客观上表现呼吸运动用力，严重时可出现张口呼吸、鼻翼扇动、端坐呼吸、甚至发绀、呼吸辅助肌参与呼吸运动，并且可有呼吸频率、深度、节律的改变。

【分类及其特点】

1. 肺源性呼吸困难　呼吸系统疾病引起的通气、换气功能障碍导致缺氧和（或）二氧化碳潴留引起。

（1）吸气性呼吸困难：主要特点为吸气显著费力，严重者吸气时可见"三凹征"。表现为胸骨上窝、锁骨上窝和肋间隙明显凹陷，此时亦可伴有干咳及高调吸气性喉鸣。

（2）呼气性呼吸困难：主要特点为呼气费力、呼气缓慢、呼吸时间明显延长，常伴有呼气期哮鸣音。

（3）混合性呼吸困难：主要特点为吸气期及呼气期均感呼吸费力、呼吸频率增快、深度变浅，可伴有呼吸音异常或病理性呼吸音。

2. 心源性呼吸困难　由于左心和（或）右心衰竭引起，尤其是左心衰竭时呼吸困难更为严重。

（1）左心衰竭呼吸困难：主要表现为夜间阵发性呼

吸困难和心源性哮喘，与活动及体位有关，听诊时双肺底或全肺出现湿啰音，应用强心剂、利尿剂和血管扩张剂后症状随之好转。

（2）右心衰竭严重时也可引起呼吸困难，见于慢性肺源性心脏病、某些先天性心脏病或由左心衰竭发展而来，也见于各种原因所致的急性或慢性心包积液。

3. 中毒性呼吸困难

（1）酸中毒：多见于尿毒症、糖尿病酮症等，患者出现深长而规则的呼吸，可伴有鼾音，称为酸中毒大呼吸。

（2）中枢抑制药物：如吗啡、巴比妥和有机磷杀虫剂中毒，可抑制呼吸中枢引起呼吸困难。表现为呼吸缓慢、变浅伴有呼吸节律异常的改变和潮式呼吸或间停呼吸。

（3）化学毒物：导致机体缺氧引起呼吸困难，常见于一氧化碳中毒、亚硝酸盐和氰化物中毒等。

4. 神经精神性呼吸困难 由于呼吸中枢受增高的颅内压和供血减少的刺激，使呼吸变为慢而深，并常伴有呼吸节律的改变，如双吸气、呼吸遏制等。

5. 血源性呼吸困难 多由红细胞携氧量减少，血氧含量降低所致。

【伴随症状】

1. 发作性呼吸困难伴哮鸣音见于支气管哮喘、急性左心功能不全。

2. 骤发严重呼吸困难 见于喉头水肿、气管异物、大面积肺栓塞、气胸等。

3. 呼吸困难伴一侧胸痛 见于肺炎、急性胸膜炎、急性心肌梗死、肺癌等。

4. 呼吸困难伴发热 见于肺炎、胸膜炎、心包炎、肺脓肿等。

5. 呼吸困难伴咳嗽咳痰 见于慢性支气管炎、慢性阻塞性肺病、支气管扩张、肺脓肿等。

6. 呼吸困难伴意识障碍 见于脑出血、尿毒症、糖尿病酮症酸中毒、急性中毒等。

三、胸痛

【定义】

胸痛是临床上常见的症状，主要以心、肺、胸壁等胸部疾病为主，临床有急、慢性之分，疼痛程度、持续时间常有临床价值。

【病因】

1. **胸壁疾病**　急性皮炎、皮下组织蜂窝织炎、带状疱疹、流行性肌炎、非化脓性肋软骨炎、肋间神经炎、肋骨骨折、急性白血病、多发性骨髓瘤等。

2. **心血管疾病**　冠状动脉性心脏病（心绞痛、急性心肌梗死）、心肌炎、急性心包炎、心肌病、二尖瓣或主动脉瓣病变、胸主动脉瘤（夹层动脉瘤）、主动脉窦瘤破裂、肺梗死、肺动脉高压和心脏神经官能症等。

3. **呼吸系统疾病**　胸膜炎、胸膜肿瘤、自发性气胸、血胸、肺炎、支气管炎、支气管肺癌等。

4. **纵隔疾病**　纵隔炎、纵隔气肿、纵隔肿瘤等。

5. **其他**　过度通气综合征、痛风、食管炎、食管裂孔疝、食管癌、膈下脓肿、肝脓肿、脾梗死等。

【临床表现】

1. 发病年龄

青壮年：结核性胸膜炎，自发性气胸，心肌炎、心肌病、风湿性心脏瓣膜病等；

中老年：心绞痛，心肌梗死，支气管肺癌等。

2. 胸痛部位

（1）胸壁疾病：胸痛常固定在病变部位，且局部有压痛。①胸壁皮肤的感染性病变：局部可有红、肿、热、痛表现。②带状疱疹：可见成簇水疱沿一侧肋间神经分布伴剧痛，且疱疹不超过体表中线。③肋骨软骨炎：常在第一、第二肋软骨处见单个或多个肿胀隆起，局部有压痛、但无红肿表现。

（2）心绞痛及心肌梗死：多在胸骨后方和心前区或

剑突下，可向左肩及左臂内侧放射，甚至达无名指与小指，也可放射至左颈或面颊部，易误认为牙痛。

（3）夹层动脉瘤：胸痛位于胸背部，向下放射至下腹、腰部与两侧腹股沟和下肢。

（4）胸膜炎：疼痛多在胸侧部。

（5）食管、纵隔病变：胸痛多位于胸骨后，进食或吞咽加重。

（6）肝胆疾病及膈下脓肿：胸痛多在右下胸，侵犯膈肌中心部时疼痛放射至右肩部。

（7）肺尖部肺癌：疼痛多以肩部、腋下为主，向上肢内侧放射。

3. **胸痛性质** 胸痛的程度可分为剧烈、轻微和隐痛。胸痛的性质可有多种多样。

（1）带状疱疹：呈刀割样或灼热样剧痛。

（2）食管炎：呈烧灼痛。

（3）肋间神经痛：阵发性灼痛或刺痛。

（4）心绞痛：绞痛并有重压窒息感。

（5）心肌梗死：较心绞痛更剧烈并有恐惧、濒死感。

（6）气胸：发病初期有撕裂样疼痛。

（7）胸膜炎：常有隐痛、钝痛、刺痛或撕裂痛。

（8）夹层动脉瘤：突然发生胸背部撕裂样剧痛或锥痛。

（9）肺梗死：突然发生胸部剧痛或绞痛，常伴呼吸困难或发绀。

4. **疼痛持续时间**

（1）阵发性：平滑肌痉挛或血管狭窄缺血所致的疼痛。

如心绞痛：1~5min，一般不超过15min。

（2）持续性：炎症、肿瘤、栓塞或梗死所致的疼痛。

如心肌梗死：>30min。

5. **影响疼痛的因素**

（1）心绞痛：劳力或精神紧张可诱发；休息或含服硝酸甘油可缓解。

（2）胸膜炎：用力呼吸、咳嗽、喷嚏可加剧。

（3）食管疾病：多在进餐时发作或加剧，服用抗酸剂或胃肠促动力药物可缓解。

【伴随症状】

1. 胸痛伴咳嗽、咳痰或发热　常见于气管、支气管、肺部疾病等。

2. 胸痛伴呼吸困难　常提示病变累及范围较大，如大叶性肺炎、自发性气胸、渗出性胸膜炎和肺栓塞等。

3. 胸痛伴咯血　主要见于肺栓塞、支气管肺癌等。

4. 胸痛伴苍白、大汗、血压下降或休克　多见于心肌梗死、夹层动脉瘤、主动脉瘤破裂、大面积肺栓塞等。

5. 胸痛伴吞咽困难　多提示食管疾病，如反流性食管炎等。

四、咳嗽与咳痰

【定义】

咳嗽、咳痰是临床上常见的症状，咳嗽是一种保护性反射动作，通过咳嗽反射能有效清除呼吸道内的分泌物或进入气道内的异物；但咳嗽也有不利的一面，剧烈的咳嗽可导致呼吸道出血，如长期、频繁、剧烈的咳嗽影响工作休息。痰是气管、支气管的分泌物或肺泡内的渗出液，借助于支气管黏膜上皮纤毛运动和平滑肌收缩及咳嗽运动将其排出称为咳痰。

【病因】

1. 呼吸道疾病　呼吸道感染是引起咳嗽、咳痰最常见的病因。

2. 胸膜疾病　胸膜炎、胸膜间皮瘤或胸膜受刺激。

3. 心血管疾病　二尖瓣狭窄或各种原因所致左心衰竭引起肺动脉高压、肺淤血，或因右心及体循环静脉栓子脱落或羊水、气栓、瘤栓引起肺栓塞时，可引起咳嗽。

4. 中枢神经因素　皮肤受冷刺激或三叉神经分布的鼻黏膜及舌咽神经支配的咽峡部黏膜受刺激时可引起反射性咳嗽。

5. 其他　如服用血管紧张素转化酶抑制剂后咳嗽、胃食管反流病及习惯性心理性咳嗽等。

【临床表现】

1. 咳嗽的性质　咳嗽无痰或痰量极少，称为干性咳嗽。干咳或刺激性咳嗽常见于急性或慢性咽喉炎、喉癌、急性支气管炎初期、气管受压、支气管异物、支气管肿瘤、胸膜疾病、原发性肺动脉高压以及二尖瓣狭窄等。咳嗽伴有咳痰称为湿性咳嗽，常见于慢性支气管炎、支气管扩张、肺炎、肺脓肿和空洞型肺结核等。

2. 咳嗽的时间与规律　突发性咳嗽常由于吸入刺激性气体或异物、淋巴结或肿瘤压迫气管或支气管分叉处所引起。发作性咳嗽可见于百日咳、支气管内膜结核以及以咳嗽为主要症状的支气管哮喘（变异性哮喘）等。长期慢性咳嗽，多见于慢性支气管炎、支气管扩张、肺脓肿及肺结核。夜间咳嗽常见于左心衰竭和肺结核患者，引起夜间咳嗽的原因，可能与夜间肺淤血加重及迷走神经兴奋性增高有关。

3. 咳嗽的音色　指咳嗽声音的特点。如①咳嗽声音嘶哑，多为声带感染或肿瘤压迫喉返神经所致；②鸡鸣样咳嗽，表现为连续性阵发性剧咳伴有高调吸气回声，多见于百日咳、会厌、喉部疾患或气管受压；③金属音咳嗽，常见于因纵隔肿瘤、主动脉瘤或支气管癌直接压迫气管所致的咳嗽；④咳嗽声音低微或无力，见于严重肺气肿、声带麻痹及极度衰弱者。

4. 痰的性质　①白色泡沫黏液痰：多见于支气管炎和支气管哮喘；②黄色脓样痰：为化脓性感染所致；③粉红色泡沫痰：肺水肿的特征；④铁锈色痰：是肺炎双球菌引起的大叶性肺炎的典型特点；⑤果酱样痰：肺吸虫病的典型表现之一；⑥清水样痰伴有"粉皮"样囊壁：是肺包囊虫病临床诊断的重要依据；⑦大量脓性泡

沫痰：是肺脓肿和支气管扩张的典型特点；⑧黑色或灰白色痰：多见煤尘肺和各种矽肺。

【伴随症状】

1. 咳嗽伴发热多见于急性上、下呼吸道感染、肺结核、胸膜炎等。

2. 咳嗽伴胸痛常见于肺炎、胸膜炎、支气管肺癌、肺栓塞和自发性气胸等。

3. 咳嗽伴呼吸困难见于喉头水肿、喉肿瘤、支气管哮喘、慢性阻塞性肺病、重症肺炎、肺结核、大量胸腔积液、气胸、肺淤血、肺水肿及气管或支气管异物。

4. 咳嗽伴咯血常见于支气管扩张、肺结核、肺脓肿、支气管肺癌、二尖瓣狭窄、支气管结石、肺含铁血黄素沉着症等。

5. 咳嗽伴大量脓痰常见于支气管扩张、肺脓肿、肺囊肿合并感染和支气管胸膜瘘。

6. 咳嗽伴有哮鸣音多见于支气管哮喘、慢性喘息性支气管炎、心源性哮喘、弥散性泛细支气管炎、气管与支气管异物等。当支气管肺癌引起气管与支气管不完全阻塞时可出现呈局限性分布的吸气性哮鸣音。

7. 咳嗽伴有杵状指（趾）常见于支气管扩张、慢性肺脓肿、支气管肺癌和脓胸等。

五、咯血

【定义】

咯血是指喉及喉部以下的呼吸器官（即气管、支气管或肺组织）出血，并经口腔咯出的过程。

【病因】

咯血的病因有很多，主要见于呼吸系统及心血管疾病。

1. **呼吸系统疾病**　如肺结核、支气管扩张、支气管炎、肺脓肿、肺癌、肺炎、肺吸虫病、肺阿米巴病、肺包虫病、肺真菌病、肺囊虫病、支气管结石、肺部转移性肿瘤、肺腺瘤、矽肺等。

2. 循环系统疾病　常见的有风湿性心脏病、二尖瓣狭窄、高血压性心脏病、肺动脉高压、主动脉瘤、肺梗死及肺动静脉瘘等。

3. 其他　血液系统疾病，如白血病、血友病、再生障碍性贫血、血小板减少性紫癜、弥散性血管内凝血等。慢性肾功能衰竭、尿毒症等。

【临床表现】

1. 年龄　青壮年咯血多见于肺结核、支气管扩张症、风湿性心脏瓣膜病、二尖瓣狭窄、良性支气管瘤。40 岁以上有长期大量吸烟史，要高度警惕支气管肺癌。

2. 咯血量　一般认为咯血量在 100ml 以内为小量，100～500ml 为中等量，500ml 以上为大量。大量咯血主要见于空洞型肺结核、支气管扩张、慢性肺脓肿。支气管肺癌的咯血主要表现为持续或间断痰中带血，少有大咯血。慢性支气管炎和支原体肺炎也可出现痰中带血或血性痰，但常伴有剧烈咳嗽。

3. 颜色和性状　肺结核、支气管扩张症、肺脓肿、支气管结核、出血性疾病，咯血颜色鲜红；铁锈色痰主要见于大叶性肺炎；砖红色胶冻状痰见于典型的克雷伯杆菌肺炎；二尖瓣狭窄、肺淤血咯血一般为暗红色；左心衰竭肺水肿时咯浆液性粉红色泡沫样血痰，并发肺梗死时常咯黏稠暗红色血痰。

【伴随症状】

1. 咯血伴有发热，多见于肺结核、肺炎、肺脓肿、肺出血型钩端螺旋体病、流行性出血热、支气管癌等。

2. 咯血伴胸痛，常见于大叶性肺炎、肺栓塞、肺结核、支气管癌等。

3. 咯血伴呛咳，可见于支气管癌、支原体肺炎等。

4. 咯血伴皮肤黏膜出血，可见于血液病（如白血病、血小板减少性紫癜）、钩端螺旋体病、流行性出血热等。

5. 咯血伴黄疸，多见于钩端螺旋体病、大叶性肺炎、肺梗死等。

六、发绀

【定义】

发绀指血液中还原血红蛋白增多使皮肤和黏膜呈青紫色改变的一种表现，也可称为发绀。这种改变常发生在皮肤较薄，色素较少和毛细血管较丰富的部位，如唇，指（趾），甲床等。

【病因】

1. 血中还原血红蛋白增多

（1）呼吸系统疾病：见于气道阻塞性疾病、肺实质与肺间质疾病，如肺炎、COPD，肺心病、弥散性肺间质纤维化、肺淤血、肺水肿等。

（2）心血管疾病：见于心力衰竭和发绀型先天性心脏病，如法洛四联症，艾生曼格综合征等。周围血流障碍疾病见于：①局部静脉病变，如下肢静脉曲张、血栓性静脉炎，上腔静脉综合征；②动脉供血不足，见于休克、血栓闭塞性脉管炎、闭塞性周围动脉粥样硬化。

（3）吸入气体中氧分压低

2. 血液中存在异常血红蛋白衍生物：①高铁血红蛋白血症；②硫化血红蛋白血症。

【临床表现】

1. 血中还原血红蛋白增多

（1）中心性发绀：此类发绀的特点表现为全身性、除四肢及颜面外，也累及躯干和黏膜的皮肤，但受累部位的皮肤是温暖的。发绀的原因多由心、肺疾病引起呼吸功能衰竭、通气与换气功能障碍、肺氧合作用不足导致 SaO_2 降低所致。一般可分为：①肺性发绀：即由于呼吸功能不全、肺氧合作用不足所致。常见于各种严重的呼吸系统疾病，如喉、气管、支气管的阻塞、肺炎、阻塞性肺气肿、弥散性肺间质纤维化、肺淤血、肺水肿、急性呼吸窘迫综合征、肺栓塞、原发性肺动脉高压等；②心性混合性发绀：由于异常通道分流，使部分静脉血未通过肺循环进行氧合作用而人体循环动脉，如分流量超过心输出量的 1/3，即可出现发绀。常见于发绀型先天性心脏病，如 Fallot 四联症、Eisenmenger 综合征等。

（2）周围性发绀：此类发绀常由于周围循环血流障碍所致。其特点表现在发绀常出现于肢体的末端与下垂部位。这些部位的皮肤是冷的，但若给予按摩或加温，使皮肤转暖，发绀可消退。此特点亦可作为与中心性发绀的鉴别点。此型发绀可分为：①瘀血性周围性发绀：常见于引起体循环淤血、周围血流缓慢的疾病，如右心衰竭、渗出性心包炎、心包压塞、缩窄性心包炎、血栓性静脉炎、上腔静脉阻塞综合征、下肢静脉曲张等；②缺血性周围性发绀：常见于引起心排出量减少的疾病和局部血流障碍性疾病，如严重休克、暴露于寒冷中和血栓闭塞性脉管炎、雷诺（Raynaud）病、肢端发绀症、冷球蛋白血症等。

（3）混合性发绀：中心性发绀与周围性发绀同时存在。可见于心力衰竭等。

2. 异常血红蛋白血症

（1）高铁血红蛋白血症：可由伯氨喹啉、亚硝酸盐、磺胺类、硝基苯、苯胺等药物或化学物质中毒所致；也可因大量进食含有亚硝酸盐的变质蔬菜引起"肠源性青紫症"。其临床特点是发绀急骤出现，暂时性、病情危重，氧疗青紫不退，抽出的静脉血呈深棕色，暴露于空气中也不能转变为鲜红色，若静脉注射亚甲蓝、硫代硫酸钠或大剂量维生素 C，均可使发绀消退。还有极少数高铁血红蛋白血症为先天性，患者自幼即有发绀，有家族史，身体健康状况较好。

（2）硫化血红蛋白血症：凡能引起高铁血红蛋白血症的药物或化学物质均能引起硫化血红蛋白血症，但患者同时有便秘或服用硫化物，在肠内形成大量硫化氢为先决条件。此类发绀的临床特点是持续时间长，可达数月或更长时间，患者血液呈蓝褐色。

【伴随症状】

1. 发绀伴呼吸困难　常见于重症心、肺疾病和急性呼吸道阻塞、气胸等，先天性高铁血红蛋白血症和硫化血红蛋白血症虽有明显发绀，而一般无呼吸困难或不明显。

2. 发绀伴杵状指（趾）　病程较长，主要见于发绀型先天性心脏病及某些肺部疾病。

3. 发绀伴意识障碍及衰竭　主要见于某些药物或化学物质中毒、休克、急性肺部感染或急性心功能衰竭。

七、心悸

【定义】

心悸是一种自觉心脏跳动的不适感和心慌感。

【病因】

1. 心脏搏动增强　心脏收缩力增强引起的心悸，可分为生理性和病理性。

（1）生理性见于：①饮酒喝浓茶或咖啡后；②应用某些药物，如肾上腺素、麻黄碱、咖啡因、阿托品、甲状腺片等。

（2）病理性见于：①心室肥大：高血压性心脏病、主动脉瓣关闭不全、二尖瓣关闭不全、动脉导管未闭、室间隔缺损、脚气性心脏病等；②其他引起心脏搏动增强的疾病：甲状腺功能亢进、贫血、发热、低血糖症、嗜铬细胞瘤等。

2. 心律失常

心动过速：各种原因引起的窦性心动过速、阵发性室上性或室性心动过速等。

心动过缓：高度房室传导阻滞（二、三度房室传导阻滞）、窦性心动过缓或病态窦房结综合征，由于心率缓慢，舒张期延长，心室充盈，心搏强而有力，引起心悸。

其他心律失常：期前收缩、心房扑动或颤动等。

3. 心脏神经症　由自主神经功能紊乱所引起，心脏本身并无器质性病变。多见于青年女性。临床表现除心悸外尚有心率加快、心前区或心尖部隐痛，以及疲乏失眠头晕头痛耳鸣记忆力减退等神经衰弱表现，且在焦虑情绪激动等情况下更易发生。β-肾上腺素能受体反应亢进综合征也与自主神经功能紊乱有关。

【伴随症状】

1. **伴心前区痛**　见于冠状动脉粥样硬化性心脏病（如心绞痛、心肌梗死）、心肌炎、心包炎，亦可见于心脏神经症等。

2. **伴发热**　见于急性传染病、风湿热、心肌炎、心包炎、感染性心内膜炎等。

3. **伴晕厥或抽搐**　见于高度房室传导阻滞、心室颤动或阵发性室性心动过速、病态窦房结综合征等。

4. **伴贫血**　见于各种原因引起的急性失血，此时常有虚汗、脉搏微弱、血压下降或休克。慢性贫血，心悸多在劳累后较明显。

5. **伴呼吸困难**　见于急性心肌梗死、心肌炎、心包炎、心力衰竭、重症贫血等。

6. **伴消瘦及出汗**　见于甲状腺功能亢进。

八、头痛

【定义】

头痛是指头颅内外各种性质的疼痛。可见于多种疾病，大部分无特殊意义，例如全身感染性疾病往往伴有头痛。精神紧张、过度疲劳也可有头痛。但反复持续的头痛，可能是某些器质性疾病的信号，应认真检查，明确诊断，及时治疗。

【病因】

1. 颅脑病变

（1）感染：各种脑膜炎、脑膜脑炎、脑炎、脑脓肿、脑结核病、脑寄生虫病等。

（2）血管病变：蛛网膜下腔出血、脑出血、脑血栓形成、脑栓塞、高血压脑病等。

（3）占位性病变：脑肿瘤、颅内转移瘤、脑结核瘤等。

（4）颅脑外伤：脑震荡、脑挫伤、硬膜下血肿。

（5）其他：偏头痛、丛集性头痛。

2. 颅外病变

（1）颅骨疾病：颅底凹入症、颅骨肿瘤。

（2）颈部疾病：颈椎疾病及其他颈部疾病。

（3）神经痛：三叉神经、舌咽神经等。

（4）其他：眼、耳、鼻和齿疾病所致的头痛。

3. 全身性疾病

（1）急性感染：如流感、伤寒、肺炎等发热性疾病。

（2）心血管疾病：如原发性高血压、心力衰竭。

（3）中毒：铅、乙醇、一氧化碳、有机磷等中毒。

（4）其他：尿毒症、低血糖、贫血、肺性脑病等。

【临床表现】

1. 发病情况　急性起病并伴有发热者常为感染性疾病所致。急剧的头痛，持续不减，并有不同程度的意识障碍而无发热者，提示颅内血管疾病。长期反复发作头痛或搏动性头痛，多为血管性头痛或神经官能症。慢性进行性头痛并有颅内压增高的症状应注意颅内占位性病变。青壮年慢性头痛，但无颅内压增高常因焦虑、情绪紧张而发生、多为肌收缩性头痛。

2. 头痛部位　偏头痛、丛集性头痛多在一侧。颅内病变的头痛常为深在性且较弥散，颅内深部病变的头痛部位不一定与病变部位一致，但头痛多向病灶同侧放射。高血压引起的头痛多在额部或整个头部。全身性或颅内感染性疾病的头痛，多为全头部痛。蛛网膜下腔出血除头痛外尚有颈痛。

3. 头痛程度　剧烈头痛多见于脑膜炎、偏头痛、颅内压增高、青光眼、高血压危象等。脑肿瘤引起的头痛多为中度或轻度。

4. 头痛的性质　高血压性、血管性及发热性疾病的头痛，往往是搏动性。神经痛多呈电击样痛或刺痛。肌肉收缩性头痛多为重压感、紧箍感。

5. 头痛出现的时间与持续时间　颅内占位性病变往

往清晨加剧，鼻窦炎的头痛也常发生于清晨或上午，丛集性头痛常在夜间发生。

6. 加重、减轻或激发头痛的因素 咳嗽、打喷嚏、摇头、俯身可使颅内高压性头痛、血管性头痛、颅内感染性头痛或脑肿瘤性头痛加剧。丛集性头痛在直立时可缓解。低头可使鼻窦炎头痛加剧。偏头痛在应用麦角胺后可缓解。

【伴随症状】

1. 头痛同时伴剧烈呕吐者提示为颅内压增高，头痛在呕吐后减轻者可见于偏头痛。

2. 头痛伴眩晕者见于小脑肿瘤、椎-基底动脉供血不足。

3. 头痛伴发热者常见于全身性感染性疾病或颅内感染。

4. 慢性进行性头痛伴精神症状者应注意颅内肿瘤。

5. 慢性头痛突然加剧并有意识障碍者提示可能发生脑疝。

6. 头痛伴视力障碍者可见于青光眼或脑瘤。

7. 头痛伴脑膜刺激征者提示有脑膜炎或蛛网膜下隙出血。

8. 头痛伴癫痫发作者可见于脑血管畸形、脑内寄生虫病或脑肿瘤。

9. 头痛伴神经功能紊乱症状者可能是神经功能性头痛。

10. 头痛多伴重压感、紧箍感可能为肌收缩性头痛。

九、眩晕

【定义】

眩晕是指患者感到自身或周围环境物体旋转或摇动的一种主观感觉障碍，常伴有客观的平衡障碍、一般无意识障碍。

【病因与临床表现】

1. 周围性眩晕指内耳前庭至前庭神经颅外段之间的

病变所引起的眩晕。

（1）梅尼埃病：以发作性眩晕伴耳鸣、听力减退及眼球震颤为主要特点，严重时可伴有恶心、呕吐、面色苍白和出汗，发作多短暂，很少超过2周。

（2）迷路炎：多由中耳炎并发，症状同上，检查发现鼓膜穿孔。

（3）内耳药物中毒：常由链霉素、庆大霉素及同类药物中毒性损害所致。多为渐进性眩晕伴耳鸣、听力减退。

（4）前庭神经元炎：多在发热或上呼吸道感染后突然出现眩晕，伴恶心、呕吐，一般无耳鸣及听力减退。持续时间较长，可达6周，痊愈后很少复发。

（5）位置性眩晕：患者头部处在一定位置时出现眩晕和眼球震颤，多数不伴耳鸣及听力减退。可见迷路和中枢病变。

（6）晕动病：见于晕船、晕车等，常伴有恶心、呕吐、面色苍白、出冷汗等。

2. 中枢性眩晕指前庭神经颅内段、前庭神经核及其纤维联系、小脑、大脑等的病变所引起的眩晕。

（1）颅内血管性疾病：椎-基底动脉供血不足、锁骨下动脉盗血综合征、延髓外侧综合征、脑动脉粥样硬化、高血压脑病和小脑出血。

（2）颅内占位性病变：听神经纤维瘤、小脑肿瘤、第四脑室肿瘤和其他部位肿瘤。

（3）颅内感染性疾病、颅内脱髓鞘疾病及变性疾病、癫痫。

3. 其他原因　如心血管疾病、血液病、中毒性、眼源性、神经症等引起的眩晕，但无真正旋转感，一般不伴听力减退、眼球震颤，少有耳鸣。

【伴随症状】

1. 伴耳鸣、听力下降可见于前庭器官疾病、第八脑神经病及肿瘤。

2. 伴恶心、呕吐可见于梅尼埃病、晕动病。

3. 伴共济失调可见于小脑、颅后凹或脑干病变。

4. 伴眼球震颤可见于脑干、梅尼埃病。

十、晕厥

【定义】

晕厥是因各种原因广泛性脑供血不足引起的短暂意识丧失状态，发作时患者因肌张力消失不能保持正常姿势而倒地。一般为突然发作，迅速恢复，很少有后遗症。

【病因】

大脑灌注压取决于体循环的动脉压，因此，任何引起心排出量下降或外周血管阻力降低的原因都可以引起晕厥。常见的原因有：

1. **血管舒缩障碍**　见于单纯性晕厥、直立位低血压、颈动脉窦综合征、排尿性晕厥、咳嗽性晕厥及疼痛性晕厥。

2. **心源性晕厥**　见于严重的心律失常、心脏排血受阻及心肌缺血性疾病。

3. **脑源性晕厥**　脑动脉粥样硬化、短暂性脑缺血等。

4. **其他**　晕厥也可见于低血糖、重度贫血及高原晕厥等。

【临床表现】

患者突然感到头昏、恍惚、视物模糊或两眼发黑、四肢无力，这就是晕厥先兆；随之意识丧失，摔倒在地，数秒钟至数分钟内即恢复如常，起立行走，有的患者半小时以内可有全身乏力感。许多情况下，患者较快软倒而不是摔倒，没有意识丧失，或是反复发生有了经验，及时蹲下，则症状很快消失。晕厥时心率减慢或增快，血压下降，面色苍白，可出冷汗。晕厥基本上都是站位或坐位发生，如于卧位发生应注意是否患有心脑血管病如心律失常、短暂性脑缺血发作或癫痫。

【伴随症状】

1. 伴有明显的自主神经功能障碍（如面色苍白、出冷汗、恶心、乏力等）者，多见于血管一致性晕厥或低血糖性晕厥。

2. 伴有面色苍白、发绀、呼吸困难见于急性左心衰竭。

3. 伴有心率和心律明显改变，见于心源性晕厥。

4. 伴有抽搐者，见于中枢神经系统疾病、心源性晕厥。

5. 伴有头痛、呕吐、视听障碍者提示中枢神经系统疾病。

6. 伴有发热、水肿、杵状指者提示心肺疾病。

7. 伴有呼吸深而快、手足发麻、抽搐者见于通气过度综合征、癔症。

十一、抽搐与惊厥

【定义】

抽搐是指全身或局部骨骼肌群异常的不自主收缩，并引起关节运动，多为全身、对称性。其同义词为痉挛（spasm），若伴有意识丧失者则称为惊厥（convulsion）。其表现形式可以是强直性（持续肌肉收缩）、阵挛性（断续肌肉收缩）和混合性（先后出现强直性和阵挛性肌肉收缩）。抽搐可起自肌肉、周围神经和中枢神经任何部位的障碍。

【病因】

1. 脑部疾病

（1）脑先天性疾病：如脑穿通畸形、小头畸形、脑积水、胎儿感染、各种遗传性代谢病，以及母亲妊娠期药物毒性反应及放射线照射等，引起的获得性发育缺陷。

（2）颅脑外伤：产伤、颅脑外伤。

（3）颅脑感染：各种脑炎、脑膜炎、脑脓肿及脑寄生虫病。

（4）脑血管病：脑血管畸形、脑蛛网膜下腔出血、脑栓塞、脑动脉硬化、脑血栓形成、颅内静脉窦及静脉血栓形成。

（5）颅内肿瘤：常见于原发性肿瘤及各种转移瘤。

（6）脑部变性疾病：如结节性硬化症、Alzheimer 病和 Pick 病等。

（7）中枢脱髓鞘疾病：如 Schilder 病、多发性硬化、急性播散性脑脊髓炎等。

2. 全身性疾病

（1）脑缺氧：如窒息、休克、急性大出血、一氧化碳中毒、吸入麻醉等。

（2）代谢内分泌疾病：①氨基酸代谢异常，如苯丙酮尿症等。②脂质代谢障碍，如脂质累积症。③糖代谢异常，如低血糖、半乳糖血症。④水、电解质紊乱，如低钠血症、高钠血症、水中毒、低血钾、低血镁、高碳酸血症等。⑤维生素 D 缺乏、甲状旁腺功能低下。⑥维生素缺乏及依赖症，如维生素 B_6、维生素 B_{12} 及叶酸缺乏症。

（3）中毒：①药物：如中枢兴奋药（尼可刹米、戊四氮、樟脑）过量；抗精神病药（氯丙嗪、三氟拉嗪、氯普噻吨等）剂量过大；突然停用抗惊厥药或中枢神经抑制药等。②重金属中毒，如铅、汞中毒。③食物、农药中毒及乙醇戒断等。

（4）心血管疾病：如 Adams-Stokes 综合征、高血压脑病。

（5）过敏或变态反应性疾病：如青霉素、普鲁卡因过敏均可成为病因。

3. 神经症　癔症性抽搐。

4. 高热　常是婴幼儿抽搐的主要原因。

【临床表现】

1. 全身性抽搐　为全身骨骼肌收缩，如癫痫大发作表现为强直-阵挛性抽搐；破伤风则是持续强直性抽搐。

2. 局限性抽搐　为躯体或颜面某一局部的连续性抽动。如局限性运动性癫痫常表现为口角、眼睑、手或足等的反复抽搐；若抽搐自一处开始，按大脑皮质运动区的排列形式逐渐扩展，即自一侧拇指始，渐延及腕、臂、肩部，则为 Jackson 癫痫。而手足搐搦症则呈间歇性四肢（以上肢手部最显著）强直性肌痉挛，典型者呈"助产士"手。

【伴随症状】

1. 伴发热，多见于小儿的急性感染，也可见于胃肠功能紊乱、生牙、重度失水等。但须注意，惊厥也可引起发热。

2. 伴血压升高，可见于高血压病、肾炎等。

3. 伴脑膜刺激征，可见于脑膜炎、脑膜脑炎、蛛网膜下腔出血等。

4. 伴瞳孔扩大与蛇咬伤，可见于癫痫大发作。

5. 惊厥发作前有剧烈头痛，可见于高血压、急性感染、蛛网膜下腔出血、颅脑外伤等。

6. 伴意识丧失，见于癫痫大发作、重症颅脑疾病。

十二、恶心与呕吐

【恶心与呕吐的定义】

恶心与呕吐是临床常见症状。恶心为上腹部不适合紧迫欲吐的感觉。可伴有迷走神经兴奋的症状，如皮肤苍白、出汗、流涎、血压降低及心动过缓等，常为呕吐的前奏。一般恶心后随之呕吐，但也可仅有恶心而无呕吐，或仅有呕吐而无恶心。呕吐是通过胃的强烈收缩迫使胃或部分小肠的内容物经食管、口腔而排出体外的现象。二者均为复杂的反射动作。

【病因】

引起恶心与呕吐的病因很多，按照发病机制可归纳为下列几类：

1. 反射性呕吐

（1）咽部受到刺激：如吸烟、剧咳、鼻咽部炎症或溢脓等。

（2）胃、十二指肠疾病：急、慢性胃肠炎、消化性溃疡、功能性消化不良、急性胃扩张或幽门梗阻、十二指肠壅滞等。

（3）肠道疾病：急性阑尾炎、各型肠梗阻，急性出血坏死性肠炎、腹型过敏性紫癜等。

（4）肝胆胰疾病：急性肝炎、肝硬化、肝淤血、急慢性胆囊炎或胰腺炎等。

（5）腹膜及肠系膜疾病：如急性腹膜炎。

（6）其他：如肾输尿管结石、急性肾盂肾炎、急性盆腔炎、异位妊娠破裂等。急性心肌梗死早期、心力衰竭、青光眼、屈光不正等亦可出现恶心、呕吐。

2. 中枢性呕吐

（1）神经系统疾病：①颅内感染，如各种脑炎；②脑血管疾病，如脑出血；③颅脑损伤，如脑挫裂伤；④癫痫，特别是持续状态。

（2）全身性疾病：尿毒症、肝性脑病、糖尿病酮症酸中毒、甲亢危象、甲状旁腺危象、肾上腺皮质功能不全低血糖、低钠血症及早孕均可引起呕吐等。

（3）药物如某些抗生素、抗癌药、洋地黄、吗啡等可兴奋呕吐中枢而致呕吐。

（4）中毒：乙醇、重金属、一氧化碳、有机磷农药、鼠药等中毒均可引起呕吐。

（5）精神因素：胃神经症、癔症、神经性厌食等。

3. 前庭障碍性呕吐

凡呕吐伴有听力障碍、眩晕等儿科症状者，需考虑前庭障碍性呕吐。常见疾病有迷路炎，梅尼埃病和晕动病。

【临床表现】

1. 呕吐的时间　育龄妇女晨起呕吐见于早期妊娠，亦可见于尿毒症、慢性乙醇中毒或功能性消化不良；鼻窦炎患者因起床后脓液经鼻后孔流出刺激咽部，亦可致晨起恶心、干呕。晚餐或夜间呕吐见于幽门梗阻。

2. 呕吐与进食的关系　进食过程中或餐后即刻呕吐，可能为幽门管溃疡或精神性呕吐；餐后1小时以上呕吐称迟延性呕吐，提示胃张力下降或胃排空延迟。餐后较久或数餐后呕吐，见于幽门梗阻，呕吐物可有隔夜宿食；餐后近期呕吐，特别是集体发病者，多由食物中毒所致。

3. 呕吐的特点 是进食后立刻呕吐，恶心很轻，吐后又可进食，长期反复发作而营养状态不受影响，多为神经官能性呕吐。喷射状呕吐多为颅内高压性疾病。

4. 呕吐物的性质 带发酵、腐败气味提示胃潴留；带粪臭味提示低位小肠梗阻；不含胆汁说明梗阻平面多在十二指肠乳头以上；含多量胆汁则提示在此平面以下；含有大量酸性液体者，多为胃泌素瘤或十二指肠溃疡；无酸味者可能为贲门狭窄或贲门失迟缓症所致；上消化道出血常呈咖啡色呕吐物。

【伴随症状】

1. 伴腹痛腹泻者多见于急性胃肠炎或细菌性食物中毒、霍乱、副霍乱及各种原因的急性中毒。

2. 伴右上腹痛及发热、寒战或有黄疸者应考虑胆囊炎或胆石症。

3. 伴头痛及喷射性呕吐者常见于颅内高压症或青光眼。

4. 伴眩晕、眼球震颤者，见于前庭器官疾病。

5. 应用某些药物如抗生素与抗癌药物等，则呕吐可能与药物副作用有关。

6. 已婚育龄妇女早晨呕吐者应注意早孕。

十三、呕血与黑便

【呕血与黑便的定义】

呕血与黑便是上消化道疾病（指屈氏韧带以上消化道，包括食管、胃、十二指肠、肝、胆、胰疾病）或全身性疾病所致的上消化道出血，血液经口腔呕出，常伴有黑便。黑便又称柏油便，指消化道出血，血液由肛门排出。

一般而论幽门以下出血时常引起黑便，而幽门以上出血则往往兼有呕血，如幽门以下部位出血量多，血液反流入胃，也可引起呕血。而幽门以上出血量少，血液在胃内不引起呕吐反射，则全部血液流入肠内表现为黑便。黑便者可无呕血，而呕血者则均有黑便。

【病因】

1. 消化系统疾病

（1）食管疾病：反流性食管炎、食管憩室炎、食管癌、食管异物、食管贲门黏膜撕裂、食管裂孔疝等。大量呕血常由门脉高压所致的食管静脉曲张破裂所致。

（2）胃及十二指肠疾病：最常见为消化性溃疡，其次为急性出血糜烂性胃炎、胃癌、胃泌素瘤、慢性胃炎及服用非甾体抗感染药（如阿司匹林）和应激所引起的急性胃十二指肠黏膜病变。

（3）门脉高压所致的食管静脉曲张破裂或门脉高压性胃病出血。

2. 上消化道邻近器官或组织的疾病

胆道结石、胆道蛔虫、胆囊癌、胆管癌及壶腹癌、急慢性胰腺炎、胰腺癌合并脓肿破溃、主动脉瘤破裂进入食管等。

3. 全身性疾病

（1）血液疾病：血小板减少性紫癜、过敏性紫癜、白血病、血友病、弥散性血管内凝血及其他凝血机制障碍等。

（2）感染性疾病：流行性出血热、钩端螺旋体病、暴发性肠炎、败血症等。

（3）结缔组织病：系统性红斑狼疮、皮肌炎、结节性多动脉炎累及上消化道。

（4）其他：尿毒症、肺源性心脏病、呼吸功能衰竭等。

呕血的原因甚多，消化性溃疡最为常见，其次为食管或胃底静脉曲张破裂，再次为急性出血糜烂性胃炎、胃癌，因此考虑呕血病因时应首先考虑上述四种疾病。

【临床表现】

1. 呕血与黑便 呕血前常有上腹不适和恶心，随后呕吐出血性胃内容物，出血量多，在胃内停留时间短，出血位于食管则血色鲜红或混有凝血块；当出血量较少或在胃内停留时间较长，则因血红蛋白与胃酸作用形成酸化正铁血红蛋白，呕吐物可呈咖啡渣样棕褐色。呕血的同时因部分血液经肠道排出体外，可形成黑便。

2. 失血性周围循环衰竭 出血量占循环血容量的 10%~15% 时，除头晕、无力等症状外，多无血压、脉搏等变化；出血量达循环血容量的 20% 以上时，则有冷汗、四肢厥冷、心慌、脉搏增快等急性失血症状。若出血量在循环血容量的 30% 以上时则有神志不清、面色苍白、心率加快、脉搏细弱、血压下降，呼吸急促等急性周围循环衰竭的表现。

3. 血液学改变 血红蛋白及红细胞比容逐渐降低。

4. 其他 大量呕血可出现氮质血症、发热等表现。

【伴随症状】

1. 上腹痛 中青年人慢性反复发作的上腹痛，具有一定周期性与节律性，多为消化性溃疡；中老年人慢性上腹痛，疼痛无明显规律性并伴有厌食、消瘦或贫血者，应警惕胃癌。

2. 肝脾肿大 脾肿大，皮肤有蜘蛛痣、肝掌、腹壁静脉曲张或有腹水，化验有肝功能障碍，提示肝硬化门脉高压；肝区疼痛、肝大、质地坚硬、表面凹凸不平或有结节，血清甲胎蛋白（AFP）阳性者多为肝癌。

3. 黄疸 黄疸、寒战、发热伴右上腹绞痛而呕血者，可能由胆道疾病所引起；

发热及全身皮肤黏膜有出血倾向者，见于某些感染性疾病，如败血症及钩端螺旋体病等。

4. 皮肤黏膜出血 常与血液疾病及凝血功能障碍性疾病有关。

5. 其他 近期有服用非甾体类抗感染药物史、酗酒史、大面积烧伤、颅脑手术、脑血管疾病和严重外伤伴呕血者，应考虑急性胃黏膜病变。在剧烈呕吐后继而呕血，应注意食管贲门黏膜撕裂。

6. 头晕、黑矇、口渴、冷汗提示血容量不足。上述症状于出血早期可随体位变动（如由卧位变坐、立位时）而发生。伴有肠鸣、黑便者，提示有活动性出血。

十四、意识障碍

【意识障碍的定义】

意识障碍是指人对周围环境及自身状态的识别和觉察能力出现障碍。多由于高级神经中枢功能活动（意识、感觉和运动）受损所引起的，可表现为嗜睡、意识模糊和昏睡，严重的意识障碍为昏迷。

【病因】

1. 颅内疾病

（1）局限性病变：①脑血管疾病：脑缺血、脑出血、重症脑梗死、短暂性脑缺血发作等；②脑占位性病变：脑肿瘤、脑脓肿、脑肉芽肿、脑寄生虫囊肿等；③颅脑损伤：脑挫裂伤、颅内血肿、颅脑骨折等。

（2）脑弥散性病变：①颅内感染性疾病：各种脑炎、脑膜炎、蛛网膜炎、室管膜炎、颅内静脉窦感染等；②弥散性颅脑损伤；③蛛网膜下腔出血；④脑水肿；⑤脑变性及脱髓鞘性病变。

（3）癫痫发作

2. 全身性疾病

（1）急性感染性疾病：各种败血症、肺炎、中毒性菌痢、伤寒、斑疹伤寒、恙虫病、感染中毒性脑病等。

（2）内分泌与代谢性疾病：如肝性脑病、肾性脑病、肺性脑病、糖尿病性昏迷、黏液水肿性昏迷、垂体危象、甲状腺功能减退、肾上腺皮质功能减退性昏迷、乳酸酸中毒等。

（3）心血管疾病：如重度休克、心律失常引起的 Adams-Stokes 综合征等。

（4）水、电解质平衡紊乱：如低钠血症、低氯性碱中毒、高氯性酸中毒等。

（5）外源性中毒：安眠药、有机磷杀虫药、氰化物、一氧化碳、乙醇、吗啡等中毒等。

(6) 物理性及缺氧性损害：如日射病、高温中暑、电击伤、溺水等。

【临床表现】

1. 嗜睡　是最轻的意识障碍，是一种病理性倦睡，患者陷入持续的睡眠状态，可被唤醒，醒后对答流利并做出反应，但当刺激去除后很快又再入睡。

2. 意识模糊　是意识水平轻度下降的表现。患者能保持简单的精神活动，但对时间、空间及人物的定向能力发生障碍。

3. 昏睡　患者处于熟睡状态，不易唤醒，对伤害性刺激如针刺、压眶等会躲避或被唤醒，但旋即又入睡，醒时答话含糊或答非所问。

4. 昏迷　意识活动丧失，对外界各种刺激或自身内部的需要不能感知。可有无意识的活动，任何刺激均不能被唤醒。按刺激反应及反射活动等可分三度：

(1) 轻度昏迷：随意活动消失，对声、光刺激无反应，对疼痛刺激有反应，各种生理反射（吞咽、咳嗽、角膜反射、瞳孔对光反应等）存在，体温、脉搏、呼吸多无明显改变。

(2) 中度昏迷：随意活动完全消失，对各种刺激皆无反应，各种生理反射消失，对于剧烈刺激可出现防御反射。可有呼吸不规则、血压下降、大小便失禁、去大脑强直等。

(3) 深度昏迷：全身肌肉松弛，对各种刺激均无反应。深浅反射均消失。

5. 谵妄状态　较意识模糊严重，定向力和自知力均障碍，感觉错乱（错觉、幻觉），躁动不安、言语杂乱。谵妄可发生于急性感染的发热期间，也可见于某些药物中毒、代谢障碍、循环障碍和某些中枢神经疾患等。

【伴随症状】

1. 伴发热　先发热然后有意识障碍可见于重症感染性疾病；先有意识障碍然后有发热见于脑出血、蛛网膜下腔出血、巴比妥类药物中毒等。

2. 伴呼吸缓慢　是呼吸中枢受抑制的表现，可见于吗啡、巴比妥类、有机磷杀虫药中毒、银环蛇咬伤等。

3. 伴瞳孔散大　可见于颠茄类、乙醇、氰化物中毒以及癫痫，低血糖状态等。

4. 伴瞳孔缩小　可见于吗啡类、巴比妥类、有机磷杀虫药等中毒。

5. 伴心动过缓　可见于颅内高压症、房室传导阻滞以及吗啡类等中毒。

6. 伴高血压　可见于高血压脑病、脑血管意外、肾炎尿毒症等。

7. 伴低血压　可见于各种原因的休克。

8. 伴皮肤黏膜改变　出血点、瘀斑和紫癜等可见于严重感染和出血性疾病。

9. 口唇呈樱桃红色提示一氧化碳中毒。

10. 伴脑膜刺激征　见于脑膜炎、蛛网膜下腔出血等。

十五、腹痛

【腹痛的定义】

腹痛是临床及其常见的症状，多数由腹腔脏器疾病引起，也可由胸部疾病及全身性疾病所致。腹痛的性质和强度，不仅受病变情况和刺激程度影响，也受神经和心理等因素的影响。腹痛在临床上常分为急性与慢性两类。

【病因】

1. 急性腹痛

（1）腹腔内脏器疾病：

①腹腔脏器急性炎症：急性胃肠炎，急性腐蚀性胃炎，急性胆囊炎，急性胰腺炎，急性阑尾炎，急性胆管炎等。

②腹部脏器穿孔或破裂：胃及十二指肠溃疡穿孔，伤寒肠穿孔，肝脏破裂，脾脏破裂，肾破裂，异位妊娠

破裂，卵巢破裂等。

③腹腔脏器阻塞或扩张：胃黏膜脱垂症，急性肠梗阻，腹股沟疝嵌顿，肠套叠，胆道蛔虫病，胆石症，肾与输尿管结石等。

④腹腔脏器扭转：急性胃扭转，卵巢囊肿扭转，大网膜扭转，肠扭转等。

⑤腹腔内血管阻塞：肠系膜动脉急性阻塞，急性门静脉血栓形成，夹层腹主动脉瘤等。

（2）腹壁疾病：腹壁挫伤，腹壁脓肿及腹壁带状疱疹等。

（3）胸腔疾病所致的腹部牵涉性痛：急性心肌梗死，急性心包炎，心绞痛，肺炎及肺梗死等。

（4）全身性疾病及其他：风湿热，尿毒症，急性铅中毒，血卟啉病，腹型过敏性紫癜，腹型癫痫等。

2. 慢性腹痛

（1）腹腔内脏器疾病：

①慢性炎症：反流性食管炎，慢性胃炎，慢性胆囊炎，慢性胰腺炎，结核性腹膜炎，炎症性肠病等。

②胃、十二指肠溃疡及胃泌素瘤等。

③腹腔内脏器的扭转或梗阻：慢性胃肠扭转，肠粘连，大网膜粘连综合征等。

④脏器包膜张力增加：肝淤血，肝炎，肝脓肿，肝癌，脾肿大等。

⑤胃肠运动功能障碍：胃轻瘫，功能性消化不良，肝曲及脾曲综合征，肠易激综合征等。

⑥肿瘤压迫及浸润：胃癌，胰腺癌，大肠癌等。

（2）中毒及代谢障碍：慢性铅中毒，尿毒症等。

（3）胸、腰椎病变：如脊椎结核，脓肿等。

（4）器质性神经病变：脊髓结核，脊髓肿瘤等。

【临床表现】

1. 腹痛部位　腹痛的体表位置常和脊髓的节段性分布有关，通常情况下疼痛所在部位即为病变所在部位，但有一些病变引起的疼痛放射至固定的区域，如急性胆

67

囊炎可放射至右肩胛部和背部，阑尾炎引起的疼痛可由脐周转移至右下腹。

2. 腹痛的性质和程度　腹痛的性质与病变所在脏器及病变的性质有关，如绞痛常表示空腔脏器梗阻；胀痛常为内脏包膜张力增大，系膜的牵拉或空腔器官胀气扩张所致，疼痛的程度有时和病变严重程度相一致，但由于个体差异，有时疼痛的程度并不反映病变的程度。

3. 诱发因素　胆囊炎或胆石症发作前常有进油腻食物史，急性胰腺炎发作前常有酗酒、暴饮暴食史，部分机械性肠梗阻多与腹部手术有关，腹部受暴力作用引起的剧痛并有休克者，可能是肝脾破裂所致。

4. 发作时间　餐后痛可能是由于胆胰疾病、胃部肿瘤或消化不良所致，周期性、节律性上腹痛见于胃、十二指肠溃疡，子宫内膜异位者腹痛与月经来潮有关，卵泡破裂者发生在月经间期。

5. 与体位关系　某些体位可使腹痛加剧或减轻，有可能成为诊断的线索。如胃黏膜脱垂患者左侧卧位可使疼痛减轻，十二指肠壅滞症患者膝胸或俯卧位可使腹痛及呕吐等症状缓解，反流性食管炎患者烧灼痛在躯体前屈时明显，直立位时减轻。

【伴随症状】

1. 腹痛伴发热　提示炎症存在，如有寒战见于急性胆道感染、胆囊炎、肝脓肿、腹腔脓肿；无寒战见于结缔组织病，恶性肿瘤等。

2. 腹痛伴呕吐、反酸、腹泻　提示食管、胃或胆道疾病；呕吐量多提示有胃肠梗阻；伴反酸、嗳气者提示胃、十二指肠溃疡或胃炎；伴腹泻提示肠道炎症，吸收不良，胰腺疾病。

3. 腹痛伴休克　同时有贫血提示腹腔脏器破裂（如肝或脾破裂或异位妊娠破裂），无贫血者则见于胃肠穿孔、绞窄性肠梗阻、肠扭转、急性出血坏死性胰腺炎等。腹腔外疾病如心肌梗死，肺炎也可有腹痛伴休克，应特别警惕。

4. 腹痛伴尿急、尿频、尿痛、血尿等 表明可能泌尿系感染或结石。

5. 伴消化道出血 如为柏油样便或呕血提示消化性溃疡或胃炎等；如为鲜血便或暗红色血便，常提示溃疡性结肠炎、结肠癌、肠结核等。

十六、腹泻

【腹泻的定义】

腹泻是临床上常见的症状，可因多种疾病而引起。腹泻是指每天排便次数增加，粪便稀薄，或含有黏液、脓血或者不消化的食物及其他病理性内容物。每日 3 次以上，或每天粪便总量大于 200g，其中粪便含水量大于 80%，则可认为是腹泻。一般将腹泻分为急性腹泻与慢性腹泻两类，前者是指腹泻呈急性发病，历时短暂，而后者一般是指腹泻超过 2 个月者。

【病因】

1. 急性腹泻

（1）肠道疾病：常见的是由病毒、细菌、真菌、原虫、蠕虫等感染所引起的肠炎及急性出血性肠炎，此外，还有 Crohn 病或溃疡性结肠炎急性发作、急性缺血性肠病等。

（2）全身性感染：如败血症、伤寒、副伤寒、钩端螺旋体病。

（3）急性中毒：食物中毒、有机磷中毒等。

（4）其他：过敏性紫癜、甲状腺功能亢进、尿毒症、药物副作用等。

2. 慢性腹泻

胃肠道疾病：

（1）胃部疾病如慢性萎缩性胃炎致胃酸缺乏。

（2）肠道感染：肠结核、慢性细菌性痢疾、阿米巴痢疾、血吸虫病等。

（3）肠道其他疾病：如肠道肿瘤、息肉，慢性非特异性溃疡性结肠炎，吸收不良综合征。

（4）肝、胆、胰腺病变　肝硬化、慢性胆囊炎、慢性胰腺炎、胰腺癌等。

全身性疾病：

（1）内分泌及代谢性疾病：如甲状腺功能亢进、肾上腺皮质功能减退、胃泌素瘤、糖尿病性肠炎。

（2）其他系统疾病：如尿毒症、系统性红斑狼疮、药物副作用等。

（3）神经功能紊乱：如神经功能性腹泻、肠易激综合征。

【临床表现】

1. 起病及病程　急性腹泻起病急骤，病程短，多为感染或食物中毒所致。慢性腹泻起病缓慢，病程较长，多见于慢性感染，非特异性炎症、肠道肿瘤或神经功能紊乱。

2. 腹泻次数与粪便性质　急性感染性腹泻常有不洁饮食史，于进食后 24 小时内发病，每天排便数十次，多呈糊状或水样便，少数为脓血便。慢性腹泻表现为排便次数增多，可为稀便，亦可带黏液与脓血，见于慢性痢疾，炎症性肠病、结肠直肠癌等。阿米巴痢疾的粪便呈暗红色或果酱样。粪便中带黏液而无病理成分者见于肠易激综合征。

3. 腹泻与腹痛的关系　急性腹泻常有腹痛，多以感染性腹痛多见，小肠疾病的腹泻疼痛常在脐周，便后腹痛缓解不明显，结肠病变疼痛多在下腹，便后腹痛缓解明显。

【伴随症状】

1. 伴发热　见于急性细菌性痢疾、急性肠炎、伤寒、副伤寒、肠结核、Crohn 病等等。

2. 伴里急后重　提示病变以结肠直肠为主，急性痢疾、直肠癌。

3. 伴明显消瘦　胃肠道恶性肿瘤、吸收不良综合征。

4. 伴腹部包块　胃肠恶性肿瘤、肠结核等。

5. 伴严重失水　见于分泌性腹泻，如霍乱等。

6. 伴皮疹或皮下出血者　败血症、伤寒、副伤寒、过敏性紫癜。

7. 伴关节痛或关节肿胀者　Crohn 病、非特异性溃疡性结肠炎、系统性红斑狼疮等。

十七、吞咽困难

【吞咽困难的定义】

吞咽困难是指食物从口腔至胃、贲门运送过程中受阻而产生咽部、胸骨后或食管部位的梗阻停滞感觉。

【病因】

1. 口咽部疾病　口咽炎、口咽损伤、咽白喉、咽结核、咽肿瘤、咽后壁脓肿等。

2. 食管疾病　食管炎、食管良性肿瘤、食管癌、食管异物、食管肌功能失调（贲门失弛缓症、弥散性食管痉挛等）、甲状腺极度肿大等。其中食管癌是重要病因。

3. 神经肌肉疾病　延髓麻痹、重症肌无力、有机磷杀虫药中毒、多发性肌炎、皮肌炎、环咽失弛缓症等。

4. 全身性疾病　狂犬病、破伤风、肉毒中毒、缺铁性吞咽困难（Plummer- Vinson 综合征）等。

【临床表现】

患者诉咽部、胸骨后有团块样堵塞感，但往往不能明确指出具体部位，且进食流质或固体食物均无困难，这类患者常伴有神经官能症的其他症状。吞咽困难是食管癌最常见症状，对任何有吞咽困难者，必须要及早明确是否为癌所致。

【伴随症状】

1. 吞咽困难伴声嘶　多见于食管癌纵隔浸润、主动脉瘤、淋巴结肿大及肿瘤压迫喉返神经。

2. 吞咽困难伴呛咳　见于脑神经疾病、食管憩室和食管贲门失弛缓症致潴留食物反流，此外，也可因食管癌致食管支气管瘘及重症肌无力致咀嚼肌、咽喉肌和舌肌无力，继而出现咀嚼及吞咽困难，饮水呛咳。吞咽困难随进食时间延长而渐进加重。

3. 吞咽困难伴呃逆　一般病变位于食管下端，见于贲门失弛缓症、膈疝等。

4. 吞咽疼痛　见于口咽炎或溃疡，如急性扁桃体炎、咽后壁脓肿、急性咽炎、白喉、口腔炎和口腔溃疡等。进食后食管性吞咽困难伴疼痛，如疼痛部位在胸前、胸后、胸骨上凹及颈部，则多见于食管炎、食管溃疡、食管异物、晚期食管癌、纵隔炎等。如进食过冷、过热食物诱发疼痛，则常为弥散性食管痉挛。

5. 胸骨后疼痛和（或）反酸、灼热　常提示胃食管反流病，是反流性食管炎、食管消化性溃疡和食管良性狭窄的主要临床表现。

6. 吞咽困难伴哮喘和呼吸困难　见于纵隔肿物、大量心包积液压迫食管及大气管。如果饭后咳嗽则多见于反流物误吸，见于延髓性麻痹、贲门失弛缓症、反流性食管炎等。

7. 吞咽困难伴反流　进食流质食物立即反流至鼻腔并有呛咳，病因可能为咽部神经肌肉功能失常。进食后较长时间发生反流提示食管梗阻近段有扩张或食管憩室内有滞留。如反流量较多，并含有宿食，有发酵臭味，常提示可能为食管贲门失弛缓症，常于夜间平卧时出现，常因呛咳而惊醒。如反流物为血性黏液，则多见于晚期食管癌。

8. 有物体阻塞感　在不进食时也感到在咽部或胸骨上凹部位有上下移动的物体堵塞，常提示癔球症。多见于年轻女性，病程迁延，症状时轻时重。

9. 其他　应注意营养状况，淋巴结有无肿大，咽部有无炎症和溃疡及警惕咽部、食管、贲门癌及咽部炎症性病变引起吞咽困难。注意有无神经系统体征，如软腭麻痹、味觉障碍、声带麻痹、吞咽运动异常及脑神经损害体征。

十八、便血

【伴随症状】

便血是指消化道出血，血液由肛门排出。便血颜色可呈鲜红、暗红或黑色。少量出血不造成粪便颜色改变，需经隐血试验才能确定者，称为隐血。

【病因】

1. 下消化道疾病

（1）小肠疾病：肠结核、肠伤寒、急性出血坏死性肠炎、肠套叠、Crohn 病、小肠肿瘤等

（2）结肠疾病：急性细菌性痢疾、阿米巴痢疾、血吸虫病溃疡性结肠炎、结肠癌等。

（3）直肠肛管疾病：直肠肿瘤（包括息肉和癌）、痔、肛裂、大便干燥擦伤等。

（4）血管病变：血管瘤、毛细血管扩张症、缺血性肠炎、静脉曲张等。

2. 上消化道出血　见于"呕血与黑便"章节，视出血的量和速度的不同，可表现为便血或黑便。

3. 全身性疾病　例如血液病、血小板减少性紫癜、遗传性毛细血管扩张症、肝脏疾病、急性传染病、维生素缺乏症、中毒或药物毒性作用等。

【临床表现】

便血多为下消化道出血，可表现为急性大出血、慢性少量出血及间歇性出血。便血颜色可因出血部位不同，出血量的多少和血液在肠腔内停留时间的长短而异。

1. 鲜血便　多为急性（即时）出血，血液流出血管外很短时间就经肛门随粪便排出，或便后直接流出。流出的血液外观类似外伤出血，颜色鲜红或紫红、暗红，时间稍久后可以凝固成血块。常见于以下疾病：

（1）痔疮：各期内外痔和混合痔均可引起大便出血，一般为粪便附有鲜血或便后滴血。外痔一般无大便出血。

（2）肠息肉：为无痛性大便出血。排便时出血，排便结束后停止，量多少不等，一般血液不与粪便相混，或息肉位置高、数量多，也可与粪便相混。

（3）直肠脱垂：久病后可有排便时出血。

73

（4）肛裂：出血方式为粪便表面一侧附有血迹，不与粪便相混，部分患者便后滴血。

2. 脓血/黏液血便

即排出的粪便中既有脓（黏）液，也有血液。脓（黏）液血便往往见于直肠或结肠内的肿瘤及炎症。常见以下疾病：

（1）直肠癌：血色较新鲜或暗红色，粪便中可有黏液，往往血液、黏液、粪便三者相混。

（2）结肠癌：随病程延长逐渐出现大便出血，多为含有脓液或黏液的血便，血色较暗。

（3）溃疡性结肠炎：黏液便或脓血便，同时伴有左下腹痛或下腹疼痛。

（4）肠道感染性疾病：如细菌性痢疾、阿米巴肠病等。

3. 黑便

又称为柏油便，大便呈黑色或棕黑色。为上消化道出血最常见的症状之一。如果出血量较少，且出血速度较慢，血液在肠内停留时间较长，排出的粪便即为黑色；若出血量较多，在肠内停留时间较短，则排出的血液呈暗红色；出血量特别大，而且很快排出时也可呈鲜红色。

4. 隐血便

小量（微量）消化道出血不会引起粪便颜色改变，仅在粪便隐血试验时呈阳性，称为隐血便。所有引起消化道出血的疾病都可以发生隐血便，常见于溃疡、炎症及肿瘤。粪便隐血试验可检测粪便中的少量（微量）血液成分。肠息肉（癌）的早期粪便隐血试验可呈阳性，定期进行粪便隐血检测是结直肠肿瘤筛查（初筛）的重要途径。

【伴随症状】

1. 腹痛　慢性反复上腹痛，且呈周期性与节律性，出血后疼痛减轻，见于消化性溃疡；上腹绞痛或有黄疸伴便血者，应考虑胆道出血；腹痛时排血便或脓血便，便后腹痛减轻，见于细菌性痢疾、阿米巴痢疾或溃疡性结肠炎；腹痛伴便血还见于急性出血性坏死性肠炎、肠套叠。

2. 里急后重　提示为肛门、直肠疾病，见于痢疾、直肠炎及直肠癌。

3. 发热　便血伴发热常见于传染性疾病，如败血症、流行性出血热或部分恶性肿瘤，如白血病等。

4. 全身出血倾向　便血伴皮肤黏膜出血者，可见于急性传染性疾病及血液疾病，如重症肝炎、白血病、过敏性紫癜等。

5. 皮肤改变　皮肤有蜘蛛痣及肝掌者，便血可能与肝硬化门脉高压有关。皮肤黏膜有毛细血管扩张，可能由遗传性毛细血管扩张症所致。

6. 腹部肿块　肠道恶性淋巴瘤、结肠癌、肠结核、肠套叠及 Crohn 病等。

十九、黄疸

【定义】

黄疸是常见的症状与体征，其发生是由于胆红素代谢障碍而引起血清内胆红素浓度升高所致。临床上表现为巩膜、黏膜、皮肤及其他组织被染成黄色。当血清总胆红素在 17.1～34.2μmol/L，而肉眼看不出黄疸时，称隐性黄疸；当血清总胆红素浓度超过 34.2μmol/L 时，临床上即可发现黄疸，也称为显性黄疸。

【分类】

1. 按病因学分类

（1）溶血性黄疸。

（2）肝细胞性黄疸。

（3）胆汁淤积性黄疸。

（4）先天性非溶血性黄疸。

2. 按胆红素性质分类

（1）以 UCB 增高为主的黄疸。

（2）以 CB 增高为主的黄疸。

【病因、发生机制、临床表现】

(一) 溶血性黄疸

1. 病因和发病机制　凡能引起溶血的疾病均可产生溶血性黄疸，包括先天性溶血性贫血和后天性获得性溶血性贫血。前者有海洋性贫血（地中海贫血）、遗传性球形红细胞增多症等；后者有自身免疫性溶血性贫血、新生儿溶血病、不同血型输血后的溶血及蚕豆病、伯氨喹啉、蛇毒、毒蕈、阵发性睡眠性血红蛋白尿等。

溶血性黄疸是由于大量红细胞破坏，形成大量的非结合胆红素，超过肝细胞的摄取、结合与排泌的能力，另一方面，由于溶血造成的贫血、缺氧和红细胞破坏产物的毒性作用，削弱了肝细胞对胆红素的代谢功能，使非结合胆红素在血中潴留，超过正常的水平而出现的黄疸。

2. 临床表现　一般黄疸为轻度，呈浅柠檬色，急性溶血时可有发热、寒战、头痛、呕吐、腰痛，并有不同程度的贫血和血红蛋白尿（尿呈酱油色或茶色），严重者可有急性肾功能衰竭。慢性溶血多为先天性，除伴贫血外尚有脾肿大。

(二) 肝细胞性黄疸

肝细胞性黄疸：是指由于肝细胞病变，使肝脏摄取、结合和排泄胆红素的功能减退，血中胆红素增多引起的黄疸。该型黄疸血中结合胆红素与非结合胆红素均会升高，而以结合胆红素升高为主。

【病因和发病机制】

各种使肝细胞严重损害的疾病均可导致黄疸发生，如病毒性肝炎/肝硬化、中毒性肝炎、败血症等。

肝细胞广泛受损时，使胆红素摄取、结合和排泄功能发生障碍，以致部分非结合胆红素潴留血中，同时因肝细胞损害和肝小叶结构破坏，致使结合胆红素不能正常地排入细小胆管而反流入血，发生黄疸。但由于结合胆红素的排泄是胆红素代谢过程中的限速步骤，同时肝实质性疾病时，排泄过程常常较结合过程受到更大程度的干扰，因此肝实质疾病时血液中胆红素浓度增高主要以结合胆红素为主。

【临床表现】

1. 急性期 多有乏力、厌食、恶心、呕吐、腹胀、肝区痛等急性肝炎症状，皮肤和巩膜呈浅黄至金黄色，皮肤有时可有瘙痒，尿色深，肝大，有压痛。

2. 慢性期 有急性期症状与体征，但肝区压痛不明显。肝硬化患者多有肝掌、蜘蛛痣、脾脏肿大、腹水、腹壁静脉曲张等表现。

（三）胆汁淤积性黄疸

胆汁淤积性黄疸是指因胆汁淤积而使血中胆汁酸和胆红素均高于正常值。所谓胆汁淤积是由于各种有害因素致使肝细胞排泄胆汁功能障碍、胆汁分泌的抑制或肝内、外胆道梗阻导致胆汁流速减慢或停滞。胆汁淤积性黄疸以结合型直接胆红素增高为主。

【病因和发病机制】

最常见的病因是肿瘤、结石、炎症，其次为良性狭窄或梗阻和寄生虫等。

根据引起淤胆的解剖部位，可分为肝外阻塞、肝内阻塞和肝内胆汁淤积 3 种。

胆道梗阻时，胆汁在胆管内淤积，胆管内压力增高，达到一定程度后连接毛细胆管和胆管的 Hering 壶腹破裂，胆汁进入淋巴，继而进入血液循环，而致黄疸。

肝内胆汁淤积或单独出现，或与肝实质损害共存，机制目前尚不完全清楚，常有多因素参与，一般认为与肝细胞膜结构和功能改变、微丝和微管功能障碍、毛细胆管膜与紧密连接通透性增加、胆酸代谢异常有关。

【临床表现】

随病因、阻塞部位与性质不同而异。

1. 原发疾病的表现 胆囊炎、胆石症常伴胆绞痛、发热、呕吐等症状，黄疸来去迅速；化脓性胆管炎起病急，寒战、高热、腹痛，迅速出现休克；恶性疾病多有上腹隐痛，进行性消瘦，肝大和黄疸；无痛性黄疸常为胰头癌的表现。

2. 阻塞性黄疸的表现　肤色呈现暗黄、黄绿或绿褐色，甚至黑色。患者皮肤瘙痒显著，常出现在黄疸之前。间歇性黄疸是胆石症的表现；持续性黄疸，且逐渐加重，程度较深，常见于恶性肿瘤。而壶腹周围癌黄疸较早出现，呈进行性加重，但少数患者可因肿瘤坏死，胆管再通而黄疸暂时消退或减轻，但以后重新加深，呈现波动性黄疸；因胆盐入肠道受阻，肠道常缺乏胆汁酸易导致腹胀、脂肪泻及脂溶性维生素（A、D、E、K）缺乏；维生素 K 缺乏时，因肝脏不能合成凝血因子Ⅱ、Ⅷ、Ⅸ和Ⅹ而发生出血倾向；因胆道部分或完全阻塞，粪中缺少胆红素或尿胆原，不能将粪便染黄，故粪便呈灰白色（白陶土色）。无论肝内或肝外阻塞均伴有淤胆性肝大，当梗阻位于胆囊管以下时常伴有胆囊肿大，可无压痛。

【伴随症状】

1. 黄疸伴发热　见于急性胆管炎、肝脓肿、钩端螺旋体病、败血症、大叶肺炎。病毒性肝炎或急性溶血可先有发热，后出现黄疸。

2. 黄疸伴上腹剧烈疼痛　可见于胆道结石、肝脓肿或胆道蛔虫症。持续右上腹钝痛或胀痛者可见于病毒性肝炎、肝脓肿或原发性肝癌。

3. 黄疸伴肝大　见于病毒性肝炎、急性胆道感染或胆道阻塞、原发或继发性肝癌。

4. 黄疸伴胆囊肿大　见于胆总管有梗阻，常见于胰头癌、壶腹癌、胆总管癌等。

5. 黄疸伴脾肿大　可见于病毒性肝炎、钩端螺旋体病、败血症、疟疾、肝硬化、溶血性贫血及淋巴瘤等。

6. 黄疸伴消化道出血　见于肝硬化、重症肝炎、壶腹癌。

7. 黄疸伴腹水　见于重症肝炎、肝硬化失代偿期、肝癌等。

二十、血尿

【血尿的定义】

血尿是指离心沉淀尿中每高倍镜视野≥3个红细胞，是常见的泌尿系统症状。包括镜下血尿和肉眼血尿。前者指尿色正常，仅镜下发现红细胞增多，称为镜下血尿；后者是指外观呈洗肉水样或含有血凝块，称为肉眼血尿。通常每升尿液中有1ml血液时即肉眼可见，尿呈红色或呈洗肉水样。

发现红色尿后，首先要分清是真性血尿还是假性血尿。有些药物可以引起红色尿，如氨基比林、苯妥英钠、利福平、酚红等；需与真性血尿区别。近年来无明显伴随症状的血尿有增多趋势，大多为肾小球性血尿，已广泛引起重视和进行研究。

【病因】

1. 肾脏及尿路疾病

（1）炎症：急慢性肾小球肾炎、急慢性肾盂肾炎、急性膀胱炎、尿道炎、泌尿系统结核、泌尿系统霉菌感染等。

（2）结石：肾盂、输尿管、膀胱、尿道，任何部位结石，当结石移动时划破尿路上皮，既容易引起血尿也容易继发感染。大块结石可引起尿路梗阻甚至引起肾功能损害。

（3）肿瘤：泌尿系统任何部位的恶性肿瘤或邻近器官的恶性肿瘤侵及泌尿道时均可引起血尿。

（4）外伤：是指暴力伤及泌尿系统。

（5）先天畸形：多囊肾，先天肾小球基底膜超薄，肾炎，胡桃夹现象（该病是血管先天畸形引起走行于腹主动脉和肠系膜上动脉之间的左肾静脉受挤压，引起顽固性镜下血尿。右肾静脉径直注入下腔静脉，而左肾静脉须穿过腹主动脉与肠系膜上动脉所形成的夹角注入下腔静脉。正常时此角45°～60°，若先天性此角过小或被肠系膜脂肪、肿大淋巴结、腹膜充填均可引起胡桃夹现象。诊断主要靠 CT、B 超、肾静脉造影检查。治疗须手术矫正）。

2. 全身性疾病

（1）出血性疾病：血小板减少性紫癜、过敏性紫癜、血友病、白血病、恶性组织细胞病、再生障碍性贫血等。

（2）结缔组织病：系统性红斑狼疮、皮肌炎、结节性多动脉炎、硬皮病等。

（3）感染性疾患：钩端螺旋体病、流行性出血热、丝虫病、感染性细菌性心内膜炎、猩红热等。

（4）心血管疾病：充血性心力衰竭、肾栓塞、肾静脉血栓形成。

（5）内分泌代谢疾病：痛风肾、糖尿病肾病、甲状旁腺功能亢进症。

（6）物理化学因素：如食物过敏、放射线照射、药物（如磺胺、酚、汞、铅、砷中毒，大量输注甘露醇、甘油等）、毒物、运动后等。

3. 尿路邻近器官疾病 急慢性前列腺炎、精囊炎、急性盆腔炎或脓肿、子宫、阴道或直肠的肿瘤等。

【临床表现】

1. 尿颜色的改变 血尿的主要表现是尿颜色的改变，除镜下血尿颜色正常外，肉眼血尿根据出血量多少而呈不同颜色。尿呈淡红色像洗肉水样，提示每升尿含血量超过 1ml。出血严重时尿可呈血液状。肾脏出血时，尿与血混合均匀，尿呈暗红色；膀胱或前列腺出血尿色鲜红，有时有血凝块。

2. 分段尿异常 将全程尿分段观察颜色，如尿三杯试验，用三个清洁玻璃杯分别留起始段、中段和终末段尿观察，如起始段血尿提示病变在尿道；终末段血尿提示出血部位在膀胱颈部、三角区或后尿道的前列腺和精囊腺；三段尿均呈红色即全程血尿，提示血尿来自肾脏或输尿管。

3. 镜下血尿 尿颜色正常，但显微镜检查可确定血尿，并可判断是肾性或肾后性血尿。镜下红细胞大小不一形态多样为肾小球性血尿，见于肾小球肾炎。

4. 症状性血尿

血尿的同时患者伴有全身或局部症状。而以泌尿系统症状为主。如伴有肾区钝痛或绞痛提示病变在肾脏。膀胱和尿道病变则常有尿频尿急和排尿困难。

5. 无症状性血尿

部分患者血尿既无泌尿系统症状也无全身症状，见于某些疾病的早期，如肾结核，肾癌或膀胱癌早期。

【伴随症状】

1. 血尿伴肾绞痛是肾或输尿管结石的特征。

2. 血尿伴尿流中断见于膀胱和尿道结石。

3. 血尿伴尿流细和排尿困难见于前列腺炎、前列腺癌。

4. 血尿伴尿频、尿急、尿痛见于膀胱炎和尿道炎，同时伴有腰痛，高热畏寒常为肾盂肾炎。

5. 血尿伴有水肿、高血压、蛋白尿见于肾小球肾炎。

6. 血尿伴肾肿块，单侧可见于肿瘤，肾积水和肾囊肿；双侧肿大见于先天性多囊肾，触及移动性肾脏见于肾下垂或游走肾。

7. 血尿伴有皮肤黏膜及其他部位出血，见于血液病和某些感染性疾病。

8. 血尿合并乳糜尿见于丝虫病，慢性肾盂肾炎。

二十一、便秘

【便秘的定义】

便秘是临床常见的症状，主要是指排便次数减少，一般每周少于 3 次，伴排便困难、粪便干结等。必须结合粪便的性状、本人平时排便习惯和排便有无困难作出有无便秘的判断。如超过 6 个月即为慢性便秘。

【病因】

1. 功能性便秘，其发生原因有：

（1）进食量少或食物缺乏纤维素或水分不足，对结肠运动的刺激减少。

（2）因工作紧张、生活节奏过快、工作性质和时间变化、精神因素等干扰了正常的排便习惯。

（3）结肠运动功能紊乱所致，常见于肠易激综合征，系由结肠及乙状结肠痉挛引起，除便秘外同时具有腹痛或腹胀，部分患者可表现为便秘与腹泻交替。

（4）腹肌及盆腔肌张力不足，排便推动力不足，难于将粪便排出体外。

（5）滥用泻药，形成药物依赖，造成便秘。

（6）老年体弱、活动过少、肠痉挛导致排便困难，或由于结肠冗长所致。

2. 器质性便秘，其发生原因有：

（1）肠管器质性病变：肿瘤、炎症或其他原因引起的肠腔狭窄或梗阻。

（2）直肠、肛门病变：直肠内脱垂、痔疮、肛裂、肛周脓肿和溃疡、直肠炎。

（3）结肠完全或不完全性肠梗阻：结肠良、恶性肿瘤，Crohn 病等。

（4）盆腔或盆腔内肿瘤的压迫（如子宫肌瘤）。

（5）全身性疾病使肠肌松弛、排便无力：如尿毒症、糖尿病、甲状腺功能低下、脑血管意外、截瘫、多发性硬化等。

（6）药物性因素：吗啡类药、铁剂、阿片类药、抗抑郁药、抗帕金森病药、钙通道拮抗剂、利尿剂以及抗组胺药等。

【临床表现】

急性便秘患者多有腹痛、腹胀甚至恶心、呕吐，多见于各种原因的肠梗阻；慢性便秘多无特殊表现，便意少，便次也少；排便艰难、费力；排便不畅；大便干结、硬便，排便不净感；便秘伴有腹痛或腹部不适。部分患者还伴有失眠、烦躁、多梦、抑郁、焦虑等精神心理障碍。

【伴随症状】

1. 伴呕吐、腹胀、肠绞痛等，可能为各种原因引起的肠梗阻。

2. 伴腹部包块者应注意结肠肿瘤、肠结核及Crohn病。

3. 便秘与腹泻交替者 肠结核、溃疡性结肠炎、肠易激综合征。

4. 伴生活环境改变、精神紧张出现便秘，多为功能性便秘。

二十二、蛋白尿

【定义】

由于肾小球滤过膜的滤过作用和肾小管的重吸收作用，健康人尿中蛋白质（多指分子量较小的蛋白质）的含量很少（每日排出量小于150mg），蛋白质定性检查时，呈阴性。当尿中蛋白质含量增加，普通尿常规检查即可测出，尿蛋白持续＞150mg/d称蛋白尿，当尿蛋白排泄量为30~300mg/24h称为微量蛋白量。如果尿蛋白含量≥3.5g/24h，则称为大量蛋白尿。

【蛋白尿的病因】

蛋白尿常见于急性肾小球肾炎、慢性肾小球肾炎、隐匿性肾小球肾炎、急进性肾小球肾炎、肾病综合征、微小病变、系膜增生性肾炎、IgA肾病、膜性肾病、局灶节段性硬化、膜增殖性肾炎等。另外一些继发性慢性疾病如过敏性紫癜性肾炎、狼疮性肾炎、糖尿病肾病、高血压肾损害等也可有蛋白尿症状出现。

【蛋白尿的分型】

1. 肾小球性蛋白尿 这是最常见的一种蛋白尿。

（1）选择性蛋白尿：以4万~9万相对分子质量中等的清蛋白为主，可伴相对分子质量近似的蛋白如抗凝血酶、转铁蛋白、糖蛋白等和少量小相对分子质量β_2-M、Fc片段等。无相对分子质量大的蛋白（IgG、IgA、IgM、C3等）。免疫球蛋白/清蛋白清除率小于0.1，尿蛋白定性 3 + ~4 + ，定量超过 3.5g/24h，常见于肾病综合征。

（2）非选择性蛋白尿：反映肾小球毛细管壁有严重断裂和损伤。尿蛋白以相对分子质量较大和中等的蛋白质同时存在为主，如 IgM、IgG 和补体 C3、清蛋白、糖蛋白（T-H 糖蛋白）、分泌型 IgA（SIgA）和下尿路分泌的少量黏液蛋白等。免疫球蛋白/清蛋白清除率大于 0.5，尿蛋白定性 1 + ~4 + ，定量 0.5 ~ 3.0g/24h。非选择性蛋白尿是一种持续性蛋白尿，有发展为肾衰的危险，常提示预后较差。常见于原发或继发肾小球疾病。

2. 肾小管性蛋白尿　它指肾小管在受到感染、中毒损伤或继发于肾小球疾病时，因重吸收能力降低或抑制，而出现的以相对分子质量较小的蛋白为主的蛋白尿。尿 β_2-M、溶菌酶增高，尿液清蛋白正常或轻度增多；尿蛋白定性 1 + ~2 + ，定量 1 ~ 2g/24h。常见于肾小管损害疾病。

3. 混合性蛋白尿　肾脏病变同时或相继累及肾小球和肾小管时而产生的蛋白尿。兼具两种蛋白尿特点，但各组分所占比例因病变损害部位不同而不一致，也可因肾小球或肾小管受损害程度的不同而有所差异。

4. 溢出性蛋白尿　是指肾小球滤过、肾小管重吸收均正常，因血浆中相对分子质量较小或阳性电荷蛋白异常增多，经肾小球滤过，超过肾小管重吸收能力所形成的蛋白尿。异常增多的蛋白有游离血红蛋白、肌红蛋白、溶菌酶、本周蛋白等，尿蛋白定性多为 1 + ~2 + 。常见于多发性骨髓瘤、血管内溶血等。

5. 组织性蛋白尿　这种指来源于肾小管代谢产生的、组织破坏分解的、炎症或药物刺激泌尿系统分泌的蛋白质，进入尿液而形成的蛋白尿。以 T-H 糖蛋白为主，生理性约为 20mg/d，尿蛋白定性 ± ~1 + ，定量 0.5 ~ 1.0g/24h。

【伴随症状】

肾性蛋白尿可伴随全身不适症状，可有水肿、高血压、血尿及管型尿等表现中的一种或数种。患者感觉乏力、困倦等，期间患者抵抗力差，易受外感。其中水肿与高血压最为明显。

二十三、水肿

【定义】

水肿是指人体组织间隙有过多的液体积聚使组织肿胀。水肿可分为全身性与局限性。

【病因与临床表现】

1. 全身性水肿

（1）心源性水肿：主要是右心衰竭的表现。水肿特点是首先出现于身体下垂部位（下垂部流体静水压较高）。水肿为对称性、凹陷性。此外通常有颈静脉怒张、肝大、静脉压升高，严重时还出现胸水、腹水等右心衰竭的其他表现。常见于充血性心力衰竭、缩窄性心包炎等。

（2）肾源性水肿：可见于各种肾炎和肾病、钠水潴留是肾性水肿的主要机制。水肿特点是疾病早期晨间起床时有眼睑与颜面水肿，以后发展为全身性水肿（肾病综合征为重度水肿）常有尿常规改变、高血压、肾功能损害的表现。

（3）肝源性水肿：失代偿期肝硬化主要表现为腹水，也可首先出现踝部水肿，逐渐向上蔓延而头、面部及上肢常无水肿。门脉高压症、低蛋白血症、肝淋巴液回流障碍、继发醛固酮增多等因素是水肿与腹水形成的主要机制。常见于肝硬化，肝坏死，肝癌，急性肝炎等。

（4）营养不良性水肿：由于慢性消耗性疾病长期营养缺乏、蛋白丢失性胃肠病、重度烧伤等所致低蛋白血症或维生素 B_1 缺乏，可产生水肿。其特点是水肿发生前常有消瘦、体重减轻等表现。水肿常从足部开始蔓延至全身。常见于癌症晚期、严重贫血。

（5）其他原因的全身性水肿：①黏液性水肿：为非凹陷性水肿（是由于组织液含蛋白量较高之故），颜面及下肢较明显，女性多见；②药物性水肿：可见于糖皮质激素、雄激素、雌激素、胰岛素、甘草制剂等疗程中；③功能性水肿：特发性水肿多见于妇女，主要表现在身体下垂部位，原因未明，被认为是内分泌功能失调与直立体位的反应异常所致，立卧位水试验有助于诊断；经前期紧张综合征于月经前 1~2 周出现浮肿，眼睑、踝部明显，伴头痛、易怒、乳房及下腹胀痛等症状。④其他：可见于妊娠中毒症、硬皮病、血清病、间脑综合征及老年性水肿等。

2. 局部性水肿

（1）淋巴性水肿：原发性淋巴性水肿（先天性淋巴性水肿、早发性淋巴性水肿），继发性淋巴性水肿（肿瘤、感染、外科手术、辐射等）。

（2）静脉阻塞性水肿：肿瘤压迫或肿瘤转移，局部炎症，静脉血栓形成，血栓性静脉炎，瘢痕收缩以及创伤等。可分为慢性静脉功能不全，上腔静脉阻塞综合征，下腔静脉阻塞综合征以及其他静脉阻塞。

（3）炎症性水肿：炎症性为最常见的局部水肿。见于丹毒，疖肿，咽峡炎，蛇毒中毒等。

（4）变态反应性水肿：有过敏史，局部红肿，伴瘙痒明显。常见如血管神经性水肿、过敏性皮炎等。

【伴随症状】

1. 水肿伴肝大者可为心源性、肝源性与营养不良性，而同时颈静脉怒张者则为心源性。

2. 水肿伴重度蛋白尿，则常为肾源性，而轻度蛋白尿也可见于心源性。

3. 水肿伴呼吸困难与发绀者常提示由于心脏病、上腔静脉阻塞综合征等所致。

4. 水肿与月经周期有明显关系者可见于经前期紧张综合征。

5. 水肿伴消瘦、体重减轻者，可见于营养不良。

二十四、皮肤黏膜出血

【定义】

皮肤黏膜出血是指因机体止血或凝血功能障碍所引起的自发性或受轻伤后出血，血液进入皮肤或黏膜下组织。

【病因】

皮肤黏膜出血的基本病因有三个：

（1）血管壁功能异常：见于遗传性出血性毛细血管扩张症、过敏性紫癜、严重感染、化学物质或药物中毒及代谢障碍、维生素 C 或维生素 B_3（烟酸）缺乏等。

（2）血小板异常见于：

血小板减少：①血小板生成减少：再生障碍性贫血、白血病等；②血小板破坏过多：特发性血小板减少性紫癜、药物免疫性血小板减少性紫癜；③血小板消耗过多：血栓性血小板减少性紫癜、弥散性血管内凝血。

血小板增多：①原发性：原发性血小板增多症；②继发性：继发于慢性粒细胞白血病、脾切除后、感染、创伤等。

血小板功能异常见于：①遗传性：血小板无力症、血小板病等；②继发性：继发于药物、尿毒症、肝病、异常球蛋白血症等。

（3）凝血功能异常见于：①遗传性：血友病、低纤维蛋白原症、凝血酶原缺乏症、低凝血酶原症、凝血因子缺乏症等。②继发性：严重肝病、尿毒症、维生素 K 缺乏等。③循环血液中抗凝物质增多或纤溶亢进：异常蛋白血症类肝素抗凝物质增多、抗凝药物治疗过量、原发性纤溶或弥散性血管内凝血所致的继发性纤溶等。

【临床表现】

皮肤黏膜出血表现为血液淤积于皮肤或黏膜下，形成红色或暗红色斑。压之不褪色，视出血面积大小可分为瘀点（亦称出血点，直径不超过 2mm）、紫癜（直径

3 ~ 5mm）和瘀斑（直径大于 5mm）。血小板减少出血的特点为同时有出血点、紫癜和瘀斑、鼻出血、牙龈出血、月经过多、血尿及黑便等，严重者可导致脑出血。血小板病患者血小板计数正常，出血轻微，以皮下、鼻出血及月经过多为主，但手术时可出现出血不止。

因血管壁功能异常引起的出血特点为皮肤黏膜的瘀点、瘀斑，如过敏性紫癜表现为四肢或臀部有对称性、高出皮肤（荨麻疹或丘疹样）紫癜，可伴有痒感、关节痛及腹痛，累及肾脏时可有血尿。老年性紫癜常为手、足的伸侧瘀斑；单纯性紫癜为慢性四肢偶发瘀斑，常见于女性患者月经期等。因凝血功能障碍引起的出血常表现有内脏、肌肉出血或软组织血肿，亦常有关节腔出血，且常有家族史或肝脏病史。

【伴随症状】

1. 四肢对称性紫癜伴有关节痛及腹痛、血尿者，见于过敏性紫癜。

2. 紫癜伴有广泛性出血，如鼻出血、牙龈出血、血尿、黑便等，见于血小板减少性紫癜、弥散性血管内凝血。

3. 紫癜伴有黄疸，见于肝脏疾病。

4. 自幼有轻伤后出血不止，且有关节肿痛或畸形者，见于血友病。

5. 皮肤黏膜出血伴贫血和（或）发热者，常见于白血病、再生障碍性贫血等。

二十五、腰背痛

【定义】

腰背痛是各种病因引起的腰部和（或）背部的急性或慢性的疼痛的感觉。是常见的临床症状之一。许多疾病都可以引起腰背痛，其中局部病变占多数，可能与腰背部长期负重，其结构易于损伤有关。邻近器官病变波及或放射性腰背痛也极为常见。

【病因】

1. 急、慢性损伤

(1) 急性损伤：如脊柱骨折，韧带、肌肉、关节囊的撕裂，急性椎间盘突出等。

(2) 慢性损伤：如韧带炎，肌肉劳损，脊柱骨关节的增生和退变，脊柱滑脱等。

2. 炎性病变　炎性病变分为细菌性炎症和非细菌性炎症两种。

(1) 细菌性炎症：可分为化脓性和特异性感染如脊柱结核。化脓性感染多见于椎间隙感染，硬膜外脓肿，椎体骨髓炎。

(2) 非细菌性炎症：风湿性肌纤维织炎，类风湿性关节炎，第 3 腰椎横突综合征，强直性脊柱炎，能储关节致密性骨炎。

3. 脊柱的退行性改变　如椎间盘退变，小关节退变性骨关节炎，继发性椎管狭窄症，老年性骨质疏松症，假性滑脱及脊柱不稳定等。

4. 骨的发育异常　脊柱侧凸畸形，半椎体，峡部不连性滑脱，驼背，骶腰化或腰椎骶化，脊柱裂及钩状棘突，水平骶骨，下肢不等长，扁平足。

5. 姿势不良　长期伏案工作或弯腰工作，妊娠，肥胖所致的大腹便便。

6. 肿瘤　骨与软组织肿瘤，骨髓或神经肿瘤等。

7. 内脏疾病引起的牵涉性痛　妇科盆腔疾病，前列腺疾病等可引起下腰痛，肾脏疾病如结石瘤、肾下垂、肾盂肾炎及腹膜后疾病如脓肿、血肿等可引起腰背痛，肝脏和心脏病可引起背部疼痛。

8. 精神因素　随着社会进展及节奏的加快，此类疾病逐渐增多，如慢性疲劳综合征，精神过敏的脊柱炎，神经衰弱，癔病，抑郁症。

【临床表现及特点】

1. 脊椎病变

(1) 脊椎骨折有明显的外伤史，且多因由高空坠下，足或臀部先着地，骨折部有压痛和叩痛，脊椎可能有后突或侧突畸形，并有活动障碍。

（2）椎间盘突出，青壮年多见。常有搬重物或扭伤史，可突发和缓慢发病。主要表现为腰痛和坐骨神经痛，二者可同时或单独存在。有时候疼痛剧烈，咳嗽，喷嚏时疼痛加重，卧床休息时缓解。可有下肢麻木，冷感或间歇跛行。

（3）增生性脊柱炎：又称退行性脊柱炎，多见于50岁以上患者，晨起时感腰痛、酸胀、强直而活动不便，活动腰部后疼痛好转，但过多活动后腰痛又加重。疼痛以傍晚时明显。平卧可缓解，疼痛不剧烈，敲打腰部有舒适感，腰椎无明显压痛。

（4）结核性脊椎炎：是感染性脊椎炎中最常见的疾病，腰椎最易受累，其次为胸椎。背部疼痛常为结核性脊椎炎的首发症状。疼痛局限于病变部位。呈隐痛、钝痛或酸痛，夜间明显，活动后加剧，伴有低热、盗汗、乏力、食欲不佳。晚期可有脊柱畸形，冷脓肿及脊髓压迫症状。

（5）化脓性脊椎炎：本病不多见，常因败血症、外伤、腰椎手术、腰穿和椎间盘造影感染所致。患者感剧烈腰背痛，有明显压痛叩痛，伴畏寒高热等全身中毒症状。

（6）脊椎肿瘤：以转移性恶性肿瘤多见，如前列腺癌、甲状腺癌和乳腺癌等转移或多发性骨髓瘤累及脊椎。其表现为顽固性腰背痛，剧烈而持续，休息和药物均难缓解，并有放射性神经根痛。

2. 脊柱旁组织病变

（1）腰肌劳损：常因腰扭伤治疗不彻底或累积性损伤，患者自觉腰骶酸痛、钝痛，休息时缓解，劳累后加重。特别是弯腰工作时疼痛明显，而伸腰或叩击腰部时可缓解疼痛。

（2）腰肌纤维织炎：常因寒冷，潮湿，慢性劳损所致腰背部筋膜及肌肉组织水肿，纤维变性。患者大多感腰背部弥散性疼痛，以腰椎两旁肌肉及髂嵴上方为主，晨起时加重，活动数分钟后好转，但活动过多疼痛又加重。轻叩腰部则疼痛缓解。

3. 脊神经根病变

（1）脊髓压迫症：见于椎管内原发性或转移性肿瘤、硬膜外脓肿或椎间盘突出等。主要表现为神经根激惹征，患者常感觉颈背痛或腰痛，并沿一根或多根脊神经后根分布区放射，疼痛剧烈，呈烧灼样或绞窄样痛，脊柱活动、咳嗽、喷嚏时加重。有一定定位性疼痛，并可有感觉障碍。

（2）蛛网膜下腔出血：蛛网膜下腔所出的血液刺激脊膜和脊神经后根时可引起剧烈的腰背痛。

（3）腰骶神经根炎：主要为下背部和腰骶部疼痛，并有强直感，疼痛向臀部及下肢放射，腰骶部有明显压痛，严重时有节段性感觉障碍，下肢无力，肌萎缩，腱反射减退。

4. 内脏疾病引起的腰背痛

（1）泌尿系统疾病：肾炎、肾盂肾炎、泌尿道结石、结核、肿瘤、肾下垂和肾积水等多种疾病可引起腰背痛。不同疾病有其不同特点，肾炎呈深部胀痛，位于腰肋三角区，并有轻微叩痛；肾盂肾炎腰痛较鲜明，叩痛较明显；肾脓肿多为单侧腰痛，常伴有局部肌紧张和压痛；肾结石多为绞痛，叩痛剧烈；肾肿瘤引起的腰痛多为钝痛或胀痛，有时呈绞痛。

（2）盆腔器官疾病：男性前列腺炎和前列腺癌常引起下腰骶部疼痛，伴有尿频、尿急，排尿困难；女性慢性附件炎、宫颈炎、子宫脱垂和盆腔炎可引起腰骶部疼痛，且伴有下腹坠胀感和盆腔压痛。

5. 消化系统疾病　消化道及脏器的传入纤维与一定皮肤区的传入纤维进入相同的脊髓段，故内脏传入疼痛感觉刺激兴奋了皮肤区的传入纤维，引起感应性疼痛。胃、十二指肠溃疡，后壁慢性穿孔时直接累及脊柱周围组织，引起腰背肌肉痉挛出现疼痛。于上腹部疼痛的同时，可出现下胸上腰椎区域疼痛。急性胰腺炎，常有左侧腰背部放射痛；四分之一的胰腺癌可出现腰背痛，取前倾坐位时疼痛缓解，仰卧位时加重。溃疡性结肠炎和克罗恩病于消化道功能紊乱的同时，常伴有下腰痛。

6. 呼吸系统疾病　胸膜炎、肺结核和肺癌等可引起后胸部和侧胸肩胛部疼痛。背痛的同时常伴有呼吸系统症状及体征，胸膜病变时常在深呼吸时加重，而脊柱本身无病变、无压痛、运动不受限。

【伴随症状】

1. 伴发精神萎靡，食欲、体重下降，发热和贫血等全身症状者可见于感染性疾病（如结核），风湿性疾病（类风湿性关节炎、强直性脊柱炎）等。

2. 腰背痛伴脊柱畸形，外伤后畸形则多因脊柱骨折，错位所致；自幼则有畸形多为先天性脊柱疾病所致；缓慢起病者见于脊柱结核和强直性脊柱炎。

3. 腰背痛伴有活动受限，见于脊柱外伤，强直性脊柱炎，腰背部软组织急性扭挫伤。

4. 腰痛伴尿频，尿急排尿不尽，见于尿路感染、前列腺炎或前列腺肥大；腰背剧痛伴血尿，见于肾或输尿管结石。

5. 腰痛伴嗳气，反酸上腹胀痛，见于胃、十二指肠溃疡或胰腺病变；腰痛伴腹泻或便秘见于溃疡性结肠炎或克罗恩病。

6. 伴有放射痛、患侧下肢麻木或下肢肌肉萎缩者见于腰椎间盘突出。

7. 腰痛伴月经异常、痛经、白带过多，见于宫颈炎、盆腔炎、卵巢及附件炎症或肿瘤。

二十六、关节痛

【定义】

关节痛是指患者自述关节部位的疼痛感觉，多发生在间接连接的活动关节，是临床上极为常见的一个症状。根据不同的病因及病程，关节痛可分急性和慢性。急性关节痛以关节及其周围组织的炎性反应为主，慢性则以关节囊肥厚及骨质增生为主。

【病因】

外伤（急、慢性损伤）、感染细菌直接侵入关节内、变态反应和自身免疫、退行性关节病、代谢性骨病、骨关节肿瘤。

【临床表现及鉴别】

1. 外伤性关节痛　急性外伤性关节痛常在外伤后即出现受损关节疼痛，肿胀和功能障碍。慢性外伤性关节炎有明确的外伤史，反复出现关节痛，常于过度活动和负重及气候寒冷等刺激时诱发，药物及物理治疗后缓解。

2. 软骨损伤　主要是膝关节的半月板损伤，当膝关节微屈时，如果突然过度内旋伸膝或外旋伸膝（例如踢足球运动中，弯小腿转身踢球的动作），就有可能引起半月板撕裂。半月板损伤会有明显的膝部撕裂感，随即关节疼痛、活动受限、走路跛行、关节活动时有弹响。

3. 关节滑膜炎　由于外伤或过度劳损等因素损伤关节滑膜后会产生大量积液，使关节内压力增高，导致关节疼痛、肿胀、压痛，并有摩擦发涩的声响。比如膝关节主动极度伸直时，特别是有一定阻力地做伸膝运动时，髌骨下部疼痛会加剧。在被动极度屈曲时，疼痛也会明显加重。

4. 结核性关节炎　儿童和青壮年多见。负重大活动多肌肉不发达的关节易于患结核。其中脊柱最常见，其次为髋关节和膝关节。早期症状和体征不明显。活动期常有疲劳低热，盗汗及食欲下降。病变关节肿胀疼痛，但疼痛程度较化脓性关节炎轻。活动后疼痛加重。晚期有关节畸形和功能障碍。如关节旁有窦道形成，常可见有干酪样物质流出。

5. 风湿性关节炎　起病急剧，常为链球菌感染后出现，以膝、踝、肩和髋关节多见。病变关节出现红肿热痛，呈游走性，肿胀时间短消失快，常在1~6周内自然消肿，不留下关节强直和畸形改变。

6. 类风湿关节炎　多由一个关节起病，以手中指指间关节首发疼痛。继则出现其他指间关节和腕关节的肿胀疼痛。也可累及踝、膝和髋关节，常为对称性。病变关节活动受到限制，有僵硬感，以早晨为重故称晨僵。可伴有全身发热。晚期病变关节附近肌肉萎缩，关节软骨增生而出现畸形。

7. 化脓性关节炎　有全身其他部位感染的病史或局部外伤的病史，疼痛的关节可以有肿胀，部位深在也可能不明显，但都有体温升高、关节疼痛、不能活动、血象升高等现象。

8. 痛风　常在饮酒、劳累或高嘌呤饮食后急起关节剧痛，局部皮肤红肿灼热。患者常于夜间痛醒。以第1跖趾关节，足拇趾关节多见。踝、手、膝、腕和肘关节也可受累。病变呈自限性，有时在 1～2 周内自行消退，但经常复发。晚期可出现关节畸形，皮肤破溃，经久不愈，常有白色乳酪状分泌物流出。

9. 肿瘤引发的疼痛关节局部出现肿瘤也是造成关节疼痛的重要因素之一，多见于生长发育期的儿童和老人。如果出现关节肿痛，疼痛感晚间比白天严重，服用止痛药物无效，又没有合理原因可以解释，应到医院做进一步检查，排除关节肿瘤。

【伴随症状】

如果是关节局部的病变，或仅仅是关节痛，一般不出现关节外的临床表现。但关节病变是全身疾病的一部分时，不仅会出现乏力、发热、食欲差和体重下降一般症状等，不同的病因还会表现相应的伴随症状，如：系统性红斑狼疮出现颜面蝶形红斑，光过敏和多发浆膜腔积液等；白塞病出现口、会阴黏膜复发性溃疡；干燥综合征伴口眼干；类风湿性关节炎伴皮下结节，肺纤维化等；与脊柱炎有关的关节炎伴随皮肤损伤，尿道炎、肠炎和眼炎等。

二十七、尿频、尿急与尿痛

【定义】

尿频是指单位时间内排尿次数增多，正常成人白天排尿 4~6 次，夜间 0~2 次。尿频是一种症状，并非疾病。尿急是指患者一有尿意即迫不及待地需要排尿，难以控制。尿痛是指排尿时感到尿道、膀胱和会阴部疼痛。其疼痛程度有轻有重，常呈烧灼样，重者痛如刀割。尿频、尿急和尿痛合称为膀胱刺激征。

【病因及临床表现】

（一）尿频

1. 生理性 因饮水过多，精神紧张或气候寒冷时排尿次数增多属正常现象。特点是每次尿量不少，也不伴随尿频尿急等其他症状。

2. 病理性 常见有以下几种情况：

（1）多尿性尿频：排尿次数增多而每次尿量不少，全日总尿量增多。见于糖尿病，尿崩症，精神性多饮和急性肾衰竭的多尿期。

（2）炎症性尿频：尿频而每次尿量少，多伴有尿急和尿痛，尿液镜检可见炎性细胞。见于膀胱炎、尿道炎、前列腺炎和尿道旁腺炎等。

（3）神经性尿频：尿频而每次尿量少，不伴尿急尿痛，尿液镜检无炎性细胞。见于中枢及周围神经病变如癔症，神经源性膀胱。

（4）膀胱容量减少性尿频：表现为持续性尿频，药物治疗难以缓解，每次尿量少。见于膀胱占位性病变；妊娠子宫增大或卵巢囊肿等压迫膀胱；膀胱结核引起膀胱纤维性缩窄。

（5）尿道口周围病变：尿道口息肉，处女膜伞和尿道旁腺囊肿等刺激尿道口引起尿频。

（二）尿急

尿急常见于下列情况：

1. 炎症 急性膀胱炎、尿道炎、特别是膀胱三角区和后尿道炎症，尿急症状特别明显；急性前列腺炎常有尿急，慢性前列腺炎因伴有腺体肥大增生肥大，故有排尿困难、尿线细和尿流中段。

2. 结石和异物　膀胱或尿道结石或异物刺激黏膜产生尿急。

3. 神经源性　精神因素或神经源性膀胱。

4. 肿瘤　膀胱癌或前列腺癌。

5. 高温情况下尿液高度浓缩，酸性高的尿可刺激膀胱或尿道黏膜产生尿急。

（三）尿痛

1. 排尿末疼痛明显，排尿后仍感疼痛，或觉困痛，或不排尿亦痛者，病变多在尿道或邻近器官，如膀胱三角区炎、前列腺炎等。

2. 排尿突然中断伴疼痛或尿潴留：见于膀胱、尿道结石或尿路异物。

3. 老年男性多提示前列腺增生，亦可见于尿道结石。

4. 排尿刺激或烧灼痛：多见于急性炎症刺激，如急性尿道炎、膀胱炎、前列腺炎、肾盂肾炎。

5. 排尿终末时疼痛，且合并尿急者，病变多在膀胱，常见于急性膀胱炎。

6. 排尿开始时尿痛明显，或合并排尿困难者，病变多在尿道，常见于急性尿道炎。

【伴随症状】

1. 尿频伴有尿急和尿痛见于膀胱炎和尿道炎；膀胱刺激征存在但不剧烈而伴有双侧腰痛见于肾盂肾炎；伴有会阴部，腹股沟和睾丸胀痛见于急性前列腺炎。

2. 尿频尿急伴有血尿，午后低热，乏力盗汗见于膀胱结核。

3. 尿频不伴尿急和尿痛，但伴有多饮多尿和口渴见于精神性多饮，糖尿病和尿崩症。

4. 尿频尿急伴无痛性血尿见于膀胱癌。

5. 老年男性尿频伴有尿线细，进行性排尿困难见于前列腺增生。

6. 尿频尿急尿痛伴有尿流突然中断，见于膀胱结石堵住出口或后尿道结石嵌顿。

二十八、少尿、无尿与多尿

【定义】

正常成人 24 小时尿量为 1000～2000ml。如 24 小时尿量少于 400 毫升或者每小时尿量少于 17 毫升为少尿，如 24 小时尿量少于 100ml 或 12 小时完全无尿称为无尿；如 24 小时尿量超过 2500ml 称为多尿。

【病因】

1. 少尿无尿病因及种类

（1）肾前性：①有效血容量减少：多种原因引起的休克、重度失水、大出血、肾病综合征和肝肾综合征。②心脏排血功能下降：各种原因所致的心功能不全，严重的心律失常，心肺复苏后体循环功能不稳定。血压下降所致肾血流减少。③肾血管病变：肾血管狭窄或炎症，肾病综合征，狼疮性肾炎，长期卧床不起所致的肾动脉栓塞血栓形成；高血压危象，妊娠高血压病等引起肾动脉持续痉挛，肾缺血导致急性肾衰。

（2）肾性：①肾小球病变：重症急性肾炎，急进性肾炎和慢性肾炎因严重感染，血压持续增高或肾毒性药物作用引起肾功能急剧恶化。②肾小管病变：急性间质性肾炎包括药物性和感染性间质性肾炎；生物毒或重金属及化学毒所致的急性肾小管坏死；严重的肾盂肾炎并发肾乳头坏死。

（3）肾后性：①各种原因引起的机械性尿路梗阻：如结石、血凝块、坏死组织阻塞输尿管，膀胱进出口或后尿道。②尿路的外压：如肿瘤、腹膜后淋巴癌、特发性腹膜后纤维化、前列腺肥大。③其他：输尿管手术后，结核或溃疡愈合后瘢痕挛缩，肾严重下垂或游走肾所致的肾扭转，神经源性膀胱等。

2. 多尿

内分泌与代谢疾病：

（1）尿崩症：因下丘脑-神经垂体功能减退，抗利尿激素分泌减少，引起肾小管再吸收功能下降而引起多尿。

（2）糖尿病：因血糖过高尿中有大量糖排出，可引起溶质性利尿；由于血糖升高机体为了代谢增加饮水量，以便稀释血液也是引起多尿的原因。

（3）钾缺乏：在原发性醛固酮增多症时由于丘脑-神经垂体功能减退，抗利尿激素分泌过少，患者表现狂渴多饮（每日饮水量在 4 升以上）。多尿失水，随着尿量增加，尿中丢失钾增加而引起顽固性低钾血症。尿量增加尿相对密度低于 1.006 以下。继发于各种原因长期的低血钾，可引起肾小管空泡变性甚至肾小管坏死，称失钾性肾炎，肾小管重吸收钾障碍，大量钾从尿中丢失，患者表现烦渴多尿，实验室检查除低血钾外肾小管功能受损是其特点。

（4）高钙血症：在甲状旁腺功能亢进症时或多发性骨髓瘤时，血钙升高损害肾小管，使其再吸收功能下降表现多尿；亦易形成泌尿系统结石，使肾小管功能进一步受损加重病情。

（5）溶质性多尿：因治疗原因须用甘露醇、山梨醇、高血糖，可表现多尿，若同时应用利尿药物则多尿更显著。

（6）其他：大量饮水、饮茶、进食过咸或过量食糖亦可多尿。精神性多饮患者常自觉烦渴而大量饮水引起多尿。

【伴随症状】

1. 少尿：①少尿伴肾绞痛见于肾动脉血栓形成或栓塞，肾结石。②少尿伴心悸气促，胸闷不能平卧见于心功能不全。③少尿伴大量蛋白尿、水肿、高脂血症和低蛋白血症见于肾病综合征。④少尿伴有乏力、纳差、腹水和皮肤黄染见于肝肾综合征。⑤少尿伴血尿、蛋白尿、高血压和水肿见于急性肾炎，急进性肾炎。⑥少尿伴有发热腰痛，尿频尿急尿痛见于急性肾盂肾炎。⑦少尿伴有排尿困难见于前列腺肥大。

2. 多尿：①多尿伴有烦渴多饮，排低比重尿见于尿崩症。②多尿伴有多饮多食和消瘦见于糖尿病。③多尿伴有高血压，低血钾和周期性麻痹见于原发性醛固酮增多症。④多尿伴有酸中毒、骨痛和肌麻痹见于肾小管性酸中毒。⑤少尿数天后出现多尿可见于急性肾小管坏死恢复期。⑥多尿伴神经症症状可能为精神性多饮。

二十九、尿失禁

【定义】

尿失禁是由于膀胱括约肌损伤或神经功能障碍而丧失排尿自控能力，使尿液不自主地流出。正常情况下靠膀胱逼尿肌与膀胱括约肌之间张力平衡维持膀胱有节制地排尿，某种原因打破在这种平衡，将导致尿失禁。

【病因】

尿失禁的病因可分为下列几项：①先天性疾患：如尿道上裂；②创伤：如妇女生产时的创伤，骨盆骨折等；③手术：成人为前列腺手术、尿道狭窄修补术等；儿童为后尿道瓣膜手术等；④其他：各种原因引起的神经源性膀胱。

【临床表现及特点】

1. 充溢性尿失禁　由于下尿路有较严重的机械性（如前列腺增生）或功能性梗阻引起尿潴留，当膀胱内压上升到一定程度并超过尿道阻力时，尿液不断地自尿道中滴出。该类患者的膀胱呈膨胀状态。

2. 真性尿失禁　由完全的上运动神经元病变引起，排尿依靠脊髓反射，患者不自主地间歇排尿（间歇性尿失禁），排尿没有感觉。

3. 急迫性尿失禁　由部分性上运动神经元病变或急性膀胱炎等强烈的局部刺激引起，患者有十分严重的尿频、尿急症状。由于强烈的逼尿肌无抑制性收缩而发生尿失禁。

4. 压力性尿失禁 当腹压增加时（如咳嗽、打喷嚏、上楼梯或跑步时）即有尿液自尿道流出。引起该类尿失禁的病因很复杂，需要作详细检查。

【伴随症状】

1. 尿失禁伴有膀胱刺激征及脓尿，见于急性膀胱炎。

2. 老年男性出现尿失禁伴有进行性排尿困难，见于前列腺疾病。

3. 中年以上经产妇出现尿失禁，应注意妊娠、分娩、产伤、盆腔和外阴的手术史。

4. 尿失禁伴有神经系统疾病症状和体征，见于神经源性膀胱。

5. 尿失禁伴有慢性咳嗽、气促多为慢性阻塞性肺疾病所致的腹内压过高。

6. 尿失禁伴有多饮、多尿和消瘦见于糖尿病性膀胱。因膀胱括约肌失控引起尿失禁，和膀胱逼尿肌与括约肌不协调引起的排尿障碍。

三十、排尿困难

【定义】

排尿困难是指膀胱内的尿液不易排出，表现为排尿开始延缓、排尿费力、尿时延长、射程缩短、射力减弱、尿线变细、中断和滴沥不尽等不同程度的症状。如进一步发展，尿液不能排出，在膀胱内滞留称为尿潴留。患者常伴尿频、尿急或尿失禁，并有尿不尽感。

【病因】

1. 阻塞性排尿困难

（1）膀胱颈部病变：膀胱颈部被结石、肿瘤、血块、异物阻塞；或因子宫肌瘤，卵巢囊肿，晚期妊娠压迫；因膀胱颈部炎症、狭窄等。

（2）后尿道疾患：因前列腺肥大，前列腺癌，前列腺急性炎症、出血、积脓、纤维化压迫后尿道；后尿道本身的炎症、水肿、结石、肿瘤、异物等。

（3）前尿道疾患：见于前尿道狭窄、结石、肿瘤、异物，或先天畸形如尿道外翻，阴茎包皮嵌顿，阴茎异常勃起等。

2. 功能性排尿困难　见于脊髓损害，隐性脊柱裂等器质性病变。也见于糖尿病神经源性膀胱，是由于糖尿病引起植物神经损害所致。神经官能症的患者，在公厕可排尿困难。

3. 会阴区手术产伤可反射性引起尿道括约肌痉挛引起排尿困难。

【临床表现及特点】

1. 膀胱颈部结石　在排尿困难出现前，下腹部有绞痛，疼痛向大腿会阴方向放射，疼痛的当时或疼痛后出现肉眼血尿或镜下血尿。

2. 膀胱内血块　常继发于血液病如血友病、白血病、再生障碍性贫血等。

3. 膀胱肿瘤　排尿困难逐渐加重，病程长，晚期可发现远方转移肿瘤病灶。

4. 前列腺良性肥大、前列腺癌、前列腺炎　多见于 50 岁以上男性，可出现进行性排尿困难，并伴有尿频、尿急。癌症患者晚期可有消瘦等肿瘤相关临床表现。

5. 后尿道损伤　会阴区有外伤史，外伤后排尿困难或无尿液排出。

6. 前尿道狭窄　见于前尿道疤痕、结石、异物等。

7. 脊髓损害　见于各种原因引起截瘫患者，除排尿困难外，尚有运动和感觉障碍。

8. 隐性脊柱裂　发病年龄早，夜间遗尿，幼年尿床时间长是其特点。

9. 糖尿病神经源性膀胱　有糖尿病史、实验室检查血糖、尿糖升高可确诊。

10. 药物　见于阿托品中毒、麻醉药物等。

三十一、肥胖

【定义】

肥胖是多种疾病伴发的症状，指体内脂肪聚集过多而呈现的一种状态。肥胖按病因分为原发性肥胖（又称单纯性肥胖）和继发性肥胖。

【肥胖的测量】

1. 按身高体重计算　通常认为超过标准体重的10%为超重，超过标准体重的20%为肥胖。标准体重主要根据身高计算，世界卫生组织标准，男：标准体重（kg）=〔身高（cm）- 80〕× 0.7，女：标准体重（kg）=〔身高（cm）-70〕×0.6。

2. 体重指数　目前多采用体重指数判定肥胖与否，且比较准确。体重指数（BMI）= 体重（kg）/身高的平方（m^2），世界卫生组织：BMI 18.5 ~ 24.9 为正常，BMI 25 ~ 29.9为超重，BMI ≥ 30 为肥胖。我国标准：BMI 18.5 ~ 23.9 为正常，BMI 24 ~ 27.9 为超重，BMI ≥ 28 为肥胖。

世界卫生组织根据BMI将肥胖分为3级，1级：BMI 30 ~ 34.9；2级：BMI 35 ~ 39.9；3级 BMI ≥ 40。

3. 其他　测量肱三头肌皮褶厚度：男 > 2.5cm、女 > 3cm为肥胖。腰围：男 ≥ 90cm、女 ≥ 85cm 为肥胖。

【病因】

1. 遗传因素。

2. 内分泌因素。

3. 生活方式。

4. 药物因素。

5. 脂肪细胞因子。

单纯性肥胖与遗传因素及营养过剩有关。继发性肥胖与多种内分泌代谢性疾病有关。对肥胖有影响的内分泌素有肾上腺糖皮质激素、甲状腺素、性激素、胰岛素等。

【临床表现】

（1）单纯性肥胖：是最常见的一种肥胖，可有家族史或营养过度史；多为均匀性肥胖；无内分泌代谢等疾病。

（2）继发性肥胖常继发于以下疾病：①下丘脑性肥胖：多为均匀进行性中度肥胖；可伴饮水、进食、体温、睡眠及智力精神异常；可伴有其他内分泌疾病。②间脑性肥胖：间脑损害引起自主神经-内分泌功能障碍，表现为间脑综合征。出现食欲波动，睡眠节律反常，体温、脉搏、血压易变，普遍性肥胖，性功能减退，尿崩症等，构成间脑综合征。③垂体性肥胖：垂体病变导致皮质醇分泌增多而引起肥胖，多为向心性肥胖。垂体瘤所致溢乳-闭经综合征亦可出现肥胖，但以泌乳、闭经、不孕为主要表现。④库欣综合征：肾上腺皮质功能亢进，分泌皮质醇过多，产生向心性肥胖，且伴有满月脸、多血质外貌、皮肤紫纹、痤疮、高血压和骨质疏松等表现。⑤甲状腺功能减退症：甲状腺功能减退症患者实际上不完全由体脂过多而引起肥胖，而常因皮下蛋白质和水的潴留而产生黏液性水肿和体重增加，如有肥胖脂肪沉积以颈部明显，面容呈满月形，皮肤黄白粗厚，出现非凹陷性水肿。常伴有表情呆滞，动作缓慢，畏寒少汗，便秘等表现。⑥肥胖型生殖无能症：又称 Frohlich 综合征，本病以幼儿、学龄期男孩多见，肥胖、性器官发育不良、尿崩等为其特征。大多数由下丘脑、垂体或其邻近部位肿瘤、脑炎、脑外伤等多种病因引起。如本病在成年后发病，除出现肥胖外性器官功能丧失，缺乏精子和性欲，停经和不孕等。⑦双侧多囊卵巢综合征：表现肥胖伴长期渐进性月经稀少，闭经或多年不育，长期无排卵现象，基础体温单相，双侧卵巢对称性增大。⑧痛性肥胖：亦称 Dercum 病，其特征为在肥胖的基础上形成多个疼痛性皮下结节，患者常有停经过早和性功能早衰等表现。⑨性腺性肥胖：多在切除性腺或放射线照射损毁性腺以后出现，脂肪分布主要在腰部以下，臀部及大腿等处。

3

女性表现与闭经或绝经期无明显差异。⑩颅骨内板增生症：几乎全部为女性患者，发生于绝经后，表现为肥胖，头痛，颅骨板增生，多毛症，经常伴有精神症状，肥胖者以躯干及四肢近端明显。⑪肥胖-通气不良综合征：原因未明，表现为矮小、肥胖、通气功能减低、嗜睡、发绀、杵状指、继发性红细胞增多症、周期性呼吸和右心衰竭。⑫性幼稚-色素性视网膜炎-多指（趾）畸形综合征：男性居多，表现为肥胖、多指（趾）、色素性视网膜退行性病变三联症，此外伴有智力障碍、生殖器发育不良、侏儒症、卷发、长眉毛和长睫毛等。

三十二、消瘦

【定义】

消瘦是指由于各种原因造成体重低于正常低限的一种状态。广义上讲，体重低于标准体重的 10% 就可诊为消瘦，也有人主张体重低于标准体重的 10% 为低体重，低于标准体重的 20% 为消瘦。目前国内外多采用体重指数判定消瘦，BMI < 18.5 为消瘦。

【病因】

1. 食物摄入不足

（1）食物缺乏、偏食或喂养不当引起的消瘦：可见于小儿营养不良、佝偻病等。

（2）进食或吞咽困难引起的消瘦：常见于口腔溃疡、下颌关节炎、骨髓炎及食管肿瘤等。

（3）厌食或食欲减退引起的消瘦：常见于神经性厌食、慢性胃炎、肾上腺皮质功能减退、急慢性感染、尿毒症及恶性肿瘤等。

2. 食物消化吸收、利用障碍

（1）慢性胃肠病：常见于胃及十二指肠溃疡、慢性胃炎、胃肠道肿瘤、慢性结肠炎、慢性肠炎、肠结核及克罗恩病等。

（2）慢性肝、胆、胰病：如慢性肝炎、肝硬化、肝癌、慢性胆道感染、慢性胰腺炎、胆囊和胰腺肿瘤等。

（3）内分泌与代谢性疾病：常见于糖尿病等。

（4）其他：久服泻剂或对胃肠有刺激的药物。

3. 食物需要增加或消耗过多 如生长、发育、妊娠、哺乳、过劳、甲状腺功能亢进、长期发热、恶性肿瘤、创伤及大手术后等。

【临床表现及特点】

消瘦以体重减轻为主要的临床表现。根据病因的不同而出现不同的临床表现。按系统分类可有以下几方面表现：

1. 消化系统疾病 包括口腔、食管、胃肠及肝、胆、胰等各种疾病，除每种疾病特异性表现之外，一般均有食欲缺乏，恶心呕吐、腹胀、腹痛、腹泻等症状。

2. 神经系统疾病 包括神经性厌食、延髓性麻痹和重症肌无力等，可表现为厌食、吞咽困难、恶心呕吐等。

3. 内分泌代谢疾病：①甲状腺功能亢进症：可伴有畏寒多汗、性情急躁、震颤多动、心悸、突眼和甲状腺肿大。②肾上腺皮质功能减退症：可伴皮肤黏膜色素沉着、乏力、低血压及厌食、腹泻等。③希恩综合征：见于生育期妇女，因产后大出血致腺垂体缺血坏死而引起腺垂体功能减退。可有消瘦、性功能减退、闭经、厌食、恶心呕吐和毛发脱落等表现。④Ⅰ型糖尿病：可有多饮、多食、多尿和消瘦。

4. 慢性消耗性疾病：①慢性肝炎：乏力、纳差、恶心腹胀、肝区疼痛，亦可有黄疸和低热。②结核：低热、盗汗、咳嗽、呕血。③肿瘤：可伴有恶病质以及各种肿瘤特有的症状体征。

5. 神经性疾病 如抑郁症，可因厌食或拒食而导致重度消瘦。

三十三、抑郁

【定义】

抑郁症又称抑郁障碍，以显著而持久的心境低落为主要临床特征，是心境障碍的主要类型。临床可见心境低落与其处境不相称，情绪的消沉可以从闷闷不乐到悲痛欲绝，自卑抑郁，甚至悲观厌世，可有自杀企图或行为；甚至发生木僵；部分病例有明显的焦虑和运动性激越；严重者可出现幻觉、妄想等精神病性症状。每次发作持续至少 2 周以上、长者甚或数年，多数病例有反复发作的倾向，每次发作大多数可以缓解，部分可有残留症状或转为慢性。

【病因】

迄今，抑郁症的病因并不清楚，但可以肯定的是，生物、心理与社会环境诸多方面因素参与了抑郁症的发病过程。生物学因素主要涉及遗传、神经生化、神经内分泌、神经再生等方面；生物因素比较公认的关于抑郁的神经生化假说是儿茶酚胺假说：主要指抑郁症的发生可能与大脑突触间隙神经递质 5- 羟色胺（5-HT）和去甲肾上腺素（NE）的浓度下降有关；由于很多抗抑郁剂，如选择性 5- 羟色胺再摄取抑制剂（SSRI）或者选择性 5- 羟色胺和去甲肾上腺素再摄取抑制剂（SNRI）等使用后，虽然大脑突触间隙这些神经递质的浓度很快升高，但抗抑郁的效果一般还是需要 2 周左右才会起效，因此又有了 5-HT 和 NE 受体敏感性增高（超敏）的假说。与抑郁症关系密切的心理学易患质是病前性格特征，如抑郁气质。成年期遭遇应激性的生活事件，是导致出现具有临床意义的抑郁发作的重要触发条件。然而，以上这些因素并不是单独起作用的，目前强调遗传与环境或应激因素之间的交互作用、以及这种交互作用的出现时点在抑郁症发生过程中具有重要的影响。

【临床表现】

1. 情绪低落　患者感到一种深切的悲伤，痛苦难熬，愁眉苦脸，唉声叹气，自称"高兴不起来"，"活着没意思"等，有度日如年、生不如死感。

2. 思维迟缓　患者思维联想速度缓慢，反应迟钝，思路闭塞，自觉"脑子好像是生了锈的机器"，"脑子像涂了一层糨糊一样"。临床上可见主动言语减少，语速明显减慢，声音低沉，对答困难，严重者交流无法顺利进行。

3. 意志活动减退　患者意志活动呈显著持久的抑制。临床表现行为缓慢，生活被动、疏懒，不想做事，不愿和周围人接触交往，常独坐一旁，或整日卧床，闭门独居、疏远亲友、回避社交。严重时连吃、喝等生理需要和个人卫生都不顾，蓬头垢面、不修边幅，甚至发展为不语、不动、不食，称为"抑郁性木僵"，但仔细精神检查，患者仍流露痛苦抑郁情绪。伴有焦虑的患者，可有坐立不安、手指抓握、搓手顿足或踱来踱去等症状。严重的患者常伴有消极自杀的观念或行为。消极悲观的思想及自责自罪、缺乏自信心可萌发绝望的念头认为"结束自己的生命是一种解脱"，"自己活在世上是多余的人"，并会使自杀企图发展成自杀行为。这是抑郁症最危险的症状，应提高警惕。

4. 认知功能损害　研究认为抑郁症患者存在认知功能损害。主要表现为近事记忆力下降、注意力障碍、反应时间延长、警觉性增高、抽象思维能力差、学习困难、语言流畅性差、空间知觉、眼手协调及思维灵活性等能力减退。认知功能损害导致患者社会功能障碍，而且影响患者远期预后。

5. 躯体症状　主要有睡眠障碍、乏力、食欲减退、体重下降、便秘、身体任何部位的疼痛、性欲减退、阳痿、闭经等。躯体不适的主诉可涉及各脏器，如恶心、呕吐、心慌、胸闷、出汗等。自主神经功能失调的症状也较常见。病前躯体疾病的主诉通常加重。睡眠障碍主要表现为早醒，一般比平时早醒 2～3 小时，醒后不能再入睡，这对抑郁发作具有特征性意义。有的表现为入睡困难，睡眠不深；少数患者表现为睡眠过多。体重减轻与食欲减退不一定成比例，少数患者可出现食欲增强、体重增加。

三十四、焦虑

【定义】

焦虑是一种常见的情绪体验，目前尚难给它一个非常确切的、能够被普遍接受的定义。

几乎每个人一生中都有过焦虑的情绪体验，它是人类在与环境作斗争及生存适应的过程中发展起来的基本人类情绪，焦虑并不意味着都是有临床意义的病理情绪，在应激面前适度的焦虑具有积极的意义，它可以充分地调动身体各脏器的技能，适度提高大脑的反应速度和警觉性。只有具备某些病理性特征同时对正常的社会功能造成影响时，才成为病理性焦虑。

1. 正常的焦虑反应　与病理性焦虑不同，现实性焦虑所表现的是对现实的潜在挑战或威胁的一种情绪反应，而且这种情绪反应是与现实威胁的事实相适应的，是一个人在面临其不能控制的事件或情景时的一般反应。特点是焦虑的强度与现实的威胁的程度相一致，并随现实威胁的消失而消失，因而具有适应性意义。它有利于个体动员身体的潜能和资源来应对现实的威胁，逐渐达到应对挑战所需要的控制感及有效地解决问题的措施，直到这种现实的威胁得到控制或消除。因此，现实性焦虑是人类适应和解决问题的基本情绪反应。是人类在进化过程中形成的一种适应和应对环境的一种情绪和行为反应方式。

2. 病理性焦虑　病理性焦虑是指持续的无具体原因的感到紧张不安，或无现实依据的预感到灾难、威胁或大祸临头感，伴有明显的自主神经功能紊乱及运动性不安，常常伴随主观痛苦感或社会功能受损。以上概念包括了以下基本特点：①焦虑情绪的强度并无现实的基础或与现实的威胁明显不相称；②焦虑导致精神痛苦和自我效能的下降，因此是一种非适应性的；③焦虑是相对持久的，并不随客观问题的解决而消失，常常与人格特征有关；④表现自主神经系统症状为特征的紧张的情绪状态，包括胸部不适、心悸、气短等；⑤预感到灾难或不幸的痛苦体验；⑥对预感到的威胁异常的痛苦和害怕并感到缺乏应对的能力，甚至现实的适应因此而受影响。

【病因】

1. 遗传因素。

2. 神经生物学因素。

3. 心理学因素。

【临床表现】

1. 精神方面　焦虑的核心特点是过度担心。表现为对一些指向未来的或不确定的事件过度的担心、害怕，或担心灾难、意外或不可控制的事件发生，如担心家人患病、小孩发生意外、工作上的失误、很小的经济问题、人际关系等，又称之为预期性焦虑，内容可以变化不定。精神焦虑可同时伴有睡眠的改变、失眠、多梦、注意力集中困难、工作效率下降、易激惹、烦躁不安等。

2. 行为方面　表现为烦躁不安、肌肉震颤、身体发抖、坐立不安、无目的活动增多、易激惹、发怒、行为的控制力减弱等。焦虑患者的外观可见到表情紧张、痛苦、双眉紧锁、姿势僵硬不自然，可伴有震颤。皮肤苍白，多汗。小动作增多，不能静坐，往复徘徊。肌肉紧张症状表现头挤压性疼痛、以额枕为主，肩腰背疼痛、僵硬感、动作困难。睡眠障碍常以入睡困难为主，上床后忧虑重重辗转反侧，无法入睡，可有噩梦，大汗，恐惧。次日起床后头脑昏沉。

3. 自主神经功能紊乱　表现手心出汗、恶心、心慌、心率加快、口干、咽部不适、异物感、腹泻、多汗等；泌尿生殖系统症状有尿频、尿急、勃起不能、性欲冷淡；神经系统症状有耳鸣、视物模糊、周身不适、刺痛感、头晕及"晕厥"感。

（高 奋）

第二节　常用诊疗检查

一、临床问诊以及体格检查

【临床问诊】

临床问诊是医生通过对患者或相关人员的系统询问获取病史资料，经过综合分析而作出临床判断的一种诊法。问诊是病史采集的主要手段，是每个临床医生必须掌握的基本技能。临床问诊不仅是记录患者的叙述，医生还要根据其叙述的情况，进行分析思考，再提出问题，逐渐弄清疾病的临床表现和发展过程。

临床问诊是诊断过程的第一环节，全面、系统、准确无误的病史是做出正确诊断的关键。其目的是全面了解有关症状的分类、病因和机制，避免因思维上的片面和先入为主遗漏重要情况，通过对伴随症状的细分，逐步缩小范围，突出重点，接近客观实际。通过问诊所获取的资料对了解疾病的发生、发展，诊治经过，既往健康状况和曾患疾病的情况，对做出最后准确诊断具有极其重要的意义。

临床问诊的内容包括：一般项目（姓名、性别、年龄、籍贯、出生地、民族、婚姻、通信地址、电话号码、工作单位、职业、入院日期、记录日期、病史陈述者及可靠程度等）、主诉（患者感受最主要的痛苦或最明显的症状及体征）、现病史（起病情况与患病的时间、主要症状的特点、病因与诱因、病情的发展与演变、伴随症状、诊治经过及病程中的一般情况）、既往史、个人史（社会经历、职业及工作条件、习惯与嗜好等）、婚姻史、月经史、生育史和家族史。

问诊的方法技巧与获取病史资料的数量和质量有密切的关系，涉及一般交流技能、收集资料、医患关系、医学知识、仪表礼节，以及提供咨询和教育患者等多个方面。在不同的临床情景，也要根据情况采用相应的方法和某些技巧。

在临床问诊和查体的全过程，要始终贯彻鉴别诊断。扎实的基本功结合实际随时应用，对于分析和解释疾病的临床表现非常重要。在临床问诊过程中，要充分运用解剖、生理、生化、病理生理、药理、诊断学等基础医学知识。特别是从病因学、致病机制、症状学以及心理、社会因素等方面，结合收集到的病情，深入思考、分析，补充询问，在那些可能的疾病中，通过比较各自的临床特点和相互间的主要区别，逐渐接近疾病的本质。

[体格检查]

体格检查是指医生运用自己的感官和借助于传统或简便的检查工具客观地了解和评估患者身体状况的一系列最基本的检查方法。通过临床问诊，医生对病情有初步了解，同时也对患者形成了初步诊断印象，但这些诊断是否成立尚难以肯定。医生要遵循"望、闻、问、切"或"视、触、叩、听"的要求，充分调动自己的全部感官能力，收集病情信息。通过体格检查，从患者身上寻找阳性或阴性体征，可使诊断思维更加接近实际病情。

体格检查常用的器具和物品包括：体温表、听诊器、血压计、压舌板、电筒、叩诊锤、检眼镜、大头针或别针、卷尺或直尺、棉签等。

体格检查的目的是带着询问病史时的疑问寻找客观证据（体征）。在询问病史过程中，要对与诊断印象有关的、需要通过查体核实的重要体征有所考虑。体格检查的要求应该既全面又有重点。全面就是要遵循规范要求，从患者的发育、营养、神志、合作程度等一般情况开始，按照头、颈、胸、腹、四肢的顺序做系统检查；重点是指针对在临床问诊过程中产生的疑点进行详细检查，对与疑点相关的体征做出阳性或阴性的肯定结论。

体格检查对诊断有重要的意义。看似十分繁琐，但只要抓住重点，对非重点内容可以一带而过。对重点内容要不厌其详，力求全面、准确。查体时一旦发现病史未涉及的阳性体征，应及时补充病史，反复加以印证。遗漏一个重要的体征，可能导致严重后果。

体格检查时应注意以下几点：①以患者为中心，要关心、体贴患者；②检查过程中避免交叉感染；③医生应站在患者右侧；④注意左、右及相邻部位等的对照检查；⑤根据病情变化及时进行复查，这样才能有助于病情观察，有助于补充和修正诊断。

二、物理诊断

【心电图】

心电图是利用心电图机从体表记录心脏每一心动周期所产生的电活动变化图形的技术。通常只安放 4 个肢体导联电极和 $V_1 \sim V_6$ 6 个胸前导联电极，记录常规 12 导联心电图。

心电图的各波段组成及意义：

1. P 波　反映心房的除极过程。

2. PR 间期　反映自心房开始除极至心室开始除极的时间。

3. QRS 波　反映心室除极的全过程。

4. ST 段　其升高或压低在诊断有无心肌缺血、心肌梗死、电解质紊乱中有重要意义。

5. T 波　代表心室复极。观察 T 波的方向、形态和高度的改变与观察 ST 段的变化有类似意义。

6. U 波　T 波之后出现，有代表左室前乳头肌复极之说，意义不十分明确。

7. QT 间期　心室除极到完全复极的时间。在诊断某些心律失常、调整抗心律失常药物剂量、判断心肌梗死患者预后等方面有重要的临床意义。

8. P-J 间期　在鉴别间歇性预激综合征与舒张晚期室性早搏时有其特殊价值。

心电图的应用范围包括：（1）记录人体正常心脏的电活动；（2）诊断心律失常；（3）诊断心肌缺血、心肌梗死、判断心肌梗死的部位；（4）诊断心脏扩大、肥厚；（5）判断药物或电解质情况对心脏的影响；（6）判断人工心脏起搏状况。

【心脏超声】

心脏超声是应用超声波回声探查心脏和大血管以获取有关信息的一组无创性检查方法。包括二维超声、M型超声、彩色多普勒超声和频谱型多普勒超声，检查方法的综合应用可以提高心脏疾病诊断的准确性。超声可以实时动态观察心脏的解剖结构与功能，显示内部血流状态，还可以对心功能和血流进行测量和分析，操作方便，价格低廉，已成为心血管疾病的首选和主要检查技术。

心脏超声检查常用切面有：胸骨旁左室长轴切面、心底短轴切面、左室短轴切面、心尖四（五）腔切面、剑突下四腔切面、胸骨上窝主动脉弓切面。

1. 二维超声和 M 型超声　二者分别具有较好的空间分辨力和较好的时间分辨力，可实时观察心脏和大血管结构，对先天性心脏病、各种心瓣膜病、心包积液、心肌病、急性心肌梗死的并发症（如室间隔穿孔、乳头肌断裂、室壁瘤、假性室壁瘤）、心腔内附壁血栓形成等有重要诊断价值。对心脏肿物、冠心病、心包疾患、高血压性心脏病、肺心病、人工瓣膜随访、大血管疾患也有辅助诊断价值。

2. 多普勒超声　可探测血流速度和血流类型，因而对有分流和返流的心血管疾病诊断帮助很大，可进行定量或半定量分析，与 M 型和二维超声心动图相结合益处更大，还能较准地提供左室收缩和舒张功能的定量数据。可分为彩色多普勒超声、频谱型多普勒超声和组织多普勒技术。

3. 其他检查方法和新技术　超声二维斑点追踪成像技术、声学造影、负荷超声心动图、经食管超声心动图以及实时三维超声心动图等新技术在临床工作中的应用越来越广泛。

【胸片】

X线胸片经济简便、应用广泛、整体感强，是胸部疾病最常用的检查方法。

1. 后前位和侧位胸片是常规摄影体位，用于疾病初查、定位和治疗后复查，也是胸部健康查体常采用的方法。后前位胸片能显示出心脏大血管的大小、形态、位置和轮廓，能观察心脏与毗邻器官的关系和肺内血管的变化，可用于心脏及其径线的测量。左侧位片能观察心、胸的前后径和胸廓畸形等情况，对主动脉瘤与纵隔肿物的鉴别及定位尤为重要。

2. 斜位胸片也称广角位胸片，常用于检查肋骨腋段的骨折。右前斜位片有助于观察左心房增大、肺动脉段突出和右心室漏斗部增大的变化。左前斜位片显示主动脉的全貌和左右心室及右心房增大的情况。

X线检查可大致明确胸部是否正常；随访复查可对肺部病变进行动态观察或疗效判断，了解术后改变或术后病变的复发情况；健康查体还可早期发现症状不明显的疾病。此外，胸部X线摄影已广泛应用于现代的CR、DR数字化成像方法，具有减影功能，一次检查两次曝光可分别获得标准胸片、软组织密度和骨组织密度三幅图像，避免了不同密度组织结构影像重叠的干扰。但是X线对肺内微细病灶或隐匿性病灶易漏诊，对病变的定位及定性诊断均有一定的困难。

【腹部超声】

腹部超声因操作简单、无创、无辐射而广泛用于检查消化系统和腹膜腔疾病，为主要首选检查技术。

腹部超声对于肝脏、胆囊、胰腺和脾脏疾病，不但能敏感地检出病变，且多能做出准确判断，多普勒超声和声学造影还能反映疾病的血流状况，进一步提高了对疾病的诊断能力。此外，对于胃肠道疾病，也有一定的应用价值，超声胃肠道造影检查能够感应病变对胃壁和十二指肠壁的侵犯程度，有利于确定病变范围和肿瘤性病变的局部分期，但目前应用还不是很多。超声检查也常作为腹膜腔疾病的初查方法，能检出腹水、腹膜结节等。

超声容易受到肠气干扰以及穿透距离有限的影响，而在一定程度上限制了其应用。此外，在肥胖患者，也难以获得良好的声像图。

【X线计算机体层成像】

X线计算机体层成像（CT）的主要优势包括密度分辨力高（CT成像的突出优点）、可行密度量化分析、组织结构影像无重叠、可行多种图像后处理（如二维显示、三维显示以及多种分析技术）。CT成像也有其局限性：常不能整体显示器官结构和病变、多幅图像不利于快速观察、受到部分容积效应影响、具有较高的X线辐射剂量。

CT检查有多种方法，在临床实践中，需根据临床具体需要进行选用。CT平扫是指不用对比剂的扫描，一些病变如急性脑出血、支气管扩张、肝囊肿、肾结石等平扫即能诊断，然而常见的平扫虽能显示病变，但难以明确诊断，甚至不能显示病变。CT对比增强检查指经静脉注入水溶性有机碘对比剂后再行扫描。当平扫显示病变而未能明确诊断、或可疑异常、或未显示异常而临床和其他辅助检查提示有病变时均应行增强检查。通过病变有无强化、强化的程度和方式等，常常有助于定性诊断。CT增强检查常分为以下方法：

1. 普通增强检查 常用于颅脑疾病的诊断。

2. 多期增强检查 能动态观察病变强化程度随时间所发生的变化，有利于定性诊断，主要用于腹腔、盆腔疾病的诊断。

3. CT血管成像（CTA） 用于血管疾病的诊断，例如肺动脉栓塞、主动脉夹层等。

4. CT灌注成像 用于急性梗死性疾病，例如脑梗死、肺梗死等诊断，也可用于肿瘤性病变诊断及恶性程度评估等方面研究。

此外，CT的图像后处理技术各有其特点。

1. 二维显示技术：①薄层面重组：能提高图像的空间分辨能力，有利于微小病灶的显示；②多平面重组：冠状、矢状及任何方位的重建，有助于确定病变位置及毗邻关系；③曲面重组：能整体显示弯曲结构走行的结构，如冠状动脉。

2. 三维显示技术：①最大强度投影：可于不同方位整体观察高密度结构，如增强后血管；②最小强度投影：可于不同方位整体观察低密度结构，如支气管树；③表面遮盖显示和容积显示：主要用于立体显示心血管和骨骼系统以及与毗邻结构的关系。

三、化学检查

【血液气体及酸碱分析】

血液气体和酸碱平衡正常是体液内环境稳定、机体赖以健康生存的一个重要方面。严格来讲，指用血气分析仪对动脉血氧分压和二氧化碳分压的测定。临床上指包括对动静脉血气（PaO_2，$PaCO_2$）、酸碱成分（HCO_3^-，pH）及电解质（K^+，Na^+，Cl^-）的综合分析，以判断机体的内环境。

临床上血液气体及酸碱分析常用指标的正常值有：PaO_2：$80 \sim 100mmHg$；$PaCO_2$：$35 \sim 45mmHg$；HCO_3^-：$21 \sim 27mmHg$；pH：$7.35 \sim 7.45$；K^+：$3.5 \sim 5.5mmol/L$；Na^+：$135 \sim 145mmol/L$；Cl^-：$95 \sim 105mmol/L$；标准碳酸氢盐（SB）：$22 \sim 27mmol/L$；缓冲碱（BB）：$45 \sim 52mmol/L$；碱剩余（BE）：$-3.0 \sim +3.0mmol/L$；阴离子间隙（AG）：$12mmol/L \pm 2mmol/L$。

患者的病史和临床表现为判断酸碱平衡紊乱提供了重要线索，血气分析结果是判断酸碱平衡紊乱类型的决定性依据，血清电解质检查也是有价值的参考资料，计算 AG 值有助于区别单纯性代谢性酸中毒的类型以及判断混合型酸碱平衡紊乱。

临床实践过程中比较实用的"一划五看"简易判断法。

一划：将多种指标简化成三项，并用箭头表示其升降。

五看：一看 pH 确定酸中毒还是碱中毒；二看原发因素确定代谢性还是呼吸性酸碱中毒；三看"继发性变化"确定单纯性还是混合型酸碱平衡紊乱；四看 AG 确定单纯性还是混合型酸碱平衡紊乱，确定二重还是三重酸碱平衡紊乱；五看临床表现做参考。

【肝功能检查】

1. 谷丙转氨酶（ALT）　参考值 0~40U/L；谷草转氨酶（AST）：参考值 0~40U/L。

（1）ALT 增高：各类急、慢性病毒性肝炎；药物性肝炎；长期或大量饮酒；肝硬化与肝癌活动期；胆道疾病胆囊炎、胆石症急性发作时；急性心肌梗死、心肌炎、心力衰竭等心脏疾病；肺炎、伤寒、结核病等感染性疾病。

（2）AST 增高：各种乙肝、肝硬化、脂肪肝、乙醇性肝炎等肝胆疾病；运动、进食、饮酒、熬夜、药物等造成的一过性升高。

2. 总胆红素（TBIL）　参考值 3.4~17.1μmol/L；直接胆红素（DBIL）：参考值 0~6.8μmol/L；间接胆红素（IBIL）：参考值 1.7~10.2μmol/L。

（1）TBIL 增高：病毒性肝炎、药物或乙醇引起的中毒性肝炎、溶血性黄疸、恶性贫血、阵发性血红蛋白尿症及新生儿黄疸、内出血等。

（2）判断黄疸类型：TBIL 增高伴 DBIL 增高，提示胆汁淤积性黄疸；TBIL 增高伴 IBIL 增高，提示溶血性黄疸；三者均升高提示肝细胞性黄疸。

3. 总胆汁酸　参考值 0~10μmol/L，增高见于：急性肝炎、慢性活动性肝炎、肝硬化、肝癌、乙肝及中毒性肝病；肝内、外的胆管梗阻；门脉分流等。

4. 总蛋白　参考值 60~80g/L；白蛋白：参考值 40~55g/L；球蛋白：参考值 20~30g/L。

（1）总蛋白及白蛋白增高：各种原因导致的血液浓

缩（严重脱水、休克、饮水量不足）、肾上腺皮质功能减退等。

（2）总蛋白及白蛋白降低：亚急性重症肝炎、慢性中度以上持续性肝炎、肝硬化、肝癌等肝病以及营养不良、蛋白质丢失过多（肾病综合征、严重烧伤等）、慢性消耗性疾病（重症结核、甲状腺功能亢进等）等。

（3）总蛋白及球蛋白增高：自身免疫性肝炎、慢性活动性肝炎、肝硬化、慢性乙醇性肝病、原发性胆汁性肝硬化等慢性肝脏疾病以及多发性骨髓瘤、淋巴瘤、原发性巨球蛋白血症、系统性红斑狼疮、风湿热、类风湿关节炎、结核病、疟疾等。

（4）总蛋白及球蛋白降低：长期应用肾上腺皮质激素或免疫抑制剂以及先天性 γ 球蛋白血症等。

5. 碱性磷酸酶（ALP）　参考值40～150U/L。

ALP增高：原发性胆汁性肝硬化、肝内胆汁淤积、胰头癌、胆道结石引起的胆管阻塞等各种肝内、外胆管阻塞性疾病以及纤维性骨炎、佝偻病、骨软化症、成骨细胞瘤等骨骼疾病等。

6. γ-谷胺酰转肽酶（γ-GT）　参考值8～64U/L。

γ-GT增高：原发性胆汁性肝硬化、硬化性胆管炎等所致的慢性胆汁淤积；急性和慢性病毒性肝炎、肝硬化；急性和慢性乙醇性肝炎、药物性肝炎；脂肪肝、胰腺炎、胰腺肿瘤、前列腺肿瘤等。

【血清学检查】

1. 空腹血糖（FBG）　参考值3.9～6.1mmol/L。

（1）增高：生理性增高主要见于餐后 1～2 小时、高糖饮食、剧烈运动、情绪激动、胃倾倒综合征等；病理性增高主要见于各型糖尿病、甲状腺功能亢进症、巨人症、嗜铬细胞瘤等内分泌疾病，严重的肝病、坏死性胰腺炎、胰腺癌等肝脏和胰腺疾病，以及高热、呕吐、腹泻、脱水、麻醉和缺氧等。

（2）减低：生理性减低主要见于饥饿、长期剧烈运动、妊娠期等；病理性减低主要见于胰岛素用量过大、口服降糖药、胰岛 B 细胞增生或肿瘤等，肾上腺皮质激素、生长激素缺乏，急性肝炎、肝癌、肝淤血等导致的肝糖原贮存缺乏，急性乙醇中毒，严重营养不良、恶病质等消耗性疾病，特发性低血糖等。

2. 血脂检测　总胆固醇（TC）：参考值 3.6 ~ 6.5mmol/L；甘油三酯（TG）：参考值 0.4 ~ 1.8mmol/L；高密度脂蛋白（HDL）：参考值 0.78 ~ 2.0mmol/L；低密度脂蛋白（LDL）：参考值 2.1 ~ 3.1mmol/L；载脂蛋白 A1：参考值 1.0 ~ 1.6mmol/L；载脂蛋白 B：参考值 0.6 ~ 1.1mmol/L。

3. 心肌标志物

（1）肌酸激酶（CK）：参考值　酶偶联法：男性 38 ~ 174U/L，女性 26 ~ 140U/L。

1）增高：常见于急性心肌梗死（AMI）；多发性肌炎、横纹肌溶解症、进行性肌营养不良、重症肌无力等心肌炎和肌肉疾病；溶栓治疗；心脏手术或非心脏手术后均可导致 CK 增高。

2）减低：长期卧床、甲状腺功能亢进症、激素治疗等。

（2）肌酸激酶同工酶（CK-MB）：参考值 <5%。增高常见于 AMI（早期诊断的灵敏度明显高于 CK）；心绞痛、心包炎、慢性心房颤动、安装起搏器等心肌损伤；某些骨骼肌疾病等。

（3）肌钙蛋白 T（cTnT）：参考值 0.02 ~ 0.13μg/L。临床意义：诊断 AMI，判断微小心肌损伤，预测血液透析患者心血管事件等。此外，钝性心肌外伤、心肌挫伤、甲状腺功能减退症患者的心肌损伤、药物损伤、严重脓毒血症所致的左心衰时 cTnT 也可升高。

（4）肌钙蛋白 I（cTnI）：参考值 <0.2μg/L。临床意义：诊断 AMI，判断 MMD，急性心肌炎患者 cTnI 水平增高，其阳性率达 88%，但多为低水平增高。

（5）肌红蛋白（Mb）：参考值　阴性。临床意义：

诊断 AMI，判断 AMI 病情，急性肌肉损伤、肌病等骨骼肌损伤、休克、急性或慢性肾衰竭时亦可阳性。

4. 肾功能检查

（1）血肌酐（Cr）：参考值 88.4～176.8μmol/L。临床意义：增高常见于急慢性肾衰、尿毒症、心衰、脱水、肝肾综合征、肾病综合征等。

（2）血尿素氮（BUN）：参考值 3.2～7.1mmol/L。临床意义：增高常见于急慢性肾衰竭、严重脱水、大量腹水、心脏循环功能衰竭、肝肾综合征、急性传染病、高热、上消化道大出血、大面积烧伤、严重创伤、大手术后和甲状腺功能亢进症、高蛋白饮食等。

【血小板功能检查】

血小板以其数量（血小板计数、血小板平均容积和血小板分布宽度）和功能（黏附、聚集、释放、促凝和血块收缩等）参与初期止血过程。

1. 血小板计数（PLT）：参考值（100～300）×10^9/L。

（1）减低：见于血小板生成障碍（白血病、再生障碍性贫血等）、血小板破坏或消耗过多（特发性血小板减少性紫癜、DIC 等）、血小板无力症、红细胞增多症、多发性骨髓瘤、原发性巨球蛋白血症等。

（2）增高：见于原发性血小板增多症、骨髓增生性疾病、大出血、脾切除术后等。

2. 血小板体积（PCT）：参考值 0.1%～0.28%。

（1）减低：再生障碍性贫血、化疗后、血小板减少症。

（2）增高：慢性粒细胞白血病、骨髓纤维化、脾切除术后。

3. 血小板平均体积（MPV）：参考值 9.4～12.5fl。

（1）减低：再生障碍性贫血、化疗后、脾功能亢进、巨幼红细胞性贫血。

（2）增高：原发性血小板减少性紫癜、骨髓纤维化、血栓性疾病等。

4. 血小板体积分布宽度（PDW）：参考值＜18%。

（1）减低：提示血小板减少。

（2）增高：巨幼红细胞性贫血、慢性粒细胞白血病、脾切除、血栓性疾病等。

【凝血检查】

1. 凝血酶原时间（PT）：主要反映外源性凝血是否正常。参考值11.0~14.0s。

（1）PT延长：先天性凝血因子缺乏，如凝血因子Ⅱ、因子Ⅴ、因子Ⅶ、因子Ⅹ及纤维蛋白原缺乏；获得性凝血因子缺乏，如严重肝病等；维生素K缺乏、纤溶亢进、DIC、使用抗凝药物等。

（2）PT缩短：血液呈高凝状态，如DIC早期、心肌梗死、脑血栓形成、深静脉血栓形成等。

2. 活化的部分凝血酶原时间（APTT）：参考值24.0~35.0s。

（1）APTT延长：见于因子Ⅻ、Ⅺ、Ⅸ、Ⅷ、Ⅹ、Ⅴ、Ⅱ和纤维蛋白原缺乏，如肝脏疾病、阻塞性黄疸、口服抗凝剂、应用肝素以及低纤维蛋白原血症等。

（2）APTT缩短：血栓性疾病或血栓前状态。

3. 血浆纤维蛋白原（Fbg）：参考值2.0~4.0g/L。

（1）Fbg增高：血栓性疾病、急性心肌梗死、糖尿病、风湿热、肾病综合征、急性感染、休克、大手术、恶性肿瘤等。

（2）Fbg减低：DIC、原发性纤溶症、重度肝炎、肝硬化、低纤维蛋白原血症等。

4. 抗凝血酶原Ⅲ（AT-Ⅲ）：参考值75%~125%。

（1）AT-Ⅲ增高：白血病、血友病、再生障碍性贫血、口服抗凝药等。

（2）AT-Ⅲ减低：先天性和获得性AT缺陷症，后者见于血栓性疾病、血栓前状态、肝脏疾病、DIC等。

5. 血浆D-二聚体（D-D）：正常人为阴性。

临床意义：D-D阴性是排除深静脉血栓（DVT）和肺血栓栓塞（PE）的重要试验，阳性也是诊断DIC和观察溶血栓治疗的有用试验。

6. 血浆纤维蛋白（原）降解产物（FDP）：正常人为阴性。

FDP 阳性或增高见于原发性纤溶和继发性纤溶，后者如 DIC、恶性肿瘤、急性早幼粒细胞白血病、肺血栓栓塞、深静脉血栓形成、溶血栓治疗等。

四、特殊检查

（一）冠状动脉造影

冠状动脉造影是诊断冠状动脉粥样硬化性心脏病（冠心病）的一种常用而且有效的方法，可显示病变发生的部位、形态、分布及程度，是一种较为安全可靠的有创诊断技术，现已广泛应用于临床，被认为是诊断冠心病的"金标准"。

冠状动脉造影的主要作用是可以评价冠状动脉血管的走行、数量和畸形；评价冠状动脉病变的有无、严重程度和病变范围；评价冠状动脉功能性的改变，包括冠状动脉的痉挛和侧支循环的有无；同时可以兼顾左心功能评价。在此基础上，可以根据冠状动脉病变程度和范围进行介入治疗；评价冠状动脉搭桥术和介入治疗后的效果；并可以进行长期随访和预后评价。

1. 冠状动脉造影的适应证

（1）诊断为主的适应证：①不明原因胸痛，无创性检查不能确诊，临床怀疑冠心病。②不明原因的心律失常，如顽固的室性心律失常及传导阻滞，有时需冠状动脉造影除外冠心病。③不明原因的左心功能不全，主要见于扩张性心肌病或缺血性心肌病，两者鉴别往往需要行冠状动脉造影。④先天性心脏病和瓣膜病手术前，年龄 >40 岁，易合并有冠状动脉畸形或动脉粥样硬化，可以在手术的同时进行干预。⑤无症状但可疑冠心病，从事高危职业如飞行员、汽车司机、警察、运动员、消防队员等或医疗保险需要。

（2）治疗为目的的适应证：①稳定型心绞痛，内科治疗效果不佳，影响工作和生活。②不稳定型心绞痛，首先采取内科积极强化治疗，一旦病情稳定，积极行冠脉造影，内科药物治疗无效或症状不缓解，一般需紧急造影。对于高危的不稳定型心绞痛患者，以自发性为主伴有明显 ECG 的 S-T 段改变及梗死后心绞痛，也可直接行冠状动脉造影。③急性心肌梗死。④无症状性冠心病，其中对运动实验阳性，伴有明显的危险因素的患者，应行冠状动脉造影。⑤原发性心脏骤停复苏成功，左主干病变或前降支近段病变的可能性较大，属高危人群，应早期进行血管病变干预治疗，需要冠状动脉评价。⑥搭桥术后或 PTCA 术后，心绞痛复发，往往需要再行冠状动脉病变评价。

3

2. 冠状动脉造影的禁忌证

（1）碘或造影剂过敏。

（2）有严重的心肺功能不全，不能耐受手术者。

（3）未控制的严重心律失常如室性心律失常等。

（4）未纠正的低钾血症、洋地黄中毒及电解质紊乱和酸碱平衡失调等。

（5）严重的肝、肾功能不全者。

（6）出血性疾病如出血和凝血功能障碍患者。

（7）患者身体状况不能接受和耐受该项检查者。

（8）发热及重度感染性疾病。

（9）其他原因。

（二）纤维内镜

临床上常见的内镜包括胃镜、结肠镜、小肠镜、十二指肠镜、气管镜、胆道镜、膀胱镜、腹腔镜、胸腔镜、关节镜、耳鼻喉内镜、口腔内镜、牙科内镜等，可以对全身多个系统、器官、组织的病变进行诊断与治疗。临床实践中需要根据不同的部位、疾病特点等选取合适的内镜进行诊断与治疗。

（宣世英）

第三节 常见临床操作

一、胸膜腔穿刺术

胸膜腔穿刺术是用于检查胸腔积液的性质，抽气、抽液减压或通过穿刺途径向胸膜腔内给药的一种诊疗技术。

【方法】

1. 嘱患者取坐位面向椅背，两前臂置于椅背上，前额伏于前臂上。不能起床者可取半卧位，患侧前臂上举抱于枕部。

2. 胸腔穿刺抽液穿刺点应根据胸部叩诊选择实音最明显部位进行，胸水多时一般选择肩胛线或腋后线第7~8肋间；必要时也可选腋中线第6~7肋间或腋前线第5肋间。胸腔穿刺抽气穿刺部位一般选取患侧锁骨中线第2肋间或腋中线4~5肋间。穿刺前应结合X线或超声波检查定位，了解液体或气体所在部位及量的多少，穿刺点可用龙胆紫的棉签在皮肤上作标记。

3. 常规消毒皮肤，以穿刺点为中心，向周边环形扩展至少15cm，戴无菌手套，覆盖消毒洞巾。

4. 用2%利多卡因在下一肋骨上缘的穿刺点自皮至胸膜壁层进行局部浸润麻醉。

5. 术者以左手示指与中指固定穿刺部位的皮肤，右手将穿刺针后的胶皮管用血管钳夹住，然后进行穿刺，穿刺时先将穿刺针沿局部麻醉处缓缓刺入，当针锋抵抗感突然消失时，再接上注射器，松开止血钳，抽吸胸腔内积液，抽满后再次用血管钳夹闭胶管，后取下注射器，将液体注入弯盘中，以便记量或送检。助手用止血钳协助固定穿刺计，以防针刺入过深损伤肺组织、也可用带三通活栓的穿刺针进行胸膜腔穿刺，进入胸膜腔后，转动三通活栓使其与胸腔相通，进行抽液。注射器抽满后，转动三通活栓使其与外界相通，排出液体。另外，还可采用带有三通装置的套管针穿刺法进行胸膜腔穿刺。该三通装置分别连接 50ml 注射器、套管针、带有引流袋的引流管。穿刺前先将注射器与套管针相通，保持负压状态，然后按上法穿刺进入胸膜腔，见液体流出后拔出针芯，再速将三通与套管口再连接，注射器洗出送检胸水标本后转动三通开关，使导管针与引流管相通，将引流袋放低，将胸腔积液缓慢放出。根据需要抽液完毕后可注入药物。

6. 抽液完毕拔出穿刺针，覆盖无菌纱布，稍用力压迫穿刺部位片刻，用胶布固定后嘱患者静卧。

【注意事项】

1. 操作前应向患者说明穿刺目的，消除顾虑；对精神紧张者，可手术前半小时给地西泮（安定）10mg，或者可待因 0.03g 以镇静止痛。

2. 操作中应密切观察患者的反应，如有头晕、面色苍白、出汗、心悸、胸部压迫感或剧痛、昏厥等胸膜过敏反应，或出现连续性咳嗽、气短、咳泡沫痰等现象时，立即停止抽液，皮下注射 0.1% 肾上腺素 0.3~0.5ml，或进行其他对症处理。

3. 一次抽液不宜过多、过快，严防负压性肺水肿的发生。诊断性抽液 50~100ml 即可；减压抽液，首次不超过 600ml，以后每次不超过 1000ml；如为脓胸，每次尽量抽尽。疑为化脓性感染时，助手用无菌试管留取标本，行涂片镜检、细菌培养及药敏试验。做细胞学检查至少需 100ml，并立即送检，以免细胞自溶。

4. 严格无菌操作，操作中防止空气进入胸腔，始终保持胸腔负压。

5. 避免在第 9 肋间以下穿刺，以免穿透膈肌损伤腹腔脏器。

6. 恶性胸腔积液，可在胸腔内注入抗肿瘤药物或者硬化剂诱发化学性胸膜炎，促使脏层与壁层胸膜粘连，闭合胸腔。

二、心包穿刺术

心包腔穿刺术主要用于对心包积液性质的判断与协助病因的诊断，同时有心脏压塞时，通过穿刺抽液可以减轻患者的临床症状、对于某些心包积液，如化脓性心包炎，经过穿刺排脓，冲洗和注药尚可达到一定的治疗作用。

【方法】

1. 患者取坐位或半卧位，以清洁布巾盖住面部，仔细叩出心浊音界，选好穿刺点。目前，多在穿刺术前采用心脏超声定位，决定穿刺点、进针方向和进针的距离、通常采用的穿刺点为剑突与左肋弓缘夹角处或心尖部内侧。

2. 常规消毒局部皮肤，术者及助手均戴无菌手套、铺洞巾，根据选择的穿刺点和穿刺方向，自皮肤至心包壁层以 2% 利多卡因作逐层局部麻醉。

3. 术者持穿刺针穿刺，一般选择剑突下穿刺点，剑突下进针时，应使针体与腹壁呈 30°～40°角，向上、向后并稍向左刺入心包腔后下部，如果选择在心尖部进针时，根据横膈位置高低，一般在左侧第 5 肋间或第 6 肋间心浊音界内 2.0cm 左右进针，应使针自下而上，向脊柱方向缓慢刺入，也可以在超声引导下确定穿刺点位置及穿刺方向，穿刺过程中感觉到针尖抵抗感突然消失时，提示穿刺针已穿过心包壁层，如针尖感到心脏搏动，此时应退针少许、以免划伤心脏。

4. 术者确定穿刺针进入心包腔后，助手沿穿刺针送入导丝，退出穿刺针、尖刀稍微切开穿刺点皮肤沿导丝置入扩张管，捻转前进，扩张穿刺部位皮肤及皮下组织后，退出扩张管。沿导丝置入引流管，退出导丝，根据引流效果，适当调整引流管角度及深度，以保证引流通畅。

5. 固定引流管，接引流袋，缓慢引流，记录引流的液体量，并取一定量的标本送检。根据病情需要决定引流管保持的时间。拔出引流管后，盖消毒纱布、压迫数分钟，用胶布固定。

【注意事项】

1. 严格掌握适应证。心包腔穿刺术有一定危险性，应由有经验医生操作或指导，并应在心电监护下进行穿刺、较为安全。

2. 术前须进行心脏超声检查，确定液平段大小、穿刺部位、穿刺方向和进针距离，选液平段最大、距体表最近点作为穿刺部位，或在超声显像引导下进行心包腔穿刺抽液更为准确、安全。

3. 术前应向患者作好解释，消除顾虑，并嘱其在穿刺过程中切勿咳嗽或深呼吸。术前半小时可服可待因 0.03g。

4. 麻醉要完善，以免因疼痛引起神经源性休克。

5. 抽液量第一次不宜超过 100～200ml，重复抽液可逐渐增到 300～500ml。抽液速度要慢，如过快、过多，短期内使大量血液回心可能导致肺水肿。

6. 如抽出鲜血，应立即停止抽吸，并严密观察有无心脏压塞症状出现。

7. 取下引流管前夹闭引流管，以防空气进入。

8. 术中、术后均需密切观察呼吸、血压、脉搏等的变化，术后静卧，每半小时测一次脉搏、血压，共 4 次，以后每 1 小时一次，共观察 24 小时。

三、腹膜腔穿刺术

腹膜腔穿刺术是指对有腹腔积液的患者，为了诊断和治疗疾病进行腹腔穿刺，抽取积液进行检验的操作过程。

【适应证】

1. 抽取腹腔积液进行各种实验室检验，以便寻找病因，协助临床诊断。

2. 对大量腹水引起严重胸闷、气促、少尿等症状，使患者难以忍受时，可适当抽放腹水以缓解症状。一般每次放液不超过 3000～6000ml。

3. 腹腔内注射药物，注射抗生素如卡那霉素，链霉素或庆大霉素，注射化疗药物如环磷酰胺、噻替派、丝裂霉素等，以协助治疗疾病。

【禁忌证】

1. 严重肠胀气。

2. 因既往手术或炎症，腹腔内有广泛腹膜粘连者。

3. 有肝性脑病先兆、棘球蚴病及巨大卵巢囊肿者。

4. 大量腹水伴有严重电解质紊乱者禁忌大量放腹水。

5. 精神异常或不能配合者。

6. 妊娠。

【方法】

1. 术前先嘱患者排空尿液，以免穿刺时损伤膀胱。

2. 放液前应测量腹围、脉搏、血压和腹部体征，以观察病情变化。

3. 扶患者坐在靠椅上，或平卧、半卧、稍左侧卧位。

4. 选择适宜穿刺点一般选于左下腹部脐与左髂前上棘连线中外1/3交点处，也有取脐与耻骨联合中点上1cm，偏左或偏右1～1.5cm处，或侧卧位脐水平线与腋前线或腋中线交点处。对少量或包裹性腹水，常须超声指导下定位穿刺。

5. 将穿刺部位用2%碘酊常规消毒，消毒直径大约15cm，戴无菌手套，检查注射器及穿刺针，铺消毒洞巾，自皮肤至腹膜壁层用0.5%利多卡因逐层作局部浸润麻醉。

6. 医生左手固定穿刺处皮肤，右手持针经麻醉处逐步刺入腹壁，然后倾斜45°～60°角，进0.5～1cm后再垂直刺入，待感到针尖抵抗感突然消失时，表示针尖已穿过腹膜壁层，即可行抽取和引流腹水，并置腹水于消毒试管中以备做检验用，诊断性穿刺可直接用无菌的20ml或50ml注射器和7号针头进行穿刺。大量放液时可用针尾连接橡皮管的 8 号或 9 号针头，助手用消毒血管钳固定针头，并夹持橡皮管，用输液夹子调整放液速度，将腹水引流入容器中记量或送检。腹水不断流出时，应将预先绑在腹部多头绷带逐步收紧，以防腹压骤然降低，内脏血管扩张而发生血压下降甚至休克等现象，放液结束后拔出穿刺针，用 2% 碘酊消毒后，盖上消毒纱布，并用多头绷带将腹部包扎，如遇穿刺孔继续有腹水渗漏时，可用蝶形胶布或棉胶封闭。

【注意事项】

1. 有肝性脑病先兆，棘球蚴病，卵巢囊肿者，禁忌腹腔穿刺放腹水。

2. 术中应密切观察患者，如发现头晕、恶心、心悸，气促、脉搏增快、面色苍白应立即停止操作，并作适当处理。

3. 腹腔放液不宜过快过多，肝硬化患者一次放腹水一般不超过 3000ml，过多放液可诱发肝性脑病和电解质紊乱，但在输注大量白蛋白的基础上，也可以大量放液，一般放腹水 1000ml 补充白蛋白 6～8g。

4. 在放腹水时若流出不畅，可将穿刺针稍作移动或变换体位。

5. 大量腹水患者，为防止腹腔穿刺后腹水渗漏，在穿刺时注意勿使皮肤至腹膜壁层位于同一条直线上，方法是当针尖通过皮肤到达皮下后，即在另一手的协助下稍向周围移动一下穿刺针尖，然后再向腹腔刺入。

6. 术后应严密观察有无出血和继发性感染的并发症。注意无菌操作，以防腹腔感染。

四、骨髓穿刺术

骨髓穿刺术（bone marrow puncture）是采集骨髓液的一种常用诊断技术。临床上骨髓穿刺液常用于血细胞形态学检查，也可用于造血干细胞培养/细胞遗传学分析及病原生物学检查等，以协助临床诊断，观察疗效和判断预后等。

【方法】

1. 选择穿刺部位

（1）髂前上棘穿刺点：髂前上棘后 1～2cm 处，该处骨平面平坦，易于固定，操作方便，危险性极小。

（2）髂后上棘穿刺点：骶椎两侧、臀部上方突出的部位。

（3）胸骨穿刺点：胸骨柄、胸骨体相当于第 1、2 肋间隙的部位，此处胸骨较薄，且其后有大血管和心房，穿刺时务必小心，以防穿透胸骨而发生意外，但由于胸骨的骨髓液丰富，当其他部位穿刺失败时，仍需要进行胸骨穿刺。

（4）腰椎棘突穿刺点：腰椎棘突突出的部位。

2. 体位　采用髂前上棘和胸骨穿刺时，患者取仰卧位；采用髂后上棘穿刺时，患者取侧卧位；采用腰椎棘突穿刺时，患者取坐位或侧卧位。

3. 麻醉　常规消毒局部皮肤，操作者戴无菌手套，铺无菌洞巾。然后用 2% 利多卡因做局部皮肤、皮下和骨膜麻醉。

4. 固定穿刺针长度　将骨髓穿刺针的固定器固定在适当的长度上。髂骨穿刺约 1.5cm，胸骨穿刺约 1.0cm。

5. 穿刺　操作者左手拇指和示指固定穿刺部位，右手持骨髓穿刺针与骨面垂直刺入，若为胸骨穿刺则应与骨面呈 30°～40°角刺入。当穿刺针针尖接触骨质后，沿穿刺针的针体长轴左右旋转穿刺针，并向前推进，缓缓刺入骨质、当突然感到穿刺阻力消失、且穿刺针已固定在骨内时，表明穿刺针已进入骨髓腔。如果穿刺针尚未固定，则应继续刺入少许以达到固定为止。

6. 抽取骨髓液　拔出穿刺针针芯，接上干燥的注射器（10ml 或 20ml），用适当的力量抽取骨髓液。当穿刺针在骨髓腔抽吸时患者感到有尖锐酸痛，随即便有红色骨髓液进入注射器。抽取的骨髓液一般为 0.1～0.2ml，若用力过猛或抽吸过多，会使骨髓液稀释。如果需要做骨髓液细菌培养，应在留取骨髓液计数和涂片标本后，再抽取 1～2ml，以用于细菌培养。

若未能抽取骨髓液，则可能是针腔被组织块堵塞或"干抽（dry tap）"，此时应重新插上针芯，稍加旋转穿刺针或再刺入少许。拔出针芯，如果针芯带有血迹，再次抽取即可取得红色骨髓液。

7. 涂片 将骨髓液滴在载玻片上，立即做有核细胞计数和制备骨髓液涂片数张。

8. 加压固定 骨髓液抽取完毕，重新插入针芯、左手取无菌纱布置于穿刺处，右手将穿刺针拔出，并将无菌纱布敷于针孔上，按压 1～2min 后，再用胶布加压固定。

【注意事项】

1. 骨髓穿刺前应检查出血时间和凝血时间，有出血倾向者应特别注意，血友病患者禁止骨髓穿刺检查。

2. 骨髓穿刺针和注射器必须干燥，以免发生溶血。

3. 穿刺针针头进入骨质后要避免过大摆动，以免折断穿刺针。胸骨穿刺时不可用力过猛、穿刺过深，以防穿透内侧骨板而发生意外。

4. 穿刺过程中，如果感到骨质坚硬，难以进入骨髓腔时，不可强行进针，以免断针。应考虑为大理石骨病的可能，及时行骨骼 X 线检查，以明确诊断。

5. 做骨髓细胞形态学检查时，抽取的骨髓液不可过多，以免影响骨髓增生程度的判断、细胞计数和分类。

6. 行骨髓液细菌培养时，需要在骨髓液涂片后，再抽取 1～2ml 骨髓液用于培养。

7. 由于骨髓夜中含有大量的幼稚细胞，极易发生凝固。因此，穿刺抽取骨髓液后立即涂片。

8. 送检骨髓液涂片时，应同时附送 2～3 张血涂片。

9. 麻醉前需做普鲁卡因皮试。

五、腰椎穿刺术

腰椎穿刺术常用于检查脑脊液的性质，对诊断脑膜炎、脑炎、脑血管病变、脑瘤等神经系统疾病有重要意义。也可测定颅内压力和了解蛛网膜下腔是否阻塞等，有时也用于鞘内注射药物。

【方法】

1. 患者侧卧于硬板床上，背部与床面垂直、头部尽量向前胸屈曲，两手抱膝紧贴腹部，使躯干尽可能弯曲呈弓形；或由助手在术者对面用一手挽患者头部，另一手挽双下肢腘窝处并用力抱紧，使脊柱尽量后凸增宽椎间隙，便于进针。

2. 确定穿刺点，通常以双侧髂棘最高点连线与后正中线的交会处为穿刺点，此处，相当于第3～4腰椎棘突间隙，有时也可在上一或下一腰椎间隙进行。

3. 常规消毒皮肤后戴无菌手套、盖洞巾，用2%利多卡因自皮肤到椎间韧带作逐层局部麻醉。

4. 术者用左手固定穿刺点皮肤，右手持穿刺针以垂直背部、针尖稍斜向头部的方向缓慢刺入，成人进针深度约4～6cm，儿童约2～4cm，当针头穿过韧带与硬脑膜时，有阻力突然消失落空感，此时可将针芯慢慢抽出（以防脑脊液迅速流出，造成脑疝），可见脑脊液流出。

5. 放液前先接上测压管测量压力。正常侧卧位脑脊液压力为70～180mmH$_2$O（0.098KPa=10mmH$_2$O）或40～50滴/分。若继续作Queckenstedt试验，可了解蛛网膜下腔有无阻塞。即在测初压后，由助手先压迫一侧颈静脉约10秒，再压另一侧，最后同时按压双侧颈静脉、正常时压迫颈静脉后，脑脊液压力立即迅速升高1倍左右，解除压迫后10～20秒，迅速降至原来水平，称为梗阻试验阴性，示蛛网膜下腔通畅；若压迫颈静脉后，不能使脑脊液升高，则为梗阻试验阳性，示蛛网膜下腔完全阻塞；若施压后压力缓慢上升，放松后又缓慢下降，示有不完全阻塞；但是，颅内压增高者，禁做此试验。

6. 撤去测压管，收集脑脊液2～5ml送检；如需作培养时，应用无菌试管留标本。

7. 术毕，将针芯插入后一起拔出穿刺针，覆盖消毒纱布，用胶布固定。

8. 去枕平卧 4 ~ 6 小时，以免引起术后低颅压头痛。

【注意事项】

1. 严格掌握禁忌证　凡疑有颅内压升高者必须先做眼底检查，如有明显视乳头水肿或有脑疝先兆者，禁忌穿刺，凡患者处于休克、衰竭或濒危状态以及局部皮肤有炎症、颅后窝有占位性病变者均列为禁忌。

2. 穿刺时患者如出现呼吸、脉搏、面色异常等症状时，立即停止操作，并作相应处理。

3. 鞘内给药时，应先放出等量脑脊液，然后再等量置换性药液注入。

3

六、动脉穿刺术

【适应证】

1. 严重休克需急救的患者，经静脉快速输血后情况未见改善，须经动脉提高冠状动脉灌注量及增加有效血容量。

2. 麻醉或手术期以及危重患者持续监测动脉血压。

3. 施行特殊检查或治疗，如血气分析，选择性血管造影和治疗，心导管置入，血液透析治疗等。

【禁忌证】

1. 慢性严重心、肺或肾脏疾病、晚期肿瘤。

2. 周围皮肤炎症或动脉痉挛以及血栓形成。

3. 有出血倾向者。

【操作准备】

1. 了解、熟悉患者病情。与患者或家属谈话，做好解释工作，争取清醒患者配合。

2. 如果部位需要，可先行局部备皮。

3. 器械准备清洁盘，小切开包，穿刺针、导引导丝及动脉留置导管；0.4% 枸橼酸钠生理盐水或肝素生理盐水冲洗液。加压装置。

【方法】

以桡动脉穿刺为例：

1. 腕下垫纱布卷，背伸位，常规皮肤消毒、铺洞巾。

2. 术者戴好帽子口罩，立于患者穿刺侧，戴无菌手套，以左手示指和中指在桡侧腕关节上 2cm 动脉搏动明显处固定欲穿刺的动脉。

3. 右手持注射器（肝素生理盐水冲洗），在两指间垂直或与动脉走向呈 40°角刺入。如见鲜红色血液直升入注射器，表示已刺入动脉。

4. 用左手固定原穿刺针的方向及深度，右手以最大速度注射药液或采血。操作完毕，迅速拔出针头，局部加压不得少于 5 分钟。

【注意事项】

1. 必须严格无菌操作，以防感染。

2. 如抽出暗黑色血液表示误入静脉，应立即拔出，压迫穿刺点 3~5 分钟。

3. 一次穿刺失败，切勿反复穿刺，以防损伤血管。

4. 穿刺后妥善压迫止血，防止局部血栓形成。

七、静脉穿刺术

【适应证】

1. 需长期输液而外周静脉因硬化、塌陷致穿刺困难者。

2. 需行肠道外全静脉营养者。

3. 危重患者及采血困难患者急症处理。

4. 中心静脉压测定。

【术前准备】

1. 了解、熟悉患者病情与患者或家属谈话，做好解释工作，争取清醒患者配合。

2. 如果部位需要，可先行局部备皮。

3. 器械准备清洁盘，穿刺针包。

【方法】

以股静脉穿刺为例

1. 患者取平卧位其穿刺下肢轻微外展外旋，在腹股沟韧带中心的内下方 1.5~3.0cm，股动脉搏动内侧为穿刺点。

2. 术者戴好帽子口罩立于患者一侧，消毒局部皮肤、戴无菌手套，铺无菌洞巾。于穿刺点处轻轻压迫皮肤及股静脉并稍加固定。

3. 右手持注射器向左手示指中指固定的穿刺点刺入，进针方向与穿刺部位的皮肤呈 30°～45°角，顺应血流方向或成垂直方向，边进针边抽吸缓缓刺入。

4. 当穿刺针进入股静脉后，即有静脉血液回流入注射针管内，再进针 2～4mm 即可采血或注射药物。

5. 若未能抽出血液则先向深部刺入，采用边退针边抽吸至有血液抽吸出为止；或者调整穿刺方向、深度或重新穿刺。

6. 穿刺完毕，拔出针头并消毒皮肤，盖上无菌小纱布，局部压迫 3～5 分钟，以防出血，再用胶布固定。

【注意事项】

1. 必须严格无菌操作，以防感染。

2. 如抽出鲜红色血液表示误入动脉，应立即拔出，压迫穿刺点 5 分钟。

3. 尽量避免反复穿刺，一般穿刺 3 次不成功应停止。

4. 穿刺后妥善压迫止血，防止局部血栓形成。

八、吸痰术

吸痰术指经口腔、鼻腔、人工气道（气管切开术）将呼吸道的分泌物吸出，以保持呼吸道通畅，预防吸入性肺炎、肺不张、窒息等并发症的一种方法。

【适应证】

1. 昏迷患者。

2. 痰液特别多有窒息可能。

3. 需气管内给药，注入造影剂或稀释痰液的患者。

【禁忌证】

颅底骨折患者禁用鼻导管吸痰。

【方法】

1. 洗手、戴口罩。

3

2. 备齐用物，携至患者床旁，核对，向患者解释操作目的与合作方法。

3. 接上电源，打开开关，检查吸引器的性能是否良好，连接是否正确。

4. 根据患者情况及痰液黏稠度调节负压，吸引器负压压力一般调节为 40.0 ~ 53.3KPa，用生理盐水试吸，检查导管是否通畅。

5. 咽喉部吸痰　将患者头转向操作者一侧，昏迷患者可用压舌板或开口器帮助患者张口。一手将导管末端折叠（使用控制侧孔装置的，打开侧孔），以免负压吸附黏膜，引起损伤。另一手用无菌持物钳持吸痰导管头端插入患者口腔咽部，然后，放松导管末端（使用控制侧孔装置的，按压侧孔），吸尽口腔及咽喉部的分泌物。

6. 气管深部吸痰　更换吸痰管，再次反折导管末端（使用控制侧孔装置的，打开侧孔），另一手用无菌持物钳持吸痰导管前端，在无负压状态下，经一侧鼻孔在患者吸气时插入气管深部，将吸痰管自深部向上提拉，左右旋转，吸净痰液。每次吸痰时间不超过 15 秒，以免患者缺氧。

7. 在吸痰过程中，随时擦净喷出的分泌物，观察吸痰前后呼吸频率的改变，同时注意吸出物的性状、量及颜色等，做好记录。

8. 吸痰完毕，关上吸引开关，将吸痰管浸泡消毒，并将吸痰玻璃接管插入盛有消毒液的试管内浸泡。

9. 观察患者呼吸是否改善，协助患者取舒适卧位，整理用物。

【注意事项】

1. 吸痰过程中每次抽吸时间小于 15 秒，一次未吸尽时，间隔 3~5 分钟后再吸。

2. 气管插管或气管切开者，可由气管插管或气管套管内吸痰，需严格执行无菌技术操作。

3. 吸痰过程中如患者出现恶心、咳嗽等不适时，可以调整吸痰管的深度，减少对咽喉部的刺激，在患者吸气时插入气管深部。

九、心肺复苏术

心肺复苏术是指恢复自主有效的通气和循环方法。

【方法】

1. 判断意识丧失及呼吸停止、心脏停搏　站立或跪在患者身体右侧，轻拍患者肩部，在患者双侧耳旁大声呼喊患者，判断其意识丧失，低头观察患者胸廓无呼吸起伏动作，口鼻无气息吐出，触摸颈动脉搏动消失，判断其呼吸停止、心脏停搏。使患者处于仰卧位平躺于硬板上，解开衣扣，松解腰带。

2. 胸外心脏按压　站在患者右侧，两手掌根部重叠置于胸骨中、下 1/3 交界处，手指抬起不触及胸壁。肘关节伸直，借助身体重力垂直向下按压，按压力度使胸骨下陷至少5cm（5~6cm），立刻放松，按压和放松时间一致，放松时手掌不离开按压部位。按压频率为 100 ~ 120 次/min。

3. 保持呼吸道通畅　检查并保持患者呼吸道通畅，清除口鼻分泌物及异物。

4. 人工呼吸　采用压额抬颏法，开放气道。右手抬起患者颈部，使其头部后仰，左手按压患者前额保持其头部后仰位置，使患者下颌和耳垂边线与地面垂直。左手以拇指和示指捏紧患者的鼻孔。平静吸气后，将口唇紧贴患者口唇，把患者口部完全包住，深而快地向患者口内吹气，应持续 1 秒以上，直至患者胸廓向上抬起。吹气量每次 500 ~ 600ml。吹气频率维持在 10 ~ 12 次/min。然后使患者的口张开，并松开捏鼻的手指，观察胸部恢复状况然后进行下一次人工呼吸。

5. 胸外按压与人工呼吸交替进行　单人抢救时，每胸外按压 30 次，俯下做人工呼吸 2 次（30∶2）。

【心肺复苏有效指标】

1. 颈动脉搏动　按压有效时，每按压一次可触摸到颈动脉一次搏动，若中止按压搏动亦消失，则应继续进行胸外按压，如果停止按压后脉搏仍然存在，说明患者心搏已恢复。

2. 面色（口唇）　复苏有效时，面色由发绀转为红润，若变为灰白，则说明复苏无效。

3. 其他　复苏有效时，可出现自主呼吸，或瞳孔由大变小并有对光反射，甚至有眼球活动及四肢抽动。

【终止抢救的标准】

1. 患者呼吸和循环已有效恢复。

2. 无心搏和自主呼吸，CPR 在常温下持续 30 分钟以上，EMS 人员到场确定患者已死亡。

3. 有 EMS 人员接手承担复苏或其他人员接替抢救。

十、心电除颤

心电除颤是以一定量的电流冲击心脏从而使室颤终止的方法。是治疗心室纤颤的有效方法，现今以直流电除颤法使用最为广泛。

【适应证】

室颤、室扑、无法识别 R 波的快速室性心动过速。

【方法】

1. 电极板涂以导电糊或垫上盐水纱布。

2. 接通电源，确定非同步相放电，室颤不需麻醉。

3. 选择能量水平及充电。

4. 按要求正确放置电极板，一块放在胸骨右缘第 2～3 肋间（心底部），另一块放在左腋前线第 5～6 肋间（心尖部）。

5. 经再次核对监测心律，明确所有人员均未接触患者（或病床）后，按压放电按钮。

6. 电击后即进行心电监测与记录。

（欧柏青）

第四章

常见慢性病的诊治

第一节 心血管系统疾病

一、高血压

高血压（hypertension）是指在未使用降压药物的情况下，非同日 3 次测量血压，收缩压 ≥140mmHg 和/或舒张压 ≥90mmHg。收缩压 ≥140mmHg 和舒张压 < 90mmHg 为单纯性收缩期高血压。患者既往有高血压史，目前正在使用降压药物，血压虽然低于 140/90mmHg，也诊断为高血压。根据血压升高水平，进一步将高血压分为 1 级、2 级和 3 级（见表 4-1-1）。

表 4-1-1　血压水平分类和定义

分类	收缩压（mmHg）		舒张压（mmHg）
正常血压	<120	和	<80
正常高值	120-139	和/或	80-89
高血压	≥140	和/或	≥90
1 级高血压（轻度）	140～159	和/或	90～99

续表

分类	收缩压（mmHg）		舒张压（mmHg）
2 级高血压（中度）	160～179	和/或	100～109
3 级高血压（重度）	≥180	和/或	≥110
单纯收缩期高血压	≥140	和	<90

注：当收缩压和舒张压分属于不同级别时，以较高的分级为准。以上标准适合于任何的成年男性和女性。

【临床表现与并发症】

1. 症状　大多数起病缓慢、一般缺乏特殊的临床表现，仅在测量血压时或发生心、脑、肾等并发症时才被发现。一般常见症状有头晕、头痛、颈项强直、疲劳、心悸等，呈轻度持续性，多数症状可自行缓解，在紧张或劳累后加重。也可出现视力模糊、鼻出血等较重症状。高血压患者还可以出现受累器官的症状，如胸闷、气短、心绞痛、多尿等。另外，有些症状可能是降压药的不良反应所致。

2. 体征　高血压时体征一般较少。周围血管搏动、血管杂音、心脏杂音等是重点检查的项目。常见的并应重视的部位是颈部、背部两侧肋脊角、上腹部脐两侧、腰部肋脊处的血管杂音。心脏听诊可有主动脉瓣区第二心音亢进、收缩期杂音或收缩早期喀喇音。

有些体征常提示继发性高血压可能，例如腰部肿块提示多囊肾或嗜铬细胞瘤；股动脉搏动延迟出现或缺如，并且下肢血压明显低于上肢，提示主动脉缩窄；向心性肥胖、紫纹与多毛，提示 Cushing 综合征可能。

3. 并发症

（1）脑血管病包括脑出血、脑血栓形成、腔隙性脑梗死、短暂性脑缺血发作。

（2）心力衰竭和冠心病。

（3）慢性肾功能衰竭。

（4）主动脉夹层。

【辅助检查】

1. 基本项目 血液生化（钾、空腹血糖、血清总胆固醇、甘油三酯、高密度脂蛋白胆固醇、低密度脂蛋白胆固醇和尿酸、肌酐）；全血细胞计数、血红蛋白和血细胞比容；尿液分析（尿蛋白、糖和尿沉渣镜检）；心电图。

2. 推荐项目 24 小时动态血压监测（ABPM）、超声心动图、颈动脉超声、餐后 2 小时血糖（当空腹血糖≥6.1mmol 时测定）、同型半胱氨酸、尿白蛋白定量（糖尿病患者必查项目）、尿蛋白定量（用于尿常规检查蛋白阳性者）、眼底、胸片、脉搏波传导速度（PWV）以及踝臂血压指数（ABI）等。

3. 选择项目 对怀疑继发性高血压患者，根据需要可以分别选择以下检查项目：血浆肾素活性、血和尿醛固酮、血和尿皮质醇、血游离甲氧基肾上腺素（MN）及甲氧基去甲肾上腺素（NMN）、血和尿儿茶酚胺、动脉造影、肾和肾上腺超声、CT 或 MRI、睡眠呼吸监测等。对有并发症的高血压患者，进行相应的脑功能、心功能和肾功能检查。

【诊断要点】

1. 诊断标准 诊室血压：收缩压≥140mmHg 和/或舒张压≥90mmHg

动态血压：24 小时动态血压收缩压平均值≥130mmHg 和/或舒张压≥80mmHg

白天收缩压平均值≥135mmHg 和/或舒张压≥85mmHg

夜间收缩压平均值≥120mmHg 和/或舒张压≥70mmHg

家庭自测血压收缩压≥135mmHg 和/或舒张压≥85mmHg

2. 高血压危险分层（见表 4-1-2，4-1-3）

表 4-1-2 高血压患者心血管风险水平分层

其他危险因素和病史	血压（mmHg）		
	1级高血压 SBP 140~159 或 DBP 90~99	2级高血压 SBP 160~179 或 DBP 100~109	3级高血压 SBP≥180 或 DBP≥110
无	低危	中危	高危
1~2个其他危险因素	中危	中危	很高危
≥3个其他危险因素，或靶器官损害	高危	高危	很高危
临床并发症或合并糖尿病	很高危	很高危	很高危

3. 测量安静休息时坐位时上臂肱动脉血压，一般需非同日测量 3 次血压值收缩压均≥140mmHg 和（或）舒张压≥90mmHg，可诊断为高血压。

4. 若患者有高血压病史，正在使用高血压药物，即使血压正常，也应诊断为高血压。

5. 如疑似直立性低血压的患者，还应测量平卧位和站立位血压。

6. 是否为高血压，不能仅凭一次或两次诊室血压测量值，还需进一步观察血压变化和总体水平。

【鉴别要点】

1. 肾实质性高血压 包括急、慢性肾小球肾炎，糖尿病性肾病、慢性肾盂肾炎，多囊肾和肾移植后等多种肾脏病变引起的高血压，是最常见的继发性高血压。所有肾脏疾病在终末期肾病阶段 80%~90% 合并高血压。

表 4-1-3　影响高血压患者心血管预后的重要因素

心血管危险因素	靶器官损害（TOD）	伴临床疾患
• 高血压（1～3级） • 男性（55岁） 　女性（65岁） 　吸烟 • 糖耐量受损（2小时血糖 7.8～11.0mmol/L）和/或空腹血糖异常（6.1～6.9mmol/L） • 血脂异常 TC≥5.7mmol/L（220mg/dL）或 LDL-C>3.3mmol/L（130mg/dL）或 HDL-C<1.0mmol/L（40mg/dL）	• 左心室肥厚 心电图：Sokolow-Lyons>38mm 或 Cornell>2440mm·ms 超声心动图 LVMI：男≥125g/m²，女≥120g/m² • 颈动脉超声 IMT≥0.9mm 或动脉粥样斑块 • 颈-股动脉搏波速度≥12m/s（*选择使用）	• 脑血管病： 脑出血 缺血性脑卒中 短暂性脑缺血发作 • 心脏病： 心肌梗死史 心绞痛 冠状动脉运重建史 充血性心力衰竭 • 肾脏病： 糖尿病肾病 肾功能受损 血肌酐

4

续表

心血管危险因素	靶器官损害（TOD）	伴临床疾患
早发心血管病家族史（一级亲属发病年龄<50岁） • 腹型肥胖（腰围：男性≥90cm 女性≥85cm）或肥胖（BMI≥28kg/m²） • 高同型半胱氨酸>10mol/L	• 踝/臂血压指数<0.9（*选择使用） • 估算的肾小球滤过率低（eGFR<60ml/min/1.73m²）或血清肌酐轻度升高：男性115-133（mol/L）(1.3-1.5mg/dL)，女性107-124（mol/L）(1.2-1.4mg/dL) • 微量白蛋白尿：30-300mg/24h 或白蛋白/肌酐比：≥30mg/g（3.5mg/mmol）	男性≥133mol/L（1.5mg/dL）女性≥124mol/L（1.4mg/dL） 尿蛋白≥300mg/24h 外周血管疾病 视网膜病变：出血或渗出，视盘水肿 糖尿病：空腹血糖≥7.0mmol/L（126mg/dL）餐后血糖≥11.1mmol/L（200mg/dL）糖化血红蛋白：（HbAlc）6.5%

注：TC：总胆固醇；LDL-C：低密度脂蛋白胆固醇；HDL-C：高密度脂蛋白胆固醇；LVMI：左心室质量指数；IMT：颈动脉内膜中层厚度；BMI：体质量指数。

4

往往在发现血压升高时已经有蛋白尿、血尿和贫血，肾小球滤过功能减退，肌酐清除率下降。如果条件允许，肾穿刺组织学检查有助于确立诊断。

2. 肾血管性高血压是单侧或双侧肾动脉主干或分支狭窄引起的高血压。常见病因有多发性大动脉炎，肾动脉纤维肌性发育不良和动脉粥样硬化，前两者主要见于青少年，后者见于老年人。凡进展迅速或突然加重的高血压，均应怀疑本症。本症大多有舒张压中、重度升高，体检时在上腹部或背部肋脊角处可闻及血管杂音。大剂量快速静脉肾盂造影、多普勒超声、放射性核素肾图有助于诊断，肾动脉造影可明确诊断和狭窄部位。分侧肾静脉肾素活性测定可预测手术治疗效果。

3. 嗜铬细胞瘤 表现为阵发性血压升高伴心动过速、头痛、出汗、面色苍白，血或尿儿茶酚胺或其代谢产物3-甲氧基-4-羟基苦杏仁酸（VMA）显著增高，超声、放射性核素、CT或磁共振可作定位诊断。

4. 原发性醛固酮增多症 临床上以长期高血压伴低血钾为特征，少数患者血钾正常，临床上常因此忽视了对本症的进一步检查。可有肌无力、周期性麻痹、烦渴、多尿等。血压多为轻、中度增高。实验室检查有低血钾、高血钠、代谢性碱中毒、血浆肾素活性降低、尿醛固酮排泄增多等。血浆醛固酮/血浆肾素活性比值增大有较高诊断敏感性和特异性。超声、放射性核素、CT、MRI可确立病变性质和部位。选择性双侧肾上腺静脉血激素测定，对诊断确有困难的患者，有较高的诊断价值。

5. 皮质醇增多症 表现为向心性肥胖、满月脸、多毛、宽大紫纹、皮肤细薄、糖耐量减低、低钾性碱中毒、易感染、闭经及性功能障碍等，24小时尿中17-羟和17-酮类固醇增多，地塞米松抑制试验和肾上腺皮质激素兴奋试验有助于诊断。颅内蝶鞍X线检查，肾上腺CT，放射性核素肾上腺扫描可确定病变部位。

6. 主动脉缩窄 多表现为上肢高血压、下肢低血压或无血压，腹主动脉以下搏动减弱或消失、胸背部可闻

4

及血管杂音。如患者血压异常升高，或伴胸部收缩期杂音，应怀疑本症存在。CTA 和 MRA 有助于明确诊断，主动脉造影可明确狭窄段范围及周围有无动脉瘤形成。

【治疗要点】

1. 治疗目的与原则

（1）治疗目标：高血压患者的主要治疗目标是最大程度地降低心血管并发症的发生与死亡的总体危险。

（2）降压目标：在患者能耐受的情况下，逐步降压达标。一般高血压患者，应将血压（收缩压/舒张压）降至 140/90mmHg 以下；65 岁及以上的老年人的收缩压应控制在 150mmHg 以下，如能耐受还可进一步降低 140mmHg 以下；伴有肾脏疾病、糖尿病或病情稳定的冠心病的高血压患者治疗更宜个体化，一般可以将血压降至 130/80mmHg 以下，脑卒中后的高血压患者一般血压目标为 <140/90mmHg。处于急性期的冠心病或脑卒中患者，应按照相关指南进行血压管理。舒张压低于 60mmHg 的冠心病患者，应在密切监测血压的情况下逐渐实现降压达标。

（3）降压药治疗对象：①高血压 2 级或以上患者；②高血压合并糖尿病，或者已经有心、脑、肾靶器官损害和并发症患者；③凡血压持续升高，改善生活行为后血压仍未获得有效控制患者。从心血管危险分层的角度，高危和极高危患者必须使用降压药物强化治疗。

2. 非药物治疗　减轻体重、减少钠盐摄入、补充钾盐、减少脂肪摄入、戒烟限酒、增加运动、减轻精神压力、必要时补充叶酸制剂。

3. 药物治疗

（1）降压药物应用基本原则：

（2）降压药物种类

1）利尿剂：

噻嗪类　氢氯噻嗪 6.25～25mg/次，1 次/日。吲达帕胺 0.625～2.5mg/次，1 日/次。不良反应：血容量不足和低钠血症、低钾血症、升高空腹血糖。低钾者及原发性醛固酮增多症患者禁用，常与其他降压药物合用可增强降压作用。

保钾利尿药　阿米洛利 5 ~ 10mg/d，分 1 ~ 2 次/日。氨苯蝶啶 25 ~ 100mg/d，分 1 ~ 2 次/日。不良反应：最常见为恶心、皮疹，高血钾为最严重不良反应。痛风患者禁用。常与噻嗪类或袢利尿剂合用。

盐皮质激素受体抑制剂　螺内酯 20 ~ 60mg/d，分 1 ~ 3 次/日。依普利酮 50 ~ 100mg/d，分 1 ~ 2 次/日。

袢利尿剂　呋塞米 20 ~ 80mg/d，分 1 ~ 2 次/日。托拉塞米 2.5 ~ 10mg/d，1 次/日。

2）β 受体拮抗剂：

美托洛尔片（β 受体拮抗剂）12.5 ~ 50mg/d，分 2 次/日；比索洛尔 2.5 ~ 10mg，1 次/日，支气管哮喘、二 ~ 三度房室传导阻滞、病窦综合征、周围动脉病禁用。哌唑嗪（α1 受体阻滞剂）1 ~ 10mg/d，2 ~ 3 次/日。酚妥拉明（非选择性 α 受体阻滞剂）25 ~ 50mg/次，3 次/日。拉贝洛尔（α、β 受体阻滞剂）100 ~ 300mg/次，2 次/日。

3）钙通道阻断药（CCB）：

二氢吡啶类　硝苯地平普通片 10 ~ 30mg/d，分 2 ~ 3 次/日或缓释片 5 ~ 40mg/次，2 次/日；左旋氨氯地平 1.25 ~ 5mg/次，1 次/日；尼群地平 20 ~ 60mg/d，分 2 ~ 3 次/日。适用于老年高血压、单纯收缩期高血压、左心室肥厚、稳定性冠心病、脑血管病及周围血管病。最常见不良反应与血管扩张有关，为头痛、潮红和心动过速。重度主动脉关闭不全及对 CCB 过敏者禁用。

非二氢吡啶类　地尔硫䓬缓释胶囊 90 ~ 360mg/d，分 1 ~ 2 次/日；维拉帕米 80 ~ 480mg/d，分 2 ~ 3 次/日。适用于伴房性心律失常的高血压病。预激综合征伴房颤者禁用维拉帕米。

4）血管紧张素转换酶抑制剂（ACEI）：

卡托普利 25 ~ 300mg/d，分 2 ~ 3 次/日。依那普利 1.25 ~ 20mg/次，2 次/日。不良反应：首剂量低血压反应（卡托普利）、高血钾、低血糖。咳嗽（干咳无痰）；孤立肾，移植肾、双侧肾动脉狭窄、严重肾功能减退者，以及妊娠、哺乳妇女禁用。

5）血管紧张素Ⅱ受体阻断剂（ARB）

氯沙坦 25～100mg，1 次／日；替米沙坦 20～80mg，1 次／日。不良反应：高血钾。孤立肾，移植肾、双侧肾动脉狭窄、严重肾功能减退者，以及妊娠、哺乳妇女禁用。与利尿剂同用降压作用增大。

【特殊类型高血压】

1. 高血压急症和亚急症

（1）定义

高血压急症和高血压亚急症曾被称为高血压危象。高血压急症（hypertensive emergencies）是指原发性或继发性高血压患者，在某些诱因作用下，血压突然和显著升高（一般超过 180/120mmHg），同时伴有进行性心、脑、肾等重要靶器官功能不全的表现。高血压急症包括高血压脑病、颅内出血（脑出血和蛛网膜下腔出血）、脑梗死、急性心力衰竭、肺水肿、急性冠状动脉综合征（不稳定型心绞痛、急性非 ST 段抬高和 ST 段抬高心肌梗死）、主动脉夹层动脉瘤、子痫等。应注意血压水平的高低与急性靶器官损害的程度并非成正比。

高血压亚急症（hypertensive urgencies）是指血压显著升高但不伴靶器官损害。患者可以有血压明显升高造成的症状，如头痛，胸闷，鼻出血和烦躁不安等。相当多数的患者有服药顺从性不好或治疗不足。

血压升高的程度不是区别高血压急症与高血压亚急症的标准，区别两者的唯一标准是有无新近发生的急性进行性的严重靶器官损害。

（2）治疗

原则：及时降压，控制性降压，合理选择降压药，避免使用不利药物。

降压药物：①硝普钠开始以 10ug/（kg·min）静脉滴注，用此药时密切监测血压。②尼卡地平开始 0.5ug/

（kg·min）静脉滴注，可逐渐增加至 10ug/（kg·min）。③拉贝洛尔 10 ~ 15min 内静注 20 ~ 100mg，或 0.5 ~ 2.0mg/min 静脉滴注，总量不要超过 300mg。④硝酸甘油 5 ~ 100ug/min。⑤乌拉地尔首剂 12.5 ~ 25mg 随之 5 ~ 40mg/h 静脉滴注。

2. 老年高血压　据 2002 年原卫生部组织的全国居民 27 万人营养与健康状况调查资料显示，我国 60 岁及以上人群高血压的患病率为 49%。即约每 2 位 60 岁以上人中就有 1 人患高血压。

老年高血压常与多种疾病并存，并发症多：常并发冠心病、心力衰竭、脑血管疾病、肾功能不全、糖尿病等。我国人群脑卒中发生率远高于西方人群。若血压长期控制不理想，更易发生靶器官损害。老年高血压的临床特点如下：收缩压增高，脉压增大；血压波动大；常见血压昼夜节律异常；"白大衣高血压"增多。假性高血压（pseudohypertension）增多。

老年患者降压治疗应强调收缩压达标，同时应避免过度降低血压；在能耐受降压治疗前提下，逐步降压达标，应避免过快降压；对于降压耐受性良好的患者应积极进行降压治疗。

老年高血压患者的血压应降至 150/90mmHg 以下，如能耐受可降至 140/90mmHg 以下。对于 80 岁以上的高龄老年人的降压目标值为 <150/90mmHg。但目前尚不清楚老年高血压降至 140/90mmHg 以下是否有更大获益。

3. 儿童与青少年高血压　儿童高血压以原发性高血压为主，表现为轻、中度血压升高，通常没有自我感知，没有明显的临床症状，除非定期体检，否则不易被发现。与肥胖密切相关，50% 以上的儿童高血压伴有肥胖。一项 20 年的队列研究显示，43% 的儿童高血压 20 年后发展成为成人高血压，而儿童血压正常人群中发展为成人高血压的比例只有 9.5%。左心室肥厚是儿童原发性高血压最突出的靶器官损害，占儿童高血压的 10% ~ 40%。

儿童中血压明显升高者多为继发性高血压，肾性高血压是继发性高血压的首位病因，占继发性高血压的80%左右。随年龄增长，原发性高血压的比例逐渐升高，进入青春期的青少年高血压多为原发性。

目前国际上统一采用 P_{90}、P_{95}、P_{99} 作为诊断"正常高值血压（high normal）"、"高血压（hypertension）"和"严重高血压（severe hypertension）"标准。

绝大多数高血压儿童通过非药物治疗即可达到血压控制目标。当出现高血压临床症状，继发性高血压，出现高血压靶器官的损害，糖尿病，非药物治疗 6 个月后无效者即开始药物治疗。

儿童高血压药物治疗的原则是从单一用药、小剂量开始。ACEI 或 ARB 和钙通道阻滞剂（CCB）在标准剂量下较少发生副作用，通常作为首选的儿科抗高血压药物；利尿剂通常作为二线抗高血压药物或与其他类型药物联合使用，解决水钠潴留及用于肾脏疾病引起的继发性高血压；其他种类药物如 α 受体阻滞剂和 β 受体拮抗剂，因为副作用的限制多用于严重高血压和联合用药。

原发性高血压或未合并靶器官损害的高血压儿童应将血压降至 P_{95} 以下；合并肾脏疾病、糖尿病或出现高血压靶器官损害时，应将血压降至 P_{90} 以下，以减少对靶器官的损害，降低远期心血管病发病率。

4. 妊娠期高血压

（1）分类：①妊娠期高血压（gestational hypertension）：妊娠 20 周后首次出现高血压，收缩压 ≥140mmHg（1mmHg = 0.133kPa）和（或）舒张压 ≥90mmHg，于产后 12 周内恢复正常；尿蛋白检测阴性。收缩压≥160mmHg 和（或）舒张压≥110mmHg 为重度妊娠期高血压。②子痫前期（preeclampsia）：妊娠 20 周后出现收缩压≥140mmHg 和（或）舒张压≥90mmHg，且伴有下列任一项：尿蛋白≥0.3g/24h，或尿蛋白/肌酐比值≥0.3，或随机尿蛋白≥（+）（无法进行尿蛋白定量时的检查方法）；无蛋白尿但伴有以下任何一种器官或系统受累：心、肺、脑、肾等重要器官，或血液系统、消化系统、神经系统的异常改变，胎盘-胎儿受到累及等。血压和（或）尿蛋白水平持续升高，发生母体器官功能受损或胎盘-胎儿并发症是子痫前期病情向重度发展的表现。③子痫（eclamgsia）：子痫前期基础上发生不能用其他原因解释的抽搐。④妊娠合并慢性高血压：既往存在的高血压或在妊娠 20 周前发现收缩压 ≥ 140mmHg 和（或）舒张压 ≥ 90mmHg，妊娠期无明显加重；或妊娠 20 周后首次诊断高血压并持续到产后 12 周以后。⑤慢性高血压并发子痫前期（chronic hypertension with superimposed preeclampsia）慢性高血压孕妇，孕 20 周前无蛋白尿，孕 20 周后出现尿蛋白 ≥ 0.3g/24h 或随机尿蛋白 ≥（+）；或孕 20 周前有蛋白尿，孕 20 周后尿蛋白定量明显增加；或出现血压进一步升高等上述重度子痫前期的任何一项表现。

（2）治疗：妊娠期高血压疾病的治疗目的是预防重度子痫前期和子痫的发生，降低母儿围产期病率和死亡率，改善围产结局。治疗基本原则是休息、镇静、预防抽搐、有指征地降压和利尿、密切监测母儿情况，适时终止妊娠。

常用的口服降压药物常用有：拉贝洛尔、硝苯地平短效或缓释片。如口服药物血压控制不理想，可使用静脉用药，常用有：拉贝洛尔、尼卡地平、酚妥拉明。孕期一般不使用利尿剂降压，以防血液浓缩、有效循环血量减少和高凝倾向。不推荐使用阿替洛尔和哌唑嗪。硫酸镁不可作为降压药使用。禁止使用血管紧张素转换酶抑制剂（ACEI）和血管紧张素 II 受体拮抗剂（ARB）。

5. 难治性高血压 难治性高血压（resistant hypertension，RH）是高血压治疗中的一个难点。随着人口老龄化以及肥胖、睡眠呼吸暂停低通气综合征、慢性肾脏病等疾病的增多，RH 成为越来越常见的临床问题。目前具体患病率并不十分清楚，我国尚无准确流行病学患病率。参考近几年的临床试验结果，结合来自经常就诊的高血压患者的数据以及高血压研究中心得现有数据，推算 RH 的现有患病率为 5% ~ 30%。RH 是指在改善生活方式的基础上，应用了合理可耐受的足量 ≥3 种降压药物（包括利尿剂）治疗 >1 月血压仍未达标，或服用≥4 种降压药物血压才能有效控制。临床上导致患者血压难以达标的因素较多，包括患者的不良生活方式、患者的依从性差、药物治疗的不足或不规范以及继发性高血压等多方面。难治性高血压的主要病理生理机制包括肾素-血管紧张素-醛固酮系统（RAAS）的醛固酮通路生理异常、水钠潴留、交感神经系统过度激活等，而交感神经以及 RAAS 活性增强及持续存在是难治性高血压的重要发病机制之一。

　　治疗上在纠正不良生活方式的同时，停用干扰血压的药物（表 4-1-5），同时合理联合用药（包括单片固定复方制剂），正确地使用利尿剂，螺内酯、α-β 受体阻滞剂及中枢神经拮抗剂的应用不容忽视，以达到最大降压效果和最小不良反应。在药物治疗中应尽量应用长效制剂，以有效控制夜间血压、晨峰血压以及清晨高血压，提供 24h 的持续降压效果；另外，必须遵循个体化原则，根据患者具体情况和耐受性，选择适合患者的降压药物。药物调整阶段每 2 ~ 4 周随诊 1 次。对于药物控制无效的真性 RH 患者，介入性 RDN 技术可能是一种有效的治疗方法，但是，因其还处于研究阶段，需严格选择适应证，按操作规程慎重、有序开展，同时提倡有计划的前瞻性研究。

表 4-1-5　影响降压效果的药物

药物名称	种类
非麻醉性镇痛药	非甾体类抗炎药，包括阿司匹林选择性环氧合酶-2 抑制剂
拟交感胺类药物	去充血剂、减肥药（盐酸西布曲明）、可卡因

续表

药物名称	种类
兴奋剂	哌甲酯、右苯丙胺、苯丙胺、去氧麻黄碱、莫达非尼
过量乙醇	
口服避孕药	
糖皮质激素	
环孢素	
促红细胞生成素	
天然甘草	
中药成分（麻黄）	

4

注：RH—难治性高血压； RASI—肾素血管紧张素系统阻断剂

二、冠心病

冠心病是指冠状动脉发生粥样硬化引起管腔狭窄或闭塞，导致心肌缺血或梗死而引起的心脏病，也称缺血性心脏病。1979 年世界卫生组织曾将之分为五型：①隐匿性或无症状型冠心病；②心绞痛；③心肌梗死；④缺血性心肌病；⑤猝死。近年来根据发病特点和治疗原则不同分为两大类：①慢性冠脉病；②急性冠脉综合征。前者包括稳定型心绞痛、缺血性心肌病和隐匿性冠心病。后者包括不稳定型心绞痛、非 ST 段抬高型心肌梗死、ST 段抬高型心肌梗死。

（一）心绞痛

【诊断要点】

1. 部位 疼痛发生位于胸骨体上段或中段之后，亦可能波及大部分心前区，可放射左肩、左上肢前内侧，达无名指和小指，范围有手掌大小。

2. 性质 压榨紧缩、压迫窒息、沉重闷胀性疼痛，少数可变现为烧灼感、紧张感等。

3. 时限　多持续数分钟，很少超过 15 分钟。

4. **诱发方式**　常在体力劳累、情绪激动、受寒、饱食、吸烟时发生。

5. **缓解方式**　休息或含服硝酸甘油可缓解。心电图有心肌缺血变化（ST 段下降、低平、倒置）。

【辅助检查】

1. **实验室检查**　血常规、血糖、血脂、甲状腺功能。胸痛明显者查心肌酶谱。

2. **心电图检查**　心电图检查是诊断心肌缺血的最常用无创检查。心绞痛发作时可见以 R 波为主的导联中 ST 段压低，T 波平坦或倒置，发作过后数分钟后逐渐恢复。静息时大部分患者心电图正常，可考虑行动态心电图记录或行心脏负荷试验。

3. **冠脉造影**　目前仍是诊断冠心病较准确的方法。

4. **其他检查**　放射性核素检查、CTA、超声心动图。

【鉴别要点】

1. **心脏神经官能症**　本病患者常诉胸痛，但为短暂（几秒钟）的刺痛或较持久（几小时）的隐痛，患者常喜欢不时地深吸一大口气或做叹息性呼吸。胸痛部位多在左胸乳房下心尖部附近，或经常变动。症状多在疲劳之后出现，而不在疲劳的当时，做轻度活动反觉舒适，有时可耐受较重的体力活动而不发生胸痛或胸闷。含用硝酸甘油无效或在 10 多分钟后才"见效"，常伴有心悸、疲乏及其他神经衰竭的症状。

2. **急性心肌梗死**　本病疼痛部位与心绞痛相仿，但性质更剧烈，持续时间可达数小时，常伴有休克、心律失常及心力衰竭，并有发热，含用硝酸甘油多不能使之缓解。心电图中面向梗死部位的导联 ST 段抬高，并有异常 Q 波。实验室检查示白细胞计数及血清学检查示肌酸磷酸激酶、门冬氨酸转氨酶、乳酸脱氢酶、肌红蛋白、肌凝蛋白轻链等增高，红细胞沉降率增快。

3. **X 综合征**　本病为小冠状动脉舒缩功能障碍所

致，以反复发作劳累性心绞痛为主要表现，疼痛亦可在休息时发生。发作时或负荷后心电图可示心肌缺血、核素心肌灌注可示缺损、超声心动图可示节段性室壁运动异常。但本病多见于女性，冠心病的易患因素不明显，疼痛症状不甚典型，冠状动脉造影阴性，左心室无肥厚表现，麦角新碱试验阴性，治疗反应不稳定而预后良好，则与冠心病心绞痛不同。

4. 肋间神经痛　本病疼痛常累及 1～2 个肋间，但并不一定局限在前胸，为刺痛或灼痛，多为持续性而非发作性，咳嗽、用力呼吸和身体转动可使疼痛加剧，沿神经行径处有压痛，手臂上举活动时局部有牵拉疼痛，故与心绞痛不同。

【治疗要点】

1. 一般治疗　发作时立刻休息，一般患者在停止活动后症状即可消除。平时应尽量避免各种诱发因素。

2. 发作时治疗　较重的发作，可使用作用快的硝酸酯制剂。这类药物除扩张冠状动脉，降低其阻力，增加其血流量外，还通过对周围血管的扩张作用，减少静脉回心血量，降低心室容量、心腔内压、心排血量和血压，减低心脏前后负荷和心肌的需氧，从而缓解心绞痛。

硝酸制剂：①硝酸甘油：可用 0.3～0.6mg 片剂，置于舌下含化，1～2 分钟即开始起作用，约半小时后作用消失。延迟见效或完全无效时提示患者并非患冠心病或患严重的冠心病，也可能所含的药物已失效或未溶解，如属后者可嘱患者轻轻嚼碎之继续含化。长期反复应用可由于产生耐药性而效力减低，停用 10 小时以上，可恢复有效。不良作用有头昏、头胀痛、头部跳动感、面红、心悸等，偶有血压下降，因此第一次用药时，患者宜取平卧位，必要时吸氧。②硝酸异山梨酯（消心痛）：可用 5～10mg，舌下含化，2～5 分钟见效，作用维持 2～3 小时。患青光眼、颅内压增高、低血压者不宜选用本类药物。

3. 缓解期的治疗　宜尽量避免各种确知足以诱致发

作的因素。使用作用持久的抗心绞痛药物，以防心绞痛发作，可单独选用、交替应用或联合应用作用持久的药物。

（1）硝酸酯类：①硝酸异山梨酯：口服二硝酸异山梨酯 3 次/d，每次 5～10mg；服后半小时起作用，持续 3～5 小时。单硝酸异山梨酯 20mg，2 次/d。②长效硝酸甘油制剂：服用长效片剂使硝酸甘油持续而缓慢释放，口服后半小时起作用，持续可达 8～12 小时，可每 8 小时服 1 次，每次 2.5mg。

（2）β 受体拮抗剂：具有阻断拟交感胺类对心率和心收缩力受体的刺激作用，减慢心率，降低血压，减低心肌收缩力和氧耗量，从而缓解心绞痛的发作。普萘洛尔 10mg，3～4 次/d，逐步增加剂量，用到 100～200mg/d。美托洛尔 50～100mg，2 次/d。阿替洛尔 25～75mg，2 次/d。①β 受体拮抗剂与硝酸酯有协同作用，因而剂量应偏小，开始剂量尤其要注意减小，以免引起体位性血压等不良反应；②停用 β 受体拮抗剂时应逐步减量，如突然停用诱发心肌梗死的可能；③心功能不全，支气管哮喘以及心动过缓者不宜用。其减慢心率的副作用，限制了剂量的加大。

（3）钙通道阻滞剂：本类药物抑制钙离子进入细胞内，也抑制心肌细胞兴奋-收缩耦联中钙离子的利用。因而抑制心肌收缩，减少心肌氧耗；扩张冠状动脉，解除冠状动脉痉挛，改善心内膜下心肌的血供；扩张周围血管，降低动脉压，减轻心脏负荷；还降低血液黏度，抗血小板聚集，改善心肌的微循环。①维拉帕米 80～120mg，3 次/d；缓释剂 240～480mg，1 次/d，不良作用有头晕、恶心、呕吐、便秘、心动过缓、PR 间期延长、血压下降等；②硝苯地平 10～20mg，3 次/d，亦可舌下含用；缓释剂 30～80mg，1 次/d，不良作用有头痛、头晕、乏力、血压下降、心率增快等；③地尔硫草 30～90mg，3 次/d；缓释剂 90～360mg，1 次/d，不良作用有头痛、头晕、失眠等。治疗变异型心绞痛以钙通道阻滞剂的疗效最好。本类药可与硝酸酯同服，其中硝苯地平尚可与 β 受体拮抗剂同服，但维拉帕米和地尔硫䓬与 β 受体拮抗剂合用时则有过度抑制心脏的危险。停用本类药时也宜逐渐减量然后停服，以免发生冠状动脉痉挛。

4. 预防心肌梗死、改善预后的药物

（1）抗血小板药物：阿司匹林类制剂通过抑制环氧化酶和血栓烷 A2 的合成达到抗血小板聚集的作用，所有患者只要没有药物禁忌证都应该服用。阿司匹林 75 ~ 100mg/d。氯吡格雷主要用于支架植入以后及阿司匹林有禁忌证患者。常用维持剂量为 75mg/d。

（2）血管紧张素转换酶抑制剂（ACEI）与血管紧张素 II 受体阻断剂（ARB）：卡托普利 25 ~ 300mg/d，2 ~ 3 次/日。依那普利 1.25 ~ 20mg/次，2 次/日。不能耐受 ACEI 类药物者可使用 ARB 类药物。

（3）β 受体拮抗剂：常用制剂：美托洛尔 50 ~ 100mg，2 次/d。阿替洛尔 25 ~ 75mg，2 次/d。

（4）他汀类药物：他汀类药物能有效降低 TC 和 LDL-C，还有延缓斑块进展、稳定斑块和抗感染等调脂以外的作用。常用制剂包括辛伐他汀（20 ~ 40mg/晚）、阿托伐他汀（10 ~ 80mg/d）、瑞舒伐他汀（5 ~ 20mg/晚）。

5. 血管重建治疗

（1）经皮冠状动脉介入治疗（PCI）。

（2）冠状动脉旁路移植手术（CABG）。

（二）急性心肌梗死

【诊断要点】

1. 突然在休息中发生心绞痛。

2. 心绞痛加剧。

3. 疼痛性质改变。

4. 持续时间延长或发作频繁。

5. 硝酸甘油疗效减低或无效。

6. 新发心绞痛来势较猛。

7. 无论有无心绞痛，特别是中年以上患者，忽然发生心律失常（特别多发、多源室早、室速或房室传导阻滞）、低血压、休克、以及左心衰的变现。

8. 非饮食不当引起的上腹痛、恶心、呕吐类似急性胃炎。

9. 严重无力、昏厥、出冷汗、心悸或神态反应迟钝。对年老患者突发原因不明的休克、晕厥、心力衰竭或较重持续性胸痛或胸闷，应考虑本病可能。

【辅助检查】

1. 心电图检查　特征性改变为新出现 Q 波及 ST 段抬高和 ST-T 动态演变。

2. 心肌坏死血清生物标志物升高　肌酸激酶同工酶（CK-MB）及肌钙蛋白（T 或 I）升高是诊断急性心肌梗死的重要指标。可于发病 3～6 小时开始增高，CK-MB 于 3～4 天恢复正常，肌钙蛋白于 11～14 天恢复正常。GOT 和 LDH 诊断特异性差，目前已很少应用。

3. 检测心肌坏死血清生物标志物　采用心肌钙蛋白 I/肌红蛋白/肌酸激酶同工酶（CK-MB）的快速诊断试剂，可作为心肌梗死突发时的快速辅助诊断，被越来越多的应用。

4. 其他　白细胞数增多，中性粒细胞数增多，嗜酸性粒细胞数减少或消失，血沉加快，血清肌凝蛋白轻链增高。

【鉴别要点】

1. 心绞痛　心绞痛的疼痛性质与心肌梗死相同，但发作较频繁，每次发作历时短，一般不超过 15 分钟，发作前常有诱发因素，不伴有发热，白细胞增加，红细胞沉降率增快或血清心肌酶增高，心电图无变化或有 ST 段暂时性压低或抬高，很少发生心律失常，休克和心力衰竭，含有硝酸甘油片疗效好等，可资鉴别。

2. 急性心包炎　尤其是急性非特异性心包炎，可有较剧烈而持久的心前区疼痛，心电图有 ST 段和 T 波变化，但心包炎患者在疼痛的同时或以前，已有发热和血白细胞计数增高，疼痛常于深呼吸和咳嗽时加重，体检可发现心包摩擦音，病情一般不如心肌梗死严重，心电图除 aVR 外，各导联均有 ST 段弓背向下的抬高，无异常 Q 波出现。

3. **急性肺动脉栓塞**　肺动脉大块栓塞常可引起胸痛、气急和休克，但有右心负荷急剧增加的表现，如右心室急剧增大，肺动脉瓣区搏动增强和该处第二心音亢进，三尖瓣区出现收缩期杂音等，发热和白细胞增多出现也较早，心电图示电轴右偏，Ⅰ 导联出现 S 波或原有的 S 波加深，Ⅲ 导联出现 Q 波和 T 波倒置，aVR 导联出现高 R 波，胸导联过渡区向左移，左胸导联 T 波倒置等，与心肌梗死的变化不同，可资鉴别。

4. **急腹症**　急性胰腺炎、消化性溃疡穿孔、急性胆囊炎、胆石症等，患者可有上腹部疼痛及休克，可能与急性心肌梗死患者疼痛波及上腹部者混淆，但仔细询问病史和体格检查，不难作出鉴别，心电图检查和血清心肌酶测定有助于明确诊断。

5. **主动脉夹层**　分离以剧烈胸痛起病，颇似急性心肌梗死，但疼痛一开始即达高峰，常放射到背、肋、腹、腰和下肢，两上肢血压及脉搏可有明显差别，少数有主动脉瓣关闭不全，可有下肢暂时性瘫痪或偏瘫，X 线胸片、CT、超声心动图探测到主动脉壁夹层内的液体，可资鉴别。

【并发症】

1. **乳头肌功能失调或断裂**　乳头肌（主要为二尖瓣乳头肌）因缺血、坏死等而收缩无力或断裂，造成二尖瓣关闭不全，心尖区有响亮的吹风样收缩期杂音，并易引起心力衰竭。

2. **心脏破裂**　为早期少见但严重的并发症，常在发病一周内出现，多为心室游离壁破裂，因产生心包积血和急性心包堵塞而猝死，偶为心室间隔破裂穿孔，在胸骨左缘第四肋间出现响亮的收缩期杂音，常伴震颤，可引起心力衰竭而迅速死亡。

3. **室壁膨胀瘤**　发生率国内尸资料为 20%，临床资料为 28%，为在心室腔内压力影响下，梗死部位的心室壁向外膨出而形成，见于心肌梗死范围较大的患者，常于起病数周后才被发现，体检可见右心界扩大，心脏搏动较广泛，可有收缩期杂音，发生附壁血栓时，心音减弱，心电图示 ST 段持续抬高，X 线检查可见心缘有局部膨出，透视或记波摄影可见该处搏动减弱或有反常搏动，选择性左心室造影和门电路放射性核素心血管造影，可显示膨胀瘤，超声心动图检查可显示室壁膨胀瘤的异常搏动，并发室壁膨胀瘤易发生心力衰竭，心律失常或栓塞，但在心肌梗死愈合后少有破裂的危险。

4.栓塞　为心室附壁血栓或下肢静脉血栓破碎脱落所致，国外一般发生率在 10% 左右，我国一般在 2% 以下，见于起病后 1～2 周，如栓子来自左心室，可产生脑、肾、脾或四肢等动脉栓塞，如栓子来自下肢深部静脉，可产生肺动脉栓塞。

5.心肌梗死后综合征：心肌梗死后数周至数月内出现，偶可发生于数天后，可反复发生，表现为心包炎、胸膜炎或肺炎，有发热、胸痛、气急、咳嗽等症状，可能为机体对坏死物质产生过敏反应所致。

【治疗要点】

1.监护和一般治疗　无并发症者急性期绝对卧床 1～3 天；吸氧；持续心电监护，观察心率、心律变化及血压和呼吸，低血压、休克患者必要时监测肺毛楔入压和静脉压。低盐、低脂、少量多餐、保持大便通畅。无并发症患者 3 天后逐步过渡到坐在床旁椅子上吃饭、大小便及室内活动。一般可在 2 周内出院。有心力衰竭、严重心律失常、低血压等患者卧床时间及出院时间需酌情延长。

2.镇静止痛　小量吗啡静脉注射为最有效的镇痛剂，也可用哌替啶。烦躁不安、精神紧张者可给予地西泮（安定）口服。

3.调整血容量　入院后尽快建立静脉通道，前 3 天缓慢补液，注意出入量平衡。

4.再灌注治疗，缩小梗死面积　再灌注治疗是急性

ST 段抬高心肌梗死最主要的治疗措施。在发病 12 小时内开通闭塞冠状动脉，恢复血流，可缩小心肌梗死面积，减少死亡。越早使冠状动脉再通，患者获益越大。"时间就是心肌，时间就是生命"。因此，对所有急性 ST 段抬高型心肌梗死患者就诊后必须尽快做出诊断，并尽快做出再灌注治疗的策略。

（1）直接冠状动脉介入治疗（PCI）：在有急诊 PCI 条件的医院，在患者到达医院 90 分钟内能完成第一次球囊扩张的情况下，对所有发病 12 小时以内的急性 ST 段抬高型心肌梗死患者均应进行直接 PCI 治疗，球囊扩张使冠状动脉再通，必要时植入支架。急性期只对梗死相关动脉进行处理。对心源性休克患者不论发病时间都应行直接 PCI 治疗。因此，急性 ST 段抬高型心肌梗死患者应尽可能到有 PCI 条件的医院就诊。

（2）溶栓治疗：如无急诊 PCT 治疗条件，或不能在 90 分钟内完成第一次球囊扩张时，若患者无溶栓治疗禁忌证，对发病 12 小时内的急性 ST 段抬高型心肌梗死患者应进行溶栓治疗。常用溶栓剂包括尿激酶、链激酶和重组组织型纤溶酶原激活剂（rt-PA）等，静脉注射给药。溶栓治疗的主要并发症是出血，最严重的是脑出血。溶栓治疗后仍宜转至有 PCI 条件的医院进一步治疗。非 ST 段抬高型心肌梗死患者不应进行溶栓治疗。

5. 药物治疗　持续胸痛患者若无低血压可静脉滴注硝酸甘油。所有无禁忌证的患者均应口服阿司匹林，植入药物支架患者应服用氯吡格雷一年，未植入支架患者可服用一月。应用 rt-PA 溶栓或未溶栓治疗的患者可用低分子肝素皮下注射或肝素静脉注射 3~5 天。对无禁忌证的患者应给与 β 受体拮抗剂。对无低血压的患者应给与肾素-血管紧张素转氨酶抑制剂（ACEI），对 ACEI 不能耐受者可应用血管紧张素受体阻滞剂（ARB）。对 β 受体拮抗剂有禁忌证（如支气管痉挛）而患者持续有缺血或心房颤动、心房扑动伴快速心室率，而无心力衰竭、左室功能失调及房室传导阻滞的情况下，可给予维拉帕米或地尔硫卓。所有患者均应给与他汀类药物。

6. 抗心律失常 偶发室性早搏可严密观察，不需用药；频发室性早搏或室性心动过速（室速）时，立即用利多卡因静脉注射继之持续静脉滴注；效果不好时可用胺碘酮静脉注射。室速引起血压降低或发生室颤时，尽快采用直流电除颤。对缓慢心律失常，可用阿托品肌内注射或静脉注射；Ⅱ～Ⅲ度房室传导阻滞时，可安置临时起搏器。室上性心律失常：房性早搏不需特殊处理，阵发性室上性心动过速和快心室率心房颤动可给予维拉帕米、地尔硫卓、美托洛尔、洋地黄制剂或胺碘酮静脉注射。对心室率快、药物治疗无效而影响血液动力学者，应直流电同步电转复。

7. 急性心肌梗死合并心源性休克和泵衰竭的治疗肺水肿时应吸氧，静脉注射吗啡、呋塞米，静脉滴注硝普钠。心源性休克可用多巴胺、多巴酚丁胺或阿拉明静脉滴注，如能维持血压，可在严密观察下加用小量硝普钠。药物反应不佳时应在主动脉内气囊反搏术支持下行直接 PCI，若冠状动脉造影病变不适于 PCI，应考虑急诊冠状动脉搭桥手术。

【预防】

用药预防也是冠心病的疾病管理中的一部分，主要指冠心病二级预防的 ABCDE。

所谓二级预防，指在有明确冠心病的患者（包括支架术后和搭桥术后），进行药物和非药物干预，来延缓或阻止动脉硬化的进展。英语国家总结为 ABCDE 五方面：

A：血管紧张素转换酶抑制剂（ACEI）与阿司匹林（Aspirin）。

B：β 受体拮抗剂（β-blocker）与控制血压（blood-pressurecontrol）。

C：戒烟（cigarettequitting）与降胆固醇（cholesterol-lowering）。

D：合理饮食（diet）与控制糖尿病（diabetescontrol）。

E：运动（exercise）与教育（education）。

阿司匹林的作用是抗血小板聚集。服用阿司匹林的患者，心血管病发生率和死亡率均显著下降。痛风患者不宜使用阿司匹林，因阿司匹林会抑制尿酸排泄。对痛风患者和其他各种原因确实不能耐受阿司匹林者，改为氯吡格雷75mg/日。

阿司匹林每天服75～150mg用于冠心病二级预防；对急性心肌梗死、急性缺血性卒中和不稳定心绞痛急性发作期，可把剂量增至每日150～300mg。

三、心律失常

心律失常是指心脏冲动的频率、节律、起源部位、传导速度或激动次序的异常。按照心律失常发生原理，可分为：冲动形成异常和冲动传导异常；临床常按照发生时心率快慢，分为快速心律失常和缓慢性心律失常。

（一）窦性心律失常

窦性心动过速

【病因】

1. 健康人吸烟、饮茶或咖啡、饮酒、体力活动及情绪激动。

2. 某些病理状态，如发热、甲状腺功能亢进、贫血、休克、心肌缺血、充血性心衰及应用肾上腺素、阿托品等。

【心电图特点】

1. 窦性P波规律出现。

2. 心率100～150次/min。

3. PR间期0.12～0.20s。

4. QRS波正常。

【临床表现】

可无症状，或有原发病症状。

【治疗要点】

1. 治疗原发病，避免诱因。

2. 必要时用 β 受体拮抗剂或地尔硫草。

窦性心动过缓

【病因】

1. 健康青年人、运动员或睡眠状态。

2. 颅内疾患、严重缺氧、低温、甲状腺功能减退、胺碘酮、β 受体拮抗剂。

【心电图特点】

1. 窦性 P 波规律出现。

2. 心率 <60 次/min。

3. 常伴窦性心律不齐（同一导联 PP 间期差异 > 0.12s）。

【临床表现】

可无症状，可出现心排血量不足的症状。

【治疗要点】

无症状者无需治疗，有症状者给予阿托品、异丙肾上腺素或起搏器。

病态窦房结综合征（SSS）

【病因】

1. 众多病变致窦房结受损。

2. 窦房结周围神经和心房肌病变。

3. 窦房结动脉供血减少。

【心电图特点】

1. 持续而显著的窦缓 <50 次/min，且并非由药物引起。

2. 窦性停搏与窦房传导阻滞。

3. 窦房传导阻滞与房室传导阻滞并存。

4. 心动过缓-心动过速综合征。

【临床表现】

1. 与心动过缓有关的心、脑等脏器供血不足的症状，如头晕、黑蒙、乏力，严重晕厥；

2. 如有心动过速发作，则可出现心悸、心绞痛等症状。

【治疗要点】

无症状者无需治疗，定期随访，有症状者可安置起搏器。

窦性停搏

【病因】

窦房结变性与纤维化、急性下壁心肌梗死、脑血管意外等病变及迷走神经张力增高或颈动脉窦过敏，洋地黄类药物、乙酰胆碱等药物。

【心电图特点】

1. 较正常 PP 间期显著长的间期内无 P 波发生，或 P 波与 QRS 波均不出现。

2. 长的 PP 间期与基本的窦性 PP 间期无倍数关系。

3. 长的窦性停搏后，下位潜在起搏点可发出单个逸搏与逸搏心律控制心室。

【临床表现】

窦性停搏 > 3s，且无逸搏发生时，可出现黑蒙、短暂意识障碍或晕厥，严重者甚至死亡。

【治疗要点】

同 SSS

（二）房性心律失常

房性早搏

【心电图特点】

1. 无窦性 P 波，提早出现房性 P 波，与窦性 P 波形态不同。

2. 房性 P 波后可有可无 QRS 波，形态多于窦性 QRS 波相同，少数出现宽大畸形的 QRS 波（房室内差异性传导）。

3. PR 间期 ≥ 0.12s。

4. 多数房早后不完全代偿间歇，少数完全代偿间歇。

【临床表现】

1. 可无任何症状。

2. 多数表现为心悸。

3. 一些患者有胸闷、乏力症状，自觉有停跳感。

【治疗要点】

通常无需治疗，症状显著者可予普罗帕酮、莫雷西嗪、β受体阻滞剂。

心房扑动

【病因】

1. 阵发性房扑可见于无器质性心脏病者。

2. 持续性房扑见于风湿性心脏病、冠心病、高血压性心脏病、心肌病、肺栓塞、慢性心衰、二尖瓣狭窄、二尖瓣狭窄等。

3. 甲状腺功能亢进、乙醇中毒、心包炎等。

【心电图特点】

1. 心房活动呈规律锯齿状扑动波的称为 F 波，扑动波间的等电线消失，在Ⅱ、Ⅲ、aVF 或 V1 导联最为明显。

2. 典型的房扑频率为 250 ~ 300 次/min。

3. 心室率规则或不规则，心房率 300 次/min 时，心室率 150 次/min（2∶1 传导）。

4. QRS 波群形态大多正常，当出现室内差异传导时，可有 QRS 波增宽，形态异常。

【临床表现】

1. 心室率不快时可无症状，心室率快者可诱发心绞痛与充血性心衰。

2. 具有不稳定型倾向，可恢复窦律或进展为房颤，亦可持续数月或数年。

3. 体检时可见快速的颈静脉扑动，有时可听到心房音。

【治疗要点】

1. 减慢心室率的药物有 β 受体拮抗剂、钙通道阻滞剂（维拉帕米、地尔硫䓬）或洋地黄制剂，转复房扑的药物包括 IA 类（如奎尼丁）、IC 类（如普罗帕酮），如房扑合并冠心病、充血性心衰时，应选用胺碘酮。

2. 终止房扑最有效的方法是直流电复律。

3. 射频消融可根治房扑。

4. 食管调搏也为转复房扑的有效方法。

5. 持续性房扑的患者发生血栓栓塞的风险明显增高，应给与抗凝治疗。

心房颤动

【病因】

1. 正常人可在情绪激动、手术后、运动或大量饮酒时发生。

2. 心脏疾病如风湿性心脏病、冠心病、高血压性心脏病、甲状腺功能亢进性心脏病、心肌病、心包炎、感染性心内膜炎等。

3. 肺部疾病如慢性肺心病、急性缺氧、高碳酸血症。

4. 房颤发生在无心脏病变的中青年，称为孤立性房颤。

5. 老年房颤患者中部分是心动过缓-心动过快综合征的心动过速期表现。

【心电图特点】

1. P 波消失，f 波出现，频率 350～600 次/min。

2. 心室率极不规则，通常为 100～160 次/min。

3. QRS 波群形态通常正常，当心室率加快，出现室内差异性传导时，QRS 波群增宽变形。

【临床表现】

1. 心室率 >150 次/min 时，可发生心绞痛、心衰。

2. 心排血量可减少 25% 以上。

3. 房颤并发体循环栓塞的危险性较高。

4. 心脏听诊第一心音强弱不等、心律极不规则、脉搏短绌。

【治疗要点】

1. 抗凝 合并瓣膜病变者，需用华法林抗凝，非瓣膜病变者，CHADS2 评分 ≥2 分者发生血栓栓塞的危险性较高，应口服华法林维持 INR2.0～3.0，防止脑卒中发生；1 分时需口服华法林或阿司匹林，评分为 0 者无需抗凝治疗；

2. 转复窦性心律

（1）药物转复：目前首选胺碘酮，致心律失常发生率低，尤其适用于合并器质性心脏病患者。

（2）电转复：适用于房颤发作时伴血流动力学障碍（如急性心衰、血压下降）、药物转复无效者。

（3）导管消融：二线治疗，不作首选。

复律前后的抗凝治疗：房颤前后不超过 24 小时，复律前无需抗凝治疗，否则应遵守"前三后四"的华法林抗凝模式，即复律前要用华法林 3 周，维持凝血酶原时间国际标准化率（INR）在 2.0～3.0，转复成功后继续抗凝治疗 4 周。

3. 控制心室率

（1）近来的研究表明，持续性房颤选择减慢心室率同时注意血栓栓塞的预防，预后与经复律后维持窦性心律者并无显著差别，尤其适用于老年患者。

（2）控制心室率的药物包括 β 受体拮抗剂、钙通道阻滞剂或地高辛。

（3）对于无器质性心脏病的房颤患者，目标心室率控制在 <110 次/min，对于合并器质性心脏病的房颤患者，根据具体病情决定目标心率。

（三）房室传导阻滞

一度房室传导阻滞

【病因】

可见于正常人或运动员。

【心电图特点】

1. PR 间期 >0.20s。

2. P 波后均有 PRS 波，无 PRS 波的脱落。

【临床表现】

通常无症状，听诊第一心音强度减弱。

【治疗要点】无需治疗。

二度 I 型房室传导阻滞

【病因】多为功能性。

【心电图特点】

1. PR 进行性延长，包含受阻 P 波在内的 RR < 正常 PP 的 2 倍。

2. 最常见的房室传导比例为 3:2 或 5:4。

3. QRS 波正常。

【临床表现】

可致心悸，听诊第一心音强度逐渐减弱，并有心搏脱漏。

【治疗要点】

无须治疗。

二度 II 型房室传导阻滞

【病因】

多数器质性病变。

【心电图特点】

1. PR 间期恒定，部分 P 波后无 QRS 波。

2. 最常见的房室传导比为 3:1 或 4:1。

3. QRS 波正常或增宽。

【临床表现】

可致心悸，听诊第一心音强弱恒定，有间歇性心搏脱漏。

【治疗要点】

1. 心室率显著缓慢，并有症状或血流动力学障碍者，应给予起搏治疗。

2. 阿托品适用于阻滞部位在房室结者。

3. 异丙肾上腺素适用于任何部位的阻滞。

三度房室传导阻滞

【病因】

器质性病变。

【心电图特点】

1. 完全阻滞，房室各自独立。

2. P 波与 QRS 波无关，PR 间期不固定。

3. 心房率快于心室率。

4. QRS 波正常或增宽。

【临床表现】

患者可出现短暂意识丧失，甚至抽搐，称为 Adams-Strokes 综合征，严重者可猝死。

【治疗要点】

同二度 II 型房室传导阻滞。

（四）室性心律失常

室性期前收缩

【病因】

正常人和各种心脏病患者均可发生，常见于高血压、冠心病、心肌病、风湿性心脏病与二尖瓣脱垂患者。

【心电图特点】

1. 无窦性 P 波。

2. 提早出现宽大畸形的 QRS 波为室早特征，时限 > 0.12s，ST 段与 T 波与 QRS 波群主波方向相反。

3. 室早后完全代偿间歇。室早常无与之直接相关的症状，患者可感心悸。

【临床表现】

1. 室早常无与之直接相关的症状。

2. 患者可感心悸。

【类型】

1. 室早二联律　指每个窦性搏动后跟随 1 个室性期前收缩。

2. 室早三联律　指每两个正常搏动后出现 1 个室性

期前收缩。

3. 成对室早 指连续发生两个室性期前收缩。

4. 室性心动过速 指连续3个或3个以上室性期前收缩。

5. 单形性室早 指同一导联内，室性期前收缩形态相同。

6. 多形性室早或多源性房早 指同一导联内，室性期前收缩形态不同。

【治疗要点】

1. 无器质性心脏病者，如无明显症状，无需治疗，症状明显者可选用 β 受体拮抗剂、美西律、普罗帕酮、莫雷西嗪。

2. 有器质性心脏病者，治疗首选 β 受体拮抗剂，也可选胺碘酮，但严禁使用 I 类药物。

3. 急性心肌缺血或急性心肌梗死易发生恶性室早，应尽早实施再灌注治疗；若实施再灌注治疗之前已发生频发、多源性室早，此时应静脉注射胺碘酮，继之静脉滴注维持，同时补钾、补镁、尽早使用 β 受体拮抗剂；若急性心肌梗死发生窦性心动过速＋室早，应尽早应用 β 受体拮抗剂，可能减少室颤危险。

室性心动过速

【病因】

1. 各种器质性心脏病者，冠心病最常见。

2. 偶见于无器质性心脏病者。

【心电图特点】

1. 3 个或以上室早连续出现。

2. QRS 波形态畸形，时限 >0.12s，ST-T 波方向与 QRS 波主波方向相反；

3. 心室率通常为 100～250 次/min，心律规则或略不规则；

4. 房室分离；

5. 通常发作突然开始；

6. 心室夺获与室性融合波（特征性）。

【临床表现】

1. 非持续性室速无症状。

2. 持续性室速常表现为气促、低血压、心绞痛、晕厥等，甚至心衰。

【治疗要点】

1. 去除病因与诱因。

2. 无血流动力学障碍首选利多卡因，无效时用胺碘酮。

3. 有血流动力学障碍首选电复律，洋地黄中毒引起的室速不宜用电复律。

4. 介入与射频消融。

四、慢性心力衰竭

心力衰竭（heart failure，HF）是各种心脏结构或功能性疾病导致心室充盈和（或）射血功能受损，心排血量不能满足集体组织代谢需要，以肺循环和（或）体循环淤血，器官、组织血液灌注不足为临床表现的一组综合征，临床以左心衰竭较为常见。

【临床表现】

1. 左心衰竭　以肺循环淤血及心排血量降低为主要表现。

（1）不同程度的呼吸困难：劳力性呼吸困难→夜间阵发性呼吸困难→端坐呼吸→急性肺水肿。

（2）咳嗽、咳痰、咳血：早期为白色浆液性泡沫痰，晚期为典型的粉红色泡沫痰。

（3）乏力、疲倦、运动耐量减低、头晕、心慌等器官组织灌注不足及代偿性心率加快所致的症状。

（4）少尿及肾功能损害症状。

（5）肺部体征：肺部湿性啰音，可从局限于肺底部直至全肺，侧卧位时下垂一侧啰音较多。

（6）心脏体征：表现为心脏扩大、相对性二尖瓣关闭不全的反流性杂音、肺动脉瓣区第二心音亢进、舒张期奔马律。

2. 右心衰竭　以体循环淤血为主要表现。

（1）消化道症状：胃肠道及肝淤血引起腹胀、食欲不振、恶心、呕吐等为最常见症状。

（2）劳力性呼吸困难。

（3）始于身体低垂部位的对称性凹陷性水肿，可表现为胸腔积液。

（4）颈静脉征：颈静脉充盈、怒张是右心衰竭的主要体征，肝颈静脉反流征更具特征性。

（5）肝脏肿大：肝淤血肿大常伴压痛。

（6）心脏体征：因右心扩大出现三尖瓣关闭不全的反流性杂音。

3. 全心衰竭　右心衰竭继发于左心衰竭而形成全心衰竭，右心衰竭时右心排血量减少，阵发性呼吸困难等肺淤血症状反而有所减轻。

【辅助检查】

1. 利钠肽　临床常用 BNP 及 NT-proBNP，其增高程度与心衰严重程度成正比，未经治疗者 BNP 正常可基本排除心衰诊断，经治疗后其值可降低，但很多疾病亦可引起利钠升高，故其特异性不高。

2. 肌钙蛋白　检测目的是为了排除急性冠脉综合征，严重心衰者可轻度升高。

3. 心电图　无特异性心电图表现，但可帮助发现心肌缺血、既往心肌梗死及心律失常等。

4. X 线　心脏扩大：可作为心衰的辅助诊断检查（左心衰→左室增大，右心衰→右室或右房增大）；肺淤血：肺静脉压 > 25 ~ 30mmHg，可出现间质性肺水肿，显示 Kerley B 线，Kerley B 线为慢性肺淤血的特征性表现，肺淤血程度可反映左心衰的程度，急性肺泡性肺水肿时肺门呈蝴蝶状。

5. 超声心动图　可准确地评价各心腔大小变化及心瓣膜结构与功能，区别舒张功能不全和收缩功能不全，正常左室射血分数（LVEF）> 50%，收缩功能不全时 LVEF 下降，舒张功能不全时，E 峰下降，A 峰增高，

E/A比值降低。

6. 冠状动脉造影　对于拟诊冠心病、或有心肌缺血症状、心电图或负荷试验有心肌缺血表现者，可行冠脉造影明确诊断。

7. 放射性核素　判断心室腔大小（EF值）反映心脏舒张功能（左室最大充盈速率）。

8. 心-肺运动试验　测定最大耗氧量、无氧阈值，只适用于慢性稳定性心衰患者。

9. 漂浮导管检查（有创）　正常中心静脉压（CVP）为 $6 \sim 12cmH_2O$，心功能不全时升高，正常肺小动脉楔压（PCWP）< 12mmHg，心功能不全时升高，正常心脏指数（CI）> 2.5L/（min · m²），正常心排出量（CO）> 5L/min，心功能不全时降低。

【诊断要点】

1. 根据患者有冠心病、高血压等基础心血管病的病史，有休息或运动时出现呼吸困难、乏力、下肢水肿等临床症状，有心动过速、呼吸急促、肺部湿性啰音、外周水肿、胸腔积液、颈静脉压力增高、肝脏肿大的体征，有心腔扩大、第三心音、心脏杂音、超声心动图异常、利钠肽（BNP/NT-proBNP）水平升高等心脏结构或功能异常的客观证据，有收缩性心力衰竭或舒张性心力衰竭的特征，可作出诊断。

2. 慢性心力衰竭的严重程度常以纽约心脏协会NYHA分级表示：Ⅰ级为日常活动无心衰症状；Ⅱ级为日常活动出现心衰症状（乏力、呼吸困难）；Ⅲ级为低于日常活动出现心衰症状；Ⅳ级为在休息时出现心衰症状。

【鉴别要点】

1. 支气管哮喘　左心衰竭患者夜间阵发性呼吸困难常称之为"心源性哮喘"，多见于器质性心脏病患者，发作时必须坐起，重症者肺部有干、湿啰音，甚至咳粉红色泡沫痰；支气管哮喘多见于青少年有过敏史，发作时双肺可闻及典型哮鸣音，咳出白色黏痰后呼吸困难常可缓解。测定血浆 BNP 水平对鉴别二者有较大参考价值。

2. 心包积液，缩窄性心包炎　应根据病史、心脏及周围血管体征进行鉴别，超声心动图、CMR 可确诊。

3. 肝硬化腹水伴下肢水肿基础性心脏病体征有助于鉴别，非心源性肝硬化不会出现颈静脉怒张等上腔静脉回流受阻的体征。

【治疗要点】

1. 生活方式管理

(1) 患者教育：健康的生活方式，平稳的情绪，适当的诱因规避，规范的药物服用，合理的随访计划。

(2) 体重管理：日常体重监测能简便地反映患者体液潴留情况及利尿疗效，帮助指导调整治疗方案。

(3) 饮食管理：减少钠盐摄入有利于减轻水肿等症状，但应注意低钠血症的发生。

2. 休息与活动急性期或病情不稳定者应限制体力活动，卧床休息，以降低心脏负荷，有利于心功能的恢复。适宜的运动可提高骨骼肌功能，改善运动耐量。

3. 病因治疗　消除病因和诱因，尤其是呼吸道感染，应积极选择适当的抗感染治疗。对于持续发热 1 周以上者应警惕感染性心内膜炎。心律失常特别是房颤是诱发心衰的常见原因。

4. 利尿剂治疗心衰最常用的药物，唯一能控制体液潴留的药物，但不能作为单一治疗。原则是在慢性心衰急性发作和明显体液潴留时使用。

(1) 噻嗪类利尿剂：以氢氯噻嗪为代表，抑制钠的吸收，为中效利尿剂，轻度心力衰竭时可首选此药，但可引起高尿酸血症。

(2) 袢利尿剂：以呋塞米（速尿）为代表，排钠的同时也排钾，为强效利尿剂，主要副作用为低血钾，应注意补钾。

(3) 补钾利尿剂：使远曲小管保钾排钠，有螺内酯（安体舒通）、氨苯蝶啶、阿米洛利。

5. ACEI 和 ARB 以小剂量开始，如能耐受则逐渐加量，开始用药后 1～2 周内监测肾功能及血钾，后定期复查，终生维持用药。

ACEI 的副作用主要包括低血压、肾功能一过性恶化、高血钾、干咳和血管性水肿等。血管性水肿、无尿性肾衰竭、妊娠期妇女及 ACEI 及 ARB 过敏者、低血压、双侧肾动脉狭窄、血肌酐 > 265μmol/L、血钾 > 5.5mmol/L 者禁用。

6. β受体拮抗剂　心力衰竭患者长期应用 β 受体拮抗剂能减轻症状、改善预后、降低死亡率和住院率。

（1）常用制剂：已经临床验证的 β 受体拮抗剂包括选择性 β1 受体拮抗剂比索洛尔、美托洛尔与非选择性 α1、β1 和 β2 受体拮抗剂卡维地洛。

（2）适应证：所有病情稳定并无禁忌证的心功能不全患者一经诊断均应立即小剂量应用，逐渐增加达最大耐受剂量并长期维持。存在体液潴留的患者应与利尿剂同时应用。对于慢性心衰急性失代偿或急性心衰患者，应维持原剂量，不宜突然停药。

（3）禁忌证：支气管痉挛性疾病、严重心动过缓、二度或二度以上房室传导阻滞、严重周围血管疾病（如雷诺病）、重度急性心衰禁用。

7. 洋地黄类药物　可明显改善症状，提高运动耐量，增加排血量，不能降低总死亡率。

（1）常用制剂：地高辛最常用，以每日 0.125～0.25mg 起始并维持，毛花苷 C（西地兰）、毒毛花苷 K 均为快速起效的静脉注射用，适用于急性心衰或慢性心衰急性加重时。

（2）适应证：伴有快速房颤/房扑的收缩性心衰是洋地黄的最佳指征，陈旧性心肌梗死包括扩张型心肌病、二尖瓣或主动脉瓣病变、高血压性心脏病所致的慢性心衰。

（3）禁忌证：预激综合征伴房颤、高度房室传导阻滞、病态窦房结综合征、肥厚型心肌病、心包缩窄导致的心衰、急性心肌梗死 24 小时内。

(4) 洋地黄中毒及其处理：①洋地黄中毒最重要的反应是各类心律失常，最常见为室早二联律，快速房性心律失常又伴有传导阻滞是洋地黄中毒的特征性表现。洋地黄可引起心电图 ST-T 改变，但不能据此诊断为洋地黄中毒；②洋地黄中毒后应立即停药，对快速性心律失常者，如血钾浓度低可静脉补钾，如血钾不低可用利多卡因或苯妥英钠。电复律一般禁用(易致房颤)，有传导阻滞及缓慢性心律失常者可用阿托品。

8. 磷酸二酯酶抑制剂：包括米力农、氨力农，此类药物改善心衰症状，但可增加患者的远期死亡率，因此，仅对心脏术后急性收缩性心衰、难治性心衰、心脏移植前的终末期心衰患者的短期应用。

9. β 受体激动剂　多巴胺较小剂量 [<2μg/(kg·min)] 可降低外周阻力，扩张肾血管、冠脉和脑血管；中等剂量多巴胺较小剂量 [2~5μg/(kg·min)] 表现为心肌收缩力增强，血管扩张，特别是肾小动脉扩张，心率加快不明显；大剂量 [<5~10μg/(kg·min)] 出现缩血管作用，增加左心室后负荷。

10. 扩血管药　慢性心衰的治疗并不推荐血管扩张药，仅在伴有心绞痛，高血压的患者联合治疗。对心脏流出道梗阻、或瓣膜狭窄的患者禁用，如二尖瓣狭窄、主动脉瓣狭窄、左室流出道梗阻。

11. 舒张性心衰的治疗　①β 受体拮抗剂：改善舒张功能；②钙通道阻滞剂：主要用于肥厚型心肌病；③ACEI/ARB：最适用于高血压心脏病及冠心病；④尽量维持窦性心律，保持房室顺序传导，保证心室舒张期充分的容量；⑤对肺淤血症状较明显者，可适量应用静脉扩张剂（硝酸盐制剂）或利尿剂降低前负荷；⑥在无收缩功能障碍的情况下，禁用正性肌力药物，如地高辛（会加重心脏负荷）。

五、心肌疾病

心肌疾病是指除却其他心血管疾病如心脏瓣膜病、冠状动脉粥样硬化性心脏病、高血压心脏病、肺源性心脏病、先天性心脏病等以外的以心肌病变为主要表现的一组疾病，常表现为心室肥厚或扩张。

心肌病亦称为原发性或原因不明的心肌病，是一组病因不明的心肌疾病。据世界卫生组织等的建议，可分为扩张型心肌病（DCM）、肥厚型心肌病（HCM）、限制型心肌病（RCM）和未定型心肌病四类。根据统计，在心血管病住院患者中心肌病可占 0.6% ~ 4.3%，而在全部尸体剖验中可占 0.11%。

（一）扩张型心肌病

扩张型心肌病（dilated cardiomyopathy）是一类以左心室或双心室扩大伴收缩功能障碍为特征的心肌病，是原发性心肌病中最常见的类型。本病常伴有心律失常，病死率较高。

【病因】

病因尚不清楚，但病毒性心肌炎被认为是最主要的原因之一，病毒对心肌的直接伤害，或是由此引发的慢性炎症和免疫反应致使心肌炎后发展为扩张型心肌病。其他可能还有炎症、中毒、内分泌和代谢异常、遗传。

【病理生理】

以心腔扩张为主，肉眼所见有心室扩张，室壁多变薄，纤维瘢痕形成，且常有附壁血栓。瓣膜、冠状动脉多无改变。组织学上以心肌细胞的肥大、变性，特别是纤维化等程度不同的病变混合出现。

【临床表现】

1. 症状　本病起病缓慢，早期可无症状。主要表现为活动时呼吸困难和活动耐受力下降。继而可出现夜间阵发性呼吸困难、端坐呼吸等左心功能不全的症状。晚期出现食欲下降、腹胀、下肢水肿等右心功能不全的症状。

2. 体征　①心脏体征：主要体征为心脏扩大，听诊心音减弱，常可闻及第三或第四心音，心率快时呈奔马律，有时可于心尖部闻及收缩期杂音。②左心衰体征：肺部可闻及湿啰音，可局限，也可布遍两肺，可伴哮鸣音。③右心衰体征：颈静脉怒张，肝大、外周水肿。长期肝淤血可导致肝硬化、胆汁淤积和黄疸。

【辅助检查】

1. 胸部 X 线检查　心影增大，心胸比 > 50%。可出现肺淤血、肺水肿、肺动脉高压征象。

2. 心电图　缺乏特异性，常见 ST 段压低和 T 波导致，可见各种类型的心律失常。左心室纤维化还可出现病理性 Q 波，需与心肌梗死相鉴别。

3. 超声心动图　是诊断和评估 DCM 最常用的重要检查手段。早期表现为左室轻度扩张，后期各心腔均扩大，以左室扩大为著。室壁运动普遍减弱，心肌收缩力下降，左室射血分数显著降低。

4. 心脏磁共振（CMR）　对于心肌病诊断、鉴别诊断及预后评估均有较高价值。但不是首选检查。

5. 心肌核素检查　运动或药物负荷心肌显像可用于排除冠状动脉疾病引起的缺血性心肌病。

6. 冠状动脉 CT 检查（CTA）　发现冠状动脉狭窄，除外因冠状动脉狭窄造成缺血性心肌病。

7. 冠状动脉造影　发现无明显狭窄有助于除外冠心病。

8. 心内膜心肌活检（EMB）　主要适应证为近期出现的突发严重心力衰竭、伴有严重心律失常、药物治疗反应差、原因不明，尤其是怀疑暴发性淋巴细胞心肌炎的病例。

【诊断要点】

对于有慢性心衰的患者，如果超声心动图证实有心室腔扩大与心脏收缩功能减低即应考虑本病的可能。

【鉴别要点】

可通过病史、体格检查超声心动图、心肌核素显像、CMR、CTA 和心血管造影等方法与心脏瓣膜病、风湿性心脏病，先天性心脏病，冠心病，高血压性心脏病及心包疾病相鉴别。

【治疗要点】

1. 病因治疗

2. 药物治疗　ACEI 或 ARB、β 受体拮抗剂、盐皮质激素受体拮抗剂、肼苯哒嗪和二硝酸异山梨酯、依伐布雷定、利尿剂、洋地黄等。

3. 手术治疗。

（二）肥厚型心肌病

肥厚型心肌病是一种遗传性心肌病，以心室非对称性肥厚为解剖特点，是青少年运动猝死最主要的原因之一。根据左室流出道有无梗阻又可分为梗阻性和非梗阻性 HCM。

【病因】

本病为常染色体显性遗传疾病。

【病理生理】

以心室肥厚为特征，尤为室间隔肥厚，部分患者的肥厚部位不典型，可以在左心室靠近心尖部。组织学改变有三大特点：心肌细胞排列紊乱、小血管病变、瘢痕形成。

【临床表现】

1. 症状　最常见的症状是劳力性呼吸困难（占90%）和乏力，夜间阵发性呼吸困难较少见。最常见的持续性心律失常为房颤。部分患者有晕厥，常于运动时出现。该病是青少年和运动员猝死的主要原因。

2. 体征　心脏轻度增大，可闻及第四心音。左心室流出道梗阻的患者可于胸骨左缘第 3～4 肋间较粗糙的收缩中晚期喷射样杂音，常伴震颤。心尖部也常可听到收缩期杂音，此为二尖瓣前叶移向室间隔导致二尖瓣关闭不全。

【辅助检查】

1. 胸片 心影可正常大小或左心室增大。

2. 心电图 变化多端。主要表现为 QRS 波和左心室高血压、倒置 T 波和异常 q 波，少数患者可有深而不宽的病理性 Q 波。此外，可伴有室内传导阻滞和其他各种心律失常。

3. 超声心动图 是临床最主要的诊断手段。①室间隔非对称性肥厚而无心腔增大为其特征，舒张期室间隔厚度达 15mm 或与后壁厚度之比≥1.3。②伴有流出道梗阻的病例可见二尖瓣前叶在收缩期向前方运动（SAM）。

4. 心脏磁共振（CMR） 心室壁和室间隔局限性或普遍性增厚。

5. 心导管检查和心血管造影 心室造影可示左室腔变形；冠状动脉造影多无异常。

6. 心内膜心肌活检 心肌细胞肥大，形态异常，排列紊乱，但缺乏特异性。

【诊断要点】

对临床或心电图表现类似冠心病的年轻患者，如诊断冠心病依据不足，又不能用其他心脏病来解释，则应考虑本病的可能。结合心电图、超声心动图示舒张期室间隔厚度达 15mm 或与后壁厚度之比≥1.3。如有阳性家族史（猝死、心脏增大）更有利于诊断。

【鉴别要点】

鉴别诊断需要除外左心室负荷增加引起的心室肥厚，包括高血压性心脏病、主动脉狭窄、先天性心脏病、运动员心脏肥厚等。

【治疗要点】

1. 药物治疗 ①针对流出道梗阻的药物有 β 受体拮抗剂、非二氢吡啶类钙通道阻滞剂；②当心衰时可选用 ACEI、ARB、β 受体拮抗剂、利尿剂、螺内酯甚至地高辛；③房颤者需行抗凝治疗。

2. 手术治疗 室间隔切除术。

3. 室间隔消融术。

4. 起搏治疗。

（三）限制型心肌病

【病因】

约半数为特发性，一半为病因清楚的特殊类型，后者中以淀粉样变最常见。

【病理生理】

主要病理改变为心肌纤维化、炎性细胞浸润、心内膜面瘢痕形成。

【临床表现】

1. 症状　活动耐量下降、乏力、呼吸困难。逐渐出现肝大、腹腔积液、水肿等。右心衰较重为其特点。

2. 体征　颈静脉怒张，心脏听诊常可闻及奔马律，血压低常提示预后不良。可有肝大、移动性浊音阳性、下肢可凹性水肿。

【辅助检查】

1. 心电图　各导联低电压。

2. 超声心动图　双心房和心室肥厚见于限制型心肌病；心肌呈磨玻璃样改变常常是心肌淀粉样变的特点；心包增厚和室间隔抖动征见于缩窄性心包炎。

3. X 线片　心包钙化。

【诊断标准】

根据运动耐力下降、水肿病史及右心衰检查结果，如患者心电图肢体导联低电压、超声心动图见双房大、室壁不厚或增厚、左心室不扩大而充盈受限，应考虑 RCM。

【鉴别诊断】

应除外缩窄性心包炎，该病患者以往可有活动性心包炎或心包积液病史。查体可有奇脉、心包叩击音。胸部 X 线有时可见心包钙化。超声心动图有时可见心包增厚、室间隔抖动征。而 RCM 常有双心房明显增大、室壁可增厚。

【治疗要点】

原发性 RCM 无特异性治疗手段，主要为避免劳累、呼吸道感染等加重心衰的诱因。继发性 RCM 行病因治疗。

六、心肌炎

【分类及病因】

心肌炎指心肌本身的炎性病变，分感染性和非感染性两类。

1. 感染最常见为病毒，有柯萨奇 B 组病毒（最常见）、孤儿病毒（ECHO）、脊髓灰质炎病毒、流感和风疹病毒等，其他还有细菌性（白喉等）、真菌和原虫等

2. 非感染性心肌炎，常由药物、毒物、放射、结缔组织病如皮肌炎、血管炎、巨细胞心肌炎结节病等引起。

【病理生理】

病毒性心肌炎典型的改变是心肌间质增生、水肿及充血，内有大量炎细胞浸润等。

【临床表现】

1. 症状　取决于病变的广泛程度与部位，轻者可完全无症状，重者甚至出现心源性休克及猝死。多数患者发病前 1~3 周有病毒感染前驱症状，如发热、乏力、肌肉酸痛，或者恶心、呕吐等消化道症状。随后出现心悸、胸痛、呼吸困难、水肿甚至晕厥、猝死。临床诊断的病毒性心肌炎绝大部分以心律失常为主诉或首见症状，少数可因此发生晕厥或 Adams-Stokes 综合征。

2. 体征　①心律失常：以房性及室性早搏及房室传导阻滞最常见；②心率增快且与体温不相称；③听诊可闻及第三、第四心音奔马律，部分患者可于心尖部闻及心尖部收缩期吹风样杂音；④心衰患者可有颈静脉怒张、肺部湿啰音、肝大等体征；⑤重症可出现血压降低、四肢湿冷等心源性休克体征。

【辅助检查】

1. 胸部 X 线检查　可见心影扩大，有心包积液时可呈烧瓶样改变。

2. 心电图　常见 ST-T 改变，包括 ST 段轻度移位与

T波倒置。合并急性心包炎的患者可有 aVF 导联以外 ST 段广泛抬高，少数可出现病理性 Q 波。可出现各种心律失常，特别是室性心律失常和房室传导阻滞。

3. 超声心动图　可正常，也可显示左心室增大，室壁运动减低，左心室收缩功能减低，附壁血栓等。合并心包炎者可有心包积液。

4. 心脏磁共振（CMR）　对心肌炎诊断价值较大。典型表现为钆延迟增强扫描可见心肌片状增强。

5. 心肌酶学　心肌肌酸激酶（CK-MB）及肌钙蛋白（T 或 I）增高。

6. 非特异性炎性指标检测　血沉增快，C 反应蛋白阳性。

7. 心内膜活检（EMB）　有助于诊断及预后的判断，因其有创，主要用于病情急重、治疗反应差、原因不明的患者，轻症患者一般不常规检查。

8. 病毒血清学检测　仅对病因有提示作用，不能作为诊断依据。确诊有赖于心内膜、心肌或心包组织内病毒、病毒抗原、病毒基因片段或病毒蛋白的检出。

【诊断标准】

根据典型的前驱感染史、相应的临床表现及体征、心电图、心肌酶学检查或超声心动图、CMR 显示的心肌损伤证据，应考虑此诊断，确诊有赖于 EMB。

【鉴别诊断】

应注意排除甲状腺功能亢进、二尖瓣脱垂综合征以及影响心功能的其他疾患如结缔组织病、血管炎、药物及毒物等引起的心肌炎。可采用 EMB 来确诊。

【治疗】

病毒性心肌炎尚无特异性治疗，应以针对左心功能不全的支持治疗为主。①注意休息，避免劳累；②心衰时酌情使用利尿剂、血管扩张剂、ACEI 等；③出现快速心律失常者可采用抗心律失常的药物；④高度房室传导阻滞或窦房结功能损害而出现晕厥或明显低血压时可使用临时起搏器；⑤糖皮质激素疗效不肯定，不主张常规使用。

七、先天性心血管病

先天性心血管病（congenital cardiovascular diseases）是指心脏及大血管在胎儿期发育异常引起的、在出生时病变即已存在的疾病，简称先心病。是新生儿最常见的先天性缺陷。发病率约占全部活产婴儿的 0.6% ~ 1.4%。房间隔缺损、室间隔缺损、肺动脉瓣狭窄、动脉导管未闭、法洛氏四联症及心内膜垫缺损等是先心病中最常见的类型。

（一）房间隔缺损

房间隔缺损（ASD）是最常见的成人先天性心脏病，约占先心病总数的20% ~ 30%，男女之比约为 1∶1.5 ~ 3，有家族遗传倾向。

【临床表现】

1. 症状　①除较大缺损外，房间隔缺损儿童时期一般无症状；②随年龄增长症状逐渐出现，劳力性呼吸困难为最主要表现，继之可发生室上性心律失常，特别是房扑、房颤而使症状加重；③有些患者可因右室容量负荷过重而发生右心衰竭；④晚期约有15%的患者因重度肺动脉高压出现右向左分流而有青紫，形成艾森门格综合征。

2. 体征　最典型的体征是肺动脉瓣区第二心音亢进呈固定性分裂，并可闻及Ⅱ~Ⅲ级喷射性收缩期杂音。

【辅助检查】

1. 心电图　可有心电轴右偏、右室肥大、右束支传导阻滞等表现。

2. X线检查　右房、右室增大、肺动脉段突出及肺血管影增加。

3. 超声心动图　①二维超声心动图可显示房间隔回声失落，右心负荷过重；②彩色多普勒超声心动图可显示心房水平分流；③经食管超声可更准确地测量房间隔缺损的大小和部位。

4. 心导管检查　可以计算左向右分流量、肺循环阻力，结合血管扩张实验评价肺动脉高压是动力型还是阻力型，鉴别是否合并其他畸形。

【诊断及鉴别诊断】

典型的心脏听诊、心电图、X 线表现可提示房间隔缺损存在，超声心动图可以确诊。应与肺静脉畸形引流、肺动脉瓣狭窄及小型室间隔缺损等鉴别。

【治疗】

对于成人房间隔缺损患者，只要超声检查有右室容量负荷增加的证据，就应尽早关闭缺损。治疗方法包括介入治疗和外科开胸手术两种。

（二）室间隔缺损（VSD）

室间隔缺损（VSD）约占成人先心病总数的 10%。

【病理解剖】

根据缺损部位，室间隔缺损可分为：①膜部缺损最常见；②漏斗部缺损，又可分为干下型和嵴内型；③肌部缺损。

【病理生理】

本病必然导致心室水平的左向右分流，其血流动力学效应为：①肺循环血量增多；②左室容量负荷增大；③体循环血量下降。随着病变的发展，可造成肺血管梗阻性病变，使右心压力升高超过左心压力，转变为右向左分流，形成艾森门格综合征。

【临床表现】

1. 小型室间隔缺损者收缩期左右心室间存在明显压力差，但左向右分流量不大，多无自觉症状，于胸骨左缘第 3 ~ 4 肋间可闻及 Ⅳ ~ Ⅵ 级全收缩期杂音伴震颤。

2. 中型室间隔缺损者右心室收缩期压力仍低于左心室，左右心室分流量较大，听诊胸骨左缘可闻及全收缩期杂音伴震颤，心尖区可闻及舒张中晚期反流性杂音，部分患者有劳力性呼吸困难。

3. 大型室间隔缺损者左右心室之间收缩期已不存在压力差，左向右分流量大。此种患者存活至成年期者较少见，且常已有继发性肺血管阻塞性病变，导致右向左分流呈现青紫，并有呼吸困难及负荷能力下降；听诊胸骨左缘收缩期杂音常减弱至Ⅲ级左右，P_2心音亢进。

【辅助检查】

1. 胸部X射线检查 ①轻型者可无异常；②中型者可见肺血增加，心影略向左增大；③重型者主要表现为肺动脉及其主要分支明显扩张，但在肺野外1/3血管影突然减少，心影大小不一，心尖向上抬举提示右心室肥厚。

2. 心电图 轻型者可正常或电轴左偏，中、重型者有左室或左右室肥大。

3. 超声心动图 用以确诊本病的同时可以测定缺损大小及部位，判断心室肥厚及心腔大小。

4. 心导管检查 测量心室水平由左向右分流量以及肺循环阻力。

【诊断及鉴别要点】

典型的室间隔缺损根据临床表现及超声心动图即可确诊。

轻度肺动脉瓣狭窄、肥厚型心肌病等心前区亦可闻及收缩期杂音，应注意鉴别；大型室间隔缺损合并肺动脉高压者应与原发性肺动脉高压及法洛四联症鉴别。

【治疗要点】

1. 介入治疗。

2. 手术治疗 中度以上缺损者应及时手术，手术的理想年龄为6岁以下。

（三）动脉导管未闭（PDA）

动脉导管未闭是常见的先天性心脏病之一，发病率占先心病的10%~21%，男:女为1:3。

【病理解剖】

动脉导管连接肺动脉总干与降主动脉，是胎儿期血液循环的主要渠道。出生后一般在数月内闭塞，如1岁后仍未闭塞即为动脉导管未闭。

【病理生理】

整个心动周期血液通过未闭的动脉导管从主动脉进入肺动脉，使肺循环血流量增多，肺动脉及其分支扩张，回流至左心系统的血流量也相应增加，致使左心负荷加重，左心增大。

【临床表现】

轻型者可无症状，突出的体征为胸骨左缘第二肋间及左锁骨下方可闻及连续性机械样杂音。中型者多有乏力、劳累后心悸、气喘、胸闷等症状，心脏听诊杂音性质同上，常伴有震颤，传导范围广泛。分流量大者可导致右向左分流，上述典型杂音的舒张期成分减轻或消失，继之收缩期杂音亦可消失，仅可闻及因肺动脉瓣关闭不全的舒张期杂音，此时患者多有发绀且临床症状严重。

【辅助检查】

1. X线检查　透视下所见的肺门舞蹈征是本病的特征性变化。胸片上可见肺动脉段凸出，肺血增多，左心房及左心室增大。严重病例晚期出现右向左分流时，心影反而较前减小，并出现右心室肥大的表现，肺野外带肺血减少。

2. 心电图　常见左心室大、左心房大的改变，肺动脉高压时可出现右心房大、右心室肥大。

3. 超声心动图　二维超声心动图可显示未闭的动脉导管，及左室内径增大。彩色多普勒可测得存在于主动脉与肺动脉之间的收缩期与舒张期左向右分流。

4. 心导管检查　了解肺血管阻力、分流情况及除外其他复杂畸形。

【诊断与鉴别要点】

根据典型杂音、X线及超声心动图表现可诊断。

需与主动脉瓣关闭不全合并室间隔缺损、主动脉窦瘤破裂等可引起双期或连续性杂音是病变鉴别。

【治疗要点】

目前多认为本病一经诊断就必须进行治疗。

1. 介入治疗。

2. 手术治疗 结扎或切断缝合未闭导管。

（四）肺动脉瓣狭窄

先天性肺动脉瓣狭窄指肺动脉瓣、瓣上或瓣下有狭窄。常单独出现，发病率高，在成人先天性心脏病中可达25%。

【临床表现】

轻者可无症状，中度狭窄者在活动时可有呼吸困难及疲倦，严重狭窄者可因剧烈活动而导致晕厥甚至猝死。

典型的体征为胸骨左缘第二肋间有一响亮的收缩期喷射性杂音，传导广泛可及颈部、整个心前区甚至背部，常伴震颤；肺动脉瓣区第二心音减弱。

【辅助检查】

1. X线检查 可见肺动脉段突出，肺血管影细小，肺野异常清晰；心尖左移上翘为右心室肥大表现。如已有右心衰则心影可明显增大。

2. 心电图 轻度狭窄时可正常，中度以上狭窄者可出现电轴右偏、右室肥大、右房增大，也可见不完全右束支传导阻滞。

3. 超声心动图 可见肺动脉瓣增厚，可定量测定瓣口面积；瓣下型漏斗状狭窄也可清楚判定其范围；彩色多普勒技术可跨瓣或狭窄上下压力阶差。

4. 右心导管检查和右心室造影 确定狭窄的部位及类型，确定右心室和肺动脉的压力。

【诊断及鉴别要点】

根据典型的杂音，X线表现及超声心动图检查可确诊。

鉴别诊断应考虑原发性肺动脉扩张，房、室间隔缺损，法洛四联症及Ebstein畸形等。

【治疗要点】

1. 介入治疗 首选方法。

2. 手术治疗。

（五）二叶主动脉瓣

二叶主动脉瓣患者存在瓣口狭窄或关闭不全或兼有之，局部异常的血流也造成瓣膜损伤或发生感染。

【临床表现】

瓣膜功能正常时可无任何症状体征。瓣膜功能障碍出现狭窄或关闭不全时表现为相应的症状体征。

【辅助检查】

超声心动图是诊断二叶主动脉瓣最直接、最可靠的检查方法，对有瓣膜狭窄或关闭不全的状况，亦可做出明确判断。

【治疗要点】

1. 介入治疗。

2. 手术治疗　对于瓣膜狭窄且有相应症状，跨瓣压力差≥50mmHg 时，宜行瓣膜成型或换瓣手术；对于瓣膜关闭不全，心脏进行性增大者，应考虑换瓣手术。

（六）三尖瓣下移畸形

三尖瓣下移畸形多称之为埃博斯坦畸形（Ebstein anomaly），大多数可活至成年。

【临床表现】

患者自觉症状轻重不一，可有心悸、气喘、乏力、头晕和有心力衰竭等。约80%患者有青紫，20%患者有阵发性房室折返性心动过速的病史。

最突出的体征是心界明显增大，心前区搏动减弱。心脏听诊可闻及四音心律，胸骨左缘下端可闻及三尖瓣关闭不全的全收缩期反流性杂音，颈动脉扩张性搏动及肝大伴扩张性搏动均可出现。

【辅助检查】

1. X 线检查　球形巨大心影为其特征，以右心房增大为主，有青紫的患者肺血管影减少。

2. 心电图　常有一度房室传导阻滞、P 波高尖、完全性右束支传导阻滞。

3. 超声心电图　具有重大诊断价值，可见到下移的瓣膜、巨大右心房、房化右心室及相对甚小的功能性右心室，缺损的房间隔亦可显现。

4. 心导管检查 拟行手术治疗者宜行此检查。

【诊断及鉴别诊断】

根据临床表现及超声心动图可确诊。

有青紫者应与其他青紫型先天性心脏病及三尖瓣闭锁鉴别；无青紫者应与扩张型心肌病和心包积液鉴别。

【治疗要点】

1. 症状轻者可暂不手术，随访观察。

2. 心脏明显增大。症状较重者应行手术治疗，包括三尖瓣成型或置换、房化的心室折叠、关闭房间隔缺损及切断房室旁路。

（七）先天性主动脉缩窄

一种先天性主动脉的局限性狭窄畸形，绝大多数狭窄部位在左锁骨下动脉开口远端。

【临床表现】

成人主动脉缩窄常无症状，部分患者可出现劳累性呼吸困难、头痛、头晕、鼻出血、下肢无力、发冷、麻木甚至有间歇性跛行。

最明显的体征表现为上肢血压有不同程度的增高，下肢血压下降。肱动脉血压高于腘动脉血压 20mmHg 以上，颈动脉、锁骨上动脉搏动增强，而股动脉搏动微弱，足背动脉甚至无搏动。心尖搏动增强，心界向左下扩大，沿胸骨左缘中腹可闻及收缩中后期喷射样杂音，有时可在左侧背部闻及。

【辅助检查】

1. X 射线检查 左室增大，升主动脉；主动脉弓降部有增宽，缩窄部上下血管扩张使主动脉弓呈 3 字征；后肋骨下缘近心端可见肋间动脉侵蚀的切迹样阴影。

2. 心电图 缩窄轻型多无异常；重者有左室肥大及劳损表现。

3. 超声心动图 左心室内径增大，左心室壁肥厚，胸骨上窝主动脉长轴可见缩窄环所在部位及其上下扩张。超声多普勒可测定缩窄上下压力差。

4. 磁共振检查　可显示整个主动脉瓣的解剖构形及侧支循环状况。

【治疗要点】

1. 介入治疗。

2. 手术治疗　缩窄部位切除端端吻合或补片吻合，术后有时可有动脉瘤形成。较早手术者预后相对较好。

（八）法洛氏四联症

简称"法四"，是联合的先天性心血管畸形，包括动脉狭窄、心室间隔缺损、主动肺骑跨和右室肥大等四种畸形，是最常见的发绀型先天性心脏病。

【临床表现】

主要是自幼出现的进行性青紫和呼吸困难，易疲乏，劳累后常取蹲踞位休息。严重缺氧时可引起晕厥，长期右心压力增高及缺氧可发生心功能不全，患者可有杵状指。脑血管意外、感染性心内膜炎和肺部感染为本病常见的并发症。

心脏听诊肺动脉瓣第二心音减弱消失，胸骨左缘常可闻及收缩期喷射性杂音。

【辅助检查】

1. 血常规检查　可显示红细胞、血红蛋白及血细胞比容均显著增高。

2. 心电图　可见心电轴右偏、右心室肥厚。

3. X射线检查　主要为右心室肥厚表现，肺动脉段凹陷，形成木靴状外形，肺血管纹理减少。

4. 超声心动图　可见右心室肥厚、室间隔缺损及主动脉骑跨。右心室流出道狭窄及肺动脉瓣的情况也可以显示。

5. 心导管检查　对拟行手术治疗的患者应行心导管检查，根据血流动力学改变、血氧饱和度变化及分流情况进一步确定畸形的性质和程度以及有无其他畸形，为制定手术方案提供依据。

【诊断及鉴别要点】

根据临床表现、X线心电图及检查可提示本症，超声心动图检查基本上可确定诊断。

鉴别诊断应考虑与大动脉错位合并肺动脉狭窄、右心室双出口及艾森门格综合征相鉴别。

【治疗要点】

有手术指征者应及时考虑手术治疗。

伴肺动脉口狭窄和（或）肺血流减少病变的其他主要病种有法洛氏三联症、三尖瓣下移畸形和三尖瓣闭合等。

（九）艾森门格尔氏综合征

艾森门格尔氏综合征严格意义上讲并不能称为先天性心脏病，而是一组先天性心脏病发张的后果。

【临床表现】

轻至中度青紫与劳累后加重，逐渐出现杵状指（趾），常伴有气急、乏力、头晕等症状，以后可出现右心衰竭的相关症状。

体征示心浊音界明显增大，心前区胸骨左缘 3～4 肋间有明显搏动，原有的左向右分流的杂音减弱或消失（动脉导管未必的连续性杂音中，舒张期部分可消失），肺动脉瓣第二心音亢进、分裂，以后可出现舒张期杂音，胸骨下段偏左部位可闻及收缩期反流性杂音。

【辅助检查】

1. 心电图　右心室肥大劳损、右心房肥大。

2. X 线检查　右心室、右心房增大，肺动脉及左右肺动脉均扩张，肺野轻度淤血或不淤血，血管纹理变细，左心情况视原发性畸形而定。

3. 超声心动图　除原有畸形表现外，肺动脉扩张及相对性肺动脉瓣及三尖瓣关闭不全支持本征诊断。

4. 心导管检查　除可见原有畸形外，可确定双向分流或右向左分流，肺动脉压力、肺血管阻力。通过血管扩张实验，评价肺血管反应性。

【诊断与鉴别要点】

根据病史及临床上晚发青紫，结合 X 线及超声心动图检查，诊断一般无困难。

鉴别诊断主要与先天性青紫型心脏畸形鉴别，一般亦无困难。

【治疗要点】

唯一有效的治疗方法是心肺联合移植或肺移植的同时修补心脏缺损。

八、心脏瓣膜病

心脏瓣膜病是由于炎症、黏液样变性、退行性改变、先天性畸形、缺血性坏死、创伤等原因引起的单个或多个瓣膜结构（包括瓣叶、瓣环、腱索或乳头肌）的功能或结构异常，导致瓣口狭窄及（或）关闭不全。心室和主、肺动脉根部严重扩张也可产生相应房室瓣和半月瓣的相对性关闭不全。二尖瓣最常受累，其次为主动脉瓣。

（一）二尖瓣狭窄

【诊断要点】

心尖区有隆隆样舒张期杂音伴 X 线或心电图示左心房增大，一般可诊断二尖瓣狭窄，超声心动图检查可确诊。

【临床表现及并发症】

1. 症状

（1）呼吸困难：最常见的早期症状。一般在二尖瓣中度狭窄（瓣口面积 $< 1.5cm^2$）时方始有明显症状。多先有劳力性呼吸困难，随狭窄加重，出现静息时呼吸困难、端坐呼吸和阵发性夜间呼吸困难，甚至发生急性肺水肿。

（2）咯血：①突然咯大量鲜血，通常见于严重二尖瓣狭窄，可为首发症状；②阵发性夜间呼吸困难或咳嗽时的血性痰或带血丝痰；③急性肺水肿时咳大量粉红色泡沫状痰；④肺梗死伴咯血为本症晚期伴慢性心力衰竭时少见的并发症。

（3）咳嗽常见，尤其在冬季明显，有两大特点：①与体位有关，卧位时加重，立位时减轻；②痰为泡沫状或粉红色泡沫状痰。

2. 体征

（1）二尖瓣面容（双颧绀红），重度二尖瓣狭窄常有。

（2）二尖瓣狭窄的心脏体征：①心尖搏动正常或不明显；②心尖区可闻第一心音亢进和开瓣音，提示前叶柔顺、活动度好；如瓣叶钙化僵硬，则第一心音减弱，开瓣音消失；③心尖区有低调的隆隆样舒张中晚期杂音，局限，不传导。常可触及舒张期震颤。窦性心律时，由于舒张晚期心房收缩促使血流加速，使杂音此时增强，心房颤动时，不再有杂音的舒张晚期加强。④当肺动脉扩张引起相对性肺动脉瓣关闭不全时，可在胸骨左缘第二肋间闻及舒张早期吹风样杂音，称 Graham-Steell 杂音。

3. 并发症

（1）心房颤动为相对早期的常见并发症，可能为患者就诊的首发病症，也可为首次呼吸困难发作的诱因和患者体力活动明显受限的开始。房性期前收缩常为其前奏。初始为阵发性心房扑动和颤动，之后转为慢性心房颤动。心房颤动时，舒张晚期心房收缩功能丧失，左心室充盈减少，可使心排出量减少 20%。左心室充盈更加依赖于舒张期的长短，而心室率增快，使舒张期缩短。在任何一定的心排出量水平，心动过速进一步增大跨瓣压差和左心房压，这可解释事先毫无症状的二尖瓣狭窄患者一旦发生心房颤动，可突然出现严重呼吸困难，甚至急性肺水肿。此时尽快满意控制心房颤动的心室率或恢复窦性心律至关重要。心房颤动发生率随左房增大和年龄增长而增加。

（2）急性肺水肿为重度二尖瓣狭窄的严重并发症。患者突然出现重度呼吸困难和发绀，不能平卧，咳粉红色泡沫状痰，双肺满布干湿性啰音。如不及时救治，可能致死。

（3）血栓栓塞 20% 的患者发生体循环栓塞，偶尔为首发病症。血栓来源于左心耳或左心房。心房颤动、大

4

左心房（直径 >55mm）、栓塞史或心排出量明显降低为体循环栓塞的危险因素。80% 的体循环栓塞患者有心房颤动。2/3 的体循环栓塞为脑动脉栓塞，其余依次为外周动脉和内脏（脾、肾和肠系膜）动脉栓塞。1/4 的体循环栓塞为反复发作和多部位的多发栓塞。偶尔左心房带蒂球状血栓或游离漂浮球状血栓可突然阻塞二尖瓣口，导致猝死。心房颤动和右心衰竭时，可在右房形成附壁血栓，可致肺栓塞。

（4）右心衰竭为晚期常见并发症。并发三尖瓣关闭不全时，可有难治性腹水。右心衰竭时，右心排出量明显减少，肺循环血量减少，左心房压相对下降，加之肺泡和肺毛细血管壁增厚，呼吸困难可有所减轻，发生急性肺水肿和大咯血的危险减少，但这一"保护作用"的代价是心排出量降低。

（5）感染性心内膜炎单纯二尖瓣狭窄并发本病者较少见，在瓣叶明显钙化或心房颤动患者更少发生。

（6）肺部感染。

【辅助检查】

1. X 线检查　左心房增大，后前位见左心缘变直，右心缘有双心房影，左前斜位可见左心房使左主支气管上抬，右前斜位可见增大的左房压迫食管下段后移。其他 X 线征象包括右心室增大、主动脉结缩小、肺动脉干和次级肺动脉扩张、肺淤血、间质性肺水肿（如 Kerley B 线）和含铁血黄素沉着等征象。

2. 心电图　重度二尖瓣狭窄可有"二尖瓣型 P 波"，P 波宽度 >0.12 秒，伴切迹。QRS 波群示电轴右偏和右心室肥厚表现。

3. 超声心动图　为明确和量化诊断二尖瓣狭窄的可靠方法。M 型示二尖瓣城墙样改变（EF 斜率降低，A 峰消失），后叶向前移动及瓣叶增厚。二维超声心动图可显示狭窄瓣膜的形态和活动度，测绘二尖瓣口面积。典型者为舒张期前叶呈圆拱状，后叶活动度减少，交界处粘连融合，瓣叶增厚和瓣口面积缩小。用连续多普勒测得的二尖瓣血流速度计算跨瓣压差和瓣口面积与心导管法结果相关良好。彩色多普勒血流显像可实时观察二尖瓣狭窄的射流，有助于连续多普勒测定的正确定向。经食管超声有利于左心耳及左心房附壁血栓的检出。超声心动图还可对房室大小、室壁厚度和运动、心室功能、肺动脉压、其他瓣膜异常和先天性畸形等方面提供信息。

4. 心导管检查 如症状、体征与超声心动图测定和计算二尖瓣口面积不一致，在考虑介入或手术治疗时，应经心导管检查同步测定肺毛细血管压和左心室压以确定跨瓣压差和计算瓣口面积，正确判断狭窄程度。

【鉴别要点】

1. 经二尖瓣口的血流增加 严重二尖瓣反流、大量左至右分流的先天性心脏病（如室间隔缺损、动脉导管未闭）和高动力循环（如甲状腺功能亢进症、贫血）时，心尖区可有短促的隆隆样舒张中期杂音，常紧随于增强的第三心音后，为相对性二尖瓣狭窄。

2. Austin-Flint 杂音 见于严重主动脉瓣关闭不全。

3. 左房黏液瘤 瘤体阻塞二尖瓣口，产生随体位改变的舒张期杂音，其前有肿瘤扑落音。瘤体常致二尖瓣关闭不全。其他临床表现有发热、关节痛、贫血、血沉增快和体循环栓塞。

【治疗要点】

1. 一般治疗 ①有风湿活动者应给予抗风湿治疗。特别重要的是预防风湿热复发，一般应坚持至患者 40 岁甚至终生应用苄星青霉素 120 万 U，每 4 周肌注 1 次；②预防感染性心内膜炎；③无症状者避免剧烈体力活动，定期（6～12 个月）复查；④呼吸困难者应减少体力活动，限制钠盐摄入，口服利尿剂，避免和控制诱发急性肺水肿的因素，如急性感染、贫血等。

2. 药物治疗

（1）利尿剂 对有症状的患者，可给予利尿剂，一般口服 DHCT 25mg，1～2 次/日，并同时口服 10% 氯化钾 10ml，2～3 次/日。

（2）洋地黄制剂 对单纯二尖瓣狭窄伴窦性心律者，即使有心悸、气急等肺淤血症状，也不宜单独使用洋地黄治疗。洋地黄的正性肌力作用使右心排出量增加，进入肺部的血量增加，加重肺淤血，不但不能改善症状，反而可使症状加重，二尖瓣狭窄伴房颤时可使用洋地黄，因洋地黄可显著减慢心室率，延长舒张期，有利于左室充盈，左室排出量的增加大于右室排出量的增加，使肺淤血的症状得以改善。一般口服地高辛 0.125~0.25mg/d，紧急情况下可静脉注射毛花苷 C（西地兰）0.4mg，必要时 2h 后可再给毛花苷 C 0.2~0.4mg。无论有无房颤，一般均并用 β 受体拮抗剂。

（3）β 受体拮抗剂 对于单纯二尖瓣狭窄伴窦性心律且有肺淤血的患者，应为首选。β 受体拮抗剂的负性肌力作用使右心排出量降低，而负性频率作用使心脏舒张期延长，增加左室充盈，增加左室排出量，二者共同作用的结果使左房压和肺静脉压明显降低，肺淤血症状明显改善，大大提高运动耐受量。对二尖瓣狭窄伴房颤患者可联合使用强心苷和 β 受体拮抗剂，如此两者的负性频率作用相加，而强心苷的正性肌力作用与 β 受体拮抗剂的负性肌力作用则相互抵消，在减慢心率的同时只增加左室排出量，不增加右室排出量，使肺淤血症状得到明显改善。在有明显右心功能不全时，β 受体拮抗剂应慎用，必要时与强心苷合用。一般口服琥珀酸美托洛尔 12.5~25mg/d 或比索洛尔 5mg/d。

（4）血管扩张剂 在重度单纯性二尖瓣狭窄患者，不宜使用动脉血管扩张剂，因其可引起低血压甚至休克。为了改善此类患者的肺淤血症状，可用静脉血管扩张剂，其通过扩张容量血管使回心血量减少，减少右心排出量，减轻肺淤血的症状，ACEI 类药物也可用于此类患者，其不但通过扩张作用减轻肺淤血，而且通过抗交感作用减慢心率，后者为一般的血管扩张剂所不具备。一般口服硝酸异山梨酯（消心痛）10mg，6 小时 1 次，紧急情况下可含服硝酸甘油 0.5mg，或静脉滴注硝酸甘油，从

$10\mu g/min$ 开始，通常用量为 $20\sim50\mu g/min$。

3. 并发症的处理

（1）大量咯血应取坐位，用镇静剂，静脉注射利尿剂，以降低肺静脉压。

（2）急性肺水肿处理原则与急性左心衰竭所致的肺水肿相似。但应注意：①避免使用以扩张小动脉为主、减轻心脏后负荷的血管扩张药物，应选用扩张静脉系统、减轻心脏前负荷为主的硝酸酯类药物；②正性肌力药物对二尖瓣狭窄的肺水肿无益，仅在心房颤动伴快速心室率时可静注毛花苷 C，以减慢心室率。

（3）心房颤动治疗目的为满意控制心室率，争取恢复和保持窦性心律，预防血栓栓塞。急性发作伴快速心室率，如血流动力学稳定，可先静注毛花苷 C，以减慢心率，该药起效较慢，且常不能满意控制心室率，此时应联合经静脉使用 β 受体拮抗剂、地尔硫草、维拉帕米；如血流动力学不稳定，出现肺水肿、休克、心绞痛或晕厥时，应立即电复律，如复律失败，应尽快用药减慢心室率。慢性心房颤动：①如心房颤动病程 <1 年，左心房直径 <60mm，无高度或完全性房室传导阻滞和病态窦房结综合征，可行电复律或药物转复，成功恢复窦性心律后需长期口服抗心律失常药物，预防或减少复发。复律之前 3 周和成功复律之后 4 周需服抗凝药物，预防栓塞；②如患者不宜复律、或复律失败、或复律后不能维持窦性心律且心室率快，则可口服 β 受体拮抗剂，控制静息时的心室率在 70 次/min 左右，日常活动时的心率在 90 次/min 左右。如心室率控制不满意，可加用地高辛，每日 0.125 ~ 0.25mg；③如无禁忌证，应长期服用华法林，预防血栓栓塞。

（4）预防栓塞。

（5）右心衰竭限制钠盐摄入，应用利尿剂等。

4. 介入和手术治疗　为治疗本病的有效方法。当二尖瓣口有效面积 <1.5cm²，伴有症状，尤其症状进行性加重时，应用介入或手术方法扩大瓣面积，减轻狭窄。如

4

199

肺动脉高压明显,即使症状轻,也应及早干预。(1)经皮球囊二尖瓣成形术为缓解单纯二尖瓣狭窄的首选方法。(2)闭式分离术经开胸手术。(3)直视分离术适于瓣叶严重钙化、病变累及腱索和乳头肌、左心房内有血栓的二尖瓣狭窄的患者。(4)人工瓣膜置换术适应证为:①严重瓣叶和瓣下结构钙化、畸形,不宜做分离术者;②二尖瓣狭窄合并明显二尖瓣关闭不全者。

(二)二尖瓣关闭不全

【诊断要点】

急性者,如突然发生呼吸困难,心尖区出现收缩期杂音,X线心影不大而肺淤血明显和有病因可寻者,如二尖瓣脱垂、感染性心内膜炎、急性心肌梗死、创伤和人工瓣膜置换术后,诊断不难。慢性者,心尖区有典型杂音伴左心房室增大,诊断可以成立,确诊有赖超声心动图。

【临床表现及并发症】

1. 症状

(1)急性轻度二尖瓣反流仅有轻微劳力性呼吸困难。重度二尖瓣反流可发生急性左心衰竭,甚至发生急性肺水肿心源性休克。

(2)慢性轻度二尖瓣关闭不全可终身无症状。严重反流有心排出量减少,首先出现的突出症状是疲乏无力,肺淤血的症状如呼吸困难出现较晚。

2. 体征

(1)慢性 ①心尖搏动:呈高动力型,左心室增大时向左下移位;②心音:风湿性心脏病时瓣叶缩短,导致重度关闭不全时,第一心音减弱。二尖瓣脱垂和冠心病时第一心音多正常。由于左心室射血时间缩短,第二心音分裂增宽。严重反流时心尖区可闻及第三心音。二尖瓣脱垂时可有收缩中期喀喇音;③心脏杂音:瓣叶挛缩所致者,有自第一心音后立即开始、与第二心音同时终止的全收缩期吹风样高调一贯型杂音,在心尖区最响。杂音可向左腋下和左肩胛下区传导。后叶异常时,如后叶脱垂、后内乳头肌功能异常、后叶腱索断裂，杂音则向胸骨左缘和心底部传导。在典型的二尖瓣脱垂为随喀喇音之后的收缩晚期杂音。冠心病乳头肌功能失常时可有收缩早期、中期、晚期或全收缩期杂音。腱索断裂时杂音可似海鸥鸣或乐音性。反流严重时，心尖区可闻及紧随第三心音后的短促舒张期隆隆样杂音。

（2）急性心尖搏动为高动力型。第二心音肺动脉瓣成分亢进。非扩张的左心房强有力收缩所致心尖区第四心音常可闻及。由于收缩末左室房压差减少，心尖区反流性杂音于第二心音前终止，而非全收缩期杂音，低调，呈递减型，不如慢性者响。严重反流也可出现心尖区第三心音和短促舒张期隆隆样杂音。

3. 并发症

（1）心房颤动可见于 3/4 的慢性重度二尖瓣关闭不全患者。

（2）感染性心内膜炎较二尖瓣狭窄常见。

（3）体循环栓塞见于左心房扩大、慢性心房颤动的患者，较二尖瓣狭窄少见。

（4）心力衰竭在急性者早期出现，慢性者晚期发生；二尖瓣脱垂的并发症包括感染性心内膜炎、脑栓塞、心律失常、猝死、腱索断裂、严重二尖瓣关闭不全和心力衰竭。

【实验室和其他检查】

1. X 线检查　急性者心影正常或左心房轻度增大伴明显肺淤血，甚至肺水肿征。慢性重度反流常有左心房左心室增大，左心室衰竭时可见肺淤血和间质性肺水肿征。二尖瓣环钙化为致密而粗的 C 形阴影，在左侧位或右前斜位可见。

2. 心电图　可正常，或有左室肥厚、异常 P 波等，不具有特异性。

3. 超声心动图　二维超声可显示二尖瓣形态特征，对病因诊断有很大价值，彩色多普勒血管显像可测定反流血量的大小，极具诊断价值。

4. 放射性核素心室造影　可测定左心室收缩、舒张末容量和静息、运动时射血分数，以判断左心室收缩功能。通过左心室与右心室心搏量之比值评估反流程度，该比值 >2.5 提示严重反流。

5. 左心室造影　经注射造影剂行左心室造影，观察收缩期造影剂反流入左心房的量，为半定量反流程度的"金标准"。

【鉴别要点】

1. 三尖瓣关闭不全　为全收缩期杂音，在胸骨左缘第 4、5 肋间最清楚，右心室显著扩大时可传导至心尖区，但不向左腋下传导。杂音在吸气时增强，常伴颈静脉收缩期搏动和肝收缩期搏动。

2. 室间隔缺损　为全收缩期杂音，在胸骨左缘第 4 肋间最清楚，不向腋下传导，常伴胸骨旁收缩期震颤。

3. 胸骨左缘收缩期喷射性杂音　血流通过左或右心室流出道时产生。多见于左或右心室流出道梗阻（如主、肺动脉瓣狭窄）。杂音自收缩中期开始，于第二心音前终止，呈吹风样和递增递减型。主动脉瓣狭窄的杂音位于胸骨右缘第 2 肋间；肺动脉瓣狭窄的杂音位于胸骨左缘第 2 肋间；肥厚型梗阻型心肌病的杂音位于胸骨左缘第 3、4 肋间。以上情况均有赖超声心动图确诊。

【治疗要点】

1. 一般治疗

（1）风湿性心脏病伴风湿活动者需抗风湿治疗并预防风湿热复发。

（2）预防感染性心内膜炎。

（3）无症状、心功能正常者无需特殊治疗，但应定期随访。

（4）心力衰竭者，应限制钠盐摄入。

2. 药物治疗

（1）血管扩张剂：急性二尖瓣关闭不全伴有肺淤血症状时，静脉应用快速血管扩张剂如硝普钠、酚妥拉明等，开始剂量硝普钠为 0.5μg/(kg·min)，酚妥拉明为

0.1mg/min，用药期间注意观察血压，并根据血压调整用药量。既往无高血压者可将收缩压降至 80～90mmHg，但必须保证四肢温暖，脉搏宏大有力，尿量正常，慢性二尖瓣关闭不全患者或急性二尖瓣关闭不全经药物治疗病情稳定后可口服扩血管药，如 ACEI 类等，降低后负荷的治疗在有症状的二尖瓣关闭不全患者的处理中起着关键作用。

（2）洋地黄制剂：洋地黄制剂在急性二尖瓣关闭不全治疗中的价值有限，其虽可增加心肌收缩力，但并不能改变左房压与主动脉压之比，左室收缩力增强既使前向心排出量增加，也使反流量增加，肺淤血的症状非但不能改善，反有加重的可能，况且急性二尖瓣关闭不全时左室收缩功能并无明显减弱，此时的主要矛盾在二尖瓣反流，洋地黄的应用不能缓解这一主要矛盾，故不能收到满意的治疗效果，只有当洋地黄与扩血管药合用时，才能显示较好的治疗效果。与急性二尖瓣关闭不全不同，慢性二尖瓣关闭不全患者多伴有左室扩大和左室收缩功能降低，加之此类患者又常伴有房颤，使用洋地黄往往收到较好的治疗效果。

（3）利尿剂：无论是急性还是慢性二尖瓣关闭不全的患者，当出现心功能不全的症状时，利尿剂的应用有一定的效果，急性二尖瓣闭不全时应静脉给予强效利尿剂，病情稳定后或慢性二尖瓣关闭不全者口服利尿剂即可。

3. 手术治疗

（1）慢性二尖瓣关闭不全的手术适应证：①重度二尖瓣关闭不全伴心功能 NYHAⅢ或Ⅳ级；②心功能NYHAⅡ级伴心脏大，左室收缩末期容量指数 LVESVI≥30ml/m²；③重度二尖瓣关闭不全，左室射血分数（LVEF）减低，左室收缩及舒张末期内径增大，LVESVI 高达 60ml/m²，虽无症状也应考虑手术治疗。严重二尖瓣关闭不全，术前 LVESVI 正常（＜30ml/m²）的患者，术后左室功能正常；而 LVESVI 显著增加者（＞90ml/m²），围术期死亡率增加，术后心功能差；LVESVI 中度增加者（30~90ml/m²）常能耐受手术，术后心功能可能减低。

（2）手术方法有瓣膜修补术和人工瓣膜置换术两种：①瓣膜修补术：如瓣膜损坏较轻，瓣叶无钙化，瓣环有扩大，但瓣下腱索无严重增厚者可行瓣膜修复成形术。瓣膜修复术死亡率低，能获得长期临床改善，作用持久。术后发生感染性心内膜炎和血栓栓塞少，不需长期抗凝，左心室功能恢复较好。手术死亡率为 1%~2%。与换瓣相比，较早和较晚期均可考虑瓣膜修补手术，但 LVEF≤0.15~0.20 时为禁忌；②人工瓣膜置换术：瓣叶钙化，瓣下结构病变严重，感染性心内膜炎或合并二尖瓣狭窄者必须置换人工瓣。感染性心内膜炎感染控制不满意或反复栓塞或合并心衰药物治疗不满意者提倡早做换瓣手术；真菌性心内膜炎应在心衰或栓塞发生之前行换瓣手术。目前换瓣手术死亡率约 5% 左右。多数患者术后症状和生活质量改善，肺动脉高压减轻，心脏大小和左心室重量减少，较内科治疗存活率明显改善，但心功能改善不如二尖瓣狭窄和主动脉瓣换瓣术满意。严重左心室功能不全（LVEF≤0.30~0.35）或左心室重度扩张（左心室舒张末内径 LVEDD≥80mm，左心室舒张末容量指数 LVEDVI≥300ml/m²），已不宜换瓣。

（三）主动脉瓣狭窄

【诊断要点】

典型主动脉狭窄杂音时，较易诊断。如合并关闭不全和二尖瓣损害，多为风湿性心脏病。单纯主动脉瓣狭窄，年龄<15 岁者，以单叶瓣畸形多见；16~65 岁者，以先天性二叶瓣钙化可能性大；>65 岁者，以退行性老年钙化性病变多见。确诊依靠超声心动图。

【临床表现及并发症】

1. 症状　出现较晚。呼吸困难、心绞痛和晕厥为典型主动脉狭窄常见的三联征。

（1）呼吸困难劳力性呼吸困难为晚期肺淤血引起的常见首发症状，见于90%的有症状患者。进而可发生阵发性夜间呼吸困难、端坐呼吸和急性肺水肿。

（2）心绞痛见于60%的有症状患者。常由运动诱发，休息后缓解。主要由心肌缺血所致，极少数可由瓣膜的钙质栓塞冠状动脉引起。部分患者同时患冠心病，进一步加重心肌缺血。

（3）晕厥或接近晕厥见于1/3的有症状患者。多发生于直立、运动中或运动后即刻，少数在休息时发生，由于脑缺血引起。

2. 体征　最具诊断价值的体征为主动脉区收缩期喷射性递增型粗糙性杂音，向颈部传导，常伴有震颤。第2心音常为单一心音，此乃左室射血时间延长所致，严重狭窄者呈逆分裂。部分患者可有喷射样喀喇音及第4心音。收缩期和脉压可能减低，晚期可出现左室增大。

3. 并发症

（1）心律失常：10%可发生心房颤动，致左心房压升高和心排出量明显减少，临床上迅速恶化，可致严重低血压、晕厥或肺水肿。主动脉瓣钙化侵及传导系统可致房室传导阻滞；左心室肥厚、心内膜下心肌缺血或冠状动脉栓塞可致室性心律失常。上述的两种情况均可导致晕厥，甚至猝死。

（2）心脏性猝死：一般发生于先前有症状者。无症状者发生猝死少见，仅见于1%～3%的患者。

（3）感染性心内膜炎：不常见。年轻人的较轻瓣膜畸形较老年人的钙化性瓣膜狭窄发生感染性心内膜炎的危险性大。

（4）体循环栓塞：少见。栓子可来自钙化性狭窄瓣膜的钙质或增厚的二叶瓣的微血栓。

（5）心力衰竭：发生左心衰竭后，自然病程明显缩短，因此终末期的右心衰竭少见。

（6）胃肠道出血：15%～25%的患者有胃肠道血管发育不良（angiodysplasia），可合并胃肠道出血。多见于老年患者，出血多为隐匿和慢性。人工瓣膜置换术后出血停止。

【辅助检查】

1. **X线检查**　心影正常或左心室轻度增大，左心房可能轻度增大，升主动脉根部常见狭窄后扩张。在侧位透视下可见主动脉瓣钙化。晚期可有肺淤血征象。

2. **心电图**　重度狭窄者有左心室肥厚伴 ST-T 继发性改变和左心房大。可有房室传导阻滞、室内传导阻滞（左束支阻滞或左前分支阻滞）、心房颤动或室性心律失常。

3. **超声心动图**　为明确诊断和判定狭窄程度的重要方法。二维超声心动图探测主动脉瓣异常十分敏感，有助于显示瓣叶数目、大小、增厚、钙化，收缩期呈圆拱状的活动度、交界处融合、瓣口大小和形状及瓣环大小等瓣膜结构，有助于确定狭窄的病因，但不能准确定量狭窄程度。用连续多普勒测定通过主动脉瓣的最大血流速度，可计算出平均和峰跨膜压差以及瓣口面积，所得结果与心导管检查相关良好。超声心动图还提供心腔大小、左室肥厚及功能等多种信息。

4. **心导管检查**　通过左心双腔导管同步测定左心室和主动脉压，或用单腔导管从左心室缓慢外撤至主动脉连续记录压力曲线；如左心导管难以通过狭窄的主动脉瓣口，则可取右心导管经右心穿刺室间隔进入左室与主动脉内导管同步测压。计算左心室-主动脉收缩期峰值压差，根据所得压差可计算出瓣口面积 >1.0cm^2 为轻度狭窄，0.75~1.0cm^2 为中度狭窄，<0.75cm^2 为重度狭窄。如以压差判断，平均压差 >50mmHg 或峰压差达 70mmHg 为重度狭窄。

【鉴别要点】

1. 先天性主动脉瓣上狭窄的杂音最响在右锁骨下，杂音和震颤明显传导至胸骨右上缘和右颈动脉，喷射音少见。约半数患者右颈动脉和肱动脉的搏动和收缩压大于左侧。

2. 先天性主动脉瓣下狭窄难以与主动脉瓣狭窄鉴别。前者常合并轻度主动脉瓣关闭不全，无喷射音，第二心音非单一性。

3. 梗阻性肥厚型心肌病有收缩期二尖瓣前叶前移，致左心室流出道梗阻，产生收缩中或晚期喷射性杂音，胸骨左缘最响，不向颈部传导，有快速上升的重搏脉。

【治疗要点】

1. 内科治疗　主要目的为确定狭窄程度，观察狭窄进展情况，为有手术指征的患者选择合理手术时间。治疗措施包括：①预防感染性心内膜炎；如为风湿性心脏病合并风湿活动，应预防风湿热；②无症状的轻度狭窄患者每 2 年复查一次，应包括超声心动图定量测定。中、重度狭窄的患者应避免剧烈体力活动，每 6～12 个月复查 1 次；③如有频发房性期前收缩，应予抗心律失常药物，预防心房颤动。主动脉狭窄患者不能耐受心房颤动，一旦出现，应及时转复为窦性心律。其他可导致症状或血流动力学后果的心律失常也应积极治疗；④心绞痛可试用硝酸酯类药物；⑤心力衰竭者应限制钠盐摄入，可用洋地黄类药物和小心应用利尿剂。过度利尿可因低血容量致左心室舒张末压降低和心排血量减少，发生直立性低血压。不可使用作用于小动脉的血管扩张剂，以防血压过低。

2. 外科治疗　人工瓣膜置换术是治疗成人主动脉狭窄的主要方法。无症状的轻、中度狭窄患者无手术指征。重度狭窄（瓣口面积 < 0.75cm^2 或平均跨瓣压差 > 50mmHg）伴心绞痛、晕厥或心力衰竭症状为手术的主要指征。无症状的重度狭窄患者，如伴有进行性心脏增大和（或）明显左心室功能不全，也应考虑手术。严重左心室功能不全、高龄、合并主动脉瓣关闭不全或冠心病，增加手术和术后晚期死亡风险，但不是手术禁忌证。手术死亡率≤5%。有冠心病者，需同时作冠状动脉旁路移植术。术后的远期预后优于二尖瓣疾病和主动脉关闭不全的换瓣患者。儿童和青少年的非钙化性先天性主动脉瓣严重狭窄，甚至包括无症状者，可在直视下行瓣膜交界处分离术。

3. 经皮球囊主动脉瓣成形术　经股动脉逆行将球囊导管推送至主动脉瓣，用生理盐水与造影剂各半的混合液体充盈球囊，裂解钙化结节，伸展主动脉瓣环和瓣叶，解除瓣叶和分离融合交界处，减轻狭窄和症状。尽管此技术的中期结果令人失望（操作死亡率3%，1年死亡率45%），但它主要的治疗对象为高龄、有心力衰竭和手术高危患者，因此在不适于手术治疗的严重钙化性主动脉瓣狭窄患者仍可改善左心室功能和症状，适应证包括：①由于严重主动脉瓣狭窄的心源性休克者；②严重主动脉瓣狭窄需急诊非心脏手术治疗，因有心力衰竭而具极高手术危险者，作为以后人工瓣膜置换的过渡；③严重主动脉狭窄的妊娠妇女；④严重主动脉瓣狭窄，拒绝手术治疗的患者。与经皮球囊二尖瓣成形不同，经皮球囊主动脉瓣成形的临床应用范围局限。

（四）主动脉瓣关闭不全

【诊断要点】

有典型主动脉瓣关闭不全的舒张期杂音伴周围血管征，可诊断为主动脉瓣关闭不全。急性重度反流者早期出现左心室衰竭，X线心影正常而肺淤血明显。慢性如合并主动脉瓣或二尖瓣狭窄，支持风湿性心脏病诊断。超声心动图可助确诊。

【临床表现及并发症】

1. 症状

（1）急性轻者可无症状，重者出现急性左心衰竭和低血压。

（2）慢性可多年无症状，甚至可耐受运动。最先的主诉为与心搏量增多有关的心悸、心前区不适、头部强烈搏动感等症状。晚期始出现左心室衰竭表现。心绞痛较主动脉瓣狭窄时少见。常有体位性头昏，晕厥罕见。

2. 体征　在主动脉瓣第1或第2听诊区可闻及舒张期递减性哈气样杂音，向心尖部传导，前倾坐位呼气末更易听到。严重主动脉瓣关闭不全心尖部常有 Austin-Flint 杂音。心脏向下增大，脉压增大，周围血管征常见。

3. 并发症　感染性心内膜炎较常见；可发生室性心律失常但心脏性猝死少见；心力衰竭在急性者出现早，慢性者于晚期始出现。

【辅助检查】

1. X线检查　急性心脏大小正常。除原有主动脉根部扩大或由主动脉夹层外，无主动脉扩大。常有肺淤血或肺水肿征。慢性左心室增大，可有左心房增大。即使为主动脉瓣膜的病变造成的关闭不全，由于左心室心搏量增加，升主动脉继发性扩张仍比主动脉狭窄时明显，并可累及整个主动脉弓。严重的瘤样扩张提示为Marfan综合征或中层囊性坏死。左心衰竭时有肺淤血征。

2. 心电图　急性者常见窦性心动过速和非特异性ST-T改变。慢性者常见左心室肥厚劳损。

3. 超声心动图　主动脉瓣关闭不全不能完全合拢，主动脉瓣下方有舒张期高速射流，为最敏感的测定主动脉瓣反流的方法，并有助于反流量的估计和病因的诊断。

4. 放射性核素心室造影　可测定左心室收缩、舒张末容量和静息、运动的射血分数，判断左心室功能。根据左心室和右心室心搏量比值估测反流程度。

5. 磁共振显像　诊断主动脉疾病如夹层极准确。可目测主动脉瓣反流射流，可靠的半定量反流程度，并能定量反流量和反流分数。

6. 主动脉造影　当无创技术不能确定反流程度，并考虑外科治疗时，可行选择性主动脉造影，半定量反流程度。

【鉴别要点】

主动脉瓣舒张早期杂音于胸骨左缘明显时，应与GrahamSteell杂音鉴别。后者见于严重肺动脉高压伴肺动脉扩张所致相对性肺动脉瓣关闭不全，常有肺动脉高压体征，如胸骨左缘抬举样搏动、第二心音肺动脉瓣成分增强等。

【治疗要点】

1. 急性　外科治疗（人工瓣膜置换术或主动脉瓣修复术）为根本措施。内科治疗一般仅为术前准备过渡措施，目的在于降低肺静脉压，增加心排出量，稳定血流动力学，应尽量在 Swan-Ganz 导管床旁血流动力学监测下进行。静滴硝普钠对降低前后负荷、改善肺淤血、减少反流量和增加排血量有益。也可酌情经静脉使用利尿剂和正性肌力药物。血流动力学不稳定者，如严重肺水肿，应立即手术。主动脉夹层即使伴轻或中度反流，也需紧急手术。活动性感染性心内膜炎患者，争取在完成 7～10 天强有力抗生素治疗后手术。创伤性或人工瓣膜功能障碍者，根据病情采取紧急或择期手术。个别患者，药物可完全控制病情，心功能代偿良好，手术可延缓。但真菌性心内膜炎所致者，无论反流轻重，几乎均需早日手术。

2. 慢性

（1）内科治疗：①预防感染性心内膜炎，如为风湿性心脏病如有风湿活动应预防风湿热；②梅毒性主动脉炎应予一疗程青霉素治疗；③舒张压 >90mmHg 者应用降压药；④无症状的轻或中度反流者，应限制重体力活动，并每 1～2 年随访 1 次，应包括超声心动图检查。在有严重主动脉瓣关闭不全和左心室扩张者，即使无症状，可使用血管紧张素转换酶抑制剂，以延长无症状和心功能正常时期，推迟手术时间；⑤左室收缩功能不全出现心力衰竭时应用血管紧张素转换酶抑制剂和利尿剂，必要时可加用洋地黄类药物；⑥心绞痛可用硝酸酯类药物；⑦积极纠正心房颤动和治疗心律失常，主动脉瓣关闭不全患者耐受这些心律失常的能力极差；⑧如有感染应及早积极控制。

（2）外科治疗：人工瓣膜置换术为严重主动脉瓣关闭不全的主要治疗方法，应在不可逆的左心室功能不全发生之前进行，而又不过早冒手术风险。无症状（呼吸困难或心绞痛）和左心室功能正常的严重反流不需手术，但需密切随访。下列情况的严重关闭不全应手术治疗：①有症状和左心室功能不全者；②无症状伴左心室功能不全者，经系列无创检查（超声心动图、放射性核素心室造影等）显示持续或进行性左心室收缩末容量增加或静息射血分数降低者应手术；如左心室功能测定为临界值或不恒定的异常，应密切随访；③有症状而左心室功能正常者，先试用内科治疗，如无改善，不宜拖延手术时间。手术的禁忌证为 LVEF≤0.15~0.20，LVEDD≥80mm 或 LVEDVI≥300ml/m^2。术后存活者大部分有明显临床改善，心脏大小和左心室重量减少，左心室功能有所恢复，但恢复程度不如主动脉瓣狭窄者大，术后远期存活率也低于后者。部分病例（如创伤、感染性心内膜炎所致瓣叶穿孔）可行瓣膜修复术。主动脉根部扩大者，如 Marfan 综合征，需行主动脉根部带瓣人工血管移植术。

4

（五）三尖瓣狭窄

【诊断要点】

具典型听诊表现和体循环静脉淤血而不伴肺淤血，可诊断三尖瓣狭窄。

【临床表现】

1. 症状　心排出量低引起疲乏，体循环淤血致腹胀。可并发心房颤动和肺栓塞。

2. 体征　①颈静脉扩张；②胸骨左下缘有三尖瓣开瓣音；③胸骨左缘第4、5肋间或剑突附近有紧随开瓣音后的，较二尖瓣狭窄杂音弱而短的舒张期隆隆样杂音，伴舒张期震颤。杂音和开瓣音均在吸气时增强，呼气时减弱；④肝大伴收缩期前搏动；⑤腹水和全身水肿。

【辅助检查】

1. X 线检查　心影明显增大，后前位右心缘见右房和上腔静脉突出，右房缘距中线的最大距离常 >5cm。

2. 心电图　Ⅱ 和 V$_1$ 导联 P 波振幅 >0.25mV，提示右房增大。

3. 超声心动图　二维超声心动图确诊三尖瓣狭窄具

有高度敏感性和特异性，心尖四腔观可见瓣叶增厚，舒张期呈圆拱形。通过连续多普勒测定的经三尖瓣口最大血流速度，可计算出跨瓣压差。彩色多普勒血流显像可见三尖瓣口右心室侧高速"火焰形"射流。

4. 心导管检查：同步测定右心房和右心室压以了解跨瓣压差。

【鉴别要点】

1. 风湿性心脏病二尖瓣狭窄者，如剑突处或胸骨左下缘有随吸气增强的舒张期隆隆样杂音，无明显右心室扩大和肺淤血，提示同时存在三尖瓣狭窄。

2. 房间隔缺损如左至右分流量大，通过三尖瓣的血流增多，可在三尖瓣区听到第三心音后短促的舒张中期隆隆样杂音。以上可经超声心动图确诊。

【治疗要点】

1. 内科治疗 限制钠盐摄入，应用利尿剂，控制心房颤动的心室率。

2. 外科治疗 跨三尖瓣压差 >5mmHg 或瓣口面积 < $2.0cm^2$ 时，应手术治疗。风湿性心脏病可作瓣膜交界分离术或人工瓣膜置换术。三尖瓣置换术死亡率 2 至 3 倍于二尖瓣或主动脉瓣置换术。

3. 经皮球囊三尖瓣成形术 虽易行，但适应证尚不明确。

（六）三尖瓣关闭不全

【诊断要点】

1. 功能性三尖瓣关闭不全 常见。由于右心室扩张，瓣环扩大，收缩时瓣叶不能闭合，多见于有右心室收缩压增高或肺动脉高压的心脏病，如风湿性二尖瓣病、先天性心血管病（肺动脉瓣狭窄、艾森门格综合征）和肺心病等。

2. 器质性三尖瓣关闭不全 较少见。包括三尖瓣下移畸形（Ebstein 畸形）、风湿性心脏病、三尖瓣脱垂、感染性心内膜炎、冠心病、类癌综合征、心内膜心肌纤维化等。严重的三尖瓣关闭不全的血流动力学特征为体循环静脉高压和运动时右心室心搏量相应增加的能力受限，晚期出现右心室衰竭。如无肺动脉高压或右心室收缩期高压，不致引起上述血流动力学异常。

【临床表现】

1. 症状　重者有疲乏、腹胀等右心室衰竭症状。并发症有心房颤动和肺栓塞。

2. 体征

（1）血管和心脏：①颈静脉扩张伴明显的收缩期搏动，吸气时增强，反流严重者伴颈静脉收缩期杂音和震颤；②右心室搏动呈高动力冲击感；③重度反流时，胸骨左下缘有第三心音，吸气时增强；④三尖瓣关闭不全的杂音为高调、吹风样和全收缩期，在胸骨左下缘或剑突区最响，右心室显著扩大占据心尖区时，在心尖区最明显。杂音随吸气增强，当右心室衰竭，心搏量不能进一步增加时，此现象消失；⑤严重反流时，通过三尖瓣血流增加，在胸骨左下缘有第三心音后的短促舒张期隆隆样杂音；⑥三尖瓣脱垂有收缩期喀喇音；⑦可见肝脏收缩期搏动。

（2）体循环淤血体征见右心衰竭。

【辅助检查】

1. X线检查　右房明显增大，右心室，上腔静脉和奇静脉扩大。可有胸腔积液。

2. 心电图　右房增大、不完全性右束支传导阻滞和心房颤动常见。

3. 超声心动图　二维超声心动图对三尖瓣关闭不全的病因诊断有助。确诊反流和半定量反流程度有赖脉冲多普勒和彩色多普勒血流显像，后者尤为准确。

4. 放射性核素心室造影　测定左心室和右心室心搏量比值，估测反流程度，<1.0提示有三尖瓣反流，比值越小，反流越大。

5. 右心室造影　确定三尖瓣反流及其程度。

【诊断和鉴别要点】

鉴别诊断见二尖瓣关闭不全的鉴别。

【治疗要点】

1. 内科治疗　无肺动脉高压的三尖瓣关闭不全无需手术治疗。右心衰竭者，限制钠盐摄入，用利尿剂、洋地黄类药物和血管扩张药，控制心房颤动的心室率。

2. 外科治疗　①继发于二尖瓣或主动脉瓣疾病者，在这些瓣膜的人工瓣膜置换术时，术中探测三尖瓣反流程度，轻者不需手术，中度反流可行瓣环成形术，重者行瓣环成形术或人工瓣膜置换术；②三尖瓣下移畸形、类癌综合征、感染性心内膜炎等需作人工瓣膜置换术。

（七）肺动脉瓣狭窄

肺动脉瓣狭窄的最常见病因为先天性畸形。风湿性极少见，且极少严重者，总是合并其他瓣膜损害，临床表现为后者掩盖。类癌综合征为罕见病因。

（八）肺动脉瓣关闭不全

【诊断要点】

胸骨左缘第 2 肋间扪及肺动脉收缩期搏动，可伴收缩或舒张期震颤。胸骨左下缘扪及右心室高动力性收缩期搏动，多普勒超声对确诊肺动脉瓣关闭不全极为敏感。

【临床表现】

多数病例因原发病的临床表现突出，肺动脉瓣关闭不全的表现被掩盖，仅偶然于听诊时发现。体征如下：

1. 血管和心脏搏动　胸骨左缘第 2 肋间扪及肺动脉收缩期搏动，可伴收缩或舒张期震颤。胸骨左下缘扪及右心室高动力性收缩期搏动。

2. 心音　肺动脉高压时，第二心音肺动脉瓣成分增强。右心室心搏量增多，射血时间延长，第二心音呈宽分裂。右心搏量增多使已扩大的肺动脉突然扩张产生收缩期喷射音，在胸骨左缘第 2 肋间最明显。胸骨左缘第 4 肋间常有第三和第四心音，吸气时增强。

3. 心脏杂音　继发于肺动脉高压者，在胸骨左缘第 2 ~ 4 肋间有第二心音后立即开始的舒张早期叹气样高调递减型杂音，吸气时增强，称为 Graham-Steell 杂音。由于肺动脉扩张和右心搏量增加，在胸骨左缘第 2 肋间在喷射音后有收缩期喷射性杂音。

【辅助检查】

1. X线检查 右心室和肺动脉干扩大。

2. 心电图 肺动脉高压者有右心室肥厚征。

3. 超声心动图 多普勒超声对确诊肺动脉瓣关闭不全极为敏感，可半定量反流程度。二维超声心动图有助于明确病因。

【鉴别要点】

Graham-Steell 杂音有时难以与主动脉关闭不全的舒张早期杂音鉴别，有赖超声心动图确诊。

【治疗要点】

以治疗导致肺动脉高压的原发性疾病为主，如缓解二尖瓣狭窄。仅在严重的肺动脉瓣反流导致难治性右心衰竭时，方考虑对该瓣膜进行手术治疗。

（九）多瓣膜病

【常见多瓣膜病】

1. 二尖瓣狭窄伴主动脉瓣关闭不全 常见于风湿性心脏病。由于二尖瓣狭窄使心排血量减少，而使左心室扩大延缓和周围血管征不明显，易将主动脉瓣关闭不全的胸骨左缘舒张早期叹气样杂音误认为 Graham-Steell 杂音，诊断为单纯二尖瓣狭窄。约 2/3 严重二尖瓣狭窄患者有胸骨左缘舒张早期杂音，其中大部分有不同程度的主动脉瓣关闭不全，并非 Graham-Steell 杂音。

2. 二尖瓣狭窄伴主动脉瓣狭窄 严重二尖瓣狭窄和主动脉瓣狭窄并存时，后者的一些表现常被掩盖。二尖瓣狭窄使左心室充盈受限和左心室收缩压降低，而延缓左心室肥厚和减少心肌氧耗，故心绞痛不明显。由于心排血量明显减少，跨主动脉瓣压差降低，可能导致低估主动脉瓣狭窄的严重程度。

3. 主动脉瓣狭窄伴二尖瓣关闭不全 为危险的多瓣膜病，相对少见。前者增加左心室后负荷，加重二尖瓣反流，心搏量减少较二者单独存在时明显，肺淤血加重。X线见左心房、左心室增大较二者单独存在时重。

4. 主动脉瓣关闭不全伴二尖瓣关闭不全　左心室承受双重容量过度负荷，左心房和左心室扩大最为明显，这可进一步加重二尖瓣反流。

5. 二尖瓣狭窄伴三尖瓣和（或）肺动脉瓣关闭不全　常见于晚期风湿性二尖瓣狭窄。

九、感染性心内膜炎

感染性心内膜炎（IE）为心脏内膜表面的微生物感染，伴赘生物形成。赘生物为大小不等、形状不一的血小板和纤维素团块，内含大量微生物和少量炎症细胞。瓣膜为最常受累部位，但感染也可发生在间隔缺损部位、腱索或心壁内膜。而动静脉瘘、动脉瘘（如动脉导管未闭）或主动脉缩窄处的感染虽属动脉内膜炎，但临床与病理均类似于感染性心内膜炎。根据病程分为急性和亚急性，急性感染性心内膜炎特征：①中毒症状明显；②病程进展迅速，数天至数周引起瓣膜破坏；③感染迁移多见；④病原体主要为金黄色葡萄球菌。亚急性感染性心内膜炎特征：①中毒症状轻；②病程数周至数月；③感染迁移少见；④病原体以草绿色链球菌多见，其次为肠球菌。感染性心内膜炎又可分为自体瓣膜、人工瓣膜和静脉药瘾者的心内膜炎。

（一）自体瓣膜心内膜炎
【诊断要点】
阳性血培养对本病诊断有重要价值。凡有提示细菌性心内膜炎的临床表现，如发热伴有心脏杂音，尤其是主动脉瓣关闭不全杂音，贫血，血尿，脾大，白细胞增高和伴或不伴栓塞时，血培养阳性，可诊断本病。亚急性感染性心内膜炎常发生在原有心瓣膜病变或其他心脏病的基础之上，如在这些患者发现周围体征（淤点、线状出血、Roth 斑、Osler 结节和杵状指）提示本病存在，超声心动图检出赘生物对明确诊断有重要价值。

【临床表现】

1. 发热　最常见的症状，除有些老年或心、肾衰竭重症患者外，几乎均有发热。亚急性者常为低热和间歇型发热，急性者如金黄色葡萄球菌所致可有高热伴寒战。

2. 心脏杂音　80%～85%的患者可闻心脏杂音，可由基础心脏病和（或）心内膜炎导致瓣膜损害所致。急性者要比亚急性者更易出现杂音强度和性质的变化，或出现新的杂音。瓣膜损害所致的新的或增强的杂音主要为关闭不全的杂音，尤以主动脉瓣关闭不全多见。金黄色葡萄球菌引起的急性心内膜炎起病时仅30%～45%有杂音，随瓣膜发生损害，75%～80%的患者可出现杂音。

3. 周围体征多非特异性，近年已不多见，包括①淤点，可出现于任何部位，以锁骨以上皮肤、口腔黏膜和睑结膜常见，病程长者较多见；②指和趾甲下线状出血；③Roth 斑，为视网膜的卵圆形出血斑，其中心呈白色，多见于亚急性感染；④Osler 结节，为指和趾垫出现的豌豆大的红或紫色痛性结节，较常见于亚急性者；⑤Janeway 损害，为手掌和足底处直径1～4mm无痛性出血红斑，主要见于急性患者。引起这些周围体征的原因可能是微血管炎或微栓塞。

4. 动脉栓塞　赘生物引起动脉栓塞占20%～40%，尸检检出的亚临床型栓塞更多。栓塞可发生在机体的任何部位。脑、心脏、脾、肾、肠系膜和四肢为临床所见的体循环动脉栓塞部位。脑栓塞的发生率为15%～20%。在由左向右分流的先天性心血管病或右心内膜炎时，肺循环栓塞常见。如三尖瓣赘生物脱落引起肺栓塞，可突然出现咳嗽、呼吸困难、咯血或胸痛。肺梗死可发展为肺坏死、空洞，甚至脓气胸。

5. 脾大见于15%～50%、病程＞6周的患者，急性者少见。

6. 贫血　IE时贫血较为常见，尤其多见于亚急性者，有苍白无力和多汗。主要由于感染抑制骨髓所致。多为轻、中度贫血，晚期患者有重度贫血。

【并发症】

1. 心脏 ①心力衰竭为最常见并发症，主要由瓣膜关闭不全所致；②心肌脓肿常见于急性患者，可发生于心脏任何部位，以瓣周组织特别主动脉瓣环多见，可致房室和室内传导阻滞，心肌脓肿偶可穿破导致化脓性心包炎；③急性心肌梗死大多由冠状动脉栓塞引起，以主动脉瓣感染时多见，少见原因为冠状动脉细菌性动脉瘤；④化脓性心包炎不多见，主要发生于急性患者；⑤心肌炎。

2. 细菌性动脉瘤 约占3%~5%，多见于亚急性者。受累动脉依次为近端主动脉（包括主动脉窦）、脑、内脏和四肢，发生于周围血管时易诊断，如发生在脑、肠系膜动脉或其他深部组织的动脉时，往往直至动脉瘤破裂出血时，方可确诊。

3. 迁移性脓肿 多见于急性患者，亚急性者少见，多发生于肝、脾、骨髓和神经系统。

4. 神经系统 ①脑栓塞占其中1/2，大脑中动脉及其分支最常受累；②脑细菌性动脉瘤；③脑出血；④中毒性脑病；⑤脑脓肿；⑥化脓性脑膜炎。

5. 肾脏 ①肾动脉栓塞和肾梗死，多见于急性患者；②免疫复合物所致局灶性和弥散性肾小球肾炎，常见于亚急性患者；③肾脓肿。

【辅助检查】

1. 血培养 是诊断菌血症和感染性心内膜炎的最重要方法。

2. 免疫学检查

（1）高丙种球蛋白血症。

（2）循环中免疫复合物。

（3）亚急性患者中50%类风湿因子试验阳性。上述异常在感染治愈后消失。

3. 常规检验

（1）尿液检查，肉眼血尿提示肾梗死。红细胞管型和大量蛋白尿提示弥散性肾小球性肾炎。

（2）亚急性者血白细胞计数正常或轻度升高，分类计数轻度核左移。急性者常有血白细胞计数增高和明显核左移。红细胞沉降率几乎均升高。

4. X线检查　肺部多处小片状浸润阴影提示脓毒性肺栓塞所致肺炎。左心衰竭时有肺淤血或肺水肿征。主动脉细菌性动脉瘤可致主动脉增宽。细菌性动脉瘤有时需经血管造影诊断。CT扫描有助于脑梗死、脓肿和出血的诊断。

5. 心电图　偶可见急性心肌梗死或房室、室内传导阻滞，后者提示主动脉瓣或室间隔脓肿。

6. 超声心动图　如果超声心动图发现赘生物、瓣周并发症等支持心内膜炎的证据，可帮助明确诊断。

【鉴别要点】

1. 有风湿活动　原有风湿性心脏病，已确诊感染性心内膜炎者经足量抗生素治疗体温不退。

2. 糖尿病、结核病　非特异性全身不适、疲乏、体重降低、夜间盗汗。

3. 结缔组织病　发热伴有类风湿症状。

4. 淋巴瘤　有发热、贫血、脾肿大。

5. 动脉粥样硬化所致脑血栓形成，老年患者，有脑卒中症状。

【治疗要点】

1. 抗微生物药物治疗

为最重要的治疗措施：用药原则为：①早期应用，在连续送3～5次血培养后即可开始治疗；②充分用药，选用杀菌性抗微生物药物，大剂量和长疗程，旨在完全消灭藏于赘生物内的致病菌；③静脉用药为主；④病原微生物不明时，急性者选用针对金黄色葡萄球菌、链球菌和革兰阴性杆菌均有效的广谱抗生素，亚急性者选用针对大多数链球菌（包括肠球菌）的抗生素；⑤已分离出病原微生物时，应根据致病微生物对药物的敏感程度选择抗微生物药物。

（1）经验治疗在病原菌尚未培养出时，急性者采用萘夫西林（新青霉素Ⅲ）2g，每4小时1次，静脉注射或滴注，加氨苄西林2g，每4小时1次，静脉注射或加庆大霉素，每日160~240mg静脉注射。亚急性者按常见的致病菌链球菌的用药方案以青霉素为主或加庆大霉素，青霉素320万~400万U静滴，每4~6小时1次；庆大霉素剂量同上。

（2）对青霉素敏感的细菌（MIC < 0.1μg/ml）：草绿色链球菌、牛链球菌、肺炎球菌等多属此类。①首选青霉素1200万~1800万U/d，分次静脉滴注，每4小时1次；②青霉素联合庆大霉素1mg/kg静注或肌注，每8小时1次；③青霉素过敏时可选择头孢曲松2mg/d，静脉注射或万古霉素30mg/（kg·d），分2次静滴，（24小时最大量不超过2g）；所有病例均至少用药4周。

（3）对青霉素耐药的链球菌（MIC > 0.1μg/ml，> 0.5μg/ml）：①青霉素加庆大霉素，青霉素1800万U/d，分次静滴，每4小时1次，用药4周，庆大霉素剂量同前，用药2周；②万古霉素剂量同前，疗程4周。

（4）肠球菌心内膜炎：①青霉素加庆大霉素，青霉素1800万U~3000万U/d，分次静滴，每4小时1次。庆大霉素用量同前，疗程4~6周；②氨苄西林12g/d，分次静注，每4小时1次，庆大霉素剂量同前，用药4~6周，治疗过程中酌减或撤除庆大霉素，预防其毒副作用；③上述治疗效果不佳或患者不能耐受者可改用万古霉素30mg/（kg·d），分2次静脉滴注，疗程4~6周。

（5）金黄色葡萄球菌和表皮葡萄球菌（甲氧西林敏感）：①萘夫西林或苯唑西林均为2g，每4小时1次，静脉注射或滴注，用药4~6周；治疗初始3~5天加用庆大霉素，剂量同前；②青霉素过敏或无效者用头孢唑林2g静注，每8小时1次，用药4~6周；治疗初始3~5天加用庆大霉素；③如青霉素和头孢菌素无效，可用万古霉素4~6周。

（6）金黄色葡萄球菌和表皮葡萄球菌（甲氧西林耐药）：万古霉素治疗4~6周。

（7）其他细菌：用青霉素、头孢菌素或万古霉素，加或不加氨基糖苷类，疗程4~6周。革兰阴性杆菌感染用氨苄西林2g，每4小时1次，或哌拉西林（氧哌嗪青霉素）2g，每4小时1次，或头孢噻肟2g，每4~6小时1次，或头孢他啶（头孢氨噻肟）2g，每8小时1次，静脉注射或滴注，加庆大霉素160~240mg/d，静脉滴注；环丙沙星200mg，每12小时1次，静脉滴注也可有效。

（8）真菌感染用静脉滴注两性霉素B，首日0.02~0.1mg/kg，之后每日递增3~5mg，直至25~30mg/d，总量3~5g，应注意两性霉素B的毒副作用。两性霉素B用够疗程后口服氟胞嘧啶100~150mg/(kg·d)，每6小时1次，用药数月。

2. 外科治疗

活动性自体瓣膜心内膜炎（nativevalveendocarditis，NVE）手术指征：

（1）急性主动脉瓣反流所致心衰者。

（2）急性二尖瓣反流所致心衰者。

（3）尽管积极抗生素治疗情况下，菌血症和发热持续8天以上。

（4）脓肿、假性动脉瘤以及1个（多个）瓣叶破裂或瘘引起异常交通的征象表明局部感染扩散（局部感染没有控制）时。

（5）不容易治愈（如真菌、布鲁菌和Q热病原体）或对心脏结构破坏力大的病原微生物感染时。

如果二尖瓣赘生物>10mm或抗生素治疗下赘生物体积增大或赘生物位于二尖瓣闭合的边缘时应考虑尽早手术治疗。

（二）人工瓣膜和静脉药瘾者心内膜炎

1. 人工瓣膜心内膜炎（propheticvalveendocarditis）发生于人工瓣膜置换术后60天以内者为早期人工瓣膜心内膜炎，60天以后发生者为晚期人工瓣膜心内膜炎。早期者，致病菌约1/2为葡萄球菌；表皮葡萄球菌明显多于金黄色葡萄球菌；其次为革兰阴性杆菌和真菌。晚期者以链球菌最常见，其中以草绿色链球菌为主；其次为葡萄球菌，以表皮葡萄球菌多见；其他有革兰阴性杆菌和真菌。除赘生物形成外，常致人工瓣膜部分破裂、瓣周漏，瓣环周围组织和心肌脓肿。最常累及主动脉瓣。早期者常为急性暴发性起病，晚期以亚急性表现常见。术后发热、出现新杂音、脾大或周围栓塞征，血培养同一种细菌阳性结果至少 2 次，可诊断本病。预后不良，早期与晚期者的病死率分别为 40% ~80% 和 20% ~40%。

本病难以治愈。应在自体瓣膜心内膜炎用药基础上，将疗程延长为 6 ~8 周。任一用药方案均应加庆大霉素。对耐甲氧西林的表皮葡萄球菌致病者，应用万古霉素 15mg/kg，每 12 小时 1 次，静脉滴注，加利福平 300mg，每 8 小时 1 次，口服，用药 6 ~8 周，开始的 2 周加庆大霉素。人工瓣术后早期（术后 <12 个月）发生感染性心内膜炎，应积极考虑手术。有瓣膜再置换术的适应证者，应早期手术。明确适应证为：①因瓣膜关闭不全致中至重度心力衰竭；②真菌感染；③充分抗生素治疗后持续有菌血症；④急性瓣膜阻塞；⑤X 线透视发现人工瓣膜不稳定；⑥新发生的心脏传导阻滞。

2. 静脉药瘾者心内膜炎 多见于年轻男性。致病菌最常来源于皮肤，药物污染所致者较少见。主要致病菌为金黄色葡萄球菌，其次为链球菌、革兰阴性杆菌和真菌。大多累及正常心瓣膜，三尖瓣受累占 50% 以上，其次为主动脉瓣和二尖瓣。急性发病者多见，常伴有迁移性感染灶。X 线可见肺部多处小片状浸润阴影，为三尖瓣或肺动脉瓣赘生物所致的脓毒性肺栓塞。一般三尖瓣受累时无心脏杂音。亚急性表现多见于曾有感染性心内膜炎病史者。

年轻伴右心金黄色葡萄球菌感染者病死率在 5% 以下。而左侧心瓣膜（尤其主动脉瓣）受累，革兰阴性杆菌或真菌感染者预后不良。对甲氧西林敏感的金黄色葡萄球菌所致右心感染，用萘夫西林或苯唑西林 2g，每 4

小时 1 次，静脉注射或滴注，用药 4 周；加妥布霉素 1mg/kg，每 8 小时 1 次，静脉滴注，用药 2 周。其余用药选择与方案同自体瓣膜心内膜炎的治疗。

十、主动脉和周围血管病

主动脉病最主要的有主动脉夹层和主动脉瘤。周围血管病包括周围动脉闭塞病、血管炎、血管痉挛、静脉血栓、静脉功能不全和淋巴系统疾病。

（一）主动脉夹层

主动脉夹层是心血管疾病的灾难性危重急症，如不及时诊治，48 小时内死亡率可高达 50%。临床特点为急性起病，突发剧烈疼痛、休克和血肿压迫相应的主动脉分支血管时出现的脏器缺血症状。本病起病凶险，死亡率极高。但如能及时诊断，尽早积极治疗，特别是近十年来采用主动脉内支架植入术，挽救了大量患者的生命，使本病预后大为改观。

【分型】

传统的分型方法中应用最广泛的是 De Bakey 分型和 Stanford 分型。De Bakey 分型根据夹层的起源及受累的部位分为三型：

Ⅰ型：夹层起源于升主动脉，扩展超过主动脉弓到降主动脉，甚至腹主动脉，此型最多见。

Ⅱ型：夹层起源并局限于升主动脉。

Ⅲ型：病变起源于降主动脉左锁骨下动脉开口远端，并向远端扩展，可直至腹主动脉。

病变涉及升主动脉的约占夹层的 2/3，即 De Bakey Ⅰ、Ⅱ型又称 Stanford A 型，而 De Bakey Ⅲ型的病变不涉及升主动脉的约占 1/3，又称 Stanford B 型。以升主动脉涉及与否的 Stanford 分型有利于治疗方法的选择。

【临床表现】

1. 疼痛　本病突出而有特征性的症状，突发、急起、剧烈而持续且不能耐受的疼痛。

2. 血压变化　约半数或 1/3 患者发病后有苍白、大

4

汗、皮肤湿冷、气促、脉速、脉弱或消失等表现，而血压下降程度常与上述症状表现不平行。某些患者可因剧痛甚至血压增高。严重的休克仅见于夹层瘤破入胸膜腔大量内出血时。低血压多数是心脏压塞或急性重度主动脉瓣关闭不全所致。两侧肢体血压及脉搏明显不对称，常高度提示本病。

3. 心血管系统损伤最常见的是三方面　①主动脉瓣关闭不全和心力衰竭；②心肌梗死；③心脏压塞。

4. 其他脏器缺血　夹层压迫脑、脊髓的动脉可引起神经系统症状：昏迷、瘫痪等，多数为近端夹层影响无名或左颈总动脉血供；当然，远端夹层也可因累及脊髓动脉而致肢体运动功能受损。夹层压迫喉返神经可引起声音嘶哑。夹层扩展到腹腔动脉或肠系膜动脉可致肠坏死急腹症。夹层扩展到肾动脉可引起急性腰痛、血尿、急性肾衰或肾性高血压。夹层扩展至髂动脉可导致股动脉灌注减少而出现下肢缺血以致坏死。

5. 夹层动脉瘤破裂　夹层破入胸、腹腔可致胸腹腔积血，破入气管、支气管或食管可导致大量咯血或呕血，这种情况常在数分钟内死亡。

【辅助检查】

1. 胸片　常提示纵隔增宽。

2. 超声心动图　检查可识别真、假腔或查获主动脉的内膜裂口下垂物。

3. CT血管造影及磁共振血管造影检查　敏感性和特异性可达98%左右。

4. 数字减影血管造影（DSA）　对Ⅲ型主动脉夹层的诊断价值可与主动脉造影媲美，而对Ⅰ、Ⅱ型的分辨力较差。

5. 主动脉逆行造影　为术前确诊、判定破口部位及假腔血流方向，并制定介入或手术计划而必须进行的检查。

【诊断要点】

根据急起胸背部撕裂样剧痛；伴有虚脱表现，但血压下降不明显甚至增高；脉搏速弱甚至消失或两侧肢体动脉血压明显不等；还可能突然出现主动脉瓣关闭不全或心脏压塞体征，急腹症或神经系统障碍、肾功能急剧减退伴血管阻塞现象时，即应考虑主动脉夹层的诊断。结合超声、CT、MRI 快速明确诊断。

【鉴别要点】

1. 急性心肌梗死 急性心肌梗死时一般疼痛逐渐加剧，疼痛部位一般局限于胸骨后或向颈部、左臂放射，心电图和心肌酶谱的动态变化及影像检查有助于鉴别。

2. 急腹症 主动脉夹层累及腹主动脉及其大的分支时可产生各种急腹症临床表现。超声多普勒、CT、MRI 及主动脉造影可供本病鉴别。

3. 当主动脉夹层引起主动脉瓣关闭不全造成急性主动脉瓣反流时，应与其他原因引起的主动脉瓣反流如感染性心内膜炎所致的主动脉瓣穿孔及主动脉瘤破裂相鉴别，超声多普勒、CT、MRI 及主动脉造影可供本病鉴别。

【治疗要点】

本病系危重急症，死亡率高，如不处理约 3% 猝死，两天内死亡约占 37%～50%，甚至 72%，1 周内 60%～70%，甚至 91% 死亡，因此要求及早诊断，及早治疗。

1. 即刻处理 严密监测血流动力学指标，包括血压、心率、心律及出入液量平衡；凡有心衰或低血压者还应监测中心静脉压、肺毛细血管嵌压和心排血量。绝对卧床休息，强效镇静与镇痛，必要时静脉注射较大剂量吗啡或冬眠治疗。

2. 随后的治疗决策应按以下原则

（1）急性期患者无论是否采取介入或手术治疗均应首先给予强化的内科药物治疗。

（2）升主动脉夹层特别是波及主动脉瓣或心包内有渗液者宜急诊外科手术。

（3）降主动脉夹层急性期病情进展迅速，病变局部血管直径≥5cm 或有血管并发症者应争取介入治疗植入

225

支架（动脉腔内隔绝术）。夹层范围不大无特殊血管并发症时，可试行内科药物保守治疗，若一周不缓解或发生特殊并发症：如血压控制不佳、疼痛顽固、夹层扩展或破裂，出现神经系统损害或证明有膈下大动脉分支受累等，应立即行介入或手术治疗。

3. 内科药物治疗　①降压迅速将收缩压降至 <100～120mmHg（13.3～16kPa）或更低，可静滴硝普钠；②β 受体拮抗剂减慢心率至 60～70 次/min 及降低左室收缩速率，以防止夹层进一步扩展。β 受体拮抗剂经静脉给药作用更快。

4. 介入治疗　内膜片造口术、覆膜支架封闭原发撕裂口。

5. 外科手术治疗　修补撕裂口，排空假腔或人工血管移植术。手术死亡率及术后并发症发生率均很高。仅适用于升主动脉夹层及少数降主动脉夹层有严重并发症者。

（二）闭塞性周围动脉粥样硬化

周围动脉病的主要病因是动脉粥样硬化，可导致下肢或上肢动脉狭窄甚至闭塞，是全身动脉粥样硬化的一部分。本病表现为肢体缺血症状与体征，多数在 60 岁后发病，男性明显多于女性。

【诊断要点】

当患者有典型间歇性跛行的症状与肢体动脉搏动不对称、减弱或消失，再结合诸多危险因素的存在及上述某些辅助检查的结果，诊断并不困难。然而，有资料提示在确诊患者中有典型间歇跛行症状者不足 20%，应引起高度重视。按目前公认的 Fontain 分期可提示早期识别本病；Ⅰ期为无症状期：患肢怕冷、皮温稍低、易疲乏或轻度麻木，ABI 为正常。Ⅱa 期：轻度间歇跛行，较多发生小腿肌痛，Ⅱb 期：中、重度间歇跛行，ABI 0.7～0.9。Ⅲ期：静息痛，ABI 0.4～<0.7。Ⅳ期：溃疡坏死，皮温低，色泽暗紫，ABI<0.4。

【临床表现】

本病下肢受累远多于上肢，病变累及主-髂动脉者占30%，股-腘动脉者80%～90%，而胫-腓动脉受累者约40%～50%。

1. 症状　主要和典型的症状是间歇性跛行和静息痛；肢体运动后引发局部疼痛、紧束、麻木或无力，停止运动后即缓解为其特点。疼痛部位常与病变血管相关；臀部、髋部及大腿部疼痛导致的间歇跛行常提示主动脉和髂动脉部分阻塞。临床最多见的小腿疼痛性间歇跛行常为股、腘动脉狭窄。踝、趾间歇跛行则多为胫、腓动脉病变。病变进一步加重以致血管闭塞时，可出现静息痛。

2. 体征

(1) 狭窄远端的动脉搏动消失、狭窄部位可闻及收缩期杂音；若远端侧支循环形成不良致舒张压很低则可为连续性杂音。

(2) 患肢温度较低及营养不良；皮肤薄、亮、苍白，毛发稀疏，趾甲增厚，严重时有水肿、坏疽与溃疡。

(3) 肢体位置改变测试；肢体自高位下垂到肤色转红时间 >10s 和表浅静脉充盈时间 >15s，提示动脉有狭窄及侧支循环不良。反之，肢体上抬60°角，若在60s内肤色转白也提示有动脉狭窄。

【辅助检查】

1. 节段性血压测量　在下肢不同动脉供血节段用Doppler装置测压，如发现节段间有压力阶差则提示其间有动脉狭窄存在。

2. 踝/肱指数（ABI）测定　ABI = 踝动脉收缩压/肱动脉收缩压，正常值 ≥1，<0.9 为异常，敏感性达95%；<0.5 为严重狭窄。

3. 活动平板负荷试验　采用相对跛行时间和绝对跛行时间客观评价肢体的血供状态，有利于定量评价病情及治疗干预的效果。

4. 多普勒血流速度曲线分析及多普勒超声显像　随

动脉狭窄程度的加重，血流速度曲线会趋于平坦，结合超声显像则结果更可靠。

5. 磁共振血管造影和 CT 血管造影 具有肯定的诊断价值。

6. 动脉造影 可直观显示血管病变及侧支循环状态，可对手术或经皮介入的治疗决策提供直接依据。

【鉴别要点】

1. 多发性大动脉炎 多见于年轻女性，活动期有全身症状，发热、血沉增高及免疫指标异常，病变部位多发，也常累及肾动脉而有肾性高血压。

2. 血栓栓塞性脉管炎（Buerger 病） 后者好发于青年男性重度吸烟者，累及全身中、小动脉，上肢也经常累及，常有反复发作浅静脉炎及雷诺现象。缺血性溃疡伴有剧痛应与神经病变与下肢静脉曲张所致溃疡鉴别。

3. 假性跛行 如椎管狭窄、神经根压迫、髋关节炎、骨筋膜间隔综合征等各具特点。

【治疗要点】

1. 内科治疗 积极干预发病相关的危险因素；戒烟、控制高血压与糖尿病、调脂等以及对患肢的精心护理；清洁、保湿、防外伤，对有静息痛者可抬高床头，以增加下肢血流，减少疼痛。

（1）步行锻炼：鼓励患者坚持步行 20 ~ 30min/次，每天尽量多次，可促进侧支循环的建立，也有认为每次步行时间应直至出现症状为止。

（2）抗血小板治疗：阿司匹林或氯吡格雷。

（3）血管扩张剂：无明确长期疗效。对严重肢体缺血者静脉滴注前列腺素，对减轻疼痛和促使溃疡的愈合可能有效。

（4）其他：抗凝药无效，而溶栓剂仅在发生急性血栓时有效。

2. 血运重建 经积极内科治疗后仍有静息痛、组织坏疽或严重生活质量降低致残者可作血运重建治疗，包括导管介入治疗和外科手术治疗；前者有经皮球囊扩张、支架植入与激光血管成形术。外科手术有人造血管与自体血管旁路移植术，各有相关指南参照执行。

（三）静脉血栓症

肢体静脉可分为浅静脉与深静脉。下肢浅静脉包括大隐静脉、小隐静脉及其分支；下肢深静脉与大动脉伴行。深、浅静脉间有多处穿支静脉连接。两叶状静脉瓣分布在整个静脉系统内，以控制血流单向流向同心脏。下肢静脉系统的疾病以静脉血栓最具临床意义。

深静脉血栓形成

【诊断要点】

依靠患者的症状或体征，结合以下辅助检查。

1. 静脉压测定　患肢静脉压升高，提示测压处近心端静脉有阻塞。

2. 超声　检查对近端深静脉血栓形成的诊断阳性率可达95%；而对远端者诊断敏感性仅为50%～70%，但特异性可达95%。

3. 放射性核素检查　^{125}I纤维蛋白原扫描偶用于本病的诊断。与超声检查相反，本检查对腓肠肌内的深静脉血栓形成的检出率可高达90%，而对近端深静脉血栓诊断的特异性较差。本检查的主要缺点是注入放射性核素后需要滞后48～72小时方能显示结果。

4. 阻抗容积描记法（IPG）和静脉血流描记法（PRG）　前者应用皮肤电极，后者采用充气袖带测量在生理变化条件下静脉容积的改变。当静脉阻塞时，随呼吸或袖带充、放气而起伏的容积波幅度小。这种试验对近端深静脉血栓形成诊断的阳性率可达90%，对远端者诊断敏感性明显降低。

5. 深静脉造影　从足部浅静脉内注入造影剂，在近心端使用压脉带，很容易使造影剂直接进入深静脉系统，如果出现静脉充盈缺损，即可作出定性及定位诊断。

6. CT静脉造影　可同时检查腹部、盆腔和下肢深静脉血栓。

【临床表现】

深静脉血栓形成可有以下的局部症状，但临床上有些患者可以毫无局部症状，而以肺栓塞为首发症状。

1. 患肢肿胀，沿静脉走向可能有压痛，并可触及索状改变，浅静脉扩张并可见到明显静脉侧支循环。皮肤多正常或轻度淤血。

2. 重者皮肤呈青蓝色，系静脉内淤积的还原血红蛋白所致，称之为蓝色炎性疼痛症。有时腿部明显水肿使组织内压超过微血管灌注压而导致局部皮肤发白，称之为白色炎性疼痛症，并可伴有全身症状，亦称中央型深静脉血栓形成。

3. 小腿深静脉血栓形成因有较丰富的侧支循环可无临床症状，偶有腓肠肌局部疼痛及压痛、发热、肿胀等，又称周围型深静脉血栓形成。

4. 由于锁骨下静脉穿刺及置管操作日益增多，上肢静脉血栓形成病例也日渐增多，波及上肢的症状体征与下肢者相同。

【治疗要点】

治疗主要目的是预防肺栓塞，特别是病程早期，血栓松软与血管壁黏连不紧，极易脱落，应采取积极的治疗措施。

1. 卧床抬高患肢超过心脏水平，直至水肿及压痛消失。

2. 抗凝　防止血栓增大，并可启动内源性溶栓过程。肝素 5000～10000U 一次静脉注射，以后以 1000～1500U/h 持续静脉滴注，其滴速以激活的部分凝血活酶时间（APTT）2 倍于对照值为调整指标。随后肝素间断静注或低分子肝素皮下注射均可。用药时间一般不超过10 天。华法林（warfarin）在用肝素后 1 周内开始或与肝素同时开始使用，与肝素重叠用药 4～5 天。调整华法林剂量的指标为 INR（国际标准化凝血酶原时间比值2.0～3.0）。急性近端深静脉血栓形成抗凝治疗至少持续

6～12个月以防复发。对复发性病例或恶性肿瘤等高凝状态不能消除的病例，抗凝治疗的持续时间可无限制。孤立的腓肠肌部位的深静脉血栓形成发生肺栓塞的机会甚少，可暂不用抗凝治疗，密切观察。如有向上发展趋势再考虑用药。

3. 溶栓治疗 对血栓形成早期尿激酶等也有一定的效果，虽不能证明在预防肺栓塞方面优于抗凝治疗，但如早期应用，可促使尚未机化的血栓溶解，有利于保护静脉瓣，减少后遗的静脉功能不全。

4. 介入治疗 如因出血素质而不宜用抗凝治疗者，或深静脉血栓进展迅速已达膝关节以上者，预防肺栓塞可用经皮穿刺作下腔静脉滤器放置术。

浅静脉血栓形成

4

【诊断要点】

1. 沿静脉走向部位疼痛、发红，局部有条索样或结节状压痛区。

2. 本症是血栓性浅静脉炎的主要临床表现，在曲张的静脉中也常可发生。

3. 多发生于持久、反复静脉输液，尤其是输入刺激性较大的药物时。

4. 游走性浅静脉血栓往往是恶性肿瘤的征象，也可见于脉管炎，如闭塞性血栓性脉管炎。

【治疗要点】

治疗多采取保守支持疗法：①去除促发病因：如停止输注刺激性液体，去除局部静脉置管的感染因素；②休息、患肢抬高、热敷；③止痛：可用非甾体抗炎药；④由于本病易复发，宜穿循序减压弹力袜；⑤对大隐静脉血栓患者应严密观察，应用多普勒超声监测；若血栓发展至股隐静脉连接处时，应使用低分子肝素抗凝或作大隐静脉剥脱术或隐股静脉结合点结扎术，以防深静脉血栓形成。

十一、心血管神经症

心血管神经症是以心血管疾病的有关症状为主要表现的临床综合征，属于功能性神经症的一种类型。大多发生在中、青年，20～50岁较多见；女性多于男性，尤多见于更年期妇女。临床上无器质性心脏病的证据，预后良好，但长期症状严重的患者可明显影响正常生活和工作。

【诊断要点】

排除器质性心脏病，根据临床表现，进行诊断。

【临床表现】

主诉症状较多，而且多变，一般都是主观感觉，缺乏客观证据，症状之间缺乏内在联系。通常以下述的心血管病症状为主，可同时伴有其他神经症的症状，例如失眠、多梦、焦虑、急躁易怒、心烦、食欲减退、头晕、耳鸣等。

1. **心悸** 自觉心脏搏动增强，感到心慌，常在紧张或疲劳时加重。

2. **呼吸困难** 胸闷，呼吸不畅，常感觉空气不够要打开窗户，或要求吸氧。不少患者经常做深呼吸或叹息样呼吸动作来缓解症状，导致过度换气，引起呼吸性碱中毒，使症状更加重。

3. **心前区痛** 疼痛部位不固定，多为心前区；疼痛发作与劳力活动无关，多数发生在静息状态时；疼痛性质常描述为针刺样牵扯样或刀割样；持续时间长短不等，一般较长；含服硝酸甘油不能缓解疼痛。

4. **自主神经功能紊乱症状** 多汗、手足发冷、双手震颤、尿频、大便次数增多或便秘等。

5. **体格检查缺乏有重要病理意义的阳性体征**。可发现心率增快，心音增强，可有短促收缩期杂音或期前收缩，血压轻度升高，腱反射较活跃。

【辅助检查】

心脏 X 线检查无异常。心电图可显示窦性心动过速、窦性心律不齐、房性或室性期前收缩和伴非特异性ST-T波改变。

【鉴别要点】

1. 心绞痛 冠心病心绞痛患者以中、老年男性居多，多数有冠心病发生的危险因素，例如高血压、高胆固醇血症、糖尿病、吸烟史。心绞痛常发生在体力活动、运动或情绪激动过程时，疼痛部位较固定，多为胸骨后，持续时间一般不超过 15 分钟，含服硝酸甘油可缓解疼痛。如果仅从症状表现难以鉴别时，可作运动心电图、CT 血管造影、MRI 血管造影或（201）T1 核素心肌显像检查，必要时作冠状动脉造影。

2. 甲状腺功能亢进症 典型表现有甲状腺肿大、颈部血管杂音、双手细颤动、突眼、怕热与消瘦等，鉴别不困难。不典型表现时与心血管神经症较难区别，测定血清 T3↓、T4↓、TSH↑作出诊断。

3. 心肌炎 心肌炎通常在起病前 1~2 周有明确感染（病毒或细菌）病史，典型表现有心脏扩大、心音减弱、奔马律、心电图 P-R 间期延长，各种类型心律失常等。不典型或轻症者较难鉴别。病原学检查，例如血清病毒中和抗体滴定度，有辅助诊断价值。

4. 二尖瓣脱垂综合征、嗜铬细胞瘤 这些疾病一般有特征性的体征或实验室检查指标，鉴别并不困难。

【治疗要点】

本症以心理治疗为主，药物治疗为辅。首先应耐心倾听病史，尽可能多地了解可能的发病原因和有关因素，做仔细的体格检查和必要的实验室检查，然后通俗易懂地讲解疾病性质，可以用一些暗示性语言帮助患者解除顾虑。鼓励患者自我调整心态，安排好作息时间，适量进行文娱、旅游和体育活动。过度换气患者可辅导其采用腹式呼吸松弛疗法。焦虑症状较明显患者可选用抗焦虑药物治疗，如苯二氮䓬类抗焦虑药奥沙西泮（舒宁）、劳拉西泮（罗拉）等。伴有精神抑郁症的患者可选用三环类抗抑郁药阿米替林、多塞平（多虑平）或选用抑制

5-羟色胺再摄取类抗抑郁药如氟西汀（百忧解）、舍曲林（左洛复）。失眠严重患者酌情使用咪达唑仑（多美康）或佐匹克隆（忆梦返）。绝经期妇女可以短阶段使用雌激素替代治疗，每月服尼尔雌醇 2 ~ 5mg，但对并发于冠心病的患者宜慎用。

十二、心包疾病

心包疾病除原发感染性心包炎症外，尚有肿瘤、代谢性疾病、自身免疫性疾病、尿毒症等所致非感染性心包炎。按病情进展，可分为急性心包炎（伴或不伴心包积液）、慢性心包积液、粘连性心包炎、亚急性渗出性缩窄性心包炎、慢性缩窄性心包炎等。临床上以急性心包炎和慢性缩窄性心包炎为最常见。据国内临床资料统计，心包疾病约占心脏疾病住院患者的 1.5% ~ 5.9%。

（一）急性心包炎

急性心包炎为心包脏层和壁层的急性炎症，可由细菌、病毒、肿瘤、自身免疫、物理、化学等因素引起。心包炎常是某种疾病表现的一部分或为其并发症，故常被原发疾病所掩盖，但也可以单独存在。

【诊断要点】

常见心包炎病因类型包括急性非特异性心包炎、结核性心包炎、化脓性心包炎、肿瘤性心包炎、心脏损伤后综合征等。根据临床表现、X 线、心电图及超声心动图检查可作出心包炎的诊断，然后需结合不同病因性心包炎的特征及心包穿刺、活体组织检查等资料对其病因学作出诊断。

【临床表现】

1. 纤维蛋白性心包炎

（1）症状心前区疼痛为主要症状，如急性非特异性心包炎及感染性心包炎；缓慢发展的结核性或肿瘤性心包炎疼痛症状可能不明显。疼痛性质可尖锐，与呼吸运动有关，常因咳嗽、深呼吸、变换体位或吞咽而加重；位于心前区，可放射到颈部、左肩、左臂及左肩胛骨，也可达上腹部，疼痛也可呈压榨样，位于胸骨后。

（2）体征心包摩擦音是纤维蛋白性心包炎的典型体征，因炎症而变得粗糙的壁层与脏层在心脏活动时相互摩擦而发生，呈抓刮样粗糙音，与心音的发生无相关性，往往盖过心音又较心音更接近耳边；典型的摩擦音可听到与心房收缩、心室收缩和心室舒张相一致的三个成分，但大多为与心室收缩、舒张相一致的双相性摩擦音；多位于心前区，以胸骨左缘第3、4肋间最为明显；坐位时身体前倾、深吸气或将听诊器胸件加压可更容易听到。心包摩擦音可持续数小时或持续数天、数周；当积液增多将二层心包分开时，摩擦音即消失，但如有部分心包粘连则仍可闻及。心前区听到心包摩擦音就可作出心包炎的诊断。

2. 渗出性心包炎　取决于积液对心脏的压塞程度，轻者仍能维持正常的血流动力学，重者则出现循环障碍或衰竭。

（1）症状呼吸困难是心包积液时最突出的症状，可能与支气管、肺受压及肺淤血有关。呼吸困难严重时，患者呈端坐呼吸，身躯前倾、呼吸浅速、面色苍白，可有发绀。也可因压迫气管、食管而产生干咳、声音嘶哑及吞咽困难。此外，尚可有发冷、发热、心前区或上腹部闷胀、乏力、烦躁等。

（2）体征心脏叩诊浊音界向两侧增大，皆为绝对浊音区；心尖搏动弱，位于心浊音界左缘的内侧或不能扪及；心音低而遥远；在有大量积液时可在左肩胛骨下出现浊音及左肺受压迫所引起的支气管呼吸音，称心包积液征（Ewart征）；少数病例中，在胸骨左缘第3、4肋间可闻及心包叩击音（见缩窄性心包炎）。大量渗液可使收缩压降低，而舒张压变化不大，故脉压变小。按积液时心脏压塞程度，脉搏可正常、减弱或出现奇脉。大量渗液可累及静脉回流，出现颈静脉怒张、肝大、腹水及下肢水肿等。

3. 心脏压塞　快速心包积液时可引起急性心脏压

塞，出现明显心动过速、血压下降、脉压变小和静脉压明显上升，如心排血量显著下降，可产生急性循环衰竭、休克等。如积液积聚较慢，可出现亚急性或慢性心脏压塞，表现为体循环静脉淤血、颈静脉怒张、静脉压升高、奇脉等。奇脉是指大量积液患者在触诊时桡动脉搏动呈吸气性显著减弱或消失、呼气时复原的现象。也可通过血压测量来诊断，即吸气时动脉收缩压较吸气前下降10mmHg 或更多，而正常人吸气时收缩压仅稍有下降。

【辅助检查】

1. 化验检查　取决于原发病，感染性者常有白细胞计数增加、血沉增快等炎症反应。

2. X 线检查　对纤维蛋白性心包炎诊断价值不大，对渗出性心包炎有一定价值；可见心脏阴影向两侧增大，心脏搏动减弱或消失；尤其是肺部无明显充血现象而心影显著增大是心包积液的有力证据，可与心力衰竭相区别。成人液体量少于 250ml、儿童少于 150ml 时，X 线难以检出其积液。时而可对继发于结核及恶性肿瘤等诊断提供线索。

3. 心电图　心包本身不产生电动力，急性心包炎时心电图异常来自心包下的心肌，主要表现为：①ST 段抬高，见于除 aVR 导联以外的所有常规导联中，呈弓背向下型，aVR 导联中 ST 段压低；②一至数日后，ST 段回到基线，出现 T 波低平及倒置，持续数周至数月后 T 波逐渐恢复正常；③心包积液时有 QRS 低电压，大量渗液时可见电交替；④除 aVR 和 V_1 导联外 P-R 段压低，提示包膜下心房肌受损；⑤无病理性 Q 波，无 QT 间期延长；⑥常有窦性心动过速。

4. 超声心动图　对诊断心包积液简单易行，迅速可靠。可反复检查以观察心包积液量的变化。

5. 磁共振显像　能清晰地显示心包积液的容量和分布情况，并可分辨积液的性质，低信号强度一般是病毒感染等非出血性渗液；中、重度信号强度可能为含蛋白、细胞较多的结核性渗出液等。但此检查费用高，较少用。

6. 心包穿刺　可证实心包积液的存在并对抽取的液体作生物学（细菌、真菌等）、生化、细胞分类的检查，包括寻找肿瘤细胞等；抽取一定量的积液也可解除心脏压塞症状；同时，必要时可经穿刺在心包腔内注入抗菌药物或化疗药物等。心包穿刺的主要指征是心脏压塞和未能明确病因的渗出性心包炎。

7. 纤维心包镜及心包活检　有助于明确病因。

【鉴别要点】

1. 胸膜炎　胸痛与胸膜摩擦音在停止呼吸时消失，胸膜摩擦音在腋下部位闻及。

2. 心肌梗死　可借心电图及心肌酶谱改变区别。

【治疗要点】

急性心包炎的治疗与预后取决于病因，也与是否早期诊断及正确治疗有关。各种心包炎如出现压塞综合征，均应行心包穿刺排液以缓解症状。结核性心包炎如不积极治疗常可演变为慢性缩窄性心包炎。

急性非特异性心包炎和心脏损伤后综合征患者在其初次发作后，可有心包炎症反复发作，称为复发性心包炎，发生率大约是20%～30%，是急性心包炎最难处理的并发症。临床表现与急性心包炎相似，在初次发病后数月至数年反复发病并伴严重的胸痛。大部分患者再次给予大剂量非甾体类抗炎药物治疗，并用数月的时间缓慢减量直至停药。如果无效，则可给予皮质激素治疗，常用泼尼松40～60mg/d，1～3周，症状严重者可静脉给予甲泼尼龙。多数患者的症状在几天内可有减轻，但当激素减量时，症状往往会再现。顽固性复发性心包炎伴严重胸痛的患者可考虑外科心包切除术治疗。近年认为秋水仙碱对预防复发性心包炎似乎有效且副作用较小。秋水仙碱的推荐剂量为0.5～1mg/d，至少1年，缓慢减量停药。但终止治疗后仍有一部分患者呈复发倾向。

（二）缩窄性心包炎

缩窄性心包炎是指心脏被致密厚实的纤维化或钙化心包所包围，使心室舒张期充盈受限而产生一系列循环障碍的病征。

【诊断要点】

典型缩窄性心包炎根据临床表现及实验室检查诊断并不困难。临床上常需与肝硬化、充血性心力衰竭及结核性腹膜炎相鉴别。限制型心肌病的临床表现和血流动力学改变与本病很相似，两者鉴别可能十分困难，必要时需通过心内膜心肌活检来诊断。

【临床表现】

心包缩窄多于急性心包炎后 1 年内形成，少数可长达数年。常见症状为呼吸困难、疲乏、食欲减退、上腹胀满或疼痛；呼吸困难为劳力性，主要与心搏量降低有关。

体征有颈静脉怒张、肝大、腹水、下肢水肿、心率增快，可见 Kussmaul 征。患者腹水常较皮下水肿出现得早且明显得多，这与一般心力衰竭中所见者相反。产生这种现象的机制尚未肯定，可能与心包的局部缩窄累及肝静脉的回流以及与静脉压长期持续升高有关。心脏体检可发现：心尖搏动不明显，心浊音界不增大，心音减低，通常无杂音，可闻及心包叩击音；后者是一额外心音，发生在第二心音后 0.09～0.12 秒，呈拍击性质，系舒张期充盈血流因心包的缩窄而突然受阻并引起心室壁的振动所致。心律一般为窦性，有时可有心房颤动。脉搏细弱无力，动脉收缩压降低，脉压变小。

【辅助检查】

X 线检查可示心影偏小、正常或轻度增大，左右心缘变直，主动脉弓小或难以辨认；上腔静脉常扩张，有时可见心包钙化。心电图中有 QRS 低电压、T 波低平或倒置。超声心动图对缩窄性心包炎的诊断价值远较对心包积液为低，可见心包增厚、室壁活动减弱、室间隔矛盾运动等，但均非特异而恒定的征象。

右心导管检查的特征性表现是肺毛细血管压力、肺动脉舒张压力、右心室舒张末期压力、右心房压力均升高且都在同一高水平；右心房压力曲线呈 M 或 W 波形，右心室收缩压轻度升高，呈舒张早期下陷及高原形曲线。

【鉴别要点】

需与肝硬化、充血性心力衰竭及限制性心肌病相鉴别。

【治疗要点】

早期施行心包切除术以避免发展到心源性恶病质、严重肝功能不全、心肌萎缩等。通常在心包感染被控制、结核活动已静止即应手术，并在术后继续用药 1 年。

（边云飞）

第二节　呼吸系统

一、急性上呼吸道感染

急性上呼吸道感染（acuteupperrespiratorytractinfection）简称上感，为外鼻孔至环状软骨下缘包括鼻腔，咽或喉部急性炎症的概称。主要病原体是病毒，少数是细菌，具有一定的传染性。临床多分为五型：普通感冒、急性病毒性咽炎和喉炎、急性疱疹性咽峡炎、急性疱疹性咽峡炎、急性咽扁桃体炎。

【诊断要点】

1. 临床特点

（1）鼻咽部不适或卡他症状，可有发热、头痛、咽痛、咽干、咳嗽等上呼吸道局部炎性及全身中毒症状，各种临床类型有不同特点。普通感冒，起病较急，表现为鼻部症状，如喷嚏、鼻塞、流清水样鼻涕，也可表现为咳嗽、咽干、咽痒或烧灼感甚至鼻后滴漏感。2～3 天后鼻涕变稠，可伴咽痛、头痛、流泪、味觉迟钝、呼吸不畅、声嘶等，有时由于咽鼓管炎致听力减退。严重者有发热、轻度畏寒和头痛；急性咽扁桃体炎表现为起病急，咽痛明显、伴发热、畏寒，体温可达 39℃ 以上；急性病毒性咽炎表现为咽痒和灼热感，咽痛不明显，卡他症状及咳嗽少见等。

（2）有常年散发及集聚性发病特点，年老体弱易感，气候突变、受凉、过度劳累等可为发病诱因。

（3）查体可见鼻腔黏膜充血、水肿、有分泌物，咽部充血，扁桃体肿大、表面有黄色脓性分泌物、局部淋巴结轻度肿大和触痛等。诊断依据：根据鼻咽部的症状和体征，结合周围血象和阴性胸部 X 线检查可作出临床诊断。一般无需病因诊断，特殊情况下可进行细菌培养和病毒分离，或病毒血清学检查等确定病原体。

2. 辅助检查

（1）血液检查：因多为病毒性感染，白细胞计数常正常或偏低，伴淋巴细胞比例升高。细菌感染者可有白细胞计数与中性粒细胞增多和核左移现象。

（2）胸部 X 线检查：正常。

（3）病原学检查：因病毒类型繁多，且明确类型对治疗无明显帮助，一般无须明确病原学检查。特殊情况可用免疫荧光法、酶联免疫吸附法、血清学诊断或病毒分离鉴定等方法确定病毒的类型。细菌培养可判断细菌类型并做药物敏感试验以指导临床用药。

【鉴别要点】

1. 过敏性鼻炎　起病急骤，常表现为鼻黏膜充血和分泌物增多，伴有突发的连续喷嚏、鼻痒、鼻塞、大量清涕，无发热，咳嗽较少。多由过敏因素如螨虫、灰尘、动物毛皮、低温等刺激引起。如脱离过敏原，数分钟至 1~2 小时内症状即消失。检查可见鼻黏膜苍白、水肿，鼻分泌物涂片可见嗜酸性粒细胞增多，皮肤针刺过敏试验可明确过敏原。

2. 流行性感冒　为流感病毒引起，可为散发，时有小规模流行，病毒发生变异时可大规模暴发。起病急，鼻咽部症状较轻，但全身症状较重，伴高热、全身酸痛和眼结膜炎症状。鼻咽分泌物或口腔含漱液分离出流感病毒有助于诊断。

3. 急性气管、支气管炎　表现为咳嗽、咳痰，鼻部症状较轻，血白细胞可升高，X 线胸片常可见肺纹理增强。

4. 急性传染病前期症状　很多病毒感染性疾病前期表现类似，如麻疹、脊髓灰质炎、脑炎、肝炎、心肌炎等病。患病初期可有鼻塞，头痛等类似症状，应予重视。如果在上呼吸道症状一周内，呼吸道症状减轻但出现新的症状，需进行必要的实验室检查，以免误诊。

【治疗要点】

1. 以对症处理为主，同时戒烟、注意休息、多饮水、保持室内空气流通。可用 1% 麻黄碱滴鼻消除鼻部充血/缓解鼻塞流涕，也可应用其他缓解鼻充血的药物。对有鼻过敏者应用抗组胺药物，可减轻鼻部症状。必要时适当加用解热镇痛类药物。

2. 抗菌药物治疗　目前已明确普通感冒无需使用抗菌药物。除非有白细胞升高、咽部脓苔、咯黄痰和流鼻涕等细菌感染证据，可根据当地流行病学史和经验用药，可选口服青霉素、第一代头孢菌素、大环内酯类或喹诺酮类。极少需要根据病原菌选用敏感的抗菌药物。

3. 抗病毒药物治疗　由于目前有滥用造成流感病毒耐药现象，所以如无发热，免疫功能正常，发病超过 2 天一般无需应用。对于免疫缺陷患者，可早期常规使用。利巴韦林和奥司他韦（oseltamivir）有较广的抗病毒谱，对流感病毒、副流感病毒和呼吸道合胞病毒等有较强的抑制作用，可缩短病程。

4. 中药治疗　具有清热解毒和抗病毒作用的中药亦可选用，有助于改善症状，缩短病程。

【注意要点】

1. 上感临床有很多分型，临床表现有相同之处又各有特点，各型病原学也有差异，需结合临床特点、查体表现及辅助检查结果综合分析确定分型诊断，决定处理方法。如普通感冒由病毒引起，抗病毒多无效，仅需休息及对症治疗，在患者合并细菌感染时应用抗生素。而急性咽扁桃体炎病原体多为溶血性链球菌，其次为流感嗜血杆菌、肺炎链球菌、葡萄球菌等细菌感染引起，需要抗生素治疗。抗生素选择种类结合当地的流行病学史及经验确定。

2. 有些病毒如流感病毒、柯萨奇病毒等感染后偶可损伤心肌，或进入人体繁殖而间接作用于心肌，引起心肌局限性或弥散性炎症。一般在感冒 1 ~ 4 周内出现心悸、气短、呼吸困难、心前区闷痛及心律失常，且活动后加剧，此时应考虑急性心肌炎的可能。

3. 重视鉴别诊断，上感是临床最常见的疾病，但很多疾病以上感样症状起病并且会产生急剧病情变化，如成人麻疹，流行性出血热等，需在一般常见病中发现有价值的线索，密切观察，以免延误诊断及治疗。

4. 重视预防，加强锻炼、增强体质、生活饮食规律、改善营养。避免受凉和过度劳累，有助于降低易感性，是预防上呼吸道感染最好的方法。年老体弱易感者应注意防护，流行时应戴口罩，尽量避免在人多的公共场合出入。

二、急性气管-支气管炎

急性气管-支气管炎（acutetracheobronchitis）是由生物、物理、化学刺激或过敏等因素引起的急性气管-支气管黏膜炎症。多为散发，无流行倾向，年老体弱者易感。临床症状主要为咳嗽和咳痰。常发生于寒冷季节或气候突变时。也可由急性上呼吸道感染迁延不愈所致。

【诊断要点】

1. 临床特点 起病较急，通常全身症状较轻，发病初期常常表现为上呼吸道感染症状，初为刺激性咳嗽及胸骨后疼痛。早期痰量不多，但痰难咳出，2 ~ 3 日后痰液可由黏液性转为黏液脓性。患者受凉、吸入冷空气或刺激往往可使咳嗽加剧或诱发咳嗽。患者在晨起时或夜间咳嗽常常较为显著。咳嗽剧烈时常常伴有恶心、呕吐及胸部、腹部肌肉疼痛。如伴有支气管痉挛，可有哮鸣和气急。病情有一定的自限性，但可迁延数周查体可无明显阳性表现。也可以在两肺听到散在干、湿啰音，部位不固定，咳嗽后可减少或消失。

2. 辅助检查

（1）血象分析：周围血白细胞计数可正常。由细菌感染引起者，可伴白细胞总数和中性粒细胞百分比升高，血沉加快。

（2）胸部 X 线检查：大多为肺纹理增强，少数无异常发现。

（3）微生物检查：痰培养可发现致病菌。

【诊断与鉴别要点】

根据病史、咳嗽和咳痰等呼吸道症状，两肺散在干、湿性啰音等体征，结合血象和 X 线胸片，可作出临床诊断。病毒和细菌检查有助于病因诊断，需与下列疾病相鉴别：

1. 流行性感冒 起病急骤，发热较高，全身中毒症状（如全身酸痛、头痛、乏力等）明显，呼吸道局部症状较轻。流行病史、分泌物病毒分离和血清学检查，有助于鉴别。

2. 急性上呼吸道感染 鼻咽部症状明显，咳嗽轻微，一般无痰。肺部无异常体征。胸部 X 线正常。

3. 其他 其他肺部疾病如支气管肺炎、肺结核、肺癌、肺脓肿、麻疹等多种疾病可表现为类似的咳嗽咳痰表现，胸部 X 线检查及密切观察可以鉴别。

【治疗要点】

1. 一般治疗 多休息，多饮水，避免劳累，注意保暖。

2. 对症治疗 咳嗽无痰或少痰，可用右美沙芬、喷托维林（咳必清）镇咳，对久咳不愈少痰的患者，必要时可使用可待因：10～30mg 一日 4 次口服。咳嗽有痰且不易咳出，可选用盐酸如沐舒坦 30mg，每日 3 次，或溴己新（必嗽平）16mg，每日 3 次，也可雾化帮助祛痰，较为常用的为兼顾止咳和化痰的棕色合剂，发生支气管痉挛时，可用平喘药如茶碱类、β_2 受体激动剂、胆碱能阻滞剂等。发热可用解热镇痛药对症处理。

3. 抗菌药物治疗 有细菌感染证据时应及时使用。

可以首选新大环内酯类、青霉素类，亦可选用头孢菌素类或喹诺酮类等药物。多数患者口服抗菌药物即可，症状较重者可经肌内注射或静脉滴注给药，少数患者需要根据病原体培养结果指导用药。

【注意要点】

1. 咳嗽咳痰是呼吸系统疾病的常见症状，各种疾病均可出现，需做好鉴别。除发病特点外，最主要的是胸部 X 线检查，常规 X 线检查需注意平片的质量及读片质量，有怀疑时可结合胸透进行确定，不能完全明确时可结合 CT 检查。

2. 关于抗生素的应用，国内大多习惯应用，但据国外应用抗生素治疗急性气管-支气管炎的对照研究表明，抗生素并无明显的治疗效果，研究表明，抗生素与支气管扩张剂的疗效是一致的，对缓解症状并无显著性差别。因此，临床在治疗急性气管-支气管炎患者时应避免滥用抗生素。但如果患者出现发热、脓性痰和重症咳嗽，则是应用抗生素的指征。

三、支气管哮喘

支气管哮喘，简称哮喘，是由多种细胞（如嗜酸性粒细胞、肥大细胞、T 淋巴细胞、中性粒细胞、平滑肌细胞、气道上皮细胞等）和细胞组分参与的气道慢性炎症性疾病。这种慢性炎症导致气道反应性增高，出现广泛多变的可逆性气流受限，并引起反复发作性的喘息、气急、胸闷或咳嗽等症状，常在夜间和（或）清晨发作、加剧，多数患者可自行缓解或经治疗缓解。

【诊断要点】

1. 临床特点

（1）反复发作喘息、气急、胸闷或咳嗽，多与接触变应原、冷空气、物理、化学性刺激、病毒性上呼吸道感染、运动等有关。

（2）发作时双肺可闻及散在或弥散性、以呼气相为主的哮鸣音，呼气相延长。

（3）上述症状和体征可经治疗后缓解或自行缓解。

（4）能除外其他疾病引起的喘息、气急、胸闷和咳嗽。

（5）临床表现不典型者（如无明显喘息或体征）需有下列三项中至少一项阳性：支气管激发试验或运动试验阳性；支气管舒张试验阳性；昼夜 PEF 变异率 ≥ 20%。诊断：符合 1～4 条或 4、5 条者，可以诊断为支气管哮喘。支气管哮喘可分为急性发作期、非急性发作期；急性发作期有根据病情程度分为 4 级（轻度、中度、重度、危重）。非急性发作期，按症状控制水平分为控制、部分控制、未控制 3 个等级。

2. 辅助检查

（1）痰液检查：如患者无痰咳出时可通过诱导痰方法进行检查。涂片在显微镜下可见较多嗜酸性粒细胞。

（2）肺功能检查：①通气功能检测在哮喘发作时呈阻塞性通气功能改变，呼气流速指标均显著下降，1 秒钟用力呼气容积（FEV1）、1 秒率（FEV1/FVC%）以及最高呼气流量（PEF）均减少。肺容量指标可见用力肺活量减少、残气量增加、功能残气量和肺总量增加，残气占肺总量百分比增高。缓解期上述通气功能指标可逐渐恢复。病变迁延、反复发作者，其通气功能可逐渐下降。②支气管激发试验（BPT）用以测定气道反应性。吸入激发剂后其通气功能下降、气道阻力增加。一般适用于通气功能在正常预计值的 70% 以上的患者。如 FEV1 下降 ≥20%，可诊断为激发试验阳性。通过剂量反应曲线计算使 FEV1 下降 20% 的吸入药物累积剂量（PD(20)-FEV1）或累积浓度（PC(20)-FEV1），可对气道反应性增高的程度作出定量判断。③支气管舒张试验（BDT）用以测定气道可逆性。常用吸入型的支气管舒张剂如沙丁胺醇、特布他林及异丙托溴铵等。舒张试验阳性诊断标准：a. FEV1 较用药前增加 12% 或以上，且其绝对值增加 200ml 或以上；b. PEF 较治疗前增加 60L/min 或增加 ≥20%。c. 呼气峰流速（PEF）及其变异率测定

PEF可反映气道通气功能的变化。哮喘发作时PEF下降。若24小时内PEF或昼夜PEF波动率≥20%，也符合气道可逆性改变的特点。

（3）动脉血气分析：哮喘发作时由于气道阻塞且通气分布不均，通气/血流比值失衡，可致肺泡-动脉血氧分压差（A-aDO$_2$）增大；严重发作时可有缺氧，PaO$_2$降低，由于过度通气可使PaCO$_2$下降，pH上升，表现呼吸性碱中毒。重症哮喘，病情进一步发展，气道阻塞严重，可有缺氧及CO$_2$滞留，PaCO$_2$上升，表现呼吸性酸中毒。若缺氧明显，可合并代谢性酸中毒。

（4）胸部X线检查早期在哮喘发作时可见两肺透亮度增加，呈过度通气状态；在缓解期多无明显异常。

（5）特异性变应原的检测：外周血变应原特异性IgE增高，结合病史有助于病因诊断；血清总IgE测定，对哮喘诊断价值不大，但其增高的程度可作为重症哮喘使用抗IgE抗体治疗及调整剂量的依据。体内变应原试验包括皮肤变应原试验和吸入变应原试验，前者可通过皮肤点刺等方法进行。

【鉴别要点】

1. 左心衰竭引起的呼吸困难　发作时症状与哮喘相似，但多有高血压、冠状动脉粥样硬化性心脏病、风湿性心脏病、二尖瓣狭窄等病史和体征。常咳出粉红色泡沫样痰，两肺可闻及广泛的水泡音和哮鸣音，左心界扩大，心率增快，心尖部可闻及奔马律，胸部X线检查可见心脏增大，肺淤血征。

2. 慢性阻塞性肺疾病　多见于中老年人，多有长期吸烟或接触有害气体的病史和慢性咳嗽病史，喘息长年存在，有加重期。体检双肺呼吸音明显下降，可有肺气肿体征，两肺或可闻及湿啰音。对中老年患者严格将慢阻肺和哮喘区分有时十分困难，用支气管扩张剂和口服或吸入激素作治疗性试验可能有所帮助。如患者同时具有哮喘和慢阻肺的特征，可以诊断重叠综合征。

尚需与肺栓塞、气胸、大量胸腔积液等疾病鉴别。

【治疗要点】

1. 脱离变应原 部分患者能找到引起哮喘发作的变应原或其他非特异刺激因素，使患者脱离变应原的接触是防治哮喘最有效的方法。

2. 急性发作期的治疗 一般根据病情的分度进行综合性治疗。

（1）轻度：吸入短效 β_2 受体激动剂（SABA），如沙丁胺醇每喷 $100\mu g$，$1\sim2$ 喷，根据症状缓解情况可每 20 分钟后重复 $2\sim3$ 次，症状缓解后，调整为每 $3\sim4$ 小时 $1\sim2$ 喷。效果不佳时可加用吸入短效抗胆碱药（SAMA）如异丙托溴铵气雾剂吸入，或加用茶碱控释片 $200mg/d$。

（2）中度：吸入或持续雾化吸入 SABA（如沙丁胺醇，用法同前），也可联合雾化或吸入 SAMA（如异丙托溴铵 $20\sim40vg$，每日 $3\sim4$ 次）、糖皮质激素（如倍氯米松每日 $500\sim1000\mu g$），初期按需，后改为规律。可静脉加用茶碱类药物。亦可加用口服 LT 拮抗剂，若不能缓解，可口服糖皮质激素，必要时静脉。同时吸氧。

（3）重度至危重度持续雾化吸入 SABA，或合用 SAMA 及糖皮质激素，以及静脉滴注氨茶碱。尽早静脉滴注糖皮质激素如琥珀酸氢化可的松，待病情得到控制和缓解后，改为口服给药。注意维持水、电解质平衡，纠正酸碱失衡。给予氧疗，如病情恶化缺氧不能纠正时，进行无创通气或插管机械通气。若并发气胸，在胸腔引流气体下仍可机械通气。并注意预防下呼吸道感染等。

3. 非急性发作期治疗 根据哮喘控制水平（见表 4-2-1）及分级长期治疗方案选择适合的治疗。

（1）对哮喘患者进行哮喘知识教育和控制环境、避免诱发因素贯穿于整个治疗阶段。

（2）对于大多数未经治疗的持续性哮喘患者，初始治疗应从第 2 级治疗方案开始，如果初始评估提示哮喘处于严重未控制，治疗应从第 3 级方案开始。从第 2 步

表 4-2-1　哮喘控制水平分级

指标	控制（满足以下所有条件）	部分控制（在任何一周出现以下1~2项特征）	未控制（在任何一周内出现以下≥3项特征）
日间症状	无（或≤2次/周）	>2次/周	>2次/周
活动受限	无	有	有
夜间症状/憋醒	无	有	有
需要使用缓解药的次数	无（或≤2次/周）	>2次/周	>2次/周
肺功能（PEF 或 FEV1）	正常或≥正常预计值或本人最佳值的80%	<正常预计值或本人最佳值的80%	<正常预计值或本人最佳值的80%
急性发作	无	≥每年1次	在任何一周出现1次

到第 5 步的治疗方案中都有不同的哮喘控制药物可供选择。而在每一步中缓解药物都应该按需使用，以迅速缓解哮喘症状。如果使用该级方案不能够使哮喘得到控制，治疗方案应该升级直至哮喘达到控制。当达到哮喘控制之后并能够维持 3 个月以上，可考虑降级治疗。由于哮喘的复发性以及多变性，需不断评估哮喘的控制水平，治疗方法则依据控制水平进行调整。大多数患者可以达到并维持哮喘控制，但一部分难治性哮喘患者可能无法达成同样水平的控制。以上方案为基本原则，但必须个体化，联合应用，以最小量、最简单的联合，副作用最少，达到最佳控制症状为原则。

【注意要点】

1. 哮喘治疗常用药物 主要分为两类：

（1）缓解哮喘发作此类药物主要作用为舒张支气管，故也称支气管舒张药：

β_2 肾上腺素受体激动剂（简称 β_2 激动剂）：β_2 激动剂主要通过激动呼吸道的 β_2 受体，激活腺苷酸环化酶，使细胞内的环磷酸腺苷（cAMP）含量增加，游离 Ca^{2+} 减少，从而松弛支气管平滑肌，是控制哮喘急性发作的首选药物。常用的短效 β 受体激动剂（SABA）有沙丁胺醇、特布他林和非诺特罗，作用时间约为 4 ~ 6 小时。长效 β_2 受体激动剂（LABA）有福莫特罗、沙美特罗及丙卡特罗，作用时间为 10 ~ 12 小时。LABA 尚具有一定的抗气道炎症，增强黏液-纤毛运输功能的作用。不主张 LABA 单独使用，须与吸入激素联合应用。但福莫特罗可作为应急缓解气道痉挛的药物。用药方法可采用吸入，包括定量气雾剂（MDI）吸入、干粉吸入、持续雾化吸入等，也可采用口服或静脉注射。首选吸入法，因药物吸入气道直接作用于呼吸道，局部浓度高且作用迅速，所用剂量较小，全身性不良反应少。常用剂量为沙丁胺醇或特布他林 MDI，每喷 $100\mu g$，每天 3 ~ 4 次，每次 1 ~ 2 喷。通常 5 ~ 10 分钟即可见效，可维持 4 ~ 6 小时。LABA 如福莫特罗 $4.5\mu g$，每天 2 次，每次 1 喷，可维持 12 小时。持续雾化吸入多用于重症和儿童患者，使用方法简单，易于配合。如沙丁胺醇 5mg 稀释在 5～20ml 溶液中雾化吸入。沙丁胺醇或特布他林一般口服用法为 2.4～2.5mg，每日 3 次，15～30 分钟起效，但心悸、骨骼肌震颤等不良反应较多。β_2 受体激动剂的缓释型及控制型制剂疗效维持时间较长，用于防治反复发作性哮喘和夜间哮喘。注射用药，用于严重哮喘。

抗胆碱药：可以阻断节后迷走神经通路，降低迷走神经兴奋性而起舒张支气管作用，并有减少痰液分泌的作用。与 β_2 受体激动剂联合吸入有协同作用，尤其适用于夜间哮喘及多痰的患者。分为短效（SAMA）及长效（LAMA）剂型，常用短效药物为异丙托溴铵，可用 MDI，每日 3 次，每次 25～75μg 或用 100～150μg/ml 的溶液持续雾化吸入。约 10 分钟起效，维持 4～6 小时。不良反应少，少数患者有口苦或口干感。近年发展的选择性 M_1、M_3 受体拮抗剂如噻托溴铵为长效剂型，作用更强，持续时间更久（可达 24 小时）、不良反应更少。

茶碱类：茶碱类除能抑制磷酸二酯酶，提高平滑肌细胞内的 cAMP 浓度外，还能拮抗腺苷受体；刺激肾上腺分泌肾上腺素，增强呼吸肌的收缩；增强气道纤毛清除功能和抗感染作用。是目前治疗哮喘的有效药物。茶碱与糖皮质激素合用具有协同作用。口服给药：包括氨茶碱和控（缓）释茶碱，后者且因其昼夜血药浓度平稳，不良反应较少，且可维持较好的治疗浓度，平喘作用可维持 12～24 小时，可用于控制夜间哮喘。一般剂量每日 6～10mg/kg，用于轻、中度哮喘。静脉注射氨茶碱首次剂量为 4～6mg/kg，注射速度不宜超过 0.25mg/（kg·min），静脉滴注维持量为 0.6～0.8mg/（kg·h）。日注射量一般不超过 1.0g。静脉给药主要应用于重、危症哮喘。茶碱的主要副作用为胃肠道症状（恶心、呕吐），心血管症状（心动过速、心律失常、血压下降）及尿多，偶可兴奋呼吸中枢，严重者可引起抽搐乃至死亡。最好在用药中监测血浆氨茶碱浓度，其安全有效浓度为 6 ~ 15μg/ml。发热、妊娠、小儿或老年，患有肝、心、肾功能障碍及甲状腺功能亢进者尤须慎用。合用西咪替丁、喹诺酮类、大环内酯类药物等可影响茶碱代谢而使其排泄减慢，应减少用药量。

（2）控制或预防哮喘发作此类药物主要治疗哮喘的气道炎症，亦称抗感染药。

糖皮质激素：由于哮喘的病理基础是慢性非特异性炎症，糖皮质激素是当前控制哮喘发作最有效的药物。主要作用机制是抑制炎症细胞的迁移和活化；抑制细胞因子的生成；抑制炎症介质的释放；增强平滑肌细胞 β_2 受体的反应性。可分为吸入、口服和静脉用药。吸入治疗是目前推荐长期抗感染治疗哮喘的最常用方法。常用吸入药物有倍氯米松（BDP）、布地奈德、氟替卡松、莫米松等，后二者生物活性更强，作用更持久。通常需规律吸入一周以上方能生效。根据哮喘病情，吸入剂量（BDP 或等效量其他皮质激素）在轻度持续者一般 200 ~ 500μg/d，中度持续者一般 500 ~ 1000μg/d，重度持续者一般 >1000μg/d（不宜超过 2000μg/d）（氟替卡松剂量减半）。吸入治疗药物全身性不良反应少，少数患者可引起口咽念珠菌感染、声音嘶哑或呼吸道不适，吸药后用清水漱口可减轻局部反应和胃肠吸收。长期使用较大剂量（>1000μg/d）者应注意预防全身性不良反应，如肾上腺皮质功能抑制、骨质疏松等。为减少吸入大剂量糖皮质激素的不良反应，可与长效 β_2 受体激动剂、控释茶碱或白三烯受体拮抗剂联合使用。

口服剂：泼尼松（强的松）、泼尼松龙（强的松龙）。用于吸入糖皮质激素无效或需要短期加强的患者。起始 30 ~ 60mg/d，症状缓解后逐渐减量至 ≤10mg/d。然后停用，或改用吸入剂。

静脉用药：重度或严重哮喘发作时应及早应用琥珀酸氢化可的松，注射后 4 ~ 6 小时起作用，常用量 100 ~ 400mg/d；或甲泼尼龙（甲基强的松龙，80 ~ 160mg/d），起效时间更短（2 ~ 4 小时）。地塞米松因在体内半衰期

4

较长、不良反应较多，宜慎用，一般 10～30mg/d。症状缓解后逐渐减量，然后改口服和吸入制剂维持。

LT 调节剂：通过调节 LT 的生物活性而发挥抗感染作用，同时具有舒张支气管平滑肌。可以作为轻度哮喘的一种控制药物的选择。常用半胱氨酰 LT 受体拮抗剂，如孟鲁司特 10mg、每天 1 次；或扎鲁司特 20mg、每日 2 次，不良反应通常较轻微，主要是胃肠道症状，少数有皮疹、血管性水肿、转氨酶升高，停药后可恢复正常。

其他药物：酮替酚和新一代组胺 H_1 受体拮抗剂阿司咪唑、曲尼斯特、氯雷他定在轻症哮喘和季节性哮喘有一定效果，也可与 β_2 受体激动剂联合用药。

2. 多数支气管哮喘患者的病程是可逆的，但有少数患者由于气道慢性过敏性炎症持续存在，反复发作，肺功能损害严重，均可引起急性、慢性或治疗性的并发症，常见的并发症有肺气肿和肺心病、呼吸衰竭、呼吸骤停、气胸和纵隔气肿、过敏性支气管肺曲菌病、心律失常和休克、闭锁肺综合征、胸廓畸形、儿童生长发育迟缓等，故在哮喘的治疗中应注意规范化治疗、并发症的预防及密切观察。

重度哮喘，指在年龄≥6 岁的患者的前提下，在过去 1 年中需要 GINA 指南建议的 4～5 级哮喘药物治疗（大剂量 ICS 联合 LABA 或白三烯调节剂/茶碱）、或全身激素治疗≥50% 的时间，以防止变成"未控制"哮喘，或即使在上述治疗下仍表现为"未控制"哮喘。在传统的控制药物如 LABA、白三烯调节剂和茶碱，在重度哮喘中缺乏充分研究证据。ICS 的剂量疗效反应存在个体差异，有一定证据表明进一步加大 ICS 剂量（超过 2000vg/d 倍氯米松等效剂量），对重度哮喘可能更有效。对于成人重度哮喘，建议采用由临床标准和痰嗜酸性粒细胞计数 FENO 指导治疗，而不是只由临床标准指导治疗，对于儿童重度哮喘，建议采用仅由临床标准指导的治疗。对于重度变应性哮喘，建议在成人和儿童进行奥马珠单抗进行实验性治疗。

3. 对于疑诊哮喘患者行肺功能检查时，一定嘱患者停用吸入短效 β_2 受体激动剂或抗胆碱能药物 6 小时，口服短效 β_2 受体激动剂或茶碱类药物 12 小时、长效缓释剂型 24 小时，停用吸入糖皮质激素 12 小时，口服糖皮质激素 48 小时，停用抗组胺药物 48 小时，其他药物，如 β 受体阻滞剂、巴比妥类药物、苯二氮䓬类药物也应在测定前停用 48 小时。受试者测试前 FEV1 要 ≥ 预计值的 70%，严格观察下部分患者 FEV1 可放宽至 > 预计值 60%。对于心肺功能不全、高血压、甲亢、妊娠不宜进行。

4. 通常情况下，患者在初诊后 1~3 个月回访，以后每 3 个月随访一次。如出现哮喘发作时，应在 2 周至 1 个月内进行回访。对大多数控制剂来说，最大的治疗效果可能要在 3 到 4 个月后才能显现，只有在这种治疗策略维持 3 到 4 个月后，仍未达到哮喘控制，才考虑增加剂量。对所有达到控制的患者，必须通过常规跟踪及阶段性地减少剂量来寻求最小控制剂量。

5. 应教会患者正确掌握 MDI 吸入方法。保证药物能够进入体内。儿童或重症患者可在 MDI 上加贮雾瓶（spacer），雾化释出的药物在瓶中停留数秒，患者可从容吸入，并可减少雾滴在口咽部沉积引起刺激，为增强患者的依从性，重症患者可采用氧气驱动的方法。干粉吸入方法较易掌握。

6. 对于咳嗽变异性哮喘的治疗与典型哮喘治疗相同，低剂量的 ICSL 联合支气管扩张剂，但治疗疗程可短于普通哮喘。对于难治性哮喘（吸入两种或更多的控制药物，规范治疗 6 个月仍不能达到良好控制的哮喘）的治疗，临床医生首要排除是否为患者依从性差，或有无排除诱发加重的危险因素，可给予高剂量的 ICS 联合或不联合口服激素，加用白三烯调节剂、抗 IgE 抗体联合治疗，其他可选择免疫抑制剂或支气管热成形术等。

四、支气管扩张症

支气管扩张症（bronchiectasis）是指由多种原因引起的支气管扩张和与之相关的咳嗽、咳痰和咯血等临床表现，其名称来源于病理解剖改变，但临床特征具有一定的共性。支气管扩张可以是局限性的，仅涉及局部气道，也可以是弥散性的，涉及更广泛的气道。临床上引起支气管扩张的疾病较多，多与早年的反复气管支气管感染有关。自从抗生素和疫苗问世以来，该病的发病率已有明显下降。

【诊断要点】

1. 临床特点　①症状：慢性咳嗽、大量脓痰与体位改变有关，这是由于支气管扩张部位分泌物积储，改变体位时分泌物刺激支气管黏膜引起的。②反复咯血 50%～70% 的患者有程度不等的咯血，从痰中带血至大量咯血，咯血量与病情严重程度、病变范围有时不一致。③反复肺部感染其特点是同一肺段反复发生肺炎并迁延不愈。④呼吸困难见于病变广泛或有并发症者。⑤慢性感染中毒症状可出现发热、乏力、食欲减退、消瘦、贫血等，儿童可影响发育。

2. 体征　早期或干性支气管扩张可无异常肺部体征，病变重或继发感染时常可闻及下胸部、背部固定而持久的局限性粗湿啰音，有时可闻及哮鸣音，部分慢性患者伴有杵状指（趾）。出现肺气肿、肺心病等并发症时有相应体征。

3. 实验检查及其他

（1）胸部 X 线：胸部 X 线检查对支气管扩张的敏感性较差。胸部前后位 X 线片在支气管扩张早期常无特殊发现。以后胸片可显示一侧或双侧下肺叶肺纹理明显粗乱增多，边缘模糊，在增多的纹理中可有管状透亮区，为管壁明显增厚的支气管影，称为"轨道征"。严重病例肺纹理可呈网状，其间有透亮区，类似蜂窝状。囊性支气管扩张时，较为特征性的改变为卷发样阴影，表现为多个圆形薄壁透亮区，直径 0.5～3cm，有时囊底有小液平面。继发感染时可引起肺实质炎症，胸片显示多数小片或斑点状模糊影，或呈大片非均匀性密度增高影。

（2）胸部 HRCT 扫描胸部 HRCT 诊断支气管扩张症的敏感性和特异性均达到了 90%，是支气管扩张症的首选检查手段。普通胸部 CT 扫描也可以诊断支气管扩张，但敏感性仅有 66%。支气管扩张在 HRCT 上的特征性的表现包括：支气管扩张，支气管管壁增厚，支气管由中心向外周逐渐变细的特点消失以及扩张气管内气液平的存在。表现为轨道征、印戒征、囊状、蚯蚓状、蜂窝状等改变。HRCT 显示的支气管扩张的程度除了与肺功能相关，也与肺动脉高压的发生有相关性。

（3）痰涂片染色以及痰细菌培养，可明确定植或感染的病原菌。

（4）**肺功能检查**：肺脏有较强的通气储备，病变局限的支气管扩张，肺功能可无明显改变。柱状支气管扩张对肺功能影响较小，囊状支气管扩张因对支气管管壁破坏严重，可并发肺纤维化和慢性阻塞性肺疾病，肺功能可有明显改变。支气管扩张的功能损害主要表现为阻塞性通气功能障碍，FEV、FEV/FVC、最大通气量及小气道呼气流速（$FEE\ 25\%～75\%$）均降低，而残气量/肺总量比增高。支气管扩张发展至肺组织纤维化时，可出现弥散功能障碍。

（5）**其他**：当支气管扩张呈局灶性且位于段支气管以上时，纤维支气管镜检查可发现弹坑样改变。

【诊断】

诊断根据反复咯脓痰、咯血的病史和既往有诱发支气管扩张的呼吸道感染病史，胸部平片、CT 或 HRCT 显示支气管扩张的异常影像学改变，即可明确诊断为支气管扩张。

【鉴别诊断】

1. 慢性支气管炎 多发生在中年以上的患者，在气候多变的冬、春季节咳嗽、咳痰明显，多为白色黏液痰，感染急性发作时可出现脓性痰，但无反复咯血史。听诊双肺可闻及散在干湿啰音，仔细研究病史和临床表现，以及参考胸片、HRCT、纤维支气管镜特征常可做出明确的鉴别诊断。

2. **肺脓肿**　起病急，有高热、咳嗽、大量脓臭痰；X 线检查可见局部浓密炎症阴影，内有空腔液平。急性肺脓肿经有效抗生素治疗后，炎症可完全吸收消退。若为慢性肺脓肿则以往多有急性肺脓肿的病史。

3. **肺结核**　常有低热、盗汗、乏力、消瘦等结核毒性症状，干湿啰音多位于上肺局部，X 线胸片和痰结核菌检查可作出诊断。

4. **先天性肺囊肿**　X 线检查可见多个边界纤细的圆形或椭圆阴影，壁较薄，周围组织无炎症浸润。胸部 CT 检查和支气管造影可助诊断。

5. **弥散性泛细支气管炎**　有慢性咳嗽、咳痰、活动时呼吸困难，常伴有慢性鼻窦炎，胸片和胸部 CT 显示弥散分布的小结节影，大环内酯类抗生素治疗有效。

【治疗要点】

1. **病因治疗**　一些继发性支气管扩张症，如活动性结核、变态反应性支气管肺曲菌病应积极治疗原发病，低免疫球蛋白血症可用免疫球蛋白替代治疗。

2. **控制感染**　出现痰量及其脓性成分增加等急性感染征象时需应用抗生素。可依据痰革兰染色和痰培养指导抗生素应用，但在开始时常需给予经验治疗（如给予阿莫西林或头孢克洛）。存在铜绿假单胞菌感染时，可选择喹诺酮类，氨基糖苷类或第三代头孢菌素。对于慢性咯脓痰的患者，除使用短程抗生素外，还可考虑使用疗程更长的抗生素，如口服阿莫西林或吸入氨基糖苷类，或间断并规则使用单一抗生素以及轮换使用抗生素。

3. **体位引流和物理治疗**　包括体位引流、胸部叩击和机械呼吸治疗等。体位引流是改善痰液引流的简单有效的手段。根据扩张支气管所在的部位选择不同的引流体位，原则为将病变部位抬高，引流支气管开口向下，使痰液流入大气道而咳出，一般在饭前进行每次引流15～30分钟，每日2～3次。辅以祛痰药物和胸部叩击效果更佳，体外振动排痰机亦证实有效。部分患者可通过纤维支气管镜帮助排痰。

4. 改善气流受限 支气管舒张剂可改善气流受限，并帮助清除分泌物，伴有气道高反应及可逆性气流受限的患者常有明显疗效。

5. 外科治疗 如果支气管扩张为局限性，且经充分的内科治疗仍顽固反复发作者；如果大出血来自于增生的支气管动脉、经休息和抗生素等保守治疗不能缓解反复大咯血时，病变局限者可考虑外科手术，否则采用支气管动脉栓塞术治疗。严重呼吸功能下降者可考虑肺移植。

6. 流感疫苗接种可以有效减少流感所致的继发性感染。肺炎疫苗可预防特定类型的肺炎及其严重并发症。

7. 支持和对症治疗 包括戒烟、营养支持、康复治疗，和对有氧疗指征的患者给予氧疗。

【注意要点】

1. 临床医生需特别注意大咯血的紧急处理 大咯血是支气管扩张症的致命并发症，一次咯血量超过200ml或24小时咯血量超过500ml为大咯血，严重时可导致窒息，预防咯血窒息应视为咯血治疗的首要措施。咯血量少时应安慰患者的紧张情绪，嘱其侧卧位。药物治疗方面：①垂体后叶素为大咯血的首选治疗药物，用法：5～10u加5%葡萄糖注射液20～40ml稀释后缓慢静脉注射，约15分钟注射完毕，继之以10～20u加生理盐水或5%葡萄糖注射液500ml稀释后静脉滴注，出血停止后再继续使用2～3天。禁忌证：支气管扩张伴有冠心病、高血压、肺心病、心力衰竭、孕妇。副作用：低钠血症，严重者可继而出现意识障碍、胡言乱语、抽搐等。②促凝血药物，为常用的止血药物。氨基己酸，用法：4～6g＋生理盐水100ml，15～30分钟内静脉滴注完毕，维持量1g/h。氨甲苯酸，用法：100～200mg加入5%葡萄糖或生理盐水 40ml 静脉注射，2 次/天。酚磺乙胺，用法：250~500mg，肌内注射或静脉滴注 2~3 次/天。凝血酶，用法：1~2ku 静脉注射。对于咯血患者，频发剧烈咳嗽者给予镇咳药，不适用于老年人或体弱者，对于肺功能不全者禁用吗啡，哌替啶，以免抑制咳嗽反射，引起窒息。

2. 咳痰的量和性状取决于病情轻重及是否合并感染，咳嗽通常发生于早晨和晚上，患者晨起体位变化，痰液在气道内流动而刺激气道黏膜引起咳嗽和咳痰。当合并急性感染时，咳嗽和咳痰量明显增多，痰液常呈黄绿色脓性，有厌氧菌感染者，常有臭味和呼出气恶臭。收集全日痰量并静置于玻璃瓶中，数小时后痰液可分离成四层：上层为黏液泡沫，下层为脓液，中层为混浊浆液，最下层为坏死沉淀组织，此为典型支气管扩张的痰液改变，但现在已较少见。部分支气管扩张症患者中会出现呼吸困难。引起感染的常见病原体为铜绿假单胞菌、金黄色葡萄球菌、流感嗜血杆菌、肺炎链球菌和卡他莫拉菌。支气管扩张常见的并发症有反复的肺部感染、脓胸、气胸和肺脓肿等，小部分患者可出现肺心病。

3. 体位引流的注意事项 ①明确需要引流病灶的部位；②根据病变部位采取相应的引流体位。在一些危重患者，往往仅能获得正位胸片，难以确定病变的叶段分布，如果病变在上肺，可采取坐位或半卧位；如果病变在中下肺，一般可采用角度较小的健侧卧位，在病情允许的条件下，也可健侧卧位，甚至加小角度的头低脚高位；③体位引流在早晨清醒后立即进行效果最好，头低脚高位引流时，为了预防胃食管反流、恶心和呕吐，应在饭后 1~2 小时再进行，尤其是留置胃管者；④有支气管痉挛的患者，在体位引流前可先给予支气管扩张剂，痰液干燥的患者应注意气道湿化，在引流过程中可进行叩拍，并嘱患者作深呼气，促进痰液排出，引流后应进行有意的咳嗽或用力呼气，廓清留于大气道的分泌物；⑤体位引流：每天 2~3 次，总治疗时 45 分钟，每种体位维持 5～10 分钟，也可根据效果调整时间长度，如果有多个体位需要引流，可先从病变严重或积痰较多的部位开始，逐一进行。对于大多数支气管扩张患者来说，体位引流不存在禁忌。尤其是坐位、半卧位和角度较小的倾斜位。但在头低脚高位和某些倾斜角度较大的体位，一些年老体弱，心血管功能不全，及有明显呼吸困难者不宜采用。

五、肺部感染性疾病

（一）肺炎概述

肺炎（pneumonia）是指终末气道、肺泡和肺间质的炎症，可由病原微生物、理化因素、免疫损伤、过敏及药物所致。细菌性肺炎是最常见的肺炎，也是最常见的感染性疾病之一。本章节主要对感染性肺炎做一综述，便于对肺炎的整体了解。

【分类】

肺炎可按解剖、病因或患病环境加以分类。

1. 解剖分类

（1）大叶性（肺泡性）炎症在肺泡，经肺泡间孔（Cohn 孔）向其他肺泡扩散，致使部分肺段或整个肺段、肺叶发生炎症改变。

（2）小叶性（支气管性）肺炎病原体经支气管入侵，引起细支气管、终末细支气管及肺泡的炎症。

（3）间质性肺炎以肺间质为主的炎症，病原累及支气管壁以及支气管周围，有肺泡壁增生及间质水肿。

2. 病因分类

（1）细菌性肺炎如肺炎链球菌、金黄色葡萄球菌肺炎等。

（2）非典型病原体所致肺炎如军团菌、支原体等。

（3）病毒性肺炎如冠状病毒、流感病毒等。

（4）肺真菌病如念珠菌、曲霉菌、隐球菌、肺孢子菌等。

（5）其他病原体所致肺炎如立克次体、弓形虫、寄生虫等。

3. 患病环境分类

（1）社区获得性肺炎（CAP）：是指在医院外罹患的感染性肺实质炎症，包括具有明确潜伏期的病原体在入院后发病的肺炎。

（2）医院获得性肺炎（HAP）：是指入院时不存在，也不处于潜伏期，而于入院 48 小时后在医院内发生的肺炎。

【诊断要点】

1. 临床特点　肺炎的症状体征变化较大，可轻可重，决定于病原体、感染的途径、病变的范围和宿主的状态。细菌性肺炎常见症状为咳嗽、咳痰，或原有呼吸道症状加重，并出现脓性痰或血痰，伴或不伴胸痛。病变范围大者可有呼吸困难，呼吸窘迫。大多数患者有发热。早期肺部体征无明显异常，重症者可有呼吸频率增快，鼻翼扇动，发绀。肺实变时有典型的体征，如叩诊浊音、语颤增强和支气管呼吸音等，也可闻及湿性啰音。并发胸腔积液者，患侧胸部叩诊浊音，语颤减弱，呼吸音减弱。

2. 辅助检查

（1）主要是病原学检查（参见本节病原体确定）。

（2）X 线检查：各型肺炎影像表现有很大差异，大叶性肺炎表现为肺内肺叶或肺段的实变阴影；小叶性肺炎显示为沿肺纹理分布的不规则斑片状阴影；间质性肺炎表现为一侧或双侧肺不规则条索状阴影，从肺门向外伸展，可呈网状等。CT 能更清晰的显示病变的范围、性质，多用于鉴别诊断，一般不需要常规 CT 检查。

（3）血常规检查：用来评定分型如白细胞增高多为典型肺炎，正常或降低多为非典型肺炎。

（4）肝肾功能等生化检查：了解患者的基础状况，辅导治疗。

3. 肺炎的诊断程序

（1）确定肺炎诊断，患者有或无呼吸道及感染中毒症状，胸部 X 线发现肺内阴影可初步考虑肺炎的诊断，但需排除其他类似肺炎的疾病，如：肺结核、肺癌、肺血栓栓塞症、非感染性肺部浸润等（参见鉴别诊断）。才能确定临床诊断。

（2）评估严重程度：肺炎严重性评定取决于 4 个主要因素：患者的基础状况、局部炎症范围、肺部炎症的播散和全身炎症反应程度。重症肺炎目前还没有普遍认同的诊断标准，如果肺炎患者需要通气支持（急性呼吸衰竭、气体交换严重障碍伴高碳酸血症或持续低氧血症）、循环支持（血流动力学障碍、外周低灌注）和需要加强监护和治疗（肺炎引起的脓毒症或基础疾病所致的其他器官功能障碍）可诊为重症肺炎。

（3）确定病原体，上呼吸道黏膜表面存在正常菌群，途经口咽部的下呼吸道分泌物或痰极易受到污染；慢性气道疾病如慢性支气管炎等其呼吸道存在定植菌，影响痰液中致病菌的分离和判断。应用抗菌药物后可影响细菌培养结果。因此，在采集呼吸道标本行细菌培养时尽可能在抗菌药物应用前采集，避免污染，及时送检，其结果才能起到指导治疗的作用。目前常用的方法有：①痰：采集方便，是最常用的下呼吸道病原学标本。采集后在室温下 2 小时内送检。先直接涂片，光镜下观察细胞数量，如每低倍视野鳞状上皮细胞 < 10 个，白细胞 > 25 个，或鳞状上皮细胞：白细胞 < 1：2.5，可作污染相对较少的"合格"标本接种培养。痰定量培养分离的致病菌或条件致病菌浓度 $\geq 10^7$ cfu/ml，可以认为是肺部感染的致病菌； $\leq 10^4$ cfu/ml，则为污染菌；介于两者之间，建议重复痰培养；如连续分离到相同细菌，浓度 $10^5 \sim 10^6$ cfu/ml 两次以上，也可认为是致病菌；②经纤维支气管镜或人工气道吸引受口咽部细菌污染的机会较咳痰为少，如细菌培养浓度 $\geq 10^5$ cfu/ml 可认为是致病菌，低于此浓度则多为污染菌；③防污染样本毛刷（PSB）如所取标本培养细菌浓度 $\geq 10^3$ cfu/ml，可认为是致病菌。④支气管肺泡灌洗（BAL），如灌洗液培养细菌浓度 $\geq$

10^4 cfu/ml，防污染 BAL 标本细菌浓度 ≥ 10^3 cfu/ml，可认为是致病菌；⑤血和胸腔积液培养，肺炎患者血和痰培养分离到相同细菌，可确定为肺炎的病原菌。如仅血培养阳性，无腹腔感染、静脉导管相关性感染因素，也可认为是肺炎的病原菌。胸腔积液培养到的细菌则基本可认为是肺炎的致病菌。由于血或胸腔积液标本的采集经过皮肤，故须排除操作过程中皮肤细菌的污染；⑥经皮细针吸检（PFNA）和开胸肺活检，所取标本检测的敏感性和特异性较高，但由于是创伤性检查，临床仅用于对抗菌药物经验性治疗无效或其他检查不能确定者；⑦尿抗原试验（urinary antigen test），包括军团菌尿抗原和肺炎链球菌尿抗原；⑧特异性抗体检测：双份效价血清抗体用于回顾性诊断；⑨病毒分离、PCR 检查：用于病毒性肺炎的病原学诊断。

【鉴别要点】

1. 肺结核　全身中毒症状，如午后低热、盗汗、疲乏无力、体重减轻、失眠、心悸。X 线胸片见病变多在上叶尖段或下叶背段，密度不匀，形态不一，且可形成空洞或肺内播散。痰中可找到结核分枝杆菌，抗菌治疗无效。

2. 肺癌　无急性感染中毒症状，有时痰中带血丝。周围性肺癌多容易鉴别。中心性肺癌伴发阻塞性肺炎容易误诊，若经抗菌药物治疗后炎症消退，肿瘤阴影渐趋明显，或可见肺门淋巴结肿大可协助诊断，若经过抗菌药物治疗后肺部炎症不消散，或暂时消散后于同一部位再出现肺炎，或出现肺不张，需进一步作 CT、MRI、纤维支气管镜和痰脱落细胞等检查。

3. 肺血栓栓塞症　多有静脉血栓的危险因素，如血栓性静脉炎、心肺疾病、创伤、手术和肿瘤等病史，可发生咯血、晕厥，呼吸困难较明显，颈静脉充盈。X 线胸片示区域性肺血管纹理减少，有时可见尖端指向肺门的楔形阴影，动脉血气分析常见低氧血症及低碳酸血症。D- 二聚体、CT 肺动脉造影（CTPA）、放射性核素肺通气/灌注扫描和 MRI 等检查可帮助鉴别。

4. 尚需与非感染性肺部浸润，如肺间质纤维化、肺水肿、肺嗜酸性粒细胞增多症和肺血管炎等鉴别。

【治疗要点】

1. 抗感染治疗　细菌性肺炎的治疗包括经验性治疗和针对病原体治疗。前者主要根据本地区、本单位的肺炎病原体流行病学资料，选择可能覆盖病原体的抗菌药物；后者则根据培养和药物敏感试验结果，选择体外试验敏感的抗菌药物。(1) 青壮年和无基础疾病的社区获得性肺炎患者，常用青霉素类、第一、二代头孢菌素等，对耐药肺炎链球菌肺炎不单独使用大环内酯类抗菌药物，可使用对呼吸系统感染有特效的氟喹诺酮类（莫西沙星、左氧氟沙星）。老年人、有基础疾病或需要住院的社区获得性肺炎，常用氟喹诺酮类、第二、三代头孢菌素、β-内酰胺类/β-内酰胺酶抑制剂、碳青霉烯类等，可联合大环内酯类。医院获得性肺炎常用第二、三代头孢菌素、β-内酰胺类/β-内酰胺酶抑制剂、氟喹诺酮类或碳青霉烯类。(2) 重症肺炎的治疗首先应选择广谱的强力抗菌药物，并应足量、联合、尽早用药，常用 β-内酰胺类联合大环内酯类或氟喹诺酮类；青霉素过敏者用氟喹诺酮类和氨曲南；医院获得性肺炎可用氟喹诺酮类或氨基糖苷类联合抗假单胞菌的 β-内酰胺类、广谱青霉素/β-内酰胺酶抑制剂、碳青霉烯类的任何一种，必要时可联合万古霉素、替考拉宁或利奈唑胺。而后根据病原学结果调整抗菌药物，肺炎抗菌药物疗程至少 5 天，大多数患者需要 7~10 天或更长疗程，如体温正常 48~72 小时，无肺炎任何一项临床不稳定征象可停用抗菌药物。肺炎临床稳定标准为：①T≤37.8℃；②心率≤100次/min；③呼吸频率≤24 次/min；④血压：收缩压≥90mmHg；⑤呼吸室内空气条件下动脉血氧饱和度≥90%或 PaO_2≥60mmHg；⑥能够口服进食；⑦精神状态正常。

2. 免疫调节治疗　重症肺炎患者，应用免疫增强或调节剂可提高患者的免疫防御应答。抑制或调节过度的免疫炎症反应。免疫球蛋白制剂可以有效地预防肺部感染，减轻肺部损伤。其他如胸腺肽等。

3. 支持及对症治疗治疗 患者应卧床休息，适当饮水，注意补充足够蛋白质、热量及维生素。密切监测病情变化。重症患者（$PaO_2 < 60mmHg$ 或有发绀）或有基础疾病应给予吸氧。发热时尽量采取物理降温，以免干扰真实热型。尽量使用小剂量的退热药物，避免患者大量出汗，产生水和电解质紊乱。剧烈胸痛者，可用少量镇痛药，如可待因 15mg。激烈咳嗽者，干咳为主，酌情使用镇咳药物。痰量增加或有脓痰时，可酌用化痰药物或雾化治疗。

【注意要点】

1. 肺炎的临床表现个异性很大，尤其在老年人和免疫低下的患者，临床可无典型的发热，咳嗽咳痰，仅表现为精神状态不佳，或是进食差等不典型表现，不典型肺炎或仅为肺外表现，同时可能患有基础疾病或原有肺部疾病，使临床表现和体征差异巨大，应结合临床特点及动态演变确定诊断，影像学的检查方法选择应从常规胸片开始便于检查及观察临床演变，在部分需要鉴别诊断的患者可选用 CT 检查更直观的观察病变的细微情况，但不作为观察病变演变的主要手段。

2. 抗生素的选择及途径在肺炎的治疗中处于关键地位，应首先了解各种抗生素的作用特点，根据药物的 PK/PD 理论、抗生素的协同及后效应特点确定选择适宜的品种、剂量、途径、次数、是否合用等。适时依据临床效果评定选择序贯或降级等治疗，以最大限度地发挥治疗作用，减少副作用及降低医疗费用。

3. 抗菌药物治疗后 48～72 小时应对病情进行评价，治疗有效表现为体温下降、症状改善、临床状态稳定、白细胞逐渐降低或恢复正常，而 X 线胸片病灶吸收较迟。如 72 小时后症状无改善，其原因可能有：①药物未能覆盖致病菌，或细菌耐药；②特殊病原体感染如结核分枝杆菌、真菌、病毒等；③出现并发症或存在影响疗效的宿主因素（如免疫抑制）；④非感染性疾病误诊为肺炎；⑤药物热。需仔细分析，做必要的检查，调整治疗方案。

4. 抗感染治疗一般可于热退和呼吸道症状明显改善后3~5天停药，但疗程视不同病原体、病情严重程度而异，不宜将肺部阴影完全吸收作为停用抗菌药物的指征，对于普通细菌性感染，如肺炎链球菌，用药至患者热退后72小时即可，对于金葡菌、铜绿假单胞菌、克雷伯菌属或厌氧菌等容易导致肺组织坏死的致病菌所致的感染，建议抗菌药物疗程 > 2 周，对于非典型病原体，疗程应略长，如肺炎支原体、肺炎衣原体感染的建议疗程为10~14天，军团菌属感染的疗程建议为10~21天。

（二）肺炎链球菌肺炎

肺炎链球菌肺炎是由肺炎链球菌（streptococcus-pneumoniae）或称肺炎球菌所引起的肺炎，约占社区获得性肺炎的半数。

【诊断要点】

1. 临床特点　①发病前常有受凉、淋雨、疲劳、醉酒、病毒感染史，多有上呼吸道感染的前期症状。起病多急骤，高热、寒战、全身肌肉酸痛，体温通常在数小时内升至 39~40℃，呈稽留热。患侧胸疼，放射到肩部或腹部，咳嗽或深呼吸时加剧。痰少，可带血或呈铁锈色，纳差，偶有恶心、呕吐、腹痛或腹泻。②体征：急性热病容，鼻翼扇动，皮肤灼热、干燥，口角及鼻周有单纯疱疹；病变广泛时可有发绀；有败血症者，可出现皮肤、黏膜出血点，巩膜黄染；早期肺部体征无明显异常，仅有胸廓呼吸运动幅度减小，叩诊稍浊，听诊可有呼吸音减低及胸膜摩擦音；肺实变时叩诊浊音、触觉语颤增强并可闻及支气管呼吸音；消散期可闻及湿啰音。心率增快，有时心律不齐。重症感染时可伴休克、急性呼吸窘迫综合征及神经精神症状，表现为神志模糊、烦躁、呼吸困难、嗜睡、谵妄、昏迷等。累及脑膜时有颈抵抗及出现病理性反射。③自然病程大致 1~2 周。经有

4

效抗菌治疗后体温 1 ~ 3 天内可恢复正常，其他症状与体征亦随之逐渐消失。

2. 辅助检查

（1）血球分析：白细胞计数（10 ~ 20）× 10^9/L，中性粒细胞多在 80% 以上，并有核左移，细胞内可见中毒颗粒。年老体弱、酗酒、免疫功能低下者的白细胞计数可不增高，但中性粒细胞的百分比仍增高。

（2）病原学检查：①痰涂片：发现典型的革兰染色阳性、带荚膜的双球菌或链球菌，可初步作出病原诊断；②痰培养在应用抗生素前选取合格痰标本送检；③聚合酶链反应（PCR）检测及荧光标记抗体检测可提高病原学诊断率；④血培养 10% 患者有菌血症，重症肺炎应做血培养。如合并胸腔积液，应积极抽取进行细菌培养。

（3）X 线检查：早期仅见肺纹理增粗，或受累的肺段、肺叶稍模糊。随病情进展，肺泡内充满炎性渗出物，表现为大片炎症浸润阴影或实变影，在实变阴影中可见支气管充气征，肋膈角可有少量胸腔积液。消散期，X 线显示炎性浸润逐渐吸收，可有片状区域吸收较快，呈现"假空洞"征，多数病例在起病 3 ~ 4 周后才完全消散。

【诊断】

根据典型症状、体征，结合 X 线可以做出初步诊断。病原学是确诊的依据。年老体弱、继发于其他疾病或灶性肺炎，临床不典型者需认真鉴别。

【鉴别要点】

1. 其他病原菌导致的肺炎 不同病原菌引起的细菌性肺炎临床有相类似的症状、体征，虽然典型表现各有不同特点，但对确定诊断均无特异，尤其在发病不典型者，临床难于区分，需依靠病原学加以鉴别。

2. 需与肺结核、肺栓塞、肺癌等鉴别（参见肺炎概述）。

【治疗要点】

1. 抗菌治疗 一经诊断即应给予抗菌药物治疗，不必等待细菌培养结果。首选青霉素 G，用药途径及剂量视病情轻重及有无并发症而定：对于成年轻症患者，可用 240 万 U/d，分 3 次肌内注射，或用普鲁卡因青霉素每 12 小时肌内注射 60 万 U。病情稍重者，宜用青霉素 G240 万~480 万 U/d，分次静脉滴注，每 6~8 小时 1 次；重症及并发脑膜炎者，可增至 1000 万~3000 万 U/d，分 4 次静脉滴注。对青霉素过敏者，或耐青霉素或多重耐药菌株感染者，可用呼吸氟喹诺酮类、头孢噻肟或头孢曲松等药物，多重耐药菌株感染者可用万古霉素、替考拉宁等。

2. 支持疗法　患者应卧床休息，补充足够蛋白质、热量及维生素。密切监测病情变化。剧烈胸痛者，可酌用少量镇痛药，如可待因 15mg。慎用阿司匹林或其他解热药，以免过度出汗、脱水及干扰热型。鼓励饮水，轻症患者不需静脉输液，确有失水者可输液，保持尿比重在 1.020 以下，血清钠保持在 145mmol/L 以下。中等或重症患者（$PaO_2 < 60mmHg$ 或有发绀）应给氧。若有明显麻痹性肠梗阻或胃扩张，应暂时禁食水和胃肠减压，直至肠蠕动恢复。烦躁不安、谵妄、失眠者酌用地西泮 5mg 或水合氯醛 1~1.5g，禁用抑制呼吸的镇静药。

3. 发生感染中毒性休克、ARDS 给予液体复苏、机械通气支持等（见相关章节）。

【注意要点】

1. 致病肺炎链球菌对青霉素的不敏感率（包括中介与耐药）在 20% 左右，青霉素中介水平（MIC0.1~1.0mg/L），耐药肺炎链球菌肺炎仍可选择青霉素，但需提高剂量，如青霉素 G240 万 U 静脉滴注，4~6 小时一次，高水平耐药或存在耐药高危险因素时可选择头孢曲松、头孢噻肟、厄他培南、呼吸喹诺酮类或万古霉素；我国肺炎链球菌对大环内酯类耐药率普遍在 60% 以上，且多呈高水平耐药，因此，在怀疑为肺炎链球菌肺炎时不宜单独应用大环内酯类。

2. 经抗菌药物治疗后，高热常在 24 小时内消退，或数日内逐渐下降。若体温降而复升或 3 天后仍不降者，应考虑肺炎链球菌的肺外感染，如脓胸、心包炎或关节炎等。持续发热的其他原因尚有耐青霉素的肺炎链球菌（PRSP）或混合细菌感染、药物热或并存其他疾病。应积极寻找证据，调整诊治方案。

（三）葡萄球菌肺炎

葡萄球菌肺炎（staphylococcal pneumonia）是由葡萄球菌引起的急性肺化脓性炎症。常发生于有基础疾病如糖尿病、血液病、艾滋病、肝病、营养不良、乙醇中毒、静脉吸毒或原有支气管肺疾病者。

【诊断要点】

1. 临床特点　①起病多急骤，寒战、高热，体温多高达 39~40℃，胸痛，脓性痰，量多，带血丝或呈脓血状。毒血症状明显，全身肌肉、关节酸痛，体质衰弱，精神萎靡，重者早期可出现周围循环衰竭。院内感染者起病较隐袭，体温逐渐上升。老年人症状可不典型。血源性葡萄球菌肺炎常有皮肤伤口、疖痈和中心静脉导管置入等，或静脉吸毒史；②体征：早期可无体征，常与严重的中毒症状和呼吸道症状不平行，其后可出现两肺散在性湿啰音。病变较大或融合时可有肺实变体征，气胸或脓气胸则有相应体征。诊断根据：全身毒血症状、咳嗽、脓血痰，白细胞计数增高、中性粒细胞比例增加、核左移并有中毒颗粒和 X 线表现，可作出初步诊断。细菌学检查是确诊的依据。

2. 辅助检查　①血象分析：外周血白细胞计数明显升高，中性粒细胞比例增加，核左移。②胸部 X 线：肺浸润、肺脓肿、肺气囊肿和脓胸、脓气胸为金黄色葡萄球菌肺炎的四大 X 线征象，在不同类型和不同病期以不同的组合表现。显示肺段或肺叶实变，可形成空洞，或呈小叶状浸润，其中有单个或多发的液气囊腔。另一特征是 X 线阴影的易变性，表现一处炎性浸润消失而在另一处出现新的病灶，或很小的单一病灶发展为大片阴影。

【鉴别要点】

1. 其他细菌性肺炎 如流感嗜血杆菌、克雷伯杆菌、肺炎链球菌引起的肺炎,典型者可通过发病年龄、起病急缓、痰的颜色、痰涂片、胸部 X 线等检查加以初步鉴别。各型不典型肺炎的临床鉴别较困难,最终的鉴别均需病原学检查。

2. 肺结核 上叶金葡菌肺炎易与肺结核混淆,尤其是干酪性肺炎,也有高热、畏寒、大汗、咳嗽、胸痛,胸片也有相似之处,还应与发生在下叶的不典型肺结核鉴别,通过仔细问病史及相关的病原学检查大多可以区别。

【治疗要点】

1. 金黄色葡萄球菌对青霉素 G 的耐药率已高达 90% 左右,因此可选用耐青霉素酶的半合成青霉素或头孢菌素,如苯唑西林钠、哌拉西林、头孢呋辛钠等,联合氨基糖苷类如阿米卡星等。阿莫西林、氨苄西林与酶抑制剂组成的复方制剂对产酶金黄色葡萄球菌有效,亦可选用。

2. 对于耐甲氧西林金葡菌(MRSA),应选用万古霉素、替考拉宁、如利奈唑胺等。万古霉素 1~2g/d 静滴;或替考拉宁首日 0.8g 静滴,以后 0.4g/d,静滴;呼吸喹诺酮类、碳青霉烯类也可选用。临床选择抗菌药物时可参考细菌培养的药物敏感试验。

3. 血源性感染者,应早期清除引流原发病灶、去除感染源。

4. 一般治疗 参阅肺炎概述。

【注意要点】

1. 葡萄球菌为革兰染色阳性球菌,可分为凝固酶阳性的葡萄球菌(主要为金黄色葡萄球菌,简称金葡菌)及凝固酶阴性的葡萄球菌(如表皮葡萄球菌和腐生葡萄球菌等)。葡萄球菌的致病物质主要是毒素与酶,如溶血毒素、杀白细胞素、肠毒素等,具有溶血、坏死、杀白细胞及血管痉挛等作用。葡萄球菌致病力可用血浆凝固酶来测定，阳性者致病力较强。金葡菌凝固酶为阳性，是化脓性感染的主要原因，但其他凝固酶阴性的葡萄球菌亦可引起感染。随着医院内感染的增多，由凝固酶阴性葡萄球菌引起的肺炎也不断增多。耐甲氧西林金葡菌（MRSA）在医院内感染的比例不断增高，在临床需密切结合临床特点及演变进行综合评估，结合细菌学检查尽早明确，以免延误治疗。

2. 经呼吸道吸入的肺炎常呈大叶性分布或呈广泛的、融合性的支气管肺炎。支气管及肺泡破溃可使气体进入肺间质，并与支气管相通。当坏死组织或脓液阻塞细支气管，形成单向活瓣作用，产生张力性肺气囊肿。浅表的肺气囊肿若张力过高，可溃破形成气胸或脓气胸。由于以上病理机制，金黄色葡萄球菌在影像表现上，表现为影像的多变性，也称"戏剧性变化"，不能仅凭影像表现判断病情的演变，应客观分析、动态观察、综合确定。

（四）肺脓肿

肺脓肿（lung abscess）是肺组织坏死形成的脓腔。临床特征为高热、咳嗽和咳大量脓臭痰。胸部 X 线显示一个或多发的含气液平的空洞，如多个直径小于 2cm 的空洞则称为坏死性肺炎。本病男多于女。自抗菌药物广泛使用以来，发病率已明显降低。

【诊断要点】

1. 临床特点　①吸入性肺脓肿患者多有齿、口、咽喉的感染灶，或手术、醉酒、劳累、受凉和脑血管病等病史。急性起病，畏寒、高热，体温达 39～40℃，伴有咳嗽、咳黏液痰或黏液脓性痰。炎症累及壁层胸膜可引起胸痛，且与呼吸有关。病变范围大时可出现气促。伴有精神不振、全身乏力、食欲减退等全身中毒症状。如感染不能及时控制，可于发病的 10～14 天，突然咳出大量脓臭痰及坏死组织，每日可达 300～500ml，静置后可分成 3 层。约有 1/3 患者有不同程度的咯血。一般在咳出大量脓痰后，体温明显下降，全身毒性症状随之减轻，数周内一般情况逐渐恢复正常。肺脓肿破溃到胸膜腔，可出现突发性胸痛、气急，出现脓气胸。部分患者缓慢发病，仅有一般的呼吸道感染症状。血源性肺脓肿多先有原发病灶引起的畏寒、高热等全身脓毒症的表现。经数日或数周后才出现咳嗽、咳痰，痰量不多，极少咯血。慢性肺脓肿患者常有咳嗽、咳脓痰、反复发热和咯血，持续数周到数月。可有贫血、消瘦等慢性中毒症状；②体征肺部体征与肺脓肿的大小和部位有关。初起时肺部可无阳性体征，或患侧可闻及湿啰音；病变继续发展，可出现肺实变体征，可闻及支气管呼吸音；肺脓腔增大时，可出现空瓮音；病变累及胸膜可闻及胸膜摩擦音或呈现胸腔积液体征。血源性肺脓肿大多无阳性体征。慢性肺脓肿常有杵状指（趾）。

2. 辅助检查 ①血液检查：急性肺脓肿血白细胞总数达（20～30）×10^9/L，中性粒细胞在90%以上，核明显左移，常有毒性颗粒。慢性患者的血白细胞可稍升高或正常，红细胞和血红蛋白减少。②细菌学检查：痰涂片革兰染色，痰、胸腔积液和血培养包括需氧和厌氧培养，以及抗菌药物敏感试验，有助于确定病原体和选择有效的抗菌药物。尤其是胸腔积液和血培养阳性时对病原体的诊断价值更大。

3. X线检查 早期X线表现为大片浓密模糊浸润阴影，边缘不清，或为团片状浓密阴影，分布在一个或数个肺段。在肺组织坏死、肺脓肿形成，脓液经支气管排出，脓腔出现圆形透亮区及气液平面，四周被浓密炎症浸润所环绕。脓腔内壁光整或略有不规则。经脓液引流和抗菌药物治疗后，肺脓肿周围炎症先吸收，逐渐缩小至脓腔消失，最后仅残留纤维条索阴影。慢性肺脓肿脓腔壁增厚，内壁不规则，有时呈多房性，周围有纤维组织增生及邻近胸膜增厚，肺叶收缩，纵隔可向患侧移位。并发脓胸时，患侧胸部呈大片浓密阴影。若伴发气胸可见气液平面。结合侧位X线检查可明确肺脓肿的部位及范围大小。血源性肺脓肿，病灶分布在一侧或两侧，呈局限炎症，或边缘整齐的球形病灶，中央有小脓腔和气液平。炎症吸收后，可能有局灶性纤维化或小气囊后遗阴影。CT 则能更准确定位及区别肺脓肿和有气液平的局限性脓胸，发现体积较小的脓肿和葡萄球菌肺炎引起的肺气囊等。

4. 纤维支气管镜检查　有助于明确病因和病原学诊断，并可用于治疗。如有气道内异物，可取出异物使气道引流通畅。疑为肿瘤阻塞，则可取病理标本。还可取痰液标本行需氧和厌氧菌培养。可经纤维支气管镜插入导管，尽量接近或进入脓腔，吸引脓液、冲洗支气管及注入抗菌药物，以提高疗效与缩短病程。

【诊断】

对有口腔手术、昏迷呕吐或异物吸入后，突发畏寒、高热、咳嗽和咳大量脓臭痰等病史的患者，其血白细胞总数及中性粒细胞显著增高，X 线示浓密的炎性阴影中有空腔、气液平面，作出急性肺脓肿的诊断并不困难。有皮肤创伤感染、疖、痈等化脓性病灶，或静脉吸毒者患心内膜炎，出现发热不退、咳嗽、咳痰等症状，X 线胸片示两肺多发性肺脓肿，可诊断为血源性肺脓肿。痰、血培养，包括厌氧菌培养以及抗菌药物敏感试验，对确定病因诊断和抗菌药物的选用有重要价值。

【鉴别要点】

1. 细菌性肺炎　早期肺脓肿与细菌性肺炎在症状和 X 线胸片表现很相似，但常见的肺炎链球菌肺炎多伴有口唇疱疹、铁锈色痰而无大量脓臭痰，X 线胸片示肺叶或段性实变或呈片状淡薄炎症病变，边缘模糊不清，没有空洞形成。当用抗菌药物治疗后仍高热不退，咳嗽、咳痰加剧并咳出大量脓痰时应考虑为肺脓肿。

2. 空洞性肺结核继发感染　空洞性肺结核是一种慢性病，起病缓慢，病程长，可有长期咳嗽、午后低热、乏力、盗汗、食欲减退或有反复咯血。X 线胸片显示空洞壁较厚，一般无气液平面，空洞周围炎性病变较少，常伴有条索、斑点及结节状病灶，或肺内其他部位的结核播散灶，痰中可找到结核分枝杆菌。当合并肺部感染时，可出现急性感染症状和咳大量脓臭痰，且由于化脓性细菌大量繁殖，痰中难以找到结核杆菌，此时要详细询问病史。如一时不能鉴别，可按急性肺脓肿治疗，控制急性感染后，胸片可显示纤维空洞及周围多形性的结核病变，痰结核分枝杆菌可阳转。

3. 支气管肺癌　支气管肺癌阻塞支气管常引起远端肺化脓性感染，但形成肺脓肿的病程相对较长，因有一个逐渐阻塞的过程，毒性症状多不明显，脓痰量亦较少。阻塞性感染由于支气管引流不畅，抗菌药物效果不佳。因此对 40 岁以上出现肺同一部位反复感染，且抗菌药物疗效差的患者，要考虑支气管肺癌引起阻塞性肺炎的可能，可送痰液找癌细胞和纤维支气管镜检查，以明确诊断。肺鳞癌也可发生坏死液化，形成空洞，但一般无毒性或急性感染症状，X 线胸片示空洞壁较厚，多呈偏心空洞，残留的肿瘤组织使内壁凹凸不平，空洞周围有少许炎症浸润，肺门淋巴结可有肿大，故不难与肺脓肿区分。

4. 肺囊肿继发感染　肺囊肿继发感染时，囊肿内可见气液平，周围炎症反应轻，无明显中毒症状和脓痰。如有以往的 X 线胸片作对照，更容易鉴别。

【治疗要点】

治疗原则是抗菌药物治疗和脓液引流。

1. 抗菌药物治疗　吸入性肺脓肿多为厌氧菌感染，一般均对青霉素敏感，仅结核分枝杆菌对青霉素不敏感，但对林可霉素、克林霉素和甲硝唑敏感。可根据病情严重程度决定青霉素剂量，轻度者 120 万～240 万 U/d，病情严重者可用 1000 万 U/d 分次静脉滴注，以提高坏死组织中的药物浓度。体温一般在治疗 3～10 天内降至正常，然后可改为肌注。如青霉素疗效不佳，可用林可霉素 1.8～3.0g/d 分次静脉滴注，或克林霉素 0.6～1.8g/d，或甲硝唑 0.4g，每日 3 次口服或静脉滴注。血源性肺脓肿多为葡萄球菌和链球菌感染，可选用耐 β-内酰胺酶的青霉素或头孢菌素。如为耐甲氧西林的葡萄球菌，应选用万古霉素或替考拉宁。如为阿米巴原虫感染，则用甲硝唑治疗。如为革兰阴性杆菌，则可选用第二代或第三代头孢菌素、氟喹诺酮类，可联用氨基糖苷类抗菌药物。抗菌药物疗程 8~12 周，直至 X 线胸片脓腔和炎症消失，或仅有少量的残留纤维化。

2. 脓液引流　是提高疗效的有效措施。痰黏稠不易咳出者可用祛痰药或雾化吸入生理盐水、祛痰药或支气管舒张剂以利痰液引流。身体状况较好者可采取体位引流排痰，引流的体位应使脓肿处于最高位，每日 2~3 次，每次 10~15 分钟。经纤维支气管镜冲洗及吸引也是引流的有效方法。

3. 手术治疗　适应证为：①肺脓肿病程超过 3 个月，经内科治疗脓腔不缩小，或脓腔过大（5cm 以上）估计不易闭合者；②大咯血经内科治疗无效或危及生命；③伴有支气管胸膜瘘或脓胸经抽吸、引流和冲洗疗效不佳者；④支气管阻塞限制了气道引流，如肺癌。对病情重不能耐受手术者，可经胸壁插入导管到脓腔进行引流。术前应评价患者一般情况和肺功能。

4. 原发病治疗及祛除诱因、支持治疗。

【注意要点】

1. 肺脓肿可根据持续时间及相应的病原学特征进行分类。急性肺脓肿指发病时间小于 6 周的肺脓肿。大于 6 周则为慢性肺脓肿。原发性肺脓肿（primary abscess）指健康人因吸入或肺炎而引起的原发感染。继发性肺脓肿（secondary abscess）指在某些疾病基础上继发感染所致，如肿瘤或异物阻塞支气管、存在支气管扩张和（或）机体处于免疫抑制状态，肺外病变扩散至肺（包括血源性肺脓肿）也属此类。确定分类可指导治疗。

2. 抗生素选择对细菌性肺脓肿而言十分关键，经验性抗生素治疗应能覆盖临床怀疑的所有可能的病原体。大多数肺脓肿继发于吸入，由厌氧菌或是混合感染引起。社区获得性肺炎病史或住院肺脓肿形成病史对考虑可能的细菌十分关键，进而决定抗生素的选择。因误吸发生肺脓肿的住院患者，抗生素的抗菌谱应能覆盖克雷伯菌属、肠杆菌属和假单胞菌属。院内获得性感染肺脓肿大多为革兰阴性杆菌或葡萄球菌感染，可用头孢二代或三代抗生素加氨基糖苷类抗生素，喹诺酮类抗生素也可考虑。血源性肺脓肿的致病菌多为金黄色葡萄球菌，常对青霉素耐药，可选用耐青霉素酶的半合成抗生素如苯唑西林（6~12g/d），可加用氨基糖苷类，也可选用万古霉素。如为军团菌感染，应选用红霉素或利福平。奴卡菌感染可选用磺胺药。重视微生物检测并据结果进行调整。

3. 治疗评估　肺脓肿患者临床改善，包括在抗生素治疗 3~4 天后体温下降，在 7~10 天可退热。恶臭味在 3~10 天内消失。X 线胸片的消退较缓慢，往往第 1 周浸润阴影有扩大，甚至有新的空洞出现，一般 2~3 周浸润病灶边缘清楚，以后可转变为薄壁空洞或残存的索条影。如治疗超过 2 周后仍存在发热提示治疗失败，应进一步检查以明确治疗失败的原因。

（五）病毒性肺炎

病毒性肺炎（viral pneumonia）是由上呼吸道病毒感染，向下蔓延所致的肺部炎症。大多发生于冬春季节，暴发或散发流行。密切接触的人群或有心肺疾病者容易罹患。婴幼儿、老人、原有慢性心肺疾病者或妊娠妇女，病情较重。

【诊断要点】

1. 临床特点　①好发于病毒疾病流行季节，起病较急，不同病毒引起的肺炎表现略有差异。初期症状为发热、头痛、全身酸痛、倦怠等感染中毒症状，后或同时出现咳嗽、少痰或白色黏液痰、咽痛等呼吸道症状。小儿或老年人易发生重症病毒性肺炎，表现为呼吸困难、发绀、嗜睡、精神萎靡，甚至发生休克、心力衰竭和呼吸衰竭等并发症，也可发生急性呼吸窘迫综合征；②常无显著的胸部体征，病情严重者有呼吸浅速、心率增快、

4

发绀、肺部干湿性啰音。诊断依据：根据临床特点及X线改变，排除由其他病原体引起的肺炎，确诊则有赖于病原学检查。

2. 辅助检查 ①血象分析：白细胞计数正常、稍高或偏低。②痰涂片及培养：所见的白细胞以单核细胞居多，部分细胞核内可发现包涵体，痰培养常无致病细菌生长。③病原学检查：下呼吸道分泌物病毒分离或PCR检查可明确病原体。④血清学检查：特异性IgM、IgG抗体阳转或4倍以上增高。⑤胸部X线检查：可见肺纹理增多，小片状浸润或广泛浸润，病情严重者显示双肺弥散性结节性浸润，大叶实变及胸腔积液者少见。病毒性肺炎的致病原不同，其X线征象亦有不同的特征。

【鉴别要点】

参见肺炎概述。

【治疗要点】

1. 以对症为主，卧床休息，居室保持空气流通，注意隔离消毒，预防交叉感染。给予足量维生素及蛋白质，多饮水及少量多次进软食，酌情静脉输液及吸氧。保持呼吸道通畅，及时消除上呼吸道分泌物等。

2. 原则上不宜应用抗菌药物预防继发性细菌感染，如明确已合并细菌感染，应及时选用敏感的抗菌药物。

3. 目前已证实较有效的病毒抑制药物有：①利巴韦林具有广谱抗病毒活性，包括呼吸道合胞病毒、腺病毒、副流感病毒和流感病毒。$0.8 \sim 1.0g/d$，分$3 \sim 4$次服用；静脉滴注或肌注每日$10 \sim 15mg/kg$，分2次。亦可用雾化吸入，每次$10 \sim 30mg$，加蒸馏水30ml，每日2次，连续$5 \sim 7$天；②阿昔洛韦具有广谱、强效和起效快的特点。临床用于疱疹病毒、水痘病毒感染。尤其对免疫缺陷或应用免疫抑制剂者应尽早应用。每次$5mg/kg$，静脉滴注，一日3次，连续给药7天；③更昔洛韦可抑制DNA合成。主要用于巨细胞病毒感染，$7.5 \sim 15mg/(9kg \cdot d)$，连用$10 \sim 15$天；④奥司他韦为神经氨酸酶抑制剂，对甲、乙型流感病毒均有很好作用，耐药发生率低，75mg，每天2次，连用5天；⑤阿糖腺苷具有广泛的抗病毒作用。多用于治疗免疫缺陷患者的疱疹病毒与水痘病毒感染，5~15mg/(kg·d)，静脉滴注，每10~14天为1疗程；⑥金刚烷胺有阻止某些病毒进入人体细胞及退热作用。临床用于流感病毒等感染。成人量每次100mg，晨晚各1次，连用3~5天。

4. 重症病患出现低氧血症、ARDS、休克、多器官功能障碍综合征给予氧疗、机械通气、生命支持等综合治疗。

【注意要点】

1. 病毒性肺炎从临床上可以分为原发性病毒性肺炎、继发性细菌性肺炎和病毒与细菌混合性肺炎三种病理状态。临床处理中应注意区分。单纯的原发性病毒性肺炎，处理中的重点是抗病毒治疗，需根据流行病学特点，病原学检查结果，尽早选择可能覆盖的抗病毒治疗药物；继发性细菌性肺炎是指在病程中继发细菌性肺部感染，表现为症状有所改善后又加重，出现细菌性肺炎的症状和体征，处理中的重点是抗感染；病毒和细菌混合性肺炎是最常见的肺部感染，治疗中应兼顾，并根据病程选择确定重点。但在临床中完全区分三种情况尚无明确的标准，主要结合症状变化、白细胞情况、痰液性质、及影像学特点综合评估。

2. 关于糖皮质激素的使用目前还有争论，不同的临床研究有不同的结论。国内SARS治疗研究证实有效，但有股骨头坏死等并发症。欧洲及亚洲对H1NI肺炎观察证实，可提高病死率、延长住院时间、增加二重感染几率等，在临床实践中慎重选择或短期使用。

（六）肺炎支原体肺炎

肺炎支原体肺炎是由肺炎支原体引起的肺部的急性炎症改变，约占非细菌性肺炎的1/3以上，肺炎的10%。

【诊断要点】

1. 临床特点　①潜伏期约2~3周，通常起病较缓慢。症状主要为发热、咳嗽、咽痛、头痛、周身不适等。咳嗽多为阵发性刺激性呛咳，咳少量黏液。发热可持续2~3周，体温恢复正常后可能仍有咳嗽。偶伴有胸骨后疼痛。肺外表现更为常见，如皮炎（斑丘疹和多形红斑）、关节炎、心包炎等；②查体可见咽部充血，肺外损害的体征如皮疹等；③胸部体格检查与肺部病变程度常不相称，可无明显体征。

2. 辅助检查 ①X线显示肺部多种形态的浸润阴影，可有间质性肺炎和斑片状浸润融合阴影的改变。病变常经3~4周后自行消散。部分患者出现少量胸腔积液。②血白细胞总数正常或略增高，以中性粒细胞为主。血沉及CRP可升高。起病2周后，约2/3的患者冷凝集试验阳性，滴度大于1:32，如果滴度逐步升高，有诊断价值。血清支原体IgM抗体测定可进一步确诊。直接检测标本中肺炎支原体抗原，可用于临床早期快速诊断。单克隆抗体免疫印迹法、核酸杂交技术及PCR技术等具有高效、特异而敏感等优点，对诊断肺炎支原体感染有重要价值。

【诊断】

需综合临床症状、X线表现及血清学检查结果作出诊断。培养分离出肺炎支原体虽对诊断有决定性意义。血清学试验有一定参考价值，尤其血清抗体有4倍增高者。

【鉴别诊断】

1. 军团菌肺炎 多有胃肠症状、肝损害、肾损害、低钠血症等肺外表现与本病不同，查体多有相对缓脉。病原学检测及抗体可以明确诊断。

2. 流感病毒性肺炎 流行病学史、急性起病、全身中毒症状较重及病原学检查可资鉴别。

【治疗要点】

1. 早期使用适当抗菌药物可减轻症状及缩短病程。本病有自限性，多数病例不经治疗可自愈。大环内酯类抗菌药物为首选，如红霉素、罗红霉素和阿奇霉素。氟喹诺酮类如左氧氟沙星、加替沙星和莫西沙星等，四环素类也用于肺炎支原体肺炎的治疗。疗程一般2~3周。若继发细菌感染。可根据痰病原学检查，选用针对性的抗菌药物治疗。

2. 对症治疗　对剧烈呛咳者，适当给予镇咳药，发热、头痛者可适当应用解热镇痛药等。

【注意要点】

1. 肺炎支原体是介于细菌和病毒之间，兼性厌氧、能独立生活的最小微生物。主要通过呼吸道传播，健康人吸入患者咳嗽、打喷嚏时喷出的口、鼻分泌物而感染，引起散发呼吸道感染或小流行。

2. 因肺炎支原体无细胞壁，青霉素或头孢菌素类等抗菌药物无效。但在病程中后期，可合并细菌感染，可经验治疗据细菌学证据调整。

（七）肺念珠菌病

肺念珠菌病（pulmonarycandidiasis）是由白念珠菌或其他念珠菌所引起的急性、亚急性或慢性肺炎。主要有白色念珠菌，克柔念珠菌等。白色念珠菌最为常见，致病力较强。

【诊断要点】

1. 临床特点

（1）多有慢性基础疾病或免疫功能低下情况。

（2）临床分为两种类型，也是病程发展中的两个阶段。①支气管炎型，表现为阵发性刺激性咳嗽，咳多量似白泡沫塑料状稀痰，偶带血丝，痰稠如干糨糊状。多不发热；②肺炎型，表现为畏寒、高热、咳白色泡沫黏痰，有酵臭味，或呈胶冻状，有时咯血。诊断依据：结合已发因素、临床特点、X线表现及病原学综合诊断。

2. 辅助检查

（1）实验室检查：①痰液涂片及染色镜检，可见孢子及菌丝。②细菌培养，下呼吸道分泌物培养可定性菌种及药物敏感试验，并同时做血培养。③G试验，阳性有助于诊断。

（2）X线检查，支气管炎型仅示两肺中下野纹理增粗。肺炎型显示双下肺斑点状、不规则片状或融合的大片实变影，肺尖较少受累。偶可有空洞和胸膜炎表现。

【鉴别诊断】

主要依靠病原学与其他真菌类疾病鉴别如毛霉菌、曲菌、组织胞浆菌病等。

【治疗要点】

1. 轻症患者在消除诱因后（长期应用抗生素、糖皮质激素、免疫抑制剂等），通过治疗基础疾病，增强免疫力，可自然好转。

2. 病情严重者则应及时应用抗真菌药物。

（1）支气管炎型：氟康唑每日200mg，首剂加倍，口服，必要时也可静脉用药。也可选用伊曲康唑、伏立康唑等。

（2）肺炎型：①病情稳定者可用氟康唑400mg/d，静脉滴注，病情改善后改为口服。②病情不稳定者氟康唑每日400mg甚或更高剂量，$6\sim12mg/(kg\cdot d)$ 或联合5-FU$100\sim150mg/(kg\cdot d)$分3～4次静滴，或静脉使用伊曲康唑。耐药菌株可使用两性霉素B $0.6\sim0.7mg/(kg\cdot d)$、伏立康唑、棘白菌素。有三唑类预防用药史的可用卡泊芬净、米卡芬净$50mg/(kg\cdot d)$，静脉。据真菌药敏结果调整。抗真菌类药物均有一定的不良反应，尤其是两性霉素B，须注意观察及预防。

3. 综合支持治疗（略）。

【注意要点】

1. 念珠菌为上呼吸道寄生菌，为避免污染，在留痰标本时应先用3%过氧化氢溶液含漱数次，弃去前两口痰，取以后的痰标本，立即送培养。亦可取经支气管镜或气管导管吸出液送检。应注意痰液不宜在室温下存放太久，否则亦可能有菌丝体生长。

2. 细菌学诊断标准为合格痰标本或下呼吸道分泌物连续2次或以上同一种念珠菌，且涂片查见多量菌丝。

3. G试验有助于诊断，但不能与其他类真菌进行区分。

（八）肺曲霉病

肺曲霉病是由烟曲霉感染引起或是曲霉菌抗原所引起的急、慢性疾病。包括急性侵袭性曲霉菌病、慢性坏死性曲霉菌病、气管支气管曲霉病、曲霉肿、变应性支气管肺曲霉病。引起曲霉病的常见病原菌烟曲霉，次为黄曲霉。该菌广泛存在于自然界中，常寄生在上呼吸道，为条件致病菌，在免疫力低下或大量吸入时致病。

〔诊断要点〕

1. 临床特点 肺曲霉病临床上主要有五种类型：多有慢性支气管-肺疾病或是基础疾病；应用糖皮质激素或是免疫抑制剂的病史或是大量吸入史。

（1）急性侵袭性肺曲霉病是最常见的类型。症状多有发热、干咳、胸痛，部分患者有咯血，病变广泛时出现气急和呼吸困难，肺外脏器如心、脑、肝等受侵表现。

（2）慢性坏死性曲霉菌病亦称半侵袭性曲霉菌病，与急性相比，症状较轻，病程较长。

（3）气管支气管曲霉菌病，病变局限于大气道，咳嗽频繁、胸痛、咯血等。

（4）曲霉肿：又称曲菌球，常继发于支气管囊肿、支气管扩张、肺结核空洞。系曲霉在慢性肺部疾病原有的空腔内繁殖、蓄积，与纤维蛋白、黏液及细胞碎屑凝聚成曲霉肿。曲霉肿不侵犯组织，但可发展成侵袭性肺曲霉病。可有刺激性咳嗽，常反复咯血，甚至发生威胁生命的大咯血。因曲霉肿与支气管多不相通，故痰量不多，痰中亦难以发现曲霉。

（5）变应性支气管肺曲霉病（ABPA）是由吸入大量孢子后引起的气道高反应性疾病。对曲霉过敏者，阻塞小支气管，引起短暂的肺不张和喘息的发作。患者喘息、畏寒、发热、乏力、刺激性咳嗽、咳棕黄色脓痰，偶带血。哮喘样发作为其突出的临床表现，一般解痉平喘药难以奏效。诊断依据：结合临床特点及 X 线特点、细菌学检查阳性发现可初步临床诊断，确诊需组织培养及组织病理学依据。

4

2. 辅助检查

（1）X线检查：①急性侵袭性肺曲霉病：影像学特征性表现为X线胸片以胸膜为基底的多发的楔形阴影或空洞；胸部CT早期为晕轮征（halo sign），即肺结节影周围环绕低密度影（水肿或出血），以后（一周）出现尖端指向肺门的楔形阴影。后期（2～3周）为新月体征。②慢性坏死性曲霉菌病，双肺或单侧浸润性病变或结节，伴或不伴空洞。③气管支气管曲霉病，可见肺纹理增多（支气管炎表现）；小斑片状实变（支气管肺炎表现）；黏液潴留导致的"指套征"，"树芽征"等。④曲菌球X线胸片显示在原有的慢性空洞内有一团球影，随体位改变而在空腔内移动。⑤变应性支气管肺曲霉病：反复游走性浸润，多发上叶暂性实变或不张，可发生于双侧。中央支气管扩张征象如"戒指征"和"轨道征"、"指套征"。

（2）细菌学检查：①直接图片染色，最简单方便，取合格痰及支气管肺泡灌洗液行过碘酸雪夫染色或银染可发现真菌细胞，显示无色，45分支分隔的菌丝。②真菌培养，血液、胸水、支气管肺泡灌洗液、活体组织中分离到致病菌可定诊。痰液需慎重需重复分离到相同致病菌。

（3）组织病理学检查：通过支气管镜肺活检、经胸穿刺肺活检、外科肺活检等，发现真菌成分为诊断深部真菌感染的金标准。

（4）其他检查：侵袭性肺曲霉病，血G试验及GM试验可阳性。痰中有大量嗜酸性粒细胞、外周血嗜酸性粒细胞增多、曲菌速发型曲菌试验阳性、血清曲霉菌特异性IgE阳性等可见于变应性支气管肺曲霉病。

【鉴别要点】

侵袭性肺曲霉病需与各种肺炎、肺结核鉴别；变应性支气管肺曲霉病与过敏性肺泡炎、间质性肺病鉴别；曲霉肿需与结核球、肺脓肿、肿瘤等鉴别。最终需细菌学、组织培养及病理学鉴别。

【治疗要点】

1. 急性侵袭性肺曲霉、气管支气管曲霉病、慢性坏死性曲霉菌病的治疗首选首选伏立康唑，首日剂量6mg/kg，次日4mg/kg，每十二小时一次，病情好转后改为200mg口服，12小时一次，疗程至少6~8周。以往首选两性霉素B，因其不良反应较多，目前不作为首选。但其价廉，效好可依据药敏选择使用。最大耐受剂量1~1.5mg/(kg·d)。如患者不能耐受，首次宜从小剂量开始，每日0.1mg/kg溶于5%葡萄糖溶液中缓慢避光静滴，逐日增加5~10mg，至最大耐受剂量后维持治疗。滴液中加适量肝素有助于防止血栓性静脉炎。主要不良反应为畏寒、发热、心慌、腰痛及肝肾功能损害等。但用药过程中出现中度肾功能损害并非停药的指征。两性霉素B脂质复合体，其肾毒性较小，主要适合已功能损害或用两性霉素B后出现肾毒性的患者，剂量5mg/(kg·d)。还可选用卡泊芬净和米卡芬净等。

2. 曲霉肿的治疗主要预防威胁生命的大咯血，如条件许可应行手术治疗。支气管动脉栓塞可用于大咯血的治疗。支气管内和脓腔内注入抗真菌药或口服伊曲康唑可能有效。

3. 急性ABPA需用糖皮质激素，开始可用泼尼松0.5mg/(kg·d)，1周后改为隔日1次。对重症患者加用抗曲霉菌治疗可能有效。慢性ABPA糖皮质激素剂量7.5~10mg/d。其剂量和疗程根据情况决定。可酌情使用β_2受体激动剂或吸入糖皮质激素。

【注意要点】

G试验　1,3-β-D葡聚糖监测（简称G试验）。1,3-β-D葡聚糖可特异性的激活鲎变形细胞裂解物中的G因子，引起裂解物的凝集而得名。阳性可提示真菌感染，用于区分真菌和细菌感染，并且能将念珠菌的定植与感染区分，但却不能鉴别菌种。但有假阳性情况（如透析应用纤维膜、药物白蛋白、香菇多糖、链球菌感染败血症等），亦有假阴性情况（隐球菌感染）。结合GM

试验可以提高准确性。GM 试验是指半乳甘露聚糖抗原检测，是曲霉菌的特异性检测抗原，但也同样存在假阳性情况（使用半合成青霉素、自身免疫性肝炎、食用含 GM 的牛奶等），假阴性见于（病情较轻释放入血的抗原成分少或不持续、使用抗真菌药物等）。二者皆能够对真菌病的早期诊断做出提示，互相结合或动态观察可以确定真菌病的诊断或是菌属。

（九）传染性非典型肺炎

传染性非典型肺炎是由 SARS 冠状病毒（SARS-CoV）引起的一种具有明显传染性、可累及多个器官系统的特殊肺炎，世界卫生组织（WHO）将其命名为严重急性呼吸综合征（SARS）。

【诊断要点】

1. 临床特点

（1）潜伏期 2~10 天。起病急骤，多以发热为首发症状，体温大于 38℃，可有寒战、咳嗽、少痰，偶有血丝痰、心悸、呼吸困难或呼吸窘迫。可伴有肌肉关节酸痛、头痛、乏力和腹泻。患者多无上呼吸道卡他症状。

（2）肺部体征不明显，部分患者可闻及少许湿啰音，或有肺实变体征。

2. 诊断依据

（1）有与 SARS 患者接触或传染给他人的病史。

（2）起病急、高热、有呼吸道和全身症状。

（3）血白细胞正常或降低，有胸部影像学变化，配合 SARS 病原学检测阳性。

（4）排除其他表现类似的疾病，可以作出 SARS 的诊断。

3. 辅助检查

（1）实验室检查：外周血白细胞计数一般不升高，或降低，常有淋巴细胞减少，可有血小板降低。部分患者血清转氨酶、乳酸脱氢酶等升高。

（2）胸部 X 线检查：早期可无异常，一般 1 周内逐渐出现肺纹理粗乱的间质性改变、斑片状或片状渗出影，典型的改变为磨玻璃影及肺实变影。可在 2~3 天内波及一侧肺野或两肺，约半数波及双肺。病灶多在中下叶并呈外周分布。少数出现气胸和纵隔气肿。CT 还可见小叶内间隔和小叶间隔增厚（碎石路样改变）、细支气管扩张和少量胸腔积液。病变后期部分患者肺部有纤维化改变。

（3）病原诊断：早期可用鼻咽部冲洗/吸引物、血、尿、便等标本行病毒分离和聚合酶链反应（PCR）。平行检测进展期和恢复期双份血清 SARS 病毒特异性 IgM、IgG 抗体，抗体阳转或出现 4 倍或以上升高，有助于诊断和鉴别诊断。

【治疗要点】

1. 一般性治疗和抗病毒治疗请参阅本节病毒性肺炎。

2. 重症患者可酌情使用糖皮质激素，具体剂量及疗程应根据病情而定，甲泼尼龙一般剂量为 2~4mg/(kg·d)，连用 2~3 周，并应密切注意糖皮质激素的不良反应和 SARS 的并发症。

3. 对出现低氧血症患者，可使用无创机械通气，应持续使用直至病情缓解，如效果不佳或出现 ARDS，应及时进行有创机械通气治疗。

4. 器官功能的支持治疗，一旦出现休克或多器官功能障碍综合征，应予相应治疗。

【注意要点】

SARS 病毒是一种全新的冠状病毒，在环境中较其他已知的人类冠状病毒稳定，致病力强，易产生变异。被列入《中华人民共和国传染病防治法》法定传染病进行管理，是需要重点防治的重大传染病之一。要针对传染源、传播途径、易感人群三个环节，采取以管理传染源、预防控制医院内传播为主的综合性防治措施。努力做到"早发现、早报告、早隔离、早治疗"。SARS 病毒通过短距离飞沫、气溶胶或接触污染的物品传播。做好隔离是阻断流行的关键，加强医务人员的防护是保证医务人员安全的重要措施，为此应严格执行3级防护标准。

（十）流行性感冒

流行性感冒（influenza，简称流感）是由流行性流感病毒引起的急性呼吸道传染病。起病急，高热、头痛、乏力、眼结膜炎和全身肌肉酸痛等中毒症状明显，而呼吸道卡他症状轻微。主要通过接触及空气飞沫传播。发病有季节性，北方常在冬季，而南方多在冬夏两季，由于变异率高，人群普遍易感。发病率高，在全世界包括中国已引起多次暴发流行，严重危害人类生命安全。

【诊断要点】

1. 临床特点

（1）分为单纯型，胃肠型，肺炎型和中毒型。急性起病，出现畏寒、高热、头痛、头晕、全身酸痛、乏力等中毒症状。鼻咽部症状较轻。可有食欲减退，胃肠型者伴有腹痛、腹胀和腹泻等消化道症状。肺炎型者表现为肺炎，甚至呼吸衰竭，中毒型者表现为全身毒血症表现，严重者可致循环衰竭。

（2）潜伏期1~3天。有明显的流行和暴发。诊断依据：依据典型症状，结合流行病学史及病毒学监测可以明确诊断。

2. 辅助检查

（1）外周血象：白细胞总数不高或减低，淋巴细胞相对增加。

（2）病毒分离：鼻咽分泌物或口腔含漱液分离出流感病毒。

（3）血清学检查：疾病初期和恢复期双份血清抗流感病毒抗体滴度有4倍或以上升高，有助于回顾性诊断。

（4）患者呼吸道上皮细胞查流感病毒抗原阳性。快速血清病毒PCR检查有助于其早期诊断。

【鉴别要点】

同急性上呼吸道感染。

【治疗要点】

1. 隔离 对疑似和确诊患者应进行隔离。

2. 对症治疗可应用解热药、缓解鼻黏膜充血药、止咳祛痰药等。

3. 抗病毒治疗应在发病 48 小时内使用。神经氨酸酶抑制类药物能抑制流感病毒的复制，降低致病性，减轻流感症状、缩短病程、减少并发症，此类药毒性低，不易引起耐药性且耐受性好，是目前流感治疗药物中前景最好的一种。奥司他韦（oseltamivir），成人剂量每次75mg，每日 2 次，连服 5 天；扎那米韦（zanimivir），每次 5mg，每日 2 次，连用 5 天。本品可用于成年患者和12 岁以上的青少年患者。另外，离子通道 M_2 阻滞剂金刚烷胺（amantadine）和金刚乙胺（rimantadine）可抑制流感病毒株的复制，早期应用可阻止病情发展、减轻病情、改善预后。金刚烷胺成人剂量每日 100～200mg，分2 次口服，疗程 5 天。但其副作用较多，包括中枢神经系统和胃肠道副作用，肾功能受损者酌减剂量，有癫痫病史者忌用。长期用药易产生耐药性。

4. 支持治疗和预防并发症注意休息、多饮水、增加营养，给易于消化的饮食。维持水电解质平衡。密切观察、监测并预防并发症。呼吸衰竭时给予呼吸支持治疗。在有继发细菌感染时及时使用抗生素。

【注意要点】

1. 流感病毒属正黏病毒科，为 RNA 病毒。病毒表面有一层脂质包膜，膜上有糖蛋白突起，由血凝素和神经氨酸酶构成。根据核蛋白抗原性不同，可将流感病毒分为甲、乙、丙三型，再根据血凝素和神经氨酸酶抗原性的差异甲型流感病毒又可分为不同亚型。抗原变异是流感病毒独特的和最显著的特征。甲型流感病毒常引起大流行，病情较重；乙型和丙型引起流行和散发，病情相对较轻。由于流感病毒抗原性变化较快，人类无法获得持久的免疫力，从而引起流感流行。主要通过空气中的病毒颗粒人-人传播。

2. 离子通道 M_2 阻滞剂金刚烷胺和金刚乙胺其副作用较多，包括中枢神经系统和胃肠道副作用，肾功能受损者酌减剂量，有癫痫病史者忌用。长期用药易产生耐药性。

3. 流感疫苗可在一定程度上起到预防和减轻病情的作用，年老体弱或有慢性基础疾病患者建议预防注射。

六、间质性肺疾病

（一）概述

间质性肺疾病（interstitial lung disease，ILD）是一组主要累及肺间质和肺泡腔，导致肺-毛细血管功能单位丧失的弥散性肺疾病。也称作弥散性实质性肺疾病（diffuseparenchymal lung disease，DPLD）。分为四类：①已知病因的DPLD（吸入性、药物相关性、结缔组织或血管炎相关性）；②特发性间质性肺炎 IIP，包括 7 种临床病理类型：特发性肺纤维化（IPF）/寻常型间质性肺炎（UIP），非特异性间质性肺炎（NSIP），隐源性机化性肺炎（COP）/机化性肺炎（OP），急性间质性肺炎（AIP）/弥散性肺泡损伤（DAD），呼吸性细支气管炎伴间质性肺疾病（RB-ILD）/呼吸性细支气管炎（RB），脱屑性间质性肺炎（DIP），淋巴细胞间质性肺炎（LIP）；③肉芽肿性 DPLD，如结节病、外源性过敏性肺泡炎、Wegener 肉芽肿等；④其他少见的 DPLD，如肺泡蛋白质沉积症（PAP）、肺淋巴管平滑肌瘤病（PLCH）、朗格汉斯细胞组织细胞增多症（PLCH）、慢性嗜酸性粒细胞性肺炎（CEP）、特发性肺含铁血黄素沉着症、肺泡微石症、肺泡淀粉样变性等。

【诊断要点】

1. 临床特点

（1）不同 ILD 的临床表现不完全一致，多数隐匿起病，进行性呼吸困难是最常见的症状。早期仅在活动时出现，随病情进展进行性加重。其次是咳嗽，多为持续性干咳，少有咯血、胸痛。

（2）提示可能存在结缔组织病的症状，如发热、皮疹、肌肉关节肿痛、口眼干燥、消瘦等。

（3）既往结缔组织病、肿瘤放化疗、药物应用史、家族史、吸烟史、职业或家居暴露史、宠物嗜好或接触史等对于部分 ILD 诊断有提示或支持意义。

（4）查体可有杵状指、发绀，听诊可发现有双侧肺基底部 Velcro 啰音，偶可闻及喘鸣音和湿啰音，ILD 晚期可有肺动脉高压和肺心病的体征。

2. 辅助检查

（1）胸部影像学检查：绝大多数 ILD 患者 X 线胸片显示弥散性浸润性阴影，胸部高分辨率 CT 能准确地显示肺组织异常的程度和性质，HRCT 上的表现为磨玻璃影、弥散性结节影、小叶间隔增厚、胸膜下弧线状影、不规则线状网状影、蜂窝状影、肺实变影等。

（2）肺功能检查：限制性通气障碍和弥散功能降低。

（3）血气分析检查：早期可正常或有过度通气和呼吸性碱中毒，PaO_2 降低，晚期可有 $PaCO_2$ 升高，呼吸性酸中毒。肺泡动脉氧分压差增大。

（4）支气管肺泡灌洗检查：正常支气管肺泡灌洗液细胞学分类巨噬细胞 >85%，淋巴细胞 ≤10% ~ 15%，嗜中性粒细胞 ≤3%，嗜酸粒细胞 ≤1%。如果 BALF 细胞学分析显示淋巴细胞、嗜酸性粒细胞或中性粒细胞增加，分别提示不同的疾病范围。

（5）肺活检：通过经支气管肺活检（TBLB）或外科肺活检（SLB），包括胸腔镜或开胸肺活检获取肺组织进行病理学检查，是诊断 ILD 的重要手段。TBLB 的创伤性小、费用较低，目前在临床上应用较多。SLB 可以取得较大的肺组织，更有利于病理学诊断。

（6）其他检查：常规进行全血细胞、尿液、血生化、肝肾功能、自身抗体等检查，为确定病因及伴随疾病提供依据。

【鉴别要点】

1. 与引起呼吸系统症状的非间质性疾病肺部感染、肺癌、呼吸衰竭、肺栓塞等鉴别，通过临床发病特点，必要的辅助检查多可明确鉴别，部分合并间质性疾病的患者也需肺活检明确鉴别。

2. 各类间质性疾病之间的鉴别。ILD 的诊断是一个动态的过程，需要结合临床、放射和病理资料综合分析确定具体的类型。典型病例，结合临床特点及 HRCT 表现可以明确鉴别。对于非已知因素及 HRCT 不能明确的类型确诊需病理学依据。

【治疗要点】

间质性肺疾病的治疗并没有统一的治疗方案，随 ILD 的病因不同，其治疗方法也不同，而且患相同疾病的患者，其治疗方案也随疾病的临床表现、疾病的病程阶段而有所改变，治疗应个体化、"量体裁衣"。

1. 如果 ILD 的病程预后较好，则不需要特异性治疗，如结节病 I 期的患者。

2. 有已知的诱发因素可以引起或加重 ILD 时，应首先避免或脱离接触。

3. 免疫抑制剂 大部分 ILD 患者的病因和发病机制不明确，目前采用的治疗方法是非特异性的，治疗实质是减轻炎症反应，而达到阻止或减轻肺纤维化的进展。目前常采用单一皮质激素治疗，或联合应用其他免疫抑制剂进行治疗，适用于除 IPF 外的绝大部分早期或活动的 ILD 患者。临床反应不一，效果不同，耐受程度不同，需个性化掌握，并注意副作用的预防（详见分述）。

4. 其他 抗纤维化治疗，除 IPF 外一般不需要抗纤维化（IPF 抗纤维化治疗见 IPF 章节）；顽固和重症肺泡出血综合征患者，如果应用激素效果差，可应用血浆置换法；肺泡蛋白沉积症应用肺泡灌洗治疗等。

5. 一般治疗 低氧血症患者可进行氧疗，加强康复治疗，接种肺炎球菌疫苗和周期性应用流感疫苗等。

【注意要点】

1. HRCT 现已成为诊断评估 IIP 患者的重要手段。可以明确分为有 UIP 表现和非 UIP 表现，若有 UIP 的典型影像学表现，可根据这些临床特点明确诊断 IPF，从而避开肺活检。也能为诊断非 IIP 疾病提供线索，如结节病、过敏性肺炎、淋巴管平滑肌瘤病、肺朗格罕组织细胞增多症和肺泡蛋白沉着症等多有典型的影像学表现，可以提示诊断，进一步检查宜选择支气管镜检查（支气管肺泡灌洗和支气管肺活检），由于其特征性的表现多能明确诊断，减少外科肺活检的比例。

2. BALF 细胞分析结果中，若淋巴细胞 >15%、中性粒细胞 >3%、嗜酸性粒细胞 >1%，或肥大细胞 >0.5%，则分别称为 BALF 淋巴细胞增多型、中性粒细胞增多型、嗜酸粒细胞增多型和肥大细胞增多型。若淋巴细胞 ≥25%，则提示肉芽肿性肺病（如结节病和过敏性肺泡炎）、NSIP、慢性铍尘肺、药物反应、LIP、COP、淋巴瘤。若淋巴细胞计数 >50%，则高度提示 HP 或富细胞型 NSIP。嗜酸性粒细胞 ≥25%，若临床符合则可诊断嗜酸性肺病。中性粒细胞计数 ≥50%，强烈提示急性肺损伤、吸入性肺炎或化脓性感染。若肥大细胞计数 >1%，同时淋巴细胞计数 >50% 及中性粒细胞计数 >3% 提示 HP。若细胞分类主要为含铁血黄素巨噬细胞，则提示慢性或隐匿性肺泡出血性疾病，如肺含铁血黄素沉着症或弥散性肺泡损伤。

（二）特发性肺纤维化

特发性肺纤维化（idiopathicpulmonaryfibrosis，IPF）是一种慢性、进行性、纤维化性间质性肺炎，组织学和（或）胸部 HRCT 特征性表现为 UIP，病因不清，好发于老年人。

【诊断要点】

1. 临床特点

（1）隐袭性起病，主要表现为活动性呼吸困难，渐进性加重，伴干咳。全身症状不明显，很少发热，大多有吸烟史。

（2）体征：呼吸浅快，杵状指，双肺底闻及吸气末期 Velcro 啰音，疾病晚期出现发绀、肺动脉高压和右心功能不全征象。

2. 辅助检查

（1）影像学检查：胸片显示双肺弥散的网格状或网格小结节状浸润影，以双下肺和外周（胸膜下）明显。通常伴有肺容积减小。个别早期患者的胸片可能基本正常或呈磨玻璃样变化。随着病情的进展，可出现直径多在 3～15mm 大小的多发性囊状透光影（蜂窝肺）。HRCT，显示 UIP 的特征性改变，诊断 UIP 的准确性大于 90%，为诊断 IPF 的主要手段，可以替代外科肺活检。表现为早期病变肺内呈现磨玻璃阴影，不规则线条，网格样改变，蜂窝改变伴或不伴牵拉性支气管扩张，病变以胸膜下、基底部为主伴有囊性小气腔形成。

（2）肺功能：表现为限制性通气功能障碍和弥散量减少。

（3）实验室检查：为非特异性变化，可以有血沉加快、血乳酸脱氢酶增高和免疫球蛋白增高。

（4）外科肺活检：适用于无典型 UIP 表现者，不能明确诊断者。肺组织学符合寻常型间质性肺炎的改变。符合或不支持其他疾病的诊断。

【诊断】

具有 ILD 的临床特点，排除其他原因（如药物、环境和结缔组织病等）；HRCT 表现为 UIP 型影像特点；不典型者联合 HRCT 和外科肺活检组织病理为 UIP 表现。

【鉴别要点】

见下表 4-2-2

【治疗要点】

1. 一般及对症治疗　肺康复训练、长程氧疗、对症安慰及对症治疗。

2. 吡非尼酮　是一种光谱抗纤维化药物，可延缓纤维化及瘢痕形成的进程。为目前循证医学证实有效的药物，200～600mg，一日 3 次口服，根据个人的耐受性及不良反应调整剂量。

3. 尼达尼布　是一种血管内皮生长因子、成纤维细胞生长因子、血小板源性生长因子受体酪氨酸激酶抑制

表4-2-2　特发性间质性肺炎的临床、影像、病理及预后比较

临床-影像病理诊断	IPF	NSIP	COP	DIP	RB-ILD	LIP	AIP
病程	慢性（>12个月）	亚急性/慢性（数月~数年）	亚急性（<3个月）	亚急性/慢性（数周~数月）	慢性（>12个月）	慢性（>12个月）	急性（1~2周）
发病年龄（岁）	>50	50	55	40~50	40~50	40~50	50
男/女	3:2	1:1	1:1	2:1	2:1	1:5	1:1
HRCT	外周，胸膜下，基底部明显，网格，蜂窝肺，牵拉性支气管扩张，细支气管扩张，肺结构变形	外周，胸膜下，基底部，对称，磨玻璃影，可有网格，实变（不常见），偶见蜂窝肺	胸膜下，支气管周围，斑片状实变，常常多发，磨玻璃影，结节	弥散，外周，基底部明显，磨玻璃影，伴网格	弥散斑片磨玻璃影，小叶中心结节，中心结节，气体陷闭，支气管和细支气管壁增厚	弥散，基底部明显磨玻璃影，小叶中心结节，索条影，薄壁囊腔	弥散，两侧斑片实变，主要影响重力依赖区，斑片磨玻璃影，间或有正常肺小叶，支气管扩张，肺结构变形

4

4

组织学类型	UIP	NSIP	OP	DIP	RB-ILD	LIP	DAD
组织学特征	时相不一，斑片，胸膜下纤维化，成纤维细胞灶	时相一致，轻到中度间质炎症	肺泡腔内机化，成斑片状分布，肺泡结构保持	肺泡腔巨噬细胞聚集，肺泡间隔增厚	轻度纤维化，黏膜下淋巴细胞渗出，斑片、细支气管中心分布，肺泡腔内色素巨噬细胞聚集	密集的间质淋巴细胞渗出，II型增生，肺上皮增生，偶见淋巴滤泡集	早期：时相一致，肺泡间隔增厚，肺泡渗出，透明膜；后期：机化，纤维化
治疗	对激素或细胞毒制剂反应差	对激素反应较好	对激素反应好	戒烟/激素效果好	戒烟/激素效果好	对激素反应好	对激素效果不清楚
预后	差，5年病死率50%~80%	中等，5年病死率<10%	好，很少死亡	好，5年病死率5%	好，5年病死率5%	中等	差，病死率>50%，且多在发病后1~2个月内死亡

剂，用法 150mg，一日 3 次。

4. 抑制胃酸分泌　目前证实胃食管反流与 IPF 相关。奥美拉唑 20～40mg 口服。其他抑制胃酸剂亦可应用。

5. 肺移植　为目前有效的方法。当肺功能严重不全、低氧血症迅速恶化，但不伴有严重的心、肝、肾病变、年龄小于 60 岁者，可考虑进行肺移植。

6. 其他药物　包括强的松、N-乙酰半胱氨酸、免疫抑制剂、华法林钠等均证实无效。

7. 并发症的治疗　积极治疗合并存在的胃食管反流及其他并发症，但是对 IPF 合并的肺动脉高压多不推荐给予波生坦等进行针对性治疗。

【注意要点】

1. 在 IPF 的诊断中，如果 IPF 患者有典型的临床症状、HRCT 表现与肺功能变化，诊断并不困难，一般不需肺活检。对于一些不典型的病例则需要进行肺活检。首选肺活检方法仍为经支气管镜肺活检，但因支气管肺活检的肺组织标本较小，如报告仅提示纤维化，却不能确定 IPF 的诊断，优点是可重复检查，创伤小。对于支气管镜肺活检阴性不能明确诊断者可行开胸肺活检。

2. IPF 急性加重指 IPF 患者出现无已知病因可以解释的病情加重或急性呼吸窘迫，诊断标准：①过去或现在诊断 IPF；②一月内发生无法解释的呼吸困难加重；③低氧血症加重或气体交换功能严重受损；④新出现的肺泡浸润影；⑤排除了肺感染、肺栓塞、气胸或心力衰竭。

3. 在 IPF 患者中，胃食管反流（GER）的发生率明显增高，研究显示，GER 与 IPF 的病情严重程度有关，可能是 IPF 急性加重的一个诱因，对于 IPF 合并 GRE 的患者，抗 GRE 治疗可能使 IPF 患者获益，延缓肺功能下降、减少急性加重。临床工作中应详细询问 IPF 患者有无反酸、烧心、嗳气、呃逆、吞咽困难、咳嗽、胸痛等症状，并进一步行 24 小时食管 pH 值监测予以明确诊断，后给予抑酸等治疗。

（三）过敏性肺炎

过敏性肺炎（HP）是指易感个体反复吸入有机粉尘抗原后诱发的一种通过细胞免疫和体液免疫反应介导的肺部炎症反应性疾病，也称外源性过敏性肺泡炎（EAA）。

【诊断要点】

1. 临床特点 HP 呈现为急性、亚急性或慢性发病过程，①急性型，是最常见和具有特征性的表现形式。表现为与接触抗原后 4～12 小时发病，表现为咳嗽、呼吸困难、胸闷、发热、寒战、全身不适、肌痛等，体征：呼吸急促、心动过速、吸气相啰音；②亚急性和慢性型表现为劳力性呼吸困难、咳嗽、咳痰、疲乏不适、厌食、体重下降等，体征：杵状指、发绀、肺底部可闻及啰音，发生肺纤维化时，有发绀和右心衰竭的体征。

2. 辅助检查

（1）实验室检查：①血清抗体：特异性 IgG 沉淀抗体阳性，只说明曾接触过足以引发体液免疫反应的抗原，为诊断 HP 提供线索，但无特异性；②其他：血沉、C 反应蛋白、免疫球蛋白 IgG、IgM、IgA 可轻度增高。

（2）肺功能检查：急性者表现为限制性通气功能障碍，低氧血症，运动后 PaO_2 下降。急性期至肺间质纤维化未出现前肺功能可正常。亚急性及慢性者可出现限制性或阻塞性通气功能障碍，以混合型多见。

（3）影像学检查：X 线：早期或病变轻者可正常，典型表现为微小的结节影和磨玻璃改变，出现纤维化者表现为条状及网格影、蜂窝肺。HRCT：发现病变敏感，表现为细支气管中心结节、斑片磨玻璃影间或伴实变、马赛克征象，后期纤维化改变。

（4）支气管肺泡灌洗：是确定 HP 的敏感方法，淋巴细胞显著增多，以 CD^{8+} 增高为主，总白细胞计数增多嗜酸细胞、中性粒细胞不高。

（5）肺活检（TBLB）：病理可见淋巴细胞性间质性肺炎、肉芽肿及细支气管炎等改变。

【诊断】

根据抗原接触史，典型的临床发病特点，胸部 HRCT 表现，BALF 检查淋巴细胞增多，可以做出诊断。TBLB 取得病理资料支持诊断。

【鉴别要点】

1. LIP 确切病因不清。常为女性发病，起病缓慢，表现为进行性干咳、呼吸困难，发热、盗汗、消瘦，偶有咯血、胸痛、关节痛，体检双肺底听到爆裂音。HRCT 表现为边界不清的小叶中央性结节和胸膜下小结节（1～4mm）、磨玻璃样影、支气管血管束增厚、小叶间隔增厚表现，肺功能表现为限制性通气功能障碍。支气管肺泡灌洗液特点为白细胞总数增多，淋巴细胞增加，CD_3^+ T 细胞、多克隆 CD_{20}^+ B 细胞增加，治疗对激素反应好。

2. 嗜酸性粒细胞肺炎 病因不明，常发生于女性，以肺部嗜酸性粒细胞浸润伴或不伴外周血嗜酸性粒细胞增多为特征，表现为数周或数月内出现呼吸困难、咳嗽、发热、盗汗、体重减轻和喘鸣，X 线胸片表现肺外带的致密肺泡渗出影，中心带清晰，渗出病变多位于上叶，支气管肺泡灌洗嗜酸性粒细胞明显增高有助于鉴别。

【治疗要点】

1. 脱离或避免抗原接触。

2. 对于肺功能损害轻微，避免抗原接触可自行康复者，不需激素治疗。

3. 病情较重者，可应用泼尼松，开始剂量 60mg/d，治疗 4 周内客观指标改善者逐渐减少激素用量，直至停用。对于细胞毒性药物治疗难治性、进行性过敏性肺炎，尚无定论。

【注意要点】

1. 病史采集常发现抗原是诊断过敏性肺炎的最初线索。应认真逐项对工作、生活、环境等可能接触的抗原、按时间顺序进行采集，对怀疑诊断者，要有意识地提示求证，抗原接触史是诊断本病的基本条件，采集不当可能影响本病的确诊。早期确诊，一般预后良好。本病的急性型，发热、寒战、咳嗽等症状常可在停止抗原接触后几天内消失，肺活量及弥散功能常在急性发作后 2 周内迅速改善，但轻微的肺功能异常可持续数月。一般说来，单纯的急性发作具有自限性。少数病例在脱离抗原接触后仍可进展。亚急性或慢性型症状潜隐，临床上不易发现，确诊时多为晚期，预后常较急性者差。

2. 及早脱离抗原是治疗的关键，脱离抗原接触与预后直接相关。脱离抗原接触多数患者可以痊愈或者稳定。据报道患者在确诊时的年龄、症状出现后的抗原接触时间及确诊前抗原接触时间发病的急缓、发病时的损害程度对判断肺康复有一定相关性。确诊时患者年轻、症状发作后接触抗原时间少于 6 个月者，完全康复的可能性大。但具有抗原性的物质普遍存在于环境中，有时从环境中除去变应原是相当困难的，为了避免抗原接触，让患者脱离可能含有变应原的环境。这种方法对于康复既简单又稳妥。

（四）肺泡蛋白质沉积症

肺泡蛋白质沉积症（pulmonary alveolar proteinosis, PAP）是指肺泡和细支气管腔内充满不可溶性富磷脂蛋白质物质的疾病。临床上以隐袭性渐进性气促和双肺弥散性阴影为其特征。近年来临床诊断的病例数有所增加。好发于中青年男性。病因未明，可能与抗粒细胞-巨噬细胞集落刺激因子（GM-CSF）抗体、遗传基因和某些基础疾病（造血系统疾病、恶性肿瘤和免疫缺陷性疾病）有关。分为 3 类：先天性 PAP、获得性 PAP、继发性 PAP。

【诊断要点】

1. 临床特点　①发病多隐袭，典型症状为活动后气促，逐渐进展至休息时亦感气促，咳白色或黄色痰。全身症状不明显，可继发肺部感染而出现相应的症状；②体征常不明显，肺底偶闻及少量捻发音；重症病例出现呼吸衰竭时有相应的体征。

诊断主要根据临床、影像学和支气管肺泡灌洗物特点（牛奶状、放置后沉淀、脂蛋白含量高和 PAS 染色阳性），或经纤维支气管镜肺活检病理诊断。

2. 辅助检查

（1）影像学表现：①胸部 X 线表现：双侧对称的弥散细小的羽毛状或结节状浸润影，并可见支气管充气征，以肺基底部表现为著，肺门周围可表现为"蝶形"或"蝙蝠翅膀"状阴影，酷似肺水肿的表现。②胸部 CT：双肺斑片状阴影，内有支气管空气造影征，与周围正常肺组织形成鲜明对照，形成一种"地图"状，有时形成磨玻璃状改变。小叶间隙和间隔可有典型增厚，表现为多角形态，肺灌注治疗后，HRCT 表现为肺泡充盈的减少和肺泡间隔增厚减轻。

（2）实验室检查：①常规检查：红细胞和血红蛋白通常正常或增加，白细胞数和分类也正常，LDH 常增加，血清 LDH 同工酶的分布正常。②肺功能：表现为轻度限制性通气功能障碍，弥散功能减低。③血气分析：PaO_2 和 SaO_2 下降，$PaCO_2$ 降低，但 pH 值可正常，为慢性代偿性呼吸性碱中毒的表现，运动时 PaO_2 随运动强度进行性下降。④痰液检查：可发现有 PAS-阳性的物质。但痰液检查时有假阴性的结论。⑤支气管肺泡灌洗：呈"牛奶"状或"泥浆"样液体，细胞分类对诊断帮助不大，巨噬细胞占优势，CD4/CD8 的比例变化从高到低均有。超微结构方面，BAL 的沉淀物几乎等于肺活检中的肺泡内物质。肺泡内物质的电镜检查发现，这些物质为细胞碎片的降解产物和易渗物质形成"髓磷脂图"，几乎和压缩的肺泡表面活性物质相似，如果结合病史和临床表现，从 BAL 液中能可靠地诊断 PAP。

【鉴别要点】

1. 特发性肺含铁血黄素沉着症　本症病因未明，以弥散性肺泡出血和继发性缺铁性贫血为特征。急性期呈阵发性或持续性咳嗽、咯血和气促。咯血持续数小时或数天，逐渐自行缓解，但数周或数月后又可复发。慢性反复发作期表现为咳嗽、血痰、发热、喘息，此型以成人常见。肺部可闻及与出血时相应的体征。病程后期常伴肺心病或杵状指。大咯血是致死的常见原因。胸部 X 线示两肺门或中、下野内带磨玻璃影、散在小结节阴影或网状阴影。症状缓解时磨玻璃影可吸收。BALF 回收液以发现游离红细胞或许多含铁血黄素巨噬细胞。

2. 慢性嗜酸性粒细胞性肺炎 病理改变是肺间质、肺泡和细支气管内有成熟嗜酸性粒细胞为主的白细胞浸润，伴有少量淋巴细胞和多核巨细胞。可形成"嗜酸性脓肿"。本病多见于中青年女性，临床表现为慢性病程，有发热、咳嗽伴气促，偶有少量咯血。可有体重减轻、盗汗。周围血嗜酸性粒细胞的比例多在 20% ~ 70%。胸部 X 线片显示非段或叶性分布的片状阴影，常为双侧外带分布（"肺水肿反转"表现），阴影可呈游走性，结合临床表现及相关实验室检查可予以鉴别。

【治疗要点】

目前没有明确有效的药物治疗。主要采用肺灌洗治疗，在全麻下经双腔气管导管实行一侧肺通气、另一侧肺灌洗。灌洗液用 37℃ 生理盐水，每次灌洗 200 ~ 500ml，直至回收液体清亮。通常需要的灌洗总量为 5000 ~ 12000ml。一侧灌洗完后，根据患者的具体情况决定继续做另一侧肺灌洗或间隔几天后再做对侧灌洗。灌洗治疗后，多数患者的呼吸困难和肺功能显著改善或恢复正常，X 线胸片可变清晰。缓解状态多数可保持数年以上。少数患者复发，可再做肺灌洗。部分患者对粒细胞-巨噬细胞集落刺激因子（GM-CSF）替代治疗反应良好。

【注意要点】

1. 全肺灌洗的适应证：①PAP 诊断明确；②肺内分流 >10%；③患者呼吸困难症状明显；④显著的运动后低氧血症。可能发生的并发症：①肺内分流的增加，影响气体交换；②灌注的生理盐水流入对侧肺；③低血压；④支气管痉挛；⑤肺不张；⑥肺部感染。全肺灌洗治疗前均应评价患者的一般情况，在灌洗的过程中，应密切观察患者的心率、心律、血压、脉搏、氧饱和度、灌入液量及回收液量，随时注意可能出现的并发症；如果单次灌入量与回收液量相差较大，应怀疑灌洗液漏入对侧肺，应重新定位双腔气管插管及检查气囊压力。在完成一侧肺灌洗后，行双侧肺通气的过程中已灌的一侧肺会产生较多的泡沫痰，应及时清除，特别注意除外肺水肿。如果出现肺水肿、心律失常、严重低氧血症等严重并发症则不应继续灌洗另一侧肺，要结束灌洗并及时处理并发症。

（五）结节病

结节病（sarcoidosis）是一种原因不明的、以非干酪样坏死性上皮细胞肉芽肿为病理特征的、影响肺和身体淋巴系统的系统性肉芽肿性疾病，多见于中青年人。

【诊断要点】

1. 临床特点

（1）特殊病原体的感染、自身免疫、吸入有机/无机微粒等可能是致病因素。也可能是在特殊基因类型的基础上对致病因素的特殊反应形式。病理特点是非干酪样坏死性类上皮肉芽肿。

（2）大多累及肺和胸内淋巴结。早期表现为咳嗽、无痰或少痰，偶有少量血丝痰，可有乏力、低热、盗汗、食欲减退、体重减轻等，病变广泛时可出现胸闷、气急、发绀，后期可表现为呼吸困难。

（3）肺部体征不明显，部分患者有少量湿啰音或捻发音。皮肤：结节性红斑、冻疮样狼疮、麻疹、丘疹等。眼部：虹膜睫状体炎、急性色素层炎、角膜-结膜炎等。结节病的诊断应符合以下三个条件：①患者的临床表现和 X 线表现与结节病相符合；②活检证实有非干酪样坏死性类上皮结节；③除外其他原因引起的肉芽肿性病变。建立诊断以后，还需要判断累及器官的范围、分期和活动性。起病急、临床症状明显、病情进展较快、重要器官受累、血液生化指标异常［血清血管紧张素转换酶（sACE）活性增高、高血钙、高尿钙症、血清 sIL-2R 升

301

高等），提示属于活动期。

2. 辅助检查

（1）血液检查：可有血沉增快、血清球蛋白部分增高（以 IgG 增高者多见）和 C 反应蛋白增高等。血钙增高、血清尿酸增加、血清碱性磷酸酶增高、血清血管紧张素转换酶（sACE）活性增加。

（2）结核菌素试验（PPD）：约 2/3 的结节病患者对 5IU 结核菌素的皮肤试验呈阴性或极弱反应。

（3）X 线检查：胸部 X 线表现常是结节病的首要发现。典型的改变是双侧对称性肺门淋巴结明显肿大，呈土豆状，边界清晰，密度均匀。肺部病变多数为两侧弥散性网状、网结节状、小结节状或片状阴影。后期可发展成肺间质纤维化或蜂窝肺。根据 X 线胸片对结节病分 5 期。0 期肺部 X 线检查阴性，肺部清晰；Ⅰ期两侧肺门和（或）纵隔淋巴结肿大，常伴右主支气管旁淋巴结肿大，肺内无异常；Ⅱ期肺门淋巴结肿大，伴肺浸润影；Ⅲ期仅见肺部浸润影，而无肺门淋巴结肿大；Ⅳ期肺纤维化、肺大疱和肺囊肿的改变。

（4）活体组织检查：皮肤和浅表淋巴结受累是首选的活检部位。胸内型结节病，可以选择支气管黏膜和经纤维支气管镜肺活检。

（5）肺功能检查：初期无变化，随病变发展可出现肺弹性减退、限制性通气功能障碍和弥散功能障碍。喉、气管、支气管受累或肺囊性纤维化时可引起阻塞性通气障碍，从而产生混合性通气功能障碍。

【鉴别要点】

1. 肺门淋巴结结核　患者较年轻，常有中毒性症状，结核菌素试验多为阳性，肺门淋巴结肿大一般为单侧性，有时伴有钙化，可见肺部原发病灶。增强 CT 可见淋巴结中心区有坏死。

2. 淋巴瘤　常见的全身症状有发热、消瘦、贫血等，胸膜受累，出现胸腔积液，胸内淋巴结肿大多为单侧或双侧不对称肿大，淋巴结可呈现融合，常累及上纵隔、隆崤下等处的纵隔淋巴结。肿瘤组织可侵犯邻近器官，如出现上腔静脉阻塞综合征等。结合其他检查及活组织检查可作鉴别。

3. **坏死性肉芽肿血管炎（NGV，韦格纳肉芽肿病）** 二者均为系统性肉芽肿性疾病，但二者的临床经过和病理有着明显的不同，结节病起病温和，并且发展缓慢死亡率低；相反，NGV 死亡率很高，病程中可以有戏剧性变化，糖皮质激素治疗都有反应，NGV 经常需要加用细胞毒药物．NGV 的发病机制为抗中性粒细胞胞质抗体（ANCA）的产生，而结节病主要是 T 淋巴细胞介导免疫异常所致。

【治疗要点】

1. 因部分患者可自行缓解，对于胸内型结节病，病情稳定、无症状且肺功能正常的患者无需立即治疗。

2. 每 3 个月复查胸片和肺功能等进行评估，如无进展则不需治疗。

3. **糖皮质激素治疗** 当累及心脏、肾脏、神经系统，眼部（局部用药无效时）以及高钙血症、有症状的Ⅱ期和Ⅲ期肺部结节病时，可使用全身糖皮质激素治疗。累及重要器官者，常用泼尼松 40～60mg/d，每 4 周将每天量减少 10mg，减量至 20mg/d 后，缓慢减量。可以采用隔天一次顿服的方法，总疗程一年以上。没有累及重要器官或单纯的胸内型结节病，起始剂量为泼尼松 30～40mg/d，2 个月内逐渐减量至 20mg/d，随后缓慢减量（如上述）。长期服用糖皮质激素者，应严密观察激素的不良反应。当糖皮质激素治疗无效或患者不能耐受其副反应时，可考虑使用其他免疫抑制剂和细胞毒药物如甲氨蝶呤、硫唑嘌呤等。

4. **非糖皮质激素药物治疗** 在一些结节病的亚型，选择非糖皮质激素可能更为合适，如对结节红斑和关节痛，可给予非糖皮质激素类抗感染药（如萘普生或吲哚美辛），皮肤和黏膜结节病可选用氯喹，结节病神经系统受累可应用环磷酰胺和甲氨蝶呤，其他药物如环磷酰

4

胺、羟氯喹、沙利度胺等，根据病情酌情选用。

5. 结节病相关并发症的治疗 结节病患者并发肺间质纤维化后，常合并支气管扩张，患者有时需要抗生素治疗。结节病患者发生支气管扩张后，一个特别的并发症是肺曲菌球，患者可发生致命的咯血。此时，需要进行抗真菌治疗，如应用伊曲康唑。个别病例需行外科手术或支气管动脉栓塞术。

【注意要点】

1. 从诊断角度，临床诊断需除外结核病，由于中国结核病的高发，结核菌素试验的结果应客观分析，阳性反应亦不能完全排除结节病，阴性反应支持结节病。K-S皮肤试验曾经用于结节病的诊断，需要 4~6 周的时间，结果的判断缺乏标准化，临床不易得到满意的制作抗原的标本，这项检查已经很少使用。

2. 结节病活动性评估关系到治疗和预后。提示活动：症状如发热、葡萄膜炎、多关节痛、红斑结节、脾大、心肌损害等；生化指标中血钙升高、肝功能异常；肺功能恶化；胸部 CT 表现磨玻璃影等。目前有 3 项实验室测定可用于评估结节病的活动性：①测定支气管肺泡灌洗液（BALF）中的淋巴细胞百分比；②Ga 显像；③测定 sACE 浓度。支气管肺泡灌洗液中淋巴细胞大于 25%，CD4/CD8 >4，Ga 显像阳性，sACE 浓度升高可作为明确或提示诊断的指标。结节病活动意味着潜在的器官功能恶化，也就是结节病的肉芽肿过程仍存在，需要干预治疗。

3. 结节病患者糖皮质激素治疗并不增加骨质疏松症的危险性。相反，在停用糖皮质激素治疗后骨质疏松症可能会逆转。地夫可特（deflazacort）是泼尼松甲基噁唑啉的衍生物，对骨代谢影响很小，可显著地减少骨质疏松症的发生率。一般骨质疏松症的预防治疗有补充维生素 D 和钙剂等。但对结节病患者而言，应用维生素 D 和钙剂等应该特别小心，因为结节病本身内源性维生素 D 增加，就可以导致高尿钙和高血钙症。当然，结节病治疗后能逆转高尿酸和高血钙症，但如果需补充钙剂仍然需要作进一步监测。降钙素和双膦酸酯治疗也逆转糖皮质激素所致的骨质疏松症。

4. NSLP 以中老年为主，平均年龄 50 岁。起病相对呈亚急性，从出现症状到诊断很少超过 1 年。临床表现除咳嗽、呼吸困难和双下肺爆裂音以外，22%～33%的患者有发热，但杵状指很少见。部分患者伴有可能与病因相关的因素，如结缔组织病、有机粉尘吸入、药物诱发的 1LD 或慢性过敏性肺泡炎以及过去急性肺损伤史。HRCT 显示有双肺对称性、网格样、磨玻璃样阴影或双肺肺泡腔内实变阴影，以外周、胸膜下、基底部为主，少有蜂窝样改变。NSIP 对糖皮质激素的反应良好。

5. RBILD 多见有吸烟史的患者。临床表现类似。HRCT 可见弥散性、外周基底为主，细网状或磨玻璃阴影，肺容积通常正常。肺功能为混合型通气功能障碍。残气量可能增加，有轻度的低氧血症。开胸肺活检可发现呼吸性细支气管内有色素沉着的巨噬细胞聚集，黏膜下和周围支气管的淋巴细胞和组织细胞浸润，周围支气管纤维化等可资鉴别。临床预后较好。

6. DIP DIP 以双侧磨玻璃样影为主要特征，病变在分布上与 UIP 相似，60% 的患者以胸膜下分布为主。半数患者有不规则线状影。30% 的患者可见类似蜂窝样变的小囊状影，分布于磨玻璃样变区内，占总体病变的10% 以下，并且不引起支气管和肺血管纹理走行的改变。在相应的部位取活检并未发现组织学上的蜂窝样变，只在部分患者见到有扩张的肺泡管或细支气管，而且 DIP 的小囊状影可随着治疗后病情的改善而消失。因此，推测 DIP 的囊状影与 UIP 的蜂窝样变不一样，而可能是肺泡管或细支气管的可逆性扩张引起的。在大多数情况下，由于 DIP 的磨玻璃样变范围更广而囊状改变较轻，不难与 UIP 相鉴别。

7. AIP 是罕见的暴发性肺损伤，呈急性发作（数日至数周内），常发生于原先体健者。表现为发热、咳嗽和气短。常规实验室检查无特异性。胸部影像学示弥散性、双侧肺泡腔内阴影。CT 可发现双侧斑片状、对称性磨玻璃样改变，有双侧肺泡腔内实变影，主要分布于胸膜下，与急性呼吸窘迫综合征（ARDS）相似。大部分患者有中到严重程度低氧血症，易发生呼吸衰竭。AIP 的病死率相当高（＞60％），多数死于 6 个月内。治疗主要是支持疗法。AIP 的诊断需要有特发性 ARDS 的临床表现和经病理证实的机化性弥散性肺泡损伤（DAD）。AIP 的组织病理学特征与 DAD 的渗出、增殖期和（或）纤维化期的病理改变相同，典型表现为弥散性改变，但在不同组织区内所产生的病变程度和范围有所不同。AIP 的病理改变可分为急性期（渗出期）和机化期（增殖期）。渗出期有水肿、透明膜形成和间质急性炎症等改变。有肺泡上皮及上皮基底膜的损伤、炎性细胞进入肺泡腔，在受伤的肺泡壁上可见 II 型肺泡上皮细胞再生并代替 I 型肺泡上皮，可见由脱落的上皮细胞和纤维蛋白所构成的透明膜充填在肺泡腔内。随着肺损伤加剧，II 型肺泡上皮细胞增生逐渐突出。肺泡细胞可能有细胞学上的非典型变化。增殖期主要表现为肺泡间隔有松散的机化性纤维，但也可见于肺泡腔，并有显著的肺泡壁增厚，这些改变在 1/3 以上的病例中可成为主要特征。还可见到急性肺损伤的其他表现，如小动脉血栓形成和鳞状上皮化生等。如果患者存活，肺可能恢复正常，也可能进展到晚期蜂窝纤维化阶段。

8. 特发性 BOOP（COP） 为一种病因不明的临床综合征，常发生于 50～60 岁患者，男女发病率相等。几乎 3/4 的患者在不到 2 个月的时间出现症状，表现为流感样症状，咳嗽、发热、不适、疲乏和体重下降。肺部可闻及吸气相的爆裂音。实验室检查无特异性，肺功能为限制性通气功能障碍。静息和运动时的动脉血低氧血症常见。影像学表现为特征性的双侧弥散性肺泡影，呈周围分布，如同慢性嗜酸性肺炎。单侧肺泡阴影相当罕见。复发性和游走性肺部阴影常见。不规则线状影间质结节浸润影蜂窝肺的表现罕见。HRCT 可显示肺部斑片状肺泡腔内实变、磨玻璃样阴影、小结节阴影、支气管壁增厚或扩张。这些斑片状阴影主要分布于肺周围部分，尤其多见于肺下野。2/3 患者对糖皮质激素反应较好。

9. LIP LIP 的确切病因不清，成人 LIP 患者常为女性，发病时的年龄 40~70 岁，平均为 50 岁，起病缓慢，表现为进行性干咳、呼吸困难，可有发热、盗汗、消瘦，偶有咯血、胸痛、关节痛，一些患者无症状。体检时可在双肺底听到爆裂音。杵状指及外周淋巴结肿大或肝脾大在儿童患者中多见。影像学胸部 X 线片上表现为特征性的以双下肺为主的网状、粗网状结节状或细网状结节状影，还可有粟粒影以及斑片状的浸润影、实变影，病变也可弥散分布。个别患者胸片无异常发现。HRCT 表现为边界不清的小叶中央性结节和胸膜下小结节（1~4mm）、磨玻璃样影、支气管血管束增厚、小叶间隔增厚，以下叶分布多见，此外 68%~82% 的患者有薄壁囊状气腔，大小一般在 30mm，最大者直径可达 10cm。肺功能表现为限制性通气功能障碍。治疗对激素反应好。

4

七、肺血栓栓塞症

肺栓塞（PE）是内源性或外源性栓子阻塞肺动脉引起肺循环障碍的临床和病理生理综合征，包括肺血栓栓塞症、脂肪栓塞综合征、羊水栓塞、空气栓塞、肿瘤栓塞等，其中 99% 的肺栓塞栓子是血栓所致。肺血栓栓塞症（PTE）是指来自静脉系统或右心的血栓阻塞肺动脉或其分支所致以肺循环和呼吸功能障碍为主要临床表现和病理生理特征的疾病。肺梗死（PI）定义为肺栓塞后，如果其支配区域的肺组织因血流受阻或中断而产生严重的血供障碍，因而发生坏死。深静脉血栓形成（DVT）是引起肺栓塞的主要血栓来源，DVT 多发于下肢或者骨盆深静脉，脱落后随血流循环进入肺动脉及其分支，肺栓塞常为 DVT 的并发症。

【诊断要点】

1. 临床特点　PTE 的症状多种多样。严重程度亦有很大差别，可以从无症状、隐匿，到血流动力学不稳定，甚或发生猝死。①常见症状有：不明原因的呼吸困难及气促，尤以活动后明显；胸痛，包括胸膜炎性胸痛或心绞痛样疼痛；晕厥，可为 PTE 的唯一或首发症状；咯血，常为小量咯血，大咯血少见；烦躁不安、惊恐甚至濒死感；咳嗽、心悸等。临床上出现所谓"三联征"，即呼吸困难、胸痛及咯血，仅见于约 20% 的患者；②体征：呼吸系统表现为呼吸急促最常见；发绀；肺部有时可闻及哮鸣音和（或）细湿啰音；合并肺不张和胸腔积液时出现相应的体征。循环系统表现为心动过速；血压变化，严重时可出现血压下降甚至休克；颈静脉充盈或异常搏动；肺动脉瓣区第二心音（P_2）亢进或分裂，三尖瓣区收缩期杂音。其他尚可伴发热，多为低热，少数患者有 38℃ 以上的发热；③DVT 的症状与体征：在考虑 PTE 诊断的同时，必须注意是否存在 DVT，特别是下肢 DVT。其主要表现为患肢肿胀、周径增粗、疼痛或压痛、皮肤色素沉着，行走后患肢易疲劳或肿胀加重。但半数以上的下肢 DVT 患者无自觉症状和明显体征。诊断程序一般包括疑诊、确诊、求因三个步骤。

2. 辅助检查

（1）血液检查：肺栓塞时白细胞计数、血沉、乳酸脱氢酶、CPK、SGOT、胆红素可有升高，但无特异性。而心肌酶谱明显增高。

（2）心电图改变：最常见的改变为窦性心动过速。当有肺动脉及右心压力升高时，可出现 V1 ~ V4 的 T 波倒置和 ST 段异常、S I Q Ⅲ T Ⅲ 征（即 I 导联 S 波加深，Ⅲ 导联出现 Q/q 波及 T 波倒置）、完全或不完全性右束支传导阻滞、肺型 P 波、电轴右偏及顺钟向转位等非特异性的心电图异常。

（3）胸部 X 线：①肺动脉阻塞征：区域性肺纹理变细、稀疏或消失，肺野透亮度增加；②肺动脉高压征及右心扩大征：右下肺动脉干增宽或伴截断征，肺动脉段膨隆以及右心室扩大；③肺组织继发改变：肺野局部片状阴影，尖端指向肺门的楔形阴影，肺不张或膨胀不全，肺不张侧可见横膈抬高，有时合并少至中量胸腔积液。

（4）动脉血气分析：低氧血症、低碳酸血症和肺泡动脉氧分压增大。

（5）血浆 D-二聚体：多升高，敏感性＞99%，诊断特异性差。D-二聚体＜500vg/L 可除外急性 PE。

（6）超声心动图：严重的 PTE 病例，可以发现右心室壁局部运动幅度降低；右心室和（或）右心房扩大；室间隔左移和运动异常；近端肺动脉扩张；三尖瓣反流速度增快；下腔静脉扩张，吸气时不萎陷。若在右心房或右心室发现血栓，同时患者的临床表现符合 PTE，可作出诊断。超声检查偶可因发现肺动脉近端的血栓而直接确诊。若存在慢性血栓栓塞性肺动脉高压，可见右心室壁肥厚。

（7）放射性核素肺通气/灌注扫描检查：敏感性为92%，阳性预测值92%，特异性87%。

（8）螺旋 CT：是目前最常用的 PTE 确诊手段。CT肺动脉造影（CTPA），能够准确发现段以上肺动脉内的血栓。①直接征象：肺动脉内的低密度充盈缺损，部分或完全包围在不透光的血流之间（轨道征），或者呈完全充盈缺损，远端血管不显影；②间接征象：肺野楔形密度增高影，条带状高密度区或盘状肺不张，中心肺动脉扩张及远端血管分支减少或消失。

（9）下肢深静脉超声检查：超声检查为诊断 DVT 最简便的方法，若阳性可以诊断 DVT，同时对 PTE 有重要提示意义。

【诊断】

PTE 的临床表现多样，有时隐匿，缺乏特异性，确诊需特殊检查。诊断 PTE 的关键是提高诊断意识，对有疑似表现、特别是高危人群中出现疑似表现者，应及时安排相应检查。诊断程序一般包括疑诊、确诊、求因三个步骤。

1. 根据临床情况疑诊 PTE（疑诊）如患者出现上述临床症状、体征，特别是存在危险因素的病例出现不明原因的呼吸困难、胸痛、晕厥、休克，或伴有单侧或双侧不对称性下肢肿胀、疼痛等，应进行如下检查：①血浆 D-二聚体（D-dimer）：升高。②动脉血气分析出现为低氧血症、低碳酸血症，肺泡-动脉血氧分压差 $[P(A-a)O_2]$ 增大，部分患者的血气结果可以正常。③心电图检查出现窦速 S Ⅰ Q Ⅲ T Ⅲ 波形，V1-V4 导联 T波倒置，右束支传导阻滞，电轴右偏，房性心律失常。④X 线胸片可显示：肺动脉阻塞征，肺动脉高压征及右心扩大征，肺组织继发改变征象。⑤超声心动图提示，右心室和（或）右心房扩大；肺动脉高压等征象⑥下肢深静脉超声检查发现 DVT。具备上述症状及检查中的一项或多项阳性均可确定为疑诊病例。

2. 对疑诊病例进一步明确诊断（确诊）　在临床表现和初步检查提示 PTE 的情况下，应安排 PTE 的确诊检查，包括以下 4 项，其中 1 项阳性即可明确诊断。

（1）螺旋 CT 是目前最常用的 PTE 确诊手段。CT 肺动脉造影（CTPA），能够准确发现段以上肺动脉内的血栓。

（2）放射性核素肺通气/血流灌注扫描是 PTE 的重要诊断方法。典型征象是呈肺段分布的肺血流灌注缺损，并与通气显像不匹配。一般可将扫描结果分为三类：①高度可能：其征象为至少 2 个或更多肺段的局部灌注缺损，而该部位通气良好或 X 线胸片无异常；②正常或接近正常；③非诊断性异常：其征象介于高度可能与正常之间。若结果呈高度可能，具有诊断意义。

（3）磁共振显像（MRI）MRI 肺动脉造影（MRPA）对段以上肺动脉内血栓的诊断敏感性和特异性均较高。可用于对碘造影剂过敏的患者。

（4）肺动脉造影为诊断 PTE 的经典与参比方法。直接征象有肺动脉内造影剂充盈缺损，伴或不伴轨道征的血流阻断；间接征象有肺动脉造影剂流动缓慢、局部低灌注、静脉回流延迟等。属有创性检查技术，有发生致命性或严重并发症的可能性，故应严格掌握其适应证。

3. 寻找 PTE 的成因和危险因素（求因）

（1）明确有无 DVT 只要疑诊或 PTE，无论其是否有 DVT 症状，均应进行体检，并行深静脉超声、放射性核素或 X 线静脉造影、CT 静脉造影（CTV）、MRI 静脉造影（MRV）、肢体阻抗容积图（IPG）等检查，以帮助明确是否存在 DVT 及栓子的来源。

（2）寻找发生 DVT 和 PTE 的诱发因素如制动、创伤、肿瘤、长期口服避孕药等。同时要注意患者有无易栓倾向，尤其是对于 40 岁以下的患者，应做易栓症方面的检查。对年龄小于 50 岁的复发性 PTE 或有突出 VTE 家族史的患者，应考虑易栓症的可能性。对不明原因的 PTE 患者，应对隐源性肿瘤进行筛查。

【PTE 的临床分型】

1. 急性肺血栓栓塞症

（1）高危（大面积）PTE：临床上以休克、低血压为主要表现，即体循环动脉收缩压 <90mmHg，或较基础值下降幅度 ≥40mmHg，持续 15 分钟以上。须除外新发生的心律失常、低血容量或感染中毒所致的血压下降。此型患者病情变化快，预后差，需要积极给予治疗。

（2）中危（次大面积）PTE：血流动力学稳定，但存在右心功能不全和（或）心肌损伤。此型患者可能出现病情恶化，需密切监测病情变化。

（3）低危（非大面积）PTE：血流动力学稳定，无右心功能不全和心肌损伤。病死率 <1%。

2. 慢性血栓栓塞性肺动脉高压（CTEPH）慢性、进行性发展的肺动脉高压的相关临床表现，后期出现右心衰竭；影像学检查证实肺动脉阻塞慢性栓塞征象；常可发现 DVT 的存在；右心导管检查示静息肺动脉平均压 >25mmHg，活动后肺动脉平均压 >30mmHg；超声心动图检查示右心室壁增厚（右心室游离壁厚度 >5mm），符合慢性肺源性心脏病的诊断标准。

【鉴别要点】

1. 冠状动脉粥样硬化性心脏病（冠心病）　一部分PTE患者因血流动力学变化，可出现冠状动脉供血不足，心肌缺氧，表现为胸闷、心绞痛样胸痛，心电图有心肌缺血样改变，易误诊为冠心病所致心绞痛或心肌梗死。冠心病有其自身发病特点，冠脉造影可见冠状动脉粥样硬化、管腔阻塞证据，心肌梗死时心电图和心肌酶水平有相应的特征性动态变化。需注意，PTE与冠心病有时可合并存在。

2. 肺炎　当PTE有咳嗽、咯血、呼吸困难、胸膜炎样胸痛，出现肺不张、肺部阴影，尤其同时合并发热时，易被误诊为肺炎。肺炎有相应肺部和全身感染的表现，如咯脓性痰、寒战、高热、外周血白细胞显著增加、中性粒细胞比例增加等，抗菌治疗可获疗效。

3. 特发性肺动脉高压（CTEPH）等非血栓栓塞性肺动脉高压　CTEPH通常肺动脉压力高，出现右心肥厚和右心衰竭，需与特发性肺动脉高压相鉴别。CTPA等检查显示CTEPH有肺动脉腔内阻塞的证据，放射性核素肺灌注扫描显示呈肺段分布的肺灌注缺损，而特发性肺动脉高压则无肺动脉腔内占位征，放射性核素肺灌注扫描正常或呈普遍放射性稀疏。CTEPH亦需与其他类型肺动脉高压相鉴别。

4. 主动脉夹层　PTE可表现胸痛，部分患者可出现休克，需与主动脉夹层相鉴别。后者多有高血压、疼痛较剧烈，胸片常显示纵隔增宽，心血管超声和胸部CT造影检查可见主动脉夹层征象。

5. 其他原因所致的胸腔积液　PTE患者可出现胸膜炎样胸痛，合并胸腔积液，需与结核、肺炎、肿瘤、心功能衰竭等其他原因所致的胸腔积液相鉴别。其他疾病有其各自临床特点，胸腔积液检查常有助于作出鉴别。

6. 其他原因所致的晕厥、休克　PTE有晕厥时，需与迷走反射性、脑血管性晕厥及心律失常等其他原因所致的晕厥相鉴别。休克属心外梗阻性休克，表现为动脉血压低而静脉压升高，需与心源性、低血容量性、血容量重新分布性休克等相鉴别。

【治疗要点】

1. 一般处理与呼吸循环支持治疗　对高度疑诊或确诊 PTE 的患者，应进行严密监护，监测呼吸、心率、血压、静脉压、心电图及动脉血气的变化；卧床休息，保持大便通畅，避免用力，以免促进深静脉血栓脱落；可适当使用镇静、止痛、镇咳等相应的对症治疗。采用经鼻导管或面罩吸氧，以纠正低氧血症。对于出现右心功能不全但血压正常者，可使用多巴酚丁胺和多巴胺；若出现血压下降，可增大剂量或使用其他血管加压药物，如去甲肾上腺素等。

2. 溶栓治疗

（1）主要适用于大面积 PTE 病例。对于次大面积 PTE，若无禁忌证可考虑溶栓，但存在争议；对于血压和右心室运动功能均正常的病例，不宜溶栓。溶栓的时间窗一般定为 14 天以内，但若近期有新发 PTE 征象可适当延长。溶栓应尽可能在 PTE 确诊的前提下慎重进行。对有明确溶栓指征的病例宜尽早开始溶栓。

（2）溶栓治疗的主要并发症为出血。最严重的是颅内出血，发生率约 1% ~ 2%，发生者近半数死亡。用药前应充分评估出血的危险性，必要时应配血，做好输血准备。溶栓前宜留置外周静脉套管针，以方便溶栓中取血监测，避免反复穿刺血管。

（3）溶栓治疗的绝对禁忌证有活动性内出血和近期自发性颅内出血。相对禁忌证有：2 周内的大手术、分娩、器官活检或不能压迫止血部位的血管穿刺；2 个月内的缺血性脑卒中；10 天内的胃肠道出血；15 天内的严重创伤；1 个月内的神经外科或眼科手术；难于控制的重度高血压（收缩压 >180mmHg，舒张压 >110mmHg）；近期曾行心肺复苏；血小板计数 < 100×10^9/L；妊娠；细菌性心内膜炎；严重肝、肾功能不全；糖尿病出血性

视网膜病变等。对于致命性大面积 PTE，上述绝对禁忌证亦应被视为相对禁忌证。

（4）溶栓治疗的药物及方法：常用的溶栓药物有尿激酶（UK）、链激酶（SK）和重组组织型纤溶酶原激活剂（rt-PA）。溶栓方案与剂量：①尿激酶：负荷量 4400IU/kg，静注 10 分钟，随后以 2200IU/（kg·h）持续静滴 12 小时；另可考虑 2 小时溶栓方案：按 20000IU/kg 剂量，持续静滴 2 小时；②链激酶：负荷量 250000IU，静注 30 分钟，随后以 100000IU/h 持续静滴 24 小时。链激酶具有抗原性，故用药前需肌注苯海拉明或地塞米松，以防止过敏反应。链激酶 6 个月内不宜再次使用；③rt-PA 50mg 持续静脉滴注 2 小时。使用尿激酶、链激酶溶栓时无须同时使用肝素治疗；但以 rt-PA 溶栓，当 rt-PA 注射结束后，应继续使用肝素。

用尿激酶或链激酶溶栓治疗后，应每 2~4 小时测定一次凝血酶原时间（PT）或活化部分凝血活酶时间（APTT），当其水平降至正常值的 2 倍时，即应启动规范的肝素治疗。

3. 抗凝治疗　为 PTE 和 DVT 的基本治疗方法，可以有效地防止血栓再形成和复发，为机体发挥自身的纤溶机制溶解血栓创造条件。抗凝血药物主要有普通肝素（UFH）、低分子肝素（LMWH）和华法林（warfarin）。抗血小板药物的抗凝作用不能满足 PTE 或 DVT 的抗凝要求。临床疑诊 PTE 时，即可开始使用 UFH 或 LMWH 进行有效的抗凝治疗。应用 UFH/LMWH 前应测定基础 APTT、PT 及血常规（含血小板计数、血红蛋白）；应注意是否存在抗凝的禁忌证，如活动性出血、凝血功能障碍、未予控制的严重高血压等。对于确诊的 PTE 病例，大部分禁忌证属相对禁忌证。

（1）普通肝素的推荐用法：3000~5000IU 或按 80IU/kg 静注，继之以 18IU/（kg·h）持续静滴。在开始治疗后的最初 24 小时内每 4~6 小时测定 APTT，根据 APTT 调整剂量，尽快使 APTT 达到并维持于正常值的

1.5 ~ 2.5 倍。达稳定治疗水平后，改为每天测定 APTT 一次。肝素亦可用皮下注射方式给药。一般先予静注负荷量 3000 ~ 5000IU，然后按 250IU/kg 剂量每 12 小时皮下注射一次。调节注射剂量，使注射后 6 ~ 8 小时的 APTT 达到治疗水平。

（2）低分子肝素的用法根据体重给药，不需监测 APTT 和调整剂量。UFH 或 LMWH 须至少应用 5 天，直到临床情况平稳。对大面积 PTE 或髂股静脉血栓，UFH 或 LMWH 须用至 10 天或更长。

（3）华法林在肝素开始应用后的第 1 ~ 3 天加用口服抗凝剂华法林，初始剂量为 3.0 ~ 5.0mg。由于华法林需要数天才能发挥全部作用，因此与肝素需至少重叠应用 4 ~ 5 天，当连续两天测定的国际标准化比率（INR）达到 2.5（2.0 ~ 3.0）时，或 PT 延长至正常值的 1.5 ~ 2.5 倍时，方可停止使用肝素，单独口服华法林治疗。应根据 INR 或 PT 调节华法林的剂量。

（4）抗凝治疗的时间，一般口服华法林的疗程至少为 3 ~ 6 个月。部分病例的危险因素短期可以消除，例如服雌激素或临时制动，疗程可能为 3 个月即可；对于栓子来源不明的首发病例，需至少给予 6 个月的抗凝；对复发性 VTE、并发肺心病或危险因素长期存在者，抗凝治疗的时间应更为延长，达 12 个月或以上，甚至终生抗凝。

4. 肺动脉血栓摘除术　风险大，病死率高，需要较高的技术条件，仅适用于经积极的内科治疗无效的紧急情况，如致命性肺动脉主干或主要分支堵塞的大面积 PTE，或有溶栓禁忌证者。

5. 肺动脉导管碎解和抽吸血栓：用导管碎解和抽吸肺动脉内巨大血栓，同时还可进行局部小剂量溶栓。适应证为肺动脉主干或主要分支的大面积 PTE，并存在以下情况者：溶栓和抗凝治疗禁忌；经溶栓或积极的内科治疗无效；缺乏手术条件。

6. 放置腔静脉滤器　为防止下肢深静脉大块血栓再

4

次脱落阻塞肺动脉，可考虑放置下腔静脉滤器。置入滤器后如无禁忌证，宜长期口服华法林抗凝，不推荐肺栓塞患者常规使用下腔静脉滤器。

7. CTEPH 的治疗　若阻塞部位处于手术可及的肺动脉近端，可考虑行肺动脉血栓内膜剥脱术；口服华法林 $3.0 \sim 5.0 mg/d$，根据 INR 调整剂量，保持 INR 为 $2.0 \sim 3.0$；反复下肢深静脉血栓脱落者，可放置下腔静脉滤器。

【注意要点】

1. 重视危险因素的追溯应加强预防及及时识别　DVT 和 PTE 具有共同的危险因素，危险因素包括原发性和继发性两类。原发性危险因素由遗传变异引起，包括 V 因子突变、蛋白 C 缺乏、蛋白 S 缺乏和抗凝血酶缺乏等，常以反复静脉血栓形成和栓塞为主要临床表现。年轻患者无明显诱因反复发生 DVT 和 PTE，或发病呈家族聚集倾向，应注意做相关原发性危险因素的检查。继发性危险因素是指后天获得的易发生 DVT 和 PTE 的因素。包括骨折、创伤、手术、恶性肿瘤和口服避孕药等。上述危险因素既可以单独存在，也可以同时存在。年龄是独立的危险因素，随着年龄的增长，DVT 和 PTE 的发病率逐渐增高。临床上对于存在危险因素、特别是同时存在多种危险因素的病例，应加强预防和及时识别 DVT 和 PTE 的意识。并采用相应的预防措施。包括：①机械预防措施，包括加压弹力袜、下肢间歇序贯加压充气泵和腔静脉滤器；②药物预防，包括皮下注射小剂量肝素、低分子肝素和口服华法林等。更为重要的是可以知道或确定抗凝治疗的疗程及确定抗凝药物的选择，如有可去除因素如药物、骨折制动等适用 3~6 月抗凝；肿瘤患者出现 DVT 或 VTE 亦用低分子肝素等。

2. 基层医院在不具备特异性检查手段如 CT、造影等条件时，从诊断角度宜结合 D-二聚体（D-dimer）监测，如升高，结合下肢静脉超声或是静脉造影检查确定 DVT 是否存在，如存在，则可诊断为 VTE，采取抗凝治疗。对于发病临床上病情急重、休克、低血压为主要表现不具备检查条件的急危或是猝死患者，临床高度怀疑肺栓塞时可采取溶栓治疗即"盲目溶栓"。其理论依据为70%的猝死是由AMI和VTE所致，在有效复苏15分钟仍没有好转迹象时可以溶栓。但在溶栓前应积极寻找危险因素并和家属进行充分沟通。对于非猝死、非心肺复苏患者应做好风险评估。

3. 抗凝治疗的注意事项　肝素抗凝治疗最大的并发症是肝素过量出血，要加强监测予以避免，小量出血可以通过减量或停用肝素，必要时用鱼精蛋白对抗。另外可能会引起肝素诱导的血小板减少症（HIT），在使用UFH时，第1周每1～2天、第2周起每3～4天必须复查血小板计数一次。若出现血小板迅速或持续降低达30%以上，或血小板计数 $< 100 \times 10^9$/L，应停用UFH。华法林的主要并发症是出血。华法林所致出血可以用维生素K拮抗。华法林有可能引起血管性紫癜，导致皮肤坏死，多发生于治疗的前几周。妊娠的前3个月和最后6周禁用华法林，可用肝素或低分子肝素治疗。产后和哺乳期妇女可以服用华法林。肿瘤患者发生栓塞宜用低分子肝素抗凝治疗。

八、胸膜疾病

（一）胸腔积液概述

胸膜腔是位于肺和胸壁之间的一个潜在的腔隙。正常情况下胸膜脏层和壁层表面上有一层很薄的液体，呼吸时起润滑作用。呼吸时胸膜腔形状和压力变化，胸腔内液体持续滤出和吸收，处于动态平衡。任何因素使胸膜腔内液体形成过快或吸收过缓，即产生胸腔积液（简称胸水）。胸水常分为渗出液和漏出液。

【诊断要点】

1. 临床特点　①可出现胸痛、呼吸困难或咳嗽等症状，但不特异。胸痛多为单侧性锐痛，随呼吸或咳嗽加重，也可向肩部、颈部或腹部放射。胸腔积液少于0.3L

时患者多无明显症状；大于 0.5L，渐感胸闷；积液量逐渐增多，呼吸困难亦渐加重。大量胸腔积液时，纵隔脏器受压，心悸、呼吸困难更为明显；②查体可无异常，当出现局部叩诊浊音和呼吸音减低时，胸水量多已大于500ml。大量胸水时纵隔可偏移，并出现患侧胸腔饱满、肋间隙增宽、平直，肺野叩实，呼吸音消失等；③根据不同病因，患者还可呈现原发病的特异临床表现。诊断：结合临床特点及 B 超、影像学检查可做出诊断，此外，尚需进一步做出病因诊断。

2. 辅助检查

（1）X 线胸片：其改变与积液量和是否有包裹或粘连有关。极小量的游离性胸腔积液，仅见肋膈角变钝；积液量增多时外高内低的弧形阴影，平卧时积液散开，显示肺野透亮度降低；大量积液时患侧胸部致密影，气管和纵隔健侧移位。包裹性积液不随体位改变而变动，边缘光滑饱满，多局限于叶间或肺与膈之间。肺底积液可仅有膈肌升高或形状的改变。

（2）CT 检查：可显示少量的胸腔积液、肺内病变、胸膜间皮瘤、胸内转移性肿瘤、纵隔和气管旁淋巴结等病变，有助于病因诊断并指导穿刺及活检。

（3）超声检查：B 超可发现少于150ml 的积液，超声引导下胸腔穿刺准确性高，安全性好。

（4）胸水及胸水实验室检查：

一般性状的检查：包括颜色、透亮度、气味等。漏出液多为淡黄色、清晰透明静置不凝固，比重＜1.016～1.018；渗出液常呈深黄色、相对混浊，易有凝块，比重＞1.018。但因病因不同，可呈其他颜色如血胸、乳糜胸。臭味（厌氧菌感染致脓胸），尿味（尿液胸，结合血肌酐）。

细胞分类：漏出液细胞数常少于 $100 \times 10^6/L$，以淋巴细胞与间皮细胞为主。渗出液的白细胞常超过 $500 \times 10^6/L$，但二者之间无确切的界限，应根据多指标分析。渗出液中白细胞分类以中性粒细胞为主可能为肺炎旁胸腔积液、肺栓塞、恶性胸水、结核性胸膜炎（早期）、病毒感染（早期）等所致。如以单核细胞为主，多见于结核、恶性肿瘤、肺栓塞吸收期、病毒性胸膜炎（吸收期）等。以小淋巴细胞为主常见于结核和恶性肿瘤。胸水嗜酸性粒细胞比例超过10%，可能肺吸虫病、药物、气胸等。结核性胸水中间皮细胞常低于5%。

胸水中细菌检查：胸腔积液均应做革兰、抗酸染色涂片，同时行细菌、分枝杆菌和真菌培养。

胸水生化检查：①蛋白定量试验：漏出液蛋白总量<2.5g/dl，渗出液蛋白总量>3g/dl。胸水蛋白/血清蛋白的比值大于0.5为渗出液，小于0.5为漏出液。②乳酸脱氢酶:渗出液乳酸脱氢酶（LDH）含量增高，大于200U/L，且胸水/血清LDH比值大于0.6。LDH活性是反映胸膜炎症程度的指标，其值越高，表明炎症越明显。LDH>500U/L常提示为恶性肿瘤或胸水已并发细菌感染。③粘蛋白定性试验：漏出液粘蛋白含量少，多为阴性反应，渗出液多呈阳性反应。④胸水葡萄糖：漏出液与大多数渗出液葡萄糖含量正常；脓胸、类风湿关节炎、系统性红斑狼疮、结核和恶性胸腔积液中含量可<3.3mmol/L。正常胸水pH接近7.6，pH降低可见，脓胸、食管破裂、类风湿性积液、结核性和恶性积液等；如pH<7.0者仅见于脓胸以及食管破裂所致。⑤类脂：乳糜胸的胸水呈乳状混浊，离心后不沉淀，苏丹Ⅲ染成红色，甘油三酯含量>1.24mmol/L，胆固醇不高，脂蛋白电泳可显示乳糜微粒，多见于胸导管破裂。假性乳糜胸的胸水呈淡黄或暗褐色，含有胆固醇结晶及大量退变细胞（淋巴细胞、红细胞），胆固醇多大于5.18mmol/L，甘油三酯含量正常。与陈旧性积液胆固醇积聚有关，见于陈旧性结核性胸膜炎、恶性胸水、肝硬化和类风湿性关节炎胸腔积液。⑥胸水酶学检查：Ⅰ.腺苷脱氨酶（ADA）：结核性胸膜炎时，ADA多高于45U/L，且积液中ADA水平多高于血清浓度。而其他性质的胸水，仅3%左右ADA水平大于45U/ml。Ⅱ.胸水淀粉酶：升高

4

可见于急性胰腺炎、恶性肿瘤等。淀粉酶同工酶测定有助于肿瘤的诊断。如唾液型淀粉酶升高而非食管破裂，则恶性肿瘤可能性极大。Ⅲ.其他：γ-干扰素在结核性胸腔积液中增高，如 > 3.7kU/L，提示为结核性积液；溶菌酶（LZM），结核性积液中 LZM 含量 > 30mg/L，明显高于癌性积液，且积液 LZM/血清 LZM > 1。血管紧张素转换酶（ACE）在结核性胸腔积液中增高，多 > 30U/L，且积液 ACE/血清 ACE > 1；癌性积液中 ACE 多 < 25U/L，且积液中 ACE/血清 ACE < 1。胸水透明质酸（也称玻璃酸）由胸膜间皮细胞合成，并向其周围释放。若胸腔积液中透明质酸含量超过则支持间皮瘤诊断。⑦胸水肿瘤标志物：CEA 在恶性胸水中早期即可升高，且比血清更显著。若胸水 CEA > 20μg/L，或胸水/血清 CEA > 1，常提示为恶性胸水。其他肿瘤标志物：如糖链肿瘤相关抗原、细胞角蛋白 19 片段、神经元特异烯醇酶等。⑧胸水脱落细胞检查：胸水中找到恶性肿瘤细胞是诊断恶性胸水的证据。

（5）胸膜活检：用于不能定性的胸水病因诊断。多能明确病因，反复多次活检可提高阳性率。

（6）胸腔镜：用于以上手段不能明确病因的检查手段。

（7）支气管镜：用于胸部影像学检查有肺部异常或有咯血的患者。

【诊断与鉴别要点】

胸腔积液的诊断和鉴别诊断分 3 个步骤。

1. 确定有无胸腔积液 中量以上的胸腔积液诊断不难，通过初步的查体及结合普通 X 线检查、B 超即可明确。少量积液时仅表现肋膈角变钝，有时易与胸膜粘连混淆，可行患侧卧位胸片，液体可散开于肺外带。B 超、CT 等检查可确定有无胸腔积液。

2. 区别漏出液和渗出液 行诊断性胸腔穿刺抽取胸水。结合胸水的一般性状、常规检查、生化及酶学检查综合分析确定。目前多根据 Light 标准，符合以下任何 1

条可诊断为渗出液：①胸腔积液/血清蛋白比例 > 0.5；②胸腔积液/血清 LDH 比例 > 0.6；③胸腔积液 LDH 水平大于血清正常值高限的 2/3。此外，诊断渗出液的指标还有胸腔积液胆固醇浓度 > 1.56mmol/L，胸腔积液/血清胆红素比例 > 0.6，血清-胸腔积液清蛋白梯度 < 12g/L。但仍有部分积液难以确切地划入漏出液或渗出液。

3. 寻找胸腔积液的病因　胸水形成的常见病因：①胸膜毛细血管内静水压增高，如充血性心力衰竭、缩窄性心包炎、血容量增加、上腔静脉或奇静脉受阻，产生漏出液；②胸膜毛细血管内胶体渗透压降低，如低蛋白血症、肝硬化、肾病综合征、急性肾小球肾炎、黏液性水肿等，产生漏出液；③胸膜通透性增加，如胸膜炎症（肺结核、肺炎）、风湿性疾病、类风湿性关节炎、胸膜肿瘤、肺梗死、膈下炎症等，产生渗出液；④壁层胸膜淋巴引流障碍，癌性淋巴管阻塞、发育性淋巴管引流异常等，产生渗出液；⑤损伤，主动脉瘤破裂、食管破裂、胸导管破裂等，产生血胸、脓胸和乳糜胸；⑥医源性，药物、放射治疗、消化内镜检查和治疗、支气管动脉栓塞术、卵巢过度刺激综合征、液体负荷过大、冠脉搭桥手术、骨髓移植、中心静脉置管穿破和腹膜透析等，都可以引起渗出性或漏出性胸腔积液。

【治疗要点】

主要包括病因治疗及胸膜腔治疗（参见有关章节）。

【注意要点】

1. 胸水呈红色时，必须鉴别真性、假性血性胸水。胸腔穿刺时如引起血管创伤出血，500ml 胸水中混入 1ml 鲜血就可以出现假性血性胸水，血色新鲜，在胸水中分布不均一，有时可见小血凝块，连续抽吸胸水分装若干试管，血色程度前后有显著差别者即为假性血性胸水，反之，则为真性血性胸水。红细胞超过 5×10^9 时外观即可呈现淡红色，真性血性胸水应测定其血细胞比容（HCT），如大于 50% 的周围血血细胞比容，则为血胸；

如胸水血细胞比容小于1%，则无明确意义。血性胸水通常提示恶性肿瘤、肺栓塞或创伤。

2. 胸水呈混浊外观，牛奶样或是血性，应离心检查其上清液。如上清液透明，则为细胞或细胞碎片导致胸水混浊，反之，如离心后上清液仍混浊，其原因为积液中脂类含量过高，胸水可能为乳糜胸或假性乳糜胸。此外，一些胸水颜色也能提示诊断如巧克力色胸水考虑阿米巴肝脓肿破溃入胸腔的可能。黑色胸水可能为曲霉感染。黄绿色胸水见于类风湿关节炎等。

3. 客观把握胸水的渗出液与漏出液的特征，不能简单依据标准确定，在临床还有一些特殊情况如慢性心衰患者，长期存在胸腔积液，由于长期的漏出与吸收，可能导致部分患者胸水测定蛋白含量增高，或因营养不良低蛋白血症使胸水蛋白与血清蛋白比值大于0.5等情况，需在临床综合分析。

（二）结核性胸膜炎

结核性胸膜炎是有结核杆菌及其自溶产物、代谢产物进入超敏机体的胸膜腔而引起的胸膜炎症，在临床上与肺结核密切相关。可发生于任何年龄，青壮年多见，常为单侧。

【诊断要点】

1. 临床特点　胸腔积液的症状体征（见前述），特点为青壮年多见，胸痛（早期，积液增多后减轻或消失，但随之出现气急），常伴有不同程度的低热、盗汗、消瘦等结核中毒症状。

2. 辅助检查

（1）实验室检查：①血液检查：初期，白细胞总数可增高或正常，中性粒细胞占优势之后白细胞计数正常，并转为淋巴细胞为主，血沉增快，C反应蛋白升高。②胸腔积液常规生化检查:呈渗出液特征，外观多为草黄色或深黄色，微浑，易凝固。胸腔积液常提示为渗出液，细胞学分类急性期以中性粒细胞占优势，而后以淋巴细胞占优势，绝大多数患者胸腔积液间皮细胞计数 <5%。

胸腔积液蛋白定量多大于30g/L，大于50g/L，更支持结核性胸膜炎诊断。③胸腔积液酶学检查：ADA增高＞45U/L且多大于血清值；作为支持结核性胸膜炎的依据。胸腔积液ADA水平越高，患结核性胸膜炎的可能性越大。α-干扰素、LZM增高均支持诊断。④胸腔积液细菌学相关检查：涂片找抗酸杆菌的阳性率低于5%，培养阳性率也仅为10%~20%，胸水PCR阳性。

（2）胸膜活检：肉芽肿病变，95%以上提示结核性胸膜炎诊断。如为干酪性肉芽肿病变，则可定诊。

（3）X线检查：其表现与积液量及是否有包裹有关（见前述）。

（4）超声检查：可确诊积液，估计积液的深度和积液量，并指导穿刺定位。

【鉴别要点】

1. 与类风湿性关节炎胸水的鉴别　类风湿性关节炎活动期可并发胸腔积液，但患者常有明显的关节症状，血类风湿因子及其他自身抗体常阳性，类风湿性关节炎性胸腔积液常为少量，胸水含糖量很低，血液及胸水中类风湿因子阳性。

2. 肺炎旁胸腔积液　二者皆为感染性疾病，均有发热、咳嗽、胸痛等症状，但肺炎旁积液急性感染症状明显，病变同侧常有肺内炎性病变，胸腔积液检查外观可为草黄色或脓性，白细胞总数明显升高以中性粒细胞为主，葡萄糖和pH值降低，培养可有病原菌生长。

3. 恶性胸腔积液　多见于中老年人，一般无中毒症状，积液多呈血性，抽液后生长速度快，胸水细胞可见大量间皮细胞，胸水脱落细胞、胸膜活检、胸腔镜等病理学检查有助于诊断及鉴别。CT检查有原发肿瘤发现。

【治疗要点】

1. 抗结核药物治疗　与肺结核的治疗原则同。遵循早期、联合、规律、全程及适量的原则，可采用2HREZ/4HR或2H3R3E3Z3/4H3R3方案（详见肺结核章节）。

2. 胸腔穿刺抽液　原则上应尽快抽尽胸腔积液，大量胸腔积液每周抽液 2~3 次，直至胸腔积液完全消失，首次抽液不要超过 700ml，以后每次抽液不应超过 1000ml。现多采用细管引流的方法，操作简单，使用方便。

3. 一般治疗　体温 38℃ 以上可卧床休息，给予营养支持和对症治疗。

【注意要点】

1. 抽取胸腔积液时，可由于胸腔内压力骤降发生复张后肺水肿和循环衰竭，表现为剧咳、气促、咳大量泡沫状痰，双肺满布湿啰音，动脉血氧分压下降，X 线检查提示肺水肿征，应立即给予吸氧，密切监测呼吸和循环状况，控制液体输入，必要时给予持续气道正压机械通气，酌情应用利尿剂和糖皮质激素。若抽液时发生头晕、冷汗、心悸、面色苍白、脉细等表现应考虑"胸膜反应"，应立即停止抽液，患者平卧休息，必要时皮下注射 0.1% 肾上腺素 0.5ml，密切观察病情，注意血压变化。

2. 结核性胸膜炎不主张常规使用糖皮质激素，当大量胸腔积液时，在抗结核治疗的同时，吸收不满意或结核中毒症状严重时，可使用泼尼松 30mg/d，至胸腔积液明显减少或中毒症状减轻时每周减少 5~10mg，一般 4~6 周停药，减药太快或用药时间太短，容易产生胸腔积液或毒性症状的反跳。

3. 试验性治疗　临床中虽然有很多检查手段和方法，但由于缺乏病理学及细菌学依据，部分仍不能完全明确诊断，尤其在基层医院。如临床考虑结核性胸膜炎可能，且已初步排除其他病因时，可采用试验性治疗的方法。经抗结核治疗后，胸水吸收，则支持诊断。

4. OT 试验。

（三）恶性胸腔积液

恶性胸腔积液是恶性肿瘤直接侵犯、转移到胸膜或原发性胸膜肿瘤所致的胸腔积液，临床上以前者多见。

【诊断要点】

1. 临床特点 与胸腔积液的症状体征相同，特征表现为中老年人多见，病情进展相对较快，胸水生长迅速，抽液后又迅速增多，一般情况较差的特点。原发病因的症状及体征。诊断依据：据临床特点可初步诊断，确诊依靠病理学依据。

2. 辅助检查

（1）血液检查及生化检查：无特异的表现，病情重者可有贫血、低蛋白血症等。

（2）胸腔积液检查：①多具渗出液特征，外观为血性胸水或草黄色，部分为乳糜液。细胞以淋巴细胞为主。葡萄糖和 pH 多低于正常。②肿瘤标志物检查：如 CEA、CA125、CA199、NSE 等，若升高提示肿瘤诊断。

（3）影像学检查：①胸部 X 线检查：依据积液量及是否包裹、粘连以及原发病情况表现各异（参见前述）。CT 检查可显示胸膜及肺内情况，如出现环状胸膜增厚、结节状或增厚 >1cm 及纵膈胸膜受侵等提示恶性，并可出现原发肿瘤或转移的影像表现。②PET：PDG-PET 可发现恶性胸膜病变，敏感性为 93% ~ 100%。③超声检查：提示恶性胸腔积液的征象有胸膜实性病变；低回声的胸膜增厚，边缘不规则或模糊；胸膜肿块侵犯周围结构等。

（4）病理学检查

闭式胸膜针刺活检、胸腔镜检查、胸水脱落细胞及淋巴结活检等检查发现恶性肿瘤细胞可确定诊断。

【鉴别要点】

1. 结核性胸膜炎 中青年多见，多有结核中毒症状，胸水 ADA 等酶学指标多增高。胸水 TB-PCR 阳性或找到结核菌以及活检发现干酪坏死性肉芽肿可资鉴别。

2. 与肺炎旁积液鉴别（见前述）。

【治疗要点】

1. 全身治疗 明确原发恶性肿瘤者采取包括全身的化疗、放疗、生物治疗及中医中药治疗等综合治疗（参见相关肿瘤章节)。

2. 局部治疗

(1) 胸腔穿刺治疗：适应于胸腔积液生长缓慢；恶性肿瘤晚期预计生存期短；恶性胸腔积液对胸膜腔治疗有反应；无法耐受其他控制胸腔积液的治疗措施的患者。

(2) 胸腔置管引流：优点可以缩短在院时间，有效改善呼吸困难症状及降低 MPE 患者对其他治疗措施的需要，具有操作简单，创伤小，便于胸腔内治疗。长期的胸腔置管可以产生自发的胸膜固定，并发症包括感染、管路阻塞，以及其他少见并发症。

(3) 胸膜固定术：通过胸腔内注入硬化剂刺激胸膜发生炎症反应，造成脏层胸膜和壁层胸膜的粘连闭锁，达到控制胸水的目的。常用的硬化剂有化学性硬化剂、抗肿瘤药物和生物免疫调节制剂，具体包括滑石粉、四环素、多西环素、短效棒状杆菌、白介素、顺铂、干扰素等。

(4) 其他：如内科胸腔镜及电视辅助胸腔镜外科手术、胸-腹腔分流术、胸膜切除术等。

【注意要点】

恶性胸腔积液患者的治疗，应首先综合评定给予根治性还是姑息性治疗。根据原发肿瘤的器官、类型、组织细胞学、肿瘤所处阶段及患者的机体状态而定。如小细胞肺癌对化疗的敏感性可达 80% 以上，淋巴瘤、胚胎细胞瘤用全身化疗和放射治疗有可能治愈，可不必行局部疗法。而绝大多数恶性胸腔积液患者已经处于疾病的晚期，治疗以减轻症状，控制胸水的生长，最大限度地提高患者的生活质量以及生存期。如评估患者能耐受全身化疗，按肿瘤类型选择方案（参见有关章节），在此基础上进行胸膜腔治疗。否则直接选择胸膜腔治疗甚或姑息放液对症治疗。胸膜腔治疗一般患者多能耐受，为临床常用手段，多采用胸膜腔注入细胞毒类药物如顺铂 $40 \sim 80 mg/m^2$，注药前应尽可能地抽空或是放空胸水，并注意水化等不良药物反应的预防与治疗。据疗效可每

4 周后重复。根据肿瘤细胞类型也可选用其他化疗药物。胸腔内注入免疫制剂如白介素-2、干扰素等也能起到封闭胸腔的目的，经典的胸膜腔注入滑石粉、四环素在临床也被广泛应用，效果明确。

（四）肺炎旁胸腔积液

肺炎是一种常见病，多发病，住院肺炎患者中，40%左右可并发肺炎旁胸腔积液。肺炎旁胸腔积液（parapneumonic effiasion）是一种渗出性的胸腔积液，常伴随于同一侧的肺部感染。肺炎合并胸腔积液患者的死亡率，高于单纯肺炎者。

【诊断要点】

1. 临床特点　①肺炎的症状，需氧菌肺炎伴有或不伴有胸腔积液者的临床表现基本相同。表现为急性起病，发热、寒战、胸痛、咳嗽、咳痰和血白细胞增高；厌氧菌感染者多为亚急性起病，患者较少发热，体重减轻比较明显，多有吸入因素；②肺炎、积液的体征。病理上将肺炎旁胸腔积液分为干性胸膜炎期、渗出期、纤维脓性期（脓胸）、机化期 4 个阶段。

2. 辅助检查

（1）胸水检查：除积液量相当少的患者外，均应诊断穿刺进行胸水检查。①肺炎旁胸腔积液的不同病理分期表现不同。在疾病的渗出期：胸水清亮或微混，细胞数增多细胞数 $< 1000 \times 10^6/L$，分类以中性粒细胞为主，pH > 7.20，LDH 活性 $< 1000U$。病情进展至纤维脓性期：胸水外观混浊或纯脓性，细胞数 $> 1000 \times 10^6/L$，以中性粒细胞为主，pH < 7.2，LDH $> 1000U$ 葡萄糖水平较低，至脓性期胸腔积液的 pH < 7.0、细胞数 $> 2000 \times 10^6/L$，中性粒细胞或脓细胞为主，葡萄糖 $< 2.24mos/L$；②细菌学检查：胸水行革兰染色、厌氧和需氧菌培养。

（2）影像学检查：①胸部 X 线：胸水的征象与积液的多少及是否包裹有关（参见前述），尚可见肺内炎性病灶的征象。CT 检查对于确定病变性质、范围、分隔、分房及指导穿刺有重要帮助。②超声检查：用于确定积液量和大体性质，指导胸腔穿刺或放置胸腔引流管。检查发现胸腔积液有分隔存在或者显示复合或均匀的回声波型，则提示为渗出液。高密度的回声波型常伴有血性胸腔积液或脓胸。

【鉴别要点】

与结核性胸膜炎、恶性胸腔积液等疾病鉴别（参见前述）。

【治疗要点】

1. 抗生素治疗 根据发病特点和诊断性穿刺胸水的性质，决定抗生素的经验治疗。社区获得性肺炎的病例，选用第二代或三代头孢菌素，或一种 β - 内酰胺加 β - 内酰胺酶抑制剂；氟喹诺酮类，单用或合用。疑有厌氧菌感染时加甲硝唑或林可霉素。疑为军团病菌感染时需考虑使用大环内酯类抗生素（例如红霉素或克拉霉素）。重症院内获得性肺炎的患者，第三代头孢菌素或亚胺培南西司他丁钠（能治疗厌氧菌感染）、氟喹诺酮类应为首选。怀疑金黄色葡萄球菌时选用万古霉素等。以后应根据革兰染色和培养的结果进一步调整抗生素治疗方案。

2. 胸腔积液的处理 根据 X 线及 B 超等检查，行诊断性胸腔穿刺进行胸水常规、生化等检查，确定积液性质及特点，决定处理方案。

（1）胸水呈渗出液特征，pH > 7.20，LDH 活性 < 1000U，细胞数 < 1000×10^6/L，葡萄糖正常者，抗感染治疗，注意胸水的性质，胸水的性质变化更改治疗方案。

（2）胸水 pH：7.00 ~ 7.20，LDH > 1000U 细胞数（1000 ~ 2000）× 10^6/L，葡萄糖低于正常，积极抗生素治疗，反复胸穿确定胸水性质，密切观察。

（3）胸水 pH < 7.0、细胞数 > 2000×10^6/L，中性粒细胞或脓细胞细胞为主，葡萄糖 < 2.24mos/L，LDH > 1000U 者应放置胸腔引流管，对于多房分隔的胸水患者，可在不同的腔中放入第二根引流导管。对于多房分隔的胸水患者。可用纤维蛋白溶解制剂。临床上大都使用单次剂量 25 万 U 链激酶或 10 万 U 尿激酶。如为脓液且较为黏稠、最好放入双腔引流管，用生理盐水进行冲洗。

3. **手术治疗** 经以上治疗感染仍未控制可考虑胸腔镜清创术、早期开胸和胸膜剥离术。

4. **一般支持治疗**。

【注意要点】

1. 肺炎旁胸腔积液的处理原则，主要依据胸腔积液的 pH 值、胸水细胞数、葡萄糖水平，LDH 活性等指标，尤以 pH 值的测定更为重要。但 pH 值必须测定正确，应在严格无氧的条件下收集和传送胸腔积液，并立即用血气分析仪测定。需注意的是，在血液 pH 值改变时（如酸中毒），或因变形杆菌属所致感染引起局部代谢性碱中毒时，胸水 pH 值测定无临床意义胸水 pH < 7.00 为放置胸腔引流管的指征，单纯采取保守治疗，将可能发展为脓胸。胸水 pH 在 7.00 ~ 7.20 之间，可以应用保守治疗，但应反复胸穿以观察胸水变化。胸水 pH > 7.20 患者预后较好，仅需全身抗生素治疗。但在基层无血气检查时可以通过细胞数、LDH 水平、胸水葡萄糖水平综合评估确定。

2. 放置胸腔引流管，应在超声（或 CT）引导下置入，保证导管的最佳引流位置。多房分隔患者，应及早应用纤维蛋白溶解制剂。常用方案：尿激酶 5 万 ~ 10 万单位用 100ml 生理盐水稀释，经胸腔引流管注入胸膜腔，封闭引流管 1 ~ 4 小时后重新开放引流。每日 1 次，连续数日，最长为 2 周，可显著增加胸腔引流量。应用纤维蛋白溶解制剂时无需监测凝血功能，但部分患者可能出现局部出血，停用后多能自行恢复。

（五）气胸

任何原因导致气体进入胸膜腔造成积气状态，称为气胸（pneumothorax）。气胸可分成自发性、外伤性和医源性三类。自发性气胸又可分成原发性和继发性。本节主要叙述自发性气胸。

【诊断要点】

1. 临床特点

（1）多无诱因，部分患者可有持重物、屏气等诱因。

（2）表现为呼吸困难，胸痛，刺激性干咳。

（3）呼吸增快、发绀，气管、心脏向对侧移位。患侧呼吸运动减弱，叩诊呈鼓音，呼吸音明显减弱或消失。

（4）X线胸片显示无肺纹理的均匀透亮的积气带。根据病史、体征及 X 线片可明确诊断。为了便于临床观察和处理，自发性气胸分为稳定型和不稳定型。稳定型：呼吸频率 < 24 次/min；心率 60～120 次/min；血压正常；呼吸室内空气时 SaO_2 > 90%；两次呼吸间说话成句。否则为不稳定型。

2. 辅助检查

（1）X线胸片：是诊断气胸的重要方法。气胸的典型 X 线表现为外凸弧形的细线条形阴影，称为气胸线，线外透亮度增高，无肺纹理，线内为压缩的肺组织。大量气胸时，肺脏向肺门回缩，呈圆球形阴影，大量气胸或张力性气胸常显示纵隔及心脏移向健侧。合并纵隔气肿在纵隔旁和心缘旁可见透光带。

（2）胸部CT：表现为胸膜腔内出现极低密度的气体影，伴有肺组织不同程度的萎缩改变。多用于肺内病变如肺大泡的检查。

【鉴别要点】

1. 支气管哮喘与慢性阻塞性肺疾病　两者均有不同程度的气促及呼吸困难，且均容易并发气胸。在此疾病的基础上并发气胸，从症状、体征上不容易区分。X 线检查可以鉴别。当哮喘及 COPD 患者突发严重呼吸困难、应考虑并发气胸的可能。

2. 急性心肌梗死　患者亦有突然胸痛、胸闷，甚至呼吸困难、休克等临床表现，但常有高血压、冠状动脉粥样硬化性心脏病史。体征、心电图、X 线检查、血清酶学检查有助于诊断。

3. 其他　肺栓塞、胸膜炎等，通过 X 线检查可以鉴别。

【治疗要点】

自发性气胸的治疗目的是促进患侧肺复张、消除病因及减少复发。

1. 保守治疗　主要适用于稳定型小量气胸、首次发生的症状较轻、肺功能良好的闭合性气胸。应严格卧床休息，酌情予镇静、镇痛等药物。高浓度吸氧可加快胸腔内气体的吸收，经鼻导管或面罩吸入 10L/min 的氧，可达到比较满意的疗效。保守治疗需密切监测病情改变。

2. 排气疗法　抽气减压，促进肺尽早复张是气胸急症处理的关键。

1）胸膜腔穿刺抽气的指征：肺压缩 > 20% 的闭合性气胸，尤其肺功能差的肺气肿患者。张力性气胸和开放性气胸均应积极抽气。一次抽气量不宜超过 1000ml，每日或隔日抽气 1 次。张力性气胸病情危急，应迅速解除胸腔内正压以避免发生严重并发症，紧急时亦需立即胸腔穿刺排气，无其他抽气设备时，为了抢救患者生命，可用粗针头迅速刺入胸膜腔以达到暂时减压的目的。

2）胸腔闭式引流适用于不稳定型气胸，呼吸困难明显、肺压缩程度较重，交通性或张力性气胸，反复发生气胸的患者。无论其气胸量多少，均应尽早行胸腔闭式引流。

3. 化学性胸膜固定术　通过胸膜腔插管或在胸腔镜直视下注射硬化剂，产生无菌性炎症，使胸膜广泛粘连，闭锁胸腔防止气胸复发。

4. 手术治疗　经内科治疗无效的气胸可为手术的适应证，主要适应于长期气胸、血气胸、双侧气胸、复发性气胸、张力性气胸引流失败者、胸膜增厚致肺膨胀不全或影像学有多发性肺大疱者。手术治疗成功率高，复发率低。

5. 并发症处理　①脓气胸除积极使用抗生素外，应插管引流，胸腔内生理盐水冲洗，必要时尚应根据具体情况考虑手术；②气胸伴有胸腔内出血的患者，若出血不止，除抽气排液及适当输血外，应考虑开胸结扎出血

4

的血管；③纵隔气肿与皮下气肿随胸腔内气体排出减压而自行吸收。吸入浓度较高的氧可增加纵隔内氧浓度，有利于气肿消散。若纵隔气肿张力过高影响呼吸及循环，可作胸骨上窝切开排气。

【注意要点】

1. 胸腔闭式引流一般选用胸腔引流专用硅胶管，或外科胸腔引流管。16～22F导管适用于大多数患者，如有支气管胸膜瘘或机械通气的患者，应选择24～28F的大导管。插管成功后导管持续逸出气泡，压缩的肺可在几小时至数天内复张。对肺压缩严重，时间较长的患者，插管后应夹住引流管分次引流。如未见气泡溢出1～2天，患者气急症状消失，经透视或摄片见肺已全部复张时，可以拔除导管。有时虽未见气泡冒出水面，但患者症状缓解不明显，应考虑为导管不通畅，或部分滑出胸膜腔，需及时更换导管或作其他处理。若经水封瓶引流后未能使胸膜破口愈合，肺持久不能复张，可在引流管加用负压吸引装置。水封瓶应放在低于患者胸部的地方，以免瓶内的水反流进入胸腔。应用各式插管引流排气过程中，应注意严格消毒，防止发生感染。

2. 化学胸膜固定术主要适应于不宜手术或拒绝手术的下列患者：①持续性或复发性气胸；②双侧气胸；③合并肺大疱；④肺功能不全，不能耐受手术者。

3. 并有肺基础疾病如COPD，或是年老肺功能差的患者，即使气胸量较小，亦应积极处理。

4. 临床上估计气胸量的大小或是百分比多依据X线胸片来判断。侧胸壁至肺边缘的距离为1cm时，约占单侧胸腔容量的25%左右，2cm时约50%。故从侧胸壁与肺边缘的距离≥2cm为大量气胸，<2cm为小量气胸。如从肺尖气胸线至胸腔顶部估计气胸大小，距离≥3cm为大量气胸，<3cm为小量气胸。

5. 穿刺部位　应在气胸量最多处，如无粘连，多选在锁骨中线第二肋间，腋前线3肋间，腋中线3～4肋间，便于护理及活动。粘连包裹时通过正侧位胸片结合查体确定穿刺、置管部位。

九、睡眠呼吸暂停低通气综合征

是指各种原因导致睡眠状态下反复出现呼吸暂停和（或）低通气，引起低氧血症、高碳酸血症、睡眠中断，从而使机体发生一系列病理生理改变的临床综合征。病情逐渐发展可出现肺动脉高压、肺心病、呼吸衰竭、高血压、心律失常、脑血管意外等严重并发症。分为中枢性呼吸睡眠暂停（CSA）、阻塞性睡眠呼吸暂停（OSAHS）。本节介绍阻塞性睡眠呼吸暂停。

【诊断要点】

（1）白天临床表现：①嗜睡是最常见的症状，轻者表现为日间工作或学习时间困倦、瞌睡，严重时吃饭、与人谈话时即可入睡；②轻重不同的头晕、疲倦、乏力、注意力不集中、精细操作能力下降、记忆力和判断力下降，症状严重时不能胜任工作，老年人可表现为痴呆；③头痛常在清晨或夜间出现，隐痛多见，不剧烈，可持续 1~2 小时；④个性变化烦躁、易激动、焦虑、抑郁等；⑤10% 的男性患者出现性欲减退，甚至阳痿。

（2）夜间临床表现：①打鼾是主要症状，鼾声不规则，高低不等，往往是鼾声-气流停止-喘气-鼾声交替出现；②呼吸暂停多为同室或同床睡眠者发现患者，一般气流中断的时间为 20~30 秒，个别长达 2 分钟以上，此时可出现明显的发绀；③憋醒：少数会突然憋醒而坐起、心悸、心前区不适，深呼吸后缓解；④多动不安因低氧血症，患者夜间翻身、转动较频繁，肢体舞动、甚至因窒息而挣扎；⑤多汗、部分患者诉夜间小便次数增多，个别出现遗尿；⑥睡眠行为异常表现为恐惧、惊叫、呓语、夜游、幻听等。

（3）全身器官损害的表现：OSAHS 患者因夜间间歇性缺氧及睡眠结构异常，可引起一系列靶器官受损，包括高血压、冠心病、心律失常、肺心病和呼吸衰竭、代谢综合征、缺血性或出血性脑血管病、心理和情绪障碍等症状和体征。诊断依据：根据典型临床症状和体征，诊断 SAHS 并不困难，①临床诊断：根据患者睡眠时打鼾伴呼吸暂停、白天嗜睡、身体肥胖、颈围粗及其他临床症状可作出睡眠初步诊断；②多导睡眠图（polysomnography，PSG）PSG 监测是确诊 SAHS 的金标准。表现为每晚睡眠过程中呼吸暂停反复发作 30 次以上或睡眠呼吸暂停低通气指数（AHI）≥5 次/h；③病因诊断：对确诊的 SAHS 进行耳鼻喉及口腔检查，了解有无局部解剖和发育异常、增生和肿瘤等。头颅、颈部 X 线照片、CT 和 MRI 测定口咽横截面积，可作狭窄的定位判断。对部分患者可进行内分泌系统（如甲状腺功能）的测定。

【实验室和其他检查】

1. 血液检查　病情时间长，低氧血症严重者，血红细胞计数和血红蛋白可有不同程度的增加。

2. 动脉血气分析　病情严重或已合并肺心病、呼吸衰竭者，可有低氧血症、高碳酸血症和呼吸性酸中毒。

3. 胸部 X 线检查　并发肺动脉高压、高血压、冠心病时，可有心影增大，肺动脉段突出等相应表现。

4. 肺功能检查　可表现为限制性通气功能障碍，流速容量曲线的吸气部分平坦或出现凹陷。

5. 心电图　有高血压、冠心病时，出现心室肥厚、心肌缺血或心律失常等变化。

6. 多导睡眠图（polysomnography，PSG）监测　是诊断 OSAHS 的标准手段，一般监测整夜不少于 7 小时睡眠，如呼吸暂停及低通气反复发作 30 次以上，或呼吸暂停低通气指数（AHI）≥5 次/h，可明确诊断。

【鉴别要点】

1. 单纯性鼾症　有明显的鼾声，PSG 检查不符合上气道阻力综合征诊断，无呼吸暂停和低通气，无低氧血症。

2. 上气道阻力综合征　气道阻力增加，PSG 检查反

复出现 α 醒觉波，夜间微醒觉 > 10 次/h，睡眠连续性中断，有疲倦或白天嗜睡，可有或无明显鼾声，无呼吸暂停和低氧血症。

3. 发作性睡病 白天过度嗜睡，发作性猝倒，PSG 检查睡眠潜伏期 < 10 分钟，入睡后 20 分钟内有快速眼动时相（rapid eye movement，REM）出现，无呼吸暂停和低氧血症，多次小睡潜伏时间试验（MLST）检测，平均睡眠潜伏期 < 8 分钟，有家族史。

【治疗要点】

1. 中枢型睡眠呼吸暂停综合征的治疗 CSAS 临床上较少见，治疗的研究不多，包括几个方面。

（1）有原发病的治疗积极治疗原发病。如神经系统疾病、充血性心力衰竭的治疗等。

（2）呼吸兴奋药物主要是增加呼吸中枢的驱动力，改善呼吸暂停和低氧血症。常用的药物有：阿米三嗪（50mg，2～3 次/日）、乙酰唑胺（125～250mg，3～4 次/日或 250mg 睡前服用）和茶碱（100～200mg，2～3 次/日）。

（3）氧疗可以纠正低氧血症，对继发于充血性心力衰竭的患者，可降低呼吸暂停和低通气的次数，对神经肌肉疾病有可能加重高碳酸血症，但若合并 OSAHS 则可能加重阻塞性呼吸暂停。

（4）辅助通气治疗对严重患者，应用机械通气可增强自主呼吸，可选用无创正压通气和有创机械通气。

2. 阻塞型睡眠呼吸暂停低通气综合征的治疗

（1）一般治疗：①减肥：包括饮食控制、药物或手术；②睡眠体位改变：侧位睡眠，抬高床头；③戒烟酒，避免服用镇静剂。

（2）药物治疗：疗效不肯定，目前无有效的药物治疗。

（3）无创气道正压通气治疗：

1）经鼻持续气道内正压通气（nasal-CPAP）：是治疗中重度 OSAHS 患者的首选方法，采用气道内持续正压送气，可使患者的功能残气量增加，减低上气道阻力，特别是通过机械压力使上气道畅通，同时通过刺激气道感受器增加上呼吸道肌张力，从而防止睡眠时上气道塌陷。可以有效地消除夜间打鼾、改善睡眠结构、改善夜间呼吸暂停和低通气、纠正夜间低氧血症，也显著改善白天嗜睡、头痛及记忆力减退等症状。

适应证：①AHI≥15 次/h 的患者；②AHI < 15 次/h，但白天嗜睡等症状明显的患者；③手术治疗失败或复发者；④不能耐受其他方法治疗者。

不良反应：口鼻黏膜干燥、憋气、局部压迫、结膜炎和皮肤过敏等。选择合适的鼻罩和加用湿化装置可以减轻不适症状。

禁忌证：昏迷，有肺大疱、咯血、气胸和血压不稳定者。

2）双水平气道内正压（bilevelpositiveairwaypressure，BiPAP）治疗：使用鼻（面）罩呼吸机时，在吸气和呼气相分别给予不同的送气压力，在患者自然吸气时，送气压力较高，而自然呼气时，送气压力较低。因而既保证上气道开放，又更符合呼吸生理过程，增加了治疗依从性，适用于 CPAP 压力需求较高的患者，不能耐受者，OSAHS 合并 COPD（重叠综合征）的 CO_2 潴留患者。

3）自动调压智能（Auto-CPAP）呼吸机治疗：根据患者夜间气道阻塞程度的不同，呼吸机送气压力随时变化。疗效和耐受性可能优于 CPAP 治疗，但价格贵，难以普及。

（4）口腔矫治器（oral appliance，OA）治疗：下颌前移器是目前临床应用较多的一种，通过前移下颌位置，使舌根部及舌骨前移，上气道扩大。优点是简单、温和、费用低。适应证：①单纯性鼾症；②轻、中度 OSAHS 患者；③不能耐受其他治疗方法者。有颞颌关节炎或功能障碍者不宜采用。

（5）病因治疗：①纠正引起 OSAHS 或使之加重的病因如甲减；②手术治疗主要目标是解除鼻炎部的解剖

狭窄，扩大口咽腔的面积，解除上气道的阻塞。包括鼻手术（鼻息肉摘除术，鼻中隔矫正术、鼻息肉摘除术、鼻甲切除术）、腭垂软腭咽成形术、激光辅助咽成形术、低温射频消融术、正颌手术等。

（6）并发症的处理：高血压、冠心病、心律失常、代谢综合征等（参见有关章节）。

【注意要点】

1. OSAHS 的治疗最重要的就是无创正压通气治疗，各型通气各有优缺点，但没有本质的不同，关键是掌握呼吸机的性能，调整好呼吸机参数。首先是患者的教育，应让其充分理解应用呼吸机的目的和可能的感受，争取患者的配合。调整压力参数受患者睡眠体位、睡眠阶段和呼吸时相等因素影响，夜间气道阻塞的程度和所需的最低有效治疗压力也随时变化。因此在进行 CPAP 治疗前，应在医院先行压力检测试验，选出并设定最佳治疗压力后在家中长期治疗，并定期复诊，再根据病情变化调整送气压力。一般来说，使用 CPAP 治疗，压力设置在 6～11cmH$_2$O 范围，可满足大多数 OSAHS 患者的治疗需要。

2. 相关关键概念

（1）呼吸暂停是指睡眠过程中口鼻呼吸气流完全停止 10 秒以上。

（2）低通气是指睡眠过程中呼吸气流强度（幅度）较基础水平降低 30% 以上，并伴有血氧饱和度较基础水平下降 ≥4%；呼吸气流强度（幅度）较基础水平降低 50% 以上，并伴有血氧饱和度较基础水平下降 ≥3% 或微醒觉，由于低通气的临床后果及诊治与睡眠呼吸暂停相同，常常合称为 SAHS。

（3）睡眠呼吸暂停低通气指数是指每小时睡眠时间内呼吸暂停加低通气的次数。

3. SAHS 病情程度分级　轻度：AHI（次/h）5～15，夜间最低 SaO$_2$（%）85～90；中度：AHI（次/h）>15～30，夜间最低 SaO$_2$（%）80～85；重度：AHI（次/

h）>30，夜间最低 SaO_2（%）<80；据此分级可以确定患者的病情及呼吸机治疗。

对于临床工作中遇到高度肥胖、颈部短粗、小颌畸形、下颌后缩、咽腔狭窄、晨起口干、难治性高血压、夜间心绞痛、不明原因心律失常、顽固性心衰、难治性糖尿病和胰岛素抵抗、卒中、夜间癫痫发作、老年痴呆及认知功能障碍、不明原因肾功能损害、性功能障碍、遗尿、儿童身高智力发育障碍、顽固性慢性咳嗽及咽炎、不明原因肺动脉高压和肺心病、继发性红细胞增多症及血液黏滞度增高、难治性哮喘、不明原因白天低氧血症及呼吸衰竭等均应想到本病的可能，因多数并发症有较大的可逆性，如能及时明确诊断和有效治疗原发病，可显著改善患者预后，故临床医生应高度警觉。

对于以下情况患者应慎用或禁用无创正压通气治疗：①胸部 X 线或 CT 检查发现肺大疱；②气胸或纵膈气肿；③血压明显降低（低于 90/60mmHg）或休克时；④急性心肌梗死患者血流动力学不稳定的患者；⑤脑脊液漏、颅脑外伤或颅内积气；⑥急性中耳炎、鼻炎感染未控制者；⑦青光眼。临床医生应严格掌握应用。

对于初诊 OSAHS 的患者，主管医生必须仔细询问吸烟史及有无呼吸疾病的症状及体征，必要时应考虑行肺功能监测，以判断有无"重叠综合征"，如确诊 COPD 合并 OSAHS，即"重叠综合征"，不能盲目地减轻体重，因为低体重对于 COPD 来讲意味着高死亡率，应特别注意。

十、急性呼吸窘迫综合征

急性呼吸窘迫综合征（ARDS）是指由各种肺内和肺外致病因素所致的急性弥散性肺损伤和进而发展的急性呼吸衰竭。主要病理特征是炎症导致的肺微血管通透性增高肺泡腔内富含蛋白的液体，进而导致肺水肿及透明膜形成。

【诊断要点】

1. 临床特点

（1）有引起 ARDS 的危险因素，如吸入毒气、重症肺炎、创伤等。早期表现为呼吸增快及进行性加重的呼吸困难、发绀，常伴烦躁、焦虑、出汗等，呼吸困难的特点是呼吸深快、费力，胸廓紧束感，严重憋气等呼吸窘迫的表现，不能用通常的吸氧疗法改善，不能用其他原发心肺疾病解释。

（2）早期体征可无异常，或仅在双肺闻及少量细湿啰音；后期多可闻及水泡音，可有管状呼吸音。诊断标准：①明确诱因下 1 周内出现的急性或进展性呼吸困难。②胸部 X 线平片/胸部 CT 显示双肺浸润影，不能完全用胸腔积液、肺叶/全肺不张和结节影解释。③呼吸衰竭不能完全用心力衰竭和液体负荷过重解释。如果临床没有危险因素，需用客观检查（如超声心动图）来评价心源性肺水肿。④低氧血症，根据 PaO_2/FiO_2 确立 ARDS 诊断，并将按严重程度分为轻度、中度和重度 3 种。轻度：$200mmHg < PaO_2/FiO_2 \leq 300mmHg$；中度：$100mmHg < PaO_2/FiO_2 \leq 200mmHg$；重度：$PaO_2/FiO_2 \leq 100mmHg$。需注意上述氧合指数中 PaO_2 的监测是在机械通气参数 PEEP/CPAP 不低于 $5cmH_2O$ 条件下测得的。

2. 辅助检查

（1）影像学检查：X 线胸片早期可无异常，或呈轻度间质改变，表现为边缘模糊的肺纹理增多，继之出现斑片状以至融合成大片状的浸润阴影，大片阴影中可见支气管充气征。后期可出现肺间质纤维化的改变。HRCT 可为 ARDS 的早期诊断提供重要帮助，表现为均匀一致的磨玻璃改变，后为斑片状浸润阴影。

（2）动脉血气分析：早期，典型的改变为 pH 升高，$PaCO_2$ 降低。后期，如果出现呼吸肌疲劳或合并代酸，则 pH 可降低，甚至出现 $PaCO_2$ 升高。

（3）床边肺功能监测：ARDS 时血管外肺水增加，肺顺应性降低，出现明显肺内由右向左分流，但无呼吸气流速受限。

（4）心脏超声和 Swan-Ganz 导管检查：明确心脏情况及测定肺动脉楔压（PAWP）。PAWP 一般 < 12mmHg，若 > 18mmHg 则支持左心衰竭的诊断。但考虑 ARDS 可能合并左心衰，因此，PAWA > 18mmHg 亦不能作为排除 ARDS 的标准。

【鉴别要点】

1. 心源性肺水肿　此病起病急，通常有基础的心血管疾病病史，表现为呼吸困难，端坐呼吸，咳粉红色泡沫痰，可有双下肺湿啰音，心脏常增大，肺部阴影分布以肺门周围较多，多对称。而 ARDS 斑片融合影可不对称，周边区较多。心源性肺水肿经强心、利尿降低心脏后负荷后可很快好转。有时鉴别困难，可通过测定 PAWP、超声心动图检测心室功能等作出判断。

2. 其他非感染性疾病　如间质性肺疾病，二者皆有双肺弥散性肺改变，动脉血气氧合指数也可低于 300，影像学有时难于区别，尤其在合并感染或急性加重期。但非感染性因素引起的肺改变发生低氧血症一般需要一段时间，并且病理机制不同，难于区别时，可结合心脏超声及 PCWP 测定进一步明确。

【治疗要点】

治疗原则与一般急性呼吸衰竭相同。主要治疗措施包括：积极治疗原发病，氧疗，机械通气以及调节液体平衡等。

1. 原发病因的治疗　是治疗 ARDS 的基础，应积极对原发病因进行有效的治疗和处理。感染是 ARDS 的常见原因，而 ARDS 又易合并感染，对所有患者都应怀疑感染的可能，除非有明确的其他导致 ARDS 的原因存在，应选择广谱抗生素。

2. 纠正缺氧　一般需高浓度给氧，使氧分压 ≥ 60mmHg 或 SaO₂ ≥ 90%，轻度者可面罩给氧。

3. 机械通气　轻度 ARDS 患者可试用无创正压通气，无效或病情加重时应尽快行气管插管行有创机械通气。通气模式多选择压力支持加呼气末正压通气（PSV + PEEP），参数选择：小潮气量，通常采取 6 ~ 8ml/kg，旨在将吸气平台压控制在 30cmH$_2$O 以下。为保证小潮气量，可允许一定程度的 CO_2 潴留和呼吸性酸中毒。PEEP 从低水平开始，先从 5cmH$_2$O，逐渐增加至合适的水平争取维持 PaO$_2$ 大于 60mmHg 而 FiO$_2$ 小于 0.6。

4. **液体管理** 维持适当的循环血量，但要避免过多补液加重肺水渗出。除非有低蛋白血症，否则不宜补充胶体液。

5. **营养支持与监护** 应补充足够的营养，提倡全胃肠营养，可避免静脉营养的不足，且能够保护胃肠黏膜，防止肠道菌群异位。动态监测生命体征，调节水、电解质、酸碱平衡等。

【注意要点】

1. 机械通气是治疗 ARDS 的重要手段，一旦诊断为 ARDS 就应尽早进行，由于 ARDS 肺病变具有"不均一性"和"小肺"（肺水增加，顺应性降低）的特点，当大潮气量时，气体容易进入顺应性较好的，位于非重力依赖区的肺泡，使这些肺泡过度膨胀，造成肺泡上皮及毛细血管内皮损伤，从而加重肺损伤；而萎陷的肺泡在通气过程中仍处于萎陷状态，在局部与扩张的肺泡形成剪切力，也加重肺损伤，同时也造成通气血流比例的失衡，为此 ARDS 的通气采用肺保护策略即小潮气量及合适水平的 PEEP。正常通气潮气量多为 8 ~ 12ml/kg，ARDS 通气采用 6 ~ 8ml/kg。值得注意的是潮气量的计算方法应使用理想体重，而不是实际体重。如遇到肥胖患者按照实际体重计算出的潮气量明显大于应使用的潮气量，会造成肺泡损伤。适当水平的 PEEP 可使萎陷的小气道和肺泡再度开放减轻肺损伤及肺泡水肿从而改善弥散功能和通气血流比例，改善氧合状态，但由于 PEEP 可增加胸内压，减少回心血量，并有加重肺损伤的潜在风险，在应用时，应注意对血容量不足的患者适当补充血容量，并从低水平 5cmH$_2$O 开始逐渐增加至合适水平，一般需要 8 ~ 18cmH$_2$O。新的通气模式高频振荡通气、俯卧位通气、体外膜氧合等也在临床应用总结中。

2. 糖皮质激素在 ARDS 中的应用尚无统一意见。由于炎症反应在 ARDS 中确定地位及临床研究的结论，目前推荐早期使用糖皮质激素。疗程 > 14 天的不推荐使用，可增加并发症的发生率，增加死亡率。

十一、慢性呼吸衰竭

呼吸衰竭（respiratoryfailure）是指各种原因引起的肺通气和（或）换气功能严重障碍，以致在静息状态下亦不能维持足够的气体交换，导致低氧血症，伴（或不伴）高碳酸血症，进而引起一系列病理生理改变和相应临床表现的综合征。诊断依据于动脉血气分析：在海平面、静息状态、呼吸空气条件下，动脉血氧分压（PaO$_2$）<60mmHg，伴或不伴二氧化碳分压（PaCO$_2$）>50mmHg，可诊为呼吸衰竭。按发病急缓可分为急性呼吸衰竭和慢性呼吸衰竭，按照动脉血气分析可分为I型呼吸衰竭和II型呼吸衰竭。

慢性呼吸衰竭指一些慢性疾病，如 COPD、肺结核、间质性肺疾病、神经肌肉病变等，造成呼吸功能的损害逐渐加重，经过较长时间发展为呼吸衰竭。早期虽有低氧血症或伴高碳酸血症，但机体通过代偿适应，生理功能障碍和代谢紊乱较轻，仍保持一定的生活活动能力，动脉血气分析 pH 在正常范围（7.35 ~ 7.45）。另一种临床较常见的情况是在慢性呼吸衰竭的基础上，因合并呼吸系统感染、气道痉挛或并发气胸等情况，病情急性加重，在短时间内出现 PaO$_2$ 显著下降和 PaCO$_2$ 显著升高，称为慢性呼吸衰竭急性加重，其病理生理学改变和临床情况兼有急性呼吸衰竭的特点。

【诊断要点】

1. 临床特点

（1）临床表现与急性呼吸衰竭大致相似。但略有不同，如 COPD 所致的呼吸衰竭，病情较轻时表现为呼吸费力伴呼气延长，严重时发展成浅快呼吸。并发 CO_2 潴留，$PaCO_2$ 升高过快或显著升高以致发生 CO_2 麻醉时，患者可由呼吸过速转为浅慢呼吸或潮式呼吸。

（2）神经症状，慢性Ⅱ型呼吸衰竭时，随 $PaCO_2$ 升高可表现为先兴奋后抑制现象。发生肺性脑病表现为神志淡漠、肌肉震颤或扑翼样震颤、间歇抽搐、昏睡，甚至昏迷等，有腱反射减弱或消失，锥体束征阳性等体征。

（3）循环系统表现，外周体表静脉充盈、皮肤充血、温暖多汗、血压升高、脉搏洪大；多数有心率加快；因脑血管扩张产生搏动性头痛。诊断依据：血气分析诊断标准参见急性呼吸衰竭。

2. 辅助检查

（1）血常规，由于慢性缺氧代偿，多有红细胞及血红蛋白增高。

（2）血气分析：慢性呼吸衰竭时因 CO_2 潴留发展缓慢，肾减少 HCO_3^- 排出以维持 pH 的恒定。故早期 PH 可正常，当呼吸衰竭恶化，CO_2 潴留进一步加重，肾脏已不能代偿，pH 低于正常范围（7.35）则呈现失代偿性呼吸性酸中毒。由于低氧代谢产生酸性物质增多，或是电解质紊乱等因素可合并代谢性碱中毒 pH 可正常；代谢性酸中毒 pH 明显降低等情况。

3. 鉴别要点　需与引起呼吸困难的常见疾病如肺栓塞、ARDS、左心衰等鉴别，详见有关章节。

【治疗要点】

治疗原发病、保持气道通畅、恰当的氧疗等治疗原则。与急性呼吸衰竭基本一致。参见急性呼吸衰竭及COPD。

【注意要点】

1. 慢性呼吸衰竭时因 CO_2 潴留发展缓慢，肾脏代偿，减少 HCO_3^- 排出维持 pH 的恒定是一个相对缓慢的过程，在纠正 CO_2 潴留时应注意适当控制速度，因 CO_2 的弥散较快，改善通气后会很快排出。如 CO_2 排出过快，产生呼吸性碱中毒，由于肾脏代偿较慢，会产生在呼吸性酸中毒基础上的相对性碱中毒，氧离曲线左移，不利于体内氧的代谢，在一定情况下，为了保证氧合，可允许 CO_2 偏高，亦称"允许性高碳酸血症"。

2. 慢性呼吸衰竭由于长期慢性缺氧，体内血液系统代偿，血液中的有形成分及粘滞性均增高，使体内呈现高凝状态，在治疗中应注意微循环的改善，必要时可用低分子肝素抗凝治疗。

（苏金明）

第三节　神经系统疾病

一、短暂性脑缺血发作

短暂性脑缺血发作（transuent ischemic，TIA）是由于脑血管痉挛、闭塞、血流动力学改变等导致脑或视网膜局灶性缺血引起的神经功能缺损，是一种急性脑血管疾病。常见病因有微栓塞、血流动力学改变如脑动脉狭窄、血液成分改变如真性红细胞增多症、颅内动脉炎、脑盗血综合征等。临床症状一般持续 1~2 小时，不超过 24 小时，不遗留神经功能缺损症状和体征，且影像学上没有急性脑梗死的表现。

【诊断要点】

诊断标准：①常见于老年人，多伴有脑血管疾病的危险因素如高血压、冠心病、糖尿病、高血脂等；②多数突然起病，迅速出现神经系统缺损症状，一般持续 1~2小时，不遗留神经功能缺损症状；③常反复发作，每次发作的临床表现基本相同；④在颈内动脉系统发病时临床表现常与受累血管分布有关，可表现为偏瘫、面瘫、偏盲、偏身感觉障碍，累及眼动脉时可表现一过性黑矇或失明、偏瘫及感觉障碍等；在椎-基底动脉发病时常表现为眩晕、恶心、呕吐、平衡障碍、眼球运动异常、复视、交叉感觉障碍、短暂性全面遗忘症。

【临床表现及并发症】

1. 颈内动脉系统 临床表现常与受累血管分布有关，可表现为偏瘫、面瘫、偏盲、偏身感觉障碍，累及眼动脉时可表现一过性黑矇或失明、偏瘫及感觉障碍等；可出现同侧 Horner 征，优势半球受累可出现失语，非优势半球受累可出现体象障碍。

2. 椎-基底动脉 发病时常表现为眩晕、恶心、呕吐、平衡障碍、眼球运动异常、复视、交叉感觉障碍、短暂性全面遗忘症。

【辅助检查】

1. 头颅 CT 和头颅 MRI 一般多数正常。

2. CT 血管成像（CTA）、MR 血管成像（MRA）和脑血管造影 可见血管狭窄、动脉硬化等情况。

3. 经颅多普勒（TCD）及颈动脉超声 可以发现血管狭窄及狭窄的程度，有无侧支循环，判断血流情况，发现微栓子等。

【鉴别要点】

1. 癫痫的部分发作 一般表现为局部肢体抽动，从肢体一侧开始向周围扩展，持续数秒至数分钟，脑电图可见异常，头部 CT 和 MRI 可能发现病灶。

2. 心脏疾病 严重心律失常如室颤、室速等可导致脑部供血不足，也可引起头晕、意识丧失等，但常常缺乏神经系统症状，心电图检查可见异常。

3. 梅尼埃病 常常表现为发作性眩晕伴恶心、呕吐、耳鸣，可持续数小时，常超过 24 小时，反复发作可致听力减退，冷热水试验可见前庭功能减退。

【治疗要点】

1. 药物治疗

（1）抗血小板治疗：非心源性 TIA 推荐抗血小板治疗，可使用阿司匹林 50～150mg/日、氯吡格雷 75mg/日，一般采用小剂量。

（2）抗凝治疗：抗凝治疗不作为 TIA 患者的常规治疗，但心源性 TIA 推荐抗凝治疗，可使用肝素、低分子肝素和华法林，一般建议使用华法林。

（3）扩容治疗：血流动力型 TIA 推荐使用扩容治疗。

（4）溶栓治疗：新近发生的 TIA 推荐使用溶栓治疗。

（5）降纤酶治疗：高纤维蛋白原血症的 TIA 推荐使用降纤酶治疗。

2. 外科治疗

符合条件者可行颈动脉内膜切除术、颈动脉血管成形和支架植入术。

3. 病因治疗

要积极寻找病因，对存在的脑血管病危险因素要进行积极有效的干预。病因治疗是预防 TIA 发作的关键。

二、脑血栓形成

脑血栓形成是指多种原因引起的供应脑部的动脉血管壁硬化，致使斑块形成、管腔狭窄、斑块脱落、血管闭塞和局部脑组织缺血、缺氧和坏死，出现相应的神经系统症状和体征。脑血栓形成是脑梗死常见的类型。

【诊断要点】

诊断标准：①多见于老年人，病前有脑梗死的危险因素，如高血压、糖尿病、冠心病及血脂异常等，部分患者有近期出现短暂性脑缺血发作病史；②常于安静或睡眠中发病，发病前常有头痛、眩晕等先兆症状，症状可在几分钟或几小时出现，多于发病后 10 余小时或 1～2 日达到高峰；③发病时患者一般意识清楚或轻度意识障碍，当发生较大动脉血栓或大面积脑梗死时，病情严重，可出现意识障碍，甚至发生脑疝，严重者可导致死亡；④临床表现取决于梗死灶的部位和大小，可根据不同部位脑血管闭塞产生的相应神经系统症状进行定位，如偏瘫、偏身感觉障碍、失语、视力障碍、共济失调等。

【临床表现及并发症】

1. 颈内动脉闭塞　主要取决于侧支循环状况，可表现为单眼一过性黑矇、病变侧 Horner 征、病变肢体对侧偏瘫、偏身感觉障碍，双眼对侧同向性偏盲，优势半球受累可出现失语，非优势半球受累可有体象障碍。严重者可使整个大脑半球缺血，造成更严重症状，加颅内压升高（头痛、呕吐），甚至昏迷和脑疝形成等。

2. 大脑前动脉闭塞　引起对侧肢体瘫痪和感觉减退，特点是上肢轻、下肢重。可有排尿障碍和精神症状。如前交通动脉侧支循环良好，其近端闭塞时可无症状。

3. 大脑中动脉闭塞　可出现三偏症状，即对侧偏瘫、偏身感觉障碍，偏瘫以面部及上肢为重，可有同向性偏盲。优势半球病变常有失语。皮质分支闭塞则仅出现部分功能障碍的症状。严重者可有颅内压增高及昏迷。

4. 大脑后动脉闭塞　表现为对侧偏盲、偏瘫及偏身感觉障碍；当优势半球病变时，患者阅读及视觉学习、识别和空间辨别能力等功能发生紊乱，如侵及深穿支则出现偏身感觉障碍、感觉异常及肢体的不随意活动等。

5. 椎-基底动脉系统闭塞　可表现为眩晕、呕吐、交叉性瘫痪或感觉障碍、四肢瘫痪、耳鸣、眼震、复视、同向偏盲、共济失调等。桥脑基底部双侧病变，患者意识尚存，但由于四肢瘫痪和延髓性麻痹，不能讲话，可通过睁闭眼或眼球运动来表达自己的意愿，称为闭锁综合征。

【辅助检查】

1. 血液和心电图检查　血液化验包括血常规、凝血检查、血生化（血糖、血脂、肾功能、电解质），这些检查有利于发现脑梗死的危险因素，对鉴别诊断也有价值。

2. 脑脊液检查　多正常，部分患者脑脊液蛋白含量轻度升高。

3. 头颅 CT　对于急性脑卒中患者，头颅 CT 平扫是最常用的神经影像学检查，对于发病早期识别脑梗死和

4

脑出血至关重要，故发病后应及早进行 CT 检查。多数患者发病早期 CT 可见一些轻微的改变，24 小时后逐渐显示低密度梗死灶，2~15 日可见均匀片状或楔状的明显低密度灶。

4. MRI　MRI 可清晰显示早期缺血性梗死、脑干、小脑梗死、静脉窦血栓形成等。脑梗死发病数小时后，即可显示 T_1 低信号，T_2 高信号的病变区域。

5. 经颅多普勒（TCD）及颈动脉超声检查　TCD 可发现颅内大动脉狭窄、闭塞及其他血管病变，评估侧支循环及脑血液循环的情况。颈动脉超声可以显示颈部血管硬化斑块、血管狭窄及闭塞。

6. 血管造影数字减影　可以显示脑部大动脉的狭窄、闭塞及其他血管病变，如动脉炎、脑底异常血管网病、动脉瘤和动静脉畸形等，是脑血管病变检查的金标准。

【鉴别要点】

1. 脑出血　多于活动中或情绪激动时起病，多有高血压病史，病情进展快，发病时血压明显升高，常有头痛、恶心、呕吐，意识障碍、偏瘫及其他神经系统症状，CT 检查发现出血灶可明确诊断。

2. 蛛网膜下腔出血　各年龄组均可见，以青壮年多见，病情进展急骤，头痛剧烈，多伴恶心、呕吐，多无局灶性神经系统症状，头颅 CT、头颅 MRI 及脑脊液检查有助于明确诊断。

3. 脑栓塞　起病急骤，常有栓子来源的基础疾病如心源性（心房颤动、风湿性心脏病、冠心病等）、非心源性（颅内外动脉粥样硬化斑块脱落、空气、脂滴）。

4. 颅内占位性病变　颅内肿瘤或脑脓肿等也可出现偏瘫等神经系统症状，类似脑梗死，头颅 CT 或 MRI 检查有助于诊断。

【治疗要点】

1. 一般治疗　主要是对症治疗，包括卧床休息、维持呼吸道通畅及吸氧、控制血压、血糖、降颅压治疗。

（1）卧床休息：抬高床头 15°～30° 左右，保持安静。

（2）保持呼吸道通畅及吸氧：轻症或无低氧血症患者无需常规吸氧，气道功能严重障碍者应给予气道支持和辅助通气。

（3）控制血压：缺血性脑卒中患者发病 24 小时内，为改善脑组织的灌注，维持较高的血压是非常重要的，故应谨慎处理，应先处理紧张焦虑、疼痛、恶心呕吐及颅内压升高等情况，只有当收缩压 ≥200mmHg 或舒张压 ≥100mmHg，或有特殊情况，如伴有严重心功能不全、肾衰竭、主动脉夹层、高血压脑病等才需要缓慢降低血压。但卒中早期降压不应超过原有血压水平的 15%，一般将血压控制在收缩压 ≤ 185mmHg 或舒张压 ≤ 110mmHg。首选容易静脉滴注和对脑血管影响小的药物如拉贝洛尔 100mg 加 5% 葡萄糖注射液或 0.9% 氯化钠注射液稀释至 250ml，静脉滴注速度为 1～4mg/min。如果出现低血压，应积极查明病因，给予相应处理，首先补充血容量和增加心输出量，必要时可给予升压药。

（4）控制血糖：应常规检查血糖，当血糖 ≥ 10.0mmol/L 时应给予胰岛素治疗，将血糖控制在 7.8～10mmol/L。当出现低血糖时，可给予葡糖糖口服或注射纠正。

（5）降颅压治疗：严重脑水肿和颅内压增高是急性重症脑梗死的常见并发症，多见于大面积脑梗死，常于发病后 3～5 天达高峰。常用降颅压药物为 20% 甘露醇，每次 125～250ml 静点，每 6～8 小时 1 次；心肾功能不全者可选用呋塞米，20～40ml 静脉注射，6～8 小时 1 次。

（6）感染：脑卒中患者急性期容易出现呼吸道、泌尿道感染，感染是导致病情加重的重要原因。患者应采取适当的体位，经常变化体位、翻身拍背，预防肺炎。尿路感染主要继发于尿失禁或尿潴留留置导尿管的患者，尽可能避免插管和留置导尿，一旦发生感染应给予抗生素治疗。

（7）水电解质紊乱：常见低钠血症、低钾血症和高钾血症，故脑卒中患者应常规监测水电解质并加以纠正。

（8）深静脉血栓形成和肺栓塞：高龄、卧床更易发生深静脉血栓，深静脉血栓形成最严重的并发症为肺栓塞。故应鼓励患者及早活动、抬高下肢，尽量避免下肢静脉输液。对有高危因素且无禁忌者可预防性进行抗凝治疗，首选低分子肝素。

2. 溶栓治疗

常用药物为：①尿激酶：常用用法为 100 万 ~ 150 万单位加入 0.9% 生理盐水 100 ~ 200ml，持续静滴 30 分钟；②重组组织型纤溶酶原激活剂：常用用法为 0.9mg/kg，最大剂量为 90mg，静脉滴注，先给予 10% 在 1 分钟内静脉推注，其余剂量持续静脉滴注 1 小时。

3. 抗血小板治疗　常用药物为阿司匹林和氯吡格雷。未行溶栓治疗且无禁忌证患者应在发病后 48 小时之内尽早口服阿司匹林 150 ~ 325mg/d；对于溶栓治疗者，一般在溶栓治疗 24 小时后开始使用抗血小板药物。

4. 抗凝治疗　常用药物为普通肝素、低分子肝素和法华林，一般不推荐缺血性脑卒中急性期使用。

5. 神经保护治疗　常用药物为依达拉奉、胞二磷胆碱等。

6. 其他治疗　包括中医中药治疗、康复治疗、外科治疗等。

三、脑栓塞

脑栓塞（cerebral embolism）是指血液中的各种栓子随血流进入脑血管阻塞血管，致管腔狭窄、闭塞、血循环障碍引起相应供血区脑组织缺血缺氧性坏死及功能障碍的一组疾病。根据栓子来源可分为心源性、非心源性及来源不明性三种，心源性脑栓塞是最常见和最严重的脑栓塞。

【诊断要点】

诊断标准：①任何年龄均可发病，但多见于青壮年，多有心律失常如心房颤动、风湿性心脏病、冠心病、感染性心内膜炎病史，或曾行心脏手术、长骨骨折术后等，也可由癌性栓子、寄生虫虫卵等引起；②常于活动中发病，发病前常无先兆症状，但发病急骤，症状多于数秒或数分钟内达到高峰；③临床表现取决于栓塞的血管及栓塞的部位，表现为相应的神经功能障碍，以偏瘫、失语、癫痫样发作最常见，意识障碍取决于栓塞血管的大小和梗死灶的面积，有些患者同时并发肺栓塞、肾栓塞、肠系膜栓塞和皮肤栓塞，可表现出相应的临床症状；④与脑血栓形成相比，更易复发和发生出血。

【临床表现及并发症】

不同部位血管栓塞会造成相应的血管闭塞综合征，详见脑血栓形成部分。

【辅助检查】

1. 心电图和超声心动图检查 应常规进行。超声心动图检查可了解是否存在心源性栓子。

2. 脑脊液检查 多无色或透明，压力正常或升高。当发生出血性梗死时可有红细胞增多。

3. 头颅 CT 和 MRI 可显示脑栓塞的部位和范围。CT 检查在发病 24 小时以后可见低密度改变，发生出血时在低密度区可见高密度影。

【鉴别要点】

根据病史、栓子来源、临床表现等可与脑血栓形成及脑出血进行鉴别。

【治疗要点】

1. 原发病治疗 应针对脑栓塞的各种危险因素及病因进行规范化预防及治疗。对于心律失常患者及早进行纠正；对于感染性心内膜炎患者要控制感染。

2. 脑栓塞治疗 治疗原则同脑血栓形成，主要是改善脑循环、减轻水肿、防治出血及复发。

4

四、脑出血

脑出血（intracerebral hemorrhage，ICH）是指原发性非外伤性脑实质内出血，也称自发性脑出血，常有高血压、动脉硬化病史，其他病因包括脑血管畸形、脑淀粉样血管病、脑动脉炎、脑瘤、血液病如白血病、溶栓或抗凝治疗等，最常见的病因是高血压合并细小动脉硬化。脑出血的发病率虽然低于脑梗死，但是致死率是急性脑血管疾病中最高的。

【诊断要点】

诊断标准：①多见于中老年，多有高血压病史，寒冷季节发病率较高，壳核是脑出血最常见的部位；②常于活动中或情绪激动时发病，发病前常无前驱症状，但发病急骤，症状多于数分钟或数小时内达到高峰；③临床表现取决于出血的部位及出血量，表现为相应的神经功能障碍，如肢体瘫痪、痫性发作、大小便失禁等。患者血压多明显升高，收缩压 ≥ 200mmHg，常伴有头痛、呕吐等颅内压升高等症状，可有不同程度的意识障碍；④脑干出血可出现交叉瘫、高热，小脑出血可出现枕部疼痛、共济失调、频繁呕吐，脑室出血可出现昏迷加深、阵发性强直性痉挛等。

【临床表现及并发症】

1. 基底节区出血　高血压性脑出血好发生在基底节区，而该区又以壳核出血为最常见，约占脑出血病例的50%～60%，系豆纹动脉破裂所致。

（1）壳核出血：①对侧偏瘫：该侧肢体肌张力低下，腱反射减退或消失，甚至引不出病理反射。数天或数周后，瘫痪肢体转为张力增高或痉挛，上肢屈曲内收，下肢伸直，腱反射亢进，可引出病理反射。②对侧偏身感觉障碍：主要为痛觉减退。③同向性偏盲：意识清醒者，可查到对侧视野偏盲。④凝视麻痹：多数患者出现双眼持续性向出血侧注视，但被动性地使头向同侧急转时，双眼可向对侧移动。这是因为大脑半球的侧视中枢受到破坏，使双眼不能向对侧活动。发病 3 ~ 4 周后此种现象消失。

（2）丘脑出血：主要为丘脑膝状体动脉或丘脑穿通动脉破裂出血，前者出血位于丘脑外侧核，后者位于丘脑内侧核。丘脑出血的症状和病情轻重取决于出血量的多少，可表现为：丘脑性感觉障碍、丘脑性失语、丘脑性痴呆、体象障碍、眼球活动障碍等。

2. 脑叶出血　约占脑出血的 5% ~ 10%。常见原因为脑动静脉畸形、血液病、高血压等。大脑皮质动脉的破裂可导致脑叶出血，或称皮质下出血。脑叶出血的表现除了一般常见的表现外，其特点为往往出血量不多，病情不重，但发生局灶或全身性癫痫的几率多，经常表现为某个单纯的症状或体征。脑叶出现的症状和体征取决于出血的部位。额叶出血可出现前额痛及呕吐、对侧偏瘫、运动性失语、尿便障碍和（或）精神障碍；顶叶出血者的偏瘫较轻，而偏身感觉障碍显著，可伴对侧下象限盲，优势半球者可出现感觉性失语或混合性失语；颞叶出血者表现为对侧面舌及上肢为主的瘫痪和对侧上象限盲，优势半球可出现混合性失语；枕叶出血只表现为对侧同向性偏盲并有黄斑回避现象。

3. 脑干出血　约占脑出血的 10%。在脑干出血中，绝大多数为桥脑出血，少部分为中脑出血，而延髓出血极为少见。脑干出血主要系基底动脉脑桥支动脉破裂所致，其临床表现及严重程度取决于出血量。

（1）桥脑出血：主要表现为突然头痛、呕吐、眩晕、复视、眼震、眼球不同轴、交叉性感觉障碍、交叉性瘫痪、偏瘫或四肢瘫等；常破入第四脑室迅速出现意识障碍、针尖样瞳孔、呕吐、高热、呼吸困难等；轻者意识清楚，严重者在发病时直接进入昏迷状态、针尖样瞳孔、去脑强直、呼吸困难，及伴有多脏器急性损害。

（2）中脑出血：少见，常有头痛、呕吐、意识障碍，可突然出现复视、眼睑下垂、一或两侧瞳孔扩大、眼球不同轴、水平或垂直性眼震、同侧肢体共济失调等，

4

也表现为 Weber 或 Benedikt 综合征，严重者可迅速死亡。

（3）延髓出血：极少见，表现为意识障碍，并很快死亡。部分轻者可出现双下肢瘫痪、呃逆、面部感觉障碍或 Wallenlberg 综合征。

4. 小脑出血 占脑出血的 10%。主要由于小脑上动脉破裂所致，也可见小脑下动脉或小脑后小动脉破裂所致。常表现为突然起病，头痛、呕吐、眩晕、共济失调，可伴有枕部疼痛。出血量少时，多表现为眼球震颤、病变侧共济失调等，但无偏瘫；出血量多时，常出现昏迷及脑干受压症状，严重者可致枕骨大孔疝而死亡。

5. 脑室出血 临床表现与脑室出血部位、侵入脑室的血量以及脑室受累范围密切相关。常见表现为：剧烈头痛、呕吐、迅速昏迷；四肢抽搐或瘫痪，双侧病理反射阳性，四肢瘫痪时常呈弛缓性，也可出现阵发性强直性痉挛、去大脑强直；高热，脑膜刺激征阳性；生命体征变化明显，如呼吸深沉，后转为减速与不规则，脉搏缓慢、有力转为快速、微弱、不规则，血压不稳，高热时则病情危险。根据出血所波及的范围、是否有血凝块，临床表现及预后不同。

【辅助检查】

1. 头颅 CT CT 早期即可诊断脑出血，是确诊脑出血的首选检查。CT 可清楚显示脑出血的部位、大小、血肿形态、占位效应、是否破入脑室及脑水肿情况。病灶多呈圆形或椭圆形均匀高密度影，边界清楚，脑室大量积血时可见脑室扩大。

2. MRI 对发现结构异常，明确脑出血的病因很有价值。对幕下出血的诊断优于 CT，对幕上出血的诊断价值不大。发病 24 小时以内，血肿呈长 T1 长 T2 信号，2~7天呈等 T1 短 T2 信号，2~4 周呈短 T1 长 T2 信号，>4周呈长 T1 长 T2 信号。

3. 血管造影 可以显示脑血管的位置、形态及病变等，一般不需要检查，除非怀疑有动脉瘤和动静脉畸形等时。

4. 脑脊液检查　一般无需进行脑脊液检查，以免引起脑疝。如需排除蛛网膜下腔出血和颅内感染，可谨慎进行。

5. 其他检查　血常规、血生化、凝血功能、心电图等，可协助诊断。

【鉴别要点】

1. 脑梗死　多见于老年人，发病前有脑梗死的危险因素，如高血压、糖尿病、冠心病、血脂异常、短暂性脑缺血发作病史；头痛、恶心、呕吐少见，头颅 CT 有助于鉴别。

2. 蛛网膜下腔出血　多见于青壮年，病情进展急骤，头痛剧烈，多伴有恶心、呕吐等症状，头颅 CT、MRI 及脑脊液检查有助于鉴别。

3. 外伤性颅内血肿　多有头部外伤史，以颅内压增高症状为主，头颅 CT 有助于鉴别。

【治疗要点】

1. 一般治疗

(1) 卧床休息：一般应卧床休息 2~4 周，保持安静，避免情绪激动及血压升高。

(2) 保持呼吸道通畅及吸氧：昏迷患者应将头歪向一侧，及时清除口腔分泌物及呕吐物，保持呼吸道通畅，必要时气管切开。

(3) 对症治疗：有电解质紊乱的患者应及时纠正，有感染者应及时控制感染，烦躁不安者必要时可适当使用镇静剂如地西泮 10mg，便秘者可选用缓泻剂如液体石蜡 30~50ml 或生理盐水 800~1000ml 低压灌肠。

2. 降颅压治疗

血肿的占位效应和血肿周围脑组织的水肿可导致颅内压升高，并可致脑疝，严重者危及患者的生命，故应积极控制脑水肿，降低颅内压。首选高渗脱水药如 20% 甘露醇 250ml 静点，不建议使用激素减轻脑水肿。

3. 控制血压

降低血压首先以降低颅压治疗为基础。一般来说，

当收缩压 >200mmHg，平均动脉压 >150mmHg 时，持续给予静脉降压药；当收缩压 >180mmHg，平均动脉压 >130mmHg 时，若有颅内压升高，应监测颅内压，可间断给予静脉降压药；若没有颅内压升高，降压目标则为160/90mmHg 或平均动脉压 110mmHg，注意监测血压，避免降血压过快。脑出血恢复期应积极控制高血压，尽量将血压控制在正常范围内。

4. 止血治疗

如有凝血功能障碍者，可针对性给予止血药物如氨苯甲酸 200～400mg 加入 5% 葡萄糖注射液 500ml 中，静脉滴注，每日 1 次；对于严重凝血因子缺乏或严重血小板减少的患者，可补充凝血因子和血小板。

5. 亚低温治疗

亚低温治疗是治疗脑出血的辅助疗法，可能有一定的效果。

6. 外科治疗

通常用于内科治疗无效时，主要目的是清除血肿，降低颅内压，挽救生命。

7. 其他

对于烦躁、抽搐者可适当给予镇静剂如地西泮；对于有呼吸道、泌尿道感染者要选用敏感抗生素如头孢类，及时控制感染；纠正水电解质紊乱；对于高热患者可给予物理降温。

五、蛛网膜下腔出血

蛛网膜下腔出血（subarachnoid hemorrhage）是指脑底部或脑表面血管破裂后，血液流入蛛网膜下腔引起一系列神经系统症状的综合征。包括原发性蛛网膜下腔出血和继发性蛛网膜下腔出血。原发性蛛网膜出血常见的原因有颅内动脉瘤、动静脉畸形、脑底异常血管网病、血管炎等，继发性蛛网膜下腔出血常见的原因有脑实质内出血、脑室出血、硬膜外或硬膜下血管破裂等。

【诊断要点】

诊断标准：①各年龄段均可发病，青壮年更为常见；②多数突然起病，发病前常有明显的诱因，如剧烈活动、情绪激动、用力排便等；③临床表现差异较大，轻者症状不明显，重者可于短时间内致死；可突发剧烈全头痛，难以忍受，可伴上颈部疼痛、恶心、呕吐、意识障碍，发病数小时后常出现脑膜刺激征，部分患者还可出现眼球活动障碍、玻璃体下片状出血、视神经盘水肿或视网膜出血、欣快等精神症状及脑心综合征、消化道出血等，部分老年患者头痛、脑膜刺激征不明显；④可根据患者头痛、动眼神经受压情况及偏瘫、失语等神经系统损害的情况对动脉瘤进行定位。

【临床表现及并发症】

1. 症状　轻者症状不明显，重者可于短时间内致死；可突发剧烈全头痛，难以忍受，可伴上颈部疼痛、恶心、呕吐、意识障碍，发病数小时后常出现脑膜刺激征，部分患者还可出现眼球活动障碍、玻璃体下片状出血、视神经盘水肿或视网膜出血、欣快等精神症状及脑心综合征、消化道出血等，部分老年患者头痛、脑膜刺激征不明显。

2. 并发症

（1）再出血：是一种严重的并发症，死亡率较高，常在发病后 12 小时内出现，多表现为病情好转或平稳后突然发生剧烈头痛、意识障碍、恶心呕吐等，主要根据临床表现、CT 检查结果及脑脊液检查可以确诊。

（2）脑血管痉挛：一般出血后 3～5 天开始，5～14 天达到高峰，2～4 周逐渐恢复，主要表现为意识改变、局灶性神经功能损害体征。

（3）急性或亚急性脑积水：多发生于出血 1 周内，主要表现为嗜睡、精神运动迟缓、头痛、恶心、呕吐、意识障碍等。

【辅助检查】

1. 头颅 CT　CT 早期即可诊断蛛网膜下腔出血，敏感性较高，是明确诊断蛛网膜下腔出血的首选检查。常见表现为基底池弥散性高密度影，并可清楚显示大脑外侧裂池、前后纵裂池、脑室系统和大脑凸面等，根据出血部位可初步判断颅内动脉瘤的部位。

2. 头颅 MRI　对于亚急性期出血，尤其是位于大脑表面的出血，MRI 比 CT 更敏感，且 MRI 可以更清楚地显示出血部位。

3. CT 血管成像（CTA）和 MR 血管成像（MRA）　与血管造影相比优点主要是无创，缺点主要是准确性和敏感性不如血管造影。主要用于有动脉瘤家族史或破裂先兆者的筛查，动脉瘤患者的随访及 DSA 不能进行及时检查时的替代方法。

4. 脑血管造影　可以用于确定有无动脉瘤、出血原因、决定治疗方法和判断预后，一般在出血 3 天内或 3～4 周后进行。

5. 脑脊液检查　一般不作为常规检查，可用于排除蛛网膜下腔出血，需谨慎进行。

【鉴别要点】

1. 脑梗死　多见于老年人，病前有脑梗死的危险因素，如高血压、糖尿病、冠心病、血脂异常、短暂性脑缺血发作病史；头痛、恶心、呕吐少见，头颅 CT 有助于鉴别。

2. 脑出血　多见于中老年人，多在活动或激动时发病，常有意识障碍，血压明显升高，多有偏瘫、失语及偏身感觉障碍等，头颅 CT 有助于鉴别。

3. 脑肿瘤　部分脑肿瘤可形成瘤内或瘤旁血肿合并蛛网膜下腔出血，根据脑脊液检查结果和头颅 CT 可以鉴别。

【治疗要点】

1. 一般治疗　密切监测生命体征，保持气道通畅，绝对卧床休息，避免情绪激动及用力，防止感染。烦躁者可适当给予镇静剂地西泮 10mg，高热者可给予物理降温，纠正水电解质紊乱。

2. 降颅压治疗　使用脱水剂如 20% 甘露醇 250ml 静滴，6~8 小时 1 次，可与呋塞米交替使用，并适当限制液体入量，防治低钠血症。

3. 预防再出血　绝对卧床休息；调控血压，防止血压过高引起再出血，可选用钙通道拮抗剂如尼卡地平 10~20mg/次 3 次/d、β 受体阻滞剂如拉贝洛尔 100mg/次 2~3次/d 及 ACEI 类等，一般将收缩压控制在 160mmHg 以下；可适当应用抗纤溶药如 6-氨基己酸进行止血治疗，但可能增加发生缺血性脑卒中的可能，故使用时应注意；可通过外科或介入手术夹闭动脉瘤。

4. 防止脑血管痉挛　避免过度脱水，避免降血压过低，维持适当的血容量和血压，可使用 3H 疗法（高血容量、升高血压、血液稀释）预防血管痉挛；早期使用钙通道阻滞剂如尼莫地平 10~30mg/次，3 次/d 也可预防血管痉挛。

5. 防治脑积水　轻度脑积水可使用药物治疗如乙酰唑胺、甘露醇或呋塞米，中重度脑积水可使用脑室穿刺外引流术，慢性脑积水可使用脑脊液分流术。

6. 防治癫痫　可在早期预防性使用抗惊厥药。不推荐对患者长期使用。但存在癫痫发作史、脑实质血肿、脑梗死或大脑中动脉动脉瘤，可考虑使用。

六、颈动脉狭窄

颈动脉是将血液由心脏输送至头、面、颈部的大血管，是脑的主要供血血管之一。颈动脉狭窄的病因主要有动脉粥样硬化，约占 90% 以上，其他少见病因还有如外伤、动脉扭转、先天性动脉闭锁、肿瘤、动脉或动脉周围炎、放疗后纤维化等。当颈动脉发生动脉粥样硬化，即在颈动脉壁内膜形成分散的粥样斑块，发展形成动脉受累部的环形狭窄，即为颈动脉狭窄，其可造成血流障碍，相关的器官组织发生缺血甚至坏死。颈动脉狭窄或闭塞是引起脑血管疾病如短暂性缺血发作和脑卒中即脑中风的重要原因。颈动脉硬化在 60 岁以上人群中患颈动脉狭窄者约占9%，有些甚至可能逐渐发展至完全闭塞。最好发部位为颈总动脉分叉处，其次为颈总动脉起始段，此外，还有颈内动脉虹吸部、大脑中动脉及大脑前动脉等部位。

【诊断要点】

诊断标准：①颈动脉狭窄好发于60岁以上的男性，常伴有心脑血管疾病的高危因素如吸烟、肥胖、高血压、糖尿病和高脂血症等，另外TIA、缺血性卒中患者、下肢动脉硬化闭塞症患者、冠心病尤其是需要做冠状动脉搭桥或介入治疗的患者以及体检中发现颈动脉血管杂音者更易患颈动脉硬化；②体检时发现颈动脉血管杂音；③通过临床表现和无创辅助检查多可诊断颈动脉狭窄，但DSA仍是不可缺少的确诊和制订方案的依据。

【临床表现及并发症】

当颈动脉狭窄不超过管腔50%时一般无明显的临床症状；当颈动脉狭窄超过50%，患者会出现相应的脑缺血症状。临床上依据颈动脉狭窄是否产生脑缺血症状，分为有症状性和无症状性两大类。

1. 有症状性颈动脉狭窄

（1）脑缺血症状：可有耳鸣、眩晕、黑矇、视物模糊、头昏、头痛、记忆力减退、嗜睡、失眠、多梦等症状，还可引起眼部缺血表现如视力下降、偏盲、复视、角膜白斑、白内障、虹膜萎缩、视网膜萎缩或色素沉着、视盘萎缩、静脉出血等。

（2）短暂性脑缺血发作导致的局部神经功能一过性丧失：多由于斑块或血栓脱落导致，常表现为眩晕、黑矇等，严重者可有一侧肢体感觉或运动功能短暂障碍、一过性单眼失明或失语，这种症状可持续数分钟或数小时，一般发病后24h内自行缓解。俗称小卒中或小中风。影像学检查无局灶性病变。

（3）缺血性脑卒中：多因颈动脉严重狭窄或闭塞时导致，常见临床症状有一侧肢体感觉障碍、偏瘫、失语、脑神经损伤，严重者出现昏迷等，并具有相应的神经系统的体征和影像学特征。

颈动脉狭窄一旦有症状必须及时就医，接受仔细检查和预防治疗。

2. 无症状性颈动脉狭窄 许多颈动脉狭窄患者临床上无任何神经系统的症状和体征。有时仅在体格检查时发现颈动脉搏动减弱或消失，颈根部或颈动脉行经处闻及血管杂音。无症状性颈动脉狭窄，尤其是重度狭窄或斑块溃疡被公认为"高危病变"，越来越受到重视。

【辅助检查】

凡是具有颈动脉狭窄的危险因素的中老年患者，或者已经有过上述介绍的小中风等症状发生的患者，均应及时进行颈动脉检查。颈动脉检查主要有以下几种主要方法：

1. 颈动脉超声 为目前首选的无创性颈动脉检查手段，具有简便、安全和费用低廉的特点。它不仅可显示颈动脉的解剖图像，测量颈动脉的直径和内膜厚度，而且还可显示动脉血流量、流速、血流方向及动脉内血栓，判断有无颈动脉狭窄及狭窄程度。诊断颈动脉狭窄程度的准确性在95%以上，是目前诊断颈动脉狭窄最常用的检查手段。

2. 磁共振血管造影 该方法准确、直观、可靠、无痛苦，是一种无创性的血管成像技术，不仅可以清楚显示颈动脉及其分支的情况，还能重建颅内动脉影像，清楚地显示整个大脑内的动脉情况。MRA可以准确地显示血栓斑块，有无夹层动脉瘤及颅内动脉的情况，对诊断和确定方案极有帮助。磁共振颈动脉血管造影联合颈动脉超声检查能够准确地检测出95%以上有高度危险的颈动脉狭窄患者。

3. CT血管造影 是一种非损伤性血管造影技术。该检查的优点是能直接显示钙化斑块，多用于颅外段颈动脉狭窄。该技术已在诊断颈动脉狭窄得到较多应用，但该技术尚不够成熟，需要进一步积累经验加以完善。

4. 数字减影血管造影 此为诊断颈动脉狭窄和斑块

形成的最确切检查方法。但该检查为有创性检查，具有一定的风险和并发症，且费用昂贵，一般情况下不轻易采用，故不是普查、初诊和随访的常规方法。但该检查可以详细地了解病变的部位、范围和程度以及侧支循环情况；帮助确定病变的性质；了解并存血管病变，能为手术和介入治疗提供最有价值的影像学依据。

颈动脉狭窄度的测定方法

颈动脉狭窄程度的判定依据动脉造影结果，国际上常用的测定方法有 2 种，即北美症状性颈动脉内膜切除术试验协作组（North American Symptomatic CarotidEndarterectomy Trial Collaborators，NASCET）标准和欧洲颈动脉外科试验协作组（European Carotid Surgery Trial collaborators Group，ECST）标准。

NASCET 狭窄度 =（1 - 颈内动脉最窄处血流宽度/狭窄病变远端正常颈内动脉内径）×100%

ECST 狭窄度 =（1 - 颈内动脉最窄处血流宽度/颈内动脉膨大处模拟内径）×100%

上述两种方法都将颈内动脉狭窄程度分为 4 级：

（1）轻度狭窄，动脉内径缩小 <30%。

（2）中度狭窄，动脉内径缩小 30% ~69%。

（3）重度狭窄，动脉内径缩小 70% ~99%。

（4）完全闭塞。

【鉴别要点】

1. 内庭动脉栓塞　突然发生耳鸣、耳聋及眩晕。症状比较严重且呈持续性。

2. 美尼尔氏综合征　起源于中耳的植物神经功能失调，其原因不明，以交感神经过度兴奋为特征。其症状是头痛、眩晕、恶心、呕吐、耳鸣、耳聋、眼震、脉搏变慢及血压下降等。它因为大脑皮层功能失调、过度疲劳、睡眠不足、情绪激动而引起。

3. 位置性眩晕　因为头部或身体倾倒于某一位置时就会出现眩晕症状。眩晕发作时产生眼球震颤，而改变头的位置，眩晕就停止。作头部位置试验时，在引起眩晕的同时，有短暂的水平震颤，并持续 10 ~ 20 秒钟。可于短时间内连续做多次反复检查，可逐步适应而不出现眩晕和眼球震颤。

4. 多发性硬化症　这种疾病发生时年龄较小，病史较长，往往遗有永久性神经损害的症状。有时脑脊液胶体金曲线异常且 γ 球蛋白升高。

5. 位置性低血压　又称为体位性脑贫血。在患者从卧位突然改为立位时会诱发眩晕。

【治疗要点】

对颈动脉狭窄的治疗主要包括内科治疗、外科手术治疗和介入治疗。药物治疗、颈动脉内膜切除手术治疗、颈动脉狭窄介入支架治疗。

1. 控制原发病　积极控制和预防原发病是预防本病的关键。吸烟、高血压、高脂血症是引起颈动脉狭窄的最重要的三大危险因素，当存在颈动脉狭窄的危险因素时，应针对危险因素进行相应的治疗和预防。主要包括合理的饮食、适当的运动、适宜的体重、保持良好的心态、戒烟戒酒、控制好血脂、血压和血糖等，定期做超声检查，动态监测病情的变化。

2. 内科治疗　目的是减轻脑缺血的症状，降低脑卒中的危险。颈动脉狭窄率低于 50%，首选内科治疗。主要包括使用阿司匹林类抗血小板凝集类药物、扩血管药物、抗凝药物、溶栓药物以及活血化淤类中药等。

3. 外科手术治疗及介入治疗　包括颈动脉内膜切除术、颈动脉球囊扩张术及内支架成形术。有症状颈动脉狭窄，狭窄率大于 50%，首选颈动脉内膜切除术，次选颈动脉支架；无症状颈动脉狭窄，狭窄率至少大于 60%，首选颈动脉内膜切除术。

七、颅内动脉狭窄

颅内血管狭窄是指各种原因导致经过颅内血管的血液减少，使脑细胞缺血死亡而产生一系列的临床综合征。造成颅内血管狭窄的原因很多，主要的原因依次为动脉粥样硬化，夹层动脉瘤，纤维肌发育不良，动脉炎和其他原因。其中动脉粥样硬化是最常见的原因，占所有原因的90%，除此之外，颅内血管狭窄还与年龄有关，儿童及青少年发病主要是由于结节性动脉炎等引起，中老年人主要发病原因是由于动脉硬化。动脉硬化性颅内血管狭窄是我国导致缺血性卒中或短暂性脑缺血发作的主要原因。

【诊断要点】

诊断标准：①儿童发病者，多由于先天性的血管发育异常造成，中老年人发病主要是由于动脉硬化，常伴有促动脉硬化的危险因素如高血压、高血脂、糖尿病、肥胖、吸烟等，颈椎病也是颅内血管狭窄的诱发因素；②依据临床表现及辅助检查可以确诊。

【临床表现及并发症】

患者颅内血管的狭窄程度及有无临床症状，将颅内血管狭窄分为症状性狭窄及无症状性狭窄。

1. 无症状性狭窄 当颈内动脉、颅内动脉狭窄<70%，大脑中动脉、基底动脉狭窄<50%时，往往不会出现脑缺血等症状，通常是在体检时发现，称为无症状性狭窄。

2. 症状性狭窄 当颈内动脉、颅内动脉狭窄>70%，大脑中动脉、基底动脉狭窄>50%时，患者可出现脑部缺血的相应症状，常呈间歇性加重。有的患者感觉走路不对称，有的合并有吞咽困难。记忆力减退，注意力不集中，脑力劳动能力降低，感到工作学习都吃力。记忆力减退还表现为近事遗忘，但记忆力缺损不明显。这往往是颅内动脉狭窄的最早表现，提示大脑供血不足，影响了正常的脑力工作。晚期常表现为脑实质性精神症状和痴呆症候群，突出表现为记忆力缺损，近事、远事记忆均受损。计算、判断和理解力进行性减退，不能完成日常工作。思维活动缓慢，联想困难，甚至思维不连贯，有时出现妄想、幻觉，性格与情感改变，行为紊乱，自制力障碍等。

根据狭窄程度可分为三型：

Ⅰ型狭窄：狭窄血管供血区域缺血，出现相关区域缺血的临床表现。

Ⅱ型狭窄：狭窄引起的侧支血管供血区域缺血（盗血），狭窄血管供血区得到代偿，出现盗血综合征。

Ⅲ型狭窄：混合型。

【辅助检查】

1. 颅内动脉超声检查　颅内动脉超声检查是目前应用最广泛的检测颅内动脉狭窄的无创检测方法。不仅可以显示动脉的纵向剖面，还有助于评价颅内动脉的血流状况，评价颅内动脉狭窄程度。

2. CT血管造影　可作为颅内动脉超声检查的补充检查，当超声无法确诊时可选用。主要了解颅内动脉有无狭窄、钙化斑块及其程度、范围。

3. 磁共振血管造影　无需对比剂，是一种无创的检查方法。且观察范围明显比CTA大，可从主动脉弓至颅内脑血管。如不能确诊，尚可选用增强MRA，该方法明显优于常规MRA，速度更快、清晰度更高，成像质量与血管造影已非常接近。MR在颈动脉内支架植入术前、术后的对比不如CTA价值高。

4. 脑血管造影　是诊断脑血管狭窄的金标准，因为有创检查，故不作为首选方法，常在上述检查不能确诊时或怀疑颅内血管狭窄，要进行进一步治疗时才选用。可以动态、全面地观察脑血管的血流情况、变异情况、侧支代偿情况和Willis环的完整情况。

5. 血脂及血液流变学检查　血脂多高于正常，血液流变学检查对诊断和治疗有帮助。

【鉴别要点】

1. 神经衰弱　以脑和躯体功能衰弱为主，具有易感素质或性格特点，易于兴奋又易于疲劳，常伴有紧张、烦恼、易激惹等情绪症状及肌肉紧张性疼痛，睡眠障碍等。病程至少3个月，具有反复波动或迁延的特点，无相关的躯体疾病和脑器质性病变，也不是其他任何精神障碍的一部分。

2. 神经官能症　是一组非精神病功能性障碍。人格因素、心理社会因素是致病主要因素，但非应激障碍；具有精神和躯体两方面症状；神经症是可逆的，外因压力大时加重，反之症状减轻或消失；社会功能相对良好，自制力充分。经过仔细检查没有发现相应的、可以解释其症状的躯体疾病且精神因素在其发病及病情变化上有很大的影响。

3. 更年期综合征　是指妇女绝经前后出现性激素波动或减少所致的一系列以自主神经系统功能紊乱为主，伴有神经心理症状的一组症候群。根据患者病史如月经史、婚育史、绝经年龄等及妇科查体、激素测定、影像学检查等可以确诊。

【治疗要点】

对颅内动脉狭窄的治疗主要包括内科治疗、外科手术治疗和介入治疗。

1. 防治原发病　同颈内动脉狭窄。

2. 内科治疗　如果管腔狭窄小于50%时，可以服用药物治疗。

（1）阿司匹林（A）、丙丁酚（P）和他汀类（S）药物，这种疗法简称PAS疗法。阿司匹林50mg/次，1次/日，也可选用长效制剂；丙丁酚1g/日，每日早、晚餐时分服；辛伐他汀5～20mg/次，1次/日。

（2）扩张血管、改善脑微循环的药物，如罂粟碱30mg/次，3次/日，或肌注；或钙通道阻滞剂如尼莫地平40mg/次，3次/日。

（3）活化神经细胞药，如三磷酸腺苷20～40mg，可于辅酶A 100～200U，细胞色素C 30mg，加入葡萄糖液内静滴，1次/日；也可口服维生素C、B_6、B_2等。

3. 外科治疗及介入治疗　如果血管狭窄超过管径的50%，就需要做外科手术或者在狭窄的血管内放置血管支架使管腔扩大，从而达到治疗目的。

八、中枢神经系统感染性疾病

(一) 病毒性脑膜炎

病毒性脑膜炎（virus meningitis）均是指多种病毒引起的软脑膜和软脊膜急性炎症性疾病。患者有发热、头痛和典型的脑膜刺激征而脑脊液检查采用涂片及培养方法找不到细菌和真菌，病理形态学改变又和病毒感染相似。大多患者病程较短，并发症少，病程具有自限性。肠道病毒感染是病毒性脑膜炎最常见的病因，其次为腮腺炎病毒及淋巴细胞脉络丛脑膜炎病毒，少数为疱疹性病毒包括单纯疱疹病毒及水痘带状疱疹病毒。

【诊断要点】

诊断标准：①急性或亚急性起病；②病毒感染的全身症状和脑膜炎刺激症状，如发热、头痛、颈强直等；③脑脊液检查淋巴细胞轻度增高，糖、氯化物含量正常；④脑脊液病原学检查可以确诊。

【临床表现及并发症】

1. 通常急性或亚急性起病，或先有上感或前驱传染性疾病，各年龄段均可发病，但更常见于青少年。表现为剧烈头痛、发热、呕吐、颈项强直、典型的脑膜刺激征如Kernig征阳性，并有全身不适、咽痛、畏光、眩晕、精神萎靡、感觉异常、肌痛、腹痛及寒战等，一般很少有严重意识障碍和惊厥。部分患者可出现咽峡炎、视力模糊、斜视、复视、感觉障碍、共济失调、腱反射不对称和病理反射阳性。重者可出现昏睡等神经系统损害的症状。

2. 患者的年龄、免疫状态、病毒种类及亚型可以影响患者的临床表现，柯萨奇A5、9、16病毒和ECHO4、6、9、16、30病毒感染，皮肤典型损害为斑丘疹，皮疹可局限于面部、躯干或涉及四肢，包括手掌和足底部。柯萨奇B组病毒感染可有流行性肌痛（胸壁痛）和心肌炎。

3. 常见并发症

(1) 意识障碍，甚至去皮质状态等不同程度意识改变。

（2）颅压增高症状，若出现呼吸节律不规则或瞳孔不等大，要考虑颅内高压并发脑疝可能性。

（3）少数遗留癫痫、肢体瘫痪、智能发育迟缓等后遗症。

【辅助检查】

1. 血常规检查　白细胞计数正常或轻度升高。

2. 脑脊液检查　不具有特异性，外观无色透明，颅内压正常或稍高，白细胞轻至中度升高，蛋白轻度增加，糖正常，氯化物正常或偶可降低，涂片和培养无细菌发现。

3. 病毒学检查　包括细胞学检查、抗原检测、抗体检测及核酸检测。部分患儿脑脊液病毒培养及特异性抗体测试阳性，恢复期血清特异性抗体滴度高于急性期4倍以上有诊断价值；核酸检测灵敏度和特异度均较高，为临床上最重要的诊断方法。

4. 脑部 CT 或 MRI　一般无异常。

5. 脑电图　以弥散性或局限性异常慢波背景活动为特征，少数伴有棘波、棘慢综合波。慢波背景活动只能提示异常脑功能，不能证实病毒感染性质。某些患者脑电图也可正常。

【鉴别要点】

1. 颅内其他病原感染　主要根据脑脊液外观、常规、生化和病原学检查，与化脓性，结核性，隐球菌脑膜炎鉴别。化脓性脑膜炎多呈暴发性或急性起病，全身感染症状严重，颅内压增高和脑膜刺激征明显，可有脑实质受累情况。结核性脑膜炎多起病隐匿，可有低热、盗汗等结核中毒症状。隐球菌性脑膜炎表现为间歇性剧烈头痛，脑神经多受累。

2. Reye 综合征　因急性脑病表现和脑脊液无明显异常使两病易相混淆，但依据 Reye 综合征无黄疸而肝功明显异常，起病后 3~5 天病情不再进展，有的患者血糖降低等特点，可与病毒性脑膜炎或脑炎鉴别。

【治疗要点】

一般病程比较良性，预后较好。主要是对症支持治疗和防治并发症。

1. 对症支持治疗　高温可采用物理降温，惊厥者可选用抗惊厥药物，头痛可采用甘露醇或呋塞米减轻脑水肿降低颅内压，必要时可选用止痛药，加强营养及维持水电解质平衡。

2. 药物治疗　当考虑单纯疱疹病毒或水痘带状疱疹病毒感染者，应及时应用抗病毒制剂。静脉滴注阿昔洛韦，每次 5～10mg/kg，每 8 小时 1 次，或更昔洛韦，每次 5mg/kg，每 12 小时 1 次。两种药物均需连用 10～14 天。由柯萨奇或埃可病毒所致者，一般采用激素地塞米松（氟美松）静脉滴注以控制炎性反应，成人剂量为 15mg/d，儿童酌减。

（二）化脓性脑膜炎

化脓性脑膜炎（purulent meningitis，简称化脑），是由化脓性细菌感染引起的急性脑和脊髓的软脑膜、蛛网膜、脑脊液及脑室的急性炎症反应，脑及脊髓表面可轻度受累，是严重的颅内感染之一，常与化脓性脑炎或脑脓肿同时存在，小儿尤其是婴幼儿常见，但成人亦可发病。化脓性脑膜炎最常见的致病菌是脑膜炎双球菌、肺炎双球菌及流行性感冒嗜血杆菌 B 型，其中脑膜炎双球菌引起者最多见，可以发生流行，临床表现有其特殊性，称流行性脑脊髓膜炎（meningococcal meningitis，简称为流脑）。

【诊断要点】

诊断标准：①急性起病，常表现为高热、头痛、呕吐、抽搐、意识障碍，脑膜刺激征阳性；②脑脊液外观、常规、生化等可协助诊断；③确诊须有病原学检查，包括细菌涂片检出病原菌、血细菌培养阳性等。

【临床表现及并发症】

各种细菌所致化脑的临床表现大致相仿，可归纳为感染、颅压增高及脑膜刺激症状。其临床表现在很大程度上取决于患儿的年龄，年长儿与成人的临床表现相似，婴幼儿症状一般较隐匿或不典型。

1. 多呈暴发性或急性起病，病前可有上呼吸道感染史。

2. 成人与儿童急性期常表现为高热寒战、烦躁不安、全身抽搐、颅内压增高症状（剧烈头痛、呕吐、意识障碍）、脑膜炎刺激征阳性（颈项强直、Kernig 征或 Brudzinski）等。

3. 婴幼儿期起病急缓不一。由于前囟尚未闭合，骨缝可以裂开，而使颅内压增高及脑膜刺激症状出现较晚，临床表现不典型。常有高热、易激惹、嗜睡、呼吸困难、黄疸等，进而可有抽搐、角弓反张及呼吸暂停等，而神经系统表现甚少，往往在发生惊厥后才引起家长注意和就诊。前囟饱满、布氏征阳性是重要体征，有时皮肤划痕试验阳性。新生儿特别是未成熟儿的临床表现显然不同，起病隐匿，常缺乏典型症状和体征，较常见的情况是出生时婴儿正常，数日后出现肌张力低下、少动、哭声微弱、吸吮力差、拒食、呕吐、黄疸、发绀、呼吸不规则等非特异性症状，发热或有或无，甚至体温不升。查体仅见前囟张力增高，而少有其他脑膜刺激征。唯有腰穿检查脑脊液才能确诊。

4. 肺炎球菌和流感嗜血杆菌感染可在早期出现以皮层为主的局部症候群，表现为持续性脑局部损害和难以控制的痫性发作。病程稍晚可有脑神经障碍，以眼球运动障碍多见，在肺炎球菌脑膜炎的患者中发生率最高。

5. 其他症状 在脑膜炎流行期间，如病程进展快，起病时伴有皮肤黏膜淤点或淤斑，并迅速扩大，且发生休克，应考虑球菌脑膜炎。

6. 并发症 化脓性脑膜炎在病程中可发生多种颅内并发症。

（1）硬膜下积液，多见于 2 岁以下婴儿。

（2）硬膜下积脓常见于青年、成年人，通常伴鼻窦炎或耳源性感染，患者常有发热、痫性发作、局限性神经体征。

（3）脑积水、脑脓肿、静脉窦血栓形成和脑梗死较为少见，同时还可出现全身性并发症，如 DIC，细菌性心内膜炎，肺炎及化脓性关节炎等。

【辅助检查】

1. 血常规 周围血白细胞计数明显增高，中性粒细胞升高更为明显，可出现不成熟细胞。

2. 脑脊液检查 压力增高，外观浑浊或呈脓性，细胞数可达 $10 \times 10^6/L$ 以上，以中性粒细胞升高为主可占白细胞总数的 90% 以上，蛋白质升高，糖、氯化物明显降低，乳酸升高。抗菌治疗前，脑脊液涂片染色镜检，约半数患者的白细胞内可见致病细菌。

3. 细菌培养 在抗菌药物治疗前取脑脊液或血进行细菌培养及药物敏感试验。

4. 病原学检查 常用聚合酶链反应、免疫荧光试验、酶联免疫吸附试验、乳胶凝集试验等。

5. 血电解质、血糖、尿素氮、尿常规可协助诊断。

6. 脑电图 可出现弥散性慢波，无特异性表现。

7. X 线 化脓性脑膜炎患者可发现肺炎病灶或脓肿，颅脑和鼻窦平片可发现颅骨骨髓炎、鼻旁窦炎、乳突炎，但以上病变 CT 检查更清楚。

8. CT、MRI 检查 病变早期 CT 或颅脑 MRI 检查可正常，有神经系统并发症时可见脑室扩大、脑沟变窄、脑肿胀、脑膜移位等异常表现。增强 MR 扫描对诊断脑膜炎比增强 CT 扫描敏感。增强 MR 扫描时能显示脑膜渗出和皮质反应。

【鉴别要点】

需要与颅内其他病原感染如病毒性，结核性，隐球菌脑膜炎鉴别，主要根据脑脊液外观、常规、生化和病原学检查，详见病毒性脑膜炎鉴别要点。

【治疗要点】

化脓性脑膜炎的治疗包括病原学检查和对症支持治疗，化脓性脑膜炎是内科急症，治疗首先应在维持血压、纠正休克基础上，根据年龄、季节特点，有针对性地选择易透过血-脑屏障的有效抗生素，然后根据细菌培养和药敏实验结果调整抗菌药物。

1. 抗菌治疗　应及早使用抗生素。

（1）病原菌未确定时，尤其婴幼儿，应先按病原未明的化脑治疗，待明确病原菌之后，再更改药物。目前多主张选用第三代头孢如头孢曲松、头孢噻肟或头孢呋辛，头孢曲松 4g/日，12 小时 1 次，治疗至少 7 日，头孢噻肟 8~12g/日，4 或 6 小时 1 次。经脑脊液检查初步确诊后，应尽快由静脉给予适当、足量的抗生素，以杀菌药物为佳。

（2）年长儿童和成人一般应先考虑系脑膜炎双球菌所致，如有瘀点、瘀斑则更可疑，成人 2000 万~2400 万 U/日，年长儿可用青霉素 40 万 U/kg，分次静脉滴注，对青霉素严重过敏或先前已用过头孢菌素者，选择氯霉素较为合适。

（3）对于新生儿，其致病菌可能为无乳链球菌、大肠埃希杆菌和单核细胞增多性利斯特菌，首选氨苄西林加头孢曲松或头孢噻肟。

（4）保证药物在脑脊液中达到有效浓度，首先应选用易于透过血-脑屏障的药物，使脑脊液中抗生素浓度超过抑菌浓度 10 倍以上，并要注意给药方法及用药剂量。使用抗生素药物的时间一般为 10~14 天。无并发症者早期给予适当治疗，可在 1 至数天内清除脑脊液中的病原菌，有并发症者相应延长。

（5）化脓性脑膜炎预后与治疗密切相关，故应严格掌握停药指征，即在完成疗程时症状消失、退热一周以上，脑脊液细胞数数少于 $20 \times 10^6/L$，均为单核细胞，蛋白及糖量恢复正常。一般情况下，完全达到这些标准，少需 8~10 天，多则需 1 月以上，平均 2~3 周左右。

2. 激素治疗　在应用抗生素的同时，对于儿童患者可加用地塞米松 0.6mg/(kg·d)，成人 10~20mg/日，静脉滴注，连用 3~5 天。

3. 对症支持治疗　频繁惊厥必须控制，可采用地西泮、水合氯醛、苯巴比妥等药物抗惊厥；可给予甘露醇降低颅内压；纠正水电解质紊乱。

（三）结核性脑膜炎

结核性脑膜炎（tuberculous meningitis，TBM）是由结核杆菌引起的脑膜和脊膜的非化脓性炎性疾病，是结核病中最严重的肺外结核病，常在初染结核 1 年内发生，尤其在初染结核 3～6 个月内发病最高，可伴或不伴全身结核如粟粒性肺结核、淋巴结核、骨关节结核等，好发于儿童和青年人，冬春季多见。由于卡介苗的广泛接种及结核病防治工作的开展，其发病率已明显减少。

【诊断要点】

诊断标准：①患者有结核史及结核接触史，故应详细询问，密切接触史及 BCG 接种史；②急性或亚急性起病，慢性迁延性病程，出现头痛、呕吐等颅内压增高症状和脑膜刺激征阳性；③脑脊液检查可协助诊断，脑脊液抗酸涂片、结核分枝杆菌培养和 PCR 检查有助于确诊。

【临床表现及并发症】

多起病隐匿，慢性病程，也可急性或亚急性起病，可缺乏结核接触史，病程较长，症状往往轻重不一。

1. 主要表现

（1）结核中毒症状：低热、盗汗、食欲减退、全身乏力、精神萎靡不振等。婴幼儿常急性起病，主要表现为结核中毒症状，表现为高热、惊厥、食欲减退、消瘦、烦躁、睡眠不安、性情及精神状态改变等。

（2）颅内压增高症状：早期多为轻、中度增高，通常持续 1～2 周，可表现为头痛、恶心、呕吐、视神经盘水肿等，晚期出现完全性或不完全性梗阻性脑积水，颅内压多明显升高，严重时出现去脑强直发作或去皮质状态。婴幼儿由于前囟闭合较晚，常不出现明显的颅内压增高症状，多表现为前囟饱满。

（3）脑膜刺激征阳性：可表现为头痛、颈强直、

Kernig 征及 Brudzinski 征阳性。

2. 其他症状

（1）脑神经受损：常累及动眼、外展、滑车、面和视神经等，单侧或双侧均可受累，可表现为视力减退、复视和面神经麻痹。

（2）脑实质损害：如未能早期及时治疗，可出现严重的脑实质损害，如精神萎靡、谵妄、妄想、癫痫、昏迷、偏瘫、交叉瘫等。婴幼儿早期出现脑实质损害症状时常表现为舞蹈症或精神障碍。

【辅助检查】

1. 血常规　白细胞计数正常或轻度升高，部分患者血沉增快。

2. 结核菌素试验　对可疑为本病的患者应早做结核菌素试验，阳性反应对诊断有协助作用，但结脑患者对结核菌素试验反应有时较弱。

3. 脑脊液检查　压力升高，外观无色透明或呈毛玻璃状，静置后可见白色纤维薄膜形成，该膜抗酸染色直接涂片较易发现结核杆菌，淋巴细胞显著增多，蛋白含量轻、中度升高，氯化物及糖多降低。典型的脑脊液检查可协助诊断。脑脊液抗酸染色涂片阳性和脑脊液培养出结核杆菌可确诊。早期采用聚合酶链反应（PCR）检测脑脊液中结核杆菌的 DNA 也可确诊。

4. X 线检查　临床疑诊结核性脑膜炎患者应行胸部 X 线检查，可发现肺结核病灶，但对活动期病灶显示不如胸部 CT。

5. CT、MRI 检查　可显示基底池、皮质脑膜、脑实质多灶的对比增强和脑积水。

6. 脑电图检查　急性期绝大多数脑电图异常，表现为弥散性 δ 波及 θ 波慢活动，不对称，可见不对称偶发尖式棘波；重度异常时可见明显不对称，多发尖、棘、尖-慢、棘-慢等病理波，但脑电图的改变无特异性，仅可作为临床的辅助诊断，而对病原的鉴别诊断方面意义不大，而对随访治疗效果，判断预后及后遗症有帮助。

【鉴别要点】

1. 需要与颅内其他病原感染如病毒性、化脓性，隐球菌脑膜炎鉴别，主要根据脑脊液外观、常规、生化和病原学检查，详见病毒性脑膜炎鉴别要点。

2. 脑脓肿 多有中耳炎或头部外伤史，有时继发于脓毒败血症，常伴先天性心脏病，除脑膜炎及颅压高症状外，往往有局灶性脑征，脑脊液改变在未继发化脓性脑膜炎时，细胞数可从正常到数百，多数为淋巴细胞，糖及氯化物多正常，蛋白正常或增高，鉴别诊断困难时可借助于超声波、脑电图、脑 CT 及脑血管造影等检查。

3. 脑膜癌病 是指恶性肿瘤弥散性或多灶性软脑膜播散或浸润，临床表现为脑、脑神经和脊髓受损的症状，为中枢神经系统转移瘤的一种特殊分布类型，是恶性肿瘤致死的重要原因之一。其早期临床表现类似脑膜炎，但病理解剖并无炎症，而是癌细胞浸润，称之为癌性脑膜炎。通过全面检查发现颅外的癌性病灶有助于脑膜癌病的诊断。

【治疗要点】

结核性脑膜炎患者的治疗是综合性、系统性的，包括一般治疗、药物治疗、对症治疗等。

1. 一般疗法 早期病例即应住院治疗，隔离，卧床休息，供应营养丰富的含高维生素（A、D、C）和高蛋白食物，注意口腔护理、皮肤护理，预防皮肤褥疮，昏迷者鼻饲，如能吞咽，可试喂食，注意变化体位、翻身、拍背，防止肺部坠积性肺炎。

2. 药物治疗 抗结核治疗的原则是早期、足量、联合、长期用药。一线抗结核药物三联或四联疗法：异烟肼、利福平、吡嗪酰胺或异烟肼、利福平、吡嗪酰胺、链霉素。

（1）异烟肼：可抑制结核杆菌 DNA 合成，对细菌内外、静止期或生长期的结核杆菌均有杀灭作用。用法：$10 \sim 20mg/(kg \cdot d)$，最大量不超过 600mg/日，一次顿服，疗程 1～2 年。异烟肼口服或静脉滴注的同时，为防止出现多发性周围神经病等毒副作用应给予维生素 B_6。单独应用易产生耐药性。

（2）利福平：可干扰 mRNA 的合成，抑制细菌的生长繁殖，对细胞内外结核杆菌均有杀灭作用。用法：$10 \sim 20mg/(kg \cdot d)$，最大量不超过 450mg/d，一次顿服，疗程 6～9 个月，必要时 1 年。

（3）吡嗪酰胺：在酸性环境中对细胞内结核杆菌具有杀灭作用，对细胞外细菌无效。用法：$20 \sim 30mg/(kg \cdot d)$，口服，3 次/d，每天最大量不超过 1500mg，疗程 2～3 个月。

（4）链霉素：仅对吞噬细胞外的结核杆菌具有杀灭作用，为半效杀菌药。用法：$20 \sim 30mg/(kg \cdot d)$，每天肌注 1 次，最大量不超过每天 750mg，1～2 个月后根据病情改为隔天 1 次，1～2 个月；链霉素可导致听力及前庭功能损害，一般肌内注射不超过 2 个月。总疗程 3～6 个月。

（5）乙酰丁醇：通过抑制细菌 RNA 合成而抑制结核杆菌的生长。用法：成人 $15 \sim 20mg/(kg \cdot d)$，一次顿服，每天最大量不超过 750mg，疗程为 2～3 个月。

（6）糖皮质激素：由于激素有抗感染、抗过敏、抗毒和抗纤维性变的作用，可使中毒症状及脑膜刺激症状迅速消失，降低颅压及减轻和防止脑积水，故为配合抗结核药物的有效辅助疗法，但剂量和疗程要适中。适用于较严重的患者以控制炎性反应和脑膜粘连。常用强的松或强的松龙 $1.5 \sim 2mg/(kg \cdot d)$，最大量不超过 45mg/d；氢化可的松在急性期可静滴 1 疗程 1～2 周，剂量 5mg/$(kg \cdot d)$，激素于用药 4～6 周后缓慢减量，根据病情在 2～3 个月内减完。

3. 对症治疗　对颅内压增高者应用 20% 甘露醇，剂量为 $1 \sim 1.5g/(kg \cdot 次)$，于 30 分钟内快速静脉注入，必要时可 2～3 次/d；高热者可用物理降温；可用谷氨酸、复合维生素 B、维生素 B_{12} 及大量维生素 C 等改善神经系统代谢过程；注意维持水电解质平衡。

（张国芬）

第四节　内分泌系统疾病

一、糖尿病

糖尿病（diabetes mellitus，DM）是一组由多病因引起的以慢性高血糖为特征的代谢性疾病，是由于胰岛素分泌和（或）作用缺陷引起的。糖尿病是常见病、多发病，严重危害人类健康。长期碳水化合物以及脂肪、蛋白质代谢紊乱可引起多系统损害，导致眼、肾、神经、心脏、血管等组织器官发生慢性进行性病变、功能减退及衰竭；病情严重或应激时可发生急性严重代谢紊乱，如糖尿病酮症酸中毒（DKA）和高渗高血糖综合征。

目前根据 WHO 糖尿病专家委员会的分型标准分为四型：1 型糖尿病（T1DM）、2 型糖尿病（T2DM）、其他特殊类型糖尿病和妊娠糖尿病（GDM）。糖尿病的病因和发病机制极其复杂，至今尚不明确。总体而言，遗传因素和环境因素共同参与其发病。

【诊断要点】

1. 临床表现　常见症状为"三多一少"，即多尿、多饮、多食、体重下降，常伴有乏力。也可出现皮肤瘙痒，尤其是外阴瘙痒。

（1）1 型糖尿病：青少年起病，一般发病年龄 < 30 岁，发病急重，"三多一少"症状明显，消瘦，易发生酮症及酮症酸中毒。血中胰岛素水平降低，胰岛细胞抗体（ICA）阳性。谷氨酸脱羧酶抗体（GAD）阳性。

（2）2 型糖尿病：发病年龄 > 35 岁，70% ~ 80% 伴有肥胖，起病隐匿，开始无明显症状，可分为无症状期和症状期。无症状期长短不定，多经查体发现。有的患者以反应性低血糖为首发表现，不易发生酮症，血中胰岛素水平可以正常或偏高，少数下降。

2. 实验室检查

（1）1 型糖尿病：①空腹血糖 ≥ 7.0mmol/L 或随机

血糖≥11.1mmol/L；②尿糖阳性，尿酮体阳性；③空腹胰岛素正常值5～20mU/L，进食后增加不超过10倍，空腹C肽<400pmol/L，进食后不超过6倍；④免疫学检查：ICA、GADA、胰岛素自身抗体（IAA）等均多呈阳性；⑤HLA型别：HLD-DQ、DR呈阳性相关。

（2）2型糖尿病：①空腹血糖≥7.0mmol/L或随机血糖≥11.1mmol/L，或口服葡萄糖耐量试验时餐后2小时血糖≥11.1mmol/L；②尿糖多为阳性；③空腹胰岛素值往往高于5mU/L，进食后增加5～10倍甚至10倍以上，空腹C肽≥400pmol/L，进食后增加等于或多于5倍以上，或高峰值后移，亦可正常或减低。

【鉴别要点】

1. 餐后糖尿　摄食大量糖类食物后，或因吸收太快，血糖浓度升高暂时超过肾糖阈而发生糖尿，但空腹血糖及糖耐量试验正常。

2. 饥饿性糖尿　当长时间饥饿后，突然进食大量糖类食物，可产生糖尿及葡萄糖耐量异常，鉴别时需要注意分析病情，注意饮食史、进食总量，3日后复查葡萄糖耐量试验。

3. 肾性糖尿　由于肾糖阈降低所致，尿糖阳性，但血糖及口服糖耐量试验正常可区分。

4. 应激性糖尿　脑出血、大量消化道出血、颅骨骨折、窒息等急性应激状态可出现糖耐量异常、一过性血糖升高、尿糖阳性，应激后可恢复正常。

【治疗要点】

糖尿病的治疗目标是控制高血糖，防治或延缓并发症的发生。要强调早期诊断、规范化长期综合治疗和治疗措施个体化的原则。包括健康教育、饮食治疗、运动治疗、合理用药及自我监测。

1. 健康教育　是决定糖尿病管理成败的关键。每位患者均应接受全面的糖尿病教育，了解糖尿病的基础知识和治疗控制要求，学会做血糖、尿糖测定、掌握饮食治疗的具体措施、使用降血糖药物的注意事项等。

2. 饮食治疗 是基础治疗。其主要目标是：纠正代谢紊乱、达到良好的代谢控制、减少 CVD 的危险因素、提供最佳营养、减缓 β 细胞功能障碍的进展。

（1）制定总热量 首先根据患者性别、年龄和身高计算理想体重：理想体重（kg）= 身高（cm）- 105，然后根据理想体重、工作性质计算每日所需总热量。

成人休息状态每日给予热量 20～25kcal/kg；轻体力劳动 25～30kcal/kg，中体力劳动 30～35kcal/kg，重体力劳动 >35kcal/kg。儿童、孕妇、消瘦或伴有消耗性疾病者均应酌情增加，肥胖者酌减。

（2）糖类：每日可进食 200～350g，所供热量占总热量的 55%～60%。

（3）蛋白质：每日每千克体重 1g，孕妇、乳母、营养不良及合并感染提高至 1.2～1.5g/kg。

（4）脂肪：每日每千克体重 0.6～1.0g，总量 50～60g，肥胖者每日 <40g，并尽量少吃动物脑髓、鱼子、蛋黄、肥肉及动物内脏等。

（5）三餐热量的分配：为 1/5、2/5、2/5 或 1/3、1/3、1/3，前一分配比例使用较多。

3. 运动治疗 原则是根据年龄、性别、体力情况、病情轻重及有无并发症等不同条件，进行个体化循序渐进的适当运动，长期坚持。

（1）最好的时间宜在餐后 0.5～1 小时之后，避免空腹锻炼，容易造成低血糖。

（2）锻炼时，应随身携带少量食品，如点心、糖块，一旦出现低血糖可立即进食，得以自我保护。

4. 药物治疗 口服降糖药物主要有磺酰脲类、格列奈类、双胍类、噻唑烷二酮类、α-葡萄糖苷酶抑制剂和二肽基肽酶Ⅳ抑制剂（DPP-Ⅳ抑制剂）。注射制剂有胰岛素及胰岛素类似物和胰高血糖素样肽-1 受体激动剂（GLP-1 受体激动剂）。

4

（1）口服降糖药

磺酰脲类

适应证：新诊断的 2 型糖尿病非肥胖患者、饮食和运动治疗血糖控制不理想时。

禁忌证：1 型糖尿病，2 型糖尿病合并严重感染、酮症酸中毒、高渗性昏迷、大手术、妊娠期、伴有严重肝肾功能不全者。

药物种类

格列本脲（优降糖）1.25～10mg，每日 1～2 次，餐前半小时服

格列齐特（达美康）40～160mg，每日 1～2 次，餐前半小时服

格列吡嗪（美吡达）2.5～15mg，每日 1～2 次，餐前半小时服

格列美脲（亚莫利）1～2mg，每日 1 次，口服

格列奈类

适应证和禁忌证同磺酰脲类。

药物种类

瑞格列奈（诺和龙）0.5～2mg，每日 3 次，三餐前 10～15 分钟口服

那格列奈（唐力）60～120mg，每日 3 次，三餐前 10～15 分钟口服

双胍类

适应证：2 型糖尿病的一线治疗，可单用或联合其他药物，对于 1 型糖尿病，与胰岛素合用有可能减少胰岛素用量和血糖波动。

禁忌证：肾功能不全、肝功能不全、缺氧、高热患者禁忌，慢性胃肠病、慢性营养不良不宜使用，2 型糖尿病合并急性严重代谢紊乱、严重感染、缺氧、外伤、大手术、孕妇和哺乳期妇女等。

药物种类

二甲双胍类：盐酸二甲双胍及二甲双胍肠溶片，每片 250mg，最大剂量 1500mg/d；盐酸二甲双胍，每片

500～850mg，最大剂量1500～2000mg/d。在进餐前、餐中或餐后服用。

苯乙双胍：50～150mg/d，分2～3次口服，此药现已少用。

噻唑烷二酮类

适应证：可单独或与其他降糖药物合用治疗2型糖尿病，尤其是肥胖、胰岛素抵抗明显者。

禁忌证：不宜用于1型糖尿病、孕妇、哺乳期患者和儿童。心力衰竭、活动性肝病、严重骨质疏松和骨折病史的患者禁用。

药物种类

罗格列酮：4～8mg/d，每日1次或分2次口服。

吡格列酮：15～30mg/d，每日1次口服。

此类药物可使少部分人发生水钠潴留，心功能Ⅲ级以上者禁用。

α-葡萄糖苷酶抑制剂

适应证：以碳水化合物为主要食物成分，或空腹血糖正常而餐后血糖明显升高者。

禁忌证：肝肾功能不全者慎用，不宜用于胃肠功能紊乱者、孕妇、哺乳期妇女和儿童。

药物种类

阿卡波糖（拜糖平）每片50mg，最大剂量300mg/d，随进餐第一口嚼服；伏格列波糖（倍欣）每片0.2mg，最大剂量1.2mg/d，餐前服用。此类药物对降低餐后血糖效果好。

（2）注射制剂

胰岛素治疗

适应证与不良反应：1型糖尿病；2型糖尿病；口服降糖药物效果不良；各种严重的糖尿病急性或慢性并发症；手术、妊娠和分娩；新发病且与1型糖尿病鉴别困难的消瘦糖尿病患者；新诊断的2型糖尿病伴有明显高血糖或在病程中无明显诱因出现体重显著下降者；2型糖尿病β细胞功能明显减退者；某些特殊类型糖尿病。

4

不良反应：主要有低血糖反应和过敏反应。

已在国内上市的胰岛素和胰岛素类似物制剂的特点如下表（表4-4-1）：

表 4-4-1　胰岛素和胰岛素类似物制剂的特点

胰岛素制剂	起效时间	峰值时间	作用持续时间
胰岛素			
短效（RI）	15～60min	2～4h	5～8h
中效（DPH）	2.5～3h	5～7h	13～16h
长效（PZI）	3～4h	8～10h	长达20h
预混（HI30R，HI70/30）	0.5h	2～12h	14～24h
预混（50R）	0.5h	2～3h	10～24h
胰岛素类似物			
速效（门冬胰岛素）	10～15min	1～2h	4～6h
速效（赖脯胰岛素）	10～15min	1.0～1.5h	4～5h
长效（甘精胰岛素）	2～3h	无峰	长达30h
长效（地特胰岛素）	3～4h	3～14h	长达24h
预混（预混门冬胰岛素30）	10～20min	1～4h	14～24h
预混（预混赖脯胰岛素25）	15min	30～70min	16～24h
预混（预混赖脯胰岛素50）	15min	30～70min	16～24h

DPP-Ⅳ抑制剂和 GLP-1 受体激动剂

DPP-Ⅳ抑制剂

艾塞那肽：起始剂量 5μg，每日 2 次，于早晚餐前60 分钟内给药。

利拉鲁肽：起始剂量每天 0.6mg，至少 1 周后，剂量应增加至每天 1.2mg，每日注射 1 次，可在任意时间注射，推荐每天同一时间使用。

GLP-1 受体激动剂

西格列汀：100mg，每日 1 次。

沙格列汀：5mg，每日 1 次。

维格列汀：50mg，每日 1～2 次。

5. 自我监测　包括血糖和尿糖，以及体重、血压、饮食用量和用药情况的记录。必要时可做尿酮体。

【注意要点】

1. 2 型糖尿病的首发症状是多种多样的，除了多饮、多尿、多食外，疲乏无力、视力下降，皮肤易生疖、痈，肢体出现麻木、疼痛，女性患者的外阴瘙痒等都可为首发症状。此外，不少患者可先发生心脑血管疾病或在手术外伤后才发现高血糖，这些临床症状表明糖尿病早已存在。

2. 由于 2 型糖尿病不易早期发现，应当在社区早防早治，对于高危人群宜每年检查血糖 1 次，必要时做口服葡萄糖耐量试验。

3. 糖尿病治疗必须要有耐心和决心，并始终注意防治并发症，一旦出现严重并发症，须及时与家属沟通，及时转院。

4. 做好糖尿病的三级预防。一级预防：树立正确的进食观和合理的生活方式，最大限度减少发病率；二级预防：定期监测血糖，尽早发现无症状的糖尿病；三级预防：预防和延缓并发症的发生和发展，以减少其伤残和死亡率。

二、甲状腺功能亢进

甲状腺功能亢进简称甲亢，是指由多种病因引起的甲状腺功能增强、甲状腺激素分泌过多的临床综合征，最常见的原因为弥散性毒性甲状腺肿（Graves 病，简称 GD）。该病是在遗传易感的基础上，由环境因素参与的器官特异性自身免疫疾病，发病年龄以 20～40 岁为多，男女比例约1:6。典型病例高代谢症候群、甲状腺肿和眼征均较明显，但轻型及不典型病例日益增多。

【诊断要点】

1. 甲状腺激素（T3、T4）分泌过多表现

（1）高代谢综合征：怕热多汗，皮肤潮湿，多食善饥，体重显著下降等。

（2）精神神经系统：烦躁易怒，紧张焦虑，失眠不安，可有手和眼睑震颤，少数表现为淡漠。

（3）心血管系统：心悸气短，体征有：①窦性心动过速（100～120次/min）；②心尖部第一心音亢进；③心律失常，尤以房颤多见；④收缩压升高，舒张压降低，脉压增大，可出现周围血管征；⑤合并甲亢性心脏病可出现心脏增大、心力衰竭。

（4）消化系统：稀便，排便次数增多，重者有肝大、肝功能异常。

（5）肌肉骨骼系统：主要是甲亢周期性瘫痪，多见于青年男性，病变主要累及下肢，伴有低钾血症，甲亢控制后可自愈。少数患者发生甲亢性肌病，肌无力多累及近侧肌群。另有1%GD伴发重症肌无力。

（6）造血系统：可有轻度贫血，外周血白细胞总数减低，而淋巴细胞比例增高。

（7）生殖系统：女性月经减少或闭经，男性阳痿，偶有乳腺发育。

2. 甲状腺肿大 大多数患者甲状腺呈弥散性肿大，质地不等，无压痛，可触及震颤，闻及血管杂音，少数病例甲状腺不肿大。

3. 眼征

GD的眼部表现分为两类，一类为单纯性突眼，另一类为浸润性眼征，亦称为Graves眼病。表现为眼球突出，睑裂增宽，瞬目减少，辐辏运动减弱，眼内异物感，胀痛，畏光流泪，复视，视力下降，眼睑不能闭合，角膜溃疡甚至失明。

4. 特殊临床表现 甲亢危象、甲亢性心肌病、淡漠型

甲亢、T_3 型甲亢、妊娠期甲亢等。

5. 实验室检查

（1）甲状腺激素包括 FT_3、FT_4、TT_3、TT_4 增高，TSH 降低。

（2）甲状腺 ^{131}I 摄碘率测定：正常人 3h 及 24h 分别为 5% ~ 25% 和 20% ~ 45%，高峰在 24h 出现。甲亢：3h > 25%，24h > 45%，高峰前移。妊娠及哺乳期禁用。

（3）甲状腺抗体测定：TSAb（受体刺激性抗体）阳性率可达 85% ~ 100%，有早期诊断意义，对判断病情活动及是否复发亦有价值。有临床表现，FT_3、FT_4（或 TT_3、TT_4）增高，TSH 明显降低者，即可诊断为甲亢；仅 FT_3、TT_3 增高而 FT_4、TT_4 正常者可考虑为 T_3 型甲亢，仅有 FT_4 或 TT_4 增高而 FT_3、TT_3 正常者考虑为 T_4 型甲亢。FT_3、FT_4 正常，而 TSH 降低者可诊断为亚临床甲亢。

【鉴别要点】

1. 单纯性甲状腺肿 无甲亢症状，甲状腺摄 ^{131}I 率可增高，但无高峰前移。FT_3、FT_4、TSH 正常。

2. 眶内肿瘤 也可出现单侧突眼，CT 检查和 T_3、T_4 水平有助于鉴别。

此外，腹泻者需与肠道疾病鉴别；消瘦者应与恶性肿瘤鉴别；心律失常需与风湿性心脏病、冠心病等鉴别。

【治疗要点】

1. 一般治疗适当休息，补充足够的热量和 B 族维生素。

2. 抗甲状腺药物治疗（ATD）是甲亢的基础治疗，分为硫脲类和咪唑类，常用药物有丙硫氧嘧啶（PTU）、甲巯咪唑（MMI）。妊娠早期（1 ~ 3 月）和甲亢危象首选 PTU。

（1）适应证：①甲状腺轻、中度肿大；②孕妇、高龄或由于其他严重疾病不适宜手术者；③手术前和 ^{131}I 治疗前的准备；④手术后复发且不适宜 ^{131}I 治疗者。

（2）剂量与疗程：①治疗期：MMI 每次 10～20mg，每日 1 次，或 PTU 每次 50～150mg，每日 2～3 次，每 4 周复查甲状腺激素水平；②维持期：当甲状腺激素达到正常后减量，维持剂量 MMI 每次 5～10mg，每日 1 次，或 PTU 每次 50mg，每日 2～3 次，维持时间 12～18 个月，每 2 个月复查甲状腺激素水平。治疗期间不主张用左甲状腺素片。

（3）不良反应：①粒细胞减少：主要发生在治疗后的 2～3 月内，外周血白细胞低于 3×10^9/L 或中性粒细胞低于 1.5×10^9/L 时应当停药。甲亢本身也可引起白细胞减少，治疗前和治疗期间应定期监测血象；②中毒性肝病：多在用药后 3 周发生，表现为变态反应性肝炎，转氨酶升高，严重者发生暴发性肝坏死。甲亢本身也可引起肝功能异常，需与 ATD 副作用区别；③皮疹；④血管炎。

3. 放射性 ^{131}I 治疗

（1）适应证和禁忌证：①甲状腺肿大 Ⅱ 度以上；②对 ATD 过敏；③ATD 治疗或者手术治疗后复发；④甲亢合并心脏病；⑤甲亢伴白细胞减少、血小板减少或全血细胞减少；⑥甲亢合并肝肾等脏器功能损害；⑦拒绝手术治疗或者有手术禁忌证；⑧浸润性突眼。

（2）并发症：甲状腺功能减退是 ^{131}I 治疗不可避免的结果。其次可引起放射性甲状腺炎和诱发甲亢危象。

4. 手术治疗

（1）适应证：①甲状腺显著肿大，有压迫症状；②胸骨后甲状腺肿；③中、重度甲亢长期服药无效或停药复发；④结节性甲状腺肿伴甲亢；⑤ATD 治疗无效或过敏的妊娠患者，手术需在妊娠中期（4～6 个月）进行。

（2）禁忌证：①重度活动性眼病；②合并较重心脏、肝、肾等疾病，不能耐受手术；③妊娠早期（1～3 个月）和晚期（7～9 个月）。

5. 其他治疗

（1）碘剂：甲亢患者应减少碘的摄入，忌用含碘药物和含碘造影剂。复方碘化钠溶液仅在手术前和甲亢危象时应用。

（2）β受体阻滞剂：可较快控制甲亢的症状，阻断外周组织 T_4 向 T_3 的转化，主要用于治疗初期、甲亢危象和手术前，通常应用普萘洛尔，每次 10~40mg，每日 3~4 次，支气管哮喘患者禁用，可选用 β1 受体阻滞剂如美托洛尔、阿替洛尔。

6. 甲亢危象处理如患者突然出现高热（40℃以上）、心率大于 140 次/min，烦躁或谵妄、大汗，应考虑为甲亢危象。处理措施包括诱因治疗、PTU、复发碘化钠、β受体阻滞剂、糖皮质激素、物理降温，必要时血液透析或腹膜透析。

【注意要点】

1. 避免过度劳累及焦虑，保持情绪平稳。

2. 适当少吃海鲜、紫菜等含碘丰富的食物，以避免高碘甲亢。

三、甲状腺功能减退

甲状腺功能减退简称甲减，是由各种原因导致的甲状腺激素降低或甲状腺激素抵抗引起的临床综合征。主要表现为全身低代谢状态，黏液性水肿。常见的病因有自身免疫性甲状腺炎、甲状腺手术、^{131}I 治疗、抗甲状腺药物、垂体或下丘脑肿瘤等。

【诊断要点】

1. 临床表现　①症状主要以代谢率减低和交感神经兴奋性下降为主，典型患者有畏寒、乏力、手足肿胀、关节疼痛、体重增加、淡漠、嗜睡、记忆力减退、便秘、女性月经紊乱或不孕；②体征可有表情呆滞、反应迟钝、听力障碍、颜面或眼睑水肿、唇厚舌大、皮肤干燥、粗糙、皮温低、水肿、毛发干燥稀疏、脉率缓慢；③少数病例出现胫前黏液性水肿。累及心脏可出现心包积液和心力衰竭。重症患者可发生黏液性水肿昏迷。

2. 实验室检查

(1) 甲状腺激素测定：原发性甲减血清 TSH 增高，TT_4、FT_4 降低。中枢性甲减 TSH 减低或正常，TT_4、FT_4 减低。亚临床甲减 TSH 增高，TT_4、FT_4 正常。

(2) 抗甲状腺过氧化物酶抗体（TPOAb）和抗甲状腺球蛋白抗体（TGAb）是确定原发性甲减病因和自身免疫性甲状腺炎的重要指标。

【鉴别要点】

1. 贫血应与其他原因的贫血鉴别。

2. 水肿应与其他原因的水肿鉴别。

3. 心包积液应与其他原因的心包积液鉴别。

4. 低 T_3 综合征是指由于严重的全身性疾病、创伤和心理疾病引起的血中 T_3 降低的综合征，主要表现为 FT_3、TT_3 减低，rT_3 增高，T_4、TSH 正常。甲减患者需与该病鉴别。

【治疗要点】

1. 左甲状腺素（L-T_4）治疗

L-T_4 替代治疗是甲减患者最主要的治疗。应根据患者的年龄、体重和心脏状态来确定起始剂量和达到完全替代剂量的治疗时间。小于 50 岁，既往无心脏病史的患者可以尽快达到完全替代剂量，大于 50 岁的患者服药前需常规检查心脏状态。一般从 $25 \sim 50\mu g/d$ 开始，每 $1 \sim 2$ 周增加 $25\mu g$，直到达到治疗目标。成年患者 L-T_4 替代剂量为 $50 \sim 200\mu g/d$。治疗初期，每 $4 \sim 6$ 周测定甲状腺激素水平，根据检查结果调整 L-T_4 剂量，达到目标后，每 $6 \sim 12$ 个月复查一次激素指标。治疗目标是将血清甲状腺激素水平恢复到正常范围内，通常需终生服药。

2. 亚临床甲减

亚临床甲减引起的胆固醇升高可促进动脉粥样硬化的发生和发展。目前认为以下情况需给予 L-T_4 治疗：高胆固醇血症、血清 $TSH > 10mU/L$、TPOAb 阳性、妊娠期和哺乳期。

【注意要点】

1. 注意休息和保暖，避免寒冷。
2. 按时服药，避免药物中断及感染。

（宣世英）

第五节 消化系统疾病

一、消化性溃疡

消化性溃疡是指在各种致病因子的作用下，黏膜发生的炎性反应与坏死型病变，病变可深达黏膜肌层，以胃、十二指肠溃疡最为常见。十二指肠溃疡多见于青壮年，而胃溃疡多见于中老年。消化性溃疡发病的机制是胃酸、胃蛋白酶的侵袭作用与黏膜的防御能力之间失去平衡，胃酸和胃蛋白酶对黏膜产生自我消化。其中胃酸分泌异常、HP 感染、NSAID 和阿司匹林广泛应用是引起消化性溃疡的最常见病因。

【诊断要点】

临床表现 上腹痛或不适为主要症状，性质可有钝痛、灼痛、胀痛、剧痛、饥饿样不适，常具有以下特点：①慢性过程；②周期性发作；③部分患者与进食有关，如胃溃疡的腹痛多发生在餐后半小时左右，而十二指肠溃疡则常发生在空腹时；④腹痛可被抑酸药缓解。

胃镜可以确诊。不能接受胃镜检查者，X 线钡餐发现龛影可以诊断溃疡。胃镜检查过程中应注意溃疡的部位、形态、大小、深度、病期以及溃疡周围黏膜的情况。胃镜检查对鉴别良恶性溃疡具有重要价值。胃镜所见：溃疡呈圆形或椭圆形，凹陷或呈地图样，边缘较规则整齐，底平整，表面覆盖白色或灰色苔状物或有血迹，周围黏膜充血水肿，愈合期或瘢痕期黏膜皱襞向溃疡集中呈放射状，溃疡面微红或灰白色。

必须指出，胃镜下溃疡的各种形态改变对病变的良恶性鉴别都没有绝对的界限。因此对胃溃疡应常规做活组织检查，治疗后应复查胃镜直至溃疡愈合。对不典型的或难愈合的溃疡要分析其原因，必要时做进一步相关检查如超声内镜、共聚焦内镜等以明确诊断。

【鉴别要点】

1. 其他引起慢性上腹痛的疾病　注意是否有慢性肝胆胰疾病、慢性胃炎、功能性消化不良等。

2. 胃癌　典型胃癌溃疡形态不规则，常 > 2cm，边缘呈结节状，底部凹凸不平、覆污秽状苔。对于怀疑恶性溃疡者，应作内镜下多出活检，阴性者必须短期内复查并再次活检。

3. Zollinger-Ellison 综合征　当溃疡为多发或位于不典型部位、对正规抗溃疡药物疗效差、病理活检已除外胃癌时，应考虑 Zollinger-Ellison 综合征。该综合征由促胃液素瘤或促胃液素细胞增生所致，临床上以高胃酸分泌、血促胃液素水平升高，多发、顽固及不典型部位消化性溃疡及腹泻为特征。

【治疗要点】

治疗目标：去除病因，控制症状，促进溃疡愈合、预防复发和避免并发症。

1. 药物治疗

(1) 抑制胃酸分泌：

H_2 受体拮抗剂：是治疗消化性溃疡的主要药物之一，疗程皆为 4~8 周（表 4-5-1）。

表 4-5-1　常用 H_2 受体拮抗剂

通用药名	规格（mg）	治疗剂量（mg）	维持剂量（mg）
法莫替丁	20	20，每日 2 次	20，每晚 1 次
雷尼替丁	150	150，每日 2 次	150，每晚 1 次
尼扎替丁	150	150，每日 2 次	150，每晚 1 次

PPI：使 H^+ - K^+ - ATP 酶失去活性，抑酸作用很强，可使胃内达到无酸水平（表4-5-2）。

表4-5-2 常用PPI

通用药名	规格 （mg/片）	治疗剂量 （mg）	维持剂量 （mg）
埃索美拉唑	20，40	40，每日1次	20，每日1次
兰索拉唑	30	30，每日1次	30，每日1次
奥美拉唑	10，20	20，每日2次	20，每日1次
泮托拉唑	20	40，每日1次	20，每日1次
雷贝拉唑	10	20，每日1次	10，每日1次

（2）根除 HP：消化性溃疡不论活动与否，都是根除 HP 的主要指征之一。《第四次全国幽门螺杆菌感染处理共识报告》推荐四联疗法：PPI + 2 种抗生素 + 铋剂，疗程 10 天或 14 天。具体见表4-5-3。

表4-5-3 根除幽门螺杆菌感染具体方案

抗生素	克拉霉素、羟氨苄青霉素、甲硝唑、替硝唑、喹诺酮类抗生素、四环素
PPI	埃索美拉唑、奥美拉唑、兰索拉唑、泮托拉唑、雷贝拉唑
铋剂	三钾二枸橼酸铋、果胶铋、次碳酸铋

（3）保护胃黏膜：

铋剂：如：枸橼酸铋钾 240mg，口服，每日 2 次，餐前服，疗程 4~8 周。

弱碱性抗酸剂：如铝碳酸镁 0.5~1.0g，嚼服，每日 3 次。

2. 手术治疗的适应证 ①急性溃疡穿孔；②穿透性溃疡；③大量或反复出血，内科治疗无效者；④器质性幽门梗阻；⑤胃溃疡癌变或疑癌变者。

【注意要点】

1. 督促患者按时服药，生活有规律，勿用刺激性饮食，忌酒、浓茶、咖啡及高糖饮料等。

2. 密切观察患者病情变化，如有恶变可能，及时请外科会诊，并做肿瘤标志物的检查。

3. 定期到医院检查，应把病情和胃镜检查结果登记并随访患者。

二、肝硬化

肝硬化是一种或多种原因引起的、以肝组织弥散性纤维化、假小叶和再生结节为组织学特征的进行性慢性肝病。临床上，起病隐匿，病程发展缓慢，晚期以肝功能减退和门静脉高压为特征，常并发上消化道出血、肝性脑病、继发感染而死亡。世界范围内的年发病率约为100（25～400）/10万，发病高峰年龄在35～50岁，男性多见。

在我国引起肝硬化的病因以病毒性肝炎为主，欧美国家以慢性乙醇中毒多见。其他如胆汁淤积、循环障碍、药物或化学毒物、免疫疾病、寄生虫感染、铜代谢紊乱及血色病等遗传代谢性疾病均可导致肝硬化。各种因素导致肝细胞损伤，发生变性坏死，进而肝细胞再生和纤维结缔组织增生，肝纤维化形成，最终发展为肝硬化。

【诊断要点】

诊断内容包括确定有无肝硬化、寻找肝硬化的病因、肝功能分级及并发症。

1. 确定有无肝硬化　临床诊断肝硬化通常依据肝功能减退和门静脉高压同时存在的证据。

（1）肝功能减退：临床表现包括消化吸收不良、营养不良、黄疸、出血和贫血、蜘蛛痣、肝掌、肝病面容、男性乳房发育、肝性脑病和食管胃底静脉曲张出血等。实验室检查可从肝细胞受损、胆红素代谢障碍、肝脏合成功能降低等方面进行。

（2）门静脉高压：临床表现包括脾大、腹水、腹壁静脉曲张及食管胃底静脉曲张出血等。实验室方面：血小板、红细胞、白细胞计数降低以及腹水的性质。影像学检查：超声、CT、MRI 均有助于诊断。

2. 寻找肝硬化病因

3. 肝功能评估 应结合患者的症状、体征、影像资料及病理综合判断，当确定有肝脏损伤及肝功能减退时，应注意寻找致病原因，并采用 Child-Pugh 评分（见表4-5-4）。

表 4-5-4 Child-Pugh 评分

观察指标	分数		
	1	2	3
肝性脑病（期）	无	Ⅰ~Ⅱ	Ⅲ~Ⅳ
腹水	无	少	多
胆红素（μmol/L）	<34	34~51	>51
白蛋白（g/L）	>35	28~35	<28
PT（>对照秒）	<4	4~6	>6

分级	评分	1~2 年存活率（%）
A	5~6	100~85
B	7~9	80~60
C	10~15	45~35

【鉴别要点】

1. 引起腹水和腹部膨隆的疾病 需与结核性腹膜炎、腹腔内肿瘤、肾病综合征、缩窄性心包炎和巨大卵巢囊肿等鉴别。

2. 肝大 应除外原发性肝癌、慢性肝炎、血吸虫病和血液病等。

3. 肝硬化并发症 ①上消化道出血应与消化性溃

疡、糜烂出血性胃炎、胃癌等鉴别；②肝性脑病应与低血糖、糖尿病酮症酸中毒、尿毒症等鉴别；③肝肾综合征应与慢性肾小球肾炎、急性肾小管坏死等鉴别；④肝肺综合征应与肺部感染、哮喘等鉴别。

【治疗要点】

对于代偿期患者，治疗旨在延缓肝功能失代偿，预防肝细胞肝癌；对于失代偿患者，则以改善肝功能、治疗并发症、延缓或减少对肝移植需求为目标。

1. 保护或改善肝功能

（1）去除或减轻病因：①抗 HBV 治疗　对于 HBV 肝硬化失代偿，不论 ALT 如何，当 HBV-DNA 阳性时，均应给予抗 HBV 治疗。常用药物有阿德福韦酯、恩替卡韦、拉米夫定等，需长期使用。②抗 HCV 治疗　对肝功能代偿的肝硬化，可采用聚乙二醇干扰素 α 联合利巴韦林或普通干扰素联合利巴韦林，对不能耐受利巴韦林不良反应者，可单用聚乙二醇干扰素 α 或普通干扰素 α。

（2）慎用损伤肝脏的药物　避免不必要、疗效不明确的药物。

（3）维护肠内营养　只要肠道可使用，应鼓励肠内营养，减少肠外营养。进食易消化的食物，以碳水化合物为主，摄入适量蛋白质，并辅以多种维生素，可予以胰酶助消化。肝功能衰竭或有肝性脑病前兆时，应限制蛋白质的摄入。

（4）保护肝细胞　常用药物有熊去氧胆酸、多烯磷脂酰胆碱、水飞蓟素、还原型谷胱甘肽及甘草酸二铵等。

2. 门静脉高压症状及并发症治疗

（1）腹水：①限制钠和水的摄入：钠摄入量限制在 500～800mg/d（相当于氯化钠 1.2～2g/d）。水入量＜1000ml/d 左右，如有低钠血症，则应限制在 500ml 以内。②利尿：临床常联合使用保钾及排钾利尿剂，即螺内酯联合呋塞米，剂量比例约为 100mg：40mg。一般开始螺内酯 60mg/d＋呋塞米 20mg/d，逐渐增加至螺内酯 120mg/d＋呋塞米 40mg/d。过快的利尿会导致水电解质紊乱，严重者诱发肝性脑病和肝肾综合征。因此，使用利尿剂时应监测体重变化及血生化。③经颈静脉肝内门体分流术（TIPS） 是一种以血管介入的方法在肝内的门静脉分支与肝静脉分支间建立分流通道。该法能有效降低门静脉压，可用于治疗门静脉压增高明显的难治性腹水。④排放腹水加输注白蛋白 用于不具备 TIPS 技术、对 TIPS 禁忌及失去 TIPS 机会时顽固性腹水的姑息治疗，一般每放腹水 1000ml，输注白蛋白 8g。⑤自发性腹膜炎 选用肝毒性小、主要针对革兰阴性杆菌并兼顾革兰阳性球菌的抗生素，如头孢哌酮或喹诺酮类药物，用药时间不得小于 2 周。除抗生素治疗外，还应注意保持大便通畅、维护肠道菌群。

（2）食管胃底静脉曲张出血的治疗和预防

1）治疗

①药物：尽早给予血管活性药物如生长抑素、奥曲肽、特利加压素及垂体加压素，减少门静脉血流量，降低门静脉压，从而止血。生长抑素用法为首剂 250μg 静脉缓注，继以 250μg/h 持续静脉滴注。本品半衰期极短，应注意滴注过程中不能中断，若中断超过 5 分钟，应重新注射首剂。奥曲肽是 8 肽的生长抑素拟似物，半衰期较长，常用量为首剂 100μg 静脉缓注，继以 25 ~ 50μg/h 持续静脉滴注。特利加压素起始剂量为 2mg/4h，出血停止后可改为每次 1mg，每日 2 次，维持 5 天。垂体加压素剂量为 0.2U/min 静脉持续滴注，可逐渐增加剂量至 0.4U/min。

②内镜治疗：内镜下结扎治疗或内镜直视下注射液态胶栓塞至曲张的静脉。

③TIPS：同上。

④气囊压迫止血：在药物治疗无效的大出血时暂时使用，为后续有效止血起"桥梁"作用用常用三腔二囊管。

2）一级预防：主要针对已有食管胃底静脉曲张但尚未出血者，包括：①对因治疗；②口服 PPI 或 H2 受体拮抗剂，减少胃酸对曲张静脉壁的损伤；③非选择性 β 受体拮抗剂如普萘洛尔或卡地洛尔；④内镜下结扎治疗，可用于中度的食管胃底静脉曲张。

3）二级预防：指对已发生食管胃底静脉曲张出血者，预防其再出血。对于急性出血期间已行 TIPS 者，应多采用超声每 3~6 个月检测分流道是否通畅。对于未行 TIPS 者，可采用以 TIPS 为代表的部分门-体分流术，内镜下结扎治疗，口服 PPI 或 H2 受体拮抗剂、非选择性 β 受体拮抗剂及生长抑素类似物。

3. 手术 包括治疗门静脉高压的各种分流、断流和限流术。肝移植是对终末期肝硬化治疗的最佳选择。

【注意要点】

1. 除上述治疗外，还需要注意肝硬化并发症的治疗，如胆石症、感染、门静脉血栓形成、肝肾综合征、肝肺综合征等。

2. 患者要注意休息，严格禁酒，避免服用损肝药物，进食高热量、高蛋白（肝性脑病时限制蛋白质）和维生素丰富而易消化的食物，避免感染等。

3. 加强与患者及家属的沟通，及时与患者家属交待病情及预后。

三、急性胰腺炎

急性胰腺炎是多种病因导致胰腺组织自身消化所致的胰腺水肿、出血及坏死等炎性损伤。临床以急性上腹痛及血淀粉酶或脂肪酶升高为特点。胆石症及胆道感染等是急性胰腺炎的主要病因。

【诊断要点】

1. 临床表现

急性胰腺炎的主要症状多为急性发作的持续上腹部剧烈疼痛，常向背部放射，常伴有腹胀及恶心呕吐。临床体征轻者仅表现为轻压痛，重者可出现腹膜刺激征、腹水，偶见腰肋部皮下瘀斑征（Grey-Turner 征）和脐周皮下瘀斑征（Cullen 征）。

按照病情严重程度将急性胰腺炎分为轻症急性胰腺炎（MAP）、中重症急性胰腺炎（MSAP）和重症急性胰腺炎（SAP）。病理上则将急性胰腺炎分为水肿型和出血坏死型。

急性胰腺炎病程进展过程中可引发胰腺假性囊肿、胰瘘、胰腺脓肿、左侧门静脉高压等局部并发症以及全身炎症反应综合征、脓毒症、多器官功能障碍综合征、多器官功能衰竭等全身并发症。

2. 实验室检查

（1）白细胞计数增高，重症可出现分类左移现象。

（2）淀粉酶、脂肪酶　血清淀粉酶于起病后 2～12 小时开始升高，48 小时开始下降，持续 3～5 天。血清脂肪酶于起病后 24～72 小时开始升高，持续 7～10 天，其敏感性和特异性均略优于血淀粉酶。

（3）血钙、血钾　出血坏死性胰腺炎明显降低。

（4）腹部超声　是急性胰腺炎的常规初筛影像学检查，因常受胃肠道积气的干扰，对胰腺形态观察常不满意。并发胰腺假性囊肿时，可出现液性暗区。

（5）腹部 CT　平扫有助于确定有无胰腺炎，胰周炎性改变及胸、腹腔积液；增强 CT 有助于确定胰腺坏死程度，一般应在起病一周左右进行。

【鉴别要点】

急性胰腺炎常需与胆石症、消化性溃疡、心肌梗死、急性肠梗阻等鉴别。

【治疗要点】

两大任务：寻找并去除病因和控制炎症。

1. 液体复苏及重症监护治疗　液体复苏、维持水电解质平衡和加强监护治疗是早期治疗的重点。剧吐、禁食或胃肠减压等可丧失大量液体，特别是休克患者，应早期、快速输入大量血浆、人血白蛋白、低分子右旋糖酐及电解质，特别注意补充钾、钙离子。

2. 器官功能的维持　（1）针对呼吸衰竭的治疗：给予鼻导管或面罩吸氧，维持氧饱和度在 95% 以上，动态监测血气分析结果，必要时应用机械通气。（2）针对急性肾衰竭的治疗：连续性血液净化通过选择或非选择性吸附剂的作用，清除体内有害的代谢产物或外源性毒物，达到血液净化的目的。（3）其他器官功能的支持：如出现肝功能异常，可予以保肝药物，急性胃黏膜损伤，需应用 PPI 或 H2 受体拮抗剂。

3. 减少胰液分泌　（1）禁食和胃肠减压，可减少胰液外分泌，缓解疼痛，防治肠麻痹。病情较重者，病初完全禁食 4 ~ 5 天，待病情好转后，从流质开始逐渐恢复饮食。轻型患者可不禁食。（2）抑制胃酸，适当抑制胃酸可减少胰液量，缓解胰管内高压。（3）生长抑素及其类似物，急性胰腺炎时，循环中生长抑素水平显著降低，可予以外源性补充生长抑素 250 ~ 500μg/h，或生长抑素类似物奥曲肽 25 ~ 50μg/h，持续静脉滴注。

4. 镇痛　多数患者静脉滴注生长抑素或奥曲肽之后，腹痛常可得到明显缓解。对严重腹痛者，可肌内注射哌替啶止痛，每次 50 ~ 100mg。

5. 抗感染　轻症患者不推荐静脉应用抗生素。针对部分易感人群可能发生的肠源性细菌易位，可选择喹诺酮类、头孢菌素、碳青霉烯类及甲硝唑等预防感染。

6. 中医治疗　可使用中医中药促进胃肠功能恢复及胰腺炎症的吸收，包括理气攻下的中药内服、外敷或灌肠等。

7. 外科治疗　出血坏死型胰腺炎，内科综合治疗效果差、出现并发症多者，宜急诊或择期手术治疗。

【注意要点】

1. 避免暴饮暴食及大量饮酒，部分患者需严格戒酒。

2. 积极治疗胆结石等疾病，避免反复发生急性胰腺炎。

3. 对有局部并发症者，应定期随访。

四、胆囊炎与胆石症

近年来，胆囊炎和胆石症的发病率增高，胆石症是引发胆囊炎的主要因素，胆石引起的胆道梗阻和细菌感染是引起胆囊炎的两大危险因素，分为急性和慢性。致病菌主要是革兰阴性杆菌，以大肠杆菌最常见。

（一）急性胆囊炎

【诊断要点】

1. 多发生于女性，男女比例约 1:3。

2. 多数患者伴有胆囊结石症。

3. 常于饱餐后或进食油腻食物后发病。

4. 突发右上腹持续性疼痛，阵发性加重，可向右肩背部放射。

5. 伴有恶心、呕吐、发热及轻度黄染。

6. 体格检查有上腹压痛、反跳痛、肌紧张，可扪及肿大的胆囊并有触痛，Murphy 征阳性。

7. 实验室检查血常规示白细胞增多，伴中性粒细胞比例升高。

8. B 超检查可见明显肿大的胆囊，胆囊壁水肿增厚呈双边征，胆囊内有结石回声。

【鉴别要点】

急性胆囊炎为外科常见的急腹症，需与急性胰腺炎、消化道穿孔、急性阑尾炎等鉴别。

【治疗要点】

1. 非手术治疗适用于炎症较轻者和发病 72 小时以上者，也可作为手术前的准备。包括禁食水、补液、营养支持，纠正水电解质及酸碱平衡紊乱，选用针对革兰阴性杆菌和厌氧菌有效的抗生素联合用药，必要时可用解痉止痛、消炎利胆药物。

2. 手术治疗适用于发病 72 小时之内症状较重者、非手术治疗无效者或胆囊穿孔以及反复发生胆囊炎患者，行胆囊切除术。

4

（二）慢性胆囊炎

【诊断要点】

1. 大多数患者有胆囊结石。

2. 多数患者有胆绞痛病史。

3. 常在饱餐、进食油腻食物后出现腹胀、腹痛。

4. 较少出现高热、畏寒、黄疸，可伴有恶心、呕吐。

5. 查体可无体征，或仅有右上腹轻压痛，Murphy 征或呈阳性。

6. B 超显示胆囊壁增厚，胆囊排空障碍或胆囊内结石影。

【鉴别要点】

慢性胆囊炎需与引起慢性腹痛的其他疾病如慢性胃炎、消化性溃疡等鉴别。

【治疗要点】

对伴有结石、或确诊为本病的无结石者应行胆囊切除术。不能耐受手术者可选择非手术治疗，方法包括口服溶石药物、消炎利胆药物、体外震波碎石等。

【注意要点】

1. 宣教卫生知识，减少胆石症发生率。

2. 及时治疗胆石症。

3. 避免油腻饮食。

（三）胆囊结石

随着人民生活水平的提高，我国胆石症的发生率有上升趋势。胆石症包括胆囊结石和胆管结石，胆管结石又分为肝内胆管结石和肝外胆管结石。胆结石分为三类，胆固醇结石、胆色素结石和混合型结石。

发生在胆囊内的结石称为胆囊结石，主要为胆固醇结石和以胆固醇为主的混合结石。多见于 40 岁以上的女性。多种因素与胆囊结石的形成有关，如肥胖、高脂血症、糖尿病、高脂肪饮食、胃肠吻合术后等。

【诊断要点】

1. 大多数患者无临床症状。

2. 当结石随胆汁排出胆囊嵌顿在胆囊管时则出现

症状。

3. 突发右上腹绞痛，阵发性加重，临床称之为胆绞痛，疼痛向肩背部放射。

4. 伴有恶心、呕吐等消化道症状。

5. B超检查应为首选检查方法，可以探查出胆囊内存在的结石回声。

6. CT和MRI检查均可以显示胆囊内结石存在及大小、数量，但临床上不作为常规选择。

【治疗要点】

1. 非手术治疗胆囊结石出现胆绞痛时，首选治疗方法是解痉止痛，既可缓解疼痛又能解除胆囊管痉挛，促使结石回落于胆囊或经胆总管排入肠道。

2. 手术治疗行胆囊切除术，仅适用于反复发作胆绞痛或胆囊炎的胆囊结石患者。

3. 转院若解痉止痛治疗不缓解及时转上级医院。

（四）肝外胆管结石

结石发生于肝外胆管内为肝外胆管结石，也称为胆总管结石。多来源于胆囊结石和肝内胆管结石。当结石造成胆总管堵塞时，引起胆总管痉挛出现临床症状。

【诊断要点】

1. 突发右上腹或剑突下阵发性绞痛，向肩背部放射。

2. 伴有恶心、呕吐。

3. 体检右上腹深压痛，可扪及肿大的胆囊伴有触痛。

4. B超检查为首选检查，对肝外胆管结石有诊断意义，胆总管内有结石回声，胆总管扩张。

5. 经皮肝穿刺造影及内镜逆行胆道造影，可以明确显示结石位置及数量、大小。

6. CT检查也可显示胆总管内结石的存在。

【治疗要点】

1. 胆绞痛发作时给予解痉止痛治疗，解除痉挛，减轻疼痛，促使结石排出。

2. 固定性结石可手术探查，行胆总管切开取石及 T 管引流术。

3. 经解痉止痛仍不能缓解应及时转上级医院治疗。

（五）肝内胆管结石

肝内胆管结石又称肝胆管结石，多为含有细菌的棕色胆色素结石，引起肝内胆管阻塞致胆汁排出不畅形成结石。

【诊断要点】

1. 大多数患者以急性胆管炎就诊，表现为寒颤高热和腹痛，部分出现黄疸。

2. 肝区胀痛，肝淤胆部位肿大，整个肝不对称。

3. 肝区有压痛和叩击痛。

4. B 超检查显示肝不对称性肿大及淤胆的肝胆管内有结石分布。

5. 经皮肝穿刺造影可显示肝内胆管阻塞和近端扩张。

6. CT 检查可观察到肝内胆管扩张及肝淤胆部位，有重要诊断价值。

【治疗要点】

1. 主要采取手术治疗，胆管切开取石术是最基本的方法，清除肝胆管内结石，解除肝淤胆，恢复肝功能。

2. 肝内胆管结石易复发，术后仍需综合治疗，包括预防结石形成及排石治疗。

3. 疑为肝内胆管结石应转上级医院。

【注意要点】

1. 减少高脂肪饮食摄入，避免胆固醇结石形成。

2. 若出现胆绞痛症状，及时医院就诊，及时治疗胆石症，避免急性胆囊炎及胆管炎发生。

五、急性胃肠炎

急性胃肠炎是胃肠黏膜的急性炎症。本病常见于夏秋季，其发生多由于饮食不当、暴饮暴食；或食入生冷腐馊、秽浊不洁的食品引起。

【诊断要点】

1. 有暴饮暴食或吃不洁腐败变质食物史。

2. 起病急，恶心、呕吐频繁，剧烈腹痛，频繁腹泻，多为水样便，可含有未消化食物，少量黏液，甚至血液等。

3. 常有发热、头痛、全身不适及程度不同的中毒症状。

4. 呕吐、腹泻严重者，可有脱水、酸中毒，甚至休克等。

5. 体征不明显，上腹及脐周有压痛，无肌紧张及反跳痛，肠鸣音多亢进。

【鉴别要点】

急性胃肠炎需要与急性菌痢、寄生虫感染、胃肠道肿瘤、嗜酸性肉芽肿、嗜酸性粒细胞增多症等鉴别。

【治疗要点】

1. 一般治疗　注意休息，清淡饮食，注意补液。

2. 对症治疗　必要时给予止吐药、解痉药，如颠茄；止泻药，如蒙脱石散。

3. 抗菌治疗　对于感染性腹泻，可适当选用针对性的抗生素。

【注意要点】

1. 急性胃肠炎患者应卧床休息，注意保暖。

2. 急性期患者失水较多，因此需补充液体，可供给米汤、蛋汤等流质食物，酌情多饮开水、淡盐水。

3. 为避免胃肠道发酵、胀气，急性期应忌食牛肉等易产气食物，应注意饮食卫生。摄入含纤维素较多的蔬菜、水果，食物和调味品等。

（辛永宁）

第六节　血液系统疾病

一、缺铁性贫血

铁缺乏症包括贮铁耗尽（ID），继之缺铁性红细胞生成（IDE），最后引起缺铁性贫血（IDA）。IDA是指缺铁引起的小细胞低色素性贫血及相关的缺铁异常，是血色素合成异常性贫血的一种。

缺铁性贫血常见的原因为需铁量增加而铁摄入不足（婴幼儿、青少年、妊娠妇女），铁吸收障碍（胃肠道疾病）、铁丢失过多（各种失血）及利用障碍（铁幼粒细胞性贫血、慢性病贫血）等。

【诊断要点】

1. 临床表现

（1）贫血表现：常见乏力、头昏、耳鸣、心悸、气促等，伴苍白、心率增快。

（2）组织缺铁表现：精神行为异常，如烦躁、易怒、注意力不集中、异食癖；体力、耐力下降；儿童生长发育迟缓、智力低下；口腔炎、舌炎、口角炎；缺铁性吞咽困难（Plummer-Vinson 征）；皮肤干燥、毛发干枯脱落，指（趾）甲缺乏光泽，重者呈匙状甲。

（3）缺铁原发病表现：如消化性溃疡、肿瘤等导致的消化道失血，女性月经过多、肿瘤等慢性疾病的消耗、血管内溶血的血红蛋白尿等。

2. 实验室检查

ID ①血清铁蛋白 $<12\mu g/L$；②骨髓铁染色显示骨髓小粒可染铁消失，铁粒幼细胞小于15%；

IDE ①符合 ID 的诊断标准；②血清铁 $<8.95\mu mol/L$，总铁结合力升高 $>64.44\mu mol/L$，转铁蛋白饱和度 $<15\%$；③FEP/Hb $>45\mu g/gHb$；

IDA ①符合 IDE 的诊断标准；②贫血为小细胞低色素性贫血：男性 Hb $<120g/L$，女性 Hb $<110g/L$，孕妇 Hb $<100g/L$；MCV $<80fl$，MCH $<27pg$，MCHC $<32\%$。

【鉴别要点】

应与下列小细胞性贫血鉴别：

1. 铁幼粒细胞性贫血 遗传或不明原因导致的红细胞铁利用障碍性贫血。血清铁蛋白增高、骨髓小粒含铁血黄素颗粒增多、铁粒幼细胞增多，并出现环形铁粒幼细胞，血清铁和转铁蛋白饱和度增高，总铁结合力不低。

2. 地中海贫血　有家族史，有溶血表现。血片中可见多量靶形红细胞，并有珠蛋白肽链合成数量异常的证据，血清铁蛋白、骨髓可染铁、血清铁和转铁蛋白饱和度不低且常增高。

3. 慢性病性贫血　慢性炎症、感染或肿瘤等引起的铁代谢异常性贫血，血清铁蛋白和骨髓小粒含铁血黄素增多，血清铁、转铁蛋白饱和度和总铁结合力减低。

4. 转铁蛋白缺乏症　系染色体隐性遗传（先天性）所致或严重肝病、肿瘤继发（获得性）。血清铁、总铁结合力、铁蛋白及骨髓含铁血黄素均明显降低。先天性者幼儿时发病，伴发育不良和多脏器功能受累，获得性者原发病的表现。

【治疗要点】

1. 病因治疗　是治疗 IDA 的前提，如婴幼儿、青少年和妊娠妇女，应改善饮食；胃肠道慢性失血者，应多次检查大便潜血，做胃肠道 X 线或内镜检查；月经过多引起者应调理月经等。

2. 补铁治疗　首选口服铁剂，如琥珀酸亚铁 0.1g，每日 3 次，餐后服用胃肠道反应小且易耐受。口服铁剂先是外周血网织红细胞增多，高峰在开始服药 5~10 天，2 周后血红蛋白上升，一般 2 个月左右恢复正常。铁剂治疗在血红蛋白恢复正常后至少持续 4~6 个月，待铁蛋白正常后停药。若口服铁剂不能耐受或吸收障碍，可用铁剂肌肉注射。右旋糖酐铁是最常用的注射制剂，注射用铁的总需量按公式计算：（需达到的血红蛋白浓度 − 患者的血红蛋白浓度）×0.33×体重（kg）。

【注意要点】

1. 对婴幼儿应及时添加富含铁的食物，对青少年纠正偏食，对孕妇、哺乳期妇女可补充铁剂，对月经期妇女应防治月经过多。

2. 进食谷类、乳类和茶等会抑制铁剂的吸收，鱼、肉类、维生素 C 等可加强铁剂的吸收。

二、血小板减少性紫癜

血小板减少性紫癜是指外周血中血小板减少，引起皮肤、黏膜，甚至内脏出血，血小板往往低于 $80 \times 10^9/L$。分为原发性和继发性两种。

1. 特发性血小板减少性紫癜（ITP）是一组由细胞免疫和体液免疫介导的血小板过度破坏所致的出血性疾病，临床分为急性型和慢性型，前者好发于儿童，后者多见于 40 岁以下的女性。

2. 继发性血小板减少性紫癜有较明确的致病原因，常见的原因有：①药物：如解热镇痛药、磺胺药、抗肿瘤药等；②物理因素：如接触放射线等；③感染因素：如病毒性肝炎、感染性心内膜炎；④血液病：如再生障碍性贫血、白血病等；⑤其他疾病：如系统性红斑狼疮、慢性肾脏病等。

【诊断要点】

1. 广泛出血累及皮肤、黏膜和内脏。

2. 多次检验血小板计数减少。

3. 体检脾脏一般不大。

4. 骨髓巨核细胞增多或正常，伴有成熟障碍。

5. 血小板生存时间缩短，出现血小板自身抗体。

6. 泼尼松或脾切除治疗有效。

【鉴别要点】

ITP 需与其他引起继发性血小板减少的常见原因如药物、感染、血液系统疾病、结缔组织疾病等鉴别。

【治疗要点】

1. 一般治疗出血严重者应注意休息。血小板低于 $20 \times 10^9/L$ 者，应严格卧床，避免外伤，可应用止血药及局部止血。

2. 糖皮质激素为首选治疗，近期有效率 80%。常用泼尼松 1mg/（kg·d）口服，病情严重者可用甲泼尼龙静脉滴注，好转后改为口服。待血小板升至正常或接近正常后，逐步减量（每周减 5mg），最后以 5～10mg/d 维持治疗，持续 3～6 个月。

3. 脾切除适用于正规糖皮质激素治疗无效，病情迁延 6 个月以上；泼尼松维持量需大于 30mg/d，有糖皮质激素使用禁忌证者。

4. 免疫抑制剂不宜作为首选，常用药物有长春新碱、环磷酰胺、硫唑嘌呤、环孢素。

5. 急症处理适用于血小板低于 $20 \times 10^9/L$ 者，出血严重、广泛者，疑有或已发生颅内出血者，近期将实施手术或分娩。予以血小板输注，静脉注射丙种球蛋白，大剂量甲泼尼龙冲击，血浆置换等。

【注意要点】

1. 避免或慎重使用可引起血小板减少的药物。

2. 对从事接触放射线工作的人员，要加强防护措施，定期检查血象。

（宣世英）

第七节　风湿系统疾病

一、系统性红斑狼疮

【概述】

系统性红斑狼疮（systemic lupus erythematosus, SLE）是一种与基因缺陷、感染、药物等因素有关，累及全身多个系统，血清中存在以抗核抗体为主的、多种自身抗体的慢性系统性自身免疫疾病，结缔组织受累最为明显，在免疫学上有一系列变化或畸变。患者血液及组织中有多种自身抗体，如：ANA、抗双链 DNA 抗体及抗 Sm 抗体等。当抗体滴度高时，常形成免疫复合物沉积于血管壁，导致无菌性血管炎及脏器病变。

【诊断要点】

1. 临床表现　本病好发于 20～40 岁青年女性，主要临床表现如下：

（1）发热：可出现各种热型的发热，尤其以低、中热常见。

（2）皮肤损害：面颊部皮疹，典型者为蝶形红斑，以水肿性红斑多见；盘状红斑；光过敏。

（3）消化系统：食欲减退、呕吐、腹泻、腹痛、腹水，部分患者以此为首发症状；可有口腔溃疡，反复出现，进行性加重。

（4）呼吸系统：35%为胸腔积液，少数为狼疮肺炎、间质性肺炎、弥散性肺泡出血。

（5）关节痛：多发于指、腕、膝关节，伴红肿者少见。常出现对称性多关节肿痛，多无关节骨破坏。慢性进行性非侵蚀性关节炎，可呈游走性。

（6）浆膜炎、胸膜和（或）心包炎。

（7）严重者出现神经系统症状，如抽搐、精神异常等。

2. 辅助检查

（1）肾功能异常：蛋白尿（>0.5g/d）或（+++）以上、尿红细胞和（或）管型。

（2）血液系统异常：并发自身免疫性溶血性贫血、淋巴细胞减少或血小板减少，以血小板减少性紫癜为首发表现。

（3）免疫学异常：狼疮细胞阳性，抗双链 DNA 抗体增高或抗 Sm 抗体阳性，免疫球蛋白（尤其是 IgG）明显升高，血清补体 C3 及 C4 明显降低。梅毒血清试验假阳性 >6 个月。抗核抗体（ANA）效价增高。

【鉴别要点】

与发热性疾病、急性关节炎、急性肾炎、特发性血小板减少性紫癜、肾病综合征和原发性干燥综合征鉴别。

【治疗要点】

1. 一般治疗　急性活动期宜卧床休息，加强营养，避免日光暴晒。慢性期或病情稳定期可适当参加各项活动，但应避免过度劳累。生育期妇女病情稳定 1 年以上才可以考虑妊娠。

2. 控制感染　有感染者应积极控制感染，尽量避免使用肼苯哒嗪、普鲁卡因、磺胺药、青霉素族及其他易引起过敏的药物。

3. 退热或止痛　有发热及关节疼痛时可选用吲哚美辛25mg，3 次/d，或双氯芬酸钠（扶他林）25mg，3 次/d，或布洛芬（芬必得）300～600mg，2 次/d。

4. 糖皮质激素　适用于急性活动期患者，特别是有狼疮性肾炎、血管炎、心肌炎、肺炎、中枢神经系统狼疮以及急性自身免疫性溶血和血小板减少性紫癜者。可用泼尼松1mg/(kg·d)，或给予相当量的其他制剂静滴。亚急性者，泼尼松0.5mg/(kg·d)，待临床症状和实验室检查明显好转后，每周递减5mg，至30mg/d时，每周递减2.5mg；如有活动倾向即在先前剂量上增加5～10mg/d。6～12 个月后可减至15mg 以下。然后小剂量7.5～10mg/d维持数年。危重或顽固者用静脉冲击治疗，甲泼尼龙1g/d，加入5% 葡萄糖溶液250ml 中，30～60分钟滴完，连用3 天，换用泼尼松1mg/(kg·d) 口服。

5. 免疫抑制剂　适用于不宜使用糖皮质激素或疗效不佳时，加用下列一种免疫抑制剂。

(1) 环磷酰胺：主要用于重症狼疮的治疗，包括狼疮肾炎、中枢神经性狼疮、肺泡出血、系统性血管炎，1～2.5mg/(kg·d)，口服或静脉注射。可采用冲击疗法，0.5～1.0g/m²，每月冲击1 次，病情稳定（狼疮性肾炎蛋白转阴）后改为3 个月静脉冲击1 次，总量6～8g。

(2) 硫唑嘌呤2～2.5mg/(kg·d)，通常用于轻、中活动度的患者，且可作为应用环磷酰胺治疗的狼疮肾炎以及其他脏器损害的患者维持治疗的药物。

(3) 环孢素（Cys A）5mg/(kg·d)，分2 次口服。有效3 个月后，每隔1～2 月减少0.5～1mg/(kg·d)，以最低有效剂量予以维持到病情缓解后半年。

6. 抗疟药　对皮疹、光过敏和关节症状有效。可服羟氯喹0.4g/d。当累计总量达200g 时即应停服。

7. 免疫球蛋白 400mg/(kg·d) 静脉注射，连用 3 天，然后改为每月 1 次，持续 12 个月。

8. 血浆置换疗法和血液透析疗法 适用于重型系统性红斑狼疮伴有高水平循环免疫复合物和急性弥散增殖性肾炎者。

二、类风湿关节炎

【概述】

类风湿关节炎（rhematoid arthritis）系一种以关节滑膜出现反复发作的反应性炎性病变为主要表现的慢性进行性、全身性、自身免疫性疾病。最终导致关节软骨和关节面骨质破坏而引起关节变形和功能障碍。疾病晚期可致关节僵硬和畸形，功能丧失，并有骨和骨骼肌的萎缩，若无有效治疗，在发病的几年内丧失劳动能力，生活能力可部分或完全丧失。

【诊断要点】

1. 临床表现 青壮年期发病，呈缓慢进展过程。主要临床表现如下：

（1）晨起关节僵硬多持续 >1 小时。

（2）病变早期可有游走性、多发性（>3 个关节）关节炎，尤以四肢小关节最常受累，多为对称性。急性期可有发热、受累关节肿痛等全身症状。

（3）中、晚期关节呈畸形改变，常表现为"天鹅颈样"及"纽扣花样"畸形。

（4）在骨突出处的伸侧及关节附近可出现皮下结节，结节大小不一、对称性、无痛、质硬。

（5）肺间质性病变，可出现 Caplan 综合征：尘肺合并类风湿关节炎时，易出现大量肺结节。

（6）30%~40% 的患者可出现干燥综合征，表现为口干、眼干。

（7）Felty 综合征：指类风湿关节炎患者伴有脾大、中性粒细胞减少、血小板减少和贫血。

（8）滑膜活检及皮下结节活检对诊断有帮助。

2. 辅助检查

（1）血象：轻至中度贫血，白细胞多正常。

（2）活动期关节液量增多，白细胞、中性粒细胞升高。

（3）血清类风湿因子多阳性，活动期血沉增快，C反应蛋白、补体升高。

（4）血清免疫学检查，抗CCP抗体、抗核周因子抗体、抗角蛋白抗体和抗聚角蛋白微丝蛋白抗体阳性。

（5）X线检查可有关节间隙变窄，骨质侵蚀及典型的骨质脱钙。

【鉴别要点】

1. 骨关节炎 多见于50岁以上，主要累及膝、脊柱、远端指间关节等。在远端指间关节出现结节，称为赫伯登（Heberden）结节。在近端指间关节出现结节，称为布夏尔（Bouchard）结节。患者血沉多正常，RF阴性。X线示非对称性关节间隙狭窄、边缘骨质增生。

2. 强直性脊柱炎 主要累及骶髂关节及脊柱关节，多见于青壮年男性，可有家族史，90%以上患者HLA-B27阳性，血清RF阴性。

3. 银屑病关节炎 本病多见于银屑病若干年后发病，血清RF多阴性。

【治疗要点】

治疗原则包括早期治疗、联合用药、个体化治疗方案和功能锻炼。

一般治疗 有发热及明显关节肿痛时卧床休息，直至症状消失。饮食中应富含蛋白质及各种维生素。

1. 非甾体抗炎药 选用阿司匹林4~6g/d，分4次服，亦可用肠溶片或水溶剂；布洛芬（芬必得）300~600mg，2次/d；双氯芬酸25~50mg，3次/d；吲哚美辛（消炎痛）25~50mg，3次/d；吡罗昔康20mg，1次/d。

2. 改善病情抗风湿药 主张早期使用，联合用药。

甲氨蝶呤 每周7.5~20mg，1~2个月起效。多作为首选，并作为联合治疗的基本药物。

柳氮磺吡啶　从小剂量开始 0.25 ~ 0.5g/次，每日 3 次，逐渐加量至每日 2 ~ 3g，分次餐中服。

3. 抗疟药　羟氯喹 200 ~ 400mg/d，服药前及用药后每半年查眼底。

4. 来氟米特　10 ~ 20mg/d 口服。与甲氨蝶呤合用，疗效确切。

5. 青霉胺　0.25 ~ 0.5g/d，1 次/d，维持量 0.25g/d，不良反应较大。

6. 环孢素 A　2.5 ~ 5.0mg/(kg·d)。

7. 金制剂　硫代苹果酸金钠或硫代葡萄糖金，最初 10 ~ 25mg，2 ~ 3 次/d 以后每次 50mg，每次肌内注射 1 次，直至有效（一般总量 1.0g 左右），再减量或延长注射时间。长期维持量，一般为 50mg，每日注射 1 次，瑞得（ridaura）60mg，1 次/d 或 30mg，2 次/d，口服。

8. 环磷酰胺　多用于治疗威胁生命的关节外表现，如血管炎、肺间质纤维化。

9. 糖皮质激素　非首选药，适用于以上治疗不奏效或关节外器官受累的病情严重者。常用泼尼松 10mg，1 次/d，病情严重者可适当加大剂量，疗程不宜过长。

10. 生物制剂：包括 TNF-α 拮抗剂、IL-1 拮抗剂、IL-6 拮抗剂及 CD20 单克隆抗体等。

11. 理疗及对症处理。

三、干燥综合征

【概述】

干燥综合征（Sjogren's syndrome）是一种以侵犯唾液腺、泪腺为主的慢性系统性自身免疫病，40 岁以上女性多见。由于它以全身外分泌腺为靶器官，因此亦被称为自身免疫性分泌腺体病。本病病程冗长，但预后尚好。

【诊断要点】

1. 临床表现

（1）常有眼内异物感、烧灼感和眼痒、眼干，局部受刺激或情绪激动时流泪少等表现。

（2）大多数患者感口干，常伴舌及口角碎裂疼痛，吞咽干粗食物困难，约半数患者出现双侧对称性腮腺肿大。

（3）因皮肤汗腺萎缩可致表皮干涩、痛痒；还可因表皮性血管炎出现紫癜样皮疹；少数患者有结节性红斑、反复发作的荨麻疹和皮肤溃疡。

（4）各系统受累的表现，如远端肾小管受累引起的 1 型肾小管酸中毒，可表现为多尿、周期性低血钾性麻痹和肾结石；还可伴有肺间质纤维化、萎缩性胃炎、关节痛、淋巴结肿大、肝脾肿大等。

（5）约半数病例患有类风湿关节炎、系统性红斑狼疮、结节性多动脉炎、多发性肌炎和皮肌炎等病的临床表现。

2. 实验室检查　轻度贫血和白细胞减少，嗜酸性粒细胞增高，血清免疫球蛋白升高以 IgG 增高最明显最常见，类风湿因子阳性，眼三项、唾液流率异常，抗核抗体、抗 SSA 抗体、抗 SSB 抗体可阳性。腮腺造影可见腮腺导管不同程度的狭窄和扩张。

【鉴别要点】

1. 与系统性红斑狼疮、类风湿关节炎相鉴别。

2. IgG4 相关疾病　发病年龄 45 岁以上，血清 IgG4 >135mg/dl，且组织中 IgG4 + 浆细胞浸润伴典型纤维化。

3. 其他原因引起的口干，如老年性腺体功能下降、糖尿病或药物性。

【治疗要点】

主要是采取措施改善症状，控制继发感染和延缓因免疫反应而导致的组织和器官的进一步损害。

1. 症状明显、病情较重者可予糖皮质激素及免疫抑制剂治疗。必要时行血浆置换疗法或造血干细胞移植。

2. 非甾体类抗炎药，如布洛芬、吲哚美辛等。

3. 对症治疗　唾液代用品、泪液代用品及局部润滑或保湿剂，戒烟、戒酒，避免服用抗胆碱能药物。

4. 中药调理肝脾、滋补肾阴药物治疗。

四、风湿热

【概述】

风湿热（rheumaitie fever）是 A 组 B 型溶血性链球菌感染后引起的一种自身免疫反应，累及全身结缔组织，但主要侵犯心脏、关节、皮肤、血管及中枢神经系统。近年来发病率已明显下降，部分农村地区发病率仍高达 3%。

【诊断要点】

1. 病史　多急性起病，有溶血性链球菌感染的证据。血清抗"O"及抗链球菌抗体滴度增高，咽拭子培养 A 组链球菌阳性，或近期患猩红热等。

2. 临床表现

（1）心脏炎：临床常有心肌炎、心内膜炎、心包炎的表现和体征，重症可合并急性充血性心力衰竭。心尖部有明显的收缩期杂音和（或）舒张期杂音，或主动脉瓣区舒张早期杂音。心脏明显的增大，心包摩擦音，心动过速，心音低钝，或明显的心电图或超声心动图改变。

（2）关节炎：以多发性游走性关节炎为特征，局部红肿热痛及功能障碍，常累及膝、肘、腕、踝等大关节。治疗后可痊愈，不留畸形。

（3）舞蹈症：女孩多见，为不协调不自主的快速运动，伴肌肉软弱和行为异常，可单独出现。

（4）环形红斑：多见于躯干及四肢屈侧一种轮廓清楚的粉红色皮疹，中央苍白，呈环形或半环形，边缘常微隆起，大小各异，压之褪色，反复出现，愈后不留痕迹。

（5）皮下结节：好发于肘、腕、膝踝等大关节伸侧，呈圆形，直径 0.5~1.0cm 隆起于皮面的坚硬无痛性结节，多与心脏炎并存。

3. 次要表现

（1）过去有明确的风湿病史或风湿性心脏病的依据。

（2）关节痛：具有 1 个以上关节疼痛，但无炎症表现，无触痛及活动受限。如已具多发性关节炎的主要特征时，此项不宜再作为诊断条件。

（3）发热：未经治疗的早期风湿热患儿，几乎总有发热，体温 >39℃，热型不规则。

（4）血沉增快，白细胞增多，CRP 阳性。

（5）心电图，以 P-R 间期延长为主的改变。

具有 2 个主要表现或 1 个主要表现和 2 个次要表现，同时伴有近期链球菌感染的证据，则诊断成立。若只有 1 项主要表现和 2 项次要表现而近期无链球菌感染证据，则诊断可疑，须先排除其他与本病相似的疾病才能诊断。

4. 风湿热活动指标

（1）体温不稳定，体重不增，易疲劳；

（2）心率快，易变化；

（3）血沉增块，CRP 增高，抗链 "O" 滴度不降或中性粒细胞计数增高。

【治疗要点】

1. 卧床休息 急性期绝对卧床不少于 2 周，合并心肌炎者卧床 6 周，心脏扩大伴心功能不全者卧床 3～6 个月，至心衰控制后逐渐下床活动，恢复正常生活。

2. 清除病灶 青霉素（480 万～960 万 U/d）治疗，一疗程 10～14 天，可酌情延长以彻底清除感染灶。

3. 抗风湿治疗

（1）阿司匹林 80～100mg/（kg·d）分 3～4 次口服，发热及症状消失后，剂量减半，疗程 4～6 周。

（2）发生心脏炎者，可用糖皮质激素治疗，常用泼尼松，开始剂量成人 30～40mg/d，小儿 1.0～1.5mg/（kg·d），病情缓解后减量至 10～15mg/d 维持治疗。

（3）对病情严重，如有心包炎、心脏炎合并急性心力衰竭者可静脉注射地塞米松 5～10mg/d 或滴注氢化可的松 200mg/d，待病情改善后，改口服激素治疗。

五、大动脉炎

【概述】

大动脉炎（Takayasu arteritis TA）是指累及主动脉及其主要分支的慢性非特异性炎症引起的不同部位动脉狭窄或闭塞，少数也可引起动脉扩张或动脉瘤，出现相应部位缺血表现。

【诊断要点】

本病多缓慢起病，多见于年轻女性。

1. 临床表现

（1）发病年龄≤40岁；

（2）肢体间歇性跛行；

（3）一侧或双侧肱动脉搏动减弱；

（4）双上肢收缩压差＞10mmHg；

（5）一侧或双侧锁骨下动脉或腹主动脉区闻及血管杂音；

（6）动脉造影异常。

符合上述6条中3条者可诊断本病，同时需除外先天性主动脉缩窄、肾动脉纤维肌性结构不良、动脉粥样硬化、血栓闭塞脉管炎、贝赫切特病、PAN及胸廓出口综合征。

2. 实验室检查　血沉增快，C反应蛋白增高，抗链"O"增高，白细胞增高等，但特异性差，抗内皮细胞抗体及抗主动脉抗体阳性对诊断有一定帮助。

3. 其他辅助检查

（1）胸部X线表现：可见轻度左心室增大，升主动脉扩张、膨隆，降主动脉内收、不光滑等。

（2）眼底检查：可出现视网膜脉络膜炎，网膜、玻璃体积血，甚至可见高安病眼底改变（视盘周围动静脉花冠状吻合）。

【治疗要点】

1. 有感染者应积极控制感染。

2. 对活动期患者可用泼尼松 1mg/（kg·d），病情好转后递减，直至病情稳定，5~10mg/d 维持。

3. 对单用糖皮质激素疗效不佳者可合用免疫抑制剂，常用甲氨蝶呤，次选环磷酰胺、硫唑嘌呤、雷公藤总苷。

4. 对静止期患者，因重要血管狭窄、闭塞，影响重要脏器血供者，可考虑手术治疗。

六、脊柱关节炎

【概述】

脊柱关节炎（spondyloarthritis，SPA）是一类以累及脊柱和外周关节，或者关节及韧带和肌腱为主要表现的慢性炎症性风湿病的总称。SPA 最典型的疾病是强直性脊柱炎（AS）。

AS 以中轴关节受累为主，可伴发关节外表现，严重者可发生脊柱畸形和关节强直，是一种慢性自身炎症性疾病。

【诊断要点】

多数起病缓慢而隐匿，男性较多见，常有家族聚集现象。

1. 临床表现　早期首发症状为下腰背痛伴晨僵，活动后可减轻。晚期易发生骨折。

2. 实验室检查　RF 阴性，活动期可有血沉、C 反应蛋白、免疫球蛋白（尤其是 IgA）升高。90% 左右的患者 HLA-B27 阳性。

3. 常规 X 线片　骶髂关节融合，脊柱呈"竹节样改变"，椎体方形，脊柱侧弯。

【鉴别要点】

慢性腰痛和僵硬也可由其他原因引起，如：外伤、脊柱侧凸、骨折、感染、骨质疏松和肿瘤等，应予鉴别；对青壮年来说，椎间盘病和腰肌劳损或外伤较为多见。

【治疗要点】

1. 患者教育及功能锻炼

2. 药物治疗

（1）非甾体类抗炎药　布洛芬、洛索洛芬钠等；

（2）控制疾病抗风湿药 柳氮磺吡啶、甲氨蝶呤等；

（3）抗 TNF 拮抗剂治疗；

（4）糖皮质激素。

3. 外科治疗 对于严重残疾畸形患者可考虑外科手术治疗。

七、特发性炎症性肌病

【定义】

特发性炎症性肌病（IIM）是一组病因未明的以四肢近端无力为主的骨骼肌肉非化脓性炎症性肌病包括多发性肌炎（PM）、皮肌炎（DM）、包涵体肌炎（IBM）、非特异性肌炎和免疫介导的坏死性肌病等。

【临床表现】

1. 肌肉受累表现

（1）特征性表现：对称性四肢近端肌无力 92%，43%～50% 肌痛；

（2）50% 颈肌受累；

（3）消化道平滑肌：25%～28% 吞咽困难、呛咳、反酸等；

（4）呼吸道平滑肌：声嘶；

（5）心肌：可出现无症状性心电图异常，心律失常，心肌炎甚至心力衰竭；

（6）面肌和眼肌受累罕见。

2. 肺受累

（1）间质性肺炎；

（2）肺纤维化；

（3）胸膜炎：最常见。

3. 肾脏 少数 PM/DM 可有肾脏受累的表现，如蛋白尿、血尿、管型尿、肾衰竭。

4. 其他 23% 的患者可有关节痛、低热、乏力、体重下降、雷诺现象。

5. 皮疹 分布面、颈、上胸部关节伸面。

（1）向阳性皮疹：DM 的特征性皮肤损害，发生率约为 60% ~ 80%。分布于两颊部、鼻梁、颈部、前胸 V 形区、肩背部（披肩征）。

（2）Gottron 疹：出现掌指关节、指间关节或肘关节伸面的红色或紫红色斑丘疹，边缘不整齐，可融合成片，伴毛细血管扩张、色素减退和细小鳞屑。发生率约 80%，这是 DM 的又一特征性的皮肤损害。

（3）甲周病变：甲根皱襞处可见毛细血管扩张性红斑或出现斑点。

（4）"技工手"：在双手外侧掌面出现角化、裂纹、皮肤粗糙脱屑。

（5）其他皮肤黏膜改变：皮肤血管炎、雷诺现象、光过敏。

【辅助检查】

1. 一般检查

（1）有轻度贫血、白细胞增多。约 50% 的 PM 患者血沉和 C 反应蛋白可以正常，只有 20% 的 PM 患者活动期血沉 >50mm/h。

（2）血清 IgG、IgA、IgM、免疫复合物和 γ 球蛋白可增高。C3、C4 可减少。

（3）部分患者低 C3。

（4）30% 的患者有心电图改变。

2. 肌酶谱

（1）急性期血清肌酶明显增高：PM/DM 患者血清 CK 值可达正常上限的 50 倍，不超过正常上限的 100 倍。肌酶改变先于肌力和肌电图的改变。

（2）少数患者活动期 CK 水平可以正常，DM 常见。

3. 自身抗体

（1）肌炎特异性自身抗体：抗氨基酰 tRNA 合成酶（ARS）抗体、抗信号识别颗粒（SRP）抗体、抗 Mi-2 抗体。

（2）肌炎相关性抗体：非特异性自身抗体、ANA、RF、SSA、SSB、Scl-70、nRNP、PM/Scl 等。

4. 肌电图

PM/DM 患者肌电图检查常为肌源性损害。

典型的三联征改变：（1）时限短、小型的多相运动电位；（2）纤颤电位，正弦波；（3）插入性激惹和异常的高频放电。典型的三联征对 PM/DM 的诊断无特异性，其意义在于强调有活动性肌病的存在。

5. 肌活检

（1）PM：①常表现为肌纤维大小不一、变性、坏死和再生；②多灶性炎性细胞的浸润，分布在肌内膜；③CD8 + T 细胞、巨噬细胞浸润为主；④2 型肌纤维萎缩、结缔组织再生。

（2）DM：①肌肉病理：炎症分布位于血管周围或在束间隔及其周围，而不在肌束内；②B 细胞和 CD4 细胞浸润为主；③肌束周萎缩。

【诊断要点】

1. 对称性近端肌无力表现　肢带肌和颈前肌对称性无力，持续数周至数月，伴或不伴食管或呼吸道肌肉受累。

2. 肌肉活检异常　肌纤维变性、坏死，细胞吞噬、再生、嗜酸变性，核膜变大，核仁明显，筋膜周围结构萎缩，纤维大小不一，伴炎性渗出。

3. 血清肌酶升高　血清骨骼肌肌酶升高，如 CK、醛缩酶、谷草转氨酶、谷丙转氨酶和乳酸脱氢酶。

4. 肌电图示肌源性损害　肌电图示三联征改变：时限短、小型的多相运动电位；纤颤电位，正弦波；插入性激惹和异常的高频放电。

5. 典型的皮肤损害　包括：①向阳性皮疹：眼睑呈淡紫色，眶周水肿；②Gottron 疹：掌指关节及近端指间关节背面的红斑性鳞屑疹；③在双侧膝、肘、踝关节，面部、颈部和上半身出现的红斑性皮疹。

判定标准：确诊 PM 应符合所有 1 ~ 4 条标准；拟诊 PM 应符合所有 1 ~ 4 条中的任何 3 条标准；可疑 PM 应符合所有 1 ~ 4 条中的任何 2 条标准。确诊 DM 应符合第

5条加1~4中的任何3条；拟诊DM应符合第5条及1~4中的任何2条；可疑DM应符合第5条及1~4中的任何1条标准。

【鉴别要点】

高强度运动锻炼所引起的肌肉损伤，包涵体肌炎，药物、感染、代谢、内分泌疾病、肿瘤相关性肌炎，乙醇性肌炎，神经系统病变所引起的肌营养不良，横纹肌溶解症、其他风湿免疫病引起的肌肉病变。

【治疗要点】

1. 卧床休息，关节被动活动。

2. 皮疹可外用。

3. 糖皮质激素是治疗PM和DM的首选药物。

（1）初始剂量：一般为泼尼松1~2mg/(kg·d)，症状改善平均为2~3个月。

（2）减量：一般初始治疗时较大剂量的泼尼松应该持续应用到CK恢复正常及临床肌力改善（通常需要1~2个月），然后开始逐渐减量。激素的减量可遵循个体化原则，有学者主张在6~8个月内将泼尼松逐渐减至5~10mg/d的维持量。

（3）疾病缓解维持治疗至少一年才能考虑停药。

4. 免疫抑制剂　重症患者或对糖皮质激素治疗反应不佳者，加用免疫抑制剂。

（1）MTX 7.5~15mg/w最常用。

（2）AZA 100~150mg/d。

（3）若无效选CsA 100~150mg，bid。

5. 静脉注射丙种球蛋白（IVIG）

（1）IVIG可迅速降低PM患者的肌酶水平、改善肌力，维持缓解。

（2）IVIG常规治疗剂量每月2g/kg，分2或5d给药；小剂量即：0.1g/(kg·d)，每月连用5d，共3个月；或每月0.8g/kg，连续用6~12个月。

6. 其他治疗　血浆置换，生物制剂，免疫抑制剂联合使用。

八、雷诺现象与雷诺病

【定义】

雷诺现象是指因受寒冷或紧张的刺激后，肢端细动脉痉挛，使手指（足趾）皮肤突然出现苍白，相继出现皮肤变紫、变红，伴局部发冷、感觉异常和疼痛等短暂的临床现象。常反复发作，可以是原发的，称为雷诺病；也可以是继发的，称为雷诺现象。

【病因】

病因尚不明确，多有寒冷、情绪波动及其他诱发因素，发作好见于秋冬季节，可能与中枢神经功能紊乱引起交感神经紧张度增高，肢体小动脉对交感神经反应过敏，血中儿茶酚胺类物质过多等因素有关。

【临床表现】

本病多见于 20～40 岁女性。雷诺现象典型发作可分3 期：

1. 缺血期　指早期表现，一般好发于指、足趾远端皮肤，出现发作性苍白、僵冷，伴出汗、麻木或疼痛，多对称性自指端开始向手掌发展，但很少超过手腕。

2. 缺氧期　受累部位继续缺血，毛细血管扩张淤血，皮肤发绀而呈紫色，皮温低，疼痛，此时自觉症状一般较轻。

3. 充血期　一般在保暖之后，也可自动发生。此时血管痉挛解除，动脉充血，皮肤潮红，皮温回升，可有刺痛、肿胀及轻度搏动性疼痛。当血液灌流正常后，皮肤颜色和自觉症状恢复正常。

雷诺现象的频繁典型发作可引起末节指趾皮肤指甲营养障碍，严重者指端出现溃疡、坏疽或手指变短。耳廓、面颊、颏及鼻尖的雷诺现象较少见。

非典型发作可仅出现苍白、发绀，无明显充血期；有些患者出现苍白后转潮红，或苍白、青紫、潮红并存。

发作间期可以无症状，体格检查可能完全正常。有的患者可主诉长期手脚发冷，体格检查可见手指发凉和苍白。发作期除肤色改变外，脉搏搏动正常，间或发现手、足发凉多汗。多次反复发作者受累部位可发生营养障碍，表现为皮肤干燥、指端皮下组织萎缩，指腹逐渐消失。指端近指甲处出现急性溃疡或慢性角化性凹陷，指甲生长缓慢、开裂、变形，有的因慢性缺血而出现手背组织纤维化。

【诊断要点】

主要根据临床表现，即起病年龄、性别、诱因、肢体远端对称性相继出现苍白、青紫及潮红的皮肤改变，无其他系统疾病可解释的典型病例不难诊断。非典型病例或患者描述不清楚者可借助如下辅助检查：

1. 激发试验：

（1）冷水试验。

（2）握拳试验。

（3）将手指浸泡于 10~15℃ 水中，全身裸露于寒冷的环境中更易激起发作。但激发试验阴性者不能除外雷诺现象和雷诺病。

2. 指动脉压力测定　如指动脉压力大于 40mmHg，则提示动脉存在梗阻。

3. 指温恢复时间测定　浸入冰水 20s 后，指温恢复正常的平均时间为 5~10min。雷诺现象和雷诺病的恢复时间常超过 20min。

4. 指动脉造影和低温（浸入冰水后）指动脉造影可鉴别肢端动脉是否存在器质性改变。

【鉴别要点】

雷诺现象应与手足发绀症鉴别：手足发绀症为四肢对称性发绀，指（趾）、腕、踝部皮肤持续性出现分布不均的蓝斑或发红，伴大量出汗和指（趾）厥冷。雷诺现象肤色的变化是阵发性的，而手足发绀症为持续性；雷诺现象有典型的指间苍白，而手足发绀症苍白不明显；雷诺现象只累及手指，手足发绀症则整个手、脚均累及；雷诺现象手掌皮肤一般是干的，手足发绀症手掌粘潮；另外，手足发绀症很少出现指尖萎缩和溃疡。

【治疗要点】

雷诺病轻者只需注意严防冻伤，避免皮肤受损、精神紧张、过度疲劳。患者必须停止吸烟。

反复发作或症状比较严重，但尚无指尖萎缩者，可加用钙拮抗剂。反复发作，伴指尖萎缩，但无开放性溃疡发生者，钙拮抗剂加影响交感神经活性的药物。反复发作且缺血严重、皮肤呈青色、指（趾）端开放性溃疡或坏死者，可静脉滴注血管扩张剂前列腺素 3～5d。

不论雷诺现象和雷诺病，β 受体阻滞剂、可乐定和麦角制剂均为禁忌使用药物。对于雷诺现象，应积极治疗原发病。

【预后】

预后相对良好，约 15% 患者自然缓解，30% 逐渐加重。长期持续动脉痉挛可致器质性狭窄而不可逆，但极少（<1%）需要截指（趾）。

【预防】

注意避免冷冻，保持温暖；日常生活中可饮少量酒类饮料，避免吸烟、外伤；防止情绪激动及其他精神因素等。

九、痛风

【定义】

痛风是由单钠尿酸盐（MSU）沉积于骨关节、肾脏、和皮下等部位所致的晶体相关性关节病，与嘌呤代谢紊乱和（或）尿酸排泄减少所致的高尿酸血症直接相关，特指急性特征性关节炎和慢性痛风石疾病，主要包括急性发作性关节炎、痛风石形成、痛风石性慢性关节炎、尿酸盐肾病和尿酸性尿路结石，重者可出现关节残疾和肾功能不全。痛风常伴腹型肥胖、高脂血症、高血压、2 型糖尿病及心血管病等表现。

【危险因素】

痛风主要受环境而非遗传因素的影响，饮食与痛风密切相关。其中肉类和海鲜是痛风的高危因素，乙醇是痛风的危险因素，含糖软饮料及果糖均明显增加痛风风险；高嘌呤蔬菜与痛风相关性不明显。

【分类】

依病因不同分为原发性和继发性两大类。原发性痛风指在排除其他疾病的基础上，由于先天性嘌呤代谢紊乱和（或）尿酸排泄障碍所引起；继发性痛风指继发于肾脏疾病或某些药物所致尿酸排泄减少、骨髓增生性疾病及肿瘤化疗所致尿酸生成增多等。

【临床表现】

多见于 40 岁以上的男性，女性多在更年期后发病。常有家族遗传史。

1. 无症状期　仅有波动性或持续性高尿酸血症，从血尿酸增高至症状出现的时间可长达数年至数十年，有些可终身不出现症状，但随年龄增长痛风的患病率增加，并与高尿酸血症的水平和持续时间有关。

2. 急性关节炎期常有以下特点：

（1）多在午夜或清晨突然起病，多呈剧痛，数小时内出现受累关节的红、肿、热、痛和功能障碍，第一跖趾关节最常见，其余依次为踝、膝、腕、指、肘。

（2）秋水仙碱治疗后，关节炎症状可以迅速缓解。

（3）发热。

（4）初次发作常呈自限性，数日内自行缓解，此时受累关节局部皮肤出现脱屑和瘙痒，为本病特有的表现。

（5）可伴高尿酸血症，但部分患者急性发作时血尿酸水平正常。

（6）关节腔滑囊液偏振光显微镜检查可见双折光的针形尿酸盐结晶是确诊本病的依据。受累、劳累、饮酒、高蛋白高嘌呤饮食以及外伤、手术、感染等均为常见的发病诱因。

3. 痛风石及慢性关节炎期　痛风石是痛风的特征性临床表现，常见于耳廓、跖趾、指间和掌指关节，常为多关节受累，且多见于关节远端，表现为关节肿胀、僵硬、畸形及关节功能障碍，严重时患处皮肤发亮、菲薄，破溃则有豆渣样的白色物质排出。形成瘘管时周围组织呈慢性肉芽肿，虽不易愈合但很少感染。

4. 肾脏病变主要表现在两方面：

（1）痛风性肾病：起病隐匿，早期仅有间歇性蛋白尿，随着病情的发展而呈持续性，伴有肾浓缩功能受损时夜尿增多，晚期可发生肾功能不全，表现水肿、高血压、血尿素氮和肌酐升高。少数患者表现为急性肾衰竭，出现少尿或无尿，最初 24 小时尿酸排出增加。

（2）尿酸性肾石病：约 10%～25% 的痛风患者肾有尿酸结石，呈泥沙样，常无症状，结石较大者可发生肾绞痛、血尿。当结石引起梗阻时导致肾积水、肾盂肾炎、肾积脓或肾周围炎，感染可加速结石的增长和肾实质的损害。

【辅助检查】

1. 血尿酸测定　血清标本，尿酸酶法。正常男性为 150～380μmol/L（2.5～6.4mg/dl），女性为 100～300μmol/L（1.6～5.0mg/dl），更年期后接近男性。血尿酸存在较大波动，应反复监测。

2. 尿尿酸测定　限制嘌呤饮食 5 天后，每日尿酸排出量超过 3.57mmol（600mg），可认为尿酸生成增多。

3. 滑囊液或痛风石内容物检查　偏振光显微镜下可见针形尿酸盐结晶。

4. X 线检查　急性关节炎期可见非特征性软组织肿胀；慢性期或反复发作后可见软骨缘破坏，关节面不规则，特征性改变为穿凿样、虫蚀样圆形或弧形的骨质透亮缺损。

5. CT 与 MRI 检查　CT 扫描受累部位可见不均匀的斑点状高密度痛风石影像；MRI 的 T1 和 T2 加权图像呈斑点状低信号。

【诊断要点】

诊断金标准是关节腔穿刺抽取关节液检查，若关节液中看见尿酸盐结晶可确诊为痛风。

当条件限制不能进行关节液尿酸盐结晶检查时，可考虑应用如下量表帮助快速诊断痛风。

表 4-7-1 痛风诊断量表

单关节炎患者	评分（分）
男性	2
明确的关节疼痛病史	2
起病不足 1 天	0.5
关节红肿	1
第一跖（指）趾关节受累	2.5
高血压或≥1 项心血管疾病*	1.5
血尿酸 > 5.88mg/dL（0.35mmol/L）	3.5

*心血管疾病包括：心绞痛、心肌梗死、心力衰竭、脑血管意外、短暂脑缺血发作和外周血管病。

≤4 分	4~8 分	≥8 分
排除痛风	疑似痛风	确诊痛风
考虑其他诊断：如双水焦磷酸钙沉积症、反应性关节炎、感染性关节炎、RA、OA、PsA 等。	①行关节液结晶检查明确诊断；②若条件有限，则严密随访以明确诊断。	执行包括心血管疾病风险评估在内的痛风患者管理。
≤4 分	4~8 分	≥8 分
排除痛风	疑似痛风	确诊痛风

【鉴别要点】

1. 继发性高尿酸血症或痛风具有以下特点：

(1) 儿童、青少年、女性和老年人更多见。

(2) 高尿酸血症程度较重。

(3) 40% 的患者 24 小时尿尿酸排出增多。

（4）肾脏受累多见，痛风肾、尿酸结石发生率较高，甚至发生急性肾衰竭。

（5）痛风性关节炎症状往往较轻或不典型.

（6）有明确的相关用药史。

2. 关节炎：

（1）类风湿性关节炎：青、中年女性多见，四肢近端小关节常呈对称性梭形肿胀畸形，晨僵明显。血尿酸不高，类风湿因子阳性，X线片出现凿孔样缺损少见。

（2）化脓性关节炎与创伤性关节炎：前者关节囊液可培养出细菌；后者有外伤史。两者血尿酸水平不高，关节囊液无尿酸盐结晶。

（3）假性痛风：系关节软骨钙化所致，多见于老年人，膝关节最常受累。血尿酸正常，关节滑囊液检查可发现有焦磷酸钙结晶或磷灰石，X线可见软骨呈线状钙化或关节旁钙化。

（4）关节周围蜂窝织炎：关节周围软组织明显红肿，畏寒和发热等全身症状突出，但关节疼痛往往不如痛风显著，周围血白细胞计数明显增高，血尿酸正常。

（5）银屑病关节炎：常累及远端的指（趾）间关节、掌指关节和跖趾关节，少数可累及脊柱和骶髂关节，表现为非对称性关节炎，可有晨僵。约20%的患者可伴有血尿酸增高，有时难以与痛风相区别。X线片可见关节间隙增宽、骨质增生与破坏同时存在，末节指远端呈铅笔尖或帽状。

3. 肾石病　高尿酸血症或不典型痛风可以肾结石为最先表现，继发性高尿酸血症者尿路结石的发生率更高。纯尿酸结石能被X线透过而不显影，所以对尿路平片阴性而B超阳性的肾结石患者应常规检查血尿酸并分析结石的性质。

【治疗要点】

原发性高尿酸血症与痛风的防治目的：①控制高尿酸血症预防尿酸盐沉积；②迅速终止急性关节炎的发作；③防止尿酸结石形成和肾功能损害。

1. 一般治疗　控制饮食总热量，限制饮酒和高嘌呤食物（如心、肝、肾等）的大量摄入，每天饮水 2000ml 以上以增加尿酸的排泄，慎用抑制尿酸排泄的药物如噻嗪类利尿药等，避免诱发因素和积极治疗相关疾病等。

2. 高尿酸血症的治疗　目的是使血尿酸维持正常水平。

（1）排尿酸药：抑制近端肾小管对尿酸盐的重吸收，从而增加尿酸的排泄，降低尿酸水平，适合肾功能良好者；当内生肌酐清除率 <30ml/min 时无效；已有尿酸盐结石形成，或每日尿排出尿酸盐 >3.57mmol（600mg）时不宜使用；用药期间应多饮水，并服碳酸氢钠 3～6g/d；剂量应从小剂量开始逐步递增。

常用药物：①苯溴马隆：25～100mg/d，该药的不良反应轻，一般不影响肝肾功能；少数有胃肠道反应，过敏性皮炎、发热少见。②丙磺舒：起始剂量 0.25g，每日 2 次；两周后可逐渐增加剂量，最大剂量不超过 2g/d。约 5% 的患者可出现皮疹、发热、胃肠道刺激等不良反应。

（2）抑制尿酸生成药物：别嘌呤醇通过抑制黄嘌呤氧化酶，使尿酸的生成减少，适用于尿酸生成过多或不适合使用排尿酸药物者。每次 100mg，每日 2～4 次，最大剂量 600mg/d，待血尿酸降至 360μmol/L 以下，可减量至最小剂量或别嘌呤醇缓释片 250mg/d，与排尿酸药合用效果更好。不良反应有胃肠道刺激，皮疹、发热、肝损害、骨髓抑制等，肾功能不全者剂量减半。

（3）碱性药物：碳酸氢钠成人口服 3～6g/d，长期大量服用可致代谢性碱中毒，并且因钠负荷过高引起水肿。

3. 急性痛风性关节炎期的治疗　绝对卧床，抬高患肢，避免负重，尽早足量给予以下药物。

（1）秋水仙碱：治疗急性痛风性关节炎的传统药。口服法：初始剂量 1mg，随后 1～2h 0.5mg，直至症状缓解，最大剂量 6mg/d。90% 的患者口服秋水仙碱后 48h

4

内疼痛缓解。症状缓解后 0.5mg，每天 2～3 次，维持数天后停药。不良反应为恶心、呕吐、厌食、腹胀和水样腹泻，发生率高达 40%～75% 如出现上述不良反应及时调整剂量或停药，若用到最大剂量症状无明显改善时应及时停药。该药还可引起白细胞减少、血小板减少等骨髓抑制表现以及脱发等。静脉给药可产生严重的不良反应，如骨髓抑制、肾衰竭、弥散性血管内溶血、肝坏死、癫痫样发作甚至死亡，国内极少静脉给药。

（2）**非甾体抗炎药**：为急性痛风关节炎的一线用药，活动性消化性溃疡、消化道出血为禁忌证。常用药物：①吲哚美辛，每次 50mg，3～4 次；②双氯芬酸，每次口服 50mg，每天 2～3 次；③布洛芬，每次 0.3～0.6g，每天 2 次；④依托考昔 120mg/d。禁止同时服用两种或多种非甾体抗炎药，否则会加重不良反应。

（3）**糖皮质激素**：上述药物治疗无效或不能使用秋水仙碱和非甾体抗炎药时，或肾功能不全者，可考虑使用糖皮质激素短程治疗。如泼尼松，起始剂量 20～30mg/d，疗程不超过 2 周；ACTH 50U 溶于葡萄糖溶液中缓慢静滴。可同时口服秋水仙碱 1～2mg/d。该类药物的特点是起效快、缓解率高，但停药后容易出现症状"反跳"。

4. **发作间歇期和慢性期的处理** 治疗目的是维持血尿酸正常水平，较大痛风石或经皮破溃者可手术剔除。

5. **其他** 高尿酸血症和痛风常与代谢综合征伴发，应积极行降压、降脂、减重及改善胰岛素抵抗等综合治疗。

【预后】

若及早诊断并进行规范治疗，大多数痛风患者可正常工作生活。慢性期病变经过治疗有一定的可逆性，皮下痛风石可缩小或消失，关节症状和功能可改善，相关的肾脏病变也可减轻、好转。患者起病年龄小、有阳性家族史、血尿酸显著升高和痛风频发，提示预后较差。伴发高血压、糖尿病或其他肾病者，发生肾功能不全的风险增加，甚至危及生命。

【预防】

对于无症状高尿酸血症患者，预防痛风发作以非药物治疗为主，主要包括饮食控制和戒酒，避免使用升血尿酸的药物如利尿剂、小剂量阿司匹林、复方降压片、吡嗪酰胺等。对于已发生过急性痛风性关节炎的间歇期患者，应预防痛风的再次发作，关键是通过饮食和药物治疗使血尿酸水平控制达标，此外，应注意避免剧烈运动或损伤，控制体重，多饮水，长期碱化尿液等。

十、骨质疏松症

骨质疏松症（OP）是一种以骨量减少、骨微结构破坏、骨脆性增加、骨强度下降、骨折风险增加为特征的全身性、代谢性骨骼系统疾病。

【危险因素】

主要危险因素：跌倒，低骨密度，脆性骨折史，年龄大于 65 岁，有骨折家族病史。

次要危险因素：嗜烟，酗酒，低体重指数，性腺功能减退，早期绝经（＜45 岁），长期营养不良，影响骨代谢药物使用史（糖皮质激素、肝素等），类风湿关节炎、甲亢、甲旁亢患者。

【分类】

按病因可分为原发性和继发性两类。

1. 继发性 OP　原发病因明确，常由内分泌代谢疾病（如性腺功能减退症、甲亢、甲旁亢、库欣综合征、Ⅰ型糖尿病等）或全身性疾病引起。

2. 原发性 OP　Ⅰ型原发性 OP 即绝经后骨质疏松症（PMOP），发生于绝经后女性；Ⅱ型原发性 OP 即老年性 OP，见于老年人。

【临床表现】

1. 骨痛和肌无力　轻者无症状，仅在 X 线摄片或 BMD 测量时被发现。较重患者常诉腰背疼痛、乏力或全身骨痛。骨痛通常为弥散性，无固定部位，检查不能发现压痛区（点）。乏力常于劳累或活动后加重，负重能力下降或不能负重。四肢骨折或髋部骨折时肢体活动明显受限，局部疼痛加重，有畸形或骨折阳性体征。

2. 骨折 常因轻微活动、创伤、弯腰、负重、挤压或摔倒后发生骨折。多发部位为脊柱、髋部和前臂，其他部位亦可发生，如肋骨、盆骨、肱骨甚至锁骨和胸骨等。脊柱压缩性多见于 PMOP 患者，可单发或多发，有或无诱因，其突出表现为身材缩短；有时出现突发性腰痛，卧床而取被动体位。髋部骨折多在股骨颈部，以老年性 OP 患者多见，通常于摔倒或挤压后发生。第一次骨折后，患者发生再次或反复骨折的几率明显增加。

3. 并发症 驼背和胸廓畸形者常伴胸闷、气短、呼吸困难，甚至发绀等表现。肺活量、肺最大换气量和心排血量下降，极易并发上呼吸道和肺部感染。髋部骨折者常因感染、心血管病或慢性衰竭而死亡；幸存者生活自理能力下降或丧失，长期卧床致骨量丢失，使骨折极难愈合。

【辅助检查】

1. 实验室检查

（1）生化检查血清钙、磷、ALP 及羟脯（赖）氨酸多正常。

（2）并发骨折时可有血钙降低及血磷升高，部分患者尿钙排出增多。血 PTH、维生素 D、cAMP 等一般正常。

（3）代谢平衡试验显示负钙，负镁及负磷平衡，但导致负平衡的原因可能是肠吸收减少或尿排泄增多，或两者兼有。

（4）继发性骨质疏松者有原发病的生化异常。

2. 其他辅助检查

（1）X线：骨质疏松在 X 线片上，其基本改变是骨小梁数目减少、变细和骨皮质变薄。纤细的骨小梁清晰可见，此与骨质软化所致的粗糙而模糊的骨小梁形态完全不同，颅骨变薄，出现多发性斑点状透亮区，鞍背和鞍底变薄，颌骨牙硬板致密线的密度下降或消失，脊柱的椎体骨密度降低，出现双凹变形，椎间隙增宽，椎体前缘扁平，呈楔形（椎体压缩性骨折）；四肢长骨的生长障碍线明显。骨质疏松易伴发骨折和骨畸形，如股骨颈骨折、肋骨、骨盆骨折与畸形等。处于生长发育期的骨质疏松患者可出现干骺端的宽阔钙化带、角征和骨刺。

（2）骨质疏松指数测量：可确定有无骨质疏松及其程度。但其敏感性较差。难以发现早期骨质疏松患者。

（3）骨密度测量：①单光子吸收骨密度测量：单光子吸收骨密度测量值不仅能反映扫描处的骨矿物含量，还可间接了解骨骼的骨密度和重量。单光子吸收法骨密度测量主要反映的是皮质骨的变化，对于脊椎骨、骨小梁的改变反映较差，即使采用小梁较丰富的跟骨作为测量部位，亦难以了解脊椎小梁的变化。②双光子吸收骨密度测量：双光子吸收扫描采用 153Gd 装在 2 个部位，测定股骨颈及脊椎骨的 BMC。由于骨质疏松首先发生于小梁骨，所以与单光子吸收法比较，能更早期发现骨质疏松。③CT 骨密度测量：有单能量 CT 骨密度测量（SEQCT）和双能量 CT 骨密度测量（DEQCT）2 种。本法主要用于脊椎骨的骨密度测定，可直接显示脊椎骨的横断面图像。④双能 X 线吸收测量（DXA）：DXA 是目前测量骨矿密度（BMD）和骨矿含量（BMC）的最常用方法。

【诊断要点】

双能 X 线吸收法（DXA）是目前国际公认的骨密度检查方法。

根据《中国人骨质疏松症诊断标准专家共识（第三稿·2014 版)》，年轻白人女性峰值骨量减少 2.5 标准差（−2.5SD）作为骨质疏松症的诊断标准。

由于黄种人峰值骨量低于白种人等原因，国内推荐使用低于峰值骨量 2SD，或者骨量下降 25% 作为诊断标准。

表 4-7-2 国内、外用骨密度诊断
骨质疏松的标准及分级

诊断标准分级	WHO标准差诊断	OCCGS标准差诊断法	OCCGS（百分率诊断法）
正常	≥ -1.0SD	±1SD 之内	±12% 之内（含12%）
骨量减少	-1.0SD ~ -2.5SD	-1 ~ -2SD	-13% ~ -24%（含24%）
骨质疏松	≤ -2.5SD	≤ -2SD	骨量丢失 ≥25%
严重骨质疏松	≤ -2.5SD 并发生一处或多处骨折	≤ -2SD 并发生一处或多处骨折	≥25% 并发生一处或多处骨折或多处骨折或没有骨折但丢失大于37%

OCCGS：中国老年学学会骨质疏松委员会

【鉴别要点】

1. 老年性 OP 与 PMOP 的鉴别 在排除继发性 OP 后，老年女性患者要考虑 PMOP、老年性 OP 或两者合并存在等可能，可根据既往病史、BMD 和骨代谢生化指标测定结果予以鉴别。

2. 内分泌性 OP 根据需要，选择必要的生化或特殊检查逐一排除。甲旁亢者的骨骼改变主要为纤维囊性骨炎，早期仅表现为低骨量或 OP。测定血 PTH、血钙和血磷一般可予鉴别，如仍有困难可行特殊影像学检查或动态试验。其他内分泌疾病均因本身的原发病表现较明显，鉴别不难。

3. 血液系统疾病 血液系统肿瘤的骨损害因有时可酷似原发性 OP 或甲旁亢，此时有赖于血 PTH、PTH 相关蛋白和肿瘤特异标志物测定等进行鉴别。

4. 原发性或转移性骨肿瘤　转移性骨肿瘤（如肺癌、前列腺癌、胃肠癌等）或原发性骨肿瘤（如多发性骨髓瘤、骨肉瘤和软骨肉瘤等）的早期表现可酷似 OP。当临床高度怀疑为骨肿瘤时，可借助骨扫描或 MRI 明确诊断。

5. 结缔组织疾病　成骨不全的骨损害特征是骨脆性增加，多数是由于 I 型胶原基因突变所致。临床表现依缺陷的类型和程度而异，轻者可仅表现为 OP 而无明显骨折，必要时可借助特殊影像学检查或 I 型胶原基因突变分析予以鉴别。

6. 其他继发性 OP　有时，原发性与继发性 OP 也可同时或先后存在，应予以注意。

【治疗要点】

根据中华医学会骨科学分会《骨质疏松骨折诊疗指南》，主要有如下几个要点：

1. 合理使用钙剂　钙需要量为 800~1200mg，骨折后补钙量应酌情适当加量。建议分多次服用。

2. 推荐活性维生素 D_3　建议用法为 0.25~0.5μg/d，不仅增进肠钙吸收，促进骨形成和骨矿化，而且有助于增强肌力，提高神经肌肉协调性，防止跌倒倾向。

注意定期监测血钙或尿钙。

3. 降钙素　如鲑鱼降钙素皮下或肌内注射 50IU/d，鼻喷剂 200IU/d。能够提高骨密度、改善骨质量、增强骨的生物力学性能、降低椎体骨质疏松骨折发生率，还有止痛作用。

少数患者可有面部潮红、恶心等不良反应，其中多数患者症状可在数小时内自行缓解，有明显药物过敏史者禁用。

4. 双膦酸盐　如阿仑膦酸钠、利塞膦酸钠、唑来膦酸钠等，可提高腰椎和髋部骨密度，降低骨折风险及再骨折发生率。阿仑膦酸钠有口服 70mg/w 和 10mg/d 两种用法，应在当日首次就餐前 30 分钟以一杯白开水送服，矿泉水不可用。

为减轻药物对胃及食管的刺激，服药后至少 30 分钟内避免躺卧。双膦酸盐类药物主要不良反应是胃肠道反应，如恶心、呕吐、腹痛、腹泻等。

5. 选择性雌激素受体调节剂　如雷洛昔芬 60mg/d，服药时间不受饮食影响。在提高骨密度、降低绝经后骨质疏松骨折发生率方面有良好疗效。

少数患者服药期间会出现潮热和下肢痉挛症状，潮热症状严重的围绝经期妇女不宜使用，有静脉栓塞病史及血栓倾向者（如长期卧床、久坐）禁用。

6. 锶盐　如雷奈酸锶 2g/d，睡前服用。常见不良反应为头痛、恶心、腹泻、稀便、皮炎、湿疹等。有静脉栓塞病史者慎用。

【预防】

1. 戒烟限酒，均衡膳食；保持适度体重；肌力锻炼及全身平衡性与协调性锻炼；户外活动，增加日照；采取措施，防止跌倒；预防性正确用药。

2. 骨密度检测一般建议间隔时间为 1 年，病情发生变化或为调整治疗方案可半年复查一次。

（高　奋）

第八节　泌尿系统疾病

一、肾小球肾炎

【定义】

肾炎是由免疫介导的、炎症介质（如补体、细胞因子、活性氧等）参与的，最后导致肾固有组织发生炎性改变，引起不同程度肾功能减退的一组肾脏疾病，可由多种病因引起。在慢性过程中也有非免疫、非炎症机制参与。

【分类】

1. 急性肾小球肾炎　是以急性肾炎综合征为主要表现的一组疾病。其特点为急性起病，患者出现血尿、蛋白尿、水肿和高血压，并可伴有一过性肾功能不全。多见于链球菌感染，而其他细菌、病毒及寄生虫感染亦可引起。

2. 慢性肾小球肾炎　简称慢性肾炎，系指蛋白尿、血尿、高血压、水肿为基本临床表现，起病方式各有不同，病情迁延，病情缓慢进展，可有不同程度肾功能减退，最终发展为慢性肾衰竭的一组肾小球病。由于本组疾病的病理类型及病期不同，主要临床表现各不相同，疾病表现呈多样化。

3. 急性间质性肾炎　又称急性肾小管-间质性肾炎，是一组以肾间质炎细胞浸润及肾小管变性为主要病理表现的急性肾脏病，肾小球、肾血管一般不受累或受累相对较轻。临床表现为急性肾损伤。常见原因有药物过敏、感染、自身免疫性疾病、恶性肿瘤、代谢性疾病及病因不明等。

4. 慢性间质性肾炎　是一组以小管萎缩、肾间质炎性细胞浸润及纤维化为基本特征的一组临床综合征。肾间质损害的机制可涉及遗传性、免疫相关性、感染性、血液系统疾病、中毒、代谢紊乱、尿路机械梗阻及肾移植排异等多方面因素。临床表现为不同程度的肾小管功能损害及进展性慢性肾衰竭。

5. 乙型肝炎病毒相关性肾炎　简称乙肝相关性肾炎，是由 HBV 感染人体后，导致的免疫复合物性肾小球疾病。临床表现轻重不一，可表现为无症状性尿检异常，也可表现为肾病范围的蛋白尿，可伴不同程度的血尿。肾脏损害病理类型多样，儿童以膜性肾病常见，成人则可表现为膜增殖性肾炎或膜性肾病。

6. 特发性急性肾小管间质性肾炎　是指临床表现为可逆性非少尿型急性肾损伤、病因不明的肾小管间质性疾病。肾脏病理表现为间质水肿和单个核细胞浸润，但临床难以确定特异病因者。大多与自身免疫性疾病有关，部分患者经密切监测及动态观察最终可明确病因。如与慢性活动性肝炎、溃结、自身免疫性甲状腺疾病等有关。

TINU 综合征是其中的一种特殊类型，病程中出现眼色素膜炎，可于肾脏损害之前（数周），同时或与肾脏损害后（数周至数月）急性发作。常见于儿童、青少年或成年女性。

【临床表现】

肾炎的主要表现：乏力、腰部疼痛、纳差、肉眼血尿、水肿、高血压、肾功能异常、尿量减少（部分患者少尿）、充血性心力衰竭等。

【辅助检查】

1. 尿液检查：蛋白尿、血尿、管型尿、白细胞尿、脓尿细菌尿。

2. 肾小球滤过率测定。

3. 血肌酐、血尿素氮检测。

4. 血清 C_3、C_4 及 CH_{50}，血清抗链球菌溶血素 "O" 滴度，抗核抗体谱、ENA 多肽抗体谱、免疫球蛋白、ANCA、抗肾小球基底膜抗体等。

5. 肾活检。

【治疗要点】

治疗原则包括去除诱因，一般治疗，针对病因和发病机制的治疗，并发症及并发症的治疗和肾脏替代治疗。

1. 一般治疗　避免劳累，去除感染等诱因，避免接触肾毒性药物或毒物，采取健康的生活方式（如戒烟、适量运动和控制情绪等）以及合理的饮食。急性期卧床休息，待临床症状好转后逐步增加活动量。急性期应给予低盐饮食（每日 3g 以下）。肾功能正常者不需要限制蛋白质入量，但氮质血症时应限制蛋白质摄入，应以优质蛋白为主。少尿者应限制液体入量。

2. 针对病因和发病机制的治疗　针对免疫发病机制的治疗，常包括糖皮质激素及免疫抑制剂治疗。血液净化治疗如血浆置换、免疫吸附等有效清除体内自身抗体和抗原-抗体复合物。针对非免疫发病机制的治疗，包括高血压、高血脂、高血糖、高尿酸血症、肥胖、蛋白尿及肾内高凝状态、肾素-血管紧张素系统阻滞剂，如

ACEI/ARB 是延缓肾脏病进展最重要的治疗措施之一。

3. 并发症及并发症的治疗 肾脏病患者常存在多种并发症，如代谢异常、高血压、冠心病、心力衰竭和肝硬化等都可能加重肾脏病的进展，应积极治疗；肾脏病的并发症可涉及各个系统，如感染、凝血功能异常、肾性高血压、肾性贫血、肾性骨病、水、电解质及酸碱平衡紊乱、急性左心衰、肺水肿和尿毒症脑病，应积极治疗。

4. 肾脏替代治疗 包括透析和肾移植。当发生急、慢性肾衰竭而有透析指征时，应及时给予透析治疗，而透析治疗有两种方式，腹膜透析和血液透析。

二、肾病综合征

【病因及发病机制】

分为原发性、继发性三大类，原发性肾病综合征属于原发性肾小球疾病，有多种病理类型（表4-8-1）。

表4-8-1 肾病综合征病理分型

分类	儿童	青少年	中老年
原发性	微小病变型肾病	系膜增生性肾小球肾炎 微小病变型肾病 局灶性节段性肾小球硬化 系膜毛细血管性肾小球肾炎	膜性肾病
继发性	过敏性紫癜肾炎 乙型肝炎病毒相关性肾炎 系统性红斑狼疮肾炎	系统性红斑狼疮肾炎 过敏性紫癜肾炎 乙型肝炎病毒相关性肾炎	糖尿病肾病 肾淀粉样变性 骨髓瘤性肾炎 淋巴瘤或实体肿瘤性肾病

【临床表现】

1. 微小病变型肾病 本病男性多于女性，儿童高发，仅15%左右患者伴有镜下血尿，一般无持续性高血压及肾功能减退。可因严重钠水潴留导致一过性高血压和肾功能损害。本病可能转变为系膜增生性肾小球肾炎，进而转变为局灶性节段性肾小球硬化。

2. 系膜增生性肾小球肾炎 本病男性多于女性，好发于青少年，约50%患者有前驱感染，甚至表现为急性肾炎综合征。

3. 系膜毛细血管性肾小球肾炎 男性多于女性，好发于青壮年，几乎所有患者均伴有血尿。肾功能损害、高血压及贫血出现早，病情多持续进展。

4. 膜性肾病 男性多于女性，好发于中老年，通常起病隐匿，约80%表现为肾病综合征。

5. 局灶性节段性肾小球硬化 好发于青少年男性，大量蛋白尿及肾病综合征为其主要临床特点。

【并发症】

感染、血栓、栓塞，急性肾损伤、蛋白质及脂肪代谢紊乱。

【诊断要点】

1. 明确有无肾病综合征 典型表现为大量蛋白尿 > $3.5g/(d \cdot 1.73m^2)$ 体表面积、低白蛋白血症（血浆白蛋白 <30g/L）、水肿伴或不伴高脂血症。诊断标准必须有大量蛋白尿和低蛋白血症。

2. 确认病因 必须首先排除继发性病因和遗传性疾病，才能诊断为原发性 NS；最好进行肾活检，作出病理诊断。

3. 判断有无并发症。

【鉴别要点】

1. 过敏性紫癜肾炎 好发于青少年，有典型的皮肤紫癜，可伴关节痛、腹痛及黑便，多在皮疹出现后 1～4 周左右出现血尿和（或）蛋白尿，典型皮疹有助于鉴别诊断。

2. 系统性红斑狼疮肾炎　好发于青少年和中年妇女，依据多系统受损的临床表现和免疫学检查可检出多种自身抗体。

3. 乙型肝炎病毒相关性肾炎　多见于儿童和青少年，以蛋白尿或肾病综合征为主要临床表现，常见的病理类型是膜性肾病。国内依据以下三点进行诊断血清 HBV 抗原阳性。

（1）患肾小球肾炎，并可除外狼疮性肾炎等继发性肾小球肾炎；

（2）肾活检切片中找到 HBV 抗原。

4. 糖尿病肾病　好发于中老年，常见于病程 10 年以上的糖尿病患者。早期可发现尿微量白蛋白排出增加，以后逐渐发展为大量蛋白尿、肾病综合征。糖尿病病史及特征性眼底改变有助于鉴别诊断。

5. 肾淀粉样变性　好发于中老年，肾淀粉样变性是全身多器官受累的一部分。原发性淀粉样变性主要累及心、肾、消化道（包括舌）、皮肤和神经；继发性淀粉样变性常继发于慢性化脓性感染、结核、恶性肿瘤等疾病，主要累及肾脏、肝和脾等。肾受累时体积增大，常呈肾病综合征。肾淀粉样变性常需肾活检确诊。

6. 骨髓瘤性肾病　好发于中老年，男性多见，患者可有多发性骨髓瘤的特征性临床表现，如骨痛、血清单株球蛋白增高、蛋白电泳 M 带及尿本周蛋白阳性，骨髓象显示浆细胞异常增生（占有核细胞的 15% 以上），并伴有质的改变。多发性骨髓瘤累及肾小球时可出现肾病综合征。

【治疗要点】

1. 一般治疗　凡有严重水肿、低蛋白血症者需卧床休息；给予正常量 $0.8 \sim 1.0g/(kg \cdot d)$ 的优质蛋白（富含必需氨基酸的动物蛋白）饮食；水肿时应低盐（$<3g/d$）饮食。为减轻高脂血症，应少进动物油脂等富含饱和脂肪酸的饮食，多吃植物油脂、鱼油及富含可溶性纤维的饮食。

2. 利尿消肿 利尿治疗不宜过快过猛。

（1）噻嗪类利尿剂：氢氯噻嗪 25mg，每日 3 次。长期服用应防止低钾、低钠血症。

（2）潴钾利尿剂：适用于低钾血症患者。单独使用利尿作用不明显，可与噻嗪类利尿剂合用。常用氨苯蝶啶 50mg，每日 3 次，或醛固酮拮抗剂螺内酯 20mg，每日 3 次。长期服用需防止高钾血症，对肾功能不全患者应慎用。

（3）袢利尿剂：呋塞米 20～120mg/d，或布美他尼 1～5mg/d，分次口服或静注。应用时需谨防低钠血症及低钾、低氯血症性碱中毒的发生。

（4）渗透性利尿剂：右旋糖酐 40，250～500ml，静滴，隔日 1 次。随后加用袢利尿剂可增强利尿效果。但对少尿患者慎用。

（5）提高血浆胶体渗透压：应严格掌握适应证，对严重低蛋白血症、高度水肿而又少尿的肾病综合征患者，在必须利尿的情况下方可考虑使用，避免过频使用，心力衰竭患者应慎用。

3. 减少尿蛋白 ACEI、ARB 用于降尿蛋白时，所用剂量大于常规降压剂量。

4. 抑制免疫与炎症反应

（1）糖皮质激素：使用原则和方案一般是：①起始足量：泼尼松 1mg/(kg·d)，口服 8 周，必要时可延长至 12 周；②缓慢减量：足量治疗后每 2～3 周减原用量的 10%，当减至 20mg/d 左右应更加缓慢减量；③长期维持：最后以最小剂量 10mg/d 维持半年左右。水肿严重、有肝功能损害或泼尼松疗效不佳时，更换为甲泼尼龙（等剂量）。

（2）细胞毒药物：可用于"激素依赖型"或"激素抵抗型"患者，协同激素治疗。

①环磷酰胺：2mg/(kg·d)，分 1～2 次口服；或 200mg，隔日静注。累积量达 6～8g 后停药。主要副作用有骨髓抑制、中毒性肝损害、性腺抑制（尤其男

性）、脱发、胃肠道反应及出血性膀胱炎。②盐酸氮芥：目前临床上较少应用。③其他：苯丁酸氮芥 2mg，每日 3 次口服，共服用 3 个月，毒性较盐酸氮芥小，疗效较差。

（3）环孢素：作为二线药物用于治疗激素及细胞毒药物无效的难治性肾病综合征。3 ~ 5mg/（kg·d），分两次空腹口服，服药 2 ~ 3 个月后缓慢减量，疗程半年至一年。副作用有肝肾损伤、高血压、高尿酸血症、多毛、牙龈增生等。

（4）麦考酚吗乙酯：常用量 1.5 ~ 2g/d，分 2 次口服，共用 3 ~ 6 个月，减量维持半年。已广泛用于肾移植后排异反应，副作用相对小。

5. 并发症防治

（1）感染：通常在减少治疗时无需应用抗生素预防感染。一旦发生感染，应及时选用对致病菌敏感、强效且无肾毒性的抗生素，有明确感染灶者应尽快去除。严重感染难控制时应考虑减少或停用激素，但需视患者的具体情况决定。

（2）血栓及栓塞并发症：当血浆白蛋白低于 20g/L 时，提示存在高凝状态，即应开始预防性抗凝治疗。可给予肝素钠 1875 ~ 3750U 皮下注射，6 小时 1 次，或低分子肝素 4000 ~ 5000U，皮下注射，每日 1 ~ 2 次，维持试管法凝血时间于正常一倍；也可服用华法林，维持 INR 于 1.5 ~ 2.5。抗凝同时可辅以抗血小板药，如双嘧达莫 300 ~ 400mg/d，分 3 ~ 4 次服，或阿司匹林 75 ~ 100mg/d 口服。对已发生血栓、栓塞者应尽早（6h 内效果最佳，但 3d 内仍可望有效）给予尿激酶或链激酶全身或局部溶栓，同时配合抗凝治疗，抗凝药一般应维持应用半年以上。

（3）急性肾衰竭：①袢利尿剂：对袢利尿剂仍有效者应予以较大剂量，以冲刷阻塞的肾小管管型。②血液透析：利尿无效，并已达到透析指征者，应给血液透析以维持生命，并在补充血浆制品后适当脱水，以减轻肾间质水肿。③原发病治疗：因其病理类型多为微小病变型肾病，应予以积极治疗。④碱化尿液：口服碳酸氢钠，减少管型形成。

（4）蛋白质及脂肪代谢紊乱：在肾病综合征缓解前应调整饮食中的蛋白和脂肪的量和结构。另外，使用ACEI、ARB减少尿蛋白，中药黄芪促进肝脏白蛋白合成，降脂药物如他汀类、贝特类，降低高脂血症。

三、IgA 肾病

IgA 肾病是一种常见的原发性肾小球疾病，以肾脏免疫病理显示 IgA 为主的免疫复合物沉积在肾小球系膜区为特征。IgA 肾病可发生在任何年龄，16～35 岁的患者占总发病患者数的 80%，其临床表现多种多样，主要表现为血尿，可伴有不同程度的蛋白尿、高血压和肾脏功能受损，是导致终末期肾脏病的常见的原发性肾小球疾病。

【诊断要点】

1. 临床表现　IgA 肾病临床表现多种多样，可以呈各种肾小球疾病的临床综合征表现，最常见的临床表现为发作性肉眼血尿和无症状性血尿和/或蛋白尿。

（1）发作性肉眼血尿：见于 40%～50% 的患者，表现为一过性或反复发作性，常发生在上呼吸道感染（少数伴有肠道或泌尿道感染等）后几小时或 1～2 日后出现，故曾有人称之为"感染同步性血尿"。

（2）无症状镜下血尿伴或不伴蛋白尿：大约 30%～40% 的患者表现为无症状性尿检异常，多为体检时发现。这部分患者的检出与尿检筛查和肾活检的指征密切相关。由于疾病呈隐匿过程，多数患者的发病时间难以确定。该部分患者其临床预后大多良好，但伴有蛋白尿者则不然，有条件的地区应当及早肾活检、早期诊断。

（3）蛋白尿：IgA 肾病患者多表现为轻度蛋白尿，10%～24% 的患者出现大量蛋白尿，甚至肾病综合征，尤其在亚洲人中多见。

（4）高血压：成年 IgA 肾病患者中高血压的发生率较高。起病时即有高血压者不常见，随着病程的进展高血压的发生率增高。IgA 肾病患者可发生恶性高血压，并为最主要的引起恶性高血压的肾实质疾病。

（5）急性肾损伤：IgA 肾病患者发生急性肾损伤常见于以下几种情况：急进性肾炎综合征，急性肾炎综合征，大量肉眼血尿，出现恶性高血压，治疗过程中发生药物相关的急性肾小管间质肾病。

（6）慢性肾衰竭：大多数 IgA 肾病患者在确诊 10～20 年后逐渐进入慢性肾衰竭期。部分患者第一次就诊即表现为肾衰竭，同时伴有高血压，既往病史不详或从未进行过尿常规检查；有些患者因双肾缩小而无法进行肾活检确诊。慢性肾衰竭起病的患者在成年人中远较儿童常见。

2. 实验室检查　迄今为止，IgA 肾病尚缺乏特异性的血清学或实验室诊断性检查。大约 30%～50% 患者会出现血清 IgA 升高；新近有研究显示血清 IgA1 糖基化缺陷可能作为 IgA 肾病诊断血清标志，其敏感性 76.5%，特异性 94%；但有待于建立国际统一的测定方法。

3. 病理学检查　肾脏免疫病理检查是确诊 IgA 肾病的必备手段。特征的免疫病理表现是以 IgA 为主的免疫球蛋白在肾小球系膜区呈颗粒状或团块状弥散沉积，常伴补体 C3 沉积。

光镜下病变类型多种多样，主要表现为弥散性肾小球系膜细胞增生，系膜基质增加。此外，还可见到多种病变同时存在，包括肾小球轻微病变、系膜增生性病变、局灶节段性病变、毛细血管内增生性病变、系膜毛细血管性病变、新月体性病变及硬化性病变等。电镜检查可见肾小球系膜细胞增生、系膜基质增加并伴有大团块状电子致密物沉积。不同的病变程度对于判断预后有指导作用。

【鉴别要点】

IgA 肾病临床表现多种多样。结合临床表现需与以下疾病鉴别：

1. 急性链球菌感染后肾炎　典型表现为上呼吸道感染（或急性扁桃体炎）后出现血尿，感染潜伏期为 1～2 周，可有蛋白尿、水肿、高血压，甚至一过性氮质血症等急性肾炎综合征表现，初期血清 C3 下降并随病情好转而恢复，部分患者 IgA 水平增高，病程为良性过程，多数患者经休息和一般支持治疗数周或数月多数可痊愈。

2. 非 IgA 系膜增生性肾小球肾炎　约 1/3 患者表现为肉眼血尿。临床与 IgA 肾病很难鉴别，须靠免疫病理检查区别。

3. 过敏性紫癜肾炎　该病与 IgA 肾病的病理学特征完全相同。临床上除肾脏表现外，还可有典型的皮肤紫癜、黑便、腹痛、关节痛、全身血管炎改变等。紫癜肾炎与 IgA 肾病是一种疾病的两种不同表现或为两种截然不同的疾病，尚存在较大的争论。目前两者的鉴别主要依靠临床表现。

4. 遗传性肾小球疾病　以血尿为主要表现的遗传性肾小球疾病主要有薄基底膜肾病和 Alport 综合征。前者主要临床表现为持续性镜下血尿（变形红细胞尿），肾功能长期维持在正常范围；后者是以血尿、进行性肾功能减退直至终末期肾脏病、感音神经性耳聋及眼部病变为临床特点的遗传性疾病综合征。肾活检病理检查是明确和鉴别三种疾病的主要手段，电镜检查尤为重要。此外，肾组织及皮肤Ⅳ型胶原 α 链检测乃至家系的连锁分析对于鉴别家族性 IgA 肾病、薄基膜肾病和 Alport 综合征具有重要意义。

5. 肾小球系膜区继发性 IgA 沉积的疾病　慢性乙醇性肝病，血清学阴性脊椎关节病，强直型脊柱炎，Reiter's 综合征（非淋病性尿道炎、结膜炎、关节炎、银屑病、关节炎等），肾脏免疫病理可显示肾小球系膜区有 IgA 沉积，但肾脏临床表现不常见，不难与 IgA 肾病鉴别。此外，狼疮性肾炎，乙肝病毒相关肾炎等虽然肾脏受累常见，但肾脏免疫病理除有 IgA 沉积外，伴有多种免疫复合物沉积，同时临床多系统受累和免疫血清学指标均不难与 IgA 肾病鉴别。

【治疗要点】

1. 感染可刺激和诱发 IgA 肾病急性发作，因此应积极治疗和去除可能的皮肤黏膜感染，包括咽炎、扁桃体炎和龋齿等。

2. 严格控制血压，对于蛋白尿 >1g/d 患者血压控制目标为 125/75mmHg 以下，蛋白尿者血压控制目标为 130/80mmHg 以下。

3. 合理应用 ACEI/ARB，控制蛋白尿，尽可能达到蛋白尿小于 1g/d。经 ACEI/ARB 治疗蛋白尿持续超过 1g/d 患者，建议加用激素治疗 6 ~ 8 个月：起始泼尼龙 40mg/d 并在 2 个月内减至 20mg/d 半年停药。

4. 对于呈肾病综合征且病理类型轻微的 "IgA 肾病" 通常大多数学者认为该类患者为微小病变肾病合并 IgA 沉积，其治疗方式及对激素反应和微小病变肾病相同。

5. 新月体性 IgA 肾病　新月体形成是 IgA 肾病预后不良的危险因素，常表现为急性肾衰竭，应当强化免疫抑制治疗，即激素冲击并联合环磷酰胺。

四、继发性肾病

（一）狼疮性肾炎

系统性红斑狼疮（SLE）是最常见的自身免疫性疾病。其突出表现为血清中多种自身抗体形成及全身多脏器受累。狼疮性肾炎是 SLE 较常见且严重的并发症。至少 50% 以上的 SLE 患者临床上有肾脏受累的证据。狼疮性肾炎既可与 SLE 的其他临床表现同时出现，也可为首发表现。

【诊断要点】

1. 临床表现　该病好发于育龄妇女，但在儿童及老年性别差别不大。

狼疮性肾炎的临床表现多样，多表现为急性肾炎综合征和或肾病综合征。活动期血尿、蛋白尿和白细胞尿常见，约 1/4 表现为大量蛋白尿，也可有不同程度的肾功能异常。狼疮性肾炎也可以出现明显的远端和近端肾小管异常。

肾外表现多样，常见皮肤黏膜、关节肌肉、血液系统、中枢神经系统和心血管系统等不同程度受累。其中血液系统受累可表现为自身免疫性溶血性贫血、白细胞和血小板减少。

2. 重要的实验室检查 最为突出的是自身免疫异常，表现为抗核抗体、抗双链 DNA 抗体和抗 SM 抗体阳性；血清补体水平与临床病情的活动度密切相关。

3. 狼疮性肾炎的诊断标准 狼疮性肾炎为临床诊断，符合 1997 年美国风湿病学学会制订的分类诊断标准中的 4 条即可诊断 SLE，有肾脏受累表现即可诊断狼疮性肾炎。SLE 病情活动情况可采用 1992 年制订的 SLE-DAI 评分系统来判定（表 4-8-2）。

表 4-8-2 SLEDAI 评分系统

临床表现和化验指标	活动性分数	临床表现和化验指标	活动性分数
精神异常	8	白细胞尿	4
器质性脑病	8	新发红斑	2
视觉异常	8	脱发	2
脑神经病变	8	黏膜溃疡	2
狼疮性头痛	8	胸膜炎	2
脑血管事件	8	心包炎	2
血管炎	8	低补体血症	2
关节炎	4	DNA 抗体高滴度	2

续表

临床表现和化验指标	活动性分数	临床表现和化验指标	活动性分数
肌炎	4	发热	1
管型尿	4	血小板减少	1
血尿	4	白细胞减少	1
蛋白尿	4		

4. 肾脏病理分型国际肾脏病学会（ISN）和肾脏病理学会（RPS） 2003 年修订的狼疮性肾炎的病理组织学分类详见表 4-8-3。

表 4-8-3 狼疮性肾炎的病理学分型
（ISN/RPS，2003）

分型	
Ⅰ型	轻微系膜性狼疮肾炎
Ⅱ型	系膜增生性狼疮肾炎
Ⅲ型	局灶性狼疮肾炎
Ⅲ（A）	活动性病变，局灶增生性狼疮性肾炎
Ⅲ（A/C）	活动性和慢性病变，局灶增生和硬化性狼疮肾炎
Ⅲ（C）	慢性病变伴有肾小球硬化，局灶硬化性狼疮肾炎
Ⅳ型	弥散性狼疮肾炎
Ⅴ型	膜性狼疮肾炎
Ⅵ型	严重硬化型狼疮肾炎

肾活检不仅可以为狼疮性肾炎进行病理分型，更为重要的是还可以提供活动度和慢性化程度的相关信息，

狼疮性肾炎的病理学活动性积分和慢性化积分指标详见下表 4-8-4

表 4-8-4　狼疮性肾炎肾活检标本
活动性和慢性化评分

活动指标	慢性指标
细胞增生	肾小球硬化
核碎裂和坏死	肾小管萎缩
细胞（细胞纤维）性新月体	纤维性新月体
铁丝圈（白金耳）/透明血栓	间质纤维化
白细胞浸润	
间质炎症细胞浸润	

每项的评分从 0 到 3。"核碎裂和坏死"和"细胞性新月体"每项乘 2。活动度的最高分是 24，慢性化的最高分是 12。

需要强调的是，狼疮性肾炎不同的病理类型可以互相重叠，也可以随着病情活动和治疗反应而发生转变。因此临床工作中要综合考虑，动态观察，以便及时处理。

【鉴别要点】

狼疮性肾炎需要与其他累及肾脏的系统性疾病相鉴别。

1. 过敏性紫癜肾炎除肾受累外，可伴皮肤紫癜、消化道出血、关节痛，但血 ANA 阴性，肾脏病理可见 IgA 沉积。

2. 原发性小血管炎相关肾损害除肾受累外，亦有全身多系统改变，如上呼吸道、下呼吸道、眼、耳、关节和肌肉等。该病常见于中老年，无明显性别差异，血清 ANCA 常阳性，肾脏病理常为节段性坏死性改变，常伴新月体形成。

3. 肾淀粉样变性除肾受累外，可累及消化系统、心脏、关节及皮肤等，但血中 ANA 阴性，受累组织刚果红染色阳性，电镜下肾脏有淀粉样纤维丝。

【治疗要点】

狼疮性肾炎的治疗应包括免疫抑制治疗和支持治疗。免疫抑制治疗的强度应根据临床表现、血清学检查结果及肾脏病变的组织学活动性确定。支持治疗包括严格控制高血压和高脂血症，其他防治慢性肾脏病的治疗手段如纠正贫血及改善钙磷代谢、适时使用 ACEI 和 ARB 等措施对狼疮性肾炎一样适用。

1. 系膜增生型和局灶增生型狼疮肾炎　系膜增生型（Ⅱ型）中蛋白尿明显的患者，可给予中等量糖皮质激素，如泼尼松龙 30～40mg/d。糖皮质激素减量可根据临床和血清学活动情况决定。

2. 局灶增生型（ⅢA、ⅢA/C）　也可应用中等剂量的糖皮质激素，可联合应用细胞毒药物如环磷酰胺或硫唑嘌呤。

3. 弥散增生性狼疮肾炎（Ⅳ型）　弥散增生性狼疮肾炎的治疗可分成两个阶段，诱导治疗和维持治疗。诱导治疗阶段持续约 3～6 个月，应联合应用糖皮质激素和细胞毒类药物。随着疾病活动的缓解，维持阶段糖皮质激素开始减量。作用相对较弱、但毒性相对较小的药物可代替强效但毒性高的免疫抑制剂。维持使用免疫抑制剂的目标是防止疾病的复发和防止肾功能恶化，同时尽量减少药物的副作用。

诱导缓解阶段目前公认且有循证医学证据的方案是泼尼松联合环磷酰胺。泼尼松起始剂量为 0.8～1.0mg/（Kg·d），4～6 周若病情开始缓解需尽快减量，4～6 个月后减量到充分发挥其在疾病活动期的快速起效的正作用，也要尽量减少其带来的副作用，而后者在临床上往往容易被忽视。环磷酰胺可静脉注射或口服。研究表明每月静脉使用环磷酰胺比每日口服环磷酰胺的副作用小，而长期的肾脏功能预后相似。故目前推荐在诱导缓解阶段静脉应用环磷酰胺每月 0.6～1.0g，维持 6 个月。其他的治疗方法如血浆置换、免疫吸附或静脉注射免疫球蛋

4

白等多属于临床观察研究，虽有一定疗效，但有待大规模的研究证实。

经过以上治疗若患者在半年内病情得到控制，治疗可进入维持阶段。此阶段泼尼松维持在 5 ~ 10mg/d，免疫抑制剂可选用静脉使用环磷酰胺 0.6 ~ 1.0g，每 3 个月 1 次，维持 1 ~ 1.5 年左右，之后可换用硫唑嘌呤 1 ~ 2mg/（Kg·d），或吗替麦考酚酯 1.0 ~ 1.5g/d。但维持阶段的持续时间目前国际上尚无定论。

4. 膜型狼疮肾炎　当增生型和膜型狼疮肾炎共同发生时，应根据增生性病变的情况制订治疗方案。对于单纯膜型狼疮肾炎，目前也建议激素联合细胞毒类药物，但不需要强化免疫抑制治疗。

（二）糖尿病肾病

糖尿病肾病（DN）是糖尿病代谢异常引发的肾小球硬化症，也是其全身微血管病的组成部分。随着我国生活水平的提高、人口的老龄化，糖尿病患病率正逐年增加。约 30% ~ 40% 的糖尿病患者发展为 DN。DN 患者一旦发展为显性肾病，则会不断进展，最终成为终末期肾脏病。在欧美等国家，DN 是肾脏替代治疗的首要病因，约占 1/2。在我国 DN 是继肾小球疾病之后第二位构成 ESRD 的常见病因。

【临床表现及分期】

对于 1 型 DN 的自然病程已有比较清晰的认识，公认 Mogensen 分期将其分为 5 期：

I期（肾小球高滤过期）：肾小球滤过率（GFR）增高和肾体积增大为特征，GFR 可高达 150ml/min；尿白蛋白排出率（UAE）正常（<20μg/min，或 <30mg/24h）；血压正常。病理：肾小球肥大，基底膜（GBM）和系膜正常。这种糖尿病肾脏受累的初期改变与高血糖水平一致，是可逆的，经过治疗可以恢复，但不一定能完全恢复正常。此期没有病理组织学的损害。

II期（正常白蛋白尿期）：GFR 增高或正常；UAE 正常（<20μg/min，或 <30mg/24h），应激后可升高，

休息后可恢复；血压可正常或轻度升高。病理：肾小球毛细血管基底膜（GBM）增厚和系膜基质增加。

Ⅲ期（早期糖尿病肾病期）：GFR 大致正常；UAE 持续 $20 \sim 200\mu g/min$（或 $30 \sim 300mg/24h$），初期 UAE $20 \sim 70\mu g/min$ 时，GFR 开始下降至接近正常（$130ml/min$）；血压轻度升高，降低血压可部分减少尿微量白蛋白的排出。病理：GBM 增厚和系膜基质增加更明显，已有肾小球结带型和弥散型病变以及小动脉玻璃样变，并已开始出现肾小球荒废。此期多发生在病程 >5 年的糖尿患者。

Ⅳ期（临床糖尿病肾病期或显性糖尿病肾病 DN）：GFR 下降（早期 $130 \sim 70ml/min$，后期 $70 \sim 30ml/min$），平均每月下降 $1ml/min$；大量白蛋白尿 UAE $>200\mu g/min$，或持续尿蛋白 $>0.5g/24h$，为非选择性蛋白尿，约 30% 的患者可出现典型的糖尿病肾病"三联征"——大量尿蛋白（$>3.0g/24h$）、水肿和高血压的肾病综合征特点；血压增高。病理：GBM 明显增厚，系膜基质增宽，荒废的肾小球增加（平均占 36%），残余肾小球代偿性肥大。

Ⅴ期（肾功能衰竭期）：GFR 进行性下降，多 $<10ml/min$；尿蛋白量增多或可因肾小球荒废而减少，血尿素氮和肌酐增高；伴严重高血压、低蛋白血症、水肿以及尿毒症症状。病理：肾小球广泛硬化、荒废，肾小管萎缩及肾间质纤维化。

与 1 型相比，2 型 DN 则有一些明显的不同：①开始时，肾小球高滤过发生率较 1 型少见。②高血压出现早、发生率高。在微量白蛋白尿期即有约 60% 的患者合并高血压（1 型约为 20%），发展至肾病综合征后上升为 80% ~ 90%（1 型约为 60%）。③病程经过多样性。多数患者经由微量白蛋白尿进入肾病综合征直至 ESRD，但有 10% ~ 15% 的患者可在诊断糖尿病同时出现大量蛋白尿，甚至肾功能不全。因此，临床上倾向于对 2 型 DN 不采用 Mogensen 分期，而将其分为隐性（早期）、显性及终末期 DN，分别相当于 1 型中的Ⅲ、Ⅳ、Ⅴ期。④不一定伴糖尿病视网膜病变。

【诊断要点】

1. DN 的早期诊断　微量白蛋白尿检测在早期诊断中非常重要。研究表明糖尿病患者进入微量白蛋白尿阶段后，每年尿蛋白增长速度为10% ~ 20%，10 ~ 15 年后进入显性肾病（2 型 DN 这一时期较短）。而在这一时期，严格的血糖控制、血压控制，特别是 ACEI 和 ARB 的使用，可以大大延缓甚至阻滞其进入显性肾病。因此，对于初次诊断的糖尿病患者，应常规尿检，即使在尿常规中尿蛋白阴性，也应专门做 UAER 检查，若在 3 个月内 3 次检查中 2 次以上为尿微量白蛋白增高，则被确定为微量白蛋白尿，应及时治疗，以后还要定期随访；若 UAER 正常，则说明尚未进入隐匿性肾病阶段，但仍需要每半年至一年复查一次。

2. DN 的临床诊断标准　糖尿病合并肾脏损害（蛋白尿、GFR 下降等）可能是由多种情况造成的，虽然多为 DN，部分糖尿病患者也可合并非糖尿病性肾脏病（NDRD），更少见的情况还有 DN 合并 NDRD。

符合以下条件即可诊断糖尿病肾病：患者有多年糖尿病病史，有微量白蛋白尿水平以上的蛋白尿，伴有高血压和糖尿病其他并发症（如糖尿病眼底损害），临床能除外其他肾脏病。通常不需要做肾活检。

【鉴别要点】

本病应与同样造成肾脏体积增大的肾脏病鉴别，如：肾淀粉样变性病、多发性骨髓瘤肾损害等，因其有各自的临床特征不难鉴别。难以鉴别的是糖尿病患者合并非糖尿病肾病。我们认为若 2 型糖尿病患者出现以下情况，则需要肾脏病理予以明确是否存在或合并存在 NDRD：①DM 起病距肾脏病的间隔时间短于 5 年；②肾小球源性血尿突出；③大量蛋白尿时血压正常；④急性肾损伤或急性起病的肾病综合征；⑤出现显性蛋白尿时，血压正常、无糖尿病引起的其他器官损害。

【治疗要点】

首先，在治疗糖尿病方面应力求长期血糖控制达标。其次，对于 DN，应采取三级防治措施，不同病期、不同对象治疗的侧重有所不同。高血压患者应严格限盐、血压控制达标。降脂治疗可能对各期患者均有益处。

1. 一级预防　防止糖尿病患者出现肾脏病——微量白蛋白尿。

（1）严格控制血糖。

（2）控制血压：靶目标为 130/80mmHg，对于降压药物的选择，对于伴有高血压的无微量白蛋白尿的 2 型糖尿病患者，ACEI/ARB 与安慰剂或钙离子拮抗剂比较，可以减少微量白蛋白尿的发生。对血压正常、无微量白蛋白尿的 2 型 DN 应用 ARB 可预防尿微量白蛋白的发生。

2. 二级预防　防止早期 DN 发展为显性 DN（大量蛋白尿）。

（1）严格控制血糖：对于 1 型和 2 型早期 DN 都具有减少进展（部分患者可以减轻）的作用。

（2）控制血压：靶目标同上。药物选择方面，主要集中在对于 ACEI 和 ARB 的评价，目前的主要建议有：①很多 RCT 研究表明：ACEI/ARB 均具有独立的肾脏保护作用；②ACEI/ARB 作用近似。

3. 三级预防　防止或延缓显性 DN 发展为终末期肾脏病。

（1）严格控制血糖：对于此期 DN 患者已不能起明显的保护作用，但对于其他重要脏器仍有作用，因此，血糖控制也不应放松。

（2）控制血压：靶目标同上。

（3）饮食治疗。

（4）ESRD 的治疗　一般肌酐清除率降至约 15ml/min 或伴有明显胃肠道症状、高血压和心力衰竭不易控制即可进入维持性透析。

肾或胰肾联合移植：DN 所致 ESRD 患者，目前在美国 5 年生存率约为 75%，明显优于透析患者。但是，存在患者年轻、并发症少的偏倚。生活质量也是肾移植优于透析，特别是胰肾联合移植患者。

五、尿路感染

尿路感染（UTI）简称尿感，是指病原体侵犯尿路黏膜或组织引起的尿路炎症。根据感染发生的部位，尿感可分为上尿路感染和下尿路感染，前者为肾盂肾炎，后者主要为膀胱炎。根据有无基础疾病，尿感还可分为复杂性尿感和非复杂性尿感。

【临床表现】

本病好发于育龄女性，男女比约为 1∶8。临床表现包括以下：

1. 膀胱炎 主要表现是膀胱刺激症状，即尿频、尿急、尿痛，白细胞尿，偶可有血尿，甚至肉眼血尿，膀胱区可有不适。一般无明显的全身感染症状，但少数患者可有腰痛、低热（一般不超过 38.5℃），血白细胞计数常不增高。

2. 急性肾盂肾炎 表现包括以下两组症状群：①泌尿系统症状：包括尿频、尿急、尿痛等膀胱刺激征，腰痛和/或下腹部痛、肋脊角及输尿管点压痛，肾区压痛和叩痛；②全身感染的症状：如寒战、发热、头痛、恶心、呕吐、食欲不振等，常伴有血白细胞计数升高和血沉增快。一般无高血压和氮质血症。

3. 慢性肾盂肾炎 全身及泌尿系统局部表现不典型，有时仅表现为无症状性菌尿。半数以上有急性肾盂肾炎病史。急性发作时患者症状明显。

4. 无症状细菌尿 患者有真性细菌尿，而无尿路感染的症状。

5. 导管相关性尿路感染 留置导尿管或先前 48 小时内留置导尿管者发生的感染。

【诊断要点】

尿感的诊断包括以下三个方面：

1. 是否为尿感　当患者满足下列条件之一者，可确诊为尿感：①典型尿路感染症状 + 脓尿（离心后尿沉渣镜检白细胞 >5 个/HP) + 尿亚硝酸盐试验阳性；②清洁离心中段尿沉渣白细胞数 >10 个/HP，或有尿路感染症状者 + 正规清晨清洁中段尿细菌定量培养，菌落数 ≥ 10^5/nml；③连续两次尿细菌计数 ≥ 10^5/nml，且两次的细菌及亚型相同者；④作膀胱穿刺尿培养，如细菌阳性（不论菌数多少）；⑤典型尿路感染症状 + 治疗前清晨清洁中段尿离心尿沉渣革兰染色找细菌，细菌 >1 个/油镜视野。

2. 是上尿路感染还是下尿路感染　上、下尿路感染的鉴别要点（表 4-8-5）。

表 4-8-5　上下尿路感染的鉴别要点

	下尿路感染	上尿路感染
尿路刺激征	有	不明显，合并下尿路感染时可有
全身症状	不明显	明显
腰痛	不明显	明显
肾区叩击痛	无	有
尿白细胞管型	无	可有
尿浓缩功能减退	无	有
有尿抗体包裹细菌	阴性	阳性
血清抗细菌 O 抗原抗体	阴性	阳性

3. 是复杂性尿感还是非复杂性尿感　结合患者病史、临床表现以及相关辅助检查资料区分两者并不困难。

【鉴别要点】

1. 全身性感染性疾病　全身感染症状突出，而尿路局部症状不明显者，腹部器官以消化道症状为突出表现者。

2. 急性尿道综合征 有尿路刺激症状，而无脓尿及细菌尿的患者，需排除尿路结核菌、厌氧菌、真菌、衣原体及支原体等感染。

3. 肾结核 ①抗生素治疗无效者；②脓尿、酸性尿，普通细菌学检查阳性；③肾外结核的证据；④尿路感染，经有效的抗生素治疗，普通细菌培养转阴，但脓尿仍持续存在者。

4. IgA肾病 发热、排尿不适感、血尿。

【治疗要点】

1. 急性期注意休息，多饮水，勤排尿。尿路感染反复发作者应积极寻找病因，及时去除诱发因素。

2. 急性膀胱炎治疗方案：建议采用3日疗法治疗，即磺胺类、喹诺酮类、半合成青霉素或头孢菌素等抗生素，任选一种，连用3日。

3. 急性肾盂肾炎治疗方案：建议使用抗生素治疗14天。常用药物有喹诺酮类、半合成青霉素或头孢菌素等抗生素。严重感染全身中毒症状明显者，需住院治疗，静脉给药。

4. 慢性肾盂肾炎治疗关键是积极寻找并去除易感因素，急性发作时治疗同急性肾盂肾炎。

5. 妊娠期尿路感染 宜选用毒性小的抗菌药物，如阿莫西林、呋喃妥因或头孢菌素类等。治疗时间一般为3~7天。孕妇急性肾盂肾炎应静滴抗生素治疗，疗程为2周。

6. 无症状性细菌尿 对于绝经前女性、非妊娠患者、糖尿病患者、老年人、脊髓损伤及留置导尿管的无症状性细菌尿的患者不需要治疗。以下情况需治疗：①妊娠期间无症状性细菌尿；②学龄前儿童；③曾出现有症状的感染者；④肾移植、尿路梗阻及其他尿路有复杂情况者。根据药敏结果选用有效的抗生素。

7. 导尿管相关的尿路感染 尿道相关性无症状性细

菌尿不需要使用抗生素治疗，拔除导尿管后 48 小时仍有无症状性细菌尿的女性患者，则应该根据尿培养结果使用敏感抗生素治疗 14 天。

六、肾小管疾病

（一）肾小管性酸中毒

肾小管性酸中毒（renal tubular acidosis，RTA）是由于各种病因导致肾脏酸化功能障碍而产生的一种临床综合征，主要表现为：①高氯性、正常阴离子间隙性（anion gap，AG）代谢性酸中毒；②电解质紊乱；③骨病；④尿路症状。多数患者无肾小球异常，在一些遗传性疾病，RTA 可能是最主要或仅有的临床表现。按病变部位和机制分为 I 型，远端肾小管泌 H^+ 障碍；II 型，近端小管 HCO_3^- 重吸收障碍；III 型，混合型，兼有 I 型和 II 型 RTA 的特点；IV型，远端小管排泌 H^+、K^+ 作用减弱。

低血钾型远端肾小管酸中毒

此型 RTA 最常见，又称为经典型远端 RTA 或 I 型 RTA。此型 RTA 儿童患者常由先天遗传性肾小管功能缺陷引起，而成人则常为后天获得性肾小管-间质疾病所致，尤常见于慢性间质性肾炎。

【诊断要点】

1. 高血氯性代谢性酸中毒　患者尿中可滴定酸及铵离子（NH）减少，通常尿液 pH > 5.5，血 pH 下降，血清氯离子（Cl^-）增高。但是 AG 正常，此与其他代谢性酸中毒不同。

2. 低钾血症　由于皮质集合管 H^+-K^+ 泵功能减退致低血钾，重症可引起低钾性麻痹、心律失常及低钾性肾病（呈现多尿及尿浓缩功能障碍）。

3. 钙磷代谢障碍　高尿钙、低血钙，继发甲状旁腺功能亢进，导致高尿磷、低血磷。严重的钙磷代谢紊乱常引起骨病（骨痛、骨质疏松及骨畸形）、肾结石及肾钙化。

出现 AG 正常的高血氯性代谢性酸中毒、低钾血症，化验尿中可滴定酸及 NH_4^+ 减少，尿 pH > 5.5，远端 RTA 诊断即成立。如出现低血钙、低血磷、骨病、肾结石或肾钙化，则更支持诊断。

对不完全性远端 RTA 患者，可进行氯化铵负荷试验（有肝病者可用氯化钙代替），若获阳性结果（尿 pH 值不能降至 5.5 以下）则本病成立。另外，尿与血二氧化碳分压比值（尿 PCO_2/血 PCO_2）测定、中性磷酸钠或硫酸钠试验等，可小心应用钙剂及骨化三醇治疗。

【治疗要点】

1. 病因治疗　继发性远端 RTA 设法去除病因。

2. 纠正酸中毒　给予口服枸橼酸合剂。

3. 补充钾盐　给予口服枸橼酸钾，也可用枸橼酸合剂。不可用氯化钾。

4. 防止肾结石、肾钙化及骨病　口服枸橼酸合剂预防肾结石及钙化，严重骨病而无肾钙化，可慎重服用钙剂及骨化三醇。

近端肾小管酸中毒

此型 RTA 也较常见，又称 II 型 RTA。此型 RTA 系由近端肾小管酸化功能障碍引起，主要表现为 HCO_3^- 重吸收障碍。此型 RTA 也可由先天遗传性肾小管功能缺陷及各种后天获得性肾小管-间质疾病引起。

【诊断要点】

1. AG 正常的高血氯性代谢性酸中毒，但是尿液可滴定酸及 NH_4^+ 正常，HCO_3^- 增多。酸中毒加重时尿液 pH 可在 5.5 以下。

2. 低钾血症较明显。

3. 由于该型 RTA 患者的尿枸橼酸排出大多正常，因此其尿路结石及肾钙化发生率远比远端 RTA 轻。

对疑诊病例可做碳酸氢盐重吸收试验，患者口服或静脉滴注碳酸氢钠后，HCO_3^- 排泄分数 > 15% 即可诊断。

【治疗要点】

1. 病因治疗。

2. 其他治疗原则同远端 RTA，但是碳酸氢钠用量要大（6～12g/d）。

3. 重症病例尚可配合服用小剂量氢氯噻嗪，以增强近端肾小管 HCO_3^- 重吸收。

4. 严重骨病患者可小心试用活性维生素 D 制剂。

高血钾型远端肾小管酸中毒

此型 RTA 较少见，又称Ⅳ型 RTA。本病发病机制尚未完全清楚。醛固酮分泌减少或远端肾小管对醛固酮反应减弱，可能起重要致病作用，因此肾小管 Na^+ 重吸收及 H^+、K^+ 排出受损，导致酸中毒及高钾血症。本型 RTA 主要由后天获得性疾病所致，包括肾上腺皮质疾病和/或肾小管-间质疾病及某些药物等。

【诊断要点】

1. 轻、中度肾功能不全。

2. AG 正常的高血氯性代谢性酸中毒及高钾血症。

3. 尿 $NH4^+$ 减少，尿 pH＞5.5。

根据以上，诊断即可成立。血清醛固酮水平降低或正常。

【治疗要点】

1. 病因治疗。

2. 纠正酸中毒　服用碳酸氢钠。

3. 降低高血钾　应进低钾饮食，口服离子交换树脂，并口服利尿剂呋塞米。出现严重高血钾时应及时进行透析治疗。

4. 肾上腺盐皮质激素治疗　可口服氟氢可的松，低醛固酮血症患者每日服 0.1mg，而肾小管抗醛固酮患者应每日服 0.3～0.5mg。

（二）Fanconi 综合征

Fanconi 综合征（Fanconi syndrome）是遗传性或获

得性近端肾小管复合性功能缺陷疾病。儿童病例多为遗传性疾病，而成人病例多为后天获得性疾病，后者常继发于慢性间质性肾炎、干燥综合征、移植肾、重金属（汞、铅、镉等）肾损害等。其发病机制尚未完全阐明，但可肯定不是由于特异转运载体或其受体缺陷所致。

【诊断要点】

临床可出现肾性糖尿、全氨基酸尿、磷酸盐尿、尿酸盐尿及碳酸氢盐尿等，并相应出现低磷血症、低尿酸血症及近端肾小管酸中毒，并可因此引起骨病（骨痛、骨质疏松及骨畸形），晚期可出现肾衰竭。

具备上述典型表现即可诊断，其中肾性糖尿、全氨基酸尿、磷酸盐尿为基本诊断条件。

【治疗要点】

1. 病因治疗。

2. 近端肾小管酸中毒应给予对症治疗。

3. 严重低磷血症可补充中性磷酸盐及骨化三醇。

4. 低尿酸血症、氨基酸尿、葡萄糖尿等一般不需治疗。

七、急性肾损伤

急性肾损伤是各种原因引起的肾功能快速下降而出现的一组临床综合征。

【诊断要点】

1. 临床表现

（1）起始期。

（2）维持期（少尿期）：①尿量减少：通常发病后数小时或数日出现少尿（尿量 $<400ml/d$）或无尿（尿量 $<100ml/d$）。但非少尿型急性肾损伤患者，尿量可正常甚至偏多。②水、电解质和酸碱平衡紊乱：代谢性酸中毒，高钾血症，高磷血症，低钙血症，高镁血症，低镁血症。③全身症状：消化系统常为急性肾损伤首发症状，主要表现为厌食、恶心、呕吐、腹泻、呃逆，约

25%的患者并发消化道出血，出血多由胃黏膜糜烂或应激性溃疡引起。因为肾脏淀粉酶排出减少，血淀粉酶升高，一般不超过正常值的2倍；呼吸系统可有呼吸困难、咳嗽、咳粉红色泡沫痰、胸闷等，与体液潴留、肺水肿和心力衰竭有关。急性肾损伤往往并发难治性肺部感染，偶见急性呼吸窘迫综合征；循环系统可有充血性心力衰竭、心律失常、心包炎和高血压等；神经系统可有昏睡、精神错乱、木僵、激动、精神病等精神症状，以及肌阵挛、反射亢进、不安腿综合征、癫痫发作等；血液系统可表现为贫血、白细胞升高、血小板功能缺陷和出血倾向；急性肾损伤患者常处于高分解代谢状态，蛋白质分解代谢加快，肌肉分解率增加，重者每天丢失肌肉1千克或1千克以上；感染是急性肾损伤患者常见和严重并发症之一，多见于严重外伤致高分解代谢型急性肾损伤，预防性应用抗生素不能减少发生率。最常见的感染部位，依次为肺部、泌尿道、伤口和全身。

（3）恢复期 少尿型患者可有多尿表现，每日尿量达到3000~5000ml，通常持续1~3周，继而逐渐恢复。

2. 血液检查

（1）急性肾损伤患者可出现轻、中度贫血，部分和体液潴留、血液稀释有关；BUN和Scr可进行性上升，高分解代谢者上升速度较快，横纹肌溶解引起的肌酐上升较快；血钾浓度可升高（>5.5mmol/L），部分正常，少数偏低；血pH常低于7.35，碳酸氢根离子浓度多低于20mmol/L，甚至低于13.5mmol/L；血清钠浓度可正常或偏低；血钙可降低，血磷升高。

（2）血清学异常：如自身抗体阳性（抗核抗体、抗ds-DNA抗体、抗中性粒细胞胞浆抗体、抗GBM抗体等），补体水平降低，常提示可能为急性感染后肾小球肾炎和狼疮性肾炎等肾实质性疾病。

（3）如果患者有感染，应行血培养，排除急性肾损伤伴发脓毒症。

3. 尿液检查有助于肾前性氮质血症和急性肾小管坏

死的鉴别，包括尿常规，尿沉渣检查，尿液生化检查（表4-8-6）。

表4-8-6　肾前性氮质血症和急性肾小管坏死的鉴别

尿液检测	肾前性氮质血症	急性肾小管坏死
尿比重	>1.018	<1.012
尿渗量 [mOsm/(kg·H_2O)]	>500	<250
尿钠浓度（mmol/L）	<10	>20
钠滤过分数（%）	<1	>2
肾衰指数（mmol/L）	<1	>1
尿/血渗量	>1.5	<1.1
血尿素氮/Scr	>20	<10~15
尿尿素氮/血尿素氮	>8	<3
尿肌酐/Scr	>40	<20
尿沉渣	透明管型	污浊的棕色管型

4. 急性肾损伤早期的生物学标记　尿酶，尿低分子蛋白，中性粒细胞明胶酶相关性脂质运载蛋白（NGAL），肾损伤分子-1（KIM-1），Na+-H+交换子-3，IL-6，IL-8，IL-18，角质细胞衍生趋化因子（KC）及其同构体Gro-α，核因子-κB及其二聚体，Cyr 61等

5. 影像学检查　肾脏超声检查：鉴别有无尿路梗阻、判断肾脏大小；腹部X线平片：显示肾、输尿管和膀胱等部位的结石，以及超声难以发现的小结石；CT扫描：评估尿道梗阻，确定梗阻部位，明确腹膜后感染组织或腹膜后恶性肿瘤；肾血管造影：怀疑肾动脉梗阻（栓塞、血栓形成、动脉瘤）时进行。

6. 肾组织活检

（1）可能存在缺血和肾毒性因素之外的肾性急性肾损伤。

（2）原有肾脏疾病的患者发生急性肾损伤。

（3）伴有系统性受累表现的患者，如伴有贫血、长期低热、淋巴结肿大等。

（4）临床表现不典型者，肾活检可鉴别贫血/中毒性急性肾小管坏死或急性间质性肾炎。

（5）临床诊断缺血或中毒性急性肾小管坏死，4~6周后肾功能不恢复。

（6）肾移植后移植肾功能延迟恢复，已排除外科并发症者。

急性肾损伤的诊断需要详细回顾患者的病史和入院前的病史、治疗史和用药史，合理地应用实验室及辅助检查，必要时，行肾活检明确诊断。根据患者的病情变化，绘制既往和近期 Scr 的变化曲线，及其与药物和各项干预性措施之间的关系，对于明确诊断具有重要意义。

【鉴别要点】

1. 首先明确是急性肾损伤还是慢性肾功能不全。

2. 鉴别是肾前性、肾后性急性肾损伤或肾血管疾病。

3. 进一步寻找导致急性肾损伤的原因和性质疾病。

【治疗要点】

包括去除病因、维持内环境稳定、营养支持、处理并发症和血液净化治疗等。

1. 去除病因　解除尿路梗阻，纠正失血，抗休克，停用可能具有肾毒性、导致过敏和影响肾脏血流动力学的药物，控制感染，改善心功能等。

2. 维持液体平衡（表4-8-7）。

3. 保持电解质和酸碱失衡　纠正高钾血症，代谢性酸中毒（表4-8-7）。

4. 保证足够营养摄入　优先考虑肠内营养途径，摄取总热量 20~30kcal/（kg·d）。

表 4-8-7 急性肾损伤的常见并发症及其处理

并发症	临床表现	结果	处理
高钾血症	异常心电图（T波高尖），震颤	心功能不全心律失常	利尿剂，β2受体阻断剂，钙，胰岛素/葡萄糖，碳酸氢盐，透析
容量超负荷	呼吸困难，肺水肿，心脏功能不全，高血压，组织水肿	气体交换受损，心功能不全，影响伤口愈合，增加感染风险	利尿剂，透析
酸中毒	过度通气，剩余碱为负值	心功能不全，低血压，增加感染风险	碳酸氢盐，透析
脑病/精神异常	晕眩，意识错乱	延长人工喂养时间	透析
血小板病	出血，贫血	增加输血	透析
贫血	皮肤苍白，血红蛋白降低	血流动力学异常，增加输血	输血，红细胞生成素
免疫力低下		增加感染风险	透析
肌病	肌肉萎缩	延长人工喂养时间	
胸腔积液		通气受损	透析

6. 肾脏替代治疗　绝对指征：见（表4-8-8）

表4-8-8　肾脏替代治疗的绝对指征

分类	特征
代谢异常	
氮质血症	BUN≥36mmol/L（100mg/dL）
尿毒症并发症	脑病、心包炎、出血
高钾血症	K^+≥6mmol/L 和/或心电图异常
高镁血症	Mg^{2+}≥4mmol/L
严重代谢性酸中毒	pH≤7.15
少尿-无尿	尿量＜200ml/12h 或无尿
容量超负荷	利尿剂抵抗性器官水肿（肺水肿）

4

八、慢性肾衰竭

慢性肾衰竭（CRF）是指各种原因造成慢性进行性肾实质损害，致使肾脏明显萎缩，不能维持基本功能，临床出现以代谢产物潴留，水、电解质、酸碱平衡失调，全身各系统受累为主要表现的临床综合征。

【诊断要点】

1. 临床表现　由于肾功能损害多是一个较长的发展过程，不同阶段，有其不同的程度和特点。

（1）功能代偿期：肾小球滤过率（GFR）≥ 正常50%时，血尿素氮和肌酐不升高、血肌酐（Scr）在 133～177μmol/L（2mg/dl），体内代谢平衡，不出现症状。

（2）肾功能不全期：肾小球滤过率（GFR）＜正常50%以下，血肌酐（Scr）水平上升至 177μmol/L（2mg/dl）以上，血尿素氮（BUN）水平升高＞7.0mmol/L（20mg/dl），患者有乏力，食欲不振，夜尿多，轻度贫血等症状。

（3）肾功能衰竭期：当内生肌酐清除率（Ccr）下降到 20ml/min 以下，BUN 水平高于 17.9~21.4mmol/L（50~60mg/dl），Scr 升至 442μmol/L（5mg/dl）以上，患者出现贫血，血磷水平上升，血钙下降，代谢性酸中毒，水、电解质紊乱等。

（4）尿毒症终末期：Ccr 在 10ml/min 以下，Scr 升至 707μmol/L 以上，酸中毒明显，出现各系统症状，以致昏迷。

消化系统症状：主要表现为厌食（食欲不振常较早出现），恶心、呕吐、腹胀，舌、口腔溃疡，口腔有氨臭味，上消化道出血。

血液系统：贫血是尿毒症患者必有的症状。贫血程度与尿毒症（肾功能）程度相平行，促红细胞生成素（EPO）减少为主要原因；出血倾向可表现为皮肤、黏膜出血等，与血小板破坏增多，出血时间延长等有关，可能是毒素引起的，透析可纠正；白细胞异常，白细胞减少，趋化、吞噬和杀菌能力减弱，易发生感染，透析后可改善。

心血管系统：是肾衰最常见的死因。高血压：大部分患者（80%以上）有不同程度高血压，可引起动脉硬化、左室肥大、心功能衰竭；心功能衰竭：常出现心肌病的表现，由水钠潴留、高血压、尿毒症性心肌病等所致；心包炎：尿素症性或透析不充分所致，多为血性，一般为晚期的表现；动脉粥样硬化和血管钙化：进展可迅速，血透者更甚，冠状动脉、脑动脉、全身周围动脉均可发生，主要是由高脂血症和高血压所致。

神经、肌肉系统：早期有疲乏、失眠、注意力不集中等。晚期周围神经病变，感觉神经运动神经显著。透析失衡综合征与透析相关，常发生在初次透析的患者。尿素氮降低过快，细胞内外渗透压失衡，引起颅内压增加和脑水肿所致，表现恶心、呕吐、头痛，严重者出现惊厥。

肾性骨病：低钙血症、高磷血症、活性维生素 D 缺乏等可诱发继发性甲状旁腺功能亢进；上述多种因素又导致肾性骨营养不良（即肾性骨病），包括纤维囊性骨炎（高周转性骨病）、骨软化症（低周转性骨病）、骨生成不良及混合性骨病。肾性骨病临床上可表现为：可引起自发性骨折。有症状者少见，如骨酸痛、行走不便等。

呼吸系统：酸中毒时呼吸深而长。尿毒症性支气管炎、肺炎（蝴蝶翼）、胸膜炎等。

皮肤症状：皮肤瘙痒、尿素霜沉积、尿毒症面容，透析不能改善。

内分泌功能失调：肾脏本身内分泌功能紊乱，如 1,25 $(OH)_2$ 维生素 D_3、红细胞生成素不足和肾内肾素-血管紧张素Ⅱ过多；外周内分泌腺功能紊乱，大多数患者均有继发性甲旁亢（血 PTH 升高）、胰岛素受体障碍、胰高血糖素升高等。约 1/4 患者有轻度甲状腺素水平降低。部分患者可有性腺功能减退，表现为性腺成熟障碍或萎缩、性欲低下、闭经、不育等，可能与血清性激素水平异常等因素有关。

并发严重感染：易合并感染，以肺部感染多见。感染时发热可无正常人明显。

2. 常用的实验室检查 包括尿常规、肾功能、24 小时尿蛋白定量、血糖、血尿酸、血脂等以及血电解质（K，Na，Cl，Ca，P，Mg 等）、动脉血液气体分析、肾脏影像学检查等。

检查肾小球滤过功能的主要方法有：检测血清肌酐（Scr）、肌酐清除率（Ccr）、放射性核素法测 GFR 等。

3. 影像学检查 一般只需做 B 型超声检查，以除外结石、肾结核、肾囊性疾病等。某些特殊情况下，可能需做放射性核素肾图、静脉肾盂造影、肾脏 CT 和磁共振（MRI）检查等。

【鉴别要点】

1. 肾前性急性肾衰竭 由于肾前因素使有效循环血容量减少，致肾血流量灌注不足引起的肾功能损害。肾小球滤过率减低，肾小管对尿素氮、水和钠的重吸收相对增加，患者血尿素氮升高、尿量减少、尿比重增高。肾前性急性肾衰患者的肾小球及肾小管结构保持完整，当肾脏血流灌注恢复正常后，肾小球滤过率也随之恢复。但严重的或持续的肾脏低灌注可使肾前性急性肾衰竭发展至急性肾小管坏死。

（1）有效血容量减少：①出血：创伤、外科手术、产后、消化道等；②消化液丢失：呕吐、腹泻、胃肠减压等；③肾脏丢失应用利尿剂、糖尿病酸中毒等；④皮肤和黏膜丢失、烧伤、高热等；⑤第三腔隙丢失、挤压综合征、胰腺炎、低清蛋白血症等。

（2）心输出量减少：包括充血性心功能衰竭、心源性休克、心包填塞、严重心律失常等。

（3）全身血管扩张：败血症、肝功能衰竭、变态反应、药物（降压药、麻醉剂等）。

（4）肾脏血管收缩：去甲肾上腺素等药物的应用、肝肾综合征。

（5）影响肾内血液动力学改变的药物：血管紧张素转换酶抑制剂、非甾体抗炎药。

2. 肾后性急性肾衰竭

（1）输尿管阻塞：①腔内阻塞：结晶体（尿酸等）、结石、血块等；②腔外阻塞：腹膜后纤维化、肿瘤、血肿等。

（2）膀胱颈阻塞：前列腺肥大、膀胱颈纤维化、神经源性膀胱、前列腺癌等。

（3）尿道阻塞狭窄等。

3. 肾性急性肾衰竭

（1）肾小管疾病：急性肾小管坏死最常见。病因分肾缺血和肾中毒。①肾缺血：肾前性急性肾衰竭的病因未及时解除；②肾中毒：常见肾毒性物质，如药物、造影剂、重金属、生物毒素、有机溶剂、肌红蛋白尿、血红蛋白尿、轻链蛋白、高钙血症等。

（2）肾小球疾病：如急进性肾炎、狼疮性肾炎等。

（3）急性间质性肾炎：急性（过敏性）药物性间质

性肾炎、败血症、严重感染等。

（4）肾微血管疾病：原发性或继发性坏死性血管炎、恶性高血压肾损害。

（5）急性肾大血管疾病：肾脏的双侧或单侧肾动脉/肾静脉血栓形成或胆固醇结晶栓塞；夹层动脉瘤出血，肾动脉破裂。

（6）某些慢性肾脏疾病：在促进慢性肾衰竭恶化的因素作用下，导致慢性肾衰竭急性加重出现急性肾衰竭的临床表现。

【治疗要点】

1. 饮食治疗　给予优质低蛋白饮食 0.6 克/（kg·d）、富含维生素饮食。患者必须摄入足量热卡，一般为 30～35 千卡/（公斤体重·天）。必要时主食可采用去植物蛋白的麦淀粉。

2. 低蛋白饮食加必需氨基酸或 α-酮酸治疗，应用 α-酮酸治疗时注意复查血钙浓度，高钙血症时慎用。在无严重高血压及明显水肿、尿量 > 1000ml/d，食盐 2～4g/d。

3. 纠正酸中毒和水、电解质紊乱

（1）纠正代谢性中毒：代谢性酸中毒的处理，主要为口服碳酸氢钠（$NaHCO_3$）。中、重度患者必要时可静脉输入，在 72 小时或更长时间后基本纠正酸中毒。对有明显心功能衰竭的患者，要防止 $NaHCO_3$ 输入总量过多，输入速度宜慢，以免使心脏负荷加重甚至心功能衰竭加重。

（2）水钠紊乱的防治：适当限制钠摄入量，一般 NaCl 的摄入量应不超过 6～8g/d。有明显水肿、高血压者，钠摄入量一般为 2～3g/d（NaCl 摄入量 5～7g/d），个别严重病例可限制为 1～2g/d（NaCl 2.5～5g）。也可根据需要应用袢利尿剂（呋塞米、布美他尼等），噻嗪类利尿剂及贮钾利尿剂对 CRF 病（Scr > 220μmol/L）疗效甚差，不宜应用。对急性心功能衰竭严重肺水肿者，需及时给单纯超滤、持续性血液滤过（如连续性静脉-

静脉血液滤过）。

对慢性肾衰患者轻、中度低钠血症，一般不必积极处理，而应分析其不同原因，只对真性缺钠者谨慎地进行补充钠盐。对严重缺钠的低钠血症者，也应有步骤地逐渐纠正低钠状态。

（3）高钾血症的防治：肾衰竭患者易发生高钾血症，尤其是血清钾水平 $>5.5mmol/L$ 时，则应更严格地限制钾摄入。在限制钾摄入的同时，还应注意及时纠正酸中毒，并适当应用利尿剂（呋塞米、布美他尼等），增加尿钾排出，以有效防止高钾血症发生。

对已有高钾血症的患者，除限制钾摄入外，还应采取以下各项措施：①积极纠正酸中毒，必要时（血钾 $>6mmol/L$）可静滴碳酸氢钠；②给予袢利尿剂：最好静脉或肌肉注射呋塞米或布美他尼；③应用葡萄糖-胰岛素溶液输入；④口服降钾树脂：以聚苯乙烯磺酸钙更为适用，因为离子交换过程中只释放出钙，不释放出钠，不会增加钠负荷；⑤对严重高钾血症（血钾 $>6.5mmol/L$），且伴有少尿、利尿效果欠佳者，应及时给予血液透析治疗。

4. 高血压的治疗 对高血压进行及时、合理的治疗，不仅是为了控制高血压的某些症状，而且是为了积极主动地保护靶器官（心、肾、脑等）。血管紧张素转化酶抑制剂（ACEI）、血管紧张素Ⅱ受体拮抗剂（ARB）、钙通道拮抗剂、袢利尿剂、β-阻滞剂、血管扩张剂等均可应用，以 ACEI、ARB、钙拮抗剂的应用较为广泛。透析前 CRF 患者的血压应 $<130/80mmHg$，维持透析患者血压一般不超过 $140/90mmHg$ 即可。

5. 贫血的治疗和重组红细胞生成素（rHuEPO）的应用 当血红蛋白（Hb）$<110g/L$ 或红细胞压积（Hct）$<33\%$ 时，应检查贫血原因。如有缺铁，应予补铁治疗。排除失血，Hb $<100g/L$ 给予 rHuEPO，直至 Hb 上升至 $110\sim120g/L$。

6. 低钙血症、高磷血症和肾性骨病的治疗 当 GFR

<50ml/min 后，即应适当限制磷摄入量（<800～1000mg/d）。当 GFR<30ml/min 时，在限制磷摄入的同时，需应用磷结合剂口服，以碳酸钙、枸橼酸钙较好。对明显高磷血症（血清磷>7mg/dl）或血清 Ca、P 乘积>65（mg^2/dl^2）者，则应暂停应用钙剂，以防转移性钙化的加重。此时可考虑短期服用氢氧化铝制剂或司维拉姆，待 Ca、P 乘积<65（mg^2/dl^2）时，再服用钙剂。

对明显低钙血症患者，可口服 1，25（OH）2D3（钙三醇）；连服 2～4 周后，如血钙水平和症状无改善，可增加用量。治疗中均需要监测血 Ca、P、PTH 浓度，使透析前 CRF 患者血 IPTH 保持在 35～110pg/ml；使透析患者血钙磷乘积 <55mg^2/dl^2（4.52$mmol^2/L^2$），血 PTH 保持在 150～300pg/ml。

7. 防治感染　平时应注意防止感冒，预防各种病原体的感染。抗生素的选择和应用原则，与一般感染相同，唯剂量要调整。在疗效相近的情况下，应选用肾毒性最小的药物。

8. 高脂血症的治疗　透析前 CRF 患者与一般高血脂者治疗原则相同，应积极治疗。但对维持透析患者，高脂血症的标准宜放宽，如血胆固醇水平保持在 250～300mg/dl，血甘油三酯水平保持在 150～200mg/dl 为好。

9. 口服吸附疗法和导泻法　口服吸附疗法（口服氧化淀粉或活性炭制剂）、导泻疗法（口服大黄制剂）、结肠透析等，均可利用胃肠道途径增加尿毒症毒素的排出。上述疗法主要应用于透析前 CRF 患者，对减轻患者氮质血症起到一定辅助作用。

10. 其他

（1）糖尿病肾衰竭患者：随着 GFR 不断下降，必须相应调整胰岛素用量，一般应逐渐减少；

（2）高尿酸血症：通常不需治疗，但如有痛风，则予以别嘌醇；

（3）皮肤瘙痒：外用乳化油剂，口服抗组胺药物，控制高磷血症及强化透析或高通量透析，对部分患者有效。

11. 尿毒症期的替代治疗 当 CRF 患者 GFR 6～10ml/min，并有明显尿毒症临床表现，经治疗不能缓解时，则应进行替代治疗。糖尿病肾可适当提前（GFR 10～15ml/min）安排替代治疗。替代治疗包括血液透析、腹膜透析、肾移植。肾移植：目前最佳肾脏替代疗法，需长期使用免疫抑制剂，以防治排斥反应，常用的药物为糖皮质激素、环孢素、硫唑嘌呤和（或）麦考酚吗乙脂（MMF）等。

第九节 传 染 病

4

一、肺结核

肺结核（pulmonary tuberculosis）是结核杆菌引起的慢性呼吸道传染病，属于我国《传染病防治法》中乙类管理疾病。传染源是排菌的肺结核患者，传染期取决于痰中排菌的期限，传染程度受患者痰中排菌量、咳嗽症状、接触密切程度等影响。临床上分为：原发性肺结核、血行播散型肺结核、继发型肺结核、结核性胸膜炎、其他肺外结核和菌阴肺结核。目前肺结核仍是危害人类健康的公共卫生问题。

【诊断要点】

1. 临床表现

（1）症状：肺结核的症状是非特异性的，其程度与机体反应性和病变发展程度、范围有关。①呼吸系统症状：常见有慢性咳嗽，咳痰、痰量与病灶范围、有无空洞和继发感染有关。程度不同的咯血，病累及胸膜时引起胸痛，病变广泛或伴有胸腔积液、气胸等情况时出现呼吸困难。②全身症状：主要有乏力、食欲减退、体重减轻、低热，少数急性患者可有高热及盗汗，妇女月经失调和植物神经紊乱等。

（2）体征：多寡不一，取决于病变性质和范围。查体可出现浊音、语音亢进、呼吸音减弱、啰音等，少数可有气管移位、胸廓畸形或凹陷。

2. 实验室检查

（1）痰液：痰结核分枝杆菌检查是确诊肺结核病的主要方法。通常初诊患者要送 3 份痰标本，包括清晨痰、夜间痰和即时痰，且连续 3 次较为可靠。痰培养常作为结核病诊断的金标准，但费时较长。

（2）影像学检查：胸部 X 线检查是诊断肺结核的重要方法。肺结核病影像特点是病变多发生在上叶的尖后段和下叶的背段，密度不均匀、边缘较清楚和变化较慢，易形成空洞和播散病灶。CT 常用于对肺结核的诊断以及与其他胸部疾病的鉴别诊断，也可用于引导穿刺、引流和介入性治疗等。

（3）结核菌素试验：广泛应用于检出结核分枝杆菌的感染，而非检出结核病，对儿童、少年和青年的结核病诊断有参考意义。

【鉴别要点】

1. 肺炎　大都起病急，伴有发热，咳嗽、咳痰明显。胸片表现密度较淡且较均匀的片状或斑片状阴影，抗菌治疗后体温迅速下降，1～2 周左右阴影有明显吸收。

2. 慢性阻塞性肺疾病　多表现为慢性咳嗽、咳痰，少有咯血。冬季多发，急性加重期可以有发热。肺功能检查为阻塞性通气功能障碍。胸部影像学检查有助于鉴别诊断。

3. 支气管扩张　慢性反复咳嗽、咳痰，多有大量脓痰，常反复咯血。典型者 X 线可见卷发样改变，CT 特别是高分辨 CT 能发现支气管腔扩大，可确诊。

4. 肺癌　多有长期吸烟史，表现为刺激性咳嗽，痰中带血、胸痛和消瘦等症状。多次痰脱落细胞和结核分枝杆菌检查及病灶活体组织检查是鉴别的重要方法。

5. 肺脓肿　多有高热、咳大量脓臭痰，胸片表现为带有液平面的空洞伴周围浓密的炎性阴影。血白细胞和中性粒细胞增高。

6. 纵隔和肺门疾病　原发型肺结核应与纵隔和肺门疾病相鉴别。

7. 其他疾病　肺结核常有不同类型的发热，需与伤寒、败血症、白血病等发热性疾病鉴别。

【治疗要点】

治疗原则：早期、规律、全程、适量、联合地进行治疗。

1. 常用抗结核药物见下表 4-9-1。

表 4-9-1　常用抗结核药物

| 药品 | 每日剂量 | | 主要不良反应 |
	成人（g）	小儿（mg/kg）	
异烟肼（INH 或 H）	0.3	10 ~ 15	末梢神经炎、肝功能损害
利福平（RFP 或 P）	0.45 ~ 0.6	10 ~ 20	过敏反应、胃肠反应、肝功能损害
吡嗪酰胺（PZA 或 Z）	1.5	30 ~ 40	关节痛、胃肠反应、肝功能损害
链霉素（SM 或 S）	0.75	20 ~ 30	听力障碍、眩晕、过敏反应

2. 治疗方案

（1）初治肺结核：可选用两个方案：1）强化期：链霉素、异烟肼、利福平、吡嗪酰胺，共 2 ~ 4 个月；继续期：异烟肼、利福平、乙胺丁醇，共 6 ~ 9 个月。2）强化期：链霉素（或乙胺丁醇）、异烟肼、利福平和吡嗪酰胺，每日 1 次，共 2 ~ 4 个月；继续期：异烟肼、利福平，每日 1 次，共 6 ~ 9 个月。疗程结束后应根据胸片及痰涂片情况决定是否继续治疗。

（2）复治肺结核：强化期：链霉素、异烟肼、利福平、乙胺丁醇、吡嗪酰胺，每日 1 次，共 6 ~ 9 个月；继续期：异烟肼、利福平、乙胺丁醇，每日 1 次，共 9 ~ 12 个月。

3. 其他治疗　包括对症治疗、糖皮质激素及肺结核外科手术治疗等。

【注意要点】

1. 肺结核患者在治疗过程中，每次用药都必须在医务人员的直接监督下进行，因故未用药时必须采取补救措施以保证按医嘱规律用药。

2. 由于肺结核病程较长、易复发和具有传染性等特点，必须要长期随访，掌握患者从发病、治疗到治愈的全过程。

3. 了解新生儿卡介苗接种情况，发现异常反应应及时转至医院检查处理。

4. 对结核菌素试验强阳性反应的小儿，应作进一步检查，如查不到病灶，亦应按结核感染给予抗结核治疗。

5. 所有疑似及确诊病例需根据《中华人民共和国传染病防治法》进行上报，并且到指定医院就诊。

二、慢性乙型肝炎

慢性乙型肝炎（chronic hepatitis B，CHB）是由乙型肝炎病毒持续感染引起的肝脏慢性炎症性疾病。可分为 HBeAg 阳性 CHB 和 HBeAg 阴性 CHB。

【诊断要点】

根据 HBV 感染者血清学、病毒学、生化检查及其他临床和辅助检查结果，可将慢性 HBV 感染分为：

1. 慢性 HBV 携带者　多为年龄较轻的处于免疫耐受期的 HBsAg、HBeAg 和 HBV DNA 阳性者，1 年内连续随访 3 次，每次至少间隔 3 个月，均显示血清 ALT 和 AST 在正常范围，HBV DNA 处于高水平，肝组织学检查无病变或病变轻微。

2. HBeAg 阳性 CHB　血清 HBsAg 阳性、HBeAg 阳

性和 HBV DNA 阳性，ALT 持续或反复异常或肝组织学有肝炎病变。

3. HBeAg 阴性 CHB 血清 HBsAg 阳性、HBeAg 阴性和 HBV DNA 阳性，ALT 持续或反复异常或肝组织学有肝炎病变。

4. 非活动性 HBsAg 携带者 血清 HBsAg 阳性、HBeAg 阴性、抗 HBe 阳性或阴性，HBV DNA 低于检测下限，1 年内连续随访 3 次，每次至少间隔 3 个月，ALT 和 AST 在正常范围。

5. 隐匿性 CHB 血清 HBsAg 阴性，但血清和（或）肝组织中 HBV DNA 阳性，并有 CHB 的临床表现。

6. 乙型肝炎肝硬化 组织学或临床提示存在肝硬化的证据，有明确的 HBV 感染证据，通过病史或相应的检查予以明确或排除其他常见引起肝硬化的病因，如 HCV 感染、乙醇和药物等。

【鉴别要点】

慢性乙型肝炎需要与其他病毒性肝炎、药物性肝炎相鉴别。

【治疗要点】

治疗目标：最大限度地长期抑制 HBV 复制，减轻肝细胞炎性坏死及肝纤维化，延缓和减少肝功能衰竭、肝硬化失代偿、HCC 及其他并发症的发生。

1. 一般治疗 适当休息，合理饮食，适当的高蛋白、高热量、高维生素的易消化食物有利于肝脏修复，避免饮酒，使患者具有正确的疾病观，对肝炎治疗有耐心和信心。

2. 抗病毒治疗适应证

（1）推荐接受抗病毒治疗的人群需同时满足以下条件：①HBV DNA 水平：HBeAg 阳性患者，HBV DNA ≥20000IU/mL（相当于 10^5 copies/mL）；HBeAg 阴性患者，HBV DNA ≥ 2000IU/mL（相当于 10^4 copies/mL）。②ALT 水平：一般要求 ALT 持续升高 ≥2 × ULN，如用干扰素治疗，一般情况下 ALT 应 ≤10 × ULN，血清总胆

红素 < 2 × ULN。

（2）对于 HBV DNA 持续阳性、达不到上述标准、但有以下情形之一者，疾病进展风险大，可考虑给予抗病毒治疗：①存在明显的肝脏炎症或纤维化，特别是肝纤维化 2 级以上。②ALT 持续处于 1 × ULN 至 2 × ULN 之间，特别是年龄 > 30 岁者，建议行肝活检或无创性检查，明确肝纤维化情况后给予抗病毒治疗。③ALT 持续正常（每 3 个月检查一次），年龄 > 30 岁，伴有肝硬化或 HCC 家族史，建议行肝活检或无创性检查，明确肝纤维化情况后给予抗病毒治疗。④存在肝硬化的客观依据时，无论 ALT 和 HBeAg 情况，均建议积极抗病毒治疗。

3. 抗病毒药物选择

（1）HBeAg 阳性 CHB：对初治患者优先选择恩替卡韦（ETV）、替诺福韦酯（TDF）或 PegIFN。对已经开始服用拉米夫定（LAM）、替比夫定（LdT）或阿德福韦酯（ADV）治疗的患者，如果治疗 24 周后病毒量 >300copies/mL，改用 TDF 或加用 ADV 治疗。

疗程选择：①NAs 的总疗程建议至少 4 年，在达到 HBV DNA 低于检测下限、ALT 复常、HBeAg 血清学转换后，再巩固治疗至少 3 年（每隔 6 个月复查 1 次）仍保持不变者，可考虑停药，但延长疗程可减少复发。②INF-α 和 Peg INF-α 的推荐疗程为 1 年，若经过 24 周治疗 HBsAg 定量仍 >20000IU/mL，建议停止治疗。

（2）HBeAg 阴性 CHB：对初治患者优先选择 ETV、TDF 或 PegIFN。对已经开始服用 LAM、LdT 或 ADV 治疗的患者，如果治疗 24 周后病毒量 >300copies/mL，改用 TDF 或加用 ADV 治疗。

疗程选择：①NAs 治疗建议达到 HBsAg 消失且 HBV DNA 检测不到，再巩固治疗 1 年半（经过至少 3 次复查，每次间隔 6 个月）仍保持不变者，可考虑停药。②INF-α 和 Peg INF-α 的推荐疗程为 1 年，若经过 12 周治疗未发生 HBsAg 定量的下降，且 HBV DNA 较基线下降 <2Log$_{10}$，建议停止 INF-α，改用 NAs 治疗。

（3）代偿期和失代偿期乙型肝炎肝硬化：对初治患者优先选择 ETV 或 TDF。INF-α 有导致肝功能衰竭等并发症的可能，因此禁用于失代偿性肝硬化患者，对于代偿性肝硬化患者也应慎用。

【注意要点】

1. 接种乙型肝炎疫苗是预防 HBV 感染最有效的方法，接种对象主要是新生儿，其次为婴幼儿，15 岁以下未免疫人群和高危人群。

2. 对 HBsAg 阳性母亲的新生儿，应在出生后 24h 内尽早注射 HBIG，剂量应 ≥100IU，同时在不同部位接种 10μg 重组酵母乙型肝炎疫苗，在 1、6 个月时分别接种第 2、3 针乙型肝炎疫苗，可显著提高阻断母婴传播的效果。

3. 对已经确定的 HBsAg 阳性者，应按规定向当地疾病预防控制中心报告，并建议对患者的家庭成员进行血清抗体检测，并对其中的易感者接种乙型肝炎疫苗。

4. 对 CHB 及相关肝硬化患者，特别是 HCC 高危患者（>40 岁，男性，嗜酒，肝功能不全，或已有 AFP 升高），应每 3~6 个月检测 AFP 和腹部 B 超，以早期发现 HCC。

三、麻疹

麻疹（measles）是由麻疹病毒引起的病毒传染性传染病，在我国法定传染病中属于乙类传染病。发病季节以冬春季为多，6 个月至 5 岁小儿发病率最高。其主要临床表现有发热、咳嗽、流涕等卡他症状、眼结合膜炎、口腔麻疹黏膜斑及皮肤斑丘疹。

【诊断要点】

1. 临床表现　潜伏期约 10 日（6~18 日），接种过麻疹疫苗者可延至 3~4 周。

（1）典型麻疹　分为前驱期（上呼吸道及眼结合膜炎症所致的卡他症状以及特征性的口腔麻疹黏膜斑）、出疹期（特征性表现为开始出现皮疹，出现皮肤斑丘疹）和恢复期（皮疹退后的皮肤色素沉着斑）。

（2）非典型麻疹　分为轻型麻疹、重型麻疹（表现有中毒性麻疹、休克性麻疹、出血性麻疹、疱疹性麻疹）和异型麻疹。

2. 实验室检查

（1）血常规　白细胞总数减少，淋巴细胞相对增多。

（2）血清学检查　可用 ELISA 法检测血中特异性 IgM和 IgG 抗体，其中 IgM 抗体阳性是诊断麻疹的标准方法。

（3）病原学检查　病毒分离、病毒抗原检测、核酸检测。

【鉴别要点】

表 4-9-2　出疹性疾病的鉴别表

	结膜炎	咽痛	麻疹黏膜斑	出疹时间	皮疹特征
麻疹	+	+	+	发热 3～4 天	红色斑丘疹由耳后开始
风疹	±	±	−	发热 1～2 天	淡红色斑丘疹，由面部开始
幼儿急疹	−			热骤降出疹	散在，玫瑰色，多位于躯干
猩红热	±	+	−	发热 1～2 天	全身出现针尖大小红色丘疹疹间皮肤充血
药物疹				用药时出疹	多形性、停药后疹退

【治疗要点】

主要为对症和支持治疗，加强护理和防治并发症。

1. 一般治疗 卧床休息，保持室内安静、通风，温度适宜。保持眼、鼻、口腔清洁，多饮水。

2. 对症治疗 高热时可酌用小剂量退热剂或物理降温，咳嗽用祛痰止咳药，体弱病重患儿可早期肌注丙种球蛋白，0.2～0.6ml/kg，1次/d，共2～3次。

3. 并发症治疗

（1）支气管肺炎：主要为抗菌治疗，常选用青霉素G3万～5万U/(kg·d)治疗，肌肉或静脉注射。

（2）喉炎：雾化吸入稀释痰液，选用抗菌药物，重症者用肾上腺皮质激素以缓解喉部水肿。喉部梗阻者应及早行气管切开。

（3）心肌炎：心衰者及早静注强心药物，同时应用利尿剂，重症者可用肾上腺皮质激素保护心肌。

（4）脑炎：处理基本同乙型脑炎。

【注意要点】

1. 对麻疹患者应做到早诊断、早报告、早隔离、早治疗，患者隔离至出疹后5天，伴呼吸道并发症者延长至出疹后10天。

2. 预防麻疹的关键措施是对易感者接种麻疹疫苗，提高其免疫力。

3. 本病易并发肺炎、喉炎、心肌炎、脑炎等严重疾病，一旦出现并发症，必须及时对症治疗，同时加强医患沟通，避免诱发医疗纠纷。

4. 有条件者可加用中药治疗，重症者可试用静脉免疫球蛋白治疗。

四、流行性出血热

流行性出血热又名肾综合征出血热，是由汉坦病毒引起的自然疫源性疾病，鼠类是本病的主要传染源。临床上以发热、休克、充血、出血、急性肾衰竭为主要表现。

【诊断要点】

1. 流行病学　于发病前 2 个月内曾到疫区居住过，有与鼠类等宿主动物直接或间接接触史。

2. 临床表现　典型病例有发热、出血和肾损害三大主症及发热期、低血压休克期、少尿期、多尿期和恢复期的五期经过。

（1）发热：突然起病，体温急剧上升，多为高热。一般 3~7 日后自行消退。热退而病情加剧。

（2）特异充血、出血及渗出现象：面、颈、上胸部充血、潮红（三红），重者似醉酒貌。眼结膜、咽部充血。软腭、咽部、前胸部可见出血点。特别是双腋下可见条索状或搔抓样出血点。

（3）特殊中毒症状：头痛、腰痛、眼眶痛（三痛）及全身不适，有明显恶心、呕吐、腹痛、腹泻等消化道症状。

3. 实验室检查

（1）血象：白细胞总数升高，一般为 $10~20 \times 10^9/L$，有类白血病反应者，白细胞计数可达 $50 \times 10^9/L$，出现异型淋巴细胞。血小板明显下降。

（2）尿常规：尿中出现白蛋白，且逐渐增多，有红细胞、白细胞及管型，尿中出现膜状物有助于诊断。

（3）血液生化检查：血尿素氮和肌酐升高。

（4）血清学检查：血清特异性抗体阳性。

（5）逆转录聚合酶链反应检测：血中可检出汉坦病毒 RNA，有助于诊断。

【鉴别要点】

1. 发热期与上呼吸道感染、败血症、急性胃肠炎和菌痢相鉴别。

2. 休克期与其他感染性休克相鉴别。

3. 少尿期应与急性肾炎及其他原因引起的急性肾衰竭相鉴别。

【治疗要点】

治疗原则："三早一就"，早期发现、早期休息、早期治疗和就近治疗。

1. 发热期　发病 4 日内应用利巴韦林 1.0g 静脉滴注。每日补液 1000ml 左右，高热时以物理降温为主，忌用发热退汗药。中毒症状严重者可给予地塞米松 5 ~ 10mg 静滴。

2. 低血压休克期　原则为积极补充血容量，纠正酸中毒，改善微循环。

（1）补充血容量：以平衡盐液为主，亦可应用胶体溶液，如低分子右旋糖酐、甘露醇、血浆和白蛋白。

（2）纠正酸中毒：用 5% 碳酸氢钠溶液纠正。

（3）改善微循环：经上述处理后血液仍不稳定者，可应用血管活性药物，如多巴胺 10 ~ 20mg 加入 100ml 平衡液中静脉滴注。

3. 少尿期　每日补液量为前一日尿量和呕吐量加 500 ~ 700ml，补液成分以葡萄糖注射液为主。注意电解质变化，控制氮质血症。常用呋塞米促进利尿。高血容量综合征和高血钾可进行导泻疗法。

4. 多尿期　维持电解质平衡，防治继发感染，禁用肾毒性抗生素。注意血钾。

5. 恢复期　补充营养，逐步恢复工作。注意定期复查肾功能、血压和垂体功能。

【注意要点】

1. 除以上五期的治疗外，还应注意并发症的治疗，如消化道出血、中枢神经系统并发症、心力衰竭、肺水肿等。

2. 地塞米松不宜久用，必须按照糖皮质激素应用原则使用。

3. 作好宣传教育工作，动员群众积极参加灭鼠防病工作，一旦得病自觉做到"三早一就"。

五、流行性脑脊髓膜炎

流行性脑脊髓膜炎（epidemic cerebrospinal meningitis）是由脑膜炎球菌引起的化脓性脑膜炎，病原菌通过空气飞沫经呼吸道传播，好发于冬春季，多见于儿童。其主要临床表现是突发高热、剧烈头痛、频繁呕吐，皮肤黏膜瘀点、瘀斑及脑膜刺激征，严重者可有败血症休克和脑实质损害，可危及生命。

【诊断要点】

1. **流行病学史** 冬春季发病，当地有本病流行，或1周内有与本病患者接触史。

2. **临床表现** 突发高热，剧烈头痛、喷射性呕吐伴神志改变，皮肤黏膜有瘀点或瘀斑、颈强直及克氏征、布氏征等脑膜刺激征阳性。

3. **实验室检查**

（1）血象：白细胞总数明显增高，一般为 $20 \times 10^9/L$ 左右或更高，中性粒细胞在 80% ~90% 以上。

（2）脑脊液：压力常高于 $200 mmH_2O$，外观呈浑浊样米汤样甚或脓样，白细胞数明显增高至 $1000 \times 10^6/L$ 以上，以多核细胞为主，糖及氯化物明显减少，蛋白含量升高。但早期脑脊液改变可不明显，必要时 4~8 小时复查。

（3）细胞学检查：皮肤瘀点及脑脊液涂片可见革兰阴性双球菌。血液及脑脊液培养阳性为诊断的依据。

【鉴别要点】

1. **肺炎链球菌脑膜炎** 成人多见，多继发于中耳炎、肺炎、颅脑外伤。

2. **流感杆菌脑膜炎** 多见于婴幼儿，起病较其他化脓性脑膜炎为缓。

3. **金黄色葡萄球菌脑膜炎** 多继发于皮肤感染或败血症，部分病例可见猩红热样或荨麻疹样皮疹。

4. **结核性脑膜炎** 起病缓慢、低热、盗汗、病程长。半数患者体内有其他结核病灶。

【治疗要点】

普通型流脑

1. **一般及对症治疗** 呼吸道隔离，卧床休息。维持水电解质平衡。发热可用物理降温，烦躁不安或惊厥可选用地西泮（安定）、苯巴比妥等镇静药。

2. 抗菌治疗　选用敏感抗生素，早期大剂量使用。

（1）首选青霉素 G：成人 320 万 ~ 400 万 U，静脉滴注，每 6 ~ 8 小时一次，儿童 20 万 U/（kg·d），静脉滴注，疗程 5 ~ 7 天。

（2）第三代头孢菌素：常用头孢曲松，成人 2 ~ 3g/d，儿童 50 ~ 100mg/（kg·d），分 1 ~ 2 次静滴；头孢噻肟，成人 3 ~ 4g/d，儿童 100 ~ 200mg/（kg·d），分 3 ~ 4 次静滴，疗程 5 ~ 7 天。

（3）氯霉素：成人 2 ~ 3g/d，儿童 50 ~ 100mg/（kg·d），分 2 次静滴。

3. 降颅压治疗　20% 甘露醇每次 1 ~ 2g/d，根据病情，每 4 ~ 8 小时静滴 1 次。

暴发型流脑

1. 休克型　补充血容量，纠正酸中毒。解除血管痉挛，改善微循环。短期使用激素治疗，常用地塞米松，成人 10 ~ 20mg/d，儿童 0.2 ~ 0.5mg/（kg·d），分 1 ~ 2 次静滴。强心剂的使用。如果发生 DIC 早期，可考虑应用肝素。

2. 脑膜脑炎型　降颅压治疗同普通型。短期使用激素治疗。重症脑水肿、脑疝伴严重呼吸衰竭者可行气管切开。

〔注意要点〕

1. 早期发现患者就地隔离治疗，隔离至症状消失后 3 天，密切接触者应医学观察 7 天。

2. 密切接触者可用磺胺甲噁唑进行药物预防，成人 2g/d，儿童 50 ~ 100mg/kg，连用 3 天。

3. 暴发型流脑病情凶险，死亡率高，当地处理困难时可考虑转院。但转院前必须按照暴发型流脑的抢救原则，常规处理脑水肿、休克，待病情稍稳定再转院。

六、严重急性呼吸综合征

严重急性呼吸综合征（SARS）又称传染性非典型肺

炎，是由 SARS 冠状病毒引起的急性呼吸道传染病。临床特征是起病急、发热、干咳、气促、肺实变体征、外周血白细胞不高或降低、胸片有炎症性改变等，严重者可出现气促或呼吸窘迫。

【诊断要点】

1. 流行病学史　常与 SARS 患者有密切接触史。

2. 临床表现　多数患者以发热为首发症状，可伴有头痛、胸痛、关节肌肉酸痛、乏力、干咳、腹泻等症状，常无呼吸道卡他症状。少数患者可进展为急性呼吸窘迫综合征（ARDS）。部分患者可闻及干湿性啰音，肺部表现有不同程度的片状、斑片状浸润阴影或间质性改变。

3. 实验室检查

（1）血象：外周血白细胞多为正常或降低，血淋巴细胞、CD4$^+$ 和 CD8$^+$ 细胞减少。

（2）血清学检查：可应用酶免疫法、间接免疫荧光法检测 SARS 冠状病毒的抗原和抗体。抗体出现较晚，不能作为早期诊断。

（3）聚合酶链反应法：采取口咽分泌物、痰、血、大便标本，检测新型人冠状病毒的 RNA。

4. 肺部影像学检查　肺部有不同程度的片状、斑片状浸润性阴影或网状改变；常为多叶或双侧改变；肺部阴影与症状、体征可不一致；肺部阴影吸收、消退较慢。

【鉴别要点】

注意排除其他病原体引起的肺炎、上呼吸道感染、流行性感冒、肺结核、肺部肿瘤、非感染性肺间质性疾病、肺水肿、肺不张、肺栓塞、肺嗜酸性粒细胞浸润症等临床表现类似的肺部疾病。

【治疗要点】

1. 一般治疗　住院隔离，卧床休息，避免劳累，加强营养，注意水电解质平衡。定期复查胸片、肝肾功等。

2. 糖皮质激素的应用　有以下指征之一即可早期应用：①有严重中毒症状，高热 3 天不退；②48 小时内肺部阴影进展超过 50%；③有急性肺损伤或出现 ARDS。

一般成人剂量相当于甲泼尼龙每天 80～320mg，具体剂量及疗程根据病情来调整。

3. 抗病毒治疗　目前尚无肯定疗效的抗新型人冠状病毒的药物，根据病情可选用洛匹那韦、利托那韦、利巴韦林等。

4. 继发感染治疗　主要用于治疗和控制继发细菌或真菌感染，可选用大环内酯类、喹诺酮类药物治疗。

5. 免疫抑制剂的应用　重症患者可以试用免疫增强药物，如胸腺肽、静脉应用丙种球蛋白等。

6. 中医治疗　可根据患者主证采用不同的治疗方案，在综合治疗基础上应用中西医结合治疗，可能提高疗效。

【注意要点】

1. 对临床诊断病例和疑似病例应在指定医院急性隔离观察和治疗。

2. 流行期各级医院应成立"发热"门诊，做到及时诊治、及时隔离，不漏诊。

3. 患者具备以下 3 个条件可考虑出院：①体温正常 7 天以上；②呼吸系统症状明显改善；③胸部影像学病变有明显吸收。

七、人感染高致病性禽流感

人感染高致病性禽流感是甲型流感病毒某些感染禽类亚型中的一些毒株引起的急性呼吸道传染病。尤其是 H_5N_1 亚型禽流感病毒感染人体后情情较重、进展较快，可引起全身多脏器功能衰竭，病死率较高。

【诊断要点】

1. 流行病学史　发病前一周曾到过疫点，有明确的病、死禽及其分泌物、排泄物接触史或与人禽流感患者有密切接触史。

2. 临床表现　急性起病，早期酷似普通型流感，主要为发热，体温大多在 39℃ 以上，可伴有流涕、鼻塞、咳嗽、咽痛、头痛、肌肉酸痛和全身不适。重症患者病情进展快，有明显出血征象，咳嗽痰中带血，肺部炎症进行性加重，可出现肺出血、胸腔积液、ARDS、败血症、休克及多脏器功能衰竭等。

3. 实验室和影像学检查 血白细胞、淋巴细胞计数降低，可进行病毒抗原及基因检测。也可以从患者呼吸道标本中分离禽流感病毒。胸部 X 线片可显示单侧或双侧多肺段阴影，少数可有胸腔积液。

【鉴别要点】

应与流感、普通感冒、细菌性肺炎、传染性非典型肺炎、传染性单核细胞增多症、巨细胞病毒感染、军团菌感染、衣原体、支原体肺炎等疾病相鉴别。

【治疗要点】

1. 一般及对症治疗 注意休息，多饮水，加强营养，对高热、体温超过 39℃者，应每日拍胸片，查血气。重症患者可给予糖皮质激素，甲泼尼龙 160 ~ 320mg/d，儿童 5mg/（kg·d）；面罩吸氧、无创和有创呼吸机辅助通气治疗。

2. 抗病毒治疗 应在发病 48 小时内试用抗流感病毒药物。奥司他韦（达菲），75mg/d，疗程 5 天，儿童慎用。金刚烷胺，100 ~ 200mg/d，疗程 5 天，儿童 5mg/（kg·d）。

【注意要点】

1. 早期发现疫情，及早对流感患者进行呼吸道隔离和早期治疗，隔离时间为 1 周或至主要症状消失。

2. 可使用金刚烷胺进行药物预防，每次 100mg 口服，每天 2 次，连服 10 ~ 14 天。

3. 提高全民、全社会防控意识。

八、细菌性痢疾

细菌性痢疾（bacillary dysentery）简称菌痢，是由志贺菌引起的肠道传染病，患者和带菌者是传染源，通过粪-口途径传播。临床表现为全身中毒症状、腹痛、腹泻、里急后重和脓血便。

【诊断要点】

1. 流行病学史　夏秋季多发，病前1周内有与腹泻、菌痢患者接触史或不洁饮食史。

2. 临床表现　潜伏期数小时~7天，多数为1~2天。根据病程长短和病情轻重分为：急性菌痢和慢性菌痢，急性菌痢又分为普通型、轻型、重型和中毒性菌痢（休克型、脑型、混合型）。

急性起病，发热、腹痛、腹泻、黏液或脓血便，左下腹压痛。凡在夏秋季，突然发热、惊厥而无其他症状，伴有外周白细胞和中性粒细胞升高的患儿，要考虑中毒性菌痢的可能，及时做肛拭子检查或生理盐水灌肠，留取标本常规化验和细菌培养。

3. 实验室检查

（1）血象：急性期外周白细胞和中性粒细胞增高。

（2）粪便检查：多为黏液脓血便，镜检可见白细胞、脓细胞和少数红细胞。细菌培养有志贺菌生长，即可确诊。

（3）乙状结肠镜检查：急性期可见肠黏膜充血、水肿、点片状出血、浅表溃疡等。慢性期肠黏膜肥厚，可见溃疡或息肉形成。

【鉴别要点】

1. 急性普通型菌痢应与急性阿米巴痢疾、病毒性肠炎、沙门菌肠炎、副溶血弧菌肠炎、弯曲菌肠炎、细菌性食物中毒等鉴别。

2. 慢性菌痢应与非特异性溃疡性结肠炎、直肠癌、结肠癌、慢性阿米巴痢疾、肠结核等鉴别。

3. 中毒性菌痢应与流行性乙型脑炎、脑型疟疾、中毒性肺炎、重度中暑、脱水性休克等鉴别。

【治疗要点】

（一）急性菌痢

1. 一般和对症治疗　消化道隔离至症状消失，大便连续培养2次阴性。高热以物理降温为主，必要时适当使用退热药。毒血症状严重者，可使用小剂量肾上腺皮质激素。腹痛时给予解痉药物，如山莨菪碱（654-2）、阿托品、颠茄片。

2. 抗菌治疗　根据当地流行菌株药敏试验或粪便培养结果进行选择。常用药物如下：

（1）喹诺酮类：环丙沙星 0.3g，每日 2 次；诺氟沙星 0.4g，每日 2 次；左氧氟沙星 0.2g，每日 2 次，疗程 5~7 天。儿童、孕妇及哺乳妇女不宜使用。

（2）其他 WHO 推荐的二线用药：匹美西林、头孢曲松、阿奇霉素等。只在志贺菌菌株对环丙沙星耐药时才考虑应用。

（二）中毒型菌痢

治疗原则为迅速降温，控制惊厥，解除微循环障碍，积极防治休克、脑水肿及呼吸衰竭。

1. 降温止惊　用冷生理盐水 1000ml 流动灌肠，酌情使用退热剂。高热患者可用亚冬眠疗法。

2. 解除血管痉挛　654-2，成人每次 20~40mg，儿童每次 1~2mg/kg，10~15 分钟一次，静脉推注；阿托品，成人每次 1~2mg，儿童每次 0.03~0.05mg/kg，10~15 分钟一次，静脉推注。

3. 补充血容量，纠正酸中毒，维持水、电解质平衡。

4. 防治脑水肿及呼吸衰竭　654-2 用法同上。脑水肿时给予 20% 甘露醇，每次 1~2g/kg，快速静脉滴注，每 4~6 小时注射一次。呼吸衰竭者可用洛贝林等呼吸兴奋剂。

5. 抗菌药物　同急性菌痢，但应先采用静脉给药，病情好转后改为口服。

（三）慢性菌痢

1. 一般治疗　注意饮食卫生，注意生活规律，避免过度劳累，积极治疗可能并存的慢性消化道疾病或肠道寄生虫病。

2. 病原治疗　根据药敏结果选用有效抗菌药物，通常联用 2 种不同类型药物，疗程 14 天。也可以药物保留灌肠。抗菌药物使用后，可酌情选用乳酸杆菌制剂、双歧杆菌制剂等治疗肠道菌群失调和肠功能紊乱。

【注意要点】

1. 大部分急性菌痢患者 1～2 周内痊愈，少数转为慢性或带菌者。

2. 中毒性菌痢病情危重，预后差，病死率较高，应及时与患者家属沟通。

（辛永宁）

第十节　恶性肿瘤

一、肺癌

【概述】

肺癌又称为原发性支气管肺癌，系肿瘤细胞起源于支气管黏膜上皮的恶性肿瘤。肺癌是当今世界最常见的恶性肿瘤之一，在恶性肿瘤相关死亡原因中占第一位，因此肺癌危害尤为显著。在我国大城市中，肺癌的发病率已居男性肿瘤的发病首位。肺癌的病因至今不完全明确。长期大量吸烟与肺癌的发生有非常密切的关系，吸烟量越大，开始吸烟年龄越小，患肺癌的概率越高。此外，大气污染、饮食因素、遗传因素、基因变异等致病因素与肺癌发病有关。肺癌的发病年龄多在 40 岁以上，男性多见，但近几年女性肺癌的发病率明显增加。

【诊断要点】

1. 临床表现　肺癌的临床表现取决于肿瘤的发生部位、病理类型、肿块大小、有无转移及有无并发症等。

（1）原发肿瘤引起的症状；①咳嗽：咳嗽是肺癌最常见的初发症状，可能与支气管黏液分泌的改变、阻塞性肺炎、胸膜的侵犯、肺不张及其他胸内并发症有关。肿瘤生长于管径较大、对外来刺激敏感的段以上支气管黏膜时，可产生类似异物样刺激引起的咳嗽，典型的表现为阵发性刺激性干咳，一般止咳药常不易控制。肿瘤生长在段以下较细小支气管黏膜时，咳嗽多不明显，甚至无咳嗽。对于吸烟或患慢性支气管炎的患者，如咳嗽程度加重，次数变频，咳嗽性质改变如呈高音调金属音时，尤其在老年人，要高度警惕肺癌的可能性。②痰中带血或咯血：痰中带血或咯血亦是肺癌的最典型症状。由于肿瘤组织血供丰富，质地脆，剧咳时血管破裂而致出血，咳血亦可能由肿瘤局部坏死或血管炎引起。肺癌咳血的特征为间断性或持续性、反复少量的痰中带血丝，或少量咯血，偶因较大血管破裂、大的空洞形成或肿瘤破溃入支气管与肺血管而导致难以控制的大咯血。③胸痛：常表现为胸部不规则的隐痛或钝痛。大多数情况下，周围型肺癌侵犯壁层胸膜或胸壁，可引起尖锐而断续的胸膜性疼痛，若继续发展，则演变为恒定的钻痛。难以定位的轻度的胸部不适有时与中央型肺癌侵犯纵隔或累及血管、支气管周围神经有关。④胸闷、气急：多见于中央型肺癌，特别是肺功能较差的患者。引起呼吸困难的原因主要包括：肺癌晚期纵隔淋巴结广泛转移，压迫气管、隆嵴或主支气管时，可出现气急，甚至窒息症状；大量胸腔积液压迫肺组织并使纵隔严重移位，或有心包积液时，也可出现胸闷、气急、呼吸困难，但抽液后症状可缓解；弥散性细支气管型肺癌和支气管播散性腺癌，使呼吸面积减少，气体弥散功能障碍，导致严重的通气/血流比值失调，引起呼吸困难逐渐加重，常伴有发绀；其他：包括阻塞性肺炎、肺不张、淋巴管炎性肺癌、肿瘤微栓塞、上气道阻塞、自发性气胸以及合并慢性肺疾病如 COPD。⑤其他非特异性症状：发热、食欲减退、体重减轻、恶病质等。

（2）肺外症状：由于肺癌所产生的某些特殊活性物质（包括激素、抗原、酶等），患者可出现一种或多种肺外症状，常可出现在其他症状之前，并且可随肿瘤的消长而消退或出现，临床上以肺源性骨关节增生症较多见。

肺源性骨关节增生症：临床上主要表现为杵状指

（趾），长骨远端骨膜增生，新骨形成，受累关节肿胀、疼痛和触痛。长骨以胫腓骨、肱骨和掌骨，关节以膝、踝、腕等大关节较多见；增生性骨关节病发生率较低，主要见于腺癌，小细胞肺癌很少有此种表现。确切的病因尚不完全清楚，可能与雌激素、生长激素或神经功能有关，手术切除癌肿后可获缓解或消退，复发时又可出现。

与肿瘤有关的异位激素分泌综合征：患者出现此类症状，可作为首发症状出现。另有一些患者虽无临床症状，但可检测出一种或几种血浆异位激素增高。此类症状多见于小细胞肺癌。

异位促肾上腺皮质激素（ACTH）分泌综合征：由于肿瘤分泌 ACTH 或类肾上腺皮质激素释放因子活性物质，使血浆皮质醇增高。临床症状与库欣综合征大致相似，可有进行性肌无力、周围性水肿、高血压、糖尿病、低钾性碱中毒等，其特点为病程进展快，可出现严重的精神障碍，伴有皮肤色素沉着，而向心性肥胖、多血质、紫纹多不明显。该综合征多见于肺腺癌及小细胞肺癌。

异位促性腺激素分泌综合征：由于肿瘤自主性分泌 LH 及 HCG 而刺激性腺类固醇分泌所致。多表现为男性双侧或单侧乳腺发育，可发生于各种细胞类型的肺癌，以未分化癌和小细胞癌多见。偶可见阴茎异常勃起，除与激素异常分泌有关外，也可能因阴茎血管栓塞所致。

异位甲状旁腺激素分泌综合征：是由于肿瘤分泌甲状旁腺激素或一种溶骨物质（多肽）所致。临床上以高血钙、低血磷为特点，症状有食欲减退、恶心、呕吐、腹痛、烦渴、体重下降、心动过速、心律不齐、烦躁不安和精神错乱等。多见于鳞癌。

异位胰岛素分泌综合征：临床表现为亚急性低血糖证候群，如精神错乱、幻觉、头痛等。其原因可能与肿瘤大量消耗葡萄糖、分泌类似胰岛素活性的体液物质或分泌胰岛素释放多肽等有关。

类癌综合征：是由于肿瘤分泌 5-羟色胺所致。表现为支气管痉挛性哮喘、皮肤潮红、阵发性心动过速和水样腹泻等。多见于腺癌和燕麦细胞癌。

神经-肌肉综合征（Eaton-Lambert 综合征）：是因肿瘤分泌箭毒碱性样物质所致。表现为随意肌力减退和极易疲劳。多见于小细胞未分化癌。其他尚有周围性神经病、脊根节细胞与神经退行性变、亚急性小脑变性、皮质变性、多发性肌炎等，可出现肢端疼痛无力、眩晕、眼球震颤、共济失调、步履困难及痴呆。

其他表现

皮肤病变：黑棘皮病和皮肤炎多见于腺癌，皮肤色素沉着是由于肿瘤分泌黑色素细胞刺激素（MSH）所致，多见于小细胞癌。其他尚有硬皮病、掌跖皮肤过度角化症等。

心血管系统：各种类型的肺癌均可导致凝血机制异常，出现游走性静脉栓塞、静脉炎和非细菌性栓塞性心内膜炎，可在肺癌确诊前数月出现。

血液系统：可有慢性贫血、紫癜、红细胞增多、类白血病样反应。可能为铁质吸收减少、红细胞生成障碍、红细胞寿命缩短、毛细血管性渗血性贫血等原因所致。此外，各种细胞类型的肺癌均可出现 DIC，可能与肿瘤释放促凝血因子有关。

（3）外侵和转移症状：

淋巴结转移：最常见的是纵隔淋巴结和锁骨上淋巴结，多在病灶同侧，少数可在对侧，多为较坚硬，单个或多个结节，有时可为首发主诉而就诊。气管旁或隆嵴下淋巴结肿大可压迫气道，出现胸闷、气急甚至窒息。压迫食管可出现吞咽困难。

胸膜受侵和/或转移：胸膜是肺癌常见的侵犯和转移部位，包括直接侵犯和种植性转移。临床表现因有无胸腔积液及胸水的多寡而异，胸水的成因除直接侵犯和转移外，还包括淋巴结的阻塞以及伴发的阻塞性肺炎和肺不张。

上腔静脉综合征（Superior Vena Cava Syndrome, SVCS）：

肿瘤直接侵犯或纵隔淋巴结转移压迫上腔静脉，或腔内的栓塞，使其狭窄或闭塞，造成血液回流障碍，出现一系列症状和体征，如头痛、颜面部浮肿、颈胸部静脉曲张、呼吸困难、咳嗽、胸痛以及吞咽困难，亦常有弯腰时晕厥或眩晕等。

肾脏转移：大多数肾脏转移无临床症状，有时可表现为腰痛及肾功能不全。

消化道转移：肝转移可表现为食欲减退、肝区疼痛，有时伴有恶心，血清 γ-GT 常呈阳性，AKP 呈进行性增高，查体时可发现肝脏肿大，质硬、结节感。

骨转移：肺癌骨转移的常见部位有肋骨、椎骨、髂骨、股骨等，但以同侧肋骨和椎骨较多见，表现为局部疼痛并有定点压痛、叩痛。脊柱转移可压迫椎管导致阻塞或压迫症状。关节受累可出现关节腔积液，穿刺可能查到癌细胞。

中枢神经系统症状：脑、脑膜和脊髓转移：其症状可因转移部位不同而异。常见的症状为颅内压增高表现如头痛、恶心、呕吐以及精神状态的改变等；脑膜转移不如脑转移常见，常发生于小细胞癌患者，其症状与脑转移相似。如小脑皮质变性：脑病的主要表现为痴呆、精神病；小脑皮质变性表现为急性或亚急性肢体功能障碍，四肢行动困难、动作震颤、发音困难、眩晕等。有报道肿瘤切除后上述症状可获缓解。

心脏受侵和转移：肺癌累及心脏并不少见，尤多见于中央型肺癌。肿瘤可通过直接蔓延侵及心脏，亦可通过淋巴管逆行播散，阻塞心脏的引流淋巴管引起心包积液，发展较慢者可无症状，或仅有心前区、肋弓下或上腹部疼痛；发展较快者可呈典型的心包填塞症状，如心悸、颈面部静脉怒张、心界扩大、心音低远、肝肿大、腹水等。

周围神经系统症状：癌肿压迫或侵犯颈交感神经引起 Horner 综合征，其特点为病侧瞳孔缩小、上睑下垂、眼球内陷和颜面部无汗等。压迫或侵犯臂丛神经时，表现为同侧上肢烧灼样放射性疼痛、局部感觉异常和营养性萎缩。肿瘤侵犯膈神经时，可造成膈肌麻痹，出现胸闷、气急。压迫或侵犯喉返神经时，可致声带麻痹出现声音嘶哑。肺尖部肿瘤（肺上沟瘤）侵犯颈 8 和胸 1 神经、臂丛神经、交感神经节以及邻近的肋骨，引起剧烈肩臂疼痛、感觉异常、一侧上臂轻瘫或无力、肌肉萎缩，即所谓 Pancoast 综合征。

2. 辅助检查和实验室检查

（1）X 线检查：通过 X 线检查可以了解肺癌的部位和大小，可看到由于支气管阻塞引起的局部肺气肿、肺不张或病灶邻近部位的浸润性病变或肺部炎症。

（2）支气管镜检查：通过支气管镜可直接窥察支气管内膜及管腔的病变情况。可取肿瘤组织以供病理检查，或吸取支气管分泌物作细胞学检查，以明确诊断和组织学类型。

（3）细胞学检查：痰细胞学检查是肺癌普查和诊断的一种简便有效的方法，原发性肺癌患者多数在痰液中可找到脱落的癌细胞。

（4）ECT 检查：ECT 骨显像可以较早地发现骨转移灶。X 线片与骨显像都有阳性发现，如病灶部位成骨反应静止，代谢不活跃，则骨显像为阴性，X 线片为阳性，二者互补，可以提高诊断率。

（5）超声检查：超声检查对于肺癌分期具有重要意义，除腹部超声外，胸腔积液定位、锁骨上淋巴结超声检查等也是重要的辅助检查手段。

（6）骨扫描：也是肺癌骨转移筛查的重要手段。

（7）磁共振检查（MRI）：是 CT 检查的补充，较 CT 更容易鉴别实质性肿块与血管、神经关系。对于肺上沟瘤有助于显示臂丛神经及锁骨下血管。

【鉴别要点】

1. 肺结核　肺结核尤其是肺结核瘤（球）应与周围型肺癌相鉴别。肺结核瘤（球）较多见于青年人，病程较长，少见痰中带血，痰中可查出结核菌。影像学上多呈圆形，见于上叶尖或后段，体积较小，直径不超过5cm，边界光滑，密度不匀可见钙化。结核瘤（球）的周围常有散在的结核病灶称为卫星灶。周围型肺癌多见于40岁以上患者，痰中带血较多见，X线显示肿瘤常呈分叶状，边缘不整齐，有小毛刺影及胸膜皱缩，生长较快。在一些慢性肺结核病例，可在肺结核基础上发生肺癌，必须进一步做痰液细胞学和支气管镜检查，必要时施行剖胸探查术。

2. 肺部感染　肺部感染有时难与肺癌阻塞支气管引起的阻塞性肺炎相鉴别。但如肺炎多次发作在同一部位，则应提高警惕，应高度怀疑有肿瘤堵塞所致，应取患者痰液做细胞学检查和进行支气管镜检查，在有些病例，肺部炎症部分吸收，剩余炎症被纤维组织包裹形成结节或炎性假瘤时，很难与周围型肺癌鉴别，对可疑病例应施行剖胸探查术。

3. 肺部良性肿瘤　肺部良性肿瘤：如结构瘤、软骨瘤、纤维瘤等都较少见，但都须与周围型肺癌相鉴别，良性肿瘤病程较长，临床上大多无症状，X线片上常呈圆形块影，边缘整齐，没有毛刺，也不呈分叶状。支气管腺瘤是一种低度恶性的肿瘤，常发生在年轻妇女，因此临床上常有肺部感染和咯血等症状，经纤维支气管镜检查常能作出诊断。

【治疗要点】

肺癌的治疗需根据患者的身体状况、病理类型、病理分期、影像学检查进行全面评估和综合治疗，治疗方法包括外科手术治疗、化学治疗、放射治疗、靶向治疗等。小细胞癌和非小细胞癌的治疗原则有很大不同。小细胞癌以化疗为主的综合治疗，非小细胞则采取以手术为主的综合治疗。

1. 手术治疗　肺癌外科治疗主要适合于早中期（Ⅰ～Ⅱ期）肺癌、Ⅲa期肺癌和肿瘤局限在一侧胸腔的部分选择性的Ⅲb期的非小细胞肺癌。肺癌手术方式首选解剖性肺叶切除和淋巴结清扫，但由于肿瘤或患者耐受性因素，又分为扩大切除和局部切除。

2. 化学治疗　化疗是肺癌的主要治疗方法，化疗对小细胞肺癌的疗效无论是早期或晚期均较肯定，甚至有早期小细胞肺癌通过化疗治愈。化疗也是治疗非小细胞肺癌的主要手段，化疗一般不能治愈非小细胞肺癌，只能延长患者生命和改善生活质量。肺癌的化学治疗分为辅助化疗（术前化疗）、辅助化疗（术后化疗）和系统性化疗。

3. 放射治疗　是肺癌局部治疗手段之一。对有纵隔淋巴结转移的肺癌，全剂量放射治疗联合化疗治疗是重要治疗模式；对有远处转移的肺癌，放射治疗仅用于对症治疗，是姑息治疗方法。

4. 靶向治疗　针对肺癌特有基因异常进行的治疗称为靶向治疗。它具有针对性强、对该肿瘤具有较好疗效且副作用轻。

二、肝癌

【概述】

肝癌又称原发性肝癌，是指发生在肝细胞或肝内胆管细胞的恶性肿瘤，其中肝细胞癌最为常见，其发病率呈逐年升高趋势。它也是我国常见的恶性肿瘤，由于肝癌确诊时大多数患者已属于进展期，治疗困难，预后较差，在我国死亡率较高。肝癌患者发病年龄大多为 40～50 岁，男性多于女性；东南沿海地区发病率高于其他地区。

【诊断要点】

1. 临床表现　肝癌起病隐匿，早期缺乏典型的临床表现，一旦出现症状和体征，多已进入中晚期。

（1）肝区疼痛：半数以上患者肝区疼痛为首发症状，多为持续性钝痛、刺痛或胀痛。主要是由于肿瘤迅速生长，使肝包膜张力增加所致。位于肝右叶顶部的癌肿累及横膈，则疼痛可牵涉至右肩背部。癌肿发生坏死、破裂，可引起腹腔内出血，出现腹膜刺激征等急腹症表现。

（2）全身和消化道症状：无特异性，常不引起注意。主要表现为乏力、消瘦、食欲减退、腹胀等。部分患者可伴有恶心、呕吐、发热、腹泻等症状。晚期则出现贫血、黄疸、腹水、下肢水肿、皮下出血及恶病质等。

（3）肝肿大：肝脏增大呈进行性，质地坚硬，边缘不规则，表面凹凸不平呈现大小结节或肿块。

（4）肝癌转移症状：如发生肺、骨、脑等转移，可产生相应症状。少数患者可有低血糖症、红细胞增多症、高血钙和高胆固醇血症等特殊表现。原发性肝癌的并发症主要有肝昏迷、上消化道出血、癌肿破裂出血及继发感染。

2. 辅助检查和实验室检查

（1）肝癌血清标记物检测：①血清甲胎蛋白（AFP）测定：本法对诊断本病有相对的特异性。放射免疫法测定持续血清 AFP≥400μg/L，并能排除妊娠、活动性肝病等，即可考虑肝癌的诊断。临床上约30%的肝癌患者 AFP 为阴性。如同时检测 AFP 异质体，可使阳性率明显提高，则有助于诊断；②血液酶学及其他肿瘤标记物检查：肝癌患者血清中 γ-谷氨酰转肽酶及其同功酶、异常凝血酶原、碱性磷酸酶、乳酸脱氢酶同功酶可高于正常。但缺乏特异性。

（2）影像学检查：①超声检查：可显示肿瘤的大小、形态、所在部位以及肝静脉或门静脉内有无癌栓，其诊断符合率可达90%，是有较好诊断价值的无创性检查方法；②CT检查：CT具有较高的分辨率，对肝癌的诊断符合率可达90%以上，可检出直径1.0cm左右的微小癌灶；③磁共振成像（MRI）：诊断价值与CT相仿，对良、恶性肝内占位病变，特别与血管瘤的鉴别优于CT；④选择性腹腔动脉或肝动脉造影检查：对血管丰富的癌肿，其分辨率低约0.5cm，对＜2.0cm的小肝癌其阳性率可达95%。由于属创伤性检查，必要时才考虑采用；⑤肝穿刺行针吸细胞学检查：在B型超声导引下行细针穿刺，有助于提高阳性率。适用于经过各种检查仍不能确诊，但又高度怀疑者。

【鉴别要点】

1. 转移性肝癌　多无慢性肝病表现，AFP 常为阴性，影像检查肝内常为多发性、大小基本相同的病灶，多无肝硬化表现，伴有原发肿瘤症状及体征。

肝血管瘤　多见于女性，常无肝病史，病情进展慢，AFP 阴性，超声为强回声表现，而增强 CT、MRI 呈"慢进慢出"方式强化。

2. 其他病变　肝硬化、肝脓肿、肝毗邻器官如右肾、胰腺等处的肿瘤相鉴别。

【治疗要点】

根据肝癌的不同阶段进行个体化综合治疗，是提高疗效的关键。采取包括手术、肝动脉结扎、肝动脉化疗栓塞、射频、冷冻、激光、微波以及化疗和放射治疗等综合治疗，是提高肝癌长期治疗效果的关键。

1. 手术治疗　手术是治疗肝癌的首选，也是最有效的方法。手术方法有：根治性肝切除，姑息性肝切除、肝移植等。

2. 放射治疗　对一般情况较好，肝功能尚好，不伴有肝硬化，无黄疸、腹水，无脾功能亢进和食管静脉曲张，癌肿较局限，尚无远处转移而又不适于手术切除或手术后复发者，可采用放射治疗为主的综合治疗。

3. 化学治疗　经剖腹探查发现癌肿不能切除，或作为肿瘤姑息切除的后续治疗，可采用肝动脉和（或）门静脉置泵（皮下埋藏灌注装置）作区域化疗栓塞；对估计手术不能切除者，也可行放射介入治疗，经股动脉作选择性插管至肝动脉，注入栓塞剂（常用如碘化油）和抗癌药行化疗栓塞，部分患者可因此获得手术切除的机会。

4. 全身药物治疗　包括生物和分子靶向治疗以及中医中药治疗。

三、结直肠癌

【概述】

结直肠癌是我国常见恶性肿瘤之一，结直肠癌的发病部位依次为直肠、乙状结肠、盲肠、升结肠、降结肠、横结肠。我国以 41 ~ 65 岁人群发病率最高。近 20 年来尤其是大城市，发病率明显升高，且有结肠癌多于直肠癌的趋势。结直肠癌发病风险随年龄的增长而增加且具有明显的地域分布差异性。

【诊断要点】

1. 临床表现 结直肠癌的生长相对缓慢，早期无明显特殊症状，有时多年无症状，临床表现与肿瘤的部位、大小、以及肿瘤的发展有关。

（1）排便习惯与粪便性状的改变：常为最早出现的症状。多表现为排便次数增加，腹泻，便秘，便中带血、脓液或黏液。

（2）腹痛：也是早期症状之一，常为定位不明确的持续隐痛，早期隐痛可被忽视，或仅为腹部不适或胀痛，出现肠梗阻时则腹痛加重或为阵发性绞痛。直肠癌侵犯肛管引起肛门剧痛，晚期侵犯周围组织引起相应部位疼痛。

（3）腹部包块：多为瘤体本身，有时可能是肠梗阻近侧肠腔内的积粪。肿块大多坚硬，呈结节状。如为横结肠和乙状结肠可有一定活动度。如癌肿穿透并感染，则肿块固定，且可有明显压痛。

（4）肠梗阻症状：肿瘤浸润肠壁引起肠管狭窄，肠腔变小，肠道内容物受阻，此时可出现肠鸣、腹痛、腹胀、便秘、大便困难等。当完全梗阻时，症状加剧。左侧结肠癌有时可以急性完全性肠梗阻为首发症状。

（5）全身症状：由于慢性失血、癌肿糜烂、感染、毒素吸收等，患者可出现贫血、消瘦、乏力、低热等。病程晚期可出现肝大、黄疸、腹水、水肿及恶病质等。

2. 辅助检查和实验室检查

（1）大便潜血检查：此为大规模普查或对高危人群

作为结直肠癌的初筛手段，阳性者再做进一步检查。

（2）直肠指诊：是最基本、最重要的检查。是诊断直肠癌的最重要的方法，指检时必须仔细触摸，避免漏诊。遇到患者有便血、大便习惯变化、大便变形等症状，均应行直肠指诊。

（3）内镜检查：包括肛门镜、乙状结肠镜和纤维结肠镜检查。门诊常规检查时可用肛门镜或乙状结肠镜检查，操作方便，不需肠道准备。已明确直肠癌在手术前必须行纤维结肠镜检查。

（4）钡剂灌肠检查：是结肠癌的重要检查方法，对直肠癌诊断意义不大，用以排除结、直肠多发癌和息肉病。

（5）CT检查：可以了解结直肠癌盆腔内扩散情况，有无侵犯膀胱、子宫及盆壁内的浸润深度，对中低直肠癌诊断及术前分期有重要价值。

【鉴别要点】

1. 结肠癌的鉴别诊断主要是结肠炎性疾病，如肠结核、血吸虫病、肉芽肿、溃疡性结肠炎以及结肠息肉病等。临床上鉴别要点是病期的长短，粪便检查寄生虫，钡灌肠检查所见病变形态和范围等，最可靠的鉴别是通过结肠镜取活组织检查。阑尾周围脓肿可被误诊为盲肠癌（结肠癌），但本病血象中白细胞及中性粒细胞增高，无贫血、消瘦等恶病质，做钡灌肠检查可明确诊断。

2. 直肠癌往往被误诊为痔、细菌性痢疾、慢性结肠炎等。误诊率高达60% ~ 80%，其主要原因是没有进行必要的检查，特别是肛门指诊和直肠镜检查。

3. 结肠其他肿瘤如结肠直肠类癌，瘤体小时无症状，瘤体长大时可破溃，出现极似结肠腺癌的症状；原发于结肠的恶性淋巴瘤，病变形态呈多样性，与结肠癌常不易区别。

【治疗要点】

治疗原则：选择最佳方案，需根据患者的机体状况、肿瘤的病理类型、侵犯范围（病期）。

1. 手术为主的综合治疗　手术切除是结直肠癌的主要治疗方法。经治疗仍不能控制的心力衰竭及肝或肾功能慢性衰竭，呼吸衰竭，近期的心肌梗死或脑血管意外，有广泛转移等为手术禁忌证。

结肠癌手术方式：①结肠癌根治性手术：切除范围须包括癌肿所在肠袢及其系膜和区域淋巴结；②结肠癌并发急性肠梗阻的手术。

直肠癌手术方式：①局部切除术：适用于早期瘤体小、T1 分化程度高的直肠癌；②腹会阴联合直肠癌根治术（Miles 手术）：原则上适合于腹膜返折以下的直肠癌；③经腹直肠癌切除术（直肠低位前切除术、Dixon 手术）：适用于距齿状线 5cm 以上的直肠癌；④经腹直肠癌切除、近端造口、远端封闭手术（Hartmanns 手术）：适用于因全身一般情况很差，不能耐受 Miles 手术或急性梗阻不宜行 Dixon 手术的直肠癌患者。

2. 化学治疗　主要用于术前、术中、术后的辅助治疗及对不能手术、放疗患者的姑息治疗。可用药物有氟尿嘧啶、奥沙利铂等。

3. 放射治疗　放射治疗作为手术切除的辅助治疗有提高疗效的作用。术前的放疗可以提高手术切除率，降低患者术后局部复发率。术后放疗仅适合于晚期患者、T3 直肠癌且术前未经放疗和术后局部复发的患者。

4. 其他治疗　目前对结直肠癌的治疗有基因治疗、靶向治疗、免疫治疗等。靶向治疗已显现较好的临床效果。

四、颅内肿瘤

【概述】

颅内肿瘤又称脑瘤，分为原发性和继发性两大类。原发性颅内肿瘤起源于颅内各组织；继发性颅内肿瘤来源于身体其他部位的恶性肿瘤转移或邻近组织肿瘤的侵入。男性稍多于女性。任何年龄均可发病，但 20～50 岁居多。

【诊断要点】

1. 临床表现

（1）起病方式：常较缓慢，病程可自 1~2 个月至数年不等。有些病例可呈急性或亚急性发病，甚至可能出现卒中。后者多数是因肿瘤的恶性程度较高，进展迅速，或因肿瘤发生出血、坏死、囊变等继发性变化的结果。

（2）颅内压增高：颅内肿瘤患者 90% 以上有颅内压增高表现。颅内压增高症状包括"三大主症"，即头痛、呕吐及视盘水肿。但并不是所有颅内肿瘤患者都会出现三大主症。由于颅内肿瘤病变性质、病变部位、肿瘤大小等其他因素，颅内压增高症状的发展速度和病情严重程度也不同。

（3）局灶性症状：取决于颅内肿瘤的部位。常见的局灶性症状有运动及感觉功能障碍，表现为肢体乏力、瘫痪及麻木，抽搐或癫痫发作，视力障碍、视野缺损，嗅觉障碍，神经性耳聋，语言障碍，平衡失调，智力减退，精神症状及内分泌失调，发育异常等。常组成不同的综合征。

2. 辅助检查和实验室检查

（1）影像学检查：包括头颅 X 线摄片、放射性核素脑造影、脑室和脑池造影、脑血管造影等。这些检查是神经系统疾病的重要诊断方法，不仅具有病变定位的意义，还有一定的定性诊断价值。但是这些检查除 X 线摄片外，都有损伤性，应根据需要慎重选择。

（2）CT 检查：CT 对颅内肿瘤的确诊率可达 90% 以上，是脑瘤的主要诊断方法之一。颅内肿瘤与正常脑组织在组织学上具有相当大的差异，不同的组织结构具有不同的 CT 值，表现出不同密度，从而在 CT 图像上显示病灶。

（3）磁共振成像：MRI 能提供清晰的解剖背景图像，特别是头部图像不受颅后窝伪迹的干扰，有鲜明的脑灰、白质反差，可作冠状、矢状及轴位层面的断层，比 CT 更为优越。用顺磁性物质钆（Gd）的化合物（Gd-DTPA）作静脉注射，可使组织的 T-1 弛豫时间明显缩短，因此可作为增强剂来增加病变与正常脑组织之间的对比度，提高 MRI 的分辨率。目前已普遍认为对神经系统病变的诊断应首选 MRI。

（4）肿瘤标记物检查：颅内肿瘤目前没有特有的标记物。恶性胶质细胞的脑脊液中乳酸脱氢酶明显升高。

（5）垂体激素检查：如血清中泌乳素、生长激素、促甲状腺激素、促性腺激素等异常。

（6）细胞免疫学检查：如 $CD2^+$、$CD3^+$、$CD4^+$ 等异常。

【鉴别要点】

1. 蛛网膜炎　可因颅内压增高、脑局灶性症状及视力减退而与颅内肿瘤混淆。但脑蛛网膜炎的病程长，可多年保持不变。如病程中有感染及中毒等病史则鉴别不难。困难病例可作影像学检查来鉴别。

2. 癫痫　为颅内肿瘤的常见症状之一，故需与特发性癫痫作鉴别。后者起病较早，很少在 20 岁以后发病，没有颅内压增高症状及局灶性体征。脑电图中可见痫性放电。但对不典型病例应作影像检查来鉴别。

3. 脑积水　小儿颅内肿瘤常引起继发性脑积水，应与小儿先天性脑积水作鉴别。先天性脑积水起病早，绝大多数在 2 岁以前，而颅内肿瘤 2 岁以下发病者少见。先天性脑积水病孩病程长、智力发育障碍明显，而一般营养状况良好。

4. 内耳性眩晕　需与桥小脑角及小脑的肿瘤相鉴别。内耳性眩晕没有其他颅神经如面神经、三叉神经等症状，颅骨 X 线片中内耳孔不扩大，脑脊液中蛋白质含量不增高，因而鉴别不难。

5. 脑血管意外　卒中型颅内肿瘤常有突发偏瘫、失语等情况，易与脑血管意外混淆，但后者的年龄较大，有高血压史，无前驱症状。对疑难病例可作影像学检查来鉴别。

6. 慢性硬脑膜下血肿 有颅内压增高症状、意识进行性障碍及偏瘫等，与颅内肿瘤症状相似。但病史中有外伤史，症状发展慢且轻。影像检查可予鉴别。

7. 脑寄生虫 有脑寄生虫病、脑囊虫病、脑肺吸虫病、脑包虫病等。患者都有抽搐与颅高压症状。病史中有与感染源接触史。大便检查、虫卵孵化、痰液检查能发现有寄生虫卵。如有皮下结节，活检有助于诊断。血清及脑脊液的补体结合实验、皮肤反应试验在囊虫及肺吸虫病例中可呈阳性结果。

【治疗要点】

颅内肿瘤的治疗以手术治疗为主，辅助化疗、放疗等综合治疗措施。

1. 手术治疗 手术是治疗颅内肿瘤最常用，也是最有效的方法。颅内肿瘤手术类型分为肿瘤切除、内减压、外减压、立体定向活检和捷径手术。

2. 放射治疗 手术切除不彻底的颅内肿瘤、恶性胶质瘤、生长在重要部位如脑干、内囊及侵犯范围较广的肿瘤、经治疗后复发的恶性颅内肿瘤等，进行放疗，能起到减少复发、延长生命的作用。

3. 化学治疗 颅内肿瘤的化疗必须建立在对肿瘤切除的基础上。术后残余肿瘤越少，化疗效果越显著。因此，化疗是恶性肿瘤手术治疗的重要补充。

4. 对症治疗 对症治疗主要针对颅内压增高，如应用脱水药物降低颅压；对癫痫发作者应用抗癫痫药物等。因肿瘤位于要害部位，无法施行手术切除，而药物治疗效果不好时，可行脑脊液分流术、颞肌减压术、枕肌下减压术或去骨瓣减压术等姑息性手术。

五、卵巢癌

【概述】

卵巢癌是来自卵巢上皮细胞、生殖细胞、性腺间质及非特异性间质的原发性恶性肿瘤，它是女性生殖系统常见的三大恶性肿瘤之一，仅次于子宫内膜癌。虽然，近年来对于卵巢癌的认识和诊疗方法取得较大的进步，但由于缺乏早期诊断手段，大多数患者因出现症状而得以诊断时已经发展到Ⅲ期或Ⅳ期，使得卵巢恶性肿瘤的死亡率居妇科恶性肿瘤首位，成为严重威胁女性健康的恶性肿瘤。

【诊断要点】

1. 临床表现

（1）症状：①早期可无症状，多在手术中及病理检查时确诊。②晚期常有腹胀、下腹部包块。③可有膀胱或直肠压迫症状。④可伴有疼痛、发热、贫血、无力及消瘦等恶病质表现。如肿瘤破裂或扭转可致急腹痛。⑤某些卵巢肿瘤可分泌雌激素或睾丸素，可发生异常阴道出血、绝经后出血、青春期前幼女性早熟、生育年龄妇女继发闭经、男性化等内分泌症状。⑥因转移产生的相应症状，如胸膜转移产生胸腔积液，引起呼吸困难；肺转移产生干咳、咯血；肠道转移可以产生便秘或肠梗阻症状，甚至出现恶病质表现；骨转移产生局部剧烈疼痛，局部有明显的压痛点。

（2）体征：①全身检查：特别注意浅表淋巴结、乳腺、腹部、肝、脾及直肠等有无异常及肿块。②盆腔检查：应行双合诊、三合诊检查子宫及其附件，注意肿块的部位、侧别、大小、形状、质地、活动度、表面情况、压痛及子宫后陷窝结节等。应特别注意提示恶性可能的体征如：双侧性、实性或囊实性、肿瘤表面有结节或外形不规则、活动度差或不活动、后陷窝结节、肿块增长快、腹水、晚期恶病质、肝脾肿大、大网膜肿块、以及肠梗阻等临床表现。③第二性征异常：青春期前性早熟、绝经期阴道出血、生育期闭经、子宫不规则出血或男性化等，是卵巢癌分泌性激素的结果。

2. 辅助检查和实验室检查

（1）超声波检查：目前常用有 B 型超声及彩色多普勒超声。超声显示卵巢恶性肿瘤多为混合性或实性，由于肿瘤生长迅速，常伴有出血、坏死及变性，以致肿瘤内部界面复杂；超声显示肿瘤区回声杂乱，边界多不规则。如包块为混合性，则包膜光环模糊，轮廓不清，间隔较厚，一般在3cm以上，间隔和囊壁上见结节样实性暗区突入囊腔；包块多固定，或伴有腹水。据文献报道，用超声鉴别肿瘤为良性或恶性，其符合率可达52%～80%。近年来，国内外学者报道采用彩色多普勒超声可使良性、恶性肿瘤的诊断准确率提高至90%以上。但超声检查仍有其局限性。对直径<1cm的实性肿瘤与局部恶变的小结节仍不能作出诊断；而且卵巢肿瘤种类繁多，不可能用超声检查对病理类型作出明确的诊断。

（2）细胞学检查：恶性肿瘤的侵袭力强，即使肿瘤局限在卵巢，肿瘤细胞可能已侵犯肿瘤包膜或向包膜表面生长。又因肿瘤细胞相互之间粘着力低，容易脱落，因而若经阴道后穹窿吸取子宫直肠窝内积聚的液体，进行细胞学检查，常能发现脱落的肿瘤细胞。如抽吸未获液体，可注入生理盐水200ml，然后再抽吸，将吸出的腹水离心后检查，阳性率更高。在临床上，此法常用于对卵巢癌的早期诊断、腹水的鉴别诊断与卵巢癌的后期随访。近年来对疑为恶性肿瘤的盆腔包块，常采用细长针经阴道或腹壁穿刺，直接穿刺包块，抽吸包块组织行细胞学检查，以助诊断。确诊率可达90%以上。至于细针穿刺是否会导致肿瘤经针孔转移，一般认为此种可能性很小。有学者对术中及对离体卵巢囊肿行细胞观察，发现囊液不断经小孔漏出，因而提出对活动的囊性包块不宜行细针穿刺。也有人认为，细针穿刺后，如能在两周内手术和（或）化疗，并不增加恶性肿瘤的扩散危险。

（3）电子计算机断层扫描（CT）检查：能测定病变的全部范围，有助于确定卵巢癌的期别及发现复发和转移癌灶。

（4）淋巴造影：近年来应用淋巴道造影帮助确定卵巢癌的淋巴结受累情况。国外报道30%～50%卵巢癌患者有主动脉和盆腔淋巴结转移等，有学者报道经腹探查为Ⅰ～Ⅱ期的卵巢癌患者中，12%淋巴造影显示主动脉和盆腔淋巴结受累。

（5）免疫学诊断：①甲胎蛋白（AFP）：临床研究表明卵巢卵黄囊瘤患者血清AFP值持续升高。有学者通过对比瘤免疫组织化学研究证明，AFP存在于细胞浆颗粒和细胞外的透明小体中，后者可能就是细胞合成的AFP的堆积。手术切除肿瘤后，血清AFP值迅速下降，肿瘤复发时，在未出现明显的临床病变前，AFP值即升高 $>20\mu g/ml$。因此AFP是卵黄囊瘤诊断和治疗监护的重要指标；②绒毛膜促性腺激素（HCG）：测定患者血清中HCG亚单位可帮助诊断卵巢绒毛膜癌和伴有绒毛膜癌成分的生殖细胞肿瘤，并可精确反映癌细胞的数量，故也可作为观察抗癌治疗效果的指标；③肿瘤相关抗原（TAA）：国外报道发现人类卵巢癌存在肿瘤相关抗原，这是存在于肿瘤细胞膜上的一种表面膜蛋白，特别是源液性和黏液性囊腺癌中，而在正常卵巢组织，良性卵巢肿瘤均为阴性。近年血清CA125（上皮性卵巢癌的单克隆抗体）、CA19-9（结肠、直肠癌的单克隆抗体）已被用于监测卵巢癌患者。卵巢癌患者血清CA125高达100U/ml以上（正常在35U/ml以下）者占71%，CA19-9高达100U/ml以上（正常在37U/ml以下）者占30%。因此目前认为此单克隆抗体有助于诊断及随诊卵巢癌患者。

（6）腹腔镜检查：通过腹腔镜可直观盆腔内脏器，确定病变部位、性质等。因此可将盆腔子宫内膜异位症、带蒂的子宫肌瘤、结核性腹膜炎等与卵巢癌鉴别。也可吸取腹水行细胞学检查。若无腹水时，可通过腹腔镜灌注生理盐水，然后抽取腹水冲洗液进行细胞学检查。通过腹腔镜亦可对盆腹腔包块或腹膜种植结节取样活检，以获取可靠的组织学依据，但对卵巢囊性肿瘤不应活检，以免囊液渗漏腹腔。通过对横膈、肝、网膜及表面的直接观察，借以评价卵巢癌的扩散情况。

【鉴别要点】

1. 卵巢良性肿瘤　严重子宫内膜异位症患者的临床表现与卵巢癌类似。子宫内膜异位症患者多为育龄期女性，部分有痛经史，同时通过 B 超、MRI 或 CT 等影像检查鉴别，有些患者需腹腔镜探查明确诊断。

2. 其他原因引起的腹水　包括肝炎、结核等引起的腹水，通常没有盆腔包块。肝硬化腹水多伴有肝功能异常以及肝炎病史；结核性腹膜炎可伴有午后低热等症状，结核菌素实验阳性，有助于鉴别诊断，必要时可行腹腔镜手术明确诊断。

3. 原发性腹膜癌通常也没有明确的腹盆腔包块，但多数影像学提示大网膜增厚，甚至网膜饼形成，应注意鉴别。

4. 卵巢转移癌　胃肠道来源的恶性肿瘤有时可形成卵巢转移癌，称为库肯勃瘤，多为双侧发生。应注意询问病史，患者有无消化道症状，检查便潜血等，必要时做消化道造影或胃镜、肠镜检查等明确诊断。

5. 非卵巢癌　部分腹膜后肿瘤增大后可向前凸向盆腔，甚至占据盆腔一大部分，需要与卵巢癌相鉴别。如腹部后脂肪瘤、肉瘤等。多数肿瘤可通过 MRI 或 CT 鉴别肿瘤的来源。

【治疗要点】

手术联合化疗的综合治疗是卵巢癌患者的标准治疗。手术的目的在于明确分期，切除肿瘤，为后续化疗奠定基础。化疗的目的主要在于通过细胞毒药物的全身应用，杀灭残存及潜在的肿瘤细胞，降低复发转移的风险。两者联合应用显著延长卵巢癌患者的生存时间，改善生活质量。放疗基本不再用于卵巢手术后辅助治疗。目前，放射治疗仅用于部分复发肿瘤的姑息治疗

1. 手术治疗

（1）全面分期探查术：全面分期探查术主要适于早期（Ⅰ期、Ⅱ期）卵巢癌，目的是准确分期，也是早期卵巢癌的基本方式。

（2）肿瘤细胞减灭术：主要适于晚期卵巢上皮细胞癌、晚期性索间质肿瘤等。

（3）再分期手术：是指首次手术未进行确定分期，未做肿瘤细胞减灭术，也未用药，而施行的全面探查和完成准确分期的手术。

（4）二次手术：是指经过满意的、成功的肿瘤细胞减灭术后一年内，又实行了至少5个疗程的化疗，通过物理检测或实验室检测均无肿瘤复发迹象，而实施的再次探查术，作为进一步检测和治疗的依据。

2. 放射治疗　放疗基本不再用于卵巢手术后辅助治疗。目前，放射治疗仅用于部分复发肿瘤的姑息治疗。

3. 化学治疗

适应证：①不适宜手术或放射治疗的各期卵巢癌患者；②术前化疗；③术后或放疗后的巩固治疗以及手术未能切净的肿瘤、术后复发的患者。

化疗方法：①静脉化疗；②腹腔化疗；③复发性卵巢癌化疗；④介入化疗。

4. 激素替代疗法　早期的激素替代疗法仅为单一雄激素替代疗法，后来发展为雄激素加孕激素的 HRT。

六、乳腺癌

【概述】

乳腺癌是起源于乳腺导管和腺泡的恶性肿瘤，它是女性最常见的恶性肿瘤之一。在我国占全身各种恶性肿瘤的7%～10%，并呈逐年上升趋势。部分大城市报告乳腺癌居女性恶性肿瘤之首位，但是死亡率呈下降趋势。多发于乳房的外上象限，发病年龄多为45～50岁。我国乳腺癌的发病存在地区差异，总体特点是沿海地区高于内陆地区，经济发达地区高于经济落后地区。

【诊断要点】

1. 临床表现

（1）乳房肿块是乳腺癌最常见的表现。

（2）乳头和乳晕改变：乳头溢液多为良性改变，但对 50 岁以上，有单侧乳头溢液者应警惕发生乳腺癌的可能性；乳头凹陷；乳头瘙痒、脱屑、糜烂、溃疡等湿疹样改变常为乳腺佩吉特病（Paget 病）的临床表现。

（3）乳房局部皮肤及轮廓改变：肿瘤侵犯皮肤的 Cooper 韧带，可形成"酒窝征"；肿瘤细胞堵塞皮下毛细淋巴管，造成皮肤水肿，而毛囊处凹陷形成"橘皮征"；当皮肤广泛受侵时，可在表皮形成多数坚硬小结节或小条索，甚至融合成片，如病变延伸至背部和对侧胸壁可限制呼吸，形成铠甲状癌；炎性乳腺癌会出现乳房明显增大，皮肤充血红肿，局部皮温增高；另外，晚期乳腺癌会出现皮肤溃疡形成癌性溃疡，肿块可溃疡，有恶臭味。

（4）腋窝及锁骨上淋巴结肿大：同侧腋窝淋巴结可肿大，晚期乳腺癌可向对侧淋巴结转移引起肿大；另外有些情况下还可触及同侧和（或）对侧锁骨上淋巴结。如腋下淋巴结肿大，可导致重要淋巴结阻塞而出现上肢水肿。

（5）远处转移症状：当存在肺、骨骼、肝、胸膜或脑转移时，可出现相应症状；胸痛、胸闷、气促；咳嗽、咳血痰；骨痛、病理性骨折；黄疸、乏力；头痛、肢体无力等。

2. 辅助检查和实验室检查

（1）乳腺钼靶片：乳腺癌在钼靶 X 线所见可分为重要征象和次要征象两大类。前者包括肿块，局部致密浸润，恶性钙化和毛刺；后者包括皮肤增厚和局部凹陷（"酒窝征"），乳头内陷和漏斗征，供血增加，阳性导管征，瘤周"水肿环"等。具有 2 个或 2 个以上重要征象，或 1 个以上重要征象加 2 个以上次要征象，乳腺癌诊断即可成立。

（2）乳腺超声检查：乳腺超声检查具有经济性、无损伤性、可以反复应用等特点，适合于任何人群乳腺检查。

（3）乳腺 MRI：MRI 应用于诊断乳腺疾病的范围更

为广泛，并不受病灶位置和周围腺体致密程度影响。

（4）CT：可发现脑部的转移和肺内转移等。

（5）血清学检查：目前尚无对于乳腺癌特异性较强的肿瘤标记物，CEA、CA153、CA19-9等多个标记物连续监测对于乳腺的诊疗和预后判断有一定价值。

（6）细胞、病理学诊断：这是诊断的金标准。

3. 采集病史

采集病史是诊断的重要步骤，不可忽视。询问病史应包括发现肿块时的大小、生长速度、是否伴有疼痛、肿块大小及疼痛与月经关系，有无乳头溢液及其性质及有无腋下淋巴结肿大等内容。采集病史时也应注意有无乳腺癌的易感因素，如家族史、月经史、生育史等重要内容。

【鉴别要点】

1. 乳腺纤维腺瘤　好发于内分泌旺盛而调节紊乱的年轻妇女，大多在20~30岁期间。肿块明显，肿块多位于乳腺外上象限，圆形或扁圆形，一般在3cm以内。单发或多发，质坚韧，表面光滑或结节状，分界清楚，无粘连，触之有滑动感。肿块无痛，生长缓慢，但在妊娠时增大较快，而且很少有疼痛，但有恶变发生的可能性。

2. 乳痛症　亦为乳腺异常增生症的一个病变阶段，主要表现在乳腺上可触及多个不平滑的小结节，且多有轻微自发性痛。尤其月经来潮前乳腺胀痛明显，甚至有时痛不可触，患者很是痛苦。

3. 乳腺增生病　是由于内分泌的功能性紊乱引起，其本质既非炎症，又非肿瘤，而是正常结构的错乱。一般有典型体征和症状，容易鉴别。而硬化性腺病常在乳腺内有界限不清的硬结，体积较小，临床上常难以与乳腺癌相区别，应通过多种物理检查来鉴别。

4. 腺囊性增生病　为乳腺异常增殖症的一个病变阶段，多为年龄较大者，且易多发，有时呈索条状结节，边界不清晰，属于癌前病变。

5. 乳腺结核　比较少见，多为胸壁结核蔓延而来，可溃破，并流出干酪样脓液。注意检查时常发现有其他部位的结核病灶同时存在。临床表现为炎症性病变，可形成肿块，有时大时小的变化，患者不一定有肺结核，也常伴有腋下淋巴结肿大，临床有 1/3 的患者难以与癌相鉴别。

6. 乳房囊肿　可分为积乳和积血。积乳多见于哺乳期妇女，根据病史和体征不难诊断。积血多见于外伤，因积血堵塞乳管，未被吸收而形成炎性肿块。

7. 乳头状瘤　可单发，也可多发。单发者多为老年妇女，50% 有血性溢液。多发者呈弥散性结节，无明显肿块。此瘤可恶变。

8. 浆细胞性乳腺炎　也称非哺乳期乳腺炎。极少见，多有急性发作史，可有疼痛、发热等，但经消炎治疗后很快消退。当病变局限、急性炎症消退时，乳内有肿块，且可与皮粘连，也易误诊为乳腺癌。常由于各种原因引起乳腺导管阻塞，导致乳管内脂性物质溢出，进入管周组织而造成无菌性炎症。急性期突然乳痛、红肿、乳头内陷、腋淋巴结可肿大，易被误诊为炎症乳腺癌。

【治疗要点】

乳腺癌的治疗包括手术、化疗、放疗、内分泌治疗、新靶点药物以及对症支持治疗。治疗原则取决于原发肿瘤的病期和病理类型、激素受体及分子分型、年龄、患者身体状况以及是否绝经状态、并发症和患者的治疗愿望。

1. 手术治疗

（1）早期乳腺癌患者应首选乳腺癌根治术或改良根治术，早期低度恶性的肿瘤，如乳腺导管癌、腺癌、原位癌可行乳腺单纯切除术。

（2）中期乳腺癌患者应尽量尽早的行乳腺癌根治术。

（3）晚期乳腺癌患者一般只行姑息性手术，以解决患者溃疡、渗出及恶臭问题，常采用单纯切除术及创面植皮术。

2. 放射治疗　放射治疗是乳腺癌局部治疗的手段之一。在保留乳房的乳腺癌手术后，放射治疗是一重要治疗手段，应于肿块局部广泛切除后给予较高剂量放射治疗。单纯乳房切除后可根据患者年龄、疾病分期分类等情况，决定是否应用放疗。根治术后是否应用放疗，多数认为对Ⅰ期病例无益，对Ⅱ期以后病例可能降低局部复发率。

3. 化学治疗　乳腺癌是实体瘤中应用化疗最有效的肿瘤之一，化疗在整个治疗中占有重要地位。常用化疗药物有多柔比星、环磷酰胺、氟尿嘧啶等；常用联合化疗方案：TAC 方案，TC 方案，CAF 方案等。

4. 内分泌治疗　乳腺癌细胞中雌激素受体含量高者，称激素依赖性肿瘤，这些病例对内分泌治疗有效。而 ER 含量低，称激素非依赖性肿瘤，这些病例对内分泌治疗反应差。因此，对手术切除标本做病理检查外，还应测定雌激素受体和孕激素受体。可帮助选择辅助治疗方案，激素受体阳性的病例优先应用内分泌治疗。受体阴性者优先应用化疗。对判断预后也有一定作用。

七、食管癌

【概述】

食管癌特指起源于食管黏膜上皮的恶性肿瘤，目前是全球九大致死性肿瘤之一。我国是世界上食管癌高发地区之一，以鳞癌为主，占 80% 以上，发病与地区、饮食习惯、重度饮酒、吸烟有关。

【诊断要点】

1. 临床表现

(1) 食管癌的早期症状：早期食管症状多不典型，易被忽略。主要症状为吞咽粗硬食物时偶有不适，如胸骨后不适、烧灼感、针刺感或牵拉不适。食物通过缓慢，并有停滞感或异物感。下端食管癌还可引起剑突下或上腹不适、呃逆、嗳气。上述症状时轻时重，症状持续时间长短不一，甚至可无症状，进展缓慢。

（2）食管癌的中晚期症状：①吞咽困难：进行性吞咽困难是中晚期食管癌最典型症状，也是最常见的主诉。先是难咽干的食物，继而半流食，最后水和唾液也难以咽下。吞咽不利的程度与病理类型有密切关系，缩窄型和髓质型较严重。②梗阻：病情严重者即可出现梗阻，可伴有反流，持续性吐黏液，有时引起咳嗽，甚至造成吸入性肺炎，这是由于食管癌的浸润和炎症反射性引起食管腺体和唾液腺分泌增加所致。③疼痛：当肿瘤外侵时，引起食管周围炎、纵隔炎，或食管深层癌性溃疡导致胸骨后或背部肩胛区持续性钝痛。④出血：患者有时可因呕血或黑便就诊。若肿瘤侵犯大血管特别是胸主动脉可造成致命性大出血。对于穿透性溃疡，尤其是 CT 检查肿瘤已侵犯胸主动脉者，应注意有大出血可能。⑤体重减轻：因进食困难，食量减少、发热、疼痛等肿瘤的消耗，致使患者的营养状况变差，出现脱水、营养不良、消瘦等。⑥其他症状：长期摄食不足导致明显的慢性脱水、恶病质，伴有电解质紊乱。癌肿侵犯喉返神经可出现声音嘶哑；压迫颈交感神经可产生 Horner 综合征，侵入气管、支气管，可形成食管-气管或食管-支气管瘘，出现吞咽水或食物时剧烈咳嗽，并发生呼吸系统感染。最后出现恶病质状态。若有肝、脑等脏器转移，可出现黄疸、腹水、昏迷等。

（3）体征：早期体征可缺如，中晚期可出现消瘦、贫血、营养不良、脱水或恶病质体征。当癌转移时，可出现腹水、黄疸、昏迷等。

2. 辅助检查和实验室检查

（1）内镜检查及活检：内镜及活检是发现和诊断食管癌的首选方法。可直接观察病灶形态，并可在直视下做活组织病理学检查，以确定诊断。内镜下食管黏膜染色法有助于提高早期食管癌的检出率。

（2）X 线检查：仍是目前诊断食管癌的简便方法，诊断准确率高，中晚期诊断率达 90% 以上，其表现黏膜皱襞增粗扭曲、中断或消失，管腔充盈缺损或狭窄，管腔舒张度低，管壁僵硬，软组织块影，钡剂通过或排空障碍。

（3）全血细胞计数和生化检查。

（4）腹腔镜检查：如无远处转移的证据，肿瘤位于贲门处和食管胃交界处，可选用腹腔镜检查。

（5）通过活检证实可疑远处转移，如无远处转移证据，行 PET/CT 扫描。

【鉴别要点】

1. 反流性食管炎　有胸骨后刺痛及灼烧感，类似早期食管癌症状。必要时行细胞学及内镜检查。

2. 食管憩室　食管憩室系食管壁的一层或全层从食管腔内向外突出，与食管腔相通的囊状突起，X 线检查，可见食管憩室内有钡剂影。

3. 食管静脉曲张　食管癌常呈息肉状或分叶状充盈缺损，管壁僵硬，不能扩张，病变范围短并与正常食管分界清楚。食管静脉曲张呈广泛的蚯蚓状或串珠状充盈缺损，管壁凹凸不平，柔软可扩张。

4. 有吞咽困难的食管癌应与下列疾病鉴别

（1）食管贲门失弛缓症：患者多见于年轻女性，病程长，症状时轻时重。食管钡餐检查可见食管下端呈光滑的漏斗型狭窄。

（2）食管良性狭窄：可由误吞腐蚀剂引起的瘢痕所致。病程较长，咽下困难发展至一定程度即不再加重。经详细询问病史和 X 线钡餐检查可以鉴别。食管良性狭窄 X 线表现为线性狭窄。

（3）食管良性肿瘤：主要为食管平滑肌瘤，病程较长，咽下困难多为间歇性。X 线钡餐检查可显示食管有圆形、卵圆形或分叶状的充盈缺损，边缘整齐，周围黏膜纹正常。

【治疗要点】

临床上应采取综合治疗原则。即根据患者的机体状况、肿瘤的病理类型、侵犯范围（病期）和发展趋向，有计划地、合理地应用现有的治疗手段，以期最大幅度地根治、控制肿瘤和提高治愈率，改善患者的生活质量。

食管癌的治疗主要为手术治疗、放疗和化疗、放化疗联合。

1. **手术治疗** 手术治疗仍为食管癌主要和首选的治疗方案，早期患者无手术禁忌证者应尽早手术。

手术治疗适应证：①Ⅰ、Ⅱ期和部分Ⅲ期食管癌；②放疗后复发，无远处转移，一般情况耐受手术者；③全身情况良好，有较好心肺功能储备；④对较长的鳞癌估计切除可能性不大而患者全身情况良好，可先采用术前放化疗，待瘤体缩小后再做手术。

对Ⅰ、Ⅱ期和部分Ⅲ期食管癌及较局限贲门癌，无远处转移，耐受手术者应采取经胸食管癌切除是目前常规的手术方法。胃是最常替代食管的器官，其他可以选择的器官有结肠和空肠（对术者有准入要求）。食管癌完全性切除手术应常规行区域淋巴结切除，并注明位置送病理检查，应最少切除11个淋巴结以进行准确的分期。

对晚期食管癌无法手术者，为改善生活质量，可行姑息性手术，如胃管造瘘术、食管腔内置管术等。

2. **放射治疗** 食管癌的放疗包括术前放疗、术后放疗、单纯放射疗法、三维适形放疗技术等。

食管癌放疗适应证：①患者一般情况在中等以上；②病变长度不超过8cm；③无锁骨上淋巴结转移，无声带麻痹，无远处转移；④可进半流质食物或普食；⑤无穿孔前征象，无显著胸背痛；⑥有细胞学或病理学诊断。

3. **化学治疗** 食管癌化疗分为姑息性化疗、新辅助化疗（术前）、辅助化疗（术后）。化学治疗必须强调治疗方案的规范化和个体化。采用化疗与手术治疗相结合或与放疗相结合的综合治疗，可提高疗效，或使食管癌患者症状缓解，存活期延长。但要定期检查血象，并注意药物不良反应。

4. **放化疗联合** 局部晚期食管癌建议联合放化疗。

八、胃癌

【概述】

胃癌是起源于胃黏膜上皮的恶性肿瘤，可发生于胃的各个部位（胃窦幽门区最多，胃底贲门区其次，胃体部略少），可侵犯胃壁的不同深度和广度，在我国消化道恶性肿瘤中居第一位，也是世界最常见的恶性肿瘤之一。胃癌的发病率地区差异大，农村高于城市，男性高于女性。胃癌的发生与社会经济状况、饮食生活因素、环境因素、遗传和基因等因素有关。

【诊断要点】

1. 临床表现

（1）早期胃癌症状：可毫无症状，少数出现上腹部饱胀不适、隐痛、反酸、嗳气等非特异性的上消化道症状，胃窦癌常出现类似十二指肠溃疡的症状，按慢性胃炎和十二指肠溃疡常规治疗，症状可暂时缓解，易被忽视。

（2）进展期胃癌症状：①既往无胃病史。但近期出现原因不明的上腹不适或疼痛；或既往有胃溃疡病史，近期上腹痛频率增多，程度加重。②上腹部饱胀感常为老年人进展期胃癌最早期症状，有时伴有嗳气、反酸、呕吐等不适。若癌灶位于贲门，可感到进食不通畅；若癌灶位于幽门，出现梗阻时，患者可呕吐出腐败的隔夜食物。③不明原因出现的食欲减退，消瘦，乏力，有患者因消瘦而就医。④不明原因出现的消化道出血，如呕血、黑便或大便潜血阳性。

（3）终末期胃癌死亡前症状：①常明显消瘦、贫血、乏力、食欲不振、精神萎靡等恶病质症状。②多有明显上腹持续疼痛：癌灶溃疡、侵犯神经或骨膜引起疼痛。③可能大量呕血、黑便等，胃穿孔、胃梗阻致恶心呕吐或吞咽困难或上腹饱胀加剧）。④腹部包块或左锁骨上可触及较多较大的质硬不活动的融合成块的转移淋巴结。⑤有癌细胞转移的淋巴结增大融合压迫大血管致肢

4

体水肿、心包积液；胸腹腔转移致胸腹水，难以消除的过多腹水致腹膨胀。⑥因广泛转移累及多脏器，正常组织受压丧失功能，大量癌细胞生长抢夺营养资源，使正常组织器官难以逆转的恶性营养不良，最终导致多脏器功能衰竭而死亡。

（4）体征：早期患者多无明显体征，晚期患者可触及上腹部质硬、固定的肿块，锁骨上淋巴结肿大、贫血、腹水、营养不良甚至恶病质等表现。

2. 辅助检查和实验室检查

（1）实验室检查：包括血常规、大便潜血、胃液分析、肝肾功能等。早期血检查多正常，中晚期可有不同程度的贫血、便潜血实验阳性。目前尚无对于胃癌特异性较强肿瘤标记物，CEA、CA50、CA19-9 等多个标记物连续监测对于胃癌的诊疗和预后判断有一定价值。

（2）胃镜检查与直视活检。

（3）上消化道 X 线钡餐造影：有助于判断病灶范围。但早期病变仍需结合胃镜证实；进展期胃癌主要 X 线征象有龛影、充盈缺损、黏膜皱襞改变、蠕动异常及梗阻性改变。

（4）增强型 CT：可以清晰显示胃癌累及胃壁的范围、与周围组织的关系、有无较大的腹腔、盆腔转移。

【鉴别要点】

1. 浅表性胃炎　胃痛胃脘部疼痛，常伴有食欲不振，或胀满，恶心呕吐，吞酸嘈杂；发病多与情绪，饮食不洁，劳累及受寒等因素有关；常反复发作，不伴极度消瘦、神疲乏力等恶病质表现。做胃镜或钡餐检查很容易与胃癌相鉴别。

2. 功能性消化不良　饭后上腹胀满、嗳气、反酸、恶心、食欲不振，借助上消化道 X 线检查、纤维胃镜等检查可以明确诊断。

3. 胃、肠脉络受损，出现血液随大便而下，或大便呈柏油样为主要临床表现。可由多种胃肠道疾病引起，胃癌的便血常伴有胃脘部饱胀或疼痛、消瘦、脘部积块等，大便稍黑或紫黑，甚至可呈柏油样，并且多持续发生，应用一般止血药效果不理想，即使暂时止住，不久即可反复，重者可伴有呕血。可以做消化道 X 线检查、胃液分析、纤维胃镜等检查以明确诊断。胃巨大皱襞症：与浸润型胃癌均好发于胃上部大小弯处。良性巨大皱襞 X 线检查可见胃黏膜呈环状或迂曲改变，胃腔有良好的扩张性，而浸润型胃癌黏膜多为直线形增粗，胃腔常变形狭窄，另外，巨大皱襞症常伴有低蛋白血症，而浸润型胃癌可见恶病质。

4. **胃溃疡**　由于胃癌早期没有特殊症状，常容易和胃溃疡或慢性胃炎相混淆，应加以鉴别。特别是青年人易被漏诊误诊。一般通过 X 线钡餐可区分。进一步做胃镜活检可明确诊断。

5. **胃息肉**　又称胃腺瘤，常来源于胃黏膜上皮的良性肿瘤。以中老年为多见，较小的腺瘤可无任何症状，较大者可见上腹部饱胀不适，或隐痛、恶心呕吐，有时可见黑便。胃腺瘤需与隆起型早期胃癌相鉴别。需进一步经胃镜活检予以确诊。

6. **胃平滑肌瘤及肉瘤**　胃平滑肌瘤多发于中年以上患者，临床无特征性症状，常见上腹饱胀隐痛等。约有 2% 可恶变成平滑肌肉瘤。胃镜检查可区别上述两种病变与胃癌。

7. **慢性胆囊炎和胆石症**　疼痛多与吃油腻东西有关系，疼痛位于右上腹并放射到背部，伴发热、黄疸，典型病例与胃癌不难鉴别，对不典型的应进行 B 超或内镜下逆行胆道造影检查进行鉴别。

【治疗要点】

根据肿瘤和全身状况评价，决定手术、化疗、放疗、新靶点药物等治疗手段的取舍或综合应用。

1. **手术治疗**　外科手术是胃癌的主要治疗手段，也是目前治愈胃癌的唯一方法。分为根治性手术和姑息性手术两类。根治性手术原则是彻底切除胃癌原发灶，按临床分期标准清除胃的周围淋巴结，重建消化道。

早期胃癌：病变局限于黏膜或黏膜下层，无论病灶大小或有无淋巴结转移，根治术无需针对肿瘤辅助化疗。如伴有淋巴结转移，可根据情况辅以化疗、生物治疗。

进展期胃癌：争取做根治性切除。临床估计病变较晚，肿瘤大，细胞分化差，有条件行术前放疗，以提高手术切除率。所有进展期胃癌无论是做根治性切除或姑息性切除，术后均应做辅助化疗及生物治疗。

2. 胃癌的化疗　化疗适应证：早期胃癌根治术后原则上不必辅助化疗，有以下情况者应行辅助化疗：癌症直径大于5cm；病理组织分化差；有淋巴结转移；多发灶；年龄小于40岁者。进展期胃癌根治术后无论有无淋巴结转移均需化疗。对姑息性手术后、不能手术或术后复发等晚期胃癌患者采用适度化疗，能减缓肿瘤的发展速度，改善症状，有一定的近期疗效。实行化疗胃癌患者应当明确病理诊断，一般情况良好，心肝肾与造血功能正常无严重并发症。

常用化疗药物方案　为提高化疗效果、减轻化疗的毒副作用，常选用多种化疗药联合应用。临床上较为常用化疗方案：

FAM方案：氟尿嘧啶600mg/m^2 静脉滴注，第1、2、5、6周用药；ADM30mg/m^2 静脉滴注，第1、5周用药；MMC10mg/m^2 静脉滴注，第1周用药。6周为一疗程。

MF方案：丝裂霉素8~10mg/m^2 静脉滴注，第一天用药；氟尿嘧啶每日500~700mg/m^2 静脉滴注，连续5天。1个月为一疗程。

ELP方案：叶酸钙200mg/m^2 先静脉滴注，第1~3日；氟尿嘧啶500mg/m^2 静脉滴注，第1~3日；VP-16120mg/m^2 先静脉滴注，第1~3日。每3~4周期为一疗程。

3. 胃癌其他治疗　包括放疗、免疫治疗、靶向治疗、中医药物治疗等。

九、胰腺癌

【概述】

胰腺癌主要指胰外分泌腺的恶性肿瘤。它具有发病隐匿、恶性程度高、进展迅速、治疗效果及预后效果极差等特点，胰腺癌发病率近年来有明显增高的趋势。40岁以上好发，男性比女性多见。早期诊断十分困难，治疗效果也不理想，死亡率高。胰腺癌为死亡率最高的恶性肿瘤之一。

【诊断要点】

1. 临床表现 患者的临床症状以上腹部疼痛、饱胀不适、黄疸、食欲降低和消瘦最为多见。

（1）上腹疼痛、不适：是多数患者常见的首发症状。早期因肿块压迫胰管，使胰管不同程度梗阻、扩张、扭曲及压力增高，出现上腹不适，或隐痛、钝痛、胀痛。少数患者可无疼痛。通常因对早期症状忽视，而延误诊断。中晚期肿瘤侵犯腹腔神经丛，出现持续剧烈腹痛，向腰背部放射，致不能平卧，常呈卷曲坐位，严重影响睡眠和饮食。

（2）黄疸：是胰头癌的突出症状，多数是由于胰头癌压迫或浸润胆总管所致，呈进行性加重。黄疸出现早晚和肿瘤位置密切相关，癌肿距胆总管越近，黄疸出现越早。胆道梗阻越完全，黄疸越深。多数患者出现黄疸时已属于中晚期。伴皮肤瘙痒，久之可有出血倾向，小便深黄，大便陶土色。体格检查可见巩膜及皮肤黄染，肝大，多数患者可触及肿大的胆囊。

（3）消化道症状：如食欲不振、腹胀、消化不良、腹泻和便秘。部分患者可有恶心、呕吐。晚期癌侵犯十二指肠可出现上消化道梗阻或消化道出血。

（4）消瘦和乏力：患者因饮食减少、消化不良、睡眠不足和癌肿消耗造成消瘦、乏力、体重下降，晚期出现恶病质。

（5）其他：少数患者有轻度糖尿病表现。部分患者表现为抑郁、焦虑、性格躁狂等精神神经障碍，其中以抑郁最为常见。晚期偶可触及上腹肿块，质硬，固定，腹水征阳性。少数患者可发现左锁骨上淋巴结转移和盆腔转移。

2. 辅助检查和实验室检查

（1）血清生化学检查：胰头癌导致胰管梗阻的早期有血、尿淀粉酶的一过性升高，空腹或餐后血糖升高，糖耐量实验有异常曲线。胆道梗阻时，血清总胆红素和结合胆红素升高，碱性磷酸酶和转氨酶也可轻度升高，尿胆红素阳性。

（2）免疫学检查：大多数胰腺癌血清学标记物可升高，包括 CA19-9、CA24-2、CA50、CEA 等相关抗原，但目前尚无对于胰腺癌特异性较强肿瘤标记物。标记物连续监测对于胰腺癌的诊疗和预后判断有一定价值。

（3）超声检查为首选筛查方法：可提示胰腺局限占位，胰腺外形不规则、胰管扩张、肝内外胆管扩张，胆囊肿大、肝内转移等。

（4）CT 检查：可发现胰腺局限性肿大，胰腺轮廓不规则，病变区密度不均匀，也可发现胰腺癌所致胰胆管扩张，肝转移，淋巴结转移等征象。

（5）组织病理学和细胞学检查：在 CT、B 超定位和引导下，或在剖腹探查中用细针穿刺多处细胞学或活组织检查。

【鉴别要点】

1. 各种慢性胃部疾病　胃部疾患可有腹部疼痛，但腹痛多与饮食有关，黄疸少见，利用 X 线钡餐检查及纤维胃镜检查不难做出鉴别。

2. 黄疸型肝炎　初起两者易混淆，但肝炎有接触史，经动态观察，黄疸初起时血清转氨酶增高，黄疸多在 2～3 周后逐渐消退，血清碱性磷酸酶多不高。

3. 胆石症、胆囊炎　腹痛呈阵发性绞痛，急性发作时常有发热和白细胞增高，黄疸多在短期内消退或有波动，无明显体重减轻。

4. 原发性肝癌　常有肝炎或肝硬化病史、血清甲胎蛋白阳性，先有肝肿大，黄疸在后期出现，腹痛不因体位改变而变化，超声和放射性核素扫描可发现肝占位性病变。

5. 急慢性胰腺炎　急性胰腺炎多有暴饮暴食史，病情发作急骤，血白细胞、血尿淀粉酶升高。慢性胰腺炎可以出现胰腺肿块（假囊肿）和黄疸，酷似胰腺癌，而胰腺深部癌压迫胰管也可以引起胰腺周围组织的慢性炎症。腹部 X 线平片发现胰腺钙化点对诊断慢性胰腺炎有帮助但有些病例经各种检查有时也难鉴别，可在剖腹探查手术中用极细穿刺针作胰腺穿刺活检，以助鉴别。

6. 壶腹周围癌　壶腹周围癌比胰头癌少见，起病多骤然，也有黄疸、消瘦、皮肤瘙痒、消化道出血等症状。而壶腹癌开始为息肉样突起，癌本身质地软而有弹性，故引起的黄疸常呈波动性；腹痛不显著，常并发胆囊炎，反复寒战、发热较多见。但两者鉴别仍较困难，要结合超声和 CT 来提高确诊率。

【治疗要点】

目前根本治疗原则仍然以外科治疗为主，结合化疗、放疗、对症支持治疗等综合治疗。

1. 手术治疗　手术切除是胰头癌有效的治疗方法。尚无远处转移的胰头癌，均应争取手术切除以延长生存时间和改善生活质量。常用的手术方式：①胰头十二指肠切除术；②保留幽门的胰头十二指肠切除术；③姑息性手术。

2. 辅助治疗　吉西他滨 $1g/m^2$，30 分钟静脉滴注，每周一次，连续 3 周，4 周为一周期作为晚期胰腺癌治疗方案的地位比较明确。术后也可采用以氟尿嘧啶和丝裂霉素为主的化疗，也有主张以放射治疗为基本疗法的综合治疗。

（边云飞）

第五章

常见急危重症的急救

第一节 心脏骤停及复苏

心搏骤停（cardiac arrest）是指各种原因导致的心脏突然停搏，有效泵血功能丧失，如及时处理有可能逆转，否则可导致猝死。心脏性猝死（sudden cardiac death, SCD）是指各种心脏原因引起的、急性症状发作后 1 小时内所导致的自然死亡。全球院外心脏骤停的发生率为 20~140 例/10 万人，存活率只有 2%~11%。我国多中心前瞻性研究显示，SCD 人数占总死亡人数的 9.5%，SCD 年发生率为 41.84/10 万。心肺复苏（cardiopulmonary resuscitation, CPR）是指对心搏骤停所采取的旨在提高生存机会的一系列及时、规范、有效的抢救措施。近年来认识到必须重视脑功能的恢复，因此将逆转临床死亡的全过程统称为心肺脑复苏（cardiopulmonary cerebral resuscitation, CPCR）。

【心搏骤停的病因】

心搏骤停的病因包括心脏病变与非心脏病变。心脏病变包括冠心病，心肌病变，主动脉疾病及严重心律失常；非心脏病变包括肺栓塞，窒息，颅内疾患如脑内出血及蛛网膜下腔出血，消化道急症，触电，药物过量，溺水，麻醉，手术，创伤等。按照年龄来分析，婴幼儿以呼吸道感染为多见，青少年以心肌疾病为多见，老年人以冠心病和脑卒中多见。

【诊断要点】

心搏骤停的生存率很低，其严重后果以秒计算：5～10 秒——意识丧失，突然倒地；30 秒——可出现全身抽搐；60 秒——瞳孔散大，自主呼吸逐渐停止；4 分钟——开始出现脑细胞死亡；8 分钟——"脑死亡"，"植物状态"。

1. 临床特点　心搏骤停后脑血流量急剧减少，可导致意识丧失，伴有局部或全身性抽搐。心跳骤停时脑中尚存有的少量血液，可短暂刺激呼吸中枢，出现叹息样或短促痉挛性呼吸，继而呼吸停止。其特点为：①意识突然丧失；②大动脉（颈动脉和股动脉）搏动消失；③呼吸停止或抽搐样呼吸；④瞳孔散大，对光反射消失；⑤皮肤苍白或发绀；⑥心前区搏动及心音消失；⑦测不到血压；⑧手术创面血色变紫、渗血或出血停止。

2. 心电图表现为三种类型：①心室停搏：心肌完全失去电活动能力，心电图表现为一条直线；②心室纤颤：心室呈不规则蠕动。可分为细颤和粗颤。细颤：张力低、蠕动幅度小。心电图呈不规则的锯齿状小波。粗颤：张力强、幅度大。在猝死中占 90%；③电机械分离（EMD）：心电图仍有低幅的心室复合波，但心脏无有效收缩。

【治疗要点】

由于心脏骤停的生存率很低，生存率介于 5%～60% 之间。故抢救成功的关键在于尽早心肺脑复苏（CPCR），经过多年的发展，CPCR 过程已经逐步程序化、规范化、社会化。为了便于理解记忆，Safar 将 CPCR 分成三期。

1. 基础生命支持（basic life support，BLS）或称初期复苏　包括胸外心脏按压、开放气道、口对口人工呼吸；特点：缺乏复苏设备和技术条件。主要任务：迅速有效地恢复生命器官（特别是心脏和脑）的氧合血液灌流。

（1）复苏步骤：

第一步：判断：观察与呼叫（轻拍重喊）、看呼吸动作与听呼吸声、触摸动脉搏动。其中，能触及桡动脉：表明动脉压 >80mmHg；能触及股动脉：表明动脉压 >70mmHg；能触及颈动脉：表明动脉压 >60mmHg；脑动静脉必须 >30~40mmHg，脑血流（CBF）>50% 才能维持和恢复意识；CBF >20%，可维持存活。

第二步：合适的体位：平卧、去枕、抬高下肢、硬板或地面。

第三步：胸外心脏按压（Circulation）。

第四步：清除呼吸道异物，保持呼吸道通畅（Airway），清除呼吸道内异物或分泌物，托起下颌，人工呼吸（Breathing）。

第五步：呼救：在不延缓实施心肺复苏的同时，应设法（电话）通知急救医疗系统（EMS）。文献报告，心脏复苏每延迟 1 分钟，存活率下降 3%，除颤延迟 1 分钟，存活率下降 4%。因此，应尽早呼叫或电话求助于医学专业人员。

（2）胸外心脏按压（external chest compression，ECC）：操作要领：患者仰卧于硬板床或地上，身下放一木板。抢救者应紧靠患者胸部一侧。手法：一只手的掌根部置于胸骨中下 1/3 交界处，另一只手平行重叠在该手的手背上。肘关节伸直，利用体重和肩部力量垂直向下用力挤压，使胸骨下陷至少 5.0cm（儿童和婴儿为胸部前后径的三分之一）略作停顿后在原位放松。（按压、放松时间比为 1:1）。要求：有规则、平稳、不间断。次数：每分钟 100 次左右（婴幼儿 100~120 次/min）。连续按压心脏 30 次后，口对口吹气 2 次。

禁忌：心包填塞、张力性气胸、新鲜的肋骨骨折、心瓣膜置换术后。谨慎：老年人。抢救效果的判断；出现大动脉搏动、收缩压在 60mmHg 以上；瞳孔由大缩小；面色转红，发绀减退；自主呼吸恢复。

（3）自动体外除颤（automated external defibrillator, AED）：早期心肺复苏可使心脏维持于心室颤动状态，随之尽快施行电击除颤，存活率可以显著提高。胸外除颤时将电极分别置于胸骨右侧的锁骨下区及心尖部，电极板与胸壁接触贴紧，必须垫以湿盐水纱布或导电糊。目前多采用直流电，成人电击能量为200～360焦耳，小儿用50～150焦耳。胸内除颤将两电极板分别置于心脏前后壁，所用电能成人为20～40焦耳，小儿为5～20焦耳。据报道，实施公众除颤（PAD）计划后，患者的存活率可达到49%，这是以往最有效医疗服务系统救治存活率的2倍。

（4）开放气道

体位：去枕平卧头偏向一侧，取下义齿、清除口鼻分泌物。

打开气道的方法：①仰头举颏法（无颈部损伤者）：左手小鱼际置于患者前额，用力加压，使头后仰，另一手的示、中指抬起下颌，使下颌尖、耳垂与水平面垂直，以畅通气道。②仰头抬颈法：仰卧去枕，抢救者一手放在患者前额，向后向下按压，使头后仰，另一手托住患者颈部向上抬颈。③仰头拉颌法（适用于颈部损伤者）：把手放置患者头部2侧，肘部支撑在患者躺的平面上，握紧下颌角，用力向上托下颌，并同时用2拇指把口唇分开。

（5）人工呼吸：口对口（鼻）人工呼吸是徒手进行人工呼吸最为简便、及时有效的方法。无需器械设备，操作简单易学。

操作方法包括：①首先打开气道；②抢救者用拇指和食指捏住患者的鼻孔；③操作者深吸气，张大嘴对患者行对口吹气，可见到胸廓扩张，呼气时胸廓回复原位；④先连续吹气四次，吹入气流过大或过速，可使空气入胃，引起胃膨胀，造成反流误吸。正确的方法是减慢吹气频率，吹气时间增至1.5～2秒，吹气时间延长，吹入气流压力要低，不超过食管开放压，防止反流误吸。每次吹入量为 800 ~ 1200ml，频率每分钟 12 至 16 次为宜。吹气压力必须达到 15 ~ 20cmH$_2$O 才有效。可使患者的肺泡氧分压（PAO$_2$）可达到 80mmHg 或稍低，PaCO$_2$ 仅为 4.0 ~ 5.3kPa（30 ~ 40mmHg）。

2. 高级生命支持（advanced cardiovascular life support，ACLS）或称后期复苏　目的是在更有效的呼吸和循环支持的基础上，首先争取心脏复跳，使自主呼吸随之恢复，稳定循环和呼吸功能，为脑复苏提供良好的前提和基础。心肺复苏后处理主要由医务人员进行，包括气管插管、机械通气、静脉输液、复苏用药、心电图监测、治疗心律失常和电击除颤，必要时行有创血流动力学监测等。

（1）通气与氧供：患者没有恢复自主呼吸应尽早行气管插管，充分通气的目的是纠正低氧血症。选择呼吸机通气模式以同步模式为宜，否则心脏按压将影响人工呼吸效果。另根据动脉血气分析结果调整呼吸机参数。

（2）电除颤、复律与起搏治疗：心脏骤停最常见的心律失常是室颤。对于室颤或无脉性室性心动过速患者，在 10 年前就已被认识到应尽早电除颤。有研究发现室颤发生后的最初几分钟内，主动脉和心大静脉的静息压进行性下降，心肌的氧和营养物质逐渐耗竭，而胸部按压可能增加心肌血供，从而增加除颤成功的可能性。现在观点认为宜尽早除颤。只要具备除颤条件，必要时可盲目除颤。如果能在室颤发生 3 分钟内进行除颤，70% ~ 80% 的患者将恢复足够灌注心率。

起搏治疗是采用心外膜或心内膜刺激起搏。对于心动过缓（包括窦性心动过缓和Ⅲ度房室传导阻滞）合并低血压者，如果在使用阿托品及异丙肾上腺素方能维持较快的心率时，宜使用起搏器治疗。

（3）药物治疗

目的：①提高心脏按压效果，激发心脏复跳、增强心肌收缩力；②提高周围血管阻力，增多心肌血流（MBF）和脑血流（CBF）；③降低除颤阈值，利于除颤和/防止

VF 的复发；④纠正酸血症或电解质失衡。

肾上腺素仍然是心脏复苏时最常使用、最有效的药物。其所具有的 α 受体兴奋作用（外周血管阻力增高）和适当的 β 受体兴奋作用（使心肌收缩力增强和扩张冠状动脉），可提高按压心脏所产生的灌注压。它还可激发心脏复跳并增强心脏收缩力，使心脏纤颤时的低振幅细纤颤波变为高振幅的粗纤颤波，利于电击除颤。标准用法是肾上腺素 1mg 稀释于 1ml 或 10ml 静注，每 3～5分钟后重复。

阿托品具有副交感神经拮抗作用，通过降低心肌迷走神经张力，加快窦房结激发冲动的速度及改善房室传导。对窦性心动过缓疗效显著，尤其适用于有严重窦性心动过缓合并低血压、低组织灌注或合并频发室性早搏者。用法：1.0mg，静脉注射或气管内给药，每 3～5 分钟后重复。

利多卡因可抑制心室的异位激动，尤能抑制心肌缺血时由返折激动引起的室性心律失常，还能提高心室纤颤的阈值；应用利多卡因不但可减少心室纤颤的发生，还能为电击除颤创造有利的条件，其本身也有除颤的效能。用法：1～1.5mg/kg，首剂，间隔 5～10 分钟增加 0.5～0.75mg/kg，最大 3mg/kg。

去甲肾上腺素：除颤后心律失常发生率较高，不宜常规且于 CPR，但可用作静脉滴注以提高外周血管阻力和提高动脉压（MAP）。

静脉使用胺碘酮的作用复杂，其作用钠、钾和钙通道，对 α 受体和 β 受体有阻滞作用，可用于房性和室性心律失常。用法：首剂 300mg，如无效，可追加 150mg。

3. 延续生命支持（prolonged life support，PLS）或称复苏后处理　心脏复跳后，患者多合并有脑缺氧性损害或多器官功能不全，据统计，心跳恢复后仍有 60% 患者在两周内死亡，存活者有 10%～40% 有不同程度的神经并发症。因此，需要继续进行重症监测治疗，包括维持呼吸循环功能、酸碱及电解质失衡的处理，防治肾功能衰竭、感染及脑复苏等。其中以脑复苏为中心。

（1）维持循环功能：常规心电监测、中心静脉压，必要时通过飘浮导管测肺动脉压及肺动脉嵌顿压，进一步了解心输出量。血压维持正常或稍高于正常水平，防止高血压，收缩压不应超过 130～150mmHg。同时注意心律失常的治疗。

（2）维持呼吸功能：保持呼吸道畅通，防止感染。应保证患者通气良好，防止低氧血症，定期作血气分析，监测动脉血氧饱和度（SaO_2）或呼气末二氧化碳分压（PCO_2）。调整机械通气参数，必要时用呼气末正压（PEEP）改善氧合。

（3）维持水、电解质平衡及调整酸碱平衡。

（4）监测肾功能：复苏后常规插尿管，测定每小时尿量及比重，如 24 小时少于 400ml 或每小时少于 50ml、尿比重固定在 1.010、非蛋白氮持续升高，提示已有急性肾功能衰竭，应及时用呋塞米，仍无效应尽早行透析治疗。

（5）脑复苏目的为降低脑细胞代谢，保护脑细胞；加强氧和能量供给；促进脑循环再流通，减轻脑水肿；纠正引起继发性脑损害的病理因素；补充脑细胞代谢营养物质。而低温、脱水、冬眠药物防治抽搐、激素、高压氧、促进早期脑血流灌注仍是基本治疗手段。

（6）低温治疗在脑复苏的脑保护效应中具有重要作用。低温有降低脑耗氧量、减少乳酸积聚，稳定生物膜、保护血管内皮细胞，抑制磷酯酶活化，抑制氧自由基和脂质过氧化物反应、抑制多种内源性毒性介质释放等作用。故新指南推荐对于院外室颤所致心搏骤停患者，自主循环恢复率（ROSC）后仍处于昏迷状态者，应诱导低温至 32～34℃，并维持 12～24h。

【注意要点】

1. 争取在 20s 内诊断清楚即开始实施 CPCR，切不可因反复测血压、听心音、做心电图检查等而延误了抢救时机。

2. 当施救者可以立即取得自动体外除颤器（AED）时，对于成人心搏骤停患者，应尽快使用除颤器；若不能立刻取得 AED，应该在他人前往获取以及转变 AED 时开始进行心肺复苏，在设备提供后尽快尝试进行除颤。

3. 高质量的心肺复苏应该有足够的胸外按压速率和按压幅度，胸外按压速率一般为 100～120 次/min，按压幅度一般为 5～6cm。

4. 为了提高胸外按压效率，减少按压中断十分必要，胸外按压在整体心肺复苏中的目标比例至少为 60%。

5. 以冰袋包埋头颈部为主的全身低温，要求心搏停止后尽早降温，在 6 小时内降到 30～32℃，24～48 小时后保持在 33～35℃，禁忌体温回升反跳。

第二节　急性呼吸衰竭

急性呼吸衰竭（acute respiratory failure）是指某种或某些突发的致病因素，如严重的肺部疾病、创伤、休克、电击、急性气道梗阻及颅内呼吸中枢的病理生理改变，可使肺通气和（或）换气功能迅速出现严重障碍，以致不能进行有效的气体交换，导致缺氧和（或不伴）二氧化碳潴留，从而引起一系列生理功能和代谢紊乱的临床综合征。如果机体不能够迅速代偿，将会严重影响各个系统脏器的功能，若不及时抢救，将会危及患者生命。其中，由各种肺内外致病因素所引起的弥散性肺损伤（acute lung injury，ALI）进而发展的急性呼吸衰竭称之为急性呼吸窘迫综合征（acute respiratory distress syndrome，ARDS）。

【诊断要点】

急性呼吸衰竭的诊断主要依据血气分析：在海平面、静息状态下、呼吸空气条件下，$PaO_2 < 60mmHg$，$PaCO_2$ 降低或者正常，即Ⅰ型呼吸衰竭；$PaO_2 < 60mmHg$，$PaCO_2 > 50mmHg$，即Ⅱ型呼吸衰竭。

1. 临床特点　①呼吸困难：多数患者最早可以表现为呼吸困难，可有呼吸节律、频率以及幅度的改变。呼吸频率的增快为其早期表现，呼吸频率大于 30 次/min，随着病情的不断加重，患者可以出现呼吸困难，如三凹征。如果累及到中枢神经系统的呼吸衰竭，可出现呼吸节律的改变，如潮式呼吸、比奥呼吸等。②发绀：由于机体缺氧，发绀表现较为典型，当动脉血氧饱和度低于 90% 时，在嘴唇、指甲等处可以出现发绀。发绀与还原型血红蛋白含量、休克、皮肤色素以及心功能等因素有关。③精神神经症状：患者也常出现焦虑不安、精神错乱、狂躁、抽搐、昏迷，严重者可出现呼吸骤停。④循环系统表现：大部分患者可出现心动过速；严重者可有心肌损害、血压下降、周围循环衰竭、心律失常、甚至心搏停止。⑤严重的呼吸衰竭也可有影响肝肾功能，部分患者可高丙氨酸氨基转移酶以及高血浆尿素氮，有尿蛋白阳性、尿潜血以及管型尿。同时也可以引起胃肠道黏膜受损，引起上消化道出血。

2. 辅助检查

（1）胸部影像学检查：胸片在早期无特异性，随后可出现肺纹理增多以及随肺纹理分布的斑片状浸润影，后期可有大片肺实变影，支气管充气征。CT 显示肺部病变情况更加精确。超声检查、肺血管造影、放射性核素/灌注扫描等检查对诊断急性呼吸衰竭也有一定参考价值。

（2）动脉血气分析：对呼吸衰竭以及酸碱失衡的诊断和治疗均具有重要的意义。早期患者由于呼吸困难，呼吸频率较高，存在过度通气，血气分析的特点表现为低氧血症合并呼吸性碱中毒；随后低氧血症进行性加重，常规吸氧不能够缓解症状，需要机械通气。诊断 ALI/ARDS 的必要条件是氧合指数（PaO_2/FiO_2），正常范围为（400～500），当 $PaO_2/FiO_2 \leqslant 300$ 时，可诊断为 ALI，当 $PaO_2/FiO_2 \leqslant 200$ 时，可诊断为 ARDS。由于血气分析受年龄、环境、海平面、已行治疗等多种因素的影响，具体分析时需要结合临床。

（3）肺功能检测：检测某些重症患者的肺功能通常受到限制，一般情况下，通气功能障碍的性质（阻塞性、限制性以及混合性）和是否合并换气功能障碍以及对通气和换气功能的严重程度都可以通过肺功能检测来加以判断。呼吸机的疲劳或者无力的原因和严重程度可以通过功能检测加以判断。

（4）纤维支气管镜检查：对气道疾病的确诊以及病理学依据有决定性意义。

【鉴别要点】

1. 心源性肺水肿　一般多见于老年患者，有心脏病史，心脏增大，颈静脉充盈、怒张，呼吸困难与体位有关，咯鲜红色泡沫样痰，肺水肿啰音多在肺底部，双下肢有凹陷性水肿，支气管周围血管充血间隔线，胸腔积液，PAWP > 18mmHg，CI ≤ 2.2L/(min · m^2)。用强心利尿剂等治疗效果较好。

2. 重症自发性气胸　呼吸困难为突然发作，有胸闷、气促、心率增快、心律失常、发绀、大汗、意识不清等，叩诊呈鼓音，听诊呼吸音减弱或者消失。

3. 急性肺栓塞　多有长期卧床、深静脉血栓形成、手术、肿瘤或羊水栓塞病史，X线可见典型的三角形或圆形阴影，还可见肺动脉段突出。心电图可见 SIQⅢTⅢ，电轴右偏，右束支传导阻滞。D 二聚体阳性。选择性肺动脉造影可确诊。

【治疗要点】

治疗原则：加强呼吸支持，包括保持呼吸道通畅、纠正缺氧和改善通气等；呼吸衰竭的病因和诱发因素治疗；加强一般疗法和对其他重要脏器功能的检测与支持。

1. 保持呼吸道通畅　保持呼吸道畅通和有效通气量是最基本、最重要的治疗措施，可以通过改变体位、清除气道内异物、建立人工气道等。也可给予解除支气管痉挛的药物，如常用的沙丁胺醇、硫酸特布他林解痉，乙酰半胱氨酸、盐酸氨溴索等药物祛痰，严重者可静脉滴注肾上腺皮质激素。

2. 氧疗　氧疗是指通过给患者吸入一定浓度的氧，从而改善机体缺氧的状态。吸氧有很多种途径，包括鼻导管、简单面罩、Venturi 面罩、带储气囊无重复呼吸面罩以及机械通气给氧。各种给氧方式提供的 FiO_2（吸入氧浓度）都有高限值。在高氧流量的情况下，鼻导管最高的 FiO_2 为 40%，简单面罩为 60%，无复吸入面罩为 70%~80%（与患者的每分通气量有关），Venturi 面罩可精确地提供 24%~50% 的 FiO_2，而呼吸机的空氧混合器则可输出纯氧。

（1）Ⅰ型呼吸衰竭以氧合功能障碍为主，通气量足够，因而可以吸入高浓度氧（大于 35%）以迅速提高 $PaCO_2$ 至 60mmHg 以上。临床长时间氧疗应尽可能将 FiO_2 控制于 50% 以内，减少氧中毒的几率。

（2）Ⅱ型呼吸衰竭时，高 $PaCO_2$ 抑制了呼吸中枢，低 PaO_2 引起的 HPV 改善了 V/Q 比例失调，进一步升高 $PaCO_2$，甚至进入严重的二氧化碳麻醉状态。因此，Ⅱ型呼吸衰竭主张低浓度（小于 35%）氧疗。

3. 增加通气量、改善 CO_2 潴留

（1）呼吸兴奋剂：使用原则：保持气道通畅，否则会促发呼吸肌疲劳，进而加重二氧化碳潴留；脑缺氧、水肿未纠正而出现频繁抽搐者慎用；患者呼吸肌功能基本正常；不可以突然停药。主要适用于以中枢抑制为主、通气量不足引起的呼吸衰竭，对以换气功能障碍为主所导致的呼吸衰竭患者，不宜使用。常用药物有尼可刹米和洛贝林，剂量过大可引起不良反应。西方国家已基本不用这两种药物，沙普仑用的较为广泛，该药对于镇静催眠药过量引起的呼吸抑制和 COPD 并发急性呼吸衰竭有显著呼吸兴奋效果。

（2）机械通气：机械通气是指在呼吸机的帮助下，以维持气道通畅、改善通气和氧合、防止机体缺氧和二氧化碳蓄积，为使机体有可能度过基础疾病所致的呼吸功能衰竭，为治疗基础疾病创造条件。机械通气是利用机械装置来代替、控制或改变自主呼吸运动的一种通气

5

方式。经过一般给氧治疗仍不能够纠正低氧血症和（或）二氧化碳潴留的患者，均应视为机械通气的适应证。当患者昏迷逐渐加深、呼吸不规则或出现暂停，呼吸道分泌物增加、咳嗽以及吞咽反射减弱甚至消失时，均应实行气管插管。呼吸机参数应根据血气分析结果和临床资料来调整。在现代临床中，无创正压通气（NIPPV）在用于急性呼吸衰竭的治疗中取得了良好的效果，无需建立人工气道，方便易行，同时并发症发生几率较低。在使用无创正压通气时，患者应具备以下基本条件：意识清醒并能够配合；无血流动力学障碍；无需气管插管保护（即患者无误吸、严重的消化道出血、气道分泌物过多且排痰不利等情况）；能够耐受。

4. 纠正酸碱失衡和电解质紊乱 呼吸衰竭通常伴有呼吸性酸碱失衡，以原发性 $PaCO_2$ 的改变为特点，肾脏的代偿作用是调整体内的 HCO_3^-，以减小 $PaCO_2$ 变化对 pH 的影响。

（1）呼吸性酸中毒：由于通气不足而导致 $PaCO_2$ 升高和 pH 降低。治疗目标是改善通气及去除基础疾病。

（2）呼吸性碱中毒：以原发性 $PaCO_2$ 降低为特征，肾脏的代偿作用是降低体内的 HCO_3^- 以维持 pH 平衡；原发性呼碱患者的肺泡-动脉氧分压差 P（A-a）O_2 可以正常或升高。呼碱的治疗主要针对病因，治疗基础疾病，临床上很少需要直接治疗呼碱。

（3）代谢性酸碱失衡：多因缺氧无氧代谢增加，导致乳酸增多和无机盐的积累。纠正严重代酸可用碱性药物，单纯代酸时首选碳酸氢钠。但合并呼酸时宜选用三羟基氨基甲烷（THAM），因为碳酸氢钠进入体内后形成更多 CO_2，加重呼吸负荷。

（4）代谢性碱中毒：主要由低钾低氯所致，可补充氯化钾、谷氨酸钾、精氨酸、氯化铵等。

（5）电解质紊乱：低钠血症、高钾血症、低氯血症、低镁血症，应及时予以纠正。

5. 控制感染、病因治疗 急性呼吸衰竭绝大多数会发生肺部感染，因此抗生素的使用变得尤为重要，有感染征象时，选择强效、广谱、联合抗菌药物静脉使用。多种原发疾病都可以引起急性呼吸衰竭，而过度的炎症反应是该病的使动因素，因此在解决急性呼吸衰竭本身所致危害的前提下，去除病因和诱因是治疗该病的关键所在。

【注意要点】

1. 注意观察病情变化

（1）对神志清楚的患者应询问其呼吸困难、心悸、气促等症状的变化，是否出现了新的不适，一般情况的改变；

（2）监测生命体征、意识状况的改变、定期行相应的体格检查，是否有球结膜充血、皮肤黏膜的完整性等；昏迷者应注意检查瞳孔、肌张力、腱反射、病理反射等；

（3）注意相应的实验室检查：追踪血气分析的变化、尿常规、血常规、电解质等检查的结果。

2. 机械通气中过度通气易导致呼吸性碱中毒，通气不足可使原有的呼吸性酸中毒和低氧血症进一步加重；持续的高气道压尤其高 PEEP 可导致回心血量、心输出量减少，脉率增快等循环功能障碍；在使用呼吸机时由于压力过高或持续时间较长，可因肺泡破裂致不同程度气压伤，如间质性肺气肿、纵隔气肿、自发性或张力性气胸。预防办法为尽量以较低气压维持血气在正常范围，流量不要过大。

3. 严格按医嘱服药，观察药效和反应。

（1）使用抗生素时，为保证疗效，药液必须达到一定浓度且在规定的时间内滴入，且密切观察药效及其药物的副作用。

（2）只有在呼吸道畅通的情况下才能够呼吸兴奋剂，且要控制输液速度，观察患者的生命体征，若出现不适，应及时停药。

（3）在使用碱性药 THAM 时要防止药液外渗、同时控制输液速度、警惕药物的副作用。

（4）在使用肾上腺皮质激素时，要注意细菌和真菌的双重感染，检查口腔有无鹅口疮并做相应处理。

（5）在纠正低钾血症要严格按照医疗处方给药，核实药物浓度以及控制输液速度，及时了解血钾、心电图检查的结果。

4. 气管插管本身可将上气道的正常菌群带入下气道造成感染，污染的吸痰管、器械、不清洁的手等均可以将病原菌带入下呼吸道。病原菌多是耐药性非常强和毒性非常强的杆菌、链球菌或其他的格兰阴性杆菌。当发生感染时应使用抗生素。预防方面最重要的是无菌操作、预防性使用抗生素并不能降低或延缓感染的发生反而会导致多种耐抗生素的诸菌感染。

第三节　急性左心衰竭

急性左心衰竭（acute left heart failure，AHF）：是指在原发心脏病变的基础上发生的左室心肌收缩力明显降低或（和）左心室负荷突然增加，导致心排血量急剧下降、肺循环急性淤血、周围循环阻力升高的一种临床综合征，并伴有血浆脑利钠肽（BNP）水平的升高。主要表现为急性肺水肿和组织器官灌注不足所致的心源性休克。

【临床表现】

1. 症状　起病急骤，突发严重的呼吸困难，呼吸频率可达 30～40 次/分，患者可出现端坐呼吸、烦躁不安、频繁咳嗽，严重时咳粉红色泡沫痰，极重者可因脑缺氧出现神志模糊，恐惧及濒死感。

2. 体征　患者面色苍白、发绀、大汗、皮肤湿冷。发病时血压升高，随着病情加重，血压下降，少尿。开始时肺部可无啰音，继而出现双肺满布湿性啰音和哮鸣音。心率增快，心尖部第一心音减弱、舒张期奔马律、P2 亢进。

【实验室和辅助检查】

1. 心电图　主要了解有无心律失常、心肌缺血、心肌梗死，为急性心衰病因诊断提供依据。在 AHF 患者中，心电图经常异常，且无特异性的临床价值，但是必须排除 ST 段抬高型急性心肌梗死。

2. X 线检查　胸部影像学检查是应用最广泛的方法之一，可呈现肺纹理增多、增粗、模糊，肺门大片蝴蝶型云雾阴影，在评估 AHF 伴有肺静脉充血、胸腔积液、以及间质水肿或者肺泡水肿时是最特异的指标。胸部 X 线在排除其他原因导致的呼吸困难方面也很有效（例如肺炎，与 PCT 检查一起），然而在接近 20% 患者中可能是正常的，限制了总体敏感度。

3. 超声心动图　即时的床旁超声心动图可评估左室和右室功能、心脏的结构和室壁运动、急性心肌梗死的机械并发症，以及观察有无占位性病变、心包填塞。

4. 利钠肽检测　BNP 是血管张力和容量负荷升高的反应，增高的程度与心衰的严重程度呈正相关。有助于急性左心衰的快速诊断和鉴别，NT-proBNP < 300ng/L，BNP < 100ng/L 为排除急性心衰的切点。诊断急性心衰的参考值与年龄：50 岁以下 NT-proBNP > 450ng/L，50 岁以上 > 900ng/L，75 岁以上 > 1800ng/L。

5. 有创的导管检查　安置 SWAN-GANZ 漂浮导管进行血流动力学监测，有助于指导急性心衰的治疗。

6. 其他实验室检查　①心肌酶学检测：肌钙蛋白和 CK-MB 异常有助于诊断急性冠脉综合征；②动脉血气分析：急性心衰时常有低氧血症、二氧化碳潴留、酸中毒等；③常规检查：血常规、电解质、心肌酶、肝肾功能、血糖等。

【诊断及鉴别诊断】

1. 诊断　根据典型的症状及体征、NT-proBNP 水平升高一般不难诊断。进一步检查明确病因诊断有助于针对性治疗。临床常用的急性心衰严重程度分级有两种：

（1）Killip 分级　主要用于急性心肌梗死患者，根据临床和血液动力学状态分级。

Ⅰ级 无心衰，无肺部啰音，无 S3；

Ⅱ级 有心衰，两肺中下部有湿啰音，占肺野下1/2，可闻及 S3；

Ⅲ级 有严重心衰，有肺水肿，细湿啰音遍布两肺（超过）肺野下 1/2；

Ⅳ级 心源性休克。

（2）Forrester 分级 适用于监护病房及有血液动力学监测条件的病房。

Ⅰ级 PCWP≤18mmHg，CI > 2.2L/（min·m²），无肺淤血及周围组织灌注不良；

Ⅱ级 PCWP > 18mmHg，CI > 2.2L/（min·m²），有肺淤血无周围组织灌注不良；

Ⅲ级 PCWP < 18mmHg，CI≤2.2L/（min·m²），有周围组织灌注不良；

Ⅳ级 PCWP > 18mmHg，CI≤2.2L/（min·m²），有肺淤血和周围组织灌注不良。

2. 鉴别诊断 ①非心源性肺水肿：近期没有心脏病史，存在感染、过敏、吸入有毒气体、尿毒症、DIC 等病史，端坐呼吸不明显，无四肢湿冷，无心脏增大及奔马律，BNP 或 NT-proBNP 检测可进行鉴别诊断；②支气管哮喘：有反复发作性喘息，高调哮鸣音而湿啰音不明显，以呼气相为主；③肺动脉血栓栓塞：有长期卧床史及大手术史，可出现呼吸困难但不伴大量泡沫痰，以及胸痛、咯血，可行 CTA 进行鉴别；④气胸：可出现呼吸困难伴胸痛，体格检查可闻及患侧呼吸音减弱或消失，影像学检查可资鉴别。

【治疗要点】

急性左心衰时应立即纠正缺氧和缓解呼吸困难，减轻心脏前后负荷、稳定血流动力学状态、去除引发心力衰竭的诱因，明确病因并针对性治疗，最大限度挽救生命，降低病死率。

（一）抢救措施

1. **体位**　取坐位或端坐位，双腿下垂减少静脉回心血量，减轻心脏负担。

2. **吸氧**　适用于低氧血症和呼吸困难明显，尤其是指端血氧饱和度 < 90% 的患者，开始氧流量为 1 ~ 2L/min，也可高流量给氧 6 ~ 8L/min，根据动脉血气分析结果调整氧流量。必要时面罩加压给氧，严重者采用无创呼吸机持续加压（CPAP）或双水平（BiPAP）正压给氧。若出现酸中毒或高碳酸血症，尤其对于既往有慢性阻塞性肺疾病病史或出现疲劳的患者，无创通气首选压力支持-呼气末正压通气（pressure support- positive end-expiratory pressure，PS- PEEP）模式。

3. **镇静**　减轻患者躁动和焦虑状态，降低心肌耗氧量。用法：吗啡 3 ~ 5mg 静脉注射，必要时每隔 15 分钟重复 1 次，共 2 ~ 3 次，或 5 ~ 10mg 皮下注射。明显和持续低血压、休克、COPD、神志障碍及伴有呼吸抑制危重患者禁用。

4. **快速利尿**　强效袢利尿剂可大量迅速利尿，通过排水排钠减轻心脏容量负荷，缓解肺淤血。所有 AHF 患者，均可以考虑静脉给予 20 ~ 40mg 呋塞米作为初始治疗。其中，初发 AHF 或未应用利尿剂维持的患者，可静脉给予呋塞米 40mg；持续性心衰或口服利尿剂维持治疗的患者，可给予与口服剂量相当的呋塞米快速静注。也可使用布美他尼 1 ~ 4mg，托拉塞米 100mg 静脉注射。常规利尿剂效果不佳及低钠血症患者，推荐使用托伐普坦，建议用量：7.5mg ~ 15mg/d，疗效欠佳时逐渐加量至 30mg/d。

5. **扩张血管**　应用此类药物时需密切监测血压。多数急性心衰患者血压正常存在低灌注状态，或有淤血体征且尿量减少。血管扩张剂以开通末梢循环降低前负荷作为急性心衰治疗的一线药物。目前达成的共识是，收缩压正常或轻度升高（≥110mmHg）时，可静脉给予血管扩张剂作为初始的对症治疗。常用的药物

5

有：硝酸甘油：特别适用于急性冠脉综合征伴心衰的患者，硝酸甘油静脉滴注起始剂量 5～10ug/min，每 5～10min 递增 5～10ug/min，最大剂量为 200ug/min，密切监测血压，静脉滴注的剂量应防止血压过度下降，如果收缩压降至 90～100mmHg 以下应减量；硝普钠：适用于严重心衰和原有后负荷增加，以及伴肺淤血和肺水肿的患者。推荐硝普钠从 0.3ug/(kg·min) 静脉滴注酌情加量至 5ug/(kg·min)，通常疗程不要超过 72 小时，长期使用可引起硫氰酸盐毒性。建议静脉滴注过程中严密监测血压。重组人脑钠肽（萘西立肽）：主要作用是扩张静脉和动脉，从而降低前、后负荷。还具有排钠利尿、抑制RASS 和交感神经系统的作用。应用方法：先给予负荷剂量 1.5～2ug/kg 缓慢静脉推注，继以 0.01ug/(kg·min) 持续静滴，也可不用负荷剂量而直接静脉滴注。此药在急性心衰患者中应用安全，但不改善预后，疗程一般3 天。

5

6. 正性肌力药　适用于低心排血量综合征，可缓解低灌注所致的症状，保证重要脏器的供血。①洋地黄制剂：主要功效是正性肌力、降低交感神经活性、负性传导和负性频率，适用于快速房颤合并左心室收缩功能不全的患者。可用西地兰 0.2～0.4mg 稀释后缓慢静推，必要时 2～4 小时后可重复一次，总量 1～1.2mg。注意重度瓣膜狭窄、肥厚梗阻性心肌病、急性心肌梗死（尤其发病 24 小时内）、低钾血症、房室传导阻滞（≥Ⅱ度者）、甲状腺功能低下患者禁用；②多巴胺：小剂量（<3ug/(kg·min)）可激活多巴胺受体，降低外周血管阻力，增加脑、冠脉、肾脏血流。大剂量（>5ug/(kg·min)）具有正性肌力作用和收缩血管作用。建议从小剂量开始，逐渐增加剂量，短期应用；③多巴酚丁胺：短期应用可增加心输出量，改善外周灌注，缓解症状。用法：不需负荷剂量，从 2～3ug/(kg·min) 静脉滴注，最大剂量可达 20ug/(kg·min)，建议依据患者的临床状态调整剂量，停药前逐渐减量，使用过程中监测患者血压、心律；④磷酸二酯酶抑制剂：常用药物为米力农，首剂为 25～75ug/kg 静脉注射（15～20 分钟），继以 0.375～0.75ug/(kg·min) 静脉滴注。常见不良反应有低血压和心律失常；⑤左西孟旦：具有钙敏感蛋白的正性肌力和平滑肌 K^+ 通道开放引起的外周血管扩张作用。用法：首剂 12ug/kg 静脉注射（>10 分钟），继之 0.1ug/(kg·min) 持续静脉滴注。注意监测血压和心电图。

7. 支气管解痉　地塞米松 10mg 静脉注射可以缓解支气管痉挛，也可使用氨茶碱，但急性心肌梗死时慎用。

8. 非药物治疗　主动脉内球囊反搏治疗：可有效改善心肌灌注、降低心肌耗氧量、增加搏出量等作用。适用于心源性休克、血流动力学障碍的严重冠心病、顽固性肺水肿。机械通气治疗：适用于由急性心衰所致的低氧血症和组织缺氧的患者，包括持续正压通气和双水平正压通气两种方法，可以有效防止外周脏器和多器官功能衰竭。血液净化治疗：适用于高容量负荷如肺水肿或严重的外周组织水肿，以及肾功能进行性下降，血肌酐 >500umol/L 的患者，超滤治疗对急性心衰有益，但不是常规治疗手段。

（二）急性心衰稳定后的后续处理

急性心衰稳定后监测：心衰患者入院后的第 1 个 24 小时应连续监测血压、心率、尿量、血氧饱和度等，心衰稳定后也要经常监测。至少每天评估患者的心衰症状，如呼吸症状、尿量等，治疗的效果及不良反应，以及评估容量超负荷相关症状。

（三）病因治疗

在治疗急性左心衰的同时应积极明确基础心脏病，并针对性治疗。高血压引起的心力衰竭应积极控制血压；急性心肌梗死患者合并的心力衰竭应尽早行急诊 PCI 术；有心内膜炎的患者，治疗首先应慎重选用抗生素等。无基础心脏病的心衰患者应积极消除诱因，去除诱因后并不需要继续抗心衰治疗，应避免诱因再次引发心衰。

【注意要点】

1. 严密监测患者临床状态　在发生急性心衰时，缺氧和严重的呼吸困难对心衰患者是致命的威胁，应立即缓解。在积极进行药物治疗的同时需要监测患者的血压、心率、血氧饱和度及尿量。使用血管扩张剂时应密切监测患者血压，收缩压是评估此类药物是否适宜的重要指标，当收缩压 $<90mmHg$ 时应禁用，可增加急性心衰患者的病死率。过度利尿患者应监测电解质，避免低 K^+、低 Cl^- 所致心律失常，以及过度利尿所致低血压，增加肾毒性；并记录患者的每日出入水量：明显肺淤血水肿和体循环淤血水肿的患者应保持出入量负平衡约 500ml/24h，严重者可负平衡 $1000\sim2000ml/24h$。使用正性肌力药时，必须综合评价患者的临床状态，当器官灌注恢复或循环淤血减轻时应尽快停用；根据患者的临床反应调整滴速，个体化治疗；在使用该类药物时需连续心电监护及血压监测，避免心律失常及低血压的发生。

2. 急性左心衰合并心律失常的治疗　心衰患者可合并各种心律失常。当心衰合并心律失常时，应积极治疗基础疾病，改善心功能，纠正神经内分泌过度激活；同时积极消除伴随或诱发因素，如感染、电解质紊乱、心肌缺血等。急性心衰合并房颤：首选地高辛或毛花苷 C 静脉注射，如心室率控制不满意，可使用胺碘酮缓慢静滴，一般不推荐使用 β 受体阻滞剂。如无使用禁忌，尽早行抗凝治疗，降低动脉栓塞和脑卒中危险；急性心衰合并室速：若患者不能自行复律，可予胺碘酮或利多卡因达到药物转复；急性心衰合并室颤或无脉性室速：可使用电除颤，若无反应则静脉注射肾上腺素 1mg 或胺碘酮 $150\sim300mg$；急性心力衰竭合并患慢性心律失常：可静脉推注阿托品 $0.5\sim1mg$，必要时重复。房室分离伴心室低反应时可以静滴异丙肾上腺素 $2\sim20ug/min$，心肌缺血时禁用。房颤时缓慢心室率可使用氨茶碱、胆茶碱。药物无效时建议安装临时起搏器。

3. 慎用药物　除心源性休克之外，AHF 不推荐常规使用阿片类药物；拟交感神经药物或血管收缩药物作用有限（心源性休克除外），仅适用于虽血容量充足但仍有持续性低灌注状态的患者；当收缩压 >110mmHg 时不推荐应用血管收缩药物；合并心房纤颤时，推荐可静脉给予强心苷类药物快速控制心室率。

第四节　休　克

休克（shock）是指机体由于受到内在的或外来的强烈致病因素打击或两者共同作用，如心脏泵衰竭、感染、出血、创伤、过敏、中毒、烧伤等致病因素，而引起有效循环容量不足，组织器官微循环灌注急剧减少为基本病因的急性循环功能衰竭综合征。休克发病急骤，发展迅速，若未能及时诊治，则可发展至不可逆阶段而引起死亡。

【休克的分类】

根据引发休克的病因不同，可将休克分为心源性休克、感染性休克、失血失液性休克、过敏性休克、烧伤性休克、神经源性休克等。按照血流动力学变化分为低血容量性休克、心源性、分布性和梗阻性休克四类。

【临床表现】

主要临床表现：低血压、心动过速、脉搏细弱、意识改变、皮肤湿冷、少尿或无尿等。其中：

低血容量性休克临床表现：精神状态改变，收缩压血压下降（<90mmHg 或较基础血压下降大于40mmHg）或脉压减少（<20mmHg）、心跳呼吸频率增快、皮肤湿冷、尿少（<0.5ml/(kg·h)）、中心静脉压 <5mmHg 或肺动脉嵌顿压（PAWP）<8mmHg 等。

心源性休克临床表现：心脏泵衰竭所致的心排血量锐减、靶器官低灌注状态，呈现低血压，收缩压 <80mmHg 或脉压减少（<20mmHg）持续30分钟以上，心输出量指数明显降低 <2.0L/(min·m²) 或 PAWP >18mmHg，患者有胸痛、心率增快、呼吸困难、意识改

5

变、皮肤苍白湿冷、尿少 <20ml/h 等表现。最常见病因为急性心肌梗死。

分布性休克包括感染性休克、中毒性、神经源性、过敏性、内分泌性以及全身炎症反应引起的休克。感染性休克最常见。感染性休克临床表现为：发热或体温不升、心动过速、过度通气、意识障碍、存在感染病灶等。过敏性休克临床表现为：喉头水肿、气管痉挛、气急、胸闷、呼吸困难、发绀、出汗、心悸、面色苍白、低血压、四肢厥冷等，其中喉头水肿和低血压是致死的主要原因。

梗阻性休克常见的临床表现：颈静脉扩张、心音低钝、奇脉、低血压。肺栓塞者还有晕厥及低氧血症；心脏压塞可有端坐呼吸，颈静脉怒张等。

【辅助检查】

实验室检查：血常规、电解质、肾功能、肝功能、血气分析、血培养及药敏试验、血型等检查；心电图、床旁彩色多普勒超声心动图、影像学等检查。

肺动脉漂浮导管或肺动脉嵌顿压监测、中心静脉压、CO 和 SV 等血流动力学监测。

【心源性休克】

1. 诊断 心源性休克是各种原因所致的心脏泵功能衰竭所致心排血量骤减、靶器官低灌注状态，从而引发缺血、缺氧、代谢障碍及重要靶器官受损为主的病理生理过程。常见的病因有心肌梗死、心肌炎、心脏压塞、心肌病、心脏瓣膜病、严重的心律失常等，最常见的病因为急性心肌梗死，尤其是大面积的心肌梗死。表现为持续的低血压（收缩压 <80mmHg，或平均动脉压低于基线水平30mmHg）、心脏指数严重降低（<2.0L/(min·m²)）。临床上出现心率增快、肢端湿冷、呼吸困难、意识障碍、尿少等。

2. 治疗 尽早识别心源性休克，增加心排出量、减少重要脏器的损伤。

（1）基本治疗：①立即予以重症监护，监测心电、血压、血氧饱和度；②补充血容量，除外静脉压上升明显或明显肺水肿患者，应积极补液治疗。由于心脏泵功能衰竭，输液速度及输液量应依据血流动力学监测指标进行，所以应尽快建立中心静脉置管、漂浮导管置入等。依据患者中心静脉压、肺毛细血管契压等指标，予以适当的补充晶体液或胶体液。补液过程中应观察患者血压、循环状况、尿量等变化；③纠正酸中毒，维持水电解质平衡；④维持气道通畅及氧合、镇静、纠正心律失常。

（2）合理使用药物：

1）正性肌力药　优先选用增加心肌收缩力而不会大量增加心肌耗氧量、维持血压而不会加快心率、致心律失常的药物。①多巴酚丁胺：增加心肌收缩力、心排血量，不明显增加心率、心肌耗氧。适用于心肌梗死、肺梗死所致心源性休克的患者。用法：$5 \sim 10ug/(kg \cdot min)$，根据血流动力学指标监测情况调整剂量；②强心苷：选用短效剂、小剂量给药，如毛花苷。适用于其他药物效果欠佳且合并快速心室率时使用。因为其不能增加心源性休克时心排出量，却可引起周围血管总阻力增加、减少心搏出量、诱发心律失常等。建议在急性心肌梗死24小时内避免使用；③磷酸二酯酶抑制剂：常用药物为米力农，首剂为 $25 \sim 75ug/kg$ 静脉注射（15～20分钟），继以 $0.25 \sim 0.50ug/(kg \cdot min)$ 静脉滴注。不建议长期维持，常见不良反应有低血压和心律失常；④左西孟旦：具有钙敏感蛋白的正性肌力和平滑肌 K^+ 通道开放引起的外周血管扩张作用。用法：首剂 $12ug/kg$ 静脉注射（>10min），继之 $0.1ug/(kg \cdot min)$ 持续静脉滴注。注意监测血压和心电图；⑤重组人脑钠肽（萘西立肽）：主要作用是扩张静脉和动脉，从而降低前、后负荷。还具有排钠利尿、抑制RAAS和交感神经系统的作用。应用方法：先给予负荷剂量 $1.5 \sim 2ug/kg$ 缓慢静脉推注，继以 $0.01ug/(kg \cdot min)$ 持续静滴，也可不用负荷剂量而直接静脉滴注。

2）血管活性药物：①拟交感神经药：多巴胺、多巴酚丁胺，具有正性肌力作用，小剂量（≤2.5ug/（kg·min））可激活多巴胺受体，降低外周血管阻力，增加脑、冠脉、肾脏血流；中剂量（2.5~10ug/（kg·min））增加心肌收缩力、心排出量；大剂量（>10ug/（kg·min））具有收缩血管作用，血压增高。对于心源性休克患者建议使用中剂量，如血压升高不明显，可加入间羟胺协同升压；②血管扩张剂：适用于各种升压措施后血压升高仍不明显、心排出量低的患者，血管扩张剂应与正性肌力药联合使用。硝酸甘油、硝普钠，根据血流动力学指标调整剂量；③利尿剂：适用于控制肺淤血、肺水肿，同时有助于氧合，但需注意血压情况。

（3）建立有效的辅助循环：①主动脉球囊反搏（intra-aortic balloon pump，IABP）：是心源性休克患者机械支持的主要手段，具有以下优点：降低收缩期压力，减少心脏做功，减少心肌耗氧量；增加舒张压，使冠脉血流量增多；保持平均动脉压。避免用于主动脉关闭不全患者。②左心辅助装置：用机械装置部分、暂时代替心脏做功，增加组织灌注，恢复心功能。

（4）病因治疗：对于急性心肌梗死引发的心源性休克，应积极行急诊冠脉 PCI、抗血栓治疗；心律失常患者应及时抗心律失常治疗，尽早复律；心脏压塞时及时行心包穿刺术；对于急性心肌梗死并发室间隔穿孔所致心源性休克患者，应积极予以药物及 IABP 维持治疗，待病情稳定后再行手术治疗。如果暂时没有病因治疗的条件，应紧急维持生命功能的对症治疗。

【感染性休克】

1. 诊断　感染性休克是指各种病原微生物及其毒素或抗原抗体复合物激活机体潜在反应系统，分泌过量儿茶酚胺类物质，导致微血管痉挛、微循环障碍、代谢紊乱、重要脏器损伤等征象。临床表现为发热、低热、呼吸浅速、心动过速或心动过缓；感染病灶表现。脓毒症导致的休克定义为组织低灌注，即经初始液体复苏后仍持续低血压，或乳酸浓度≥4mmol/L，是对感染性休克认识的深化，感染性休克的概念逐渐被脓毒症休克所取代。

2. 治疗　早期、正确识别感染性休克，进行程序化和量化的复苏。

（1）初始复苏：确认严重脓毒症和感染性休克即启动，3小时内完成测量血乳酸；应用抗生素前获得血培养标本，尽量提前广谱抗生素给药时间，急诊患者3小时内，非急诊患者1小时内；在低血压或乳酸 >4mmol/L 时至少输注 30ml/kg 晶体溶液。对感染性休克者在6小时内启动和完成，对于低血压对初始复苏无反应者，应用血管活性药物维持 MAP ≥65mmHg；在容量复苏后仍然持续动脉低血压，感染性休克或初始血乳酸 >4mmol/L 时复苏要达到 CVP ≥8mmHg，中心静脉血氧饱和度（ScvO2）≥70%。血培养及药敏试验结果出来后，建议使用敏感性抗生素抗感染治疗。

（2）液体复苏：对于严重全身感染的液体复苏，建议选择晶体液作为初始复苏液体。以输注晶体液 ≥1000ml 开始（最初4~6小时至少 30ml/kg），部分患者可能需要更快、更多的输液。白蛋白是感染性休克初始液体复苏可选择的液体治疗。目前羟乙基淀粉使用具有争议，暂不推荐使用。

（3）血管活性药物：建议首选去甲肾上腺素，适用于各种休克患者。用法：2~10mg 加入5%葡萄糖或生理盐水 500ml 中滴注，滴速 4~10ug/min，根据血流动力学指标调整用量。

（4）激素治疗：对于感染性休克患者，如在液体复苏及血管活性药物使用后血流动力学仍不稳定患者，建议给予激素治疗，仅推荐使用氢化可的松，用量 200mg/d，持续输注。

（5）血液制品：仅在血红蛋白浓度 <70g/L 时，才给予红细胞输注，目标是使血红蛋白浓度达到 70~90g/L。

（6）辅助治疗：对于有出血风险的患者建议使用 H_2

抑制剂或质子泵抑制剂，予以辅助通气，维持水电解质及酸碱平衡，控制血糖及营养支持治疗，预防深静脉血栓形成，尽量避免使用神经肌肉阻滞剂。

【过敏性休克】

1. 诊断　过敏性休克是指过敏原作用于过敏患者，出血以急性周围循环灌注不足为主的全身变态反应。临床表现有血压急剧下降、出大汗、呼吸困难、神志障碍、喉头水肿、支气管痉挛、肺水肿等。其中低血压及喉头水肿是致死的主要原因。病因多由药物及生物制品引起。过敏性休克不依赖实验室检查及特殊检查，而是根据患者的临床表现、明确药物史及接触史等立即做出诊断。

2. 治疗　过敏性休克发生很快，必须立即做出诊断，及时救治。

（1）一般处理：立即脱离过敏物质，使患者采取平卧位，松解衣物，去除口腔、鼻腔分泌物，保持气道通畅。予以面罩或鼻导管吸氧，监测血压、呼吸、血氧饱和度，如有喉头水肿，立即予以气管切开。并立即开通至少两条静脉通道。

（2）药物治疗：①肾上腺素：成人立即肌内注射肾上腺素，用法：0.1% 肾上腺素 0.3～0.5ml，必要时隔15～20 分钟重复 1 次。是救治本病的首选药物；②地塞米松 5～10mg 静注或氢化可的松 300～500mg 加入葡萄糖中静滴。注意其对迟发相过敏反应无明显治疗效果，但可以阻止迟发相过敏反应的发生；③严重支气管痉挛呼吸困难的患者，可予以静注氨茶碱，用法：0.25mg 氨茶碱加入 25% 葡萄糖 20～40ml 缓慢推注；④补充血容量：除使用上述药物外，应积极补充血容量增加组织灌注，建议先选用平衡盐溶液，注意输液速度，避免肺水肿发生；⑤加入抗组胺药：25～50mg 肌注。

（3）预防并发症及对症支持治疗，并杜绝过敏性休克的再次发生。

【低血容量性休克】

治疗措施包括原发病治疗（止血）及纠正休克（补

充血容量）两方面。明确出血部位、存在活动性出血的患者应尽快手术或介入止血，对原发病的有效治疗是抢救成功的基础。失血所致的低血容量性休克，应积极补充血容量，维持机体血流动力学稳定，纠正代谢紊乱，增加重要脏器灌注。积极治疗并发症。

目前补充血容量的液体种类很多，休克治疗的早期，输入何种液体当属次要，即使大量失血引起的休克也不一定需要全血补充，只要能维持红细胞压积大于 30%，大量输入晶体液、血浆代用品以维持适当的血液稀释，对改善组织灌注更有利。随着休克的逐渐控制，输入液体的种类即显得有所讲究，主要目的是防止水电解质和酸碱平衡紊乱，防止系统和脏器并发症，维持能量代谢、组织氧合和胶体渗透压。如何正确选择扩容剂，应遵循的原则是：时刻考虑使用液体的目的，"缺什么补什么"，按需补充。其次，还要同时兼顾晶体及胶体的需求及比例。

一般不常规使用血管活性药物。目前主要用于足够液体复苏后仍存在低血压者，以短期维持重要脏器灌注为目的，也可作为休克治疗的早期应急措施，不宜长久使用，用量也应尽量减小。常用的药物有多巴胺、多巴酚丁胺、去氧肾上腺素（新福林）、间羟胺（阿拉明）、去甲肾上腺素等。

【注意事项】

1. 对于休克患者，在积极抢救的同时，应密切监测血压、心率、血氧饱和度等生命体征，持续监测中心静脉压（CVP）、中心静脉氧饱和度监测（ScvO$_2$）血乳酸水平来指导治疗。观察患者病情变化、尿量，防治并发症。

2. 对于感染性休克患者，尽快积极行液体复苏，并在进行早期复苏的 6 小时内完成，在开始的 30 分钟内至少输入 1000ml 晶体液或 300~500ml 胶体液，使中心静脉压（CVP）维持在 8~12mmHg，平均动脉压（MAP）≥65mmHg，尿量≥0.5ml/（kg·h），中心静脉血氧饱和度（ScvO$_2$）≥70%。补液时先晶体液后胶体液，先快后慢。晶体液以平衡液为主，可提高功能性细胞外液容量，并有助于纠正酸中毒。输液早期阶段不应补充大量葡萄糖溶液，休克早期分泌儿茶酚胺会使肝糖原分解产生高血糖，高血糖会加重应激反应和代谢紊乱。由于晶体液维持血容量的时间较短，应适当补充胶体溶液。

（阳　军）

第五节　急腹症

急腹症（acute abdominalgia）是指以急性腹痛为主要特征，常需要紧急处理和早期诊断的腹部疾病的总称。常见的急腹症包括：急性阑尾炎、急性胰腺炎、溃疡病急性穿孔、急性肠梗阻、急性胆道化脓性感染及胆石症、泌尿系结石及异位妊娠子宫破裂等。

【临床表现】

1. 症状：以急性"腹痛"为突出表现。常伴有腹胀、呕吐。严重时可出现面色苍白、烦躁、冷汗、脉搏细速等休克症状。合并感染时出现寒颤、高热。

腹痛：

（1）诱因：急性胰腺炎多发生在过度饮酒和暴食后，急性胆囊炎常发生在进食油腻食物后，肠扭转常有剧烈运动史。

（2）部位：腹痛的部位与病变脏器的解剖位置相关，全腹痛见于脏器破裂穿孔，转移性腹痛见于急性阑尾炎；右上腹痛可见于十二指肠溃疡穿孔，急性化脓性胆囊炎，胆石症等；左上腹痛可见于急性胰腺炎、胃溃疡穿孔等；脐周痛可见于急性肠梗阻、急性阑尾炎早期、急性腹膜炎、输尿管结石等；右下腹痛可见于急性阑尾炎、卵巢囊肿扭转、宫外孕等。急性胆囊炎或胆石症患者剑突下或右上腹痛的同时可伴有右肩及右腰背部的放射痛；急性胰腺炎多伴有右侧腰背部疼痛；肾及输尿管结石可伴有同侧下腹部及腹股沟处的放射痛。转移性腹痛是急性阑尾炎的典型症状，急性阑尾炎最开始表现为脐周或上腹痛，当病情进一步发展，炎症波及内脏神经时，则表现为右下腹疼痛。

（3）程度与起病缓急：急性消化道溃疡穿孔，起病急，一开始就表现为剧烈腹痛。急性阑尾炎、急性胆囊炎等炎症性疾病起病缓慢，以隐痛为初始表现，腹痛逐渐加重。

（4）伴随症状：急腹症除了腹痛症状外，常伴随着腹胀、恶心呕吐、发热、排便异常等。急性胃肠炎、幽门梗阻及高位肠梗阻等病变位置较高，一般发生恶心呕吐较早较频繁；而低位肠梗阻等病变位置低，出现恶心呕吐的时间较晚，或无明显的呕吐。呕吐物的性质及气味有助于病变部位的鉴别，呕吐物为宿食常见于幽门梗阻，呕吐物为咖啡色液体提示消化道出血，呕吐物含有胆汁提示病变部位位于十二指肠乳头平面以下，呕吐物带有粪臭味提示低位小肠梗阻。

2. 体征

（1）视诊：注意腹部的形态、皮肤、浅表静脉等，肠梗阻时可见腹部膨隆，而消化道溃疡穿孔时腹部凹陷，呈"舟状腹"。腹部局限隆起伴肠型见于肠扭转。肝硬化伴食管静脉曲张出血，可见腹壁浅表静脉，蜘蛛痣。

（2）触诊：腹部的触诊应从腹痛最轻的部位开始检查，压痛最明显的部位常为病变部位。腹膜炎时可有压痛、反跳痛、肌紧张，肌紧张程度与腹腔炎症程度相关，"板状腹"常见于腹部空腔脏器穿孔，如十二指肠溃疡穿孔等；Murphy征阳性提示急性胆囊炎。

（3）叩诊：腹部的叩诊也应从腹痛最轻的部位开始，压痛明显的部位常为病变所在区域。叩诊时应注意音质和范围，肝脾等实质性器官和肿块叩诊为实音，肠胃等空腔脏器叩诊为鼓音，肝浊音界消失提示胃十二指肠穿孔，检查移动性浊音阳性提示有腹腔积液。

（4）听诊：腹部听诊，肠鸣音活跃提示肠道蠕动增强。机械性肠梗阻，肠鸣音活跃，音质高亢。而麻痹性肠梗阻、腹膜炎肠鸣音减弱或消失。幽门梗阻时在胃区可闻及振水音。

【实验室和辅助检查】

1. 白细胞计数有助于诊断是否有炎症及其严重程度，血红蛋白进行性下降提示可能有腹腔内活动性出血；尿常规检测出现大量红细胞提示泌尿系损伤或结石；血尿淀粉酶、脂肪酶明显增高提示急性胰腺炎；血清胆红素显著升高，伴转氨酶升高，提示胆道结石梗阻性黄疸。

2. X线检查　腹部立位片发现膈下有游离气体，有助于诊断胃、十二指肠溃疡穿孔。急性肠梗阻其X线检查可表现为梗阻以上的肠管扩张、积气及多个气液面。

3. 腹部超声　对消化系统实质性脏器、胆道、腹腔积液等有较大诊断价值，容易受胃肠道积气的影响。

4. CT和MRI　CT是诊断急腹症最常用的辅助检查。腹腔CT平扫有助于确定有无胰腺炎、泌尿系结石、胆道结石，增强CT有助于判断胰腺坏死程度。CT、MRI对肝、胆、胰、脾、肾、腹部占位病变及血管疾病的诊断更有价值。

5. 内镜　对于消化道出血的患者，有助于确定病因，也可进行注射硬化剂、上止血夹等止血治疗。对于急性胆管炎患者，可通过十二指肠乳头安置鼻胆管引流管或支架，进行胆管减压，避免急诊手术风险。

6. 诊断性腹腔穿刺　体查叩诊发现移动性浊音或腹部影像检查发现腹腔积液时，一般选择脐与髂前上棘连线中外1/3交点处行腹腔穿刺。如有食物残渣、胆汁、粪汁等胃肠内容物，提示消化道穿孔；淡红色血液，可能是绞窄性肠梗阻；如抽到腹水检查提示血、尿、腹水淀粉酶高提示出血坏死性胰腺炎。穿刺抽出血液，判断是否穿刺到血管，血液很快凝固，则提示穿刺到腹壁或内脏之血管，抽到不凝血液多为实质脏器破裂，如外伤性肝、脾破裂。

7. 对严重腹胀、腹腔穿刺呈阴性，而又不能排除腹腔疾病者，可行腹腔灌洗。如灌洗红细胞 $> 100 \times 10^9/L$

或白细胞 $>0.5 \times 10^9/L$，或淀粉酶 >100 Somogyi U，肉眼见到血液、胆汁、胃肠内容物，或查到细菌则为阳性，提示腹腔有炎症、出血或空腔脏器穿孔。

【诊断要点】

诊断：根据病史，腹痛的性质、位置，腹部体查，相关实验室检查结果，及影像学检查作出诊断。常见的几种不同病因的急腹症。

(1) 急性胰腺炎：常有饮酒及暴食史，左上腹持续性疼痛，程度剧烈，可向肩背部放射，常伴有恶心、呕吐、腹胀，血尿淀粉酶显著升高，上腹部增强 CT 有助于确定胰腺坏死程度。当腹痛症状持续不缓解，腹胀逐渐加重，实验室检查提示白细胞、C 反应蛋白、AST、ALT、血甘油三酯、血肌酐、血 BUN 升高，而白蛋白降低，血钙 $<2\text{mmol/L}$ 时提示重症急性胰腺炎。

(2) 急性小肠梗阻：常有腹痛、呕吐、腹胀、肛门停止排气排便等，腹部可见胃肠型及蠕动波，腹部平片可见气液平，肠腔扩张。低位小肠梗阻以腹胀为主，呕吐出现晚。而高位小肠梗阻呕吐明显，不伴明显腹胀。临床上以粘连性肠梗阻多见，多发生于既往有腹部手术史的患者，新生儿以肠道畸形多见，儿童以肠道蛔虫梗阻多见，2 岁以内的小儿多见于肠套叠，老年人多见于肠道粪便梗阻。

(3) 胃十二指肠溃疡穿孔：既往有"消化道溃疡病史"，起病急，腹痛剧烈，腹痛可波及全腹部，但以穿孔部位疼痛最明显。体查时腹膜刺激征明显，可见"板状腹"，肝浊音界消失，腹部立位片可见膈下游离气体。

(4) 急性胆囊炎：进食油腻食物后出现右上腹绞痛，向右肩部放射，Murphy 征阳性。腹部 B 超可见胆囊壁增厚、胆囊结石有助于诊断。

(5) 急性阑尾炎：腹痛早期出现在上腹部和脐周，后出现转移至右下腹，阑尾化脓时有腹膜炎体征，阑尾破裂穿孔时，腹膜炎可扩大到全腹，但仍以右下腹压痛最重。

（6）实质性脏器破裂出血：常有车祸或钝器损伤史，出现血压下降、脉搏细速、出冷汗等失血性休克的表现。腹部 B 超、CT 等助于诊断，其中肝脾破裂出血最为常见。

（7）异位妊娠：输卵管妊娠破裂出血最常见，有停经史，突发下腹部疼痛，反跳痛明显，合并内出血时，可出现血压下降、心率快，后穹窿穿刺抽到不凝血可确诊，血 HCG 阳性及盆腔 B 超可协助诊断。

（8）其他：其他少见的引起急腹症的疾病有胃癌或结直肠癌穿孔、小肠憩室穿孔、肠套叠、腹主动脉瘤破裂、肠系膜血管血栓形成、肠扭转、卵巢囊肿蒂扭转等。

【鉴别要点】

1. 心肌梗死　部分心肌梗死患者表现为上腹部疼痛，但患者多有心血管危险因素、心电图和心肌酶学检查可确诊。

2. 急性胃肠炎　多与进食不洁食物有关，表现为呕吐、腹痛、腹泻，但腹部明显无压痛、反跳痛和肌紧张。大便镜下可查见白细胞、脓细胞。

3. 糖尿病酮症酸中毒　患者可有明显腹痛、恶心呕吐，也可有腹部压痛和肌紧张。患者有糖尿病史，呼出气体有烂苹果味，实验室检查有血糖明显升高，血 β-羟丁酸升高，代谢性酸中毒。

【治疗要点】

积极寻找病因，针对病因治疗。并非所有的急腹症患者都需要急诊手术或紧急手术。对于病情较轻，全身情况好的患者，可以选择中西医结合非手术治疗。

1. 有两种情况可以暂时观察

（1）诊断不明确，一时难以和内科疾病引起的腹痛鉴别。

（2）病情变化不大，经过一段时间非手术治疗，病情稳定或好转，如胆道蛔虫病，急性单纯性胰腺炎，不完全性肠梗阻等。

2. 非手术治疗

(1) 一般处理：注意休息、禁食禁饮，禁用泻药或灌肠、补液、半卧位、胃肠减压，监测生命体征和腹部体征。

(2) 药物治疗：解痉、抗感染抗休克、抑酶等治疗，病因未明确时，禁用强镇痛药，以免掩盖病情。

3. 手术治疗

(1) 对于诊断明确，需紧急处理的患者：完全性肠梗阻、急性化脓性胆囊炎、异位妊娠破裂、消化道溃疡穿孔、急性阑尾炎等。

(2) 对于诊断不明确，有以下情况：腹痛及腹膜炎体征加重，腹腔内有活动性出血，脏器出现血运障碍或是非手术治疗病情进行性加重，需进行腹腔脏器手术探查。

(3) 腹腔镜手术，相比与传统开腹手术，具有创伤小，患者恢复快等优势，已经广泛用于急腹症手术及腹腔探查。

(4) 防止腹腔脏器继续被污染，引流腹腔。

【注意要点】

1. 急腹症经常合并体液丢失，严重时可出现休克，注意补充液体量，维持水电解质酸碱失衡，预防休克。

2. 血淀粉酶、脂肪酶主要用于诊断急性胰腺炎，两种酶超过正常值的 3 倍时，可诊断为急性胰腺炎，两种酶学升高程度与疾病严重程度无确切相关，部分患者两种胰酶不高。

3. 治疗急性胰腺炎，应注意液体复苏，补液不充分可进一步加重病情，发展成为重症急性胰腺。如果患者无心功能不全，可在最初的 48 小时内维持 200~250ml/h 的补液速度，或是使尿量维持在大于 0.5ml/(kg·h)。对于心功能不全患者可测定中心静脉压，根据中心静脉压指导补液，但应注意急性胰腺炎患者腹胀、肠麻痹等可使中心静脉压升高，应注意鉴别。另外，急性胰腺炎患者由于胰周大量渗出，体液丢失，血容量减少，组织缺氧加重，导致乳酸堆积，代谢性酸中毒，积极补充碳酸氢钠。还可根据病情补充白蛋白、血浆及血浆代替品等维持血浆胶体渗透压。

4. 急腹症时首先应该禁食，急性胰腺炎禁食可减少胰酶的分泌，消化道溃疡穿孔，禁食可减少食物残渣对腹腔的污染，同时也为急诊手术的常规术前准备。半卧位有助于毒素的吸收，积液的局限与引流。

5. 急性肠梗阻时，应注意鉴别单纯性肠梗阻和绞窄性肠梗阻，关系到患者的治疗方法与预后。当出现以下情况时，考虑绞窄性肠梗阻：持续性腹痛并阵发性加剧，可伴有腰背部疼痛；病情发展迅速，早期出现休克，抗休克治疗效果较差；呕吐发生较早频繁，腹腔穿刺抽到血性液体；出现压痛、反跳痛及腹肌紧张等腹膜炎体征，发热、脉率增快，血液炎性指标如白细胞计数明显升高；腹胀不对称，腹部可见局部隆起或触及有明显压痛的肿块，腹部 X 线可见孤立肿大的肠袢。非手术治疗患者的症状体征无明显改善。

6. 急腹症患者，病因未明确时，禁用强镇痛药，以免掩盖病情。吗啡可以增加 Oddi 括约肌压力，阿托品等胆碱受体拮抗剂可诱发肠麻痹，对于急性胰腺炎、胆管结石等疾病，均不宜使用。对严重腹痛患者可使用布桂嗪 50～100mg 肌注止痛。

7. 对急腹症患者，应注意追问既往病史，绝经前女性患者，还需询问月经史。异位妊娠患者有停经史。黄体破裂多发生在两次月经之间。既往胆囊结石，出现黄疸、腹痛，需考虑胆囊结石掉入胆管。急性胰腺炎患者既往常有胆石症病史。

（阳 军）

第六节 急性上消化道出血

急性上消化道出血（upper gastrointestinal hemorrhage）：是指 Treitz 韧带以上的消化道出血，包括食管、胃、十二指肠、胆管和胰管等病变引起的出血。最常见的病因有消化性溃疡、食管胃底静脉曲张破裂、急性糜烂出血性胃炎和胃癌。其中消化性溃疡约占所有上消化道出血的 50%。

【急性上消化道出血分类】

1. 根据出血的病因分为非静脉曲张性出血和静脉曲张性出血两类。其中非静脉曲张性出血占急性上消化道出血的 80%～90%。

2. 急性上消化道出血的分类根据出血速度及病情轻重，临床上分为以下两种：

(1) 一般性急性上消化道出血：出血量少，生命体征平稳，预后良好。其治疗原则是密切观察病情变化，给予抑酸、止血等对症处理，择期进行病因诊断和治疗。

(2) 危险性急性上消化道出血：在 24 小时内上消化道大量出血致血流动力学紊乱、器官功能障碍。

【临床表现】

主要取决于出血速度及出血量：

1. 呕血与黑便　呕血与黑便是上消化道出血的特征性表现。通常幽门以上大量出血表现为呕血，当出血量小且在胃内停留时间较长，呕吐物多呈棕褐色咖啡渣样；当出血量大、出血速度快、在胃内停留时间短，呕吐物呈鲜红或有血凝块。

黑便或便血　上消化道大量出血后，在肠道中停留时间长，由于血红蛋白的铁经肠内硫化物作用形成硫化铁，大便呈柏油样黑便。当出血量大、速度快、肠蠕动亢进时，粪便可呈暗红色甚至鲜红色。

2. 失血性周围循环衰竭　急性大量失血导致周围循环衰竭，可表现为头晕、乏力、心悸、出汗、口渴、黑矇、晕厥、尿少以及意识改变。有少部分患者呕血、黑便的临床表现并不明显，而是以周围循环衰竭为主，需注意仔细询问病史及行相关检查，避免漏诊。

3. 贫血　急性大量出血后均有失血性贫血，血红蛋白浓度、红细胞计数与血细胞比容下降，但在出血的早

5

期可无明显变化。急性出血患者为正细胞正色素性贫血。出血 24 小时内网织红细胞即可增高。上消化道大量出血 2～5 小时，白细胞计数升高达（10～20）×10^9/L，止血后 2～3 天可恢复正常。但肝硬化患者如同时有脾功能亢进，则白细胞计数可不增高。

4. 发热　上消化道大量出血后多在 24 小时内出现低热，一般持续 3～5 天降至正常。发热的原因可能由于血容量减少、贫血、周围循环衰竭、血分解蛋白的吸收等因素导致体温调节中枢的功能障碍。

5. 氮质血症　大量血液蛋白质的产物在肠道被吸收，血中尿素氮的浓度通常增高，称为肠源性氮质血症。常于出血后数小时血尿素氮开始上升，24～48 小时可达高峰，3～4 天后降至正常。若活动性出血已停止，且血容量已基本纠正而尿量仍少，则应考虑由于休克时间过长或原有肾脏病变基础而发生肾功能衰竭。

【辅助检查】

1. 实验室检查　①血常规：通常急性大量出血后患者均有失血性贫血，但在出血早期，患者血红蛋白浓度、红细胞计数与红细胞比容可无显著变化；急性出血患者为正细胞正色素性贫血。出血 24 小时内网织红细胞即可增高。②肝功能：能够帮助评估患者的病情和预后。③肾脏功能：上消化道大量出血后，可出现肠源性氮质血症。血尿素氮常于出血后数小时开始上升，24～48 小时达高峰，3～4 天后降至正常。若活动性出血已停止，且血容量已基本纠正而尿量仍少，同时伴有尿素氮居高不下，则应考虑由于休克时间过长或原有肾脏基础病变而发生肾功能障碍的可能。④电解质检查有助于病情判断。⑤凝血功能：判断是否存在原发凝血功能障碍或继发因素。⑥血型及交叉配血试验：建议急性上消化道出血的患者行血型及交叉配血试验检查，即使病情稳定的患者以备必要输血治疗。即使病情稳定的急性上消化道出血患者也应当建议测定血型，以备不时之需。

2. 胃镜检查　是目前诊断急性上消化道出血病因的

首选检查方法。主张在出血后 12~48 小时内行胃镜检查，又称急诊内镜（emergency endoscopy），建议在行急诊胃镜检查前先补充血容量、改善贫血、纠正休克，并尽量在出血间歇期进行。急诊内镜可提高出血病因诊断的准确性，还可根据病变的特征判断是否有继续出血及再出血的危险性，以及内镜止血治疗。

3. X 线钡餐检查　多用于有胃镜检查禁忌证或不愿行胃镜检查的患者，对于胃镜检查出血未明以及怀疑病变在十二指肠以下的有一定的诊断价值。建议在出血停止后数天进行。

4. 其他检查　心电图、胸片、腹部 B 超等检查，有助于病情判断。

【诊断要点】

根据呕血、黑便、失血性周围循环衰竭等临床表现，实验室检查提示呕吐物、粪便隐血试验呈强阳性及血红蛋白浓度、红细胞计数、血细胞比容下降，可作出上消化道出血诊断。但需排除以下出血因素：①鉴别咯血与呕血，排除呼吸道出血；②排除口、鼻、咽喉部出血；③详细询问病史排除食物及药物引起的出血。④需与下消化道出血进行鉴别，上消化道出血多出现呕血、黑便等特征性临床表现，而下消化道出血多表现为血便。而当上消化道急性大出血时可表现血便，如不伴呕血很难与下消化道出血鉴别，应进行积极止血治疗，待病情稳定后再行急诊内镜检查。

【治疗要点】

1. 紧急评估及处置　对急性上消化道出血患者应尽快进行紧急评估，判断患者的生命状态，监测体温、脉搏、呼吸、血压及瞳孔，了解疾病的发生、发展过程，稳定和恢复患者生命体征。对于评估中出现意识障碍或呼吸循环障碍的患者，应立即吸氧、心电监护、建立静脉通路（两条至两条以上通畅静脉通路），同时进行气道保护、机械通气、液体复苏及输血等处理。

2. 积极补充血容量　快速建立有效的静脉输液通

5

道，积极补充血容量。在血型及交叉配血试验结果出来前，可先输注平衡盐液或葡萄糖盐水补充血容量。当出现急性失血性周围循环衰竭时，积极输血治疗，紧急输血的指针有：①收缩压＜90mmHg，或较基础收缩压下降30mmHg；②血红蛋白＜70g/L或血细胞比容＜25%；③心率＞120次/min。输血量根据周围循环衰竭症状及贫血改善而定，避免输血及输液过多过快而引发肺水肿，必要时行中心静脉置管，依据中心静脉压指导输血量及输血速度。

3. 止血治疗　药物治疗目前仍然是急性上消化道出血治疗的首选。对于病情危重的患者，尤其是初次发病、病因不详者，在生命支持和补充血容量的同时，可采用"经验性联合用药"，联合用药方案为：静脉应用生长抑素＋质子泵抑制剂。当高度怀疑静脉曲张破裂出血时，在此基础上联用血管升压素＋抗生素，待病因明确后再具体调整治疗方案。

（1）抑酸药物：抑酸药物能提高胃内 pH 值，还可促进血小板聚集和纤维蛋白凝块的形成，避免血凝块过早溶解，有利于止血和预防再出血，同时治疗消化性溃疡。临床常用质子泵抑制剂和 H_2 受体拮抗剂进行抑酸治疗。大剂量埃索美拉唑被推荐为急性上消化道大出血紧急处理的药物选择之一。使用方法：埃索美拉唑80mg 静脉推注后，以 8mg/h 的速度持续静脉泵入或滴注。常规剂量质子泵抑制剂治疗：埃索美拉唑40mg 静脉滴注，每 12 小时一次。常用的质子泵抑制剂针剂还有泮托拉唑、奥美拉唑、兰索拉唑、雷贝拉唑等。常用的 H_2 受体拮抗剂针剂有法莫替丁、雷尼替丁等。注射用法莫替丁的使用方法为：20mg＋生理盐水 20ml 静脉推注，2 次/d；雷尼替丁的使用方法为：50mg/次，稀释后缓慢静脉推注（超过 10 分钟），每 6～8 小时给药1 次。

（2）生长抑素及其类似物：生长抑素及奥曲肽因不伴全身血流动力学改变，短期使用无严重不良反应，是治疗食管胃底静脉曲张破裂出血最常用药物。生长抑素使用方法：首剂量 250ug 快速静脉滴注（或缓慢推注），继以 250ug/h 静脉泵入（或滴注），疗程 5 天。对于高危患者，选择高剂量（500ug/h）生长抑素持续静脉泵入或滴注。奥曲肽是 8 肽的生长抑素类似物，使用方法：急性出血期应静脉给药，起始快速静脉滴注 50ug，继以 25～50ug/h 持续静脉泵入或滴注，疗程 5 天。

（3）血管升压素及其类似物：包括血管升压素、垂体后叶素、特利加压素等。它可显著控制静脉曲张的出血，但不能降低病死率，且可致腹痛、血压升高、心律失常、心绞痛等副作用。临床上多联用硝酸酯类药物以减少副作用。

（4）抗菌治疗：肝硬化急性静脉曲张破裂出血者活动性出血时常存在胃黏膜和食管黏膜炎性水肿，预防性使用抗菌药物有助于止血，并可减少早期再出血及感染，提高生存率。可静脉使用头孢曲松 1g/d，能进食时口服环丙沙星 0.4g，2 次/d，共 7 天。

4. 急诊内镜检查和治疗　内镜检查在上消化道出血的诊断、危险分层及治疗中有重要作用。在出血 24 小时内，血流动力学情况稳定后，无严重并发症的患者应尽快行急诊内镜检查。对有高危征象的患者，应在 12 小时内进行急诊内镜检查。对怀疑肝硬化静脉曲张出血的患者，应在住院后 12 小时内行急诊内镜检查。如仅有食管静脉曲张并活动性出血者，予以内镜下注射硬化剂止血（止血成功率 90%）；如果食管中下段静脉已无活动性出血，可用皮圈进行套扎；如出现胃静脉出血，可注射组织黏合剂。

5. 三腔二囊管压迫止血　在药物治疗无效的大出血时暂时使用，是药物难以控制的大出血的急救措施，为内镜或介入手术止血创造条件，但并发症多，如吸入性肺炎、窒息、食管黏膜坏死、心律失常等，不能长期使用，且停用后出血复发率高。一般持续压迫时间不超过 24 小时，根据病情 8～24 小时放气 1 次，拔管时机应在

5

血止后 24 小时。

6. 介入治疗　对于严重的上消化道出血患者，急性出血不能控制时应尽早考虑行介入治疗，在等待行介入治疗期间可采用药物止血，持续静脉滴注生长抑素 + 质子泵抑制剂控制出血，提高介入治疗成功率，降低再出血发生率。

7. 手术治疗　通过内科积极治疗后仍有约 20% 的患者出血不能控制危及生命者，需不失时机行外科手术治疗。

【注意要点】

1. 非典型症状的急性上消化道出血　对以典型的呕血、黑便或血便等表现就诊的患者，容易做出急性上消化道出血的诊断。而对以头晕、乏力、晕厥等不典型症状就诊的患者，急诊医生应保持高度警惕，特别是伴有血流动力学状态不稳定、面色苍白及有无法解释的急性血红蛋白降低的患者，应积极明确或排除上消化道出血的可能性。对意识丧失、呼吸停止及大动脉搏动不能触及的患者应立即开始心肺复苏。

2. 出血是否停止的判断　急性上消化道出血经过恰当的治疗，可于短时间内停止出血。早期评估再出血及死亡率高的患者，加强监护和治疗是急性消化道出血处理的重点。由于肠道内积血需经数日（一般约 3 日）才能排尽，故不能以黑便作为继续出血的指标。下列情况应考虑有消化道活动性出血：①反复呕血或黑便次数增多、粪质稀薄、肠鸣音亢进；②周围循环衰竭的表现经充分补液、输血无明显改善，或暂时好转而又继续恶化；③血红蛋白浓度、红细胞计数与血细胞比容继续下降，网织红细胞计数持续增高；④补液与尿量足够的情况下，血尿素氮持续或再次升高。

3. 止凝血治疗　对于血小板缺乏的患者，应避免使用阿司匹林联合氯吡格雷强化抗血小板聚集治疗；对血友病患者，首先输注凝血因子，同时需应用质子泵抑制剂；对凝血功能障碍患者可静脉注射维生素 K，为防止继发性纤溶，可使用止血芳酸等抗纤溶药，云南白药等中药也有一定疗效。

（阳 军）

第七节 昏 迷

昏迷（coma）是意识障碍最严重的一种，患者意识持续性的中断或完全丧失，是高级神经活动的高度抑制状态，也是脑功能衰竭的主要表现之一。其病理机制为患者网状结构上行激活系统受各种因素的影响，投射功能阻断，进而对大脑皮质造成损害或导致大脑皮质不能处于兴奋状态。昏迷的特点是觉醒和知晓功能全部丧失。发病突然、病情进展迅速，严重威胁着患者的生命安全。按严重程度分为轻度昏迷、中度昏迷、深度昏迷。

【诊断要点】

1. 相关病史

（1）中枢神经系统：脑外伤：外伤性颅内血肿、脑震荡、颅骨骨折等；脑血管疾病：脑出血、脑梗死、蛛网膜下腔出血等；颅脑感染：化脓性脑膜炎、结核性脑膜炎等；其他：脑肿瘤、脑脓肿、癫痫。

（2）内分泌及代谢功能障碍：尿毒症、甲状腺危象、糖尿病酮症酸中毒、高渗高血糖综合征、严重的低血糖症、肺性脑病、肝性脑病、严重低钠血症等。

（3）外源性中毒：如一氧化碳中毒、有机磷中毒、安眠药中毒、氰化物中毒、乙醇中毒、吗啡中毒等。

（4）其他：败血症、失血性休克、阿斯综合征、中毒、触电等。

2. 临床表现 昏迷是意识障碍最严重的表现形式，分为轻度昏迷、中度昏迷、深度昏迷。

（1）轻度昏迷：意识丧失，对周围刺激如声光刺激无反应，对疼痛刺激可有痛苦表情或回避动作，但不能被唤醒。有较少的无意识的自主运动，角膜反射、吞咽反射、咳嗽反射、瞳孔对光反射仍可存在，生命体征可正常。

（2）中度昏迷：对外界的各种正常刺激均无反应，对于疼痛刺激等强刺激的防御反射减弱，角膜反射及瞳孔对光反射迟钝。无意识的自主运动减少。可有大小便潴留或大小便失禁等表现。生命体征发生变化。

（3）深度昏迷：对疼痛刺激等强刺激也无反应，全身肌肉松弛，深反射及浅反射均消失，瞳孔散大，括约肌松弛，大小便失禁，无任何自主运动。出现呼吸紊乱、血压下降，生命体征明显改变。

3. 伴随症状

（1）伴有发热常见于败血症、化脓性脑膜炎、蛛网膜下腔出血、脑出血、肺性脑病等。

（2）伴有高血压见于脑血管意外、高血压脑病、尿毒症等。

（3）伴有低血压：见于失血性休克、感染性休克等各种原因引起的休克。

（4）伴有呼吸缓慢见于吗啡、巴比妥类有机磷农药中毒等，抑制了呼吸中枢。

（5）伴有瞳孔散大见于乙醇、氰化物、阿托品中毒。

（6）伴有瞳孔缩小见于吗啡中毒、有机磷农药中毒、巴比妥中毒等。

（7）伴有脑膜刺激征：见于结核性脑膜炎、化脓性脑膜炎、蛛网膜下腔出血等。

（8）伴有口唇樱红常见于一氧化碳中毒。

4. 实验室和辅助检查

（1）实验室检查：血常规、降钙素原、血培养有助于各类感染性疾病及败血症等诊断；肝功能及血氨、肾功能及尿常规、电解质正常有助于排除肝性脑病、尿毒症、低钠血症等疾病；血糖及血酮测定有助于糖尿病酮症酸中毒及糖尿病高渗性昏迷诊断；甲状腺功能正常有助于排除甲状腺危象；血气分析可帮助诊断肺性脑病。

（2）动态心电图：阿斯综合征患者动态心电图检查

可见各类严重的心律失常。

（3）头部 CT 及磁共振：有助于脑出血、脑梗死、颅内肿瘤、颅内血肿等诊断，必要时可行头部 CTA 或 MRA 检查进一步明确颅内血管闭塞、颅内动脉瘤、脑血管畸形等的诊断。头部 CT 快捷、方便，对于怀疑脑出血患者，首选头部 CT 检查，可清楚显示脑出血的位置、出血量大小、血肿形态、是否迫入脑室等，病灶呈圆形或椭圆形高密度影。而脑梗死患者，CT 早期（24 小时内）不能显示病灶，一般在 24 小时后逐渐显示低密度灶，对于脑干、小脑部位及较小梗死灶分辨率差。而头部 MRI 早期即可清晰显示缺血性脑梗死、脑干及小脑梗死等。

（4）脑电图：通过对头部的生物电活动的测定了解脑功能状态，是目前诊断癫痫最有效的手段。

（5）腰椎穿刺及脑脊液的检查：对于诊断蛛网膜下腔出血、化脓性脑膜炎、结核性脑膜炎有较大的意义。蛛网膜下腔出血时脑脊液为血色液体，急性化脓性脑膜炎其脑脊液检测白细胞明显增加。

5. 诊断　结合病史、临床表现、实验室及辅助检查对昏迷的病因进行诊断。

【鉴别要点】

1. 脑出血　中老年患者，多有高血压病史，情绪激动或活动时突然发病，昏迷前有头痛、呕吐等颅内高压症状，结合头部 CT 可作出诊断。

2. 脑梗死　中老年患者，合并有高血压及动脉粥样硬化病史，突然起病，昏迷前有局灶性脑损伤的症状和体征，头部 CT 或 MRI 发现梗死灶可明确诊断。

3. 蛛网膜下腔出血　昏迷前有突发剧烈的疼痛、呕吐病史，脑膜刺激征阳性，无局灶性神经系统症状，头部 CT 提示蛛网膜下腔高密度影，腰穿抽到血性脑脊液可确诊。

4. 癫痫　有癫痫家族史，发作时口吐白沫、肢体抽搐、大小便失禁，多可自行缓解，脑电图发现痫样放电有助于明确诊断，头部 CT 和 MRI 可发现脑组织结构异常，有助于病因诊断。

5. 糖尿病酮症酸中毒　对于不明原因的恶心、呕吐、酸中毒、失水、休克、昏迷，血糖升高，一般为 16.7～33.3mmol/L，血酮升高，代谢性酸中毒，支持糖尿病酮症酸中毒诊断。

6. 肝性脑病　有严重的肝病，肝功能指标及血氨明显异常，脑电图异常，排除脑血管意外及颅内肿瘤等疾病。

7. 肺性脑病　昏迷患者，有严重的肺功能不全，以慢性阻塞性肺疾病最常见，血气分析提示 II 型呼衰，PCO_2 明显升高，考虑肺性脑病的可能性大。

8. 有机磷中毒　有机磷农药摄入病史，呼气呈大蒜味，瞳孔缩小、多汗、肺水肿、肌纤维颤动等症状、体征，胆碱酯酶活力降低。

9. 一氧化碳中毒　有高浓度 CO 吸入史或家中燃烧煤炭通风不良，出现头痛、恶心、呕吐、昏迷，血 COHb 浓度升高，合并脑水肿时可见脑部病理性密度减低区。

10. 甲状腺危象　患者有甲状腺功能亢进病史，表现为突发的高热、大汗、恶心、呕吐、腹泻、谵妄，严重者出现休克、昏迷，多发生于甲亢未规律诊治的患者，常在一定诱因下诱发，如创伤、感染、手术等。

【治疗要点】

1. 一般治疗　注意补充能量，营养支持，保持水电解质酸碱平稳，预防感染。

2. 病因的及时诊断和治疗是抢救昏迷患者的关键措施，不同病因导致的昏迷，治疗方法各不相同。

（1）脑出血：①脱水降颅压：常用药物有利尿剂：呋塞米：20～40mg 静推，每日 2～4 次，监测电解质；甘露醇：125～250ml，每 6～8 小时一次；甘油果糖：500ml 静滴，每日 1～2 次，每次滴注 3～6 小时；10% 人血白蛋白：50～100ml 静滴；②调整血压：一般血压高于 200/110mmHg 时，降压治疗；血压小于 180/105mmHg 时，暂不用降压药。血压在两者之间时，密切监测血压，禁用强效降压药，避免血压下降幅度过大，影响脑灌注；③止血治疗：常用药物有6-氨基乙酸、氨甲苯酸、立止血；④亚低温治疗；⑤预防感染、应激性溃疡、中枢性高热、下肢静脉血栓等并发症；⑥外科手术：颅内压过高，内科保守治疗效果差时，及时外科手术治疗，手术时期一般在发病6~24小时。

（2）脑梗死：①防治脑水肿：常用药物甘露醇、呋塞米、甘油果糖；②血压管理：急性期血压升高通常不予降压治疗，除非合并心衰、肾衰、主动脉夹层、蛛网膜下腔出血、高血压脑病，或是收缩压 >220mmHg 或舒张压 >130mmHg，慎重减压；③防治并发症：感染、上消化道出血、中枢性高热、深静脉血栓、水电解质紊乱；④抗血小板聚集治疗；⑤超早期溶栓治疗：静脉溶栓时期在发病3小时内，动脉溶栓则在发病6小时内；⑥外科手术治疗。

（3）蛛网膜下腔出血：①降颅内高压：甘露醇、呋塞米、白蛋白；②预防再出血：6-氨基乙酸、氨甲苯酸、立止血；③防治血管痉挛：尼莫地平 40~60mg/次。4~6 次/d；④放脑脊液疗法；⑤手术治疗：消除动脉瘤；治疗动静脉畸形。

（4）糖尿病酮症酸中毒（DKA）：①补液："先快后慢，先盐后糖"，血糖降至 13.9mmol/L 时，改为 5% 葡萄糖或葡萄糖生理盐水加普通胰岛素静滴，按 2~4g 葡萄糖加入 1U 普通胰岛素比例；②胰岛素治疗：每小时每公斤体重给予 0.1U 胰岛素，注意监测血糖；③纠正水电解质酸碱平衡：补碱指征为血 pH < 7.1，HCO_3^- 小于 5mmol/L，采用 1.25%~1.4% 的等渗碳酸氢钠溶液。DKA 常合并有缺钾，补液同时注意补钾；④并发症的防治：预防休克、感染、心力衰竭、肾衰竭、脑水肿等。

（5）肝性脑病：①去除诱因：止血及清除肠道积血；预防感染；防治水电解质酸碱失衡；避免使用镇静

催眠药及有肝损伤药物；②减少肠道氨的产生与吸收：清洁肠道、乳果糖或乳梨醇、抗生素（利福昔明、甲硝唑、新霉素）、益生菌制剂（双歧杆菌、乳酸杆菌）；③促进氨的代谢：L-鸟氨酸-L 天冬氨酸、鸟氨酸-α-酮戊二酸、精氨酸、谷氨酸钾；④调节神经递质：氟马西尼、支链氨基酸；⑤治疗肝脏基础疾病：改善肝功能、阻断肝外门体分流。

（6）有机磷中毒：①清除毒物：口服中毒者，用清水、2% 碳酸氢钠或 1：5000 的高锰酸钾洗胃；②解毒药：阿托品、氯解磷定等；③必要时可用机械通气。

（7）一氧化碳中毒：高压氧治疗，防治脑水肿（首选甘露醇，20% 甘露醇 1～2g/kg 静脉快速滴注 10ml/min）。

（8）甲状腺危象：①抗甲状腺药物（ATD）：丙硫氧嘧啶首次 500～1000mg，以后 250mg q4h；②复方碘剂每次 5 滴 q6h；③β 受体拮抗剂首选普萘洛尔 20mg、q4h；④糖皮质激素：氢化可的松首次 300mg 静滴，以后 100mg 静滴 q8h；⑤物理降温；⑥必要时可行透析治疗。

【注意要点】

1. 糖尿病酮症酸中毒时，注意保持水电解质酸碱平衡，注意补钾及补碱的时机。补钾指征为血 pH < 7.1，HCO_3^- 小于 5mmol/L，忌补碱过多过快，避免加重脑脊液酸中毒、组织缺氧、低钾血症等；糖尿病酮症酸中毒常合并有缺钾，补液同时应注意补钾，但血钾高于正常，或血钾正常，同时尿量 <30ml/h 时，应暂缓补钾。

2. 肝性脑病，患者仍处于昏迷状态时，避免蛋白质的摄入，避免加重氮质血症；但患者神志清楚后，可以逐渐开始摄入蛋白质，以含支链氨基酸较多的植物蛋白为主，从 20g/d 开始逐渐增加至 1g/（kg·d）。

3. 口服有机磷中毒，敌百虫中毒者禁用 2% 碳酸氢钠洗胃，对硫磷中毒者忌用 1：5000 高锰酸钾溶液。

4. 脑出血及脑梗死时，应注意血压的管理，避免使用强效降压药，以免血压下降过快，脑供血不足。

（阳 军）

第八节 常见临床危象

一、高血压危象

高血压危象（hypertensive crisis）：又称高血压急症（hypertensive emergencies），是指原发性高血压或继发性高血压患者，在某些诱因的作用下，血压突然升高，需要立即采取措施降低血压来减轻靶器官损害的临床情况。患者血压一般超过 180/120mmHg，降压时并非将血压降至正常范围。其与高血压亚急症的区别主要在于是否有靶器官损害，而与血压水平无关。见表 5-8-1。

表 5-8-1 常见高血压危象

高血压危象	
高血压脑病	急性左心衰竭
颅内出血	主动脉夹层
脑梗死	急性肾衰竭
不稳定型心绞痛	嗜铬细胞瘤危象
急性心肌梗死	先兆子痫/子痫

【临床表现】

患者有头痛、恶心、呕吐、神志改变、视力模糊、眼底出血、视乳头水肿、肾脏损害、持续蛋白尿、血尿等。

【辅助检查】

1. 实验室检查 血常规：症状性微血管性溶血性贫血，可见破碎红细胞；肾功能：血清肌酐、尿素氮升高；电解质：50% 患者有低钾；尿液分析：有蛋白尿、血尿、管型尿等。

2. 心电图　可提示心肌缺血。

3. X 线及 CT　可见心影增大、肺水肿；CT 可证实脑出血、梗死、主动脉夹层。

【治疗要点】

立即降压至安全范围，增加重要靶器官血流灌注，减少靶器官损害，降低死亡率。

降压药物选择及应用

（1）硝普钠：硝普钠可用于各种高血压危象。通过直接扩张静脉和动脉降低前、后负荷。用法：起始剂量 10ug/min 静滴，根据降压效果调整剂量，临床最大剂量为 200ug/min。长期或大剂量使用可引起氰化物中毒，肾功能受损者更常见。

（2）硝酸甘油：主要用于高血压危象伴急性冠脉综合征和急性心力衰竭的患者。具有扩张静脉和选择性扩张动脉，降压起效快，撤药后数分钟作用消失，降压作用不及硝普钠。用法：起始剂量 5～10ug/min 静滴，最大剂量可用至 100～200ug/min。常见不良反应有头痛、呕吐、心动过速、颜面潮红。

（3）尼卡地平：主要用于高血压危象伴急性脑血管疾病。为二氢吡啶类钙阻滞剂，起效迅速，持续时间短，与尼非地平相似，但无负性肌力作用，降压同时改善脑血流量。用法：起始剂量 0.5ug/（kg·min）静脉滴注，逐步增加剂量至 10ug/（kg·min）。常见不良反应有心动过速、颜面潮红。

（4）拉贝洛尔：主要用于高血压危象合并妊娠或肾功能受损的患者。为 α 受体阻滞和 β 受体阻滞剂，5～10 分钟即可起效，持续约 3～6 小时。用法：起始剂量 20～100mg 缓慢静脉注射，以 0.5～2mg/min 静脉滴注，总剂量不超过 300mg。不良反应有直立性低血压、心脏传导阻滞。

表 5-8-2　不同高血压危象的推荐方案

类型	推荐（优选）的方案
急性肺水肿	硝普钠或非诺多泮联合硝酸甘油（最大 200ug/min）和袢利尿剂
急性心肌梗死	拉贝洛尔或艾司洛尔联合硝酸甘油（最大 200ug/min）以上药物血压控制不满意可加用尼卡地平或非诺多泮
急性主动脉夹层	拉贝洛尔或联合硝普钠和艾司洛尔
高血压脑病	拉贝洛尔、尼卡地平或非诺多泮
子痫	肼苯哒嗪（经典），在 ICU 以拉贝洛尔或尼卡地平首选
急性肾衰竭	非诺多泮或尼卡地平

二、甲状腺危象：甲亢危象

甲状腺危象（thyroid crisis）；又称甲亢危象，是甲状腺毒症急性加重的表现，其发生原因可能与循环内甲状腺激素水平增高有关。常见诱因有感染、创伤、手术、分娩、精神刺激、过度劳累等，多发生于较重甲亢未治疗或治疗不充分的患者。

【临床表现】

高热或超高热（体温可达 40℃ 或更高）、大汗、心动过速（140 次/min 以上）、烦躁、焦虑、谵妄、恶心呕吐、腹痛腹泻，严重者可出现心衰、休克或昏迷等。甲亢危象的病死率在 20% 以上，死亡原因多为高热虚脱、心力衰竭、电解质代谢紊乱。诊断主要靠临床表现，当有危象前兆及高度怀疑本症者应按甲状腺危象处理。

【治疗要点】

去除诱因，积极抢救。

1. **抑制甲状腺激素合成与释放** 确诊后立即服用丙硫氧嘧啶（PTU）治疗，首次剂量 600mg，可口服或经胃管注入，继用 PTU 200mg，每日 3 次。其可抑制甲状腺合成和抑制外周组织 T_4 向 T_3 转换。服用 PTU 后 1~2 小时再服用复方碘液，用法：首次剂量 30~60 滴，以后每 6~8 小时使用 5~10 滴，一般使用 3~7 天。复方碘液抑制甲状腺激素释放。对碘过敏者，可改用碳酸锂 0.5~1.5g/d，一天 3 次口服，连服数日。

2. **抑制 T_4 转换 T_3** 可使用 PTU、碘剂、普萘洛尔、糖皮质激素，若无禁忌，可联合使用提高治疗效果。普萘洛尔用法：20~40mg 每 6~8 小时服用 1 次；氢化可的松用法：100mg 加入 5%~10% 葡萄糖注射液中静脉滴注，每 6~8 小时使用 1 次。

3. **降温** 予以物理降温，避免使用乙酰水杨酸类药物。

4. **对症支持治疗** 积极治疗各种并发症，予以吸氧、抗感染，监护心、脑、肾功能，维持水电解质平衡、补液等。

5. **降低血甲状腺激素浓度** 当上述药物治疗效果欠佳时，可采用血液透析、腹膜透析迅速降低血甲状腺激素治疗。

三、糖尿病酮症酸中毒

糖尿病酮症酸中毒（diabetic ketoacidosis，DKA）：是最常见的糖尿病急症。是由于胰岛素不足和拮抗胰岛素激素过多共同作用所致的糖、脂肪、蛋白代谢严重紊乱综合征。临床以高血糖、高血酮、代谢酸中毒为主要表现。

【临床表现】

患者出现多尿、烦渴多饮、乏力症状较前加重，出现食欲减退、恶心呕吐、烦躁、嗜睡、呼吸深快，呼气中有烂苹果味（丙酮气味）；后期严重失水、少尿、眼眶下陷、皮肤干燥、四肢厥冷、血压下降；晚期患者反应迟钝、消失，终至昏迷。需注意，有少数患者表现为腹痛，酷似急腹症，易误诊；还可有感染等诱因引起的临床表现常被 DKA 所掩盖。

【辅助检查】

1. 尿液检查　尿糖强阳性、尿酮阳性或强阳性，可有蛋白尿和管型尿。当肾功能严重受损时，尿糖、尿酮阳性程度可与血糖、血酮值不相称。重度 DKA 机体缺氧的患者，尿酮反而呈阴性或弱阳性。不建议用尿酮诊断和监测 DKA 的病情。

2. 血液检查　血糖升高，一般为 $13.9 \sim 33.3mmol/L$。血酮体升高，糖尿病酮症时血酮 $>1.5mmol/L$，DKA 时常 $>3.0mmol/L$。血 β-羟丁酸升高。血二氧化碳结合力和 pH 值降低，剩余碱负值增大，阴离子间隙增大。血钾在治疗前高低不定，治疗后若补钾不足可严重降低。血尿素氮、肌酐常偏高。血浆渗透压轻度升高。血常规可出现白细胞及中性粒细胞比例增高。

【诊断和鉴别要点】

结合患者症状及实验室检查，DKA 诊断并不困难。临床上对于恶心呕吐、酸中毒、失水、昏迷、休克的患者，以及呼气有烂苹果味（丙酮气味）、低血压而尿量多者，均应考虑本病的可能性。如血糖 $>13.9mmol/L$，血酮 $>3.0mmol/L$，或尿酮和酮体阳性伴血糖增高，血 $pH<7.3$，$HCO_3^- <18mmol/L$，无论有无糖尿病史，均可诊断为 DKA。DKA 诊断明确后，根据酸中毒的程度，DKA 分为轻度、中度、重度。轻度：血 $pH\ 7.25 \sim 7.30$，$HCO_3^-\ 15 \sim 18mmol/L$，阴离子间隙 $>10mmol/L$；中度：血 $pH\ 7.0 \sim <7.25$，$HCO_3^-\ 10 \sim <15mmol/L$，阴离子间隙 $>12mmol/L$；重度：血 $pH<7.0$，$HCO_3^- <10mmol/L$，阴离子间隙 $<12mmol/L$。

临床上凡出现高血糖、酮症、酸中毒之一者都需要排除 DKA，需与以下疾病相鉴别：高渗性高血糖昏迷、乳酸性酸中毒、低血糖昏迷等。

【治疗要点】

对于糖尿病酮症患者，仅需补液和胰岛素治疗，持续到酮体消失。DKA 应按以下方法积极治疗：

1. 补液　是治疗的关键环节。补液治疗能纠正失水，恢复血容量及肾灌注，有助于降低血糖和清除酮体。补液原则为"先快后慢，先盐后糖"，通常先使用生理盐水。补液总量可按照发病前 10% 的体重计算，开始 1~2 小时输注 0.9% 氯化钠 1000~2000ml，以便尽快补充血容量，改善周围循环和肾灌注；如治疗前已有低血压或休克，经快速补液不能有效升高血压时，应输入胶体溶液并采用其他抗休克措施。以后根据患者血压、心率、每小时尿量及周围循环状况决定输液量和输液速度，在第 3~6 小时输入 1000~2000ml；一般第一个 24 小时的输液总量为 4000~5000ml，严重失水患者可达 6000~8000ml。老年或伴心、肾功能不全患者，应严密监测血浆渗透压，避免补液过度。当血糖降至 13.9mmol/L 时，根据血钠情况以决定改为 5% 葡萄糖液或葡萄糖盐液，并按每 2~4g 葡萄糖加入 1U 短效胰岛素，患者清醒后鼓励其饮水或盐水。

2. 胰岛素治疗　一般采用小剂量短效胰岛素静脉滴注治疗，开始以 0.1U/(kg·h)，如在第一个小时血糖下降不明显，且脱水已纠正，胰岛素剂量可加倍。血糖下降以每小时降低 3.9~6.1mmol/L 为宜，每 1~2 小时测血糖 1 次，根据血糖情况调整胰岛素剂量。当血糖降至 13.9mmol/L 时，胰岛素剂量减至 0.05~0.10U/(kg·h)。病情稳定后过渡到胰岛素常规皮下注射。

3. 纠正电解质紊乱和酸中毒　DKA 患者有不同程度失钾，补钾治疗应根据血钾和尿量：在胰岛素及补液治疗后，患者尿量正常，血钾低于 5.2mmol/L 即可静脉补钾。治疗前已有低钾血症，尿量≥40ml/h 时，在胰岛素治疗及补液同时必须补钾。严重低钾血症可危及生命，应立即补钾，当血钾升至 3.5mmol/L 时，再开始胰岛素治疗，避免低钾引发心律失常、心脏骤停、呼吸肌麻痹。

酸中毒主要由酮体中酸代谢产物引起，经胰岛素及补液治疗后，酮体水平下降，酸中毒可自行纠正，不需补碱治疗。血 pH < 6.9 时，应适当补碱，直到 pH 上升至 7.0以上。

4. 去除诱因和治疗并发症　治疗感染、休克、心力衰竭、心律失常，抢救过程中防治并发症，特别是脑水肿、肾衰竭，维持重要脏器功能。

5. 健康教育及预防　加强糖尿病教育，促进糖尿病患者及家属对糖尿病的认识，是预防 DKA 的主要措施。控制好血糖，预防和及时治疗感染及其他诱因。

四、高血糖高渗综合征

高血糖高渗综合征（hyperosmolar hyperglycemic syndrome，HHS）是糖尿病的严重急性并发症之一，临床以严重高血糖而无明显酮症酸中毒、血浆渗透压显著升高、脱水和意识障碍为特征。HHS 的发生率低于 DKA，多见于老年 2 型糖尿病患者，约 2/3 的患者于发病前并无糖尿病病史。

【临床表现】

HHS 起病隐匿。常先出现口渴、多尿和乏力等症状，多食不明显，有时甚至厌食。渐出现反应迟钝、表情淡漠。病情日益严重者出现典型的 HHS 表现，主要有严重脱水和精神神经症状：全部患者有失水表现明显，唇舌干裂，血压下降、心率加快，少数呈现休克状态，严重者少尿或无尿；中枢神经系统损害明显的患者，可有不同程度的意识障碍、定向障碍、幻觉、抽出、昏迷等。

【辅助检查】

1. 尿液检查　尿比重较高，尿糖呈强阳性，尿酮阴性或弱阳性，常伴有蛋白尿和管型尿。

2. 血液检查　血糖明显增高，多为 33.3 ~ 66.6mmol/L。血钠多升高，可达 155mmol/L 以上。血浆渗透压显著增高是 HHS 的重要特征和诊断依据，总渗透压一般 > 350mmol/L。血尿素氮、肌酐和酮体常增高，多为肾前性（失水所致）。血酮正常或略高，一般 <4.8mmol/L。

【诊断和鉴别要点】

中老年患者无论有无糖尿病病史，出现严重脱水和精神神经症状，需考虑 HHS 可能，结合症状及实验室检查，诊断并不困难。HHS 实验室诊断参考表标准是：①血糖 >33.3mmol/L；②有效血浆渗透压 ≥320mmol/L；③血清 HCO_3^- ≥8mmol/L，或动脉血 pH ≥7.30；④尿糖呈强阳性，而血酮正常或轻度增高，尿酮阴性或为弱阳性。HHS 首先需与脑血管意外鉴别，然后与糖尿病并发昏迷的其他情况鉴别，如 DKA 和乳酸酸中毒。

【治疗要点】

HHS 病情危重、并发症多，病史率高于 DKA，强调早期诊断和治疗。治疗原则同 DKA。

1. 补液治疗 本症失水比 DKA 更严重，可达体重的 12%，输液需要更为积极小心，24 小时补液量可达 6000~10000ml。一般先补等渗溶液，如治疗前已有休克，可先补充生理盐水和适量胶体溶液。如无休克或休克已纠正，经输注生理盐水 1000~2000ml 后血浆渗透压 >350mmol/L，血钠 >155mmol/L，可考虑输入适量低渗溶液（0.45%~0.6% 盐水）。当血糖降至 13.9mmol/L 时，可开始输入 5% 葡萄糖液并加胰岛素（每 2~4g 葡萄糖加入 1U 短效胰岛素）。输液过程中监测患者血压、尿量，必要时进行中心静脉压监测。

2. 胰岛素治疗 小剂量胰岛素静脉输注控制血糖，原则与 DKA 相同，以开始以 0.05~0.1U/(kg·h) 静脉滴注，HHS 患者对胰岛素较敏感，所需剂量稍小。

3. 补钾 在输注生理盐水过程中常出现严重低钾血症，补钾应及时，用法与用量见 DKA 的治疗。

4. 其他 一般不补碱，如合并 DKA 按 DKA 原则纠正酸中毒。积极去除诱因，治疗并发症。

五、低血糖症

低血糖症（hypoglycemia）：是多病因所引起的以静

脉血浆葡萄糖（简称血糖）浓度过低，临床上以交感神经兴奋和脑细胞缺糖为主要特点的综合征。一般以血糖浓度低于 2.8mmol/L 作为低血糖的标准。

【临床表现】

低血糖症状无特异性，随病情发展而变化。低血糖症的临床表现可归纳为以下两方面：

1. 交感神经兴奋症状表现为发作性和进行性的极度饥饿、大汗、心悸、面色苍白、焦躁、情绪激动等；

2. 缺糖性脑功能紊乱症状表现为反应迟钝、乏力、视物不清、幻觉、肢体颤动、运动障碍等。体格检查可见面色苍白、皮肤湿冷、心动过速、收缩压升高等。如血糖严重下降持续时间过长，可出现神志改变、认知障碍、抽搐或昏迷，持续 6 小时以上可出现永久性脑损伤。

【诊断和鉴别要点】

低血糖的诊断依据是 Whipple 三联征（Whipple, striad）：①低血糖症状；②发作时血糖低于 2.8mmol/L；③供糖后低血糖症状迅速缓解。如高度怀疑低血糖症而血糖正常或处于临界值时，可采用 48 ~ 72 小时禁食试验。

以交感神经兴奋为突出表现者需与甲状腺毒症、自主神经功能紊乱、嗜铬细胞瘤、交感神经亢进综合征等鉴别；以精神-神经-行为异常为突出表现者应与神经病、中枢神经疾病鉴别。

【治疗要点】

尽快纠正低血糖症，并预防再次发生。

对于症状较轻、神志清楚的患者，可立即进食糖果、糖水；症状较重、神志不清楚者，应立即静脉注射 50% 葡萄糖 60ml，症状缓解不明显可继以 5% ~10% 葡萄糖液静脉滴注，维持 24 ~48 小时或更长，直至患者能进食。必要时胰高糖素 0.5 ~1mg 肌肉或静脉注射。如血糖恢复而意识未恢复，按急性脑病进行重症监护和综合急救，予以头部降温、护脑，静滴 20% 甘露醇，并予地塞米松静注防治并发症。

六、超高热危象

超高热危象（Hyperpyrexia crisis）：超高热危象是指体温≥41℃同时伴有抽搐、昏迷、休克、出血等危急征象。多见于儿童。体温升高可引起新陈代谢增强，使物质分解代谢加强，产热增多，体温再次升高，形成恶性循环。

【临床表现】

体温超过41℃时，可造成全身实质性器官的细胞，特别是脑细胞变性，引起抽搐、惊厥、昏迷、发生心力衰竭、呼吸衰竭；当体温超过42℃时，可使一些酶的活性丧失，脑细胞不可逆性损伤，导致死亡。

【病因】

根据病原体不同可分为感染性发热和非感染性发热：

1. 感染性发热　各种病毒、细菌、真菌、寄生虫、支原体、立克次体等引起的全身各器官感染。

2. 非感染性发热　变态反应：变态反应时形成抗原抗体复合物，激活白细胞释放内源性致热源引起发热。如输液反应、药物热等；中暑、中毒、甲亢危象、手术外伤、麻醉药引起的恶性高热等。

【辅助检查】

实验室检查：血常规、尿常规、粪便常规、电解质、血气分析、脑脊液常规、病原体显微镜检查、细菌学检查、血清学检查、血沉、C反应蛋白等检查；

影像学检查：X线检查、心电图、B超、CT等。

【诊断要点】

根据体温≥41℃，同时伴有抽搐、惊厥、昏迷、休克等临床征象，即可作出临床诊断。

【治疗要点】

超高热危象可发生突然死亡，需要早期识别、尽快诊断，立即采取正确的措施进行抢救。首先能否将患者的体温降至38.5℃是治疗成败的关键。

1. 降温

（1）物理降温：①乙醇擦浴：用 30% ~50% 的乙醇反复擦拭大动脉经过处，促进周围血管扩张散热，注意避免摩擦方式，应用拍拭方式进行，以利于散热；②冰敷：在颈部两侧、腋下、腹股沟等处放置冷毛巾、冰袋；③浸浴：超高热伴四肢厥冷者，可用温水浴或 40 ~45℃ 温乙醇浴；④冰盐水灌胃、冰水灌肠、冰化输液；⑤冰毯降温等。

（2）药物降温：①对乙酰氨基、布洛芬，对于高热持续不能缓解的患者，也可两种药物交替使用退热，阿司匹林、安乃近等药物，儿童不推荐使用。不可用量较大，避免体温骤降；②冬眠药物，当上述措施进行处理后，体温仍未降低，尤其是烦躁、惊厥的患者，可在物理降温的基础上使用冬眠药物，达到抑制体温调节中枢、扩张血管、加速散热、松弛肌肉、减少震颤，减少组织器官的代谢及耗氧量，防止产热。氯丙嗪，肌注或加 5% 葡萄糖盐水静滴，如体温降至 38℃ 时应停止使用冬眠药物；③硝普钠，扩张外周血管，对顽固性超高热效果较好，使用时应注意血压。加入 5% 葡萄糖水静注，开始以 0.2ug/（kg·min）静脉滴注，以后每 5 分钟可以增加剂量（0.1 ~0.2/（kg·min）），直到获得疗效或血压有所下降。

（3）由于糖皮质激素作为退热剂国内外较少研究，暂不推荐用于儿童退热。

2. 对症处理

①立即氧气吸入，减少缺氧损害；②对昏迷患者保持呼吸道通畅；③维持水电解质及酸碱平衡；④积极防治脑水肿；⑤及时处理心力衰竭、呼吸衰竭、休克等症状。

3. 病因治疗

如感染因素引起的超高热则予以足量的抗生素与降温处理同时进行，输液或药物引起的超高热应立即停止使用，并积极预防再次发生。

【注意事项】

1. 降温处理时，应密切监测患者体温及临床表现，避免体温骤降至 37℃ 以下，以防虚脱，出现大汗淋漓，加重患者血液浓缩；如患者使用退热剂后出现脉搏细速、四肢厥冷、口唇发绀等，应注意保暖，避免体温继续下降；应遵循热者冷降，冷者温降的原则。

2. 应严密观察患者的病情，监测体温、脉搏、心率、呼吸、血压、周围循环等生命体征变化；注意患者的伴随症状变化，面色、神志、寒战、大汗等；观察患者的尿量及尿色等。

3. 尽早开通至少两条静脉通道，并加强补液治疗。

七、重症肌无力危象

重症肌无力危象（myasthenia gravis crisis）指呼吸肌受累时出现咳嗽无力甚至呼吸困难，需要使用呼吸机辅助通气，是导致死亡的主要原因。口咽肌和呼吸肌无力者易发生危象，诱发因素包括呼吸道感染、手术、精神紧张、全身疾病。偶有心肌受累引发突然死亡。大约 10% 的重症肌无力出现危象。

【辅助检查】

1. 血、尿、脑脊液检查正常。常规肌电图检查基本正常。神经传导速度正常。

2. 重复神经电刺激　为常用的具有确诊价值的检查方法，在停用新斯的明 17 小时后进行，否则可出现假阴性。

3. AChR 抗体滴度的检测　对重症肌无力的诊断具有特征性意义。85% 以上全身型重症肌无力患者的血清中 AChR 抗体滴度明显增高。但抗体滴度的高低与临床症状的严重程度并不完全一致。

4. 单纤维肌电图　表现为间隔时间延长。

5. 胸腺 CT、MRI 检查　可发现胸腺增生和肥大。

【治疗要点】

危象是重症肌无力患者最危急状态，死亡率较高。

当呼吸肌功能受累致严重呼吸困难状态，危及生命者，应积极行人工辅助呼吸，包括正压呼吸、气管插管或气管切开，监测动脉血气分析中血氧饱和度和二氧化碳分压，并进一步判断 MG 危象的类型（见表 5-8-1）。如为肌无力危象，应酌情增加胆碱酯酶抑制剂剂量，直到安全剂量范围内肌无力症状改善满意为止；如有比较严重的胆碱能过量反应，应酌情使用阿托品拮抗；如不能获得满意疗效时考虑用甲基强的松龙冲击；部分患者还可考虑同时应用血浆交换或大剂量丙种球蛋白冲击。如为胆碱能危象，应尽快减少或者停用胆碱酯酶抑制剂，一般 5~7 天后再次使用，从小剂量开始逐渐加量，并可酌情使用阿托品；同时给予甲基强的松龙冲击、血浆交换或静脉注射免疫球蛋白。随着医学科学技术的发展，目前胆碱酯酶抑制剂的使用剂量有限（一般日总剂量不超 480mg），胆碱能危象已极为少见。若发现血气分析已经呼吸衰竭（Ⅰ型或Ⅱ型均可见）或临床上发现不能保护气道，即应及时气管插管，并考虑正压通气。

5

表 5-8-1　肌无力危象和胆碱能
危象的鉴别诊断

	肌无力危象	胆碱能危象
心率	心动过速	心动过缓
肌肉	肌肉无力	肌肉无力和肌束震颤
瞳孔	正常或变大	缩小
皮肤	苍白、可伴发凉	潮红、温暖
腺体分泌	正常	增多
新斯的明试验	肌无力症状改善	肌无力症状加重

（引自 2015 年中国重症肌无力诊断和治疗指南）

八、急性溶血危象

溶血危象（hemolytic crisis，HC）：指因短期内红细胞破坏速率增长或骨髓红系增生骤停或红细胞破坏速率超过骨髓造血失代偿而出现血红蛋白急剧下降、严重贫血乃至危及生命的临床急症。广义上概括所有的溶血危象，实质是危及生命的急性溶血，即短期内红细胞大量破坏，血红蛋白急剧下降，以血管内溶血为主。

常见的诱因有药物、毒物、特殊食物、细菌、病毒等。

【临床表现】

主要取决于溶血的部位、程度、速率及持续时间。典型的临床表现有急性贫血、酱油色尿，患者也可出现血压下降、呼吸困难、畏寒发热、恶心呕吐、口渴、腹痛、腰痛、背痛等。病情极严重者可出现神志模糊、抽搐、休克等症状。

【辅助检查】

1. 实验室检查　血红蛋白含量（Hb 急速降低）、网织红细胞计数（Ret 明显升高）、血清总胆红素和间接胆红素（IBiL 增高为主）、血清乳酸脱氢酶（LDH 超高，常 $\geqslant 800U/L$）、骨髓红系增生情况、血红蛋白尿（尿 Hb、尿潜血）。溶血危象因感染因素诱发时白细胞常明显升高（幼儿表现更为明显），呈类白反应，$WBC > 18 \times 10^9/L$。

2. 影像学检查　评价脾肿大速度和程度的重要指标，也可监测血栓危象所致脾梗死、肺动脉高压及危象并发的脑部病变。

【诊断及鉴别要点】

临床诊断：根据临床表现血红蛋白尿、实验室检查提示血细胞大量破坏等可初步诊断，迅速的判断有助于积极治疗。仔细询问病史、基础疾病、排查诱因等有助于针对性治疗。

鉴别诊断：①再障危象与急性再障骨髓：出现巨大原红细胞，核仁明显，胞质有凸起、有空泡。此外患者可并发传染性红斑和关节病症；②其他易发生危象的疾病：红斑狼疮可用特异性的抗核抗体等指标鉴定；肝豆状核变性，肝功能提示肝损伤以及检查铜蓝蛋白等指标，患者可有流涎、蹒跚、智障等表现；微血管病性溶血性贫血，外周血涂片显示大量碎裂红细胞，可有血小板减少和出凝血指标异常、肾功能指标异常；③溶血危象后期及恢复期的骨髓形态学：患者可出现骨髓增生异常综合征（myelodysplastic syndrome，MDS）样的形态学变化，血象三系均可明显下降。

【治疗要点】

正确的诊断是有效治疗的前提。

1. 去除病因　积极寻找诱因，例如是否有使用可疑药物、食物所致急性溶血，以及感染诱发急性溶血，去除诱因后病情可得到很大改善。

2. 成分输血　因输血也可引起急性溶血发生，临床上很多医生不敢输血，从而影响了抢救时机。应掌握指征，按成分输血，按需输血，输血不宜过多过快。例如阵发性睡眠性血红蛋白尿症（PNH）患者宜用同型的洗涤红细胞，葡萄糖-6-磷酸脱氢酶（G6PD）缺乏症患者只能使用 G6DPG 正常人血液输注。自身免疫性溶血性贫血患者选用同型血红细胞。

3. 糖皮质激素和其他免疫抑制剂　对于免疫性溶血性贫血，尤其是自身免疫性溶血性贫血应首选糖皮质激素治疗，可以迅速使溶血停止。

4. 切脾　对血管外溶血病例（如红细胞破坏主要发生在脾脏时），在以上方法治疗无效时，可以试行切脾手术缓解病情。

5. 其他治疗　严重的急性溶血性贫血可导致重要脏器的损伤而致命，当发生急性肾衰竭、电解质紊乱、休克等并发症时，应积极对症处理。

九、再生障碍性贫血

再生障碍性贫血（aplastic anemia，AA）：简称再障，是一种由多类病因和发病机制引起的骨髓造血功能衰竭症。主要表现为骨髓造血功能低下、全血细胞减少所致的贫血、出血和感染。根据患者的病情、血象、骨髓象及预后，将 AA 分为重型（SAA）和非重型（NSSA），本节重点介绍 SAA。

【临床表现】

重型再生障碍性贫血（SAA）起病急，进展快，病情重，部分可由非重型进展而来。

1. 贫血　症状随病情进展呈进行性加重，常出现苍白、头昏、乏力、心悸、气短。

2. 感染　多数患者有发热，体温在 39℃以上。以呼吸道感染最常见，致病菌以革兰阴性菌、金黄色葡萄球菌和真菌为主，常合并败血症而危及生命。

3. 出血　均有不同程度的皮肤、黏膜及内脏出血。严重者可发生颅内出血，是死亡的主要原因。

【诊断与鉴别要点】

SAA 诊断标准：（1）骨髓细胞增生程度 < 正常的 25%，如≥正常的 25% 但 < 50%，则残存的造血细胞应 < 30%；（2）血常规：需具备下列三项中的两项：中性粒细胞（ANC）< 0.5 × 10^9/L，校正的网织红细胞 < 1% 或绝对值 < 20 × 10^9/L，血小板（BPC）< 20 × 10^9/L；（3）若 ANC < 0.2 × 10^9/L 为极重型再生障碍性贫血（VSAA）。

SAA 与阵发性睡眠性血红蛋白尿（PNH）、骨髓增生异常综合征（MDS）、自身抗体介导的全血细胞减少等疾病鉴别。

【治疗要点】

SAA 患者病情危重，应尽早诊断，积极治疗。

支持治疗：①纠正贫血：血红蛋白 < 60g/L 具有输血指征，但老年、代偿反应能力低下、氧气供应缺乏加重时可放宽阈值；②控制出血：用促凝血药，如酚磺乙胺。合并血浆纤溶酶活性增高者，可用氨基磺酸。女性子宫出血可联合雄激素或炔诺酮等；③控制感染：积极

行病原学检查，并用广谱抗生素治疗。待细菌培养和药敏试验有结果后再选取窄谱抗生素针对性治疗；④其他保护措施：SAA 患者应予以保护性隔离，避免出血，减少感染风险。

SAA 治疗：①异基因造血干细胞移植（allo-HSCT）；②免疫抑制治疗。

（阳　军）

第九节　理化因素所致急症

一、中毒

【概述】

中毒（poisoning）是指化学物质进入机体内，在效应部位蓄积到一定量，从而引起损害的全身疾病。能引起中毒的化学物质称为毒物。根据毒物的来源和分类分为：工业毒物、药物、农药和有毒动植物。其中急性中毒是指短时间内大量毒物进入机体内引起，发病急、病情重、变化快、处理不及时可危及生命。

【有机磷农药中毒】

有机磷农药中毒（organophosphorous insecticides poisoning）是指有机磷农药进入人体后对乙酰胆碱酯酶活性（acetylcholinesterase，AChE）的抑制，引起乙酰胆碱大量蓄积，使胆碱能神经受到持续冲动，出现毒蕈碱样、烟碱样和中枢神经系统等中毒症状和体征，严重者因昏迷或呼吸衰竭而死亡。

【临床表现】

1. 急性中毒　胆碱能综合征为有机磷农药中毒的主要表现，患者发病时间和症状一般与毒物种类、剂量、中毒途径以及患者状态密切相关。口服者在 10 分钟至 2 小时内发病、吸入者一般在 30 分钟后发病、经皮肤吸收在 2~6 小时内发病。

（1）毒蕈碱样症状（即 M 样症状）：主要是副交感

神经末梢兴奋所致的平滑肌痉挛和腺体分泌增加。临床表现为恶心、呕吐、腹痛、大汗、流泪、流涎、腹泻、大小便失禁、心跳减慢和瞳孔缩小、支气管痉挛和分泌物增加、咳嗽、气急，严重患者出现肺水肿或呼吸衰竭。

（2）烟碱样症状（即 N 样症状）：乙酰胆碱在横纹肌神经肌肉接头处过度蓄积和刺激，使面、眼睑、舌、四肢和全身横纹肌发生肌纤维颤动，甚至全身肌肉强直性痉挛。患者常有全身紧束和压迫感，而后发生肌力减退和瘫痪。严重者可有呼吸肌麻痹，造成周围性呼吸衰竭。此外，由于交感神经节受乙酰胆碱刺激，其节后交感神经纤维末梢释放儿茶酚胺使血管收缩，引起血压增高、心跳加快和心律失常。

（3）中枢神经系统症状：当外周血 AChE 降低明显而脑的 AChE 大于 60% 时，通常不出现中毒症状和体征；当脑的 AChE 小于 60% 时中枢神经系统受乙酰胆碱刺激后有头晕、头痛、烦躁不安、疲乏、共济失调、谵妄、抽搐和昏迷等症状。

2. 中间综合征　中间综合征（intermediate syndrome）是指有机磷毒物排出延迟、在体内再分布或用药不足等原因，使胆碱酯酶长时间受到抑制，蓄积于突触间隙内，高浓度乙酰胆碱持续刺激突触后膜上烟碱受体并使之失敏，导致冲动在神经肌肉接头处传递受阻所产生的一系列症状。一般在急性中毒后 1~4 天急性中毒症状缓解后，患者突然出现以呼吸肌、脑神经运动支配的肌肉以及肢体近端肌肉无力为特征的临床表现。患者发生颈、上肢和呼吸肌麻痹。累及颅神经者，出现眼睑下垂、眼外展障碍和面瘫。肌无力可造成周围呼吸衰竭，此时需要立即呼吸支持，如未及时干预则容易导致患者死亡。

3. 迟发性多神经病　有机磷农药急性中毒一般无后遗症。个别患者在急性中毒症状消失后 10~45 天可发生迟发性神经病，发生率一般为 5% 左右，主要累及感觉运动神经，且可发生下肢瘫痪、四肢肌肉萎缩、手足活动不灵等神经系统症状。目前认为这种病变不是由胆碱酯酶受抑制引起的，可能是由于有机磷农药抑制神经靶酯酶，并使其老化所致。

4. 其他表现

（1）迟发型猝死：患者在急性 OPI 中毒恢复期（中毒后 3~15 天），患者口服乐果、对硫磷、敌敌畏、甲胺磷等农药，容易对心肌造成极大的损害，机制为 OPI 对心脏的迟发性毒作用，心电图可以有 Q-T 间期延长，重者可以发生尖端扭转型心动过速，最终导致猝死。

（2）"反跳"现象：有少部分重度有机磷农药中毒患者在经过积极治疗后症状明显缓解，但在 2~8 天后病情突然加重，重新出现急性中毒症状，病死率一般较高（大于 50%），临床上把这种现象称之为"反跳现象"，其中毒机制尚有争议。

5. 实验室检查

（1）血胆碱酯酶活性测定是诊断有机磷农药中毒的特异性指标，对判断中毒的程度、疗效以及预后的估计极其重要。临床一般以 100% 作为正常人的血胆碱酯酶活性值，其活性值在 70%~50% 为轻度中毒，50%~30% 为中度中毒，小于 30% 为重度中毒。

（2）尿中 OPI 代谢产物的测定：敌百虫代谢为三氯乙醇，对硫磷和甲基对硫磷氧化分解为对硝基酚。如果在尿中监测三氯乙醇或者对硝基酚则有助于诊断上述毒物中毒。

6. 诊断要点　患者有有机磷农药接触史，临床表现及实验室检查，一般不难诊断。根据中毒的程度急性有机磷农药中毒可以分为：（1）轻度中毒：主要表现为 M 样症状。胆碱酯酶活力一般在 50%~70%；（2）中度中毒：M 样症状和 N 样症状都出现，胆碱酯酶活力一般在 30%~50%；（3）重度中毒：除 M 样症状和 N 样症状外，还可以出现中枢神经系统症状，胆碱酯酶活力一般在 30% 以下。

7. 鉴别诊断　应与心源性肺水肿相鉴别，二者都可

5

以引起肺水肿，但根据病史一般不难做出鉴别，心源性肺水肿患者多有较重的心脏病史而有机磷农药中毒者则有毒物接触史。同时还应当与毒蕈碱、河豚毒素中毒，食物中毒以及急性胃肠炎等相鉴别。

【治疗要点】

治疗原则：迅速清除毒物，对于呼吸、心跳骤停者，应立即予以心肺脑复苏，解毒药物的使用，稳定生命体征以及对症治疗，中间综合征的治疗。

1. 切断毒源，清除毒物　将患者撤离中毒现场，脱去污染衣服，用肥皂水擦洗全身，对于眼部污染的患者，应该使用生理盐水、清水、2% 碳酸氢钠溶液或 3% 硼酸溶液进行清洗；对于口服的患者，应立即进行反复洗胃，可以使用 1∶5000 高锰酸钾溶液或 2% 碳酸氢钠溶液（敌百虫中毒的患者禁用），每 3~4 个小时洗胃一次，直至洗出清亮的液体。然后使用硫酸钠 20~40g 溶于 20ml 的水中，口服，待半个小时后是否有导泻作用，如果没有，可再次口服或者经鼻胃管注入 500ml 液体。对于有呼吸、心跳骤停的患者，应立即予以 CPR。

2. 解毒药物的使用　用药原则：早期、足量、联合以及反复给药。

（1）抗胆碱药：①阿托品：阿托品主要缓解 M 样症状，通过阻断乙酰胆碱对交感神经和中枢神经的作用，而对 N 样症状无作用，应用该药应达到"阿托品化"，即 M 样症状消失（皮肤黏膜干燥、颜面潮红、瞳孔较之前扩大、肺部啰音消失以及心率增快）后逐渐减少药量，延长给药时间。②盐酸戊乙奎醚：是一种新型选择性长效抗胆碱药，对 M 样症状、N 样症状以及中枢神经系统都有拮抗作用，但对支配心脏的 M2 受体则无作用。盐酸戊乙奎醚的用药应达到口干、皮肤黏膜干燥、肺部啰音减少或消失为标准。

（2）胆碱酯酶复活药：该药主要恢复胆碱酯酶的活性，常用药物主要有氯解磷定、碘解磷定以及双复磷，主要缓解 N 样症状。

表5-9-1 有机磷中毒解毒药的治疗方案

	轻度	中度	重度
抗胆碱能药物 阿托品	开始剂量：1~2mg，皮下注射，1~2h一次；阿托品化：0.5mg，皮下注射，4~6h一次	开始剂量：2~4mg，静注随后1~2mg静注，半个小时一次，4~6h一次	开始剂量：5~10mg，静注，随后2~5mg静注10~30min一次，0.5~1mg，皮下注射，4~6h一次
盐酸戊乙奎醚	1~2mg，肌注，8~12h一次	2~4mg，肌注，8~12h一次	4~6mg，肌注，8~12h一次
胆碱酯酶复活剂 氯解磷定	0.5~0.75g肌注或静注	0.75~1.5g肌注或静注2h一次；总量为4~5g/24h	1~2g静注30~60分钟一次，总量为10g/24h
碘解磷定	0.4g稀释后静注，如有需要2h后重复一次	0.8~1.2g稀释后静注，必要两小时后重复一次	1.2~1.6g稀释后静注后根据病情重复用药，0.4g/h维持
双复磷	0.125~0.25g肌注，必要时2h后重复一次	0.25~0.5g肌注或静注2h视病情给予0.25g静注	0.5~0.75g稀释后静注，半小时后重复0.5g

5

3. 稳定生命体征以及对症治疗　应注意呼吸道通畅，积极氧疗必要时行机械通气，实行心电监护以防治心律失常，一旦发生心律失常，应积极对症处理。对于脑水肿以及肺水肿患者，可以给予脱水药和糖皮质激素，惊厥者可给予镇静治疗。危重患者可行血液净化等治疗。

4. 中间综合征的治疗　唯一有效的急救措施就是机械通气，确保呼吸道通畅，以帮助患者度过呼吸衰竭，当患者自主呼吸恢复之后方可撤离机械通气，一般经过积极治疗 4～18 天症状可以缓解。

二、中暑

中暑（heat illness）指在高温、高湿以及无风的环境中，患者体温调节中枢功能发生障碍，汗腺功能衰竭以及水、电解质代谢紊乱从而出现一系列与之有关临床表现的疾病。根据发病机制和临床表现的不同，重症中暑一般可分为热痉挛（heat cramp）、热衰竭（heat exhaustion）、热射病（heat stroke）或日射病（sun stroke）三种类型。这些病征的病因和发病机制略有差异，因而症状和体征也不尽相同，在预防这些病征的过程中，采取的措施也有不同。据统计，在美国运动员中，热射病及日射病是继脊髓损伤和心脏骤停后第三位死亡原因。

【临床表现】

在现代临床中，根据临床表现的轻重，一般将中暑分为先兆中暑、轻症中暑和重症中暑。一般来说，上述三种情况按顺序发展。

1. 先兆中暑　在高温环境中劳动或活动一定时间后，患者出现多汗、口渴、轻微头痛、头晕、头昏、全身乏力、胸闷、心悸、恶心、注意力不集中、动作不协调等症状，患者体温正常或略有升高，一般不超过 37.5℃，如果及时采取防御措施，如离开高温现场、适当补水和钠盐，一般短时间里可以恢复。

2. 轻症中暑　患者除具有先兆中暑的症状外，还会出现颜面潮红、心率加快、皮肤灼热，体温一般在 38℃

以上，可有早期周围循环衰竭的表现，如恶心、呕吐、面色苍白、四肢皮肤湿冷、多汗、脉搏细速、血压下降等。如及时对症处理，一般在数小时内即可以恢复。

3. 重症中暑　包括热痉挛、热衰竭、热射病和日射病。是最严重的中暑，如不及时处理，易引起全身衰竭而导致死亡。

（1）热痉挛：患者神志清楚、体温正常或仅有低热，多因大量出汗而饮水不多、钠盐补充不足而引起，从而使血中电解质离子浓度迅速降低，表现为四肢无力、肌肉痉挛、疼痛、以腓肠肌多见，也可累及腹直肌、肠道平滑肌痉挛而引起腹痛。

（2）热衰竭：以老年人、体弱者以及不适高温环境者发病多见，患者体温正常或稍有偏高，患者发病较急、可有头痛、头晕、多汗、恶心、呕吐，继而出现口渴、胸闷、面色苍白、皮肤湿冷、脉搏细速、体位性低血压、抽搐和昏迷。

（3）热射病：高热伴神志障碍，体温可达 40℃ 以上，多见于在高温环境中从事体力劳动较长者，患者发病早期有大量出汗、之后出现皮肤干燥无汗，呼吸浅快、脉搏细速、血压正常或者偏低、逐渐转入昏迷伴有抽搐。严重者可发生肺水肿、心功能不全、DIC、肝、肾功能损害等严重并发症。

（4）患者出现剧烈头痛、头昏、眼花、耳鸣、呕吐、烦躁不安、继而出现昏迷及抽搐。

【实验室检查】

可发现低血钾、高血钙、白细胞计数增高、血小板计数减少，肌酐、尿素氮、丙氨酸转移酶（GPT）、乳酸脱氢酶（LDH）、肌酸激酶增高，心电图示心律失常和心肌损害。

【诊断要点和鉴别要点】

根据易患人群在高温环境下，较长时间剧烈运动或劳动后出现相应的临床表现，如体温呈高热、抽搐、昏迷或神志改变等并排除其他疾病方可诊断。需与食物中毒、化学中毒及其他中毒等相鉴别。

【治疗要点】

处理原则：迅速脱离高温现场，降低体温，补液以及纠正电解质紊乱，对症处理，防治多器官功能不全。

1. 先兆中暑　脱离高温现场至通风阴凉处休息一段时间即可，无需特殊处理。

2. 轻症中暑　立即将患者移到通风、阴凉、干燥的地方，患者仰卧，解开衣扣，更换湿透衣裤，同时应用冷湿毛巾敷其头部，开电扇或空调，以尽快散热。同时可以口服含盐冰冻饮料，对于不能饮水者，可以静滴生理盐水或者林格液。

3. 重症中暑

(1) 热痉挛：以补液为主，如生理盐水，也可以口服含盐低温饮料，进行皮肤肌肉按摩，同时也可以给予10%葡萄糖酸钙15～20ml缓慢静注。

(2) 热衰竭：使患者尽快脱离高温现场，移到通风、阴凉、干燥的地方，口服含盐低温饮料，无需特殊处理，一般可以恢复。

(3) 日射病：应迅速头部降温，予以甘露醇治疗脑水肿，吸氧、心电监护等对症治疗，但患者一般预后不好，病死率较高。

(4) 热射病：及时降低患者的体温是治疗的关键（时间尽量在半个小时之内，固有"黄金半小时"之称），分为物理降温和药物降温。

物理降温：使患者尽快脱离高温现场，移到通风、阴凉、干燥的地方，脱去衣服，促进局部散热，对于无虚脱者：冷水浸浴（cold water immersion, CWI）或冰水浸浴（ice water immersion, IWI）是迅速降低患者体温的金标准。将患者颈部以下躯体全部浸润在1.7～14.0℃（35～57 °F）冷水中，并不断搅拌冷水，用湿毛巾包裹冰块降低头部体温，20分钟后观察患者体温变化，一般可以将体温降至40℃以下。对于虚脱者：临床一般采用蒸发散热降温，如用15℃左右的冷水反复擦拭患者皮肤，或者用电风扇和空气调节器，把体温降至39℃之后停止降温。如果上述方法无效，可以采用冰盐水进行胃或直肠灌洗。或者采用生理盐水进行腹腔灌洗或血液透析治疗。

药物降温：首选氯丙嗪。给药方法：氯丙嗪25~50mg加入生理盐水或5%的葡萄糖溶液500ml静滴，对于严重的患者，可将氯丙嗪25mg及异丙嗪25mg稀释于5%葡萄糖溶液或生理盐水100~200ml中缓慢静注。应监测血压变化，如发现血压过低，应停用氯丙嗪使用升压药。在整个降温过程中，密切监测肛温，当温度降至38℃时，应停止药物降温。

对症和支持治疗：对于昏迷患者，应实行气管插管，保持呼吸道通畅，防止误吸；对于颅内高压患者，静脉输注甘露醇1~2g/kg，30到60分钟输入；对于癫痫发作患者，静脉输注地西泮。纠正水、低血容量、电解质紊乱以及酸碱失衡，血压过低可使用升压药，补液速度不宜过快，以免加重心脏负担，造成心衰和肺水肿。心力衰竭时，选用西地兰，多巴酚丁胺。无尿、高钾血症以及尿毒症发生时，应进行血液透析治疗等。

【注意要点】

过量饮水　中暑后须大量补充水分和盐分，但过量饮用热水时会更加大汗淋漓，反而造成体内水分盐分进一步的大量流失，严重时会引起抽风现象。如此便是得不偿失。正确的方法应是少量多次，每次饮水量以不超过300ml为宜。

三、冻僵

冻僵（frozen rigor）又称意外低体温，是指在下丘脑功能正常的前提下，寒冷的环境（5℃以下）引起机体体温过低（小于35℃）所导致以神经系统和心血管系统损伤为主的严重的全身性疾病，一般在寒冷环境中6个小时以内发病。体温越低，死亡率越高。

【临床表现】

根据患者中心体温以及体内代谢状态的不同，一般将冻僵分为三类，即轻度冻僵、中度冻僵以及重度冻僵。

1. 轻度冻僵　中心体温在 35～32℃ 之间，患者可以表现为全身乏力、记忆力下降以及小便增多、循环系统出现障碍表现为心率增快、血压升高、呼吸频率增快、肌肉震颤随之出现不完全性肠梗阻。

2. 中度冻僵　中心体温在 32～28℃ 之间，患者可以有神志改变，表现为表情淡漠、精神错乱、言语障碍、行为异常、运动失调或出现昏睡。心电图可出现心律失常，如心房扑动或心房颤动、室性期前收缩和出现特征性的 J 波又称 Osborn 波。当体温在 30℃ 时，患者将不再寒战、表现为意识丧失、呼之不应、瞳孔散大以及心动过缓。心电图表现为 PR 间期、QRS 综合波和 QT 间期均延长。

3. 严重冻僵　中心体温在 28℃ 以下，患者出现昏迷、瞳孔直接对光反射均消失、心输出量减少、血压下降、心律失常、进一步可以发展为心室颤动、血糖降低以及高钾血症；当体温低于 20℃ 时，患者即可以出现呼吸、心搏停止。

【诊断要点】

根据患者的病史、临床表现以及中心体温的监测一般不难诊断。

【治疗要点】

治疗原则：积极进行复苏抢救，避免体热进一步散失，采用有效复温措施以及防治并发症。

1. 现场处理　立即将患者移至温暖环境中，脱去湿冷衣服，用干毛毯或者棉被包裹患者的身体。在整个搬运的过程中，用力不宜过大，应当避免发生骨折。

2. 院内处理

（1）急救处理：若患者出现呼吸、心搏骤停，应立即实行心肺复苏；若患者出现神志障碍或昏迷，应立即实行气管插管，保持呼吸道通畅，以免发生窒息，必要时行气管切开术，吸入加热湿化的氧气。对于休克患者，首先应积极恢复有效血容量。

（2）复温技术：首要问题是尽快恢复中心体温，而不仅仅是恢复四肢的体温，复温方法一般分为主动复温和被动复温，而主动复温又分为主动体外复温和主动体内复温。复温方法和复温速度应根据患者的情况而定，老年患者和心脏病患者复温应慎重。

被动复温（passive rewarning）：适用于轻症患者，把患者移至温暖环境中，盖上毛毯或者棉被，利用机体自身产热恢复体温。复温速度一般为 $0.3\sim2℃/h$。

主动复温（active rewarning）：即将外源性热传递给患者，一般适用于中心体温小于32℃的、有血流动力学改变及高龄、伴有神志障碍、内分泌功能低下、可能出现继发性低体温的患者。

主动体外复温：适用于既往体健急性低体温患者，可用热水袋、电热毯或者 $40\sim42℃$ 温水浴复温，复温速度应控制在 $1\sim2℃$。在整个复温的过程中，应将复温热源置于胸部，以免肢体体温升高加重心脏负荷。

主动体内复温：可吸入 $40\sim45℃$ 湿化氧气或者静滴 $40\sim42℃$ 液体或用 $40\sim45℃$ 灌洗液对胃肠道以及胸腔、腹膜腔进行灌洗以达到升温的效果，复温速度应控制在 $0.5\sim1℃$。

3. 支持和监护措施

（1）对于循环容量不足的患者，可以用生理盐水或5%葡萄糖生理盐水（输入量20ml/kg）静滴以补充血容量；在输液的过程中，切忌输乳酸林格液，因为低温患者肝脏不能有效代谢乳酸。应纠正其水电解质紊乱和酸碱失衡。同时，注意补充热能。维持血压：对于休克血压的患者，在补充血容量仍没有恢复者，可给予多巴胺 $2\sim5ug/(kg\cdot min)$ 静滴。对于神志障碍的患者可用纳洛酮和维生素 B_1 治疗。

（2）监护措施：放置鼻胃管实行胃肠减压，持续的心电监护，以致于及时发现室性心律失常，监测血糖，当血糖过高或过低都应采取相应措施处理。插导尿管，观察尿量以及监测肾功能，防治尿潴留。

并发症处理：积极处理相应并发症。

【注意要点】

不能使用火焰直接给患者加温，否则容易导致烫伤，使病情进一步加重。

四、高原病

高原病（diseases of high altitude）是指人体进入高原或由高原进入更高海拔地区的当时或数天内发生的因高原低氧环境引起的疾病，也称为高山病（mountain sickness）或称高原适应不全症（unacclimatization to high altitude）。高原病可分为急性高原病和慢性高原病。急性高原病是指初入高原时所出现的急性缺氧反应或疾病；慢性高原病是指在到达高原半年以上才发病或者原有急性高原病迁延不愈者。

【临床表现】

1. 急性高原病 一般可分为三种类型：急性高原反应、高原肺水肿及高原昏迷，此三种类型一般按时间先后发生，但彼此也可以互相交叉或并存。

（1）急性高原反应：此种类型较常见，是指患者初进入（6~24h）低压低氧的环境后产生的各种病理性反应。患者可出现头痛失眠、心悸、胸闷、气短、食欲减退、全身乏力、恶心、呕吐、呼吸困难等，其中，头痛是最为常见的症状，主要表现为前额或双颞部的搏动性头痛，通常以夜间或晨起时尤为明显。中枢神经系统症状与饮酒过量时的表现颇为相似。部分患者可出现口唇和甲床发绀，一般来说上述症状在24~48h可缓解，少数患者也可发展成为高原肺水肿或高原脑水肿。

（2）高原肺水肿：是较为常见并且致命的高原病，通常在进入高原2~4天发病，一般患者先有急性高原反应表现，进而出现呼吸困难、胸闷、胸部压塞感、咳嗽、咳白色或粉红色泡沫痰，双肺可闻及明显的干湿啰音，患者全身乏力。

（3）高原脑水肿：又称神经性高山病，较为罕见但最为严重，一般在进入高原地区 1～3 天后发病，早期诊断强调识别昏迷前期的表现，如剧烈头痛、头晕、意识模糊、呕吐、进而出现步态不稳、嗜睡、昏迷、甚至发生惊厥。

2. 慢性高原病　又称 Monge 病，相对较少见，常居高原或者少数长期居住在 4000 米以上的人多发生此病，通常分为几种类型：急慢性高原反应、高原红细胞增多症、高原血压改变、高原心脏病。

（1）慢性高原反应：在发生急性高原反应后症状持续时间超过 3 个月以上可诊断为慢性高原反应，可表现为：头痛、失眠、记忆力下降、心悸、消化不良、颜面部水肿，有的患者还可出现肝大、蛋白尿。

（2）高原红细胞增多症：在高原低氧环境中发生红细胞增多者最为多见，这是一种代偿性生理适应反应，由于血液黏度过高，脑血管可形成微小血栓，患者常表现为头痛、头晕、嗜睡、发绀、可伴有杵状指，由于肺循环阻力增大加重肺动脉高压，可进一步发展为右心衰竭。

（3）高原血压改变：长期居住在高原地区的患者，血压通常偏低（≤90/60mmHg），患者通常有低血压表现；即头痛、头晕、疲倦、失眠，对于血压升高者可诊断为高原高血压，但一般不引起心脏和肾脏的损害，回到平原，一般可逐渐恢复正常。

（4）高原心脏病：以高原出生的婴幼儿多见，成年移居者进入高原 6～12 月后也可发病，患者主要表现为：心悸、胸闷、气短、颈静脉怒张、心律失常、双下肢水肿，最终发展为右心衰竭。

【实验室检查】

血常规可见轻度白细胞增多；慢性患者红细胞计数 $>7.0\times10^{12}/L$，血红蛋白浓度超过 180g/L。心电图可见肺型 P 波、电轴右偏、右心室肥大、T 波倒置以及右束支传导阻滞。对于高原肺水肿的患者胸片可见云絮状模糊阴影或者双侧弥散性斑块。右肺下动脉横径≥15mm。动脉血气分析可表现为低氧血症、低碳酸血症以及呼吸性碱中毒；高原心脏病者主要表现为低氧血症和二氧化碳分压增高。

【诊断和鉴别要点】

诊断依据：进入高原地区后发病；海拔的高度、攀登的速度与其症状无明显相关；应排除类似高原病表现的其他疾病；通过氧疗或易地治疗明显有效。

应与下面疾病相鉴别：即急性高原反应、高原肺水肿及高原脑水肿、以及高原红细胞增多症。

【治疗要点】

1. 急性高原反应　若患者出现急性高原反应，应卧床休息和补充液体；经面罩吸氧（1~2L/min）绝大部分患者症状可得到缓解；对于头痛患者可用阿司匹林（650mg）、对乙酰氨基酚（650~1000mg）、布洛芬（600~800mg）；当患者出现恶心、呕吐时可肌注丙氯拉嗪；严重患者可给予激素治疗，如口服地塞米松（4mg，每6小时一次）；如上述治疗症状得不到缓解，应尽快将患者送至海拔较低的地区。

2. 高原肺水肿　患者绝对卧床休息，给予高浓度吸氧，保暖。如现场确无医疗条件，转运到低海拔地区，可迅速好转。地塞米松10~20mg稀释后缓慢静脉注射，每日1~2次，可减少肺部细血管渗出。氨茶碱0.25mg加50%葡萄糖20ml稀释缓慢静脉滴注可缓解支气管痉挛和降低肺动脉压。如无低血压，可舌下含服硝苯啶5~10mg降低肺动脉压，如出现右心衰竭，可用毒毛旋花子甙K或毛花甙C，以及利尿剂。

3. 高原脑水肿　治疗方法与急性高原反应及高原肺水肿基本相似（治疗的关键在于早期识别）。加大吸氧量（2~4L/min），给予地塞米松8mg静注，肌注4mg，每6小时一次。对于颅内高压患者可给予甘露醇注射液和呋塞米（40~80mg）静滴，在最初24小时内，尿量应保存在 900ml 以上，如有肺水肿，心力衰竭、红细胞增多时则不宜使用甘露醇脱水疗法。

4. 高原血压异常　高血压按一般高血压治疗。

5. 高原心脏病　出现心力衰竭时，吸氧，加服硝苯啶以加强降低肺动脉压，高原心脏病心肌显著缺氧，易发生洋地黄中毒而出现心律失常，可选用作用快、排泄快的强心药，如毛花苷 C 0.2～0.4mg，心力衰竭控制后改口服地高辛。

6. 高原红细胞增多症　吸氧和低分子右旋糖酐静脉滴注可暂时缓解症状，对有高血压和心力衰竭的危重患者，如有血液黏滞性过高，静脉放血 300～500ml 可使病情暂时好转，以备紧急转运，患者回到平原后，症状可以消失。

7. 慢性高原病　夜间给予低浓度吸氧（1～2L/min）一般能缓解症状，可给予乙酰唑胺（125mg，2 次/天）或醋酸甲羟孕酮（20mg，3 次/天），能改善血氧饱和度。静脉放血可作为临时治疗，如条件允许，应将患者转送至海平面地区居住。

五、淹溺

淹溺（drowning）也称溺水，是人淹没于水或者其他液体介质中并受到伤害的状况，水或者其他液体介质充满呼吸道和肺泡、以及反射性地引起喉痉挛而引起缺氧窒息。吸收到血液循环的水引起血液渗透压改变、电解质紊乱和组织损害，最后造成呼吸、心跳停止者若不及时抢救，可在短时间内死亡（也称淹死或者溺死）。淹溺的后果可以分为非病态、病态和死亡，此过程是连续的。淹溺发生后患者未丧失生命者称为近乎淹溺。淹溺后窒息合并心脏骤停者称为溺死，如心脏未停搏者称为近乎溺死。

根据浸没介质的不同，可分为淡水淹溺和海水淹溺。但肺泡是不管是淡水还是海水，只要进入呼吸道和肺泡后，都有可能引起肺水肿，影响肺内气体交换，急性窒息所导致的缺氧和二氧化碳潴留是其共同的基本病理改变。吸入污水可引起肺部感染，进一步可发展为 ARDS，加重肺通气功能障碍。同时缺氧也可以多种并发症，常见的有脑水肿、急性肾衰竭、DIC、以及代谢性酸中毒等。

【诊断要点】

根据患者有溺水史、症状和体征，一般不难诊断。

1. 临床特点　溺水者被获救后由于机体缺氧常变化为神志昏迷或烦躁不安，可伴有抽搐，呼吸急促，表浅、不规律或呼吸困难，口鼻充血性泡沫痰，面色发绀浮肿，四肢发绀、冰冷，睑结膜充血，上腹多膨隆。对于重症昏迷者，有脉弱或摸不到，出现心律失常，甚至心室颤动、心脏骤停。经过心肺脑复苏后，患者常有呛咳和呼吸急促，双肺听诊常闻及满肺湿啰音，对于重症患者也可以出现脑水肿、肺水肿以及心力衰竭等并发症。

2. 实验室检查　血常规白细胞计数升高，动脉血氧以及血 pH 值测定有明显的低氧血症及代谢性酸中毒。血生化检查：淡水淹溺者可出现低钠、低氯、以及低蛋白血症；海水淹溺者，可出现高钠、高氯以及高蛋白血症。尿常规检查可以出现蛋白尿、管型尿。X 线胸片见肺门阴影扩大和加深，肺间质纹理加深，有不同程度的絮状渗出或炎症改变，患者有两肺弥散性水肿。窦性心动过速、非特异性 ST 段和 T 波改变是溺水者心电图检查的常规表现，一般在短时间内可以恢复正常。如出现室性心律失常、完全性房室传导阻滞通常提示病情比较严重。

【治疗要点】

1. 院前救护

处理原则：立即口、鼻中的污染物，保持呼吸道通畅。如果溺水者心跳、呼吸停止，应立即进行心肺脑复苏急救。

2. 院内治疗　进入医院后的处理包括进一步生命支持。所有近乎淹溺者应收住监护病房观察 24 ~ 48 小时，预防发生急性呼吸窘迫综合征。

（1）氧疗：吸入高浓度氧或高压氧治疗。有条件可使用人工呼吸机。

（2）复温：如患者体温过低，据情可采用体外或体内复温措施。

（3）心电监护：溺水者容易发生心律失常，故心电监护不可或缺。

（4）脑复苏：缺氧可以对大脑产生伤害，故护脑措施十分重要。有颅内压升高者应适当过度通气，维持 $PaCO_2$ 在 25～30mmHg。同时，静脉输注甘露醇降低颅内压、缓解脑水肿。

（5）易消化饮食：最好给予高营养的半流食。

六、电击伤

电击伤（electrical injury）是指一定电流量通过人体引起全身、局部组织损伤或器官功能障碍，甚至呼吸、心跳骤停。电击分类包括低电压（≤380V）、高电压（>1000V）和超高电压或雷击（>10000V）。

【临床表现】

1. 临床特点

（1）全身表现：轻症患者可以出现惊恐、头晕、头痛、心悸，皮肤、脸色苍白、口唇发绀、全身乏力，可合并有肌肉酸痛，甚至出现短暂的抽搐和意识丧失。重症患者：可持续出现抽搐、休克，甚至意识障碍。特别是被雷击的患者，可迅速出现意识丧失、心跳和呼吸骤停。有些患者可以出现心脏电生理传导系统的改变，心电图主要表现为非特异性 ST 段压低、心房颤动、以及心肌梗死等改变。可以出现急性肾衰竭，主要由于肾脏受损、肌肉组织坏死而产生的肌红蛋白尿、肌球蛋白尿以及溶血后血红蛋白尿等因素所引起。

（2）局部表现：主要表现为电灼伤，触电部位一般损伤最严重，而周围组织一般损伤较轻微。低电压灼伤的患者局部表现较为轻微，仅表现为黄色或者白色烧焦的皮肤斑点；而被高电压灼伤时，电流入口处烧伤严重组织炭化或者坏死成冻，但组织结构较为清楚，发生前臂腔隙综合征较为常见。电灼伤常表现为一个进口和多个出口，组织烧伤可以深及肌肉、神经、血管甚至骨骼等，从而出现血管受压、脉弱、感觉和痛觉等消失，但一般不伤及内脏。

（3）电击伤后综合征：患者可能有胸部不适、毛发改变、月经改变、性格改变等，也可能有眩晕、神经过敏、脊髓损伤等神经系统的改变。

2. 辅助检查　血常规可有白细胞增高；尿常规可有血红蛋白或肌红蛋白尿；动脉血气分析可有 PaO_2 降低、$PaCO_2$ 升高；电解质可有出现高血钾症；心电图主要表现为非特异性 ST 段压低、心房颤动、以及心肌梗死等改变；骨折可以通过 X 线检查明确；磁共振检查对诊断深部软组织检查有一定作用。

3. 并发症　电击伤可导致短期的精神异常、肢体瘫痪、耳聋或永久性失明；心肌损伤、心律失常以及心功能障碍；肺部感染以及肺水肿；可出现胃肠道穿孔以及肠梗阻；溶血或弥散性血管内凝血（DIC）；可以出现急性肾衰竭，主要由于肾脏受损、肌肉组织坏死而产生的肌红蛋白尿、肌球蛋白尿以及溶血后血红蛋白尿等因素所引起；可导致孕妇流产、死胎或者宫内发育迟缓。

【诊断要点】

根据患者有明确的触电或者被雷击史，结合全身情况和局部体征特点、以及电击伤综合征的临床表现和辅助检查结果一般不难诊断。

【治疗要点】

治疗原则：立即切断电源，利用绝缘物体使患者脱离电源，对于有呼吸、心跳骤停的患者，应立即实行心肺脑复苏，检查患者的伤情，对症处理和治疗，防治并发症。

（阳　军）

第十节 水、电解质、
酸碱平衡失常

一、水中毒

水中毒（water intoxication）是指液体进入体内过多或是肾排泄减少，水在体内潴留，引起血液渗透压下降，导致细胞内水过多称为水中毒。常表现为神经症状、水肿、低钠血症。

【诊断要点】

1. 相关病史 ①液体总量增加，有效循环血量减少，引起抗利尿激素代偿分泌增多，如：右心衰竭、缩窄性心包炎、下腔静脉阻塞、门静脉阻塞、肾病综合征、低蛋白血症、肝硬化。②抗利尿激素分泌失调综合征（SIADH）。③肾排泄水障碍，如急性肾衰竭少尿期、急性肾小球肾炎。④肾上腺皮质功能减退症。⑤孕妇，肾排泄水功能正常，但能兴奋抗利尿激素（ADH）分泌的渗透阈降低。⑥抗利尿激素用量过多，见于中枢性尿崩症治疗不当。

2. 临床表现 ①急性水中毒，起病急，中枢神经症状明显，如头痛、精神失常、定向力障碍、共济失调、嗜睡与躁动交替甚至出现昏迷等。也可呈颅内高压表现：头痛、呕吐、血压升高等。②慢性水中毒，一般当血钠低于 125mmol/L 时，可有疲倦、表情淡漠、恶心、食欲减退和皮下组织肿胀等表现；当血钠 115～120mmol/L 时，可出现头痛、嗜睡、神志错乱、谵妄等神经精神症状。③当血钠 110mmol/L 时，可发生抽搐或昏迷。

3. 诊断 结合病史、临床表现及相应的实验室检查，可作出诊断，并判断：①水中毒的病因与程度（血钠浓度等）；②重要器官如心、脑、肺、肾的功能状态。

【鉴别要点】

应注意与缺钠性低钠血症鉴别，缺钠性低钠血症的尿钠常明显减少或消失，水中毒时尿钠常大于20mmol/L。

【治疗要点】

1. 病因治疗是纠正水中毒的重要措施。

2. 记录 24 小时出入水量，严格控制摄入水量和避免补液过多。

3. 对于高容量综合征　加强利尿，减轻心脏容量负荷。首选袢利尿剂如：呋塞米 20~60mg，每天口服 3~4 次。对于急重症者，可用呋塞米 20~80mg，每 6 小时静脉注射一次。依他尼酸 25mg~50mg 加入 40~50ml 25% 葡萄糖液中稀释后缓慢静脉注射，必要时 2~4 小时后可再次使用。对于少数危重患者，特别是合并有肾衰竭或利尿剂抵抗，可采用血液超滤治疗，可短期内排除大量水钠。

4. 低钠血症为主者　除了限制水量及利尿外，注意补充浓氯化钠（3%~5%），一般为 5~10ml/kg，分次补给为宜，纠正细胞内的低渗状态。治疗时应注意纠正酸中毒及钾代谢异常。

【注意要点】

1. 在使用利尿剂时，注意利尿剂本身引起的水电解质酸碱失衡及其他代谢异常，如低钾血症、低钠血症、高尿酸血症等。

2. 治疗水中毒时，注意查找病因，针对病因治疗，避免加重原有的基础疾病。

3. 不同病因其临床表现各异，慢性心力衰竭、肝硬化腹水者血压常偏低，而急、慢性肾炎、尿毒症等血压常明显升高。急慢性肾衰竭、右心衰竭常有中心静脉压升高，而肝硬化者多偏低。

二、失水

失水是指机体液体丢失的速度超过机体对液体摄入的速度，造成机体体液容量不足。根据血钠浓度及血浆渗透压的不同，分为低渗性失水、等渗性失水和高渗性失水。

【诊断要点】

1. 相关病史　钠摄入不足、大量出汗、呕吐、腹泻、多尿、大面积烧伤、外伤失血、消化道大出血、急性胰腺炎等。

2. 临床特点　①高渗性失水：口干严重，尿量减少，皮肤干燥、弹性下降，心率加快，头晕、乏力，严重者可出现躁狂、幻觉、谵妄等神经系统症状，甚至出现高渗性昏迷，低血容量性休克，无尿，肾衰竭；②等渗性失水：口渴、尿少、疲乏、无力、头晕，进一步可出现恶心、呕吐、肌肉痉挛、手足麻木、体位性低血压，严重者可出现休克症状，如四肢发凉、出冷汗、脉搏细速，甚至昏迷；③低渗性失水：无明显口渴症状，可出现血压下降，尿量减少，在三种失水类型中最易发生休克。

3. 辅助检查　血红蛋白、血细胞比容升高，并可出现氮质血症、代谢性酸中毒、酮症等等。高渗性缺水，尿比重升高，血钠浓度（＞145mmol/L）、血浆渗透压（＞310mosm/L）。低渗性缺水：尿比重降低，血钠浓度（＜135mmol/L）、血浆渗透压（＜280mosm/L）。等渗性缺水血钠、血浆渗透压正常。

【鉴别要点】

不同失水类型的鉴别：低渗性缺水、高渗性缺水、等渗性缺水，根据患者失水的病因，血钠浓度及血浆渗透压，较易鉴别。

【治疗要点】

根据失水类型及失水程度决定补液方案。胃肠道功能正常，鼓励患者口服一些葡萄糖水、平衡液、盐水等。葡萄糖不仅可以补充热量，葡萄糖在胃肠道转运可以促 Na^+ 的重吸收。

1. 补液总量　根据临床表现估计，①轻度失水，失液量一般相当于体重的 2% ~ 3%，尿量、血压一般正常，可以口服或静脉补液。中度失水，失液量一般相当于体重的 5% 左右，常表现为尿量减少，血压偏低且皮肤弹性降低，需尽快静脉补充。重度失水，失液量相当于体重 7% ~ 14%，需即刻静脉补液，维持血压稳定；②根据血钠浓度估计：适用于高渗性失水，估计公式为缺水量 = CBW × (实测钠浓度/140 - 1)，其中 CBW 为估计的身体的含水量，男性为 0.5 × 体重 (kg)，女性为 0.4 × 体重 (kg)；根据血细胞比容计算，细胞外液缺乏量 (L) = 0.2 × 干体重 (kg) × [(实测血细胞比容 - 正常血细胞比容)/正常血细胞比容]，该公式不适合于失血的患者。

2. 补液种类　不同类型的失水，其补液种类也不同。低渗性渗性缺水：以补充高渗溶液为主，可用 10% 的葡萄糖或 3% ~ 5% 的氯化钠溶液。补充高渗溶液速度不宜过快，分次补给。等渗性缺水：补充等渗溶液，首选 0.9% 的氯化钠，也可补充 5% 葡萄糖、5% 葡萄糖盐水、林格氏液。高渗性缺水：也以补充等渗溶液为主，0.9% 的氯化钠、5% 葡萄糖等，严重的高钠血症，可适当补充 0.45% 氯化钠。

3. 补液速度　宜先快后慢，分次补给，具体根据患者的年龄、病情及心肺肾功能决定。

【注意要点】

1. 监测血电解质及酸碱度，补液同时应注意维持电解质及酸碱平衡。

2. 对有心功能不全患者，密切观察患者心功能情况，必要时可根据中心静脉压进行补液。

3. 记录 24 小时出入水量，监测血压，观察尿量，宜在尿量 >30ml/h 后补钾。

三、低钠血症

低钠血症是指血浆钠浓度低于 136mmol/L 的一种病理生理状态，是最常见的一种电解质紊乱。

【诊断要点】

1. 区别真性低钠血症与假性低钠血症　低钠血症的

患者可通过测定血浆渗透压鉴别假性低钠血症和真性低钠血症，假性低钠血症约占 15% 作用。严重的高脂血症与高蛋白血症患者可引起假性低钠血症，其血浆渗透压常正常。高血糖及其他高渗物质引起血浆渗透压增高，可出现高渗性低钠血症。

2. 寻找低钠血症的病因　首先评估细胞外液容量状况，临床上观察患者有无明显的水肿，测定尿钠浓度。尿钠浓度低于 20mmol/L 或尿钠排泄分数低于 1%，患者无明显水肿，提示肾外原因引起的低容量性低钠血症，如剧烈呕吐、严重的腹泻、烧伤、胰腺炎、创伤、第三间隙液体等。若尿钠浓度升高或尿素排泄分数小于 35%，则考虑肾性丢失引起的低容量性低钠血症，如大剂量利尿剂的使用、盐皮质激素缺乏、失盐性肾病、脑耗盐综合征等。临床上有明显的水肿，则需要观察患者合并有心功能不全、肝硬化、肾病综合征、急性或慢性肾衰竭等。另外，糖皮质激素缺乏、甲状腺功能减退、SIADH 也可引起低钠血症。低渗性低钠血症患者，临床上无明显水肿，无甲状腺功能减退或肾上腺皮质功能减退，伴有血浆尿素和尿酸浓度降低，尿钠浓度大于 40mmol/L，强烈提示 SIADH。

【治疗要点】

低钠血症处理的方式取决于低钠血症降低的速度与程度。急性低钠血症（<48 小时），特别是合并中枢神经系统症状，需立即处理。慢性低钠血症（>48 小时），若无明显症状，首先以纠正病因为主。另外，低钠血症的纠正速度还应根据患者的年龄、心肾功能及血钠浓度等决定低钠血症的纠正速度。

1. 急性症状性低钠血症　急性低钠血症如伴有神经系统症状，应尽快纠正低钠血症，但 12～24 小时血钠浓度增加不超过 12mmol/L。对于高容量性低钠血症，首先限水，并予以高渗盐水输注，提高血钠浓度。可根据缺钠量，先补充 1/3。净失钠量（mmol）= 血钠浓度改变（mmol/L）× 总体水量（kg），总体水量男性 = 体重

（kg）×0.6；女性＝体重（kg）×0.5；可联合呋塞米减少体液容量。当患者合并严重的心肾功能，如肾衰竭、严重的充血性心力衰竭，使用利尿剂效果差，可使用连续性肾脏替代疗法。对于临床上正常容量性低钠血症，予以限水利尿即可，严重的低钠血症也可输注高渗盐水。

2. 慢性症状性低钠血症　处理低钠血症时，不应过快的纠正低钠血症，除非合并有严重的低钠血症（＜110mmol/L）或严重的中枢神经系统症状。一般情况下，血钠浓度上升速度每小时不超过0.5mmol/L，前24小时内不超过8mmol/L。

3. 无症状性低钠血症　一般不需要紧急处理，以处理原发疾病为主。

【注意要点】

1. 处理低钠血症时，注意血钠纠正的速度，低钠血症延迟纠正有可能出现脑细胞水肿，造成神经系统的损伤。另一方面，如果过快的纠正低钠血症，有可能出现渗透性脱髓鞘作用，称为中央脑桥性脱髓鞘形成（CPM），可能与过快纠正血钠浓度，血浆渗透压迅速增加造成脑组织脱水，损伤血—脑屏障，有害物质透过血—脑屏障使得髓鞘脱失。

2. 使用呋塞米等袢利尿剂时，有可能造成低钾血症，酸碱失衡等，注意监测。

3. 血管加压素V2受体抑制剂（托伐普坦），能够选择性地增加水的排泄，不产生电解质丢失，可用于高容量性低钠血症或正常容量性低钠血症，不用于低容量性低钠血症。

四、高钠血症

高钠血症是指血钠浓度＞144mmol/L并伴有血浆渗透压升高的一种病理生理状态。

【诊断要点】

1. 相关病史①水摄入不足，如消化道病变，昏迷引起饮水困难。②水丢失过多：大量出汗、腹泻、中枢性尿崩症、渗透性利尿药引起。③钠输入过多：如静脉滴注高渗氯化钠。④肾排钠减少：如右心衰、肝硬化腹水等肾前性少尿、急慢性肾衰竭、库欣综合征、原发性醛固酮增多症等。

2. 临床表现　血钠浓度过高，可造成细胞内缺水，特别是脑细胞缺水，造成一系列的神经系统症状，如：肌无力，肌张力增加，腱反射亢进，精神异常、性格改变、智力下降、甚至抽搐、幻觉、昏迷、死亡；高钠血症如失水严重，可出现心动过速、发热、低血压等表现。少数严重的高钠血症患者，会出现颅内出血、硬膜下出血、静脉窦血栓形成等。

结合病史、临床表现及相应的实验室检查，可作出诊断，并判断高钠血症的病因。

结合病史、临床表现及相应的实验室检查，可作出诊断，并判断高钠血症的病因。

【治疗要点】

1. 积极治疗原发疾病，限制钠盐的摄入。

2. 输注 5% 葡萄糖液，鼓励患者多饮水，使用排钠利尿剂，如袢利尿剂呋塞米。

【注意要点】

处理高钠血症时速度不宜过快，否则有可能引发脑水肿、神经损伤，甚至导致死亡。

五、低钾血症

低钾血症是指血清钾低于 3.5mmol/L 时的一种病理生理状态。

【诊断要点】

1. 相关病史

(1) 钾摄入不足

(2) 钾丢失过多：如大量呕吐、腹泻、胃肠道引流或造瘘等消化道丢失；肾性丢失：内分泌疾病：原发性或继发性醛固酮增多症、原发性肾素增多症、库欣综合征；排钾利尿剂的使用；肾小管性酸中毒；肾小管功能异常的遗传性疾病如 Bartter 综合征；其他原因的失钾：高温下大量出汗、大面积烧伤、透析、腹腔引流等。

（3）细胞外钾转向细胞内：碱中毒、胰岛素过多、低钾性周期性麻痹、急性应激状态、叶酸及维生素 B_{12} 治疗贫血、低温、输注冷存洗涤过的红细胞。

2. 临床表现

（1）对中枢神经系统的影响：精神萎靡、反应迟钝、神情淡漠、定向力减退、嗜睡或昏迷。

（2）对骨骼肌肉系统的影响：疲乏、四肢软弱无力，下肢乏力明显，腱反射减弱或消失、严重者可引起呼吸肌麻痹、吞咽困难。

（3）对消化系统的影响：出现恶心、呕吐、厌食、肠蠕动减弱、腹胀等。

（4）对循环系统的影响：常引起各类快速型心律失常，多表现为窦性心动过速、房性期前收缩、室性期前收缩，严重时可引起室上速或室性心动过速、室颤等。

（5）对泌尿系统的影响：长期的慢性失钾可引起肾小管上皮细胞变性坏死，尿浓缩功能下降，患者常出现多尿、低比重尿。

（6）影响机体酸碱平衡：出现代谢性碱中毒、反常性酸性尿等。

3. 诊断　结合病史、临床表现及相应的实验室检查，可作出诊断，并判断低钾血症的病因。

【治疗要点】

1. 根据患者缺钾的程度、年龄、基础疾病、一般情况、尿量等，决定补钾的方式与补钾速度。

2. 常见的补钾方式　摄入富含钾的食物，如：香蕉、柑橘、葡萄、咖啡等；口服补钾药物，首先氯化钾，10% 氯化钾溶液可稀释于牛奶或果汁中饭后服用，减少对胃肠道反应。必要时可静脉补钾。静脉补钾的速度以 20～40mmol/h 为宜，不宜超过 50～60mmol/h，静脉补钾浓度以氯化钾 1.5～3.0g/L 为宜。

3. 补钾量　根据血钾水平决定补钾量，并监测血钾浓度，轻度低钾血症：血钾 4.0 ~ 3.5mmol/L，可补充氯化钾 8.0g；中度低钾血症：血钾 2.5 ~ 3.0mmol/L，可补充氯化钾 24g；重度低钾血症：血钾 2.0 ~ 2.5mmol/L，可补充氯化钾 40g。

【注意要点】

1. 注意患者的尿量，尿量 > 30ml/h 或 > 700ml/24h 时补钾安全。

2. 纠正低钾血症可能会加重原有的低钙血症，要注意补充钙剂。

3. 血钾正常后（血钾 3.5mmol/L），由于细胞内外钾平衡需要时间长（15 小时或更久），细胞内仍然缺钾，可将氯化钾溶液加入葡萄糖液中静滴，避免高钾血症。

4. 不适合长期使用氯化钾肠溶片，避免小肠出于高钾状态引起小肠狭窄、梗阻、出血。

5. 低钾血症时注意纠正低镁血症和碱中毒。

六、高钾血症

机体血清钾浓度大于 5.5mmol/L 时称为高钾血症。

【诊断要点】

1. 相关病史

（1）摄入钾过多：服用富含钾的食物、静脉补钾过多过快、输入大量库存血，主要发生在少尿或肾功能不全的患者。

（2）肾排钾减少：急性肾衰竭、慢性肾衰竭、肾上腺皮质功能减退、肾小管性酸中毒、长期使用储钾利尿剂（螺内酯、阿米洛利、氨苯蝶啶）、血管紧张素转换酶抑制剂等。

（3）细胞内钾转移到细胞外：代谢性酸中毒、溶血性贫血、大面积烧伤、创伤、横纹肌溶解、高钾周期性瘫痪等。

（4）血液浓缩：有效循环血量减少，血液浓缩使血钾相对升高，如失血、休克等。

2. 临床表现 高钾血症对心脏、骨骼肌影响最明显。

（1）高钾血症影响心肌细胞的兴奋性、自律性、传导性，心肌收缩功能下降，可引起多种心律失常，如窦性心动过缓、房室传导阻滞，严重可出现心室颤动和心脏骤停。心电图常见 T 波高尖，QT 间期缩短，QRS 波增宽。

（2）高钾血症影响骨骼肌的影响，表现为肌肉软弱无力，腱反射减弱或消失，甚至出现迟缓性麻痹等症状。

3. 诊断　详细询问病史、体查、实验室检查，明确高钾血症的病因，血清钾 >5.5mmol/L，即可做出诊断。

【治疗要点】

高钾血症常需要紧急处理，尤其对于有心脏疾病的患者。

1. 利尿剂　首选袢利尿剂，如呋塞米 40 ~ 100mg，肾功能不全患者效果欠佳。

2. 葡萄糖加胰岛素　按 3 ~ 4g 葡萄糖 + 1IU 普通胰岛素的比例持续静脉滴注，常用高浓度葡萄糖，如 10% 葡萄糖、25 ~ 50% 的葡萄糖。

3. 碳酸氢钠　5% 碳酸氢钠溶液静脉滴注，纠正高钾血症及代谢性酸中毒。

4. 葡萄糖酸钙　10% 的葡萄糖酸钙 10 ~ 20ml 稀释后缓慢静脉注射，可拮抗高血钾对心肌的抑制，使用洋地黄药物者慎用。

5. 离子交换树脂　降钾树脂（聚磺苯乙烯）15g 口服，每日 2 ~ 3 次。

6. 血液透析或腹膜透析　为最快最有效的方法，尤其使用于顽固性高钾血症、肾功能衰竭、利尿剂效果欠佳者。

【注意要点】

处理高钾血症避免摄入高钾食物，同时应寻找并治疗病因，如排除胃肠道淤血，纠正酸中毒，停止使用可能会升高血钾的药物如：ACEI 类、ARB 类、螺内酯等。

七、酸碱失衡

（一）代谢性酸中毒

代谢性酸中毒：简称"代酸"是指细胞外液 HCO_3^- 浓度原发性减少或 H^+ 增加为特征的酸碱平衡紊乱。

【诊断要点】

1. 相关病史　严重腹泻、肾衰竭、缺氧、休克、糖尿病、服用双胍类降糖药等。

2. 实验室检查　血气分析示 pH 降低、HCO_3^- 过低、BE 降低、H^+ 过高、血 AG 过高则提示代谢性酸中毒。

3. 明确是否存在混合性酸碱平衡紊乱，通过公式计算 $PaCO_2$ 代偿范围：① $PaCO_2 = 1.5 \times HCO_3^- + 8$；② $\triangle PaCO_2 = 1.2 \times \triangle HCO_3^-$。超过这个范围，提示存在混合性酸碱平衡紊乱。

【治疗要点】

包括病因治疗和使用碱性药物。

1. 病因治疗是纠正代谢性酸中毒的关键。糖尿病酮症酸中毒应注意补液、使用胰岛素、纠正电解质紊乱等。水杨酸引起的酸中毒，可使用乙酰唑胺使尿中的水杨酸变为非离子化的水杨酸，不易被重吸收。

2. 碱性药物的应用　对于 AG 增高型代谢性酸中毒一般在 pH < 7.2 才开始补碱。临床上最常用的碱性药物是碳酸氢钠，使用静脉滴注。$NaHCO_3$（mmol）= 〔目标 HCO_3^- − 实测 HCO_3^-（mmol/L）〕$\times 0.4 \times$ 体重。一般先滴注 1/2 计算量，再根据复测后的 HCO_3^- 进行调整。

【注意要点】

严重的代谢性酸中毒，不宜将 pH 迅速纠正至正常值，先纠正至 7.2，过快纠正酸中毒抑制肺对代谢性酸中毒的代偿，血 PCO_2 升高，脑脊液 pH 下降，加剧神经系统症状。另外，pH 纠正后，氧解离曲线左移，组织缺氧进一步加重。

（二）代谢性碱中毒

代谢性碱中毒，简称"代碱"，常见于体内酸丢失过多，或肾脏对 HCO_3^- 重吸收过多。

【诊断要点】

1. 相关病史　如呕吐、幽门梗阻等造成胃酸丢失；血容量不足时，肾小管重吸收 HCO_3^- 增加，出现反常性酸性尿。低钾血症、低氯血症，出现低钾低氯性碱中毒。

2. 实验室检查　血气分析常提示 pH 升高、HCO_3^- 增加、AB、SB、BE 增加提示代谢性酸中毒。

【治疗要点】

1. 积极处理原发性疾病，低钾血症予以补钾，低氯血症可予补充生理盐水，血容量不足时用生理盐水扩容。

2. 盐酸精氨酸　20g 精氨酸加入 500～1000ml 5% 葡萄糖液中，缓慢滴注（＞4 小时），适用于肝功能不全所致的代碱。氯化铵：1～2g/次，一日 3 次口服，必要时可静脉适用，不适合于肝功能障碍、心力衰竭和呼吸性酸中毒的患者。稀盐酸：10% 盐酸 20ml，可稀释 40 倍，一日 4～6 次口服。乙酰唑胺：主要用于容量负荷过重的疾病如心衰、肝硬化腹水或利尿剂所致碱的治疗。

（三）呼吸性酸中毒

呼吸性酸中毒是指原发性 $PaCO_2$ 升高导致血 pH 降低。

【诊断要点】

1. 相关病史　脑外伤、脑干脑疝形成、脑炎、抑制呼吸中枢的药物、严重的 COPD 患者高浓度吸氧抑制呼吸中枢。重症肌无力、周期性瘫痪、格林-巴利综合征、严重的低钾血症等引起呼吸肌或胸壁功能障碍。急性气管异物、痉挛引起的气道阻塞；慢性阻塞性肺疾病急性加重、支气管哮喘急性发作、急性呼吸紧迫综合征、气胸、急性充血性心力衰竭等心肺疾病。

2. 实验室检查　血气分析提示 pH 降低，PaO_2 降低，$PaCO_2$ 升高。

【治疗要点】

1. 寻找病因，改善通气，保持气道通畅，促进 CO_2 排出。

2. 慢性阻塞性肺疾病，要注意改善气道痉挛，化痰、抗感染，严重者可使用呼吸机辅助呼吸。

3. 呼吸骤停或气道阻塞时，尽快气管插管，保持气道通畅。

【注意要点】

急性呼吸性酸中毒，使用 $NaHCO_3$ 会进一步增加 PCO_2，加重病情，在通气功能障碍时，禁用 $NaHCO_3$ 纠正酸中毒。

（四）呼吸性碱中毒

呼吸性碱中毒是指过度通气引起血浆 PCO_2 下降导致血 pH 升高。

【诊断要点】

1. 相关病史

（1）心肺相关疾病，如充血性心力衰竭、肺梗死、支气管哮喘等，PaO_2 下降，刺激呼吸中枢，引起过度通气。

（2）癔症、脑血管病变、脑炎、脑外伤、甲亢、高热均可刺激机体过度通气。

（3）人工呼吸机使用不当，通气量过大。

2. 实验室检查　PCO_2 降低，HCO_3^- 降低，pH 升高。

【治疗要点】

1. 治疗原发基础疾病。

2. 纠正呼吸性碱中毒，最简单常用的方法是佩戴口罩，使其吸入呼出的气体，增加血 PCO_2 及 HCO_3^- 浓度。也可吸入含5%的 CO_2 混合气体。

（五）混合性酸碱平衡紊乱

混合性酸碱平衡紊乱是指同时发生两个或两个以上的呼吸性或代谢性酸碱平衡紊乱。

常见的几种组合方式

1. 呼吸性酸中毒合并代谢性酸中毒　pH 明显下降，PCO_2 增加，HCO_3^- 降低。

2. 呼吸性碱中毒合并代谢性碱中毒　pH 明显上升，PCO_2 降低，HCO_3^- 升高。

3. 呼吸性酸中毒合并代谢性碱中毒　pH 不定，PCO_2 增加，HCO_3^- 升高。

4. 呼吸性碱中毒合并代谢性酸中毒　pH 不定，PCO_2 降低，HCO_3^- 降低。

5. 代谢性酸中毒合并代谢性碱中毒　pH 不定，PCO_2 不定，HCO_3^- 不定。

6. 呼吸性酸中毒合并代谢性酸中毒合并代谢性碱中毒　pH 不定，PCO_2 不定，HCO_3^- 不定。

7. 呼吸性碱中毒合并代谢性酸中毒合并代谢性碱中毒　pH 不定，PCO_2 不定，HCO_3^- 不定。

（阳　军）

5

第六章

全科社区健康管理及康复

第一节　健康管理的基本概念

健康管理的定义　健康管理的思路和实践最初出现在美国。如同其他学科行业一样，健康管理的兴起也是由于市场的需要和人类知识的积累。老龄化、急性传染和慢性疾病的双重负担及环境恶化导致医疗卫生需求不断增长。市场出现医疗费用的持续上升无法遏制和与健康相关的生产效率不断下降的局面，构成了对美国经济发展的威胁和挑战。传统的以疾病为中心的诊治模式应对不了新的挑战，于是，以个体和群体健康为中心的管理模式在市场的呼唤下和下列主要科学技术进展上诞生了。第二次世界大战后与健康管理有关的主要科学技术进展是：公共卫生和流行病学相关与健康风险及循证公共卫生干预的大量研究（美国关于心脏病的队列研究和英国关于吸烟和肺癌关系的病例对照研究等）为健康管理积累了大量的科学证据；管理学科和行为医学的发展也为健康管理的起步提供了理论和实践基础；20 世纪末互联网的出现和信息产业的迅猛发展为健康管理的起飞安上了翅膀。

然而，作为一门新兴的学科行业，虽然在美国已经有了 20 多年健康管理的实践和应用性研究，但是还没有见到全面系统的理论研究和权威的专著。健康管理在中国的出现不到10年，也是实践应用先行于理论研究。目前世界上还没有一个大家都能接受的健康管理定义。

综合国内外关于健康管理的几种代表定义，我们在此将健康管理定义为：对个体或群体的健康进行全面监测，分析，评估，提供健康咨询和指导以及对健康危险因素进行干预的全过程。健康管理宗旨是调动个体和群体及整个社会的积极性，有效地利用有限的资源来达到最大的健康效果。健康管理的具体做法就是为个体和群体（包括政府）提供有针对性的科学健康信息并创造条件采取行动来改善健康。

健康管理，就是针对健康需求对健康资源进行计划、组织、指挥、协调和控制的过程，也就是对个体和群体健康进行全面监测、分析、评估、提供健康咨询和指导及对健康危险因素进行干预的过程。在这里健康需求可以是一种健康危险因素，如高血压，肥胖；也可以是一种健康状态，如糖尿病或老年痴。健康管理的手段也可以是对健康危险因素进行分析，对健康风险进行量化评估，或对干预过程进行监督指导。

健康管理的必要性和可行性：健康管理是指对个体或群体的健康进行全面监测，找出影响健康的危险因素，就如何避免或减轻健康危险因素的危害进行健康咨询、指导和生活行为方式的干预，以此达到少得病的目的。

（1）健康管理的必要性：①健康管理是降低慢性病发病率的有效手段。目前，慢性病已居我国疾病谱和死亡谱的首位，据预测到2020年，居民因慢性病死亡的比例将上升至85%。医学研究表明，高血压、糖尿病、血脂异常等慢性病的发病年龄有年轻化趋势，而导致这些慢性病的主要原因是不科学的生活方式。因此，要想从根本上控制慢性病的发病，就必须进行有效的健康管理。②健康管理是提高公民健康意识和生活文明程度的需要。目前，我国大多数公民的健康意识还比较淡薄，认识不到健康投资的重要性，存在诸多如吸烟、酗酒、熬夜、暴饮暴食等不良生活习惯。要想改变人们的不良生活习惯，树立科学的生活方式，就必须倡导健康管理，让大家自觉化解健康危险因素的侵袭，为健康投资。③健康管理是有效节省医疗卫生资源的需要。研究表明，我国人群中最不健康的1%和患慢性病的19%的人群占用了70%的医疗卫生费用。如果忽视各种健康危险因素对其他80%人群的损害，对疾病的发病不能进行有效预防和控制的话，现有的医疗系统必将不堪重负。通过健康管理，由"病后治疗"向"病前预防"转变，可有效减少疾病的发生，就会大大减少医疗费用的支出，降低老龄化社会和医疗费用过快增长带来的风险。

（2）健康管理的可行性：①健康管理理念符合医药卫生体制改革的方向。《中共中央国务院关于深化医药卫生体制改革的意见》明确了改革的方向，具体地说就是让群众得到四方面的实惠：平时少得病，得病有保障，看病更方便，治病少花钱。"平时少得病"就是国家制定基本公共卫生服务项目，由政府向城乡居民免费提供疾病预防控制、妇幼保健、健康教育等基本公共卫生服务。而"健康管理"就是通过健康教育、健康促进、行为干预等手段，落实病前预防措施，达到"平时少得病"的目的。②健康管理理念顺应了人民群众对医疗保健的需求随着经济社会的发展和人们生活水平的提高，人们越来越认识到健康的重要性，健康、快乐、幸福的生活已成为人们共同追求的目标。健康是一切的根本，不管是现在还是未来，健康将永远是人类发展的主题。健康管理既顺应了时代发展的趋势，又继承了我国传统医学历来重视预防和养生保健精神，最大限度地满足人们对健康的需求，对提高全民族健康素质起到积极促进作用。③健康管理在我国已呈现良好发展态势。据有关资料介绍，我国健康管理机构虽然起步较晚，但发展迅速。2001年，我国首家健康管理公司注册。2005年，国家正式公布健康管理师这个新职业。截至2007年底，已有 1000 多人获得国家健康管理师证书。到 2008 年上半年，全国健康管理相关机构达到 5744 家。目前，我国大多数二级以上医院设立了体检中心，很多执业医生在给患者开具药品处方的同时还开具健康教育处方。通过这些有效的工作，"健康管理"理念已被很多居民所认识和应用，"健康管理"已呈现良好发展前景。④健全的医疗卫生服务体系为健康管理提供组织保障。随着新"医改"的启动，卫生系统正在加快建立覆盖城乡、布局合理、功能完善、保障到位的医疗卫生服务体系。乡镇卫生院、村卫生室和城市社区卫生服务机构的"三基两化"建设加快进行，3 年内可实现每个县（市）至少建有一所标准化县级医院（或中医院），每个乡镇建有一所标准化卫生院，每个行政村有一个标准化村卫生室的目标。农村卫生人才队伍建设步伐加快，各地制定了一系列优惠政策，积极引进医学类高校毕业生和有执业医生资格的人员到农村工作，改善农村卫生人才队伍结构。同时，建立了市、县、乡、村四级医疗卫生机构和城市医院与社区卫生服务机构的纵向合作机制，发挥大医院的技术优势，以大带小，以城带乡，帮助完善农村和社区医疗卫生机构服务功能，承担起向居民提供预防保健服务的责任，逐步实现公共卫生服务无缝隙覆盖。这些都为健康管理提供了强有力的组织保障。⑤促进公共卫生服务均等化成为健康管理的助推力。促进基本公共卫生服务均等化是医药卫生体制改革的重要内容，是实现"人人享有基本医疗卫生服务"目标的重要举措。其主要任务是：加强县、乡、村预防保健组织一体化建设，明确乡镇卫生院和村卫生室的公共卫生职能，不断提高公共卫生服务能力；加强疾病预防控制机构制度建设，规范公共卫生服务行为，提高流行病学分析、疫情预警预测、实验室检测能力和应急处置突发公共卫生事件的能力；广泛开展健康教育活动，普及卫生防病知识，增强群众自我保健意识；全力做好传染病防控、慢性病管理、突发公共卫生事件应急处置、食品安全监管、妇幼保健等公共卫生工作，提高健康保障水平。公共卫生服务的均等化，会使人们越来越重视健康管理的作用，从而推动"健康管理"事业的发展。

第二节　健康管理的基本内容

健康管理的主要内容可分为五项：

1. 增进健康　指导和组织人群正确摄取营养，合理安排劳动与休息，积极参加体育锻炼等措施，以增强免疫力，提高适应环境功能。医学教育网搜集整理通过健康教育和健康咨询提高人群的健康行为和健康意识，培养健康习惯，使他们积极主动地去消除危害健康的不利因素，维护健康。

2. 特殊预防　用接种的方法预防某些传染病。对遗传病、营养缺乏病、生活和劳动中的灾害事故采取有针对性的预防措施。性别、年龄和职业是特殊预防的重要参考因素。

3. 早期发现疾病，及时治疗　当健康状态遭到破坏时，及早发现，迅速治疗，健康往往可以得到恢复，这样做又可缩短患病时间、减少并发症和后遗症。如局限在黏膜的早期阶段胃癌，若能及早发现基本上可以得到治愈。若能早期发现某些严重疾病的前驱疾病，及时治疗则可防止该病发生。健康检诊是早期发现疾病的重要方法。

4. 防止发生残疾　中断合理的治疗往往是造成残疾或重症化的原因，如很多脑卒中患者是在中断高血压治疗后发生的。有时，健全的保健医疗网和转诊制度是防止残疾发生的重要保证。

5. 康复　病伤所致残疾或先天性残疾，均可致躯体上或精神上一定程度的障碍。康复医疗的目的是开发机体残存的功能使它最大限度地发挥作用，以保证患者能生活自理和参加社会活动。

6

第三节　健康管理方法

健康管理的基本步骤

1. 健康管理的步骤　健康管理是一种前瞻性的卫生服务模式，它以较少的投入获得较大的健康效果，从而增加了医疗服务的效益，提高了医疗保险的覆盖面和承受力。一般来说，健康管理有以下三个基本步骤。

第一步是了解你的健康，只有了解个人的健康状况才能有效地维护个人的健康。因此，具体来说，第一步是收集服务对象的个人健康信息。个人健康信息包括个人一般情况（性别、年龄等）、目前健康状况和疾病家族史、生活方式（膳食、体力活动、吸烟、饮酒等）、体格检查（身高、体重、血压等）和血、尿实验室检查（血脂、血糖等）。

第二步是进行健康及疾病风险性评估，即根据所收集的个人健康信息，对个人的健康状况及未来患病或死亡的危险性用数学模型进行量化评估。其主要目的是帮助个体综合认识健康风险，鼓励和帮助人们纠正不健康的行为和习惯，制定个性化的健康干预措施并对其效果进行评估。

第三步是激进型健康干预。在前两部分的基础上，以多种形式来帮助个人采取行动、纠正不良的生活方式和习惯，控制健康危险因素，实现个人健康管理计划的目标。与一般健康教育和健康促进不同的是，健康管理过程中的健康干预是个性化的，即根据个体的健康危险因素，由健康管理进行指导，设定个体目标，并动态追踪效果。如健康体重管理、糖尿病管理等，通过个人健康管理日记、参加专项健康维护课程及跟踪随访措施来达到健康改善效果。例如糖尿病高危个体，其除血糖偏高外，还有超重和吸烟等危险因素，因此除控制血糖外，健康管理师对个体的指导还应包括减轻体重（膳食、体力运动）和戒烟等内容。

　　健康管理的这三个步骤可以通过互联网的服务平台及相应的用户端计算机系统来帮助实施。应强调的是，健康管理是一个长期的、连续不断的、周而复始的过程，即在实施健康干预措施一定时间后，需要评价效果、调整计划和干预措施、只有周而复始，长期坚持，才能达到健康管理的预期效果。

　　2. 健康管理的服务流程

　　（1）健康管理体检：健康管理体检是以人群的健康需求为基础，按照早发现、早干预的原则来选定体格检查的项目。检查的结果对后期的健康干预活动具有明确的指导意义。体检项目可以根据个人的年龄、性别、工作特点等进行调整。

　　（2）健康评估：通过分析个人健康史、家族史、生活方式和精神压力等资料，可以为服务对象提供一系列的评估报告，其中包括用来反映各项检查指标状况的个人健康体检报告、个人总体健康评估报告、精神压力评估报告等。

　　（3）个人健康管理咨询：在完成上述步骤后，个人可以得到不同层次的健康咨询服务，可以去健康管理服务中心接受咨询，也可以由健康管理师通过电话与个人进行沟通。内容可以包括以下几个方面：解释个人健康信息和健康评估结果及其对健康的影响，制定个人健康管理计划，提供健康指导，制定随访跟踪计划等。

　　（4）个人健康管理后续服务：个人健康管理的后续服务内容主要取决于被服务者（人群）的情况以及资源的多少，可以根据个人及人群的需求提供不同的服务。后续服务的形式可以是通过网络查询个人健康信息和接受健康指导，定期寄送健康管理通讯和健康提示，以及提供个性化的健康改善行动计划等。监督随访是后续服务的一个常用手段。随访的主要内容是检查健康管理实现状况，并检查主要危险因素的变化情况。健康教育课堂也是后续服务的重要措施，在营养改善、生活方式改变和疾病控制方面有很好的效果。

(5) 专项健康及疾病管理服务：除了常规的健康管理服务外，还可根据具体情况为个体和群体提供专项的健康管理服务。这些服务的设计，通常会按患者和健康人来划分。对已患有慢性病的个体，可选择针对特定疾病或疾病危险因素的服务，如糖尿病管理、心血管疾病及相关危险因素管理、精神压力化解、戒烟、运动、营养及膳食咨询等。对没有慢性病的人，可选择的服务也很多，如个人健康教育、生活方式改善咨询、疾病高危人群的教育及维护项目等。

3. 健康管理的实施步骤

(1) 受理服务：包括对准备加入健康管理前的来访、电话询问、网上提问等服务，和已经成为健康管理机构正式客户的相关服务，对所应得到的服务或疑问等的受理。这项工作很重要，一定要进行专业的培训和对知识、素质给予要求。

(2) 接待咨询：一定要详细介绍健康管理服务的内容、给对方带来的益处、服务的范畴、边界等，同时要热情大方，服务目标清晰，语气、语态亲近和缓，但不卑躬屈膝，更不要含糊其辞、遮遮掩掩、大包大揽等。

(3) 采集个人健康基础信息：采集个人健康基础信息是指通过各种方式获取相关信息与需求。信息收集是信息得以利用的第一步，也是关键的一步。信息收集工作的好坏，直接关系到整个信息管理工作的质量。采集个人生活方式、行为习惯、运动情况、曾患病史、现病史、家族史、心理健康状态、医学检查等多项与健康相关的信息。包括家族史、膳食习惯（如谷类、肉类、干豆类以及咸菜、酒类等摄入情况）、生活方式（如吸烟、睡眠、体力活动、锻炼、精神及社会因素等）、体格检查、实验室检查等。

(4) 建立健康档案：内容是多方面的，且是动态变化的、不断更新和填充的。健康档案管理内容包含：健康档案首页、个人健康信息表、病史摘要、既往健康体检报告（个人、群体）、最新健康体检报告（个人、群体）、健康检测与监测指标记录表、健康管理动态跟踪记录表、膳食管理日记表、运动管理日记表、健康咨询与反馈记录表、专家会诊与干预服务记录表、会员健康管理服务预约记录表、会员预约诊疗服务执行记录表等。所有表单按相应要求逐项填写清晰明了。

（5）健康体检项目设计：针对不同年龄、不同人群、不同工作性质给予个性化的设计。健康体检项目设计要因人而异，个性化、针对性、时效性地设计，千万不要被利益驱使。由健康管理专家或健康管理师完成。

（6）体检时间安排与预约：做好提前各项事宜的安排和预约工作。由健康管理师负责填写"预约服务通知单"，与体检中心协调安排服务；健康秘书负责通知会员体检安排日期。

（7）确定和实现体检目标：健康体检：由体检部、健康管理服务部协作，按照健康体检服务流程执行完成健康体检。健康体检服务流程包括：①健康管理师在体检执行前1日应做好会员的提示、注意事项、陪同人员、联系方式、接洽地点、时间的确定。②体检过程中，陪同人员服务应热情、周到，加强交流，了解会员需求。③体检完成后，应告知会员体检结果何时取回、专家分析评估所需时间、预约安排面询暂定时间等事宜，及时填写会员"健康管理动态跟踪记录表"、"医嘱治疗单"。④体检报告取回后，要及时通知会员体检结果，并预约面询时间。⑤服务结束后，健康管理专家填写"专家会诊与干预服务记录表"、"医嘱治疗单"、"健康管理动态跟踪记录表"。

（8）体检报告汇总分析：体检报告汇总分析：由体检部门的终检报告部、健康管理部专业人员完成。体检报告汇总分析应从两个层面考虑：一是临床机体状态有无存在疾病的可能和诊断；二是健康状态有无健康风险因素和预测机体健康未来发展趋势。

（9）健康危险因素综合分析与评估：依据个人健康基础信息资料和体检报告的全面指标，进行科学的、客

6

观的、综合的整体性分析和评估。

（10）制订"健康风险评估指导手册"：分析目前机体健康存在的危险因素，通过分析评估制订健康管理干预计划和健康指导实施方案，提出具体管理服务措施，使个体健康得到改善。制订"健康风险评估指导手册"（健康管理干预指导方案）。

（11）制订健康管理阶段性实施计划与方案：①初期管理目标：首要管理改善问题的目标，即优先解决的问题，应是在短期内可得到改善的且效果显著的健康问题，针对主要问题提出具体实施计划和解决方案。②中期管理实现目标：对于重点问题改善的情况要进行效果评定，对于次要问题要综合调整，提出具体实施计划和解决方案。③季度、年度管理目标与效果评价：根据上述管理目标实施与执行情况的考核，身体状况重新全面复查进行前后效果对比评价，对已改善的如何继续维护，对新发生的健康问题应进行及时补充、修订调整管理干预计划，最终实现最大程度的健康改变和健康促进。

（12）正式启动健康管理服务：会员健康管理流程为：受理服务接待咨询→健康档案管理→健康体检→健康评估→健康指导→健康评估后首诊→启动健康管理程序→系统地进行健康管理服务。

（欧柏青）

第七章

全科医学精神卫生和心理疾患

第一节 概述及定义

我国的精神疾病的发病情况很普遍，在全科医学领域中精神卫生和心理健康问题是一个需要十分关注和投入的方面。非精神科临床工作中常见到的是外表正常或接近正常而内心痛苦的患者。这些患者症状往往隐匿，在专科医院较短的门诊时间内较难发现，而患者在社区生活时间长，其周围人群较易发现他的异常举动。

精神病是指在各种因素（包括生物的、心理的、社会环境的）作用下造成大脑功能失调，出现以感知觉、思维等认知活动障碍为主的一类程度严重的精神疾病，如精神分裂症。其幻觉、妄想等感知觉、思维异常的症状又称为精神病性症状，这些患者多到精神病专科就诊。而精神疾病又称为精神障碍，是一个更为广泛的概念，它是指在各种因素作用下造成大脑功能失调，出现感知、思维、情感、意志行为、智力等心理过程的异常，其严重程度达到需要用医学方法进行干预的一类疾病，它包括了精神病但其范畴更为广泛。

精神卫生和心理疾患分类如下：①器质性精神障碍；②精神活性物质或非成瘾物质所致精神障碍；③精神分裂症和其他精神病性障碍；④心境障碍（情感性精神障

631

碍）；⑤癔症、应激相关障碍、神经症；⑥心理因素相关生理障碍；⑦人格障碍、习惯与冲动控制障碍、性心理障碍；⑧精神发育迟滞与童年和少年期心理发育障碍；⑨童年和少年期的多动障碍、品行障碍、情绪障碍；⑩其他精神障碍和心理卫生情况。

第二节 精神卫生和心理疾患的病因

【精神疾病病因的分类】

在精神疾病的发生过程中，可能有多种因素起作用。但从时间上看，主要可划分为三种：

1. 素质因素 是指决定疾病易感性的个体因素，这类因素表现为个体对其他有害因素的承受能力。素质因素通常形成于生命的早期，是遗传负荷、母体子宫内环境、围产期损伤以及婴幼儿时期心理和社会因素共同作用的结果。素质因素又分为生理素质（如身高、体重、自主神经系统的反应性等）及心理因素（如情绪的稳定性、各种心理能力、人格特征等）。心理素质是否健全对童年和成年精神障碍的发生都有重要影响。

2. 诱发因素 是指在疾病发生前作用于个体、促使疾病发生的事件，这种事件可以是生理方面的，也可以是心理社会方面的。生理因素包括颅脑损伤、感染、化学药物等，心理社会因素包括亲人亡故、婚恋挫折、升学失败、失业、重大灾难等。有时可有多种因素同时作用，或同一事件可产生多种影响。前者如某人突发重大躯体疾病后又失业；后者如患恶性肿瘤，既可产生躯体方面的影响，又会产生心理压力。

3. 持续因素 是指疾病发生之后附加于个体，使疾病加重或病程延续不容易恢复的事件。如某人患抑郁症之后又出现婚姻危机，或患精神分裂症之后又失业等。有时，疾病本身的后果可使病情加重，形成恶性循环。社会因素对患者的附加影响值得重视，研究发现，精神

7

病患者缺乏社会支持，或遭受歧视，往往不利于疾病好转。同时，对一些患者的过度保护也同样不利于疾病的康复。需要说明的是，临床上往往会将诱发因素（诱因）简单当作病因，这是不全面、不准确的。

【生物因素】

即躯体因素，是指通过生物学途径影响中枢神经系统的功能，导致精神障碍的因素。包括如下几类：

1. **遗传因素**　指遗传物质基础发生病理性改变，从而产生致病作用。如染色体数目及结构异常，以及基因突变等。

（1）染色体畸变：①染色体数目异常：如 21 三体综合征；②染色体结构异常：5 号染色体短臂缺失（猫叫综合征）、脆性 X 染色体不仅可导致精神发育迟滞，且与儿童学习困难、儿童行为障碍及儿童孤独症等有关。

（2）单基因病：由于单个基因突变导致酶的质或量改变引起的一类疾病称为先天性代谢缺陷或遗传性代谢病。在已知的 200 多种酶的缺陷病中，可引起精神发育障碍或行为异常者约 70 余种。大多数为常染色体隐性遗传，其中包括氨基酸代谢障碍（如苯丙酮尿症）、糖代谢障碍（如半乳糖血症）。

（3）多基因病：一些原因不明的精神发育迟滞、精神分裂症、心境障碍以及 Alzheimer 病等都属于此类，称为复杂性遗传病。常由于多个基因共同作用而致病。

2. **感染**　全身感染、中枢神经系统感染和其他系统感染均可引起精神障碍。病原体可为寄生虫、螺旋体、立克次体、细菌、病毒等。最常引起精神障碍的感染有：败血症、流行性感冒、伤寒、斑疹伤寒、肺炎、脑膜炎、神经梅毒以及 HIV 感染等。随着人类急性传染病逐渐被控制，急性传染病引起的精神障碍已较少见到。但近年来由于性传播疾病及药物滥用相关的感染迅速发展，由这类病原体侵袭中枢神经系统引起的精神障碍逐渐受到关注。

3. **化学物质**　各种对中枢神经系统有害的物质都可

7

引起精神障碍。常见者如：①成瘾物质，如海洛因、吗啡、苯丙胺及新型的致幻型兴奋剂（俗称"摇头丸"）、大麻等。②乙醇。③医疗用药，如阿托品、异烟肼、利血平以及皮质类激素。④工农业毒物，如苯、有机汞、四乙基铅等易挥发性物质和重金属，在农村有机磷农药使用不当是引起精神障碍的常见原因。⑤食物，一些有毒的蕈类食物可引起意识模糊和幻觉。⑥一氧化碳，冬季煤炉取暖可引起一氧化碳中毒，产生急性或慢性精神障碍。

4. 脑和内脏器官疾病　大脑和内脏器官的疾病也会引起器质性精神障碍，其中脑的弥散性损害和位于额叶、颞叶、胼胝体、基底节和边缘系统的病变更容易引起精神障碍。而各种内脏器官的疾病都有可能在疾病的某一阶段出现精神障碍。

5. 年龄　年龄并非致病因素，但年龄是某些精神障碍的重要发病条件。童年和少年期的脑功能尚未发育完全，特别容易受到损害，出现发育障碍以及起病于童年和少年期的各种精神障碍。40～55岁，人类进入更年期，一些精神障碍在此期间可以出现第二个发病高峰期。60岁（或65岁）之后，人类进入老年期，随着年龄的增加，老年性痴呆的发病率也随之而迅速增加。

6. 性别　性别不是致病因素，但与一些精神障碍的发病相关。例如精神分裂症等精神障碍在月经期间有症状加重的倾向。女性抑郁症患者远远多于男性，而物质依赖、乙醇中毒等则男性远远高于女性。产褥期、更年期容易发生女性特有的精神障碍。形成这种差异的原因除生物因素外，还要考虑社会因素对性别的不同影响。

【心理因素】

包括心理素质和心理应激两方面。心理素质往往是条件因素，而心理应激则常常成为致病诱因。

1. 心理素质　具有开朗、乐观性格的人，在心理应激过程中对挫折表现出较强的耐受性。与此相反，具有拘谨、抑郁性格的人，对心理应激的耐受能力较差，易患神经症、心身疾病，也容易出现乙醇与药物滥用等。

2. 心理应激　简称应激。一般称为精神刺激或精神创伤，通常来源于生活中的一些重大生活事件。在每个人的生活中，都不可避免地会遇到各种各样的生活事件，但并非每个生活事件都会产生不良的精神刺激。引起心理应激的生活事件必须具备如下两个条件：①对当事人具有重要的利害关系，关系越密切，应激越强烈；②达到足以激发喜、怒、哀、忧、惊、恐等剧烈情绪反映的强度或频度。需要指出的是，心理应激对于健康的人并非都是有害的。

【社会因素】

人是社会的细胞。社会每时每刻都给我们机遇，同时也给我们挑战。社会既是每一个体生存的温床，又常常是构成各种心理应激及痛苦的渊源。因此，社会因素与精神障碍的关系越来越引起人们的重视。来自于战争、种族歧视、暴力犯罪、政治迫害、经济危机、贫困、失业、成为难民等的社会压力，对心理健康可造成严重损害。

第三节　精神疾病的检查和诊断

【病史采集】

精神疾病的检查和诊断通常从收集病史开始。完整可靠的病史对精神疾病的诊断是至关重要的，远远超出躯体疾病患者的病史在躯体疾病诊断中的比重，而且精神疾病患者的病史收集远较其他疾病患者的病史收集困难。

1. 病史来源和采集方法　精神科病史采集主要有两个来源：一是由患者本人提供，如神经症患者精神活动保持完整，对自身疾病状况有充分认识，因此他们的病史可由自己提供；二是通过知情者提供，如精神分裂症等重性精神患者对自己的疾病往往缺乏认识或否认有病，常常不能配合检查或者不主动袒露自己的症状，甚至隐瞒或夸大病情，此时必须主要依靠知情者提供病史，而患者本人提供的病史与患者的日记、信件等文字材料可以作为病史的补充。知情者包括与患者密切相处或了解情况的家属。

2. 病史内容 精神疾病患者的病史内容与其他疾病患者的一样，主要包括一般资料、主诉、现病史、个人史、既往史、家族史等。

（1）一般资料：一般资料包括姓名、性别、年龄、职业、文化程度、婚姻状况、籍贯、工作单位或家庭的详细地址与电话号码、入院日期，病史提供人姓名、联系方法与患者的关系及病史可靠程度评估。

（2）主诉：主诉实际上是医生对现病史所作的简明的概括，亦是患者就诊或寻求帮助的主要原因，包括发作次数、起病形式、主要症状与病期。

（3）现病史：现病史为病史的最重要部分。按发病时间先后描述疾病的起因、起病形式和病期、病程变化和发病次数、症状演变经过与治疗经过等内容。

（4）既往史：询问有无发热、抽搐、昏迷、药物过敏史。有无感染、中毒及躯体疾病，特别是有无中枢神经系统疾病如脑炎、脑外伤等。应注意这些疾病与精神障碍之间在时间上有无关系，是否存在因果关系。有无其他精神病史。

（5）个人史：个人史一般指从母亲妊娠期到发病前的整个生活经历。但应根据患者发病年龄或病种进行重点询问。如对儿童及青少年应详问母亲怀孕时的健康状况及分娩史，患者身体、精神发育史，有无神经系统疾病史，学习及家庭教育情况以及与双亲的关系等。成人及老人可不必详问幼年史，一般应询问工作学习能力有无改变，生活中有无特殊遭遇，是否受过重大精神刺激。还应了解婚姻情况，夫妻生活情况，特别是女性患者的月经、分娩、绝经期是精神疾病的好发时期，其与精神症状有无关系。患者的性格特点、兴趣爱好可具体描述，以与病后的情况比较，判断是否有精神异常。总之，个人史中应反映患者的生活经历、健康状况及人格特点和目前社会地位等。

（6）家族史：家族史包括家庭史和精神病家族史。家庭史，包括双亲的年龄、职业、人格特点，如双亲中有亡故者应了解其死因和死亡年龄；家庭结构、经济状况、社会地位、家庭成员之间的关系，特别是双亲相互关系、亲子关系；以及家庭中发生过的特殊事件等，对患者的人格形成及疾病发生、发展均有重要影响。精神病家族史，包含家族中有无精神病性障碍者、人格障碍者、癫痫患者、乙醇和药物依赖者、精神发育迟滞者、自杀者以及近亲婚配者。精神病家族史阳性，提示患者疾病的原因可能具有遗传性质。

【精神状况检查的基本方法】

精神检查的基本方法包括观察法、面谈法和标准化精神检查工具和心理量表的评估法。

1. 观察法　观察法指对患者的行为表现，如外表、动作姿势、言语、表情、自主行为等观察并加以客观描述。观察是精神检查的主要部分，对不合作或有意识障碍的患者，主要通过观察检查患者。

2. 面谈法　面谈指与患者和知情人当面交谈，了解有关病情和收集病史。

（1）收集资料性面谈：根据面谈的主要目的可以有收集资料性面谈和诊断性面谈。收集资料性面谈的目的在于获得患者的病史资料和相关资料。在与患者或知情人建立良好的信任关系的基础上，通常询问以下几方面问题。①患者基本情况，包括姓名、年龄、职业、文化、经济状况等。②现在和近期的情况，包括日常活动情况、饮食、睡眠、精神状况等。③婚恋或家庭情况，如婚姻状况、家庭关系等。④出生、成长情况，如是否顺产，发育如何。⑤健康情况，既往和现在的健康状况，有无疾病、外伤等。⑥个人嗜好，有无特殊嗜好，如烟酒。⑦工作情况和生活事件，所从事职业，经济状况，社会

7

压力等。⑧人际关系和社会支持，与家人、同事、朋友之间的关系如何。

（2）诊断性面谈：诊断性面谈的目的在于了解患者的精神状况，发现患者存在的精神症状及其发生、发展过程和变化，获得诊断所需的资料，是精神状况检查的主要方法。

诊断性面谈的主要方式：开放性交谈、询问性交谈或封闭式交谈、开门见山方式、由远及近方式、引证举例方式、激将方式。

诊断性面谈的主要内容：诊断性面谈的内容主要围绕病史中的重要线索和精神状况检查的主要内容来进行，以获得诊断必需的资料。对于初学者，可以根据常见精神症状的类别系统询问。如意识、注意、记忆和智力方面，可问此时、此地是何时、何地，旁人是谁；可问："能集中精力做事或学习吗？"、"记得住事情吗？"或"容易忘事吗？"，还可进行简单记忆和智力测试，如心算。

3. 标准化精神检查工具评估　为提高疾病诊断水平和可靠性，国内外精神病学专家制定了诊断标准，同时编制了配套用标准化精神检查工具和计算机诊断系统，用于临床诊断和研究。这种工具是由有丰富临床经验的精神病科专家，根据疾病诊断要点和诊断标准的要求所设计的。工具包含一系列条目，每一条目代表一个症状或临床表现。工具有规定的检查程序、提问方式和评分标准，并附条目解释。这是一种定式或半定式的面谈检查工具。医生或研究者严格按照规定进行询问和检查，遵循词条定义对所获结果进行评分编码，确定症状是否存在并判断其严重度。不同医生使用此种诊断性标准化检查工具检查患者，可以获得比较一致的诊断结果，大大提高诊断的一致性。

目前国际常用的诊断性标准化检查工具有复合性国际诊断交谈检查表（CIDI）和神经精神病学临床评定表（SCAN），与新的分类诊断标准 ICD-10 和 DSM-Ⅳ 相匹配。

4. 精神检查常用评定量表

(1) 简明精神病评定量表(BPRS):是精神科应用最广泛的评定量表之一。适用于症状活跃的重性精神病的评定,也常用于抗精神病药物的研究。所有项目采用1分(无症状-7分(极重度)的7级评分法。

(2) 阳性与阴性症状量表(PANSS):主要用于评定精神病性症状的有无及各项症状的严重程度,区分以阳性症状为主的Ⅰ型和以阴性症状为主的Ⅱ型精神分裂症。PANSS的组成为阳性量表7项、阴性量表7项和一般精神病理量表16项,共计30项。采用1分(无)-7分(极重度)的7级评分法。

(3) 汉密尔顿抑郁量表(HAMD):是临床上评定抑郁状态时应用最为普遍的量表,目的是为了对已诊断为抑郁症的患者评价其病情轻重及治疗后的症状变化。评分标准采用从0(无)~4分(极重)5级评分法。

(4) 汉密尔顿焦虑量表(HAMA):注意用于评定神经症及其他患者的焦虑症状的严重程度。评分标准采用从0(无)~4分(极重)5级评分法。

(5) 倍克-拉范森躁狂量表(BRMS):适用于心境障碍和分裂情感性精神病躁狂发作的成年患者,主要用于评定躁狂状态的严重程度,是目前应用最广的躁狂量表。共有11项,项目采用0~4分的5级评分法。

(6) 90项症状自评量表(SCL-90):本量表共有90个项目,归为9个因子,包含有较广泛的精神症状学内容,从感觉、情感、思维、意识、行为直至生活习惯、人际关系、饮食睡眠等均有涉及。每一个项目均采取1(没有)~5分(严重)5级评分法。常用于较轻的精神疾病患者或一般心理障碍个体的精神状态评估。

(7) 总体评定量表(GAS):此量表是应用最广泛的一种评定量表,主要根据患者病情总的概况作疾病严重程度的估计。只有一个项目即病情概况,分成(1~100)100个等级。

7

（8）治疗时不良反应量表（TESS）：国内一般简称为"副反应量表"。本表为世界卫生组织协作研究中常用的一种不良反应量表，其功能是评估精神药物的治疗安全性，记录多个系统药物不良反应的症状及实验室资料。由34项症状和实验室检查组成，对每项症状均做三方面的评定：严重度、症状和药物的关系以及采取的措施。

5. **躯体检查与特殊检查**　精神症状可以由精神疾病所致，也可以是躯体疾病的伴发症状，精神患者也可以伴有躯体疾病，因此，进行体格检查、神经系统检查、实验室检查、脑影像学检查和神经电生理检查对精神障碍的诊断及鉴别诊断十分重要，也是拟定治疗方案的依据。对住院患者均应按体格检查的要求系统地进行。对门诊或急诊患者也应根据病史重点地进行体格检查。只重视精神症状而忽略体格检查往往会导致误诊。精神患者入院时，胸部 X 光透视、血常规、肝功能检查、心电图检查已作为常规检查。根据病情还应进行脑电图、诱发电位、头颅平片、脑超声波、脑 CT、脑血管造影以及高级神经活动、心理测验、生物化学等检查。

神经科与精神科是两个关系密切的学科，不少神经科疾病可伴有精神症状，反之亦然。因此，对精神患者进行仔细的神经系统检查实属必要。

实验室检查对确定某些症状性精神病及脑器质性精神病的诊断，能提供可靠的依据。应根据病史结合临床所见，有针对性地进行某些辅助检查或特殊检验，如脑脊液及异常代谢产物的测定。对智能障碍、人格障碍等患者进行心理测验，如韦氏智力测验、人格测验和神经心理测验是必要的。

【识别躯体化障碍】

全科医生在临床工作中还应注意和识别躯体化障碍。它是一种经多种多样、经常变化的躯体症状为主的神经症。症状可涉及身体的任何系统或器官，最常见的是胃肠道不适，异常的皮肤感觉，皮肤斑点，性及月经方面的主诉也很常见，常存在明显的抑郁和焦虑。呈现为慢性波动性病程，常伴有社会、人际及家庭行为方面长期存在的严重障碍。女性远多于男性，多在成年早期发病。常见的症状有：

1. 胃肠道症状：腹痛、恶心、打嗝、反酸、呕吐、胀气、嘴里无味或舌苔过厚、大便次数多、稀便或水样便等。

2. 呼吸循环系统症状：胸闷、气短、胸痛等。

3. 神经系统症状：头晕、头昏、头胀、头痛等。

4. 泌尿生殖系统症状：排尿困难、尿频、生殖器或其周围不适感、异常的或大量的阴道分泌物等。

5. 皮肤症状：瘙痒、烧灼感、刺痛、麻木感等。

6. 疼痛症状：肢体或关节疼痛、麻木或刺痛感等。

7. 女性生殖系统症状：痛经、月经失调、性冷淡、性交疼痛等。

8. 男性生殖系统症状：遗精、早泄、阳痿等。

以上这些体征，通过体检和实验室检查都不能发现躯体疾患的证据，对症状的严重性、变异性、持续性或继发的社会功能损害也难以做出合理的解释。上述症状的优势观念使患者万般痛苦，不断求医，或要求进行各种检查，但检查后的阴性结果和医生的合理解释，均不缓解患者的病情。

躯体化障碍可以通过心理治疗和药物治疗进行治疗，只要识别正确，治疗得当，都能达到明显的治疗效果。

第四节 精神卫生和心理疾患常见疾病

一、器质性精神障碍

（一）Alzheimer 病

Alzheimer 病（Alzheimer's disease，AD）是一种发病于老年期前后的原发性大脑退行性疾病，多隐匿起病，以痴呆综合征为主要临床表现，呈慢性进行性病程，最终常因多种并发症或因多器官衰竭而死亡。

【诊断要点】

1. 症状标准

（1）符合器质性精神障碍的诊断标准：器质性精神障碍的诊断包括两个主要步骤，首先应判明精神障碍是否为器质性，然后进一步查明其病因。精神障碍首次发生在 45 岁以后，有明显意识障碍，记忆缺损或进行性智能减退者均应首先考虑器质性病变存在。应仔细追问病史，作系统而细致的体格检查，包括神经系统检查，凡发现有脑器质性症状和体征，或有躯体疾病足以引起脑功能障碍者，均提示有器质性精神障碍的可能。进一步检查包括常规实验室检查，与可疑病因有关的特殊检查，如脑电图、超声脑扫描、颅骨 X 射线摄影、计算机断层脑扫描、头部磁共振等。智力测验和神经心理测验对确定痴呆程度，揭示神经心理损害的性质和程度，均有帮助。

（2）全面性智能性损害。

（3）无突然的卒中样发作，疾病早期无局灶性神经系统损害的体征。

（4）无临床或特殊检查提示智能损害是由其他躯体或脑的疾病所致。

（5）下列特征可支持诊断但非必备条件：①高级皮层功能受损，可有失语、失认和失用。②淡漠、缺乏主动性活动，或易激惹和社交行为失控。③晚期重症病例可能出现帕金森症状和癫痫发作；④躯体、神经系统，可实验室检查证明有脑萎缩。

（6）神经病理学检查有助于确诊。

2. 严重标准　日常生活和社会功能明显受损。

3. 病程标准　起病缓慢，病情发展虽可暂停，但难以逆转。

4. 排除标准　排除脑血管病等其他脑器质性病变所致智能损害、抑郁症等精神障碍所致的假性痴呆、精神发育迟滞，或老年人良性健忘症。

【临床表现】

1. 症状　AD 起病隐袭，症状缓慢发展，进行性加重，主要表现为痴呆综合征。同时，在疾病过程中可出现各种精神症状。约30%的患者出现妄想，以被害、嫉妒、被窃等内容为主，有荒谬离奇、零乱多变的特点。约20%出现幻觉。情感淡漠是早期常见症状，40% ~ 50%出现短暂的抑郁。除情感淡漠、抑郁之外，部分患者也可出现欣快、焦虑和易激惹，以及无故哭笑。在认知功能缺陷、妄想、激越、抑郁影响之下，患者可出现各种各样的行为异常，如重复刻板动作，古怪、愚蠢、笨拙、退缩和冲动行为等。患者常有食欲减退，约半数患者睡眠节律紊乱或颠倒。

2. 体征　在疾病中、晚期，神经系统可有肌张力增高、震颤等锥体外系症状，也可出现伸趾、强握、吸吮等原始反射，少数可见癫样发作。

【辅助检查】

临床上有助于 AD 诊断的常用量表有：简明精神状况检查、长谷川痴呆量表（HDS）和日常生活能力量表（ADL）。

【鉴别要点】

1. 年龄相关记忆障碍　是指老年人有健忘症状而缺乏痴呆临床证据，属于大脑正常生理性衰老的表现。AD 初期记忆障碍的主要特点为瞬时记忆减退和学习新知识的困难；而此病的记忆减退主要为即刻记忆正常，即使有学习新知识的能力减退，但经提示可以改善，自知力良好，有主动求医、求治的愿望。

2. 血管性痴呆（VD）

AD：起病缓慢、隐袭；病程进行性进展；早期症状记忆障碍；精神症状为全面痴呆、自知力丧失、人格改变、淡漠或欣快；神经系统早期多无限局性体征；脑影像学检查示弥散性脑皮质萎缩。

VD：起病较急，常有高血压史；病程波动或阶梯恶化；早期以神经衰弱综合征为主；精神症状为以记忆障碍为主的限局性痴呆、自知力较好、人格改变不明显、情感脆弱；神经系统表现出局限症状和体征，如病理反射等；脑影像检查示多发梗死、腔隙和软化灶。

3. 老年期抑郁障碍　老年期首次发病的抑郁症在临床并不少见，患者表现为思维困难，说话缓慢，音调低沉，动作减少，给人以"痴呆"的假象。但抑郁症患者的智能和人格完好，以情绪忧郁为主，用抗抑郁药治疗有效。

【治疗要点】

由于 AD 病因不明，目前尚无针对病因的治疗。有关疫苗、基因治疗和干细胞治疗等方法尚处于实验阶段，目前临床上主要采用对症治疗。

1. 改善精神症状　抗焦虑药主要用于控制焦虑、激越和失眠症状。常用的药物为苯二氮䓬类药，如阿普唑仑、去甲羟安定和劳拉西泮等。

有抑郁症状的患者可选用抗抑郁药对症处理。常用的药物有三环类抗抑郁药多塞平，四环类抗抑郁药马普替林，新型抗抑郁药帕罗西汀、舍曲林和氟西汀等。

抗精神病药物有助于控制患者的行为紊乱、激越、攻击性和幻觉与妄想。常用的药物有奋乃静、奎的平、奥氮平等。

2. 改善认知功能　改善脑认知功能的药物有，促进脑细胞代谢的药物，如氢化麦角碱，脑复康（吡乙酰胺，吡拉西坦）；氧自由基清除剂，如银杏叶提取物；胆碱酯酶抑制剂，如多奈哌齐，卡巴拉汀，石杉碱甲等。这些药物对痴呆患者的认知功能可能有不同程度的改善。

3. 心理治疗　个体化的心理治疗对 AD 早期患者非常有利，尤其可以帮助患者处理生活事件。晚期患者常有严重的认知缺陷，家庭教育和家庭支持也十分重要。让所有的家庭成员了解疾病知识，使他们能更好地照料患者的生活，可延缓患者心理功能的衰退，同时也有助于家庭成员自身的心理健康。

（二）癫痫性精神障碍

癫痫是由于大脑细胞异常放电而引起反复发生的痫性发作性疾病。癫痫的临床表现取决于癫痫性电活动的起始部位及其在整个中枢神经系统中的扩散范围。人群中有7%～10%的人一生中会有痫性发作，而癫痫的发病率在0.5%～1%以上的癫痫患者需要精神科的干预。

【诊断要点】

1. 癫痫发作史的确定非常重要。

患者可能因为意识障碍而不能提供详细的发作情况，所以要尽可能向知情者了解发作细节，对发作的特点及伴随情况（包括精神检查和神经系统检查）都应详细了解。既往史应着重询问脑外伤、脑感染和患者的出生情况。

2. 脑电图对确定诊断起主要作用。90%的癫痫患者有脑电图异常。

3. CT、MRI、SPECT、PET等方法可对癫痫的诊断有帮助。

【临床表现】

癫痫性精神障碍可分为发作前、发作时、发作后和发作间歇期精神障碍。但需要注意发作前、发作时、发作后精神障碍有时是很难截然分开的。

1. 发作前精神障碍　主要指癫痫发作的先兆和前驱症状。先兆的表现可为简单的感觉运动异常，也可为复杂的思维和情感异常，持续时间多为数秒，有时先兆不完全发展为性发作。前驱症状多缓慢出现，持续数小时至数天。典型的前驱症状包括易激惹、抑郁、淡漠、反应迟钝等，偶有精力充沛和自主神经系统改变。先兆往往代表癫痫放电的起始部位，结合脑电图对判定癫痫先兆有重要作用；而前驱症状除预示癫痫外，无定位意义。

2. 发作时及发作后精神障碍　发作时及发作后精神障碍主要指性发作时及发作后的意识障碍及伴发的精神障碍。可以分为几类表现，如癫痫自动症、精神运动性持续状态、神游症等，但这种区分只是相对的，许多症

7

状有重叠。自动症患者表现为意识障碍、无目的咀嚼、重复动作等，也可伴有各种幻觉，发作一般历时数秒钟，每次症状类似。神游症患者意识障碍程度轻于自动症，行为症状更为复杂，如发作时患者外出游荡，不知归家，历时数十分钟到数天不等，事后对上述情况不能回忆，此症状较少见。极少数患者发生较为持久复杂的精神运动性障碍，发作可持续数小时甚至数日，发作时患者意识模糊、退缩迟钝、撕扯衣服，有时双手不停地运动，出现生动的幻觉，有时错觉和幻觉同时产生，也可出现兴奋躁动甚至暴力行为。

3. 发作间期精神障碍　指癫痫发作间歇期出现的一组精神障碍，包括慢性精神病状态，如精神分裂症样精神病、情感障碍、神经症样症状、人格障碍和痴呆等。

（1）慢性精神分裂症样精神病：多在癫痫发作十几年后慢性隐袭起病，少数为急性或亚急性起病。此病通常以妄想为首发症状，临床症状类似于慢性偏执性精神分裂症。常见症状为关系妄想、被害妄想、被控制感、思维被夺，也可出现思维中断、语词新作、强制性思维等思维形式障碍。约半数有幻听，内容为迫害或命令性，常具有宗教迷信色彩，也可出现幻视、幻嗅和幻味。情感异常多为易激惹、抑郁、恐惧、焦躁，偶见欣快，也可表现情感淡漠。总之，可出现精神分裂症的所有主要症状。

（2）癫痫性人格改变：癫痫性人格改变是多种因素综合作用的结果，通常认为与社会心理因素的影响、脑器质性损害、癫痫发作类型、长期使用抗癫痫药物以及病前人格特征有关。人格改变可带有"两极性"，如一方面易激惹、残暴、凶狠、固执、敌视、仇恨、冲动、敏感及多疑等，另一方面又表现过分客气、温顺、亲切及赞美等。患者可在不同的时间内具有某一特点的倾向，但也可同时具有两个极端的特点。患者常因琐事发生冲突及攻击性行为。此外，患者还可表现为思维黏滞和内容贫乏。

（3）痴呆：少数癫痫患者可出现痴呆。首先是近事记忆力减退，再累及远事记忆、理解、计算、分析及判断等能力。同时，在思维、情感及行为等方面都带有癫痫的共同特点—黏滞性和刻板性。癫痫所致痴呆多见于脑损害的癫痫、颞叶癫痫以及病程长的严重癫痫。

（4）癫痫性心境障碍：主要包括病理性心境恶劣及躁狂抑郁样精神障碍。其中抑郁障碍最为常见，癫痫患者的 7.5% ~ 34% 发生此障碍。特别需要注意的是，癫痫患者伴抑郁的自杀率明显高于普通人群。

【辅助检查】

1. 脑电图对确定诊断起主要作用。90% 的癫痫患者有脑电图异常，它可以确定脑电异常的形式和部位。过度换气、光刺激、药物刺激、鼻咽电极、蝶骨电极、埋藏电极以及睡眠脑电记录等措施可揭示脑部异常电活动。但是脑电图结果必须与临床症状结合，进行综合分析，脑电图正常不能完全排除癫痫。

2. CT 和 MRI 的脑结构检测　可以提供脑部损害的客观依据。功能影像如 SPECT、PET 等方法可反映脑的局部血流及代谢异常，对癫痫的定位诊断有帮助。

【鉴别要点】

癫痫发作主要与其他短暂发作性疾病相鉴别。

1. 晕厥　是因全脑缺血而引起的意识丧失和跌倒。起病和恢复都较缓慢，大多有一定的病因，如看见血、疼痛刺激、低血糖、低血压等。发作时可能有头晕、眼前发黑、心慌、胸闷、恶心或冷汗等症状。平卧后可逐渐恢复，清醒后常有肢体发冷、乏力等。

2. 癔症性痉挛发作　痫性发作通常与癔症的痉挛发作难以鉴别。癔症性痉挛发作前常有明显的生活事件，通常为 26 ~ 32 岁的女性。癔症的症状常带有强烈的暗示性、做作性和戏剧性。

【治疗要点】

癫痫伴发精神障碍的治疗，主要包括两个方面，即控制癫痫发作和精神症状。

1. 抗癫痫药物

控制大发作，常用苯妥英钠、苯巴比妥、卡巴咪嗪、丙戊酸钠、地西泮等；控制小发作，可选用苯巴比妥、咖啡因、抗癫痫灵、抗痫宁、乙琥胺、苯琥胺等。另外，新抗癫痫药物耐受性强、疗效更好、副作用较小。主要有加巴喷丁、拉莫三嗪、氨己烯酸、托吡酯、唑尼沙胺、替加平。

2. 精神药物

（1）抗精神病药：可控制兴奋、躁动，消除幻觉、妄想。可选用奋乃静、氟哌啶醇、利培酮、奥氮平等，宜短期使用。

（2）抗抑郁药：可调节情感活动，消除抑郁情绪。常选用多塞平、丙咪嗪、帕罗西汀、舍曲林和氟西汀等。

（3）抗焦虑药：能够改善焦虑烦躁情绪。可选用地西泮或阿普唑仑等。

二、精神活性物质所致精神障碍

精神活性物质又称成瘾物质、成瘾药物，指能够影响个体心境、行为，改变个体意识状态，并产生依赖作用的一类化学物质。人们常为获取或保持某些特殊的心理、生理状态而使用这些物质。

精神活性物质主要包括：中枢神经系统抑制剂（如巴比妥类、乙醇）、中枢神经系统兴奋剂（如咖啡因、苯丙胺、可卡因）、大麻、致幻剂（如麦角酸二乙酰胺、仙人掌毒素）、阿片类（如海洛因、吗啡、鸦片、美沙酮、二氢埃托啡、哌替啶）、挥发性溶剂（如丙酮、苯环己哌啶）、烟草。

（一）乙醇滥用所致精神障碍

酗酒、乙醇滥用是现代社会危害躯体、精神健康和造成社会问题的重要原因之一。有资料显示，在美国，乙醇依赖的终生患病率为14%，男性是女性的3倍；在综合医院的住院患者中，25%～50%是乙醇依赖患者。与发达国家相比，我国的人均饮酒量、酒相关问题发生率相对较低。但近年来，酒消耗约以 13% 的速度递增，由饮酒造成的各种健康和社会问题也随之增加。

【诊断要点】

酒依赖和戒断综合征的诊断应具备下列症状 2 项或 3 项以上，病期已超过 12 个月的均可诊断。

1. 酒依赖

（1）对饮酒具有强烈意愿或带强制性的愿望。

（2）主观上控制饮酒及控制饮酒量的能力存在缺损。

（3）使用酒的意图是解除戒酒产生的症状。

（4）出现过生理戒断症状：不饮酒就出现肢体震颤、静坐不能、恶心、呕吐或易激惹。

（5）出现了耐受状态，继续饮酒可避免戒断症状出现或只有增大饮酒量才可达到先前少量饮酒产生的效应。

（6）个人饮酒方式的控制能力下降，不受社会约束地饮用。

（7）不顾饮酒引起的严重躯体疾病、对社会职业的严重影响及所引起的心理上的抑郁仍继续使用。

（8）饮酒逐渐导致其他方面的兴趣与爱好的减少。

（9）中断饮酒产生戒断症状后又重新饮酒，使依赖特点反复出现。并且酒行为重于没有产生依赖特征的个体。

2. 戒断综合征

（1）长期嗜酒的历史。

（2）戒断症状或谵妄状态发生于停止饮酒后 1 周内。

（3）有明显的自主神经症状，如心动过速、多汗、血压增高等。

（4）可排除其他躯体或精神疾病。

3. 乙醇中毒性精神障碍

急性酒中毒与饮酒量密切相关，常在一次大量饮酒后急剧发生，但在某些脑器质因素基础上，少量饮酒即可产生与饮用酒量不相符的严重急性中毒反应。慢性酒

7

中毒则以长期饮酒为基础，各种临床综合征常在形成依赖之后逐渐出现，突然减少酒量或停饮能急剧产生症状。除精神症状之外，无论急性或慢性酒中毒，患者均有短暂或持续存在的躯体症状和体征以及中毒性神经系统损害表现。

【临床表现】

1. 单纯醉酒　又称普通醉酒或生理性醉酒，指一次过量饮酒后出现的急性中毒状态。绝大多数醉酒状态属此种情况，系乙醇直接作用于中枢神经系统的结果。症状的轻重与血液中乙醇的含量和代谢的速度密切相关。主要表现为意识清晰度下降或意识范围狭窄，或出现嗜睡、昏睡、甚至昏迷；情绪兴奋，言语、动作增多，自制力减弱，易激惹，好发泄，或者行为轻佻，无事生非，不顾后果，类似轻躁狂状态；情绪抑郁，少语，或者悲泣，有吐词不清、共济失调、步态不稳、眼球震颤或面部潮红等症状。

2. 复杂性醉酒　通常是在脑器质性损害或严重脑功能障碍的基础上，由于对乙醇的耐受性下降而出现的急性乙醇中毒反应。其饮酒量一般不大，但意识障碍明显，病程短暂，对发病情况常遗忘。在意识障碍的基础上，可同时伴有病理性错觉、幻觉或片段被害妄想；情绪兴奋，激动，或易激惹；无目的的刻板动作、攻击或破坏行为等。

3. 病理性醉酒　与单纯醉酒存在质的不同，其发生与个体特殊素质有关。此时小量饮酒后突然出现较深的意识障碍，定向力丧失，可伴有错觉、幻觉和片段妄想，情绪抑郁、焦虑，或激越、冲动，甚至出现无目的的攻击暴力行为。但没有普通醉酒时的步态不稳和口齿不清现象，事后遗忘。一般持续数分钟或数小时，多以酣睡告终。

【辅助检查】

酒依赖者脑电图异常的比率为 35.0% ~ 85.1%，主要表现为弥散性占 δ、θ 波，散在或阵发性尖波、棘波，波幅降低，调节、调幅差，诱发试验欠敏感；饮酒史越长、酒量越大则异常率越高，但经过治疗和减少酒量可以使脑波异常有所改善。酒依赖者中检查脑干听觉诱发电位（BAEP），发现有异常，表现为Ⅲ、Ⅳ、Ⅴ波潜伏期延长，Ⅲ-Ⅴ峰间期延长。部分CT检查示有脑萎缩。酒依赖者中检查视觉诱发电位，发现视觉诱发电位潜伏期延长，波幅降低，主波群异常，晚成分出现率低，周期性不明显及侧性优势消失。

【鉴别要点】

1. 酒依赖和戒断综合征引起的躯体症状注意与其他躯体疾病引起的症状鉴别。

2. 急性乙醇中毒应注意与躁狂症或其他原因中毒伴发的急性类狂状态鉴别。还应与颅脑外伤、低血糖、原发性癫痫等引起的意识障碍相鉴别。后者还具特殊的病史及相应症状和体征，可与其鉴别。

3. 慢性乙醇中毒所致精神障碍

（1）震颤谵妄应与各类症状性谵妄（如感染中毒等）相鉴别。

（2）乙醇中毒所致幻觉症、妄想症应与偏执型分裂症、偏执性精神病、更年期精神病相鉴别，前者有酒依赖史，且往往发生于乙醇依赖患者戒酒不久，病程短，预后好。对极少见的单纯慢性幻觉为主的应追踪观察，根据病程进一步变化进行鉴别诊断。

（3）乙醇性痉挛发作应与原发性癫痫、外伤性癫痫相鉴别。

（4）柯萨可夫综合征应与重症感染中毒、代谢障碍、颅脑外伤、脑血管疾病等引起的脑器质性疾患类似综合征相鉴别。

（5）乙醇中毒性痴呆和人格改变与其他原因引起的痴呆和人格改变相鉴别，前者有酒依赖或戒断综合征史。以上均可根据病史、临床特征及化验检查等予以鉴别。

【治疗要点】

1. 戒酒治疗 戒酒是乙醇中毒性精神障碍治疗的关

7

键。多数患者尽管意识到乙醇的不良影响，但戒酒的愿望并不强烈；少数患者虽有戒酒意愿，但由于不能抵抗戒断症状而难以坚持。因此，戒酒治疗中要注意以下原则：

（1）制定戒酒计划：争取患者的合作参与，对患者的饮酒问题进行全面评估，激发和强化患者的戒酒动机，制定切实可行的戒酒目标。

（2）戒酒：急性期戒酒治疗一般不用递减法，而应采用一次性戒断的方法。以住院戒酒为宜，彻底切断酒的来源；程度轻者亦可在医生的指导下，由家庭成员严密监督在门诊戒酒。

（3）厌恶治疗：戒酒硫（TETD）能使乙醇代谢停留在乙醛阶段，使饮酒者饮酒后约 5～10 分钟之后即出现面部发热、潮红、搏动性头痛、呼吸困难、恶心、呕吐、出汗、口渴、低血压、直立性晕厥、极度的不适、软弱无力等，严重者可出现精神错乱和休克。因此建议最好在医疗监护下使用，每天早上服用，一次用量 0.5g，可持续应用 1 个月至数月。少数人在应用 TETD 治疗中即使饮少量的酒亦可出现严重的不良反应，甚至有死亡的危险。患有心血管疾病的患者和年老体弱者应禁用或慎用。在应用期间，除必要的监护措施外，应特别警告患者不要在服药期间饮酒。

2. 支持对症治疗

（1）缓解戒断症状：临床上常用苯二氮䓬类药物来缓解乙醇的戒断症状。要注意首次足量，不要缓慢加药，这样不仅可抑制戒断症状，而且还能预防震颤谵妄、戒断性癫痫发作对于有计划的戒酒，以长效药为宜。如：地西泮。

（2）消除精神症状：对于震颤谵妄的兴奋不安、行为紊乱，恐怖性幻觉、错觉，乙醇性幻觉症、妄想症等可给予抗精神病药物，如氟哌啶醇或奋乃静口服或注射。但要注意剂量不宜太大，在精神症状控制后可考虑逐渐减药，不需长期维持用药。

（3）控制癫痫：可选用丙戊酸类或苯巴比妥类药物。

（二）中枢神经系统兴奋剂滥用所致精神障碍

中枢神经系统兴奋剂，或称精神兴奋剂，包括咖啡或茶中所含的咖啡因，但引起关注的主要是可卡因及苯丙胺类药物（ATS）。可卡因与苯丙胺类药物具有类似的药理作用，我国可卡因滥用的情况远远不如西方国家，但苯丙胺类药物在我国的滥用有增加的趋势，故主要讨论苯丙胺类药物的问题。

苯丙胺类兴奋剂指苯丙胺及其同类化合物，包括苯丙胺（安非他明）、甲基苯丙胺（冰毒）、3，4-亚甲二氧基甲基安非他明（MDMA，摇头丸）、麻黄素、芬氟拉明、哌醋甲酯（利他林）、匹莫林、伪麻黄碱等。

【诊断要点】

1. 苯丙胺类兴奋剂滥用　非医疗目的使用苯丙胺类兴奋剂。

2. 苯丙胺类兴奋剂所致的依赖性

（1）强制性和持续性地使用苯丙胺类兴奋剂。

（2）形成对于苯丙胺类兴奋剂的耐受。

（3）停药后出现戒断症状。

（4）由于使用苯丙胺类兴奋剂已对个体或社会造成危害。

3. 苯丙胺类兴奋剂戒断症状

长期且大量使用苯丙胺类兴奋剂，当停止（或减少）用量后数小时至数天内出现焦虑情绪和疲乏、失眠或睡眠增多及精神运动性迟滞或激越等。

4. 苯丙胺类兴奋剂中毒

使用苯丙胺类兴奋剂后出现精神或行为的异常，如：欣快，焦虑，紧张，出汗，呕吐，刻板动作等中毒症状。

5. 苯丙胺类兴奋剂中毒谵妄

苯丙胺中毒过程中出现意识不清，记忆缺陷和定向力障碍，这些异常现象在一天中可有波动。

6. 苯丙胺类兴奋剂引起的精神病

7

意识清楚时，在自知力缺失的情况下，使用苯丙胺类兴奋剂后出现幻觉或妄想等精神症状。

【临床表现】

中等剂量的苯丙胺类兴奋剂可致舒适感、警觉增加、话多、注意力集中、运动能力增加等，还可有头昏、精神抑郁、焦虑、激越，注意减退等，依个体的情况（耐受性、药物剂量等）而有所不同。静脉使用苯丙胺类兴奋剂后，使用者很快出现头脑活跃、精力充沛，能力感增强，可体验到难以言表的快感，即所谓腾云驾雾感或全身电流传导般的快感；数小时后，使用者出现全身乏力，精神压抑、倦怠、沮丧而进入所谓的苯丙胺沮丧期。以上的正性和负性体验使得吸毒者陷入反复使用的恶性循环中，这也是形成精神依赖的重要原因之一。一般认为，苯丙胺类兴奋剂较难产生躯体依赖而更容易产生精神依赖。

苯丙胺类兴奋剂的急性中毒临床表现为中枢神经系统和交感神经系统的兴奋症状。轻度中毒表现为瞳孔扩大、血压升高、脉搏加快、出汗、口渴、呼吸困难、震颤、反射亢进、头痛、兴奋躁动等症状；中度中毒出现精神错乱、谵妄，幻听、幻视、被害妄想等精神症状；重度中毒时出现心律失常、痉挛、循环衰竭、出血或凝血、高热、胸痛、昏迷甚至死亡。长期使用可能出现分裂样精神障碍、躁狂、抑郁状态及人格和现实解体症状、焦虑状态、认知功能损害，还可出现明显的暴力、伤害和杀人犯罪倾向。

【辅助检查】

1. 筛选方法　一般使用体外检测商品试剂盒进行测定。

2. 确证法　根据检测需要可选用气相色谱法，气质联用和高效液相色谱法等。

【鉴别要点】

1. 依赖和戒断综合征引起的躯体症状注意与其他躯体疾病引起的症状鉴别。

2. 苯丙胺性精神病是由滥用苯丙胺类兴奋剂引起的中毒性精神障碍，可在长期用药中逐渐出现，也可在一次使用后发生。其症状表现与偏执型精神分裂症颇为相似，应注意鉴别。

【治疗要点】

一般认为，ATS 较难产生躯体依赖而更容易产生精神依赖。因此 ATS 的戒断及毒性症状，以对症治疗为主。

1. 精神症状的治疗　服用者可出现幻觉、妄想、意识障碍、冲动攻击等精神症状，但绝大部分患者在停止吸食后的 2~3 天内上述症状即可消失，不需特殊处理。对于症状严重者，可短期试用小剂量抗精神病药物，如氟哌啶醇 2~5mg 肌注。地西泮等苯二氮䓬类药物也能起到良好的镇静作用。

2. 躯体症状的治疗　急性 ATS 中毒患者常出现高热、代谢性酸中毒和肌肉痉挛症状，处理的原则是：足量补液，维持水、电解质平衡，利尿、促进排泄。恶性高热可用物理降温（冰敷、醇浴），必要时使用肌肉松弛剂，如静脉缓注硫喷妥钠 0.1~0.2g 或琥珀酰胆碱，注意呼吸抑制和肌肉松弛情况。同时应保持呼吸道畅通，给氧，气管插管，地西泮止痉，有条件者可行透析治疗。

ATS 导致冠状动脉痉挛是引起心肌缺血和心肌梗死最常见的原因。临床上常使用钙通道阻滞剂，如硝苯吡啶缓解痉挛，改善心肌缺血。抗高血压的药物（如 β 受体阻滞剂）对冰毒引起的心血管症状亦有良好作用。高血压危象时可用酚妥拉明或硝普钠。

三、精神分裂症

精神分裂症是最常见的重性精神疾病之一，主要表现为特征性的感知、思维、情感和行为的障碍。多起病于青壮年，多呈慢性病程。病因至今未明，但认为与遗传因素、大脑内生化物质失衡、社会心理应激因素有关。

【诊断要点】

根据中国精神疾病分类与诊断标准-第三版

7

（CCMD-3），精神分裂症诊断标准如下：

1. 症状标准　至少有下列 2 项，并非继发于意识障碍、智能障碍、情感高涨或低落，单纯型分裂症另有规定：

（1）反复出现的言语性幻听。

（2）明显的思维松弛、思维破裂、言语不连贯，或思维贫乏或思维内容贫乏。

（3）思想被插入、被撤走、被播散、思维中断，或强制性思维。

（4）被动、被控制，或被洞悉体验。

（5）原发性妄想（包括妄想知觉，妄想心境）或其他荒谬的妄想。

（6）思维逻辑倒错、病理性象征性思维，或语词新作。

（7）情感倒错，或明显的情感淡漠。

（8）紧张综合征、怪异行为，或愚蠢行为。

（9）明显的意志减退或缺乏。

2. 严重标准　自知力障碍，并有社会功能严重受损或无法进行有效交谈。

3. 病程标准　符合症状标准和严重标准至少已持续 1 个月（CCMD-3），单纯型另有规定。

4. 排除标准　排除器质性精神障碍，及精神活性物质和非成瘾物质所致精神障碍。尚未缓解的分裂症患者，若又罹患本项中前述两类疾病，应并列诊断。

【临床表现】

精神分裂症的表现涉及多个方面，会有各种各样不同的表现，但每一位患者的表现仅是其中的个别症状，并不是要具备所有的症状。

1. 疾病早期症状　大部分患者属慢性起病，工作的积极性和工作能力下降、学生学习成绩下降，对人冷淡，与人疏远，对外界事物不感兴趣，对家人不知关心照顾，生活懒散，敏感多疑，性格改变等。部分患者可有失眠、头痛、头晕、无力、情绪不稳等不适感及神经症症状。

部分病例可急剧起病，临床上多表现为突然兴奋、冲动，言语凌乱，行为紊乱，片段幻觉和妄想。

2. **联想障碍**　表现为思维联想过程缺乏连贯性和逻辑性，是精神分裂症最具有特征性的症状。患者整段的谈话或写作内容缺乏逻辑性，叙述不很切题，不能围绕谈话的中心思想明确表达意义，与其交谈有十分困难的感觉，使人感到迷惑不解（思维松弛）。语句之间缺乏联系，言语凌乱（思维破裂）。

患者在说话时联想突然中断，脑内一片空白，之后转换为新的话题（思维中断）。同时感到思维被抽走（思维被夺）。在脑中突然涌现一连串的联想（思维云集或强制性思维）。有时感到脑子里的想法不是自己的，是外界强加的，是别人借自己的脑子思考问题（思维插入）。上述情况下患者伴有明显不自主感，不受自己控制。

患者在思考时感到自己的思想同时变成了言语声，自己和他人都能听到（思维化声）。自己的想法被扩散出去，所有人都知道（思维扩散）。

患者的逻辑推理过程离奇古怪，荒谬离奇（逻辑倒错）。将一些普通的词句、动作、符号赋予特殊的意义，除患者外旁人无法理解（病理性象征性思维）。创造字、词或符号，并赋予特殊的意义（语词新作）。

慢性患者和以阴性症状为主的患者，语量少，言语简单，言语内容贫乏，缺乏主动言语（思维贫乏）。思维贫乏、情感淡漠、意志缺乏构成了精神分裂症的阴性症状群。

3. **内容障碍**　主要表现为妄想。妄想是精神分裂症最常见的症状之一，可出现各种妄想，部分患者妄想非常突出。

关系妄想、被害妄想是最多见的妄想，患者感到自己受到威胁，无根据地认为有人想陷害、破坏、谋害自己，进行跟踪、监视等（被害妄想）。患者感到周围发生的事都与自己有关，是针对自己的，认为周围的人都

7

在说他、议论他（关系妄想）。患者感到自己的思维、情感、行为及躯体运动受外人或外界某种力量控制，不受自己的控制（被动体验，被控制感，影响妄想）。认为自己的想法和所做的事别人就都已知道（内心被洞悉感）。认为自己的父母不是亲生父母（非系统妄想）。坚信某异性对自己产生了爱情（钟情妄想）。坚信爱人对自己不忠，另有外遇（嫉妒妄想）。无根据地夸大自己的能力、地位、财富（夸大妄想）。突然发生，与患者的经历、现实环境无关的病理性信念（原发性妄想）。患者突然对正常的知觉体验产生妄想（妄想知觉）。

4. 幻觉　幻觉是在客观现实中并不存在某种事物的情况下，患者却感知到他的存在，是精神分裂症的常见症状。

最常见的幻觉为幻听，周围没有人说话，患者却听到有说话声。以言语性幻听多见，内容为评论性、争论性、命令性或思维鸣响（患者想到什么，就有一个声音讲出他所想的内容）是具有特征性意义的幻听，较持续存在的言语性幻听也具有诊断价值。

其他类型的幻觉有视幻觉、触幻觉、味幻觉、嗅幻觉、内脏幻觉等。

5. 情感障碍

患者对周围事物情感反应缺失，早期为细致的情感缺失，如对亲人的关心体贴（情感平淡），严重时对涉及自身利益的大事漠不关心，对一般人都感到烦恼痛苦的事，患者无相应的情感反应（情感淡漠）。还可表现情感与周围环境不协调，无原因自笑，很难与患者进行情感沟通。上述症状为精神分裂症特征性症状。

6. 意志行为障碍

表现孤僻离群、被动退缩、缺乏主动性和积极性，整日无所事事，生活懒散，无高级意向要求（意志减退），工作、学习、交往没有兴趣，能力明显下降，社会功能受损。还可出现愚蠢、幼稚、怪异行为。

较轻时患者表现少语、少动，行为迟缓，严重时不吃、不喝、不语、不动，伴肌张力增高（紧张性木僵）。在木僵状态时，可以突然出现兴奋、冲动、行为杂乱（紧张性兴奋）。紧张性木僵和紧张性兴奋组成紧张症状群。

7. 自知力

自知力指对自己疾病和表现的认识能力。

患者对幻觉、怪异的想法和行为意识不到是病，患者不能认识到自己精神活动有问题，不能意识到自己的病态变化，否认有病，无自知力。

根据占主导地位的临床表现分为：单纯型、偏执型、青春型、紧张型、未分化型、残留型、精神分裂症后抑郁。

【辅助检查】

精神分裂症被认为是一种功能性疾病，故实验室检查主要是用于排除诊断，排除因器质性障碍所致的精神异常。然 PET 及事件相关诱发电位检查认为对精神分裂症有一定意义，但无特异性。

【鉴别要点】

1. 器质性精神障碍　意识、智能、记忆障碍与个性的改变常常是器质性疾病的特征性症状，因此在采集病史和精神检查时要重点加以检查。此外，详细的体格检查（包括神经系统检查）也有助于发现器质性疾病的证据。

在年轻患者，需要特别注意排除的疾病有：精神活性物质尤其是苯丙胺所致的精神障碍以及颞叶癫等。颞叶癫痫如症状持续时间不长，并有意识障碍，鉴别不难；但极少数慢性颞叶癫痫可表现为酷似精神分裂症的症状，尤其需要加以鉴别。脑电图检查有助于鉴别诊断。在老年患者特别需要与谵妄、痴呆和麻痹性痴呆鉴别。

2. 心境障碍　精神分裂症与心境障碍的鉴别要点是：①心境障碍的程度与持续时间；②幻觉、妄想等精神病性症状与优势心境的协调性；③既往发作时症状的性质，如果既往发作时的症状主要是情感性的，那么本

7

次发作为心境障碍的可能性大。如果情感症状和分裂症的症状同样突出，难以区分哪个是原发性的，那么应考虑诊断为分裂情感性障碍。

3. 人格障碍　精神分裂症与分裂样人格障碍的鉴别有时非常困难，尤其是在年轻病例。分裂样人格障碍的患者表现为长期的思维与行为方式改变，而无幻觉和妄想。如果一时难以区分，就有必要进行随访。

4. 分裂情感性障碍　分裂情感性障碍的症状和情感症状（抑郁或躁狂）同时存在且同样突出，而且一般恢复良好；而精神分裂症的患者在病程中也可出现短暂的情感症状（如抑郁），但不占主导地位。

【治疗要点】

1. 治疗原则　①早发现，早治疗。②药物治疗可以缓解绝大部分症状，抗精神病药物治疗应作为首选的治疗措施，药物治疗应作为治疗中重要的组成部分。③治疗时需足量、足疗程，并积极进行全病程治疗。④精神分裂症治疗是长期治疗，药物选择考虑症状、副反应、个体耐受性，同时考虑经济承受能力和可获得性。⑤药物的剂量应个体化，并随不同的治疗阶段进行调整。⑥患者会面临心理和社会问题，是疾病表现的一部分，也是病后的心理应激反应，通常要进行心理社会的干预。⑦家庭对患者的治疗、康复起着非常重要的作用，家属需要了解疾病知识，支持患者治疗，帮助选择正确的治疗途径。⑧精神分裂症治疗是长期治疗，患者和家属一定要掌握疾病的自我管理技能，防止反复发作，维持病情的长期稳定。⑨患者、家属、医务工作者建立良好的治疗联盟，共同应对疾病。

2. 药物治疗

（1）药物治疗可以缓解绝大部分症状，抗精神病药物治疗应作为首选的治疗措施；

（2）第二代（非典型）抗精神病药物，应作为一线治疗药物选用，副反应相对较小，具有较高的 5- 羟色胺受体阻断作用，同时也阻断多巴胺受体，称为多巴胺/

5-羟色胺拮抗剂。包括利培酮，奥氮平，氯氮平，喹硫平，齐拉西酮，阿立哌唑，帕利哌酮，氨磺必利。氯氮平因其副反应大，作为二线药物使用；

（3）第一代（典型）抗精神病药物，应作为二线治疗药物选用，主要作用机制是脑内多巴胺受体的阻断剂，目前常用种类包括：氯丙嗪，氟哌啶醇，五氟利多，奋乃静，氟奋乃静，舒必利；

（4）长效药物：主要用于维持治疗和服药依从性不好的患者。第一代药物长效针剂包括氟哌啶醇葵酸酯、氟奋乃静葵酸酯、哌普嗪棕榈酸酯，五氟利多为口服氟哌啶醇长效制剂。第二代药物利培酮、帕利哌酮的长效针剂已在我国应用。

3. 治疗疗程

需要全病程治疗和全方位治疗，持续的药物治疗和心理社会干预。

（1）急性期治疗：缓解主要症状，足量药物治疗，疗程至少4~6周。

（2）恢复期（巩固期）治疗：防止已缓解的症状复发，使用原有效药物和剂量继续治疗，疗程至少3~6月。

（3）维持期（康复期）治疗：维持病情稳定，防止疾病复发，坚持药物治疗，根据个体病情确定维持药物剂量，疗程不少于2~5年。有许多学者提出，对于停药复发者，应长期维持治疗。对于难治性、有严重自杀企图或暴力攻击行为的患者，建议持续维持治疗。总之，维持治疗的剂量和时间应个体化，与病期、复发史、疾病严重程度、缓解程度、环境、病前性格、既往用药的剂量和时间等有关，需综合考虑。

（4）停药需密切观察病情，如有复发先兆，尽早恢复药物治疗。

4. 心理社会干预

（1）心理治疗：帮助解决患者的心理问题和危机干预。

7

（2）技能训练：帮助患者恢复社会功能和掌握疾病的管理能力。

（3）家庭干预：建立一个有利于患者疾病治疗和康复的家庭环境。

（4）社区服务：为患者提供各种可能的服务，使患者能够适应在社区中的正常生活，促进患者身心的全面康复。

【疾病预防】

精神分裂症发病病因和机理尚未明了，本病的预防主要是早期发现、早期治疗、预防复发和防止发展精神残疾。不良的社会应激因素可以诱发本病发病和复发，应注意学会调整自己的心态，提高适应能力。抗精神病药维持治疗，对防止复发和再住院起着非常重要的作用，应定期复查，坚持服用精神病药物维持治疗。注意社会功能锻炼，防止功能衰退和精神残疾。由于精神分裂症治疗是长期的治疗，患者和家属需要掌握疾病的自我管理技能，尽可能长期维持病情稳定。对于存在高危症状群的人群，对症状进行规律监测，对遇到的心理社会问题给予帮助。

有研究资料显示，母孕期病毒感染，围产期并发症，幼年时不良应激，在精神分裂症发病中有一定影响。因此，注意母孕期和围产期的医学保健，注意婴幼儿心理健康发育。

四、心境障碍

心境障碍又称"情感性精神障碍"，旧称"躁狂抑郁性精神病"。其临床特征是：以情感高涨或低落为其主要的、基本的或原发的症状，常伴有认知和行为改变，轻重不一。轻者无精神病性症状，对社会功能影响较轻；重者可有明显的精神病性症状，如幻觉、妄想等，可严重影响社会功能，自知力可丧失。多为间歇性病程，间歇期精神活动基本正常。

临床上常将心境障碍分为若干亚型：躁狂发作、双相障碍、抑郁发作、持续性心境障碍、其他或待分类的心境障碍。不同的亚型，其临床表现、病程特征、治疗原则、乃至病因和发病机制各有不同。

【诊断要点】

1. 躁狂发作

（1）症状标准：以情绪高涨或易激惹为主，并至少有下列 3 项（若仅为易激惹，至少需 4 项）：

1）注意力不集中或随境转移；

2）语量增多；

3）思维奔逸（语速增快、言语迫促等）、联想加快或意念飘忽的体验；

4）自我评价过高或夸大；

5）精力充沛、不感疲乏、活动增多、难以安静，或不断改变计划和活动；

6）鲁莽行为（如挥霍、不负责任，或不计后果的行为等）；

7）睡眠需要减少；

8）性欲亢进。

（2）严重标准：严重损害社会功能，或给别人造成危险或不良后果。

（3）病程标准：

1）符合症状标准和严重标准至少已持续 1 周；

2）可存在某些分裂性症状，但不符合分裂症的诊断标准。若同时符合分裂症的症状标准，在分裂症状缓解后，满足躁狂发作标准至少 1 周。

（4）排除标准：排除器质性精神障碍，或精神活性物质和非成瘾物质所致躁狂。

2. 抑郁发作

（1）症状标准：以心境低落为主，并至少有下列 4 项：①兴趣丧失、无愉快感；②精力减退或疲乏感；③精神运动性迟滞或激越；④自我评价过低、自责，或有内疚感；⑤联想困难或自觉思考能力下降；⑥反复出现想死的念头或有自杀、自伤行为；⑦睡眠障碍，如失眠、

7

早醒，或睡眠过多；⑧食欲降低或体重明显减轻；⑨性欲减退。

（2）严重标准：社会功能受损，给本人造成痛苦或不良后果。

（3）病程标准：①符合症状标准和严重标准至少已持续2周；②可存在某些分裂性症状，但不符合分裂症的诊断标准。若同时符合分裂症的症状标准，在分裂症状缓解后，满足抑郁发作标准至少2周。

（4）排除标准：排除器质性精神障碍，或精神活性物质和非成瘾物质所致抑郁。

【临床表现】

临床上一般分躁狂发作和抑郁发作两个临床相。这两个临床相既可单独反复发作，也可交替出现，两次发作期间缓解比较彻底。躁狂发作一般不超过3个月，抑郁发作一般不超过6个月，少数抑郁发作可持续1~2年。也有的患者躁狂、抑郁发作不十分典型，但基本症状仍以躁狂或抑郁情绪为主。

1. 躁狂发作　躁狂发作的典型症状是情感高涨、思维奔逸、意志活动增强等"三高"症状，可伴有夸大观念或妄想、冲动行为等。

（1）情感高涨：情感高涨是躁狂发作的基本症状。典型的躁狂发作患者自觉心境良好，感到生活绚丽多彩、幸福、快乐；多表现轻松、愉快，整日兴高采烈，得意洋洋。言语诙谐有趣，感染力强，患者所到之处，常有哄堂笑声。严重的躁狂发作可表现为言行紊乱而难于评估其内心体验。不典型的躁狂也可仅表现为易激惹，患者常为一些小事而激动不已，火冒三丈，甚至冲动伤人。有的患者可伴有敌意和暴怒，但持续时间较短，易转怒为喜。

（2）思维奔逸：患者的思维联想过程明显加快，自觉脑子变得聪明，反应敏捷，联想速度加快。尽管语量大、语流快，口若悬河，但仍有语言表达跟不上思维速度之感，有时甚至出现思维奔逸的症状。患者的联想丰富，概念一个接一个地产生，或引经据典，高谈阔论，信口开河，见啥说啥，可出现"音联"和"意联"。患者讲话时多表现眉飞色舞或手舞足蹈，常因说话过多而口干舌燥，甚至声音嘶哑，其所谈内容多肤浅，常伴随境转移现象。

（3）意志活动增强：患者自觉精力旺盛，想多做事情，或自觉能力大，想有所作为，干大事业，因而表现活动明显增多，整日忙碌不停，但做事多虎头蛇尾，有始无终。有的还表现爱管闲事，打抱不平，爱与人开玩笑，招人惹厌；注重打扮，行为轻率，不顾后果，自控能力差。有的还表现出好接近异性。患者精力旺盛，无疲倦感。有的患者声称"全身有使不完的劲"。部分患者可高效率地完成一些事情，但多数患者言过其实，由于患者目标转移较快，常使工作失败多、成功少，并且不能从失败中汲取教训，而总是抱怨他人。个别严重的患者可有攻击和破坏行为。谵妄性躁狂时冲动、伤人行为可成为主要的临床相。

（4）随境转移：患者的被动注意明显增强，表现为精神活动常受环境变化的影响，致使言语、行为的内容频繁转换。

（5）夸大观念或夸大妄想：在心境高涨的背景上，患者常出现夸大观念，自我评价过高，自命不凡、盛气凌人。临床所见夸大观念常涉及健康、容貌、能力、地位和财富等。严重时夸大观念可发展为夸大妄想，但内容多与现实接近。有时在夸大观念或夸大妄想基础上可出现关系妄想和被害妄想，但一般持续时间较短。

（6）睡眠障碍：患者表现为睡眠需要量明显减少，突出表现为早醒，也有的患者表现入睡困难，或易醒转。其中睡眠需要量减少、醒后无困倦感是躁狂症的特征之一。

（7）其他症状：因患者活动过多，可有体重减轻。过度兴奋时，出现面色红润、心率加快、瞳孔轻度扩大等交感神经兴奋症状。多数患者无自知力。谵妄性躁狂

7

发作时还可伴有意识范围狭窄、错觉、幻觉、行为紊乱等。

儿童、老年患者的临床表现常不典型。儿童患者思维活动较简单，其情绪和行为症状也较单调，多表现为活动和要求增多，也可有破坏性行为。老年患者活动增多不明显，情感高涨、意念飘忽较少，而表现为夸大、狂傲、倚老卖老者较多，可有攻击行为。

2. 抑郁发作　抑郁发作的典型症状为情感低落、思维迟缓、精神运动抑制等"三低"症状，多伴有消极观念和自杀行为。现重点介绍抑郁症状群的典型表现、生物性症状和伴发症状等。

（1）情感低落：情感低落是抑郁状态的基本症状。患者自觉情绪低沉、苦恼忧伤、兴趣索然，甚至悲观绝望、痛苦难熬，有度日如年、生不如死感。患者表现愁眉苦脸，唉声叹气，自称"打不起精神来"、"高兴不起来"、"活着没意思"等。其中最重要的特点是患者有丧失感，如兴趣、欲望（食欲、性欲、生存欲等）、自信心、体重均有不同程度的下降或丧失。

（2）思维迟缓：患者的思维联想速度减慢，自觉反应迟钝，思路闭塞。表现为说话慢，思考问题吃力，回答问题困难。有的患者形容自己的大脑像一台生锈的机器，称"转不动"。

（3）意志活动减退：意志活动减退突出表现为高级意志活动减弱，精力明显减退，对工作和学习的要求降低。也有的患者伴有本能意向活动减弱，如性欲减退与食欲减退。与意志活动减退相伴的是语言和动作的减少，严重的可表现为少语少动或不语不动。此时患者的日常生活也可变得十分懒散，行为表现孤僻，常深居简出或独居一隅。病情严重者可表现为木僵或亚木僵状态。

（4）消极观念和自杀行为：患者自我评价过低、自卑，兴趣减少。典型的抑郁症患者有无助、无用和无望感，称为抑郁症的认知障碍"三联"。患者常因情绪低沉、自卑或自责产生消极观念或自杀行为。自杀行为在临床上被认为是严重抑郁的一个标志，抑郁症中有25%以上的人有自杀企图或自杀行为。有的患者为掩饰其自杀行为常常面带笑容，称为微笑抑郁，这种情况往往由于易被旁人忽视而自杀成功率极高，值得重视。

（5）思维内容障碍：患者在情绪低落的基础上可产生罪恶妄想、疑病观念或妄想、虚无妄想等。当患者伴发以上各种妄想时，可在这些妄想的基础上出现一些相应的怪异或荒唐行为，如患者为了自我惩罚而拒食，有的则吞食垃圾等。疑病症状在抑郁症也很常见，患者多诉躯体不适，有的患者还以躯体不适为主诉或首发症状，因此，许多抑郁症患者常在非精神科反复就诊。

（6）生物性症状：在重症抑郁或内源性抑郁中，有一些症状被称为生物性症状，如睡眠障碍（包括入睡困难、易醒转、早醒和睡眠过多）、情绪昼夜波动（多为晨重晚轻）、食欲减退、体重下降、便秘、性欲减退，甚至阳痿或闭经等，这些症状的出现对内源性抑郁与非内源性抑郁的鉴别意义较大。

（7）其他症状：患者表现为躯体不适的主诉增多，如头痛、头晕、心悸、出汗等。有的患者尚伴有人格解体、焦虑、恐怖和强迫症状，也有因严重的联想困难而出现抑郁性假性痴呆。

儿童和老年患者的抑郁症状常不典型。儿童患者多表现兴趣减少，不愿参加游戏，社会性退缩，学习成绩下降等。老年患者则常表现为突出的自我评价过低、情绪焦虑和易激惹，精神运动性迟滞比年轻患者较为严重。此外，老年抑郁患者体诉较多。女性更年期和产后也常产生抑郁情绪，但多不典型，更年期抑郁常伴有明显的焦虑症状。

【辅助检查】

本病目前尚无特异性实验室检查，当出现其他病症，如感染等，实验室检查显示其他病症的阳性结果。颅脑CT等排除器质性障碍。

【鉴别要点】

1. 躁狂发作的鉴别诊断

（1）正常人的情绪高涨或低落：正常人遇到喜事心境高涨，遇到不幸心境沮丧，需与轻躁狂或轻抑郁相区别，主要的区别点是心境障碍患者的心境高涨或低落与境遇不相称，持续时间相对较长，有符合诊断标准的症状，社会功能受到影响，给患者本人带来痛苦。

（2）精神分裂症：急性躁狂发作时可有不协调的精神运动性兴奋，易与精神分裂症青春型混淆，需注意鉴别。精神分裂症青春型患者常常出现精神运动性兴奋，但其认知、情感和意志活动具有明显的不协调性。患者的行为举止荒谬离奇、杂乱无章，且多具不可预测的冲动性，言语异常零乱，表情呆板或古怪，情感变化无常。此外，若患者有心境障碍的既往病史或过去有类似发作而缓解良好，应考虑躁狂发作。

（3）躯体疾病所致精神障碍：肾上腺皮质功能亢进和甲状腺功能亢进等疾病也常伴躁狂症状，但其情绪以易激惹、焦虑和紧张为主，自我感觉较差，多有不适主诉，而且其兴奋症状随原发病病情消长而波动，存在原发躯体疾病的症状与体征，实验室检查有助于鉴别。

（4）药物所致精神障碍：苯丙胺、类固醇、异烟肼和阿的平等药物中毒可引起躁狂发作。病前用药史以及减药或停药后躁狂迅速好转可供鉴别。此外，药物中毒引起的躁狂发作往往伴有不同程度的意识障碍。

2. 抑郁发作的鉴别诊断

（1）恶劣心境：鉴别要点是恶劣心境患者多有个性特征，抑郁程度较轻，一般病程冗长。临床上以好倾诉、多责备他人、烦躁、焦虑为突出的特点，无显著生物学症状。除此之外，患者的工作、学习及生活能力未受到明显损害，自知力良好，对治疗要求迫切。

（2）精神分裂症：紧张型精神分裂症患者虽然在外表上与抑郁性木僵类似，但表现淡漠、呆板，情感活动与内心体验以及周围环境不协调，常有违拗表现。与精神分裂症不同，当深入反复地接触抑郁患者时，仍有可能得到某些应答反应，患者也多少会流露出抑郁的情绪，认知功能基本正常。

（3）躯体疾病和药物所致精神障碍：甲状腺功能低下、慢性肝炎、系统性红斑狼疮等躯体疾病患者可出现抑郁症状。长期使用某些药物，例如甲基多巴、利血平、可乐定、甲氰咪胍和长春新碱等也能引起抑郁。通过了解患者的躯体疾病史和用药史，不难作出诊断。

（4）脑器质性疾病所致精神障碍：帕金森病、脑血管疾病和颅脑肿瘤患者常伴有抑郁情绪。某些脑器质性痴呆患者在疾病早期也可能出现抑郁症状，临床上并不少见。详细的躯体和神经系统检查、颅脑 CT 检查以及结合病史资料可以鉴别。

【治疗要点】

1. 躁狂发作的治疗　各种亚型的躁狂发作，均以药物治疗为主，包括碳酸锂、抗癫痫类药物和抗精神病药物等，特殊情况下可选用电抽搐疗法。

（1）药物治疗：①碳酸锂：适用于各型躁狂发作。特别是首次躁狂发作，一般首选碳酸锂治疗。双相障碍的维持治疗也提倡使用碳酸锂。②抗癫痫类药物：一般在碳酸锂效果不好或有其他禁忌时选用，也可首选。常用的有丙戊酸盐、卡马西平等，也可用于维持治疗。③抗精神病药物：对部分伴有突出行为紊乱的患者，有时需要合并抗精神病药物，如氯丙嗪、氯氮平和氟哌啶醇等，往往能较快地控制躁狂发作。这类药物一般在病情控制后即逐步撤掉，较少长期使用，因为目前还没有证据说明其能预防躁狂症的复发。④其他：在特殊类型的躁狂症治疗过程中，尚需要考虑使用其他药物。如当患者伴有明显焦虑、失眠时，需合并使用苯二氮类药物，快速循环型可合并甲状腺素治疗。

（2）电抽搐治疗：对部分严重或难治躁狂症有时需要电抽搐治疗。在有严密监护措施的情况下，可单独应用或合并药物治疗，一般隔日 1 次，6～12 次为 1 个疗

7

程。若合并药物治疗，应减少给药剂量。

2. 抑郁发作的治疗

（1）药物治疗：主要应用抗抑郁药，包括三环类抗抑郁药（TCAs）、四环类抗抑郁药、单胺氧化酶抑制剂（MAOIs）及选择性 5-HT 再摄取抑制剂（SSRIs）等。临床使用时需注意以下几点：①首先选用第一线抗抑郁药（TCAs、SSRIs），而且尽可能单一用药，一般 4～6 周无效时可更换另一种药物。②充分考虑安全性及耐受性，选择不良反应轻，而且服用方便的药物，以增强患者对药物的耐受性及依从性。③根据抗抑郁药的作用特点选择药物。如患者以失眠或易激惹症状为主，应选择镇静作用较强的药物（阿米替林、多虑平、曲唑酮、米氮平），可能起效较快；以精神运动性抑制为主的患者，应选择镇静作用较小的药物为宜，如氟西丁（百忧解）；对原有躯体疾患的患者，应选择躯体不良反应较少的药物；若患者有进食障碍或者有癫发作史，应避免使用布鲁品、麦普替林以及 SSRIs 类药；有严重自杀倾向的患者应使用过量时危险性较小的药物，同时避免患者存储大量抗抑郁药。④伴发精神病性症状时，与抗精神病药物短期联用或同时合并使用电抽搐治疗。⑤根据症状特点及既往治疗情况来选择药物。如患者以往对某药有效，应将该药作为首选药物。⑥根据患者的具体经济情况选择价格合理的药物。

急性抑郁发作阶段，一般根据上述原则用药即可。TCA 及 SSRIs 是目前用得较多的维持治疗的药物。一般来说，首次急性抑郁发作后，维持用药 6～8 个月，以后逐渐减少剂量。

对于慢性化或难治性抑郁患者，则需考虑联合使用抗抑郁药，要求尽量选择作用机制不同的药物，也可合并使用其他治疗方法如电抽搐治疗等。特殊类型的病例如难治性抑郁症、快速循环型抑郁，可根据情况合并使用甲状腺素、碳酸锂、卡马西平、丙戊酸盐等药物，以增加其他抗抑郁药的效果。另外，还有一些药物被称为抗抑郁药的增效剂，如 β - 受体阻滞剂吲哚洛尔等，在国外临床应用取得了肯定的效果。

（2）电抽搐治疗：电抽搐治疗主要适用于有强烈自杀观念和企图，病情严重，对药物治疗不能耐受或药物治疗效果不好的病例等。一般 6～12 次为 1 个疗程。如果同期合并抗抑郁药治疗，应适当减少给药剂量。电抽搐治疗结束后应继续药物治疗。

（3）心理治疗：在药物治疗的同时通常合并心理治疗，能提高患者治疗的依从性，特别是对于轻型抑郁或恢复期患者心理治疗尤为重要。治疗方法多以支持性心理治疗为主，有时可选用认知治疗、心理动力学治疗、工娱治疗等心理治疗方法。

五、神经症

神经症原称神经官能症，主要表现为烦恼、紧张、抑郁、焦虑、恐怖、强迫、疑病等症状。起病常与心理社会因素有关；病前多有一定的素质和人格基础；其症状无器质性病变为发病基础；患者对疾病有相当的自知力，有痛苦感，有求治要求；社会功能相对完好，行为一般保持在社会规范允许的范围之内；病程大多持续迁延。

神经症包括恐惧症、焦虑症、强迫症、躯体形式障碍、神经衰弱和其他或待分类的神经症。

【诊断要点】

1. 症状标准　至少有下列症状之一：恐惧、强迫症状、惊恐发作、焦虑、躯体形式症状、躯体化症状、疑病症状、神经衰弱症状。

2. 严重标准　社会功能受损或无法摆脱的精神痛苦，促使其主动求医。

3. 病程标准　症状符合标准至少已 3 个月，惊恐障碍另有规定。

4. 排除标准　排除器质性精神障碍、精神活性物质与非成瘾物质所致精神障碍、各种精神病性障碍如精神

7

分裂症、偏执性精神病，及心境障碍等。

【临床表现】

1. 脑功能失调症状　脑功能失调症状主要指精神活动的易兴奋和易疲劳，伴有感受阈值的降低、被动注意增强等症状。易兴奋表现为浮想联翩或回忆增多，患者常为自己无法平抑这种兴奋而痛苦、烦恼。此时，患者极易被周围细微的变化所吸引，以致很难调动主动注意。由于感觉阈值下降，患者除了对一般外界刺激不能接受以外，对身体内部信息也十分敏感，如能感觉到胃肠运动、心跳、呼吸运动、肌肉运动等的增强，以致出现胃肠不适、心慌、气促、肌肉跳动或不适等症状。这种易兴奋不同于精神运动性兴奋，没有言语和动作的增多。短暂兴奋过后很快又产生了疲劳感，表现为能量不足、精力下降。轻者工作稍久就觉得疲惫不堪，严重者一用脑子就感到疲劳，思考问题十分困难，注意力很难持久集中。易疲劳常与易兴奋症状同时存在，因果相连。常见于神经衰弱、焦虑症等。

2. 情绪症状　①焦虑：焦虑症状通俗称为"莫名的恐惧"，即患者的紧张不安或恐惧的内心体验缺乏指向性，常伴有相应的自主神经功能失调症状。焦虑症状广泛见于各种类型的神经症。在以焦虑为突出症状的焦虑性神经症中，一种为急性发作性焦虑，称惊恐发作；一种为持续焦虑，称广泛性焦虑。②恐惧：病理性的恐惧症状特指患者对某种客观刺激产生的一种不合理的恐怖情绪，伴有回避行为，而且患者明知这种情绪的出现是荒谬的、不必要的，却不能摆脱，主要见于恐惧症。严重的恐惧症状也可伴有一系列自主神经症状，如面红或苍白，呼吸、心率加快，恶心、出汗、血压波动等。③易激惹：是神经症患者中常见的另一类负性情绪，它包括易发怒、易伤感、易烦恼、易委屈、易愤慨等多种情绪状态，其中以易发怒最为常见。这种情绪的产生是情绪启动阈值和情绪自控能力双重降低的结果，此时患者情感反应的性质正确，只是情绪反应过分强烈，因而患者常因自己无力自控而后悔，可见于各种神经症。
④抑郁：神经症患者的抑郁程度多不严重，但持久难消，见于多种神经症，如焦虑症、强迫症、疑病症等。

3. **强迫症状**　强迫症状包括强迫观念、强迫意向和强迫行为，以强迫观念为核心症状。强迫症状除见于强迫症外，也可见于其他的神经症，但程度很轻，不为主要临床相。

强迫观念又可分为强迫怀疑、强迫性穷思竭虑、强迫性对立思维。

强迫意向即一种尚未付诸行动的强迫性冲动，使患者感到一种强有力的内在驱使。如患者一回家就有想用刀伤害家人的欲望，能意识到这种冲动的不合理，事实上也不曾出现过这一动作，但这种冲动的欲望反复出现却使患者焦虑不安、忧心忡忡。

强迫行为较为常见的表现有强迫性洗涤、强迫性检查、强迫性计数及强迫性仪式动作等，多继发于强迫观念。

4. **疑病症状**　疑病症状是指对自身的健康状况或身体的某些功能过分关注，以致怀疑患了某种躯体疾病，而与实际健康状况并不相符；且医生的解释或客观医疗检查的正常结果不足以消除患者的疑病观念，因而到处反复求医。患者往往感觉增敏，对一般强度的外来刺激感到不堪忍受，对体腔内脏的正常活动，也能"清晰"地感知并过分关注，如感到体内膨胀、跳动、堵塞、牵扯、扭转、缠绕、流窜、热气上冲等。这些内感性不适便成为疑病观念的始因和基础，加上多疑、固执的个性素质，便发展成为疑病观念。如果个别医务人员不注意患者的疑病个性特征，随意议论、判断，则可能引起或强化患者的疑病观念。

5. **睡眠障碍**　睡眠障碍在神经症患者中极为普遍。其中失眠是睡眠障碍中最常见的形式，主要表现为睡眠时间短或睡眠质量差，或者是对睡眠缺乏自我满足的体验。失眠一般分为三种形式，即入睡困难、易惊醒、早

7

醒，其中以入睡困难最为多见。

6. 自主神经症状群　自主神经功能紊乱也是神经症患者常有的症状。一般是交感神经和副交感神经功能亢进所致，表现为心悸、气促、血压不稳、尿频、多汗等，常见于焦虑症、恐惧症等。

7. 其他症状　慢性疼痛在神经症患者中也很普遍。以头颈部疼痛为最多见，其次是腰背、四肢，呈持续性或波动性，疼痛发生的频率与患者的心理压力及其他神经症症状有关。另外尚有头昏、眩晕等。

【辅助检查】

神经症被认为是一种功能性疾病，故实验室检查主要是用于排除诊断，排除因器质性障碍所致的精神异常。本病目前尚无特异性实验室检查，当出现其他病症，如感染等，实验室检查显示其他病症的阳性结果。

【鉴别要点】

1. 器质性精神障碍　各类器质性精神障碍都可出现神经症样症状，但器质性精神障碍尚有以下特征：生物学病因明确、可有精神病性症状、存在认知功能损害。

2. 精神分裂症　一些精神分裂症患者早期可有头痛、心烦、焦虑、易怒、失眠等神经症样症状，而精神病性的阳性症状不明显时，易误诊为神经症。但精神分裂症尚有以下特征可资鉴别：①多有阴性症状，如情感淡漠、行为孤僻、意志减退等；②病情随病程的进展逐渐加重；③无自知力或自知力大部分受损；④社会功能受损明显。

3. 心境障碍　心境障碍患者在轻度抑郁或躁狂状态的易激惹时需与神经症鉴别。心境障碍尚有以下特征：①症状偏重，属原发症状；②多阶段性病程；③无自知力或大部分自知力受损；④社会功能损害明显。

由于器质性精神障碍和精神病性障碍都会有神经症性症状，临床上很容易误诊，有时会导致严重的后果。因此，临床诊断时应遵循："先器质性，再精神病性，最后考虑神经症"的梯级诊断原则。

【治疗要点】

神经症的治疗目的是消除或减轻症状，帮助患者正确解决生活中的问题，改善人际关系。治疗方法可分药物治疗、心理治疗和其他疗法。这些方法可结合使用，在不同的患者或同一患者不同的治疗阶段可有所侧重。一般来说，药物治疗侧重于对症，心理治疗侧重于对因。

1. 药物治疗

（1）抗焦虑药物：抗焦虑药物种类很多，最常用的是苯二氮䓬类，其基本药理作用是缓解焦虑情绪、松弛肌肉、解痛、镇静及催眠，并对抗抑郁药物具有增效作用。一般来说，发作性焦虑选用短程作用的药物，持续性焦虑则多选用中、长程作用的药物；入睡困难者一般选用短、中程作用的药物，睡眠表浅或早醒者选用中、短程作用的药物；肝病或老年患者可选用去甲羟安定或去甲氯羟安定，因二者都是地西泮的最终代谢产物，不需在肝脏进行代谢。

另外，新型抗焦虑药物丁螺环酮和 β 受体阻滞剂普萘洛尔也有较好的抗焦虑作用，普萘洛尔对焦虑的躯体症状效果最好。

（2）抗抑郁药物：抗抑郁药物主要有单胺氧化酶抑制剂、三环类抗抑郁药、选择性 5-HT 再摄取抑制剂等。一般来讲，神经症患者的抑郁症状程度都不会很严重，使用抗抑郁剂时剂量宜偏小，约为治疗抑郁症剂量的 1/3～1/4，这样既达到疗效，又可以减少副作用，而提高治疗的依从性。三环类抗抑郁剂是治疗神经症的最常用药物之一，不过，三环类抗抑郁药物虽然价格较便宜，但副作用较多，许多患者不愿坚持治疗，因此在治疗前应告知患者，以取得配合。

选择性 5-HT 再摄取抑制剂是近年来出现的新型抗抑郁剂，其代表药物有氟西汀、帕罗西汀、舍曲林、氟伏沙明和西酞普兰。药物疗效与三环类抗抑郁剂相当，但副作用较小，药物半衰期较长，每天仅需服药一次，使用方便。尤其适宜于躯体主诉多和年龄大的患者。

7

单胺氧化酶抑制剂在神经症的治疗中已很少应用。

（3）中枢神经兴奋药：对于皮质兴奋不足、觉醒水平低，终日无精打采、萎靡不振的患者，在保证夜间充足睡眠的前提下，白天适量使用兴奋药是必需的。常用的药物有咖啡因，其对大脑皮质有直接的兴奋作用，而又不减弱皮质的抑制过程。

（4）促大脑代谢药物：由于神经症的发病机制中尚有疲劳、衰竭的学说，因此目前仍使用促大脑代谢药物治疗神经症。但迄今为止，尚无严格设计的对照研究来评价这类药的确切疗效。作为辅助药物，它可防止抗抑郁剂、抗焦虑剂的药物中毒，促进大脑神经细胞的代谢，调节自主神经的功能。

2. 心理治疗　心理治疗是神经症的基本治疗方法，对于一些难治的神经症必须由专科医生进行心理治疗。心理治疗的方法很多，每种方法一般都基于自身学派的理论体系，而各学派的理论之间有很大差别；不同的方法又有不同的适应证。常用的有支持性心理治疗、精神分析、行为治疗、认知疗法等。可参考第十三章心理治疗。

3. 其他疗法　由于神经症目前尚无特异性的有效疗法，因此人们曾尝试过许多其他方法。其中有的经实践检验后已被淘汰，有的尚在个别情况下使用，如电抽搐治疗和精神外科手术可能对某些难治性强迫症有效。中医的针灸和安神定志、补血补气的中药方剂，以及胰岛素低血糖治疗，都曾用于神经症的治疗。

六、应激相关障碍

应激相关障碍是与精神应激的因果关系相当明确的一类精神障碍，包括急性应激障碍、创伤后应激障碍和适应性障碍。急性应激障碍是指个体在突然遭遇强烈的精神应激后立即出现的、持续短暂的应激反应；创伤后应激障碍是指个体面临异常强烈的精神应激后出现的延迟发生而又较持久的应激反应；适应性障碍则见于个体在经历程度较轻但较持久的精神应激事件后，尤其是生活的变迁，如迁居、移民、地位的显著变化等，逐步出现的程度较轻但较持久的应激反应。

【诊断要点】

1. 急性应激性障碍 诊断主要依靠临床特征，实验室及其他辅助检查多无阳性发现。国内主要参考 CCMD-3 进行诊断，具体包括以下内容：

（1）有严重的精神刺激为原因；

（2）在遭遇精神刺激后若干分钟至若干小时内发病；

（3）主要有两种临床相：一种是伴有强烈焦虑、恐惧体验的精神运动性兴奋，行为带有一定的盲目性；另一种是伴有情感抑郁或迟钝的精神运动性抑制，可有轻度意识模糊；

（4）社会功能严重受损；

（5）一般持续数小时至 1 周，不超过 1 个月缓解。

2. 创伤后应激障碍

（1）遭遇过对于几乎所有的人都是创伤性的异乎寻常的事件或处境。

（2）反复重现创伤性体验，表现为至少下述之一项：①控制不住地回想受打击的经历；②反复出现创伤性内容的噩梦；③反复发生错觉或幻觉或幻想形式的创伤事件重演的生动体验；④反复发生"触景生情"式的精神痛苦，如目睹死者遗物、旧地重游、有关纪念日等情况下会引起强烈痛苦；

（3）持续的警觉性增高，表现为至少下述项目之一：①难入睡或易惊醒；②激惹性增高；③集中注意困难；④过分地惊跳反应；⑤遇到与创伤事件多少有些近似的场合或事件时（如电影、电视中的某些镜头）产生明显的生理反应，如心跳、出汗、面色苍白等。

（4）持续的回避，表现为至少有下述之二项：①极力不去想有关创伤性经验的事；②避免参加能引起痛苦回忆的活动，或不到会引起痛苦回忆的地方去；③与别

7

人疏远、不亲切，与亲人情感变淡；④兴趣爱好范围变窄，但对与创伤经验无关的某些活动仍保持兴趣；⑤不能回忆（遗忘）创伤性经验的某一重要方面；⑥对未来失去憧憬，如很少思考或计划未来的学习、工作或婚姻等。

（5）社会功能受损。

（6）精神障碍延迟发生，即在遭受创伤后几日至数月后才出现（延迟半年以上者罕见），精神障碍持续至少 1 个月以上，可长达多年。

3. 适应性障碍

（1）有明显的生活事件作为诱因，特别是生活环境或社会地位的改变，精神障碍通常开始于事件后 1 个月之内。

（2）有证据表明患者的社会适应能力不强。

（3）以情绪障碍为主要临床相，如烦恼、焦虑、抑郁等，同时有适应不良的行为（如不愿与人交往、退缩等）和生理功能障碍（如睡眠不好、食欲不振等）。但严重程度达不到焦虑症、抑郁症或其他精神障碍的标准。

（4）社会功能受损。

（5）病程至少 1 个月，最长不超过 6 个月。

【临床表现】

1. 急性应激性障碍　在遭遇强烈的精神刺激因素之后数分钟至数小时之内起病，历时短暂，可在几天至一周内恢复，临床症状完全消失，预后良好。部分患者病程可达 1 个月，但最终可完全缓解。

临床症状最初多表现为茫然，意识清晰度下降，注意力不集中，定向困难，对周围的事物理解困难，事后有遗忘现象，也有的患者呈嗜睡状态。典型的症状可出现伴有强烈焦虑、恐惧体验的精神运动性兴奋，行为带有一定的盲目性，胡言乱语、高声喊叫、无目的的漫游、伤人毁物；或表现为伴有情感迟钝、抑郁的精神运动性抑制，感觉迟钝，情感麻木，运动减少，重者可呈木僵状态，有的患者出现假性痴呆。焦虑引起的自主神经系

7

统症状，如心动过速、出汗、皮肤潮红等症状明显。有些患者在病情严重阶段可出现思维联想松弛，片段的幻觉、妄想，严重的焦虑、抑郁，达到精神病的程度，则称为急性应激性精神病（曾称反应性精神病）。

2. 创伤后应激障碍　多于精神创伤性事件发生后数天至 6 个月以内发病，病程多持续 1 个月以上，可长达数月或数年，个别甚至达数十年之久。症状的严重程度可有波动性，多年后仍可触景生情，出现应激性体验。临床上主要有以下三种表现：

（1）闯入性再体验：又称"闪回"，是指与创伤有关的情景或内容在患者的思维、记忆中反复地、不自主地涌现，闯入意识之中，萦绕不去；也可在梦中反复再现；还可出现严重的触景生情反应。创伤性体验的反复重现是这类障碍最常见的表现，儿童患者可出现短暂的"重演"性发作，即再度恍如身临其境，出现错觉、幻觉及意识分离性障碍。

（2）警觉性增高：几乎每个患者都存在这种症状，为一种自发性的持续高度警觉状态。表现为过度警觉，惊跳反应增强，可伴有注意力不集中、激惹性增高以及焦虑或抑郁情绪。焦虑的躯体症状如心慌、出汗、头痛、躯体多处不适等症状也很明显，睡眠障碍表现为入睡困难和易惊醒，而且持续时间比较长。

（3）回避：患者表现为长期或持续性极力回避与创伤经历有关的事件或场景，拒绝参加有关的活动，回避创伤的地点和与创伤有关的人或事。有些患者可出现选择性遗忘，记不起与创伤有关的事件细节。回避的同时，患者可出现情感麻木，对周围的环境刺激普遍反应迟钝，出现社会性退缩。对以往的爱好失去兴趣，疏远周围的人。对未来的生活、学习、工作都失去憧憬。整体上给人木讷、淡然的感觉。或表现为滥用成瘾物质、攻击行为、自伤或自杀行为等。

3. 适应性障碍　适应性障碍的表现形式多样，主要以情绪障碍为主，如抑郁、焦虑，也可以表现为适应不良的品行障碍为主，这与年龄有某些联系。成年人多见情绪症状，焦虑、抑郁以及与之有关的躯体症状都可出现，但达不到焦虑症或抑郁症的诊断标准。青少年以品行障碍为主，如侵犯他人的权益或行为与其年龄要求不符，逃学、偷窃、说谎、斗殴、酗酒、破坏公物、过早开始性行为等。儿童可表现为退化现象，如尿床、幼稚言语或吮拇指等形式。症状表现不一定与应激源的性质相一致，症状的严重程度也不一定与应激源的强度相一致。一般而言，症状的表现及严重程度主要决定于患者的病前个性特征。

病程一般不超过 6 个月。若应激源持续存在，病程可能延长，不论病程长短，起病急缓，预后都是良好的，尤其是成年患者。

【辅助检查】

本病目前尚无特异性实验室检查，当出现其他病症，如感染等，实验室检查显示其他病症的阳性结果。

【鉴别要点】

1. **器质性精神障碍**　某些非成瘾物质中毒、中枢神经系统感染、躯体疾病引起的精神障碍等，急性期常出现谵妄，患者表现为精神运动性兴奋、恐惧、意识障碍，有些患者还可追溯到发病前有某些应激事件，应注意鉴别。一般来讲，详细的病史和体格检查、实验室检查确定有无器质性病因是最重要的，其次，器质性精神障碍患者即使病前有应激事件，程度也不强烈，与症状的关系不密切。

2. **心境障碍**　多数心境障碍的起病也与某些应激事件相关，主要症状也可表现为精神运动性兴奋或抑制，需与急性应激障碍相鉴别。心境障碍的精神运动性兴奋或抑制为协调性，且情感障碍占优势，病程一般较长，常循环发作。抑郁症的抑郁心境涉及较广，包括平时兴趣、日常喜好、个人前途等各方面，没有固定的应激事件，且消极、自卑或自杀企图也常见，整个临床相有晨重夜轻的变化规律，而应激性障碍无上述特征。

3. 癔症　也常在精神应激性事件后发病，且症状表现短期内有时难与急性应激障碍区别。但癔症表现更为多样化，带有夸张或表演性，并给人以做作的感觉，病前个性有自我中心、富于幻想、外向等特点，其中很重要的一点为暗示性较强，病情反复多变。

【治疗要点】

1. 急性应激障碍

（1）减轻情绪反应：如果病情不是很严重，患者又有很好的社会支持系统，那么和亲友或应激事件相关人员（如发生交通事故后的事故处理人员，得急病后的急诊科医生）的有效交流和心理支持，往往就可以使患者的负性情绪得到缓解。如果缺少这样的支持系统，或应激事件的内容很难与人交流（如被人强奸），或病情很严重，则需要专业的心理危机干预。焦虑或抑郁严重者，还需短期的抗焦虑或抗抑郁药物的治疗，有睡眠障碍者可短期给予镇静催眠药。

（2）学习面对应激事件：逐步地和患者讨论应激事件，让患者体验和表达相关的情感，认识到自己可能存在的消极感受和应付方式，有助于防止患者因过久地应用回避或否认机制而延缓疾病的恢复，或使其转化为恐惧症或创伤后应激障碍。

（3）使用有效的应付技能：如果发现患者应用不良的应付方式或防御机制，如过度使用烟、酒、镇静药等成瘾物质，应训练患者学习有益的应付技能。一般来讲，应激性障碍的患者其情感反应都是呈过度唤起状态，过高或过低的情感唤起状态都会干扰应激问题的解决。因此，第一步是帮助患者把情感反应调整到接近正常水平，例如与患者逐步地讨论应激性事件，教会患者如何在回顾应激事件时学会调节自己的焦虑情绪，鼓励调动自主性，严重者可以短期服用抗焦虑药；第二步是仔细评估患者的问题和采用的应付技能；第三步则是和患者讨论各种有效的应付技能，鼓励患者自己选择新的有效的方法。医生在这个过程中不是告诉患者如何做，而是帮助

7

和鼓励患者自己选择和自己做。如果经过治疗后患者觉得自己已经学会了一些应付技能来处理未来的应激事件，治疗就可以结束了。一般治疗的时间不需很长。

（4）帮助解决相关问题：有时一种应激事件可以带来其他的后果，如严重的交通事故导致患者肢体的残疾。因此除了处理患者因交通事故本身带来的应激反应外，还应该帮助患者改变和适应今后作为残疾人的行为方式。此外，对患者有问题的家庭支持系统给予必要的心理干预，使患者能得到来自家庭的有效支持，是十分重要的。

2. 创伤后应激障碍

（1）早期干预

类似于急性应激障碍，包括鼓励患者冷静地面对痛苦经历、表达相关情绪体验和帮助患者调整情绪反应到接近正常水平，提供心理支持，处理患者的内疚感（如患者的亲人在同一事故中死亡）和患者对生和死的态度等。少量、短期应用抗焦虑药和镇静催眠药有助于缓解焦虑和调整紊乱的睡眠。这些简单的早期干预方法要尽早实施，以阻断创伤性事件心理痕迹的保持。一般由现场的医务人员或社区医生即可完成，不一定需要精神科专科医生的指导。

（2）后期干预：①心理治疗：最常用的是焦虑控制训练、暴露疗法和认知治疗。焦虑控制训练是帮助患者控制焦虑的水平，焦虑是基本症状，因此焦虑控制训练方法对患者的闯入性体验、警觉、回避三类症状都有效。暴露疗法是让患者在放松状态下面对创伤性事件（可以是回想的，也可以是模拟的），学会控制他们的恐惧体验。此法起效快，尤其对闯入性体验症状有效。但也有报道部分患者可能因此加深闯入性体验的症状，因此治疗患者时应特别注意个体差异。认知疗法的目标是改变患者的错误认知。患者常常认为世界充满危险，个体过于渺小和无能无助，因此表现有回避社会、兴趣下降、罪恶感或内疚感，认知疗法对这些症状疗效较好。②药物治疗：对慢性患者应避免长期使用苯二氮䓬类等抗焦虑药，因为长期使用有成瘾的问题。目前认为使用SSRIs类的抗抑郁药有一定效果。对合并有其他精神障碍的患者应加用其他精神药物，如合并情感障碍的患者，可加用心境稳定剂等。

3. 适应性障碍

（1）消除应激源：一些症状较轻的适应性障碍患者在改变环境或消除应激源后，精神症状可逐渐消失。因此，应尽可能减少或消除应激源，如对住院的儿童应提倡家长陪护，以减少对医院的恐怖感。

（2）对症治疗：对症状较严重的患者，应及时给予心理治疗和药物治疗，促进症状的缓解。

心理治疗是常用的治疗方法，医生应根据患者的具体情况制定个体的治疗计划。常用的方法有认知疗法、疏泄疗法、放松训练、系统脱敏、应激免疫训练等。基本原则是帮助患者积极面对应激困境，释放负性情感，选择有效的应付方式等。可采用个体、集体、家庭治疗等多种形式进行。需要提出的是，对幼儿来说，主要不是治疗幼儿本人，而是指导父母。

药物治疗主要应用于症状严重者或加强心理治疗的效果。可短期选用抗焦虑剂、抗抑郁剂或镇静安眠药。

对于有自杀企图或暴力行为的患者，应转入专科医院，既有利于脱离应激源，又利于系统地进行专科治疗。

七、儿童和少年期常见精神障碍

（一）儿童孤独症

儿童孤独症是一种起病于婴幼儿时期，以社会交往障碍、交流障碍、兴趣狭窄和刻板重复的行为方式为主要特征的心理发育障碍性疾病，多数患儿伴有不同程度的精神发育迟滞。

【诊断要点】

由于病因尚不清楚，目前诊断主要以临床症状为主。诊断常采用多轴诊断系统，既要全面、准确地了解症状表现，又要详细掌握生长发育、躯体健康状况、心理状

7

态、家庭社会应激因素及智力水平，还应该参考一些心理和行为量表（如孤独症行为筛查表、克氏行为量表）。诊断要点包括：

1. 起病于 36 个月以内。

2. 以社会交往障碍、交流障碍、兴趣狭窄及刻板重复的行为方式为主要表现。

3. 除外 Asperger 综合征、Heller 综合征、Rett 综合征、言语和语言发育障碍等其他疾病。如患儿起病于 36 个月之后或不具备所有核心症状，则诊断为不典型孤独症。

【临床表现】

儿童孤独症的行为具有相当大的个体差异，并且随发育阶段也有不同表现。该病一般在 30 ~ 36 个月内起病。多数患儿早期症状在婴幼儿期即已出现，至 12 ~ 30 月症状明显。少数患儿出生后的前 12 个月症状极轻或完全正常，12 ~ 30 个月症状变得明显，出现语言功能退化，本来已会表达的少数词汇消失，并呈现典型孤独症症状。通常情况下，由于父母缺乏有关知识，或平时观察不密切，对患儿何时起病很难确定。

儿童孤独症的特征性症状：

1. 社会交往障碍　大部分孤独症患儿婴幼儿期就表现出对人缺乏兴趣，母亲将其抱着喂奶时，他们不会将身体与母亲贴近，不会望着妈妈微笑，平常不注视父母的走动。6 ~ 7 个月时还分不清亲人和陌生人。有的患儿即使 1 ~ 2 岁发育正常或基本正常，但起病以后表现有饥饿、疼痛或不舒服时，不会跑到父母身边寻求食物或安慰。这种患儿往往对父母离开或返回无动于衷，即使父母站在身边也不会与之交往，更不会与父母对视，显得极其孤独。孤独症患儿也同样缺乏相互性社会交往，表现为不与周围小朋友交往，更不可能建立友谊。

2. 语言交流障碍　语言交流障碍在儿童孤独症中表现得较为显著，具体表现有以下几方面：

（1）非语言交流障碍：孤独症患儿常以哭或尖叫表

示他们的不舒适或需要。稍大的患儿可能会拉着大人的手走向他们想要的东西。缺乏相应的面部表情，常显得表情漠然，很少用点头、摇头、摆手等以表示他们的意愿。

（2）语言发育延迟或不发育：患儿常常表现为语言发育较同龄儿晚，有些甚至不发育。有报道说患儿中约有一半终身保持缄默，仅以手势或其他形式表达自己的要求。也有些患儿2～3岁前语言功能出现以后，又逐渐减少甚至完全丧失。

（3）语言内容、形式的异常：患儿语言功能即使存在，也有许多问题。患儿往往不会主动与别人交谈，不会维持或提出话题，或者只会反复纠缠同一话题，而对别人的反应毫不在意。他们常常是在"对"人说话，而不是"与"人交谈，语言交流十分困难。刻板重复性语言及模仿性语言也较多见，和患儿谈话时他常只会重复你的讲话。也有的会在当时或隔一段时间以后模仿电视、收音机或别人说过的话。有些患儿表现为自言自语或哼哼唧唧，自得其乐。另外，孤独症患儿还可有语音、语调、语速、语言节律及轻重音等方面的异常，讲出的话怪声怪气或平平淡淡，没有感情色彩。有的患儿对人称代词常错用，把"你"说成"我"，或把"我"说成"他"等。

3. 兴趣狭窄、坚持同一格式和仪式性或强迫性行为

（1）兴趣狭窄和不寻常的依恋行为：孤独症患儿对一般儿童所喜爱的玩具和游戏缺乏兴趣，尤其不会玩想象力的游戏，而对一些通常不作为玩具的物品却特别感兴趣，如车轮、瓶盖等圆的可旋转的东西，有些患儿还对塑料瓶、木棍等非生命物体产生依恋行为。他们常对物体的非主要特性感兴趣，如喜欢反复摸光滑的地面、抱着木棍睡觉等。

（2）不愿改变日常生活习惯：孤独症患儿对环境常常固执地要求一成不变，一旦发生变化就会焦虑不安。对日常生活习惯也是如此。如有些患儿只吃固定的食物，

7

吃饭时要求坐固定的位置，喜欢把玩具或物品排列成行，如被搞乱，就显得痛苦或大发脾气。几乎所有的孤独症儿童都拒绝学习或从事新的活动。

（3）仪式性或强迫性行为：常见患儿按固定路线走来走去，反复在脸前扭曲或弹弄手指、拍手。有些患儿花费很多时间沉湎于记忆天气预报、一些国家的首都、家庭成员的生日等。稍大的患儿常反复问同一个问题，不可克制地去触弄或嗅闻一些物体。

（4）感觉和动作行为怪异：患儿对疼痛和外界刺激麻木。如一个突然的声响在正常小儿会引起惊跳，而孤独症患儿则若无其事。给他们讲话，他们像聋子一样没反应，很多父母就因为怀疑小儿"耳聋"而初次就诊。如患儿面前站个人，患儿常视而不见，或只注意对方的一双手或其他某一部位。患儿常以摩擦、拍打、撞头、咬硬东西、摇晃或旋转身体等动作来引起自身感觉。自伤行为多见。

（5）认知和智能障碍：孤独症患儿的智能约有50%处于中度和重度低下水平（IQ低于49），约25%为轻度低下水平，还有25%可保持正常。一般医院门诊所见的患儿多属于中度或重度，那些轻度或正常智力水平的患儿也许被认为只是脾气古怪，而不作为病态前往医院就诊。不论患儿的智商是低还是高，其表现的主要症状均相似，只是智商低的患儿在社会交往和社会反应、刻板行为和自伤行为的程度上更为严重，癫痫发作也较多见。有部分孤独症患儿在智力低下的同时可出现"孤独性才能"，如在音乐、计算、推算日期、机械记忆和背诵等方面呈现超常表现，被称为"白痴学者"。

（6）情感反应异常：情感反应平淡，或有与境遇不恰当的情感表现。他们常出现无理由的哭泣、大声啼哭，并且难以通过安抚使之平息。也有的无故地咯咯笑，对汽车、高楼和有毛动物等一般孩子所害怕的东西无畏惧感。

7

【辅助检查】

神经症被认为是一种功能性疾病，本病目前尚无特异性实验室检查，当出现其他病症，如感染等，实验室检查显示其他病症的阳性结果。

【鉴别要点】

1. Rett 综合征也是一种广泛性发育障碍的综合征，起病于婴幼儿期（通常为 7～24 个月），只见于女孩。主要表现为早期发育正常，随后出现手的技巧性动作和言语的部分或完全丧失，严重的语言发育障碍或倒退，以及交往能力缺陷十分明显，并有特征性手的刻板性扭动、目的性手部活动丧失，及过度换气。病程进展较快，预后较差。

2. Heller 综合征 又称童年瓦解性精神障碍、婴儿痴呆或衰退性精神病，是广泛性发育障碍的一种亚型，主要为原已获得的正常生活和社会功能及言语功能迅速衰退，甚至丧失。大多数起病于 2～3 岁，症状在半年内会十分显著。本病无明显性别差异。

3. Asperger 综合征 又称儿童分裂样精神病，有类似儿童孤独症的某些特征，也是一种广泛性发育障碍，男孩多见。但一般到学龄期 5 岁左右症状才明显，主要为人际交往障碍，局限、刻板、重复的兴趣和行为方式。无明显的言语和智能障碍。

4. 特定感受性语言障碍 指一种特定语言发育障碍，患儿对语言的理解低于其智龄所应有的水平，几乎所有患儿的语言表达都显著受损，也常见语音发育异常。但非言语性智力测验智商在正常水平，与人交往亲切，有目光交流和正常的拥抱反应。无怪异行为。

5. 儿童精神分裂症 儿童精神分裂症早期也常有孤独、不合群的表现，但仔细检查均可发现认知、情感和意志行为活动不协调及感知和思维方面的症状。特别是伴有一些怪异的言语和行为，这些症状有利于鉴别此病。

【治疗要点】

1. **药物及饮食治疗** 目前尚无治疗孤独症的特效药

物，但一些药物可以起到对症的目的，改善该症的部分症状，并有利于教育训练。另外，食物添加剂等可诱发儿童行为问题的发生，包括活动过度和学习困难。因此，对这些儿童的食物应避免应用添加剂、色素和水杨酸等。

（1）抗精神病药物：常用氟哌啶醇（0.5~4.0mg/d）、甲硫哒嗪（12.5~50mg/d）、舒必利（100~400mg/d）。前两者可减轻多动、冲动、自语、自伤和刻板行为，稳定患儿情绪；舒必利则可改善孤僻、退缩，使患儿活跃、言语量增多，并改善情绪。以上药物均需从小量开始服用，根据症状改善情况和药物不良反应逐渐加量。目前尚有报道利培酮和奥氮平也可改善该症的部分症状。

（2）抗抑郁药：此类药可改善该症的刻板重复行为，改善情绪，并缓解强迫症状。可选用氯米帕明、舍曲林等。该类药也应从小量开始服用，根据症状改善情况和药物不良反应逐渐加量。

（3）中枢兴奋药或可乐定：适用于伴有注意障碍及多动症状的患儿。

（4）改善和促进脑细胞功能的药物。

（5）维生素 B_6 和镁剂：有研究报道，大剂量维生素 B_6 和镁剂可改善该症的部分症状。

2. 教育训练　该症患儿在交往、交流、认知、生活自理等方面存在很多缺陷，因此，应加强教育训练，促进患儿上述能力的发展。因不同患儿缺陷严重程度不同，所以必须强调个别化教育训练。训练前对患儿进行全面的评定，然后根据评定结果确定训练目标，根据训练目标制定训练计划。目前在我国能够提供孤独症教育训练的机构很少，因此，在医生指导下由家长对患儿进行教育训练变得非常重要。

3. 行为治疗　该症患儿常常存在较多影响其社会适应或危害自身的异常行为，如刻板行为、自伤、严重偏食等，因此选择合理的行为矫正方法可以改善患儿的异常行为，建立良好行为。

4. 家庭治疗计划　此方面主要包括对家长的心理支

持和咨询指导，目的在于使家长了解该症及孩子发育的特点，掌握照管、教育训练患儿及矫正患儿异常行为的基本方法，更好地与医生配合，并在家庭中对患儿进行行为矫正和教育训练。

（二）注意缺陷与多动障碍（儿童多动症）

注意缺陷与多动障碍（又称儿童多动症）指发生于儿童时期，以明显注意集中困难、注意持续时间短暂、活动过度或冲动为主要特征的一组综合征。本病名称很多，有的称为轻微脑功能失调、注意缺陷障碍等。

注意缺陷与多动障碍是儿童中较为常见的一种障碍，其患病率一般报道为 3% ~5%，男女比例为 4~9:1。

【诊断要点】

应综合病史、躯体和神经系统检查、精神检查、辅助检查的结果予以诊断。在此过程中，采集详细而正确的病史非常重要，因病情较轻的患儿在短暂的精神检查过程中，症状表现可能并不突出。

诊断要点包括：

1. 起病于 7 岁前，满足以下 2~3 条至少 6 个月。

2. 以注意障碍、活动过度、好冲动为主要临床表现。

3. 对社会功能（学业或人际关系等）产生不良影响。

4. 排除精神发育迟滞、广泛发育障碍、情绪障碍等。

【临床表现】

儿童多动症的主要临床表现为注意障碍、活动过度及冲动，并常伴有学习困难、情绪和行为方面的障碍。临床上可以根据患儿的症状特点，分为若干临床亚型：①注意障碍型，以注意力障碍为主，表现上课学习容易分心，做事有始无终，有较多的学习问题；②多动冲动型，以活动过度和冲动任性为主，多为男性；③混合型，注意缺陷症状和多动冲动症状均较突出。第一及第三型较常见。

7

1. **注意力障碍**　注意力障碍是多动症的核心症状。表现为注意集中时间短暂，注意力易分散，常常不能过滤无关刺激，对各种刺激都会产生反应。

2. **活动过度**　多数患儿从婴幼儿时期就表现活跃，常以跑代步或登高爬桌不得安宁。进入小学后表现得更为突出，上课不能专心听讲，身体不停地在椅子上扭动，手上不是削铅笔就是切橡皮，小动作特别多。

3. **情绪不稳、冲动任性**　患儿自我克制能力差，易激惹，遇到一些不愉快的刺激时，往往过分激动，或做出愤怒反应，常因一些小事与人争吵、打架。行动前往往不考虑后果，感情用事，甚至在冲动之下伤人毁物。患儿情绪不稳，哭笑无常；要求必须立刻满足，显得很任性，否则会哭闹发脾气。

4. **学习困难**　患儿智力正常，但因上述症状常导致学习困难。有些多动症儿童存在认识活动障碍，例如常把"6"读写成"9"，把"d"读或写成"b"，把"左"读或写成"右"等。由于综合分析能力差，他们在临摹图画时，不能分析图形的整体组成，绘出的图画不完整；协调性差，不能将图形中各部分综合成一个整体。因此，更加重了学习困难。

【辅助检查】

1. 血铅检查、微量元素检查等。

2. 根据体格及神经系统检查中发现的可疑问题进行相应检查：视觉、听觉、染色体、脑电图、脑 CT 等。

3. **心理评估**　智力测验、注意力测验、行为评估、感觉统合量表评估、多动量表评估、生活能力评估等。

【鉴别要点】

1. **精神发育迟滞**　可伴有注意缺陷和活动过多，很容易被误诊为多动症，但多动症患儿通过治疗，注意力改善以后，学习成绩能够提高，达到与其智力相当的水平，而精神发育迟滞者成绩始终与其智力水平相符，同时有语言和运动发育迟滞，判断能力，理解能力和社会适应能力都普遍偏低。

2. **品行障碍**　这类儿童表现出违反与年龄相适应的社会规范或道德准则的行为，损害个人或公共利益，无注意缺陷与多动障碍行为特点，智力正常，未发现注意缺陷，服用兴奋剂无效。

3. **精神分裂症**　早期可表现为不遵守学校纪律，活动过多，上课注意力不集中，学习成绩下降等，容易与多动症相混淆，但精神分裂症患儿会逐渐出现一些精神病性症状，如幻觉，妄想以及情感淡漠，孤僻离群，行为怪异等，据此与多动症相鉴别。

4. **适应障碍**　特别发生在男孩的多动症须与适应障碍相鉴别，适应障碍的病程一般少于 6 个月，且常发生于 6 岁以后。

5. **抽动-秽语综合征**　常伴有注意缺陷与多动障碍的症状表现，但主要表现为头面部，四肢或躯干肌群交替，不自主，间歇性，重复的抽动，包括发音器官的抽动，症状奇特，不难鉴别。

6. **情绪障碍**　情绪障碍患儿的首发症状是情绪问题，而多动症表现是长期持续性注意缺陷和活动过多，情绪问题多呈发作性，持续时间相对较短。

【治疗要点】

对病因中的环境因素进行早期的产前识别、必要的实验室检查，然后进行预防和治疗。对幼儿园和小学儿童进行早期筛查，在社区和学校队重点人群加强相关知识的宣传和培训工作，提高家长、老师、基层保健医生对早期症状的识别水平，及早让患者诊治，减少疾病对自身、家庭和社会的危害。

治疗上，根据患者及其家庭的特点制定综合性干预方案。药物治疗能够短期缓解部分症状，对于疾病给患者及其家庭带来的一系列不良影响则更多地依靠非药物治疗方法。

1. **心理治疗**　主要有行为治疗和认知行为治疗两种方式。患者同伴关系不良，对别人有攻击性语言和行为，自我控制能力差等。行为治疗利用操作性条件反射的原理，及时对患者的行为予以正性或负性强化，使患者学会适当的社交技能，用新的有效的行为来替代不适当的行为模式。认知行为治疗主要解决患者的冲动性问题，让患者学习如何去解决问题，识别自己的行为是否恰当，选择恰当的行为方式。

2. 药物治疗　药物能改善注意缺陷，降低活动水平，在一定程度上提高学习成绩，短期内改善患者与家庭成员的关系。

（1）中枢兴奋剂：一线治疗药物，目前国内主要是哌甲酯及其控释片。哌甲酯，商品名利他林。低剂量有助于改善注意力，高剂量能够改善多动、冲动症状，减少行为问题。中枢兴奋剂仅限于6岁以上患者使用。因有中枢兴奋作用，晚上不宜使用，药物副作用有食欲下降、失眠、头痛、烦躁和易怒等，尚不能确定是否影响生长发育。中枢兴奋剂可能诱发或加重患者抽动症状，合并抽动障碍患者不建议使用。长期使用中枢兴奋剂时还必须考虑到物质滥用的问题。

（2）选择性去甲肾上腺素再摄取抑制剂：代表药物托莫西汀，托莫西汀疗效与哌甲酯相当，且不良反应少，耐受性好，已被列为一线治疗药物。

3. 行为管理和教育　教师和家长需要针对患者的特点进行有效的行为管理和心理教育，避免歧视、体罚或其他粗暴的教育方法，恰当运用表扬和鼓励的方式提高患者的自信心和自觉性。

4. 针对父母的教育和训练　内容主要有：给父母提供良好的支持性环境，让他们学会解决家庭问题的技巧，学会与孩子共同制定明确的奖惩协定，有效地避免与孩子之间的矛盾和冲突，掌握正确使用阳性强化方式鼓励孩子的良好行为，使用惩罚方式消除孩子的不良行为。

（肖传实）

附件1　常见"危急值"管理

一、"危急值"的定义

"危急值"（Critical Values）是指当这种检验、检查结果出现时，表明患者可能正处于有生命危险的边缘状态，临床医生需要及时得到检验、检查信息，迅速给予患者有效的干预措施或治疗，就可能挽救患者生命，否则就有可能出现严重后果，失去最佳抢救机会。

二、"危急值"管理的目的

1. "危急值"信息　可供临床医生对生命处于危险边缘状态的患者采取及时、有效的治疗，避免患者意外发生，出现严重后果。

2. "危急值"管理　能有效增强医技工作人员的主动性和责任心，提高医技工作人员的理论水平，增强医技人员主动参与临床诊断的服务意识，促进临床、医技科室之间的有效沟通与合作。

3. 医技科室及时准确的检查、检验报告　可为临床医生的诊断和治疗提供可靠依据，能更好地为患者提供安全、有效、及时的诊疗服务。

三、"危急值"项目及报告范围

（一）心电检查"危急值"报告范围

1. 心脏停搏。

2. 急性心肌梗死。

3. 致命性心律失常　①心室扑动、颤动；②室性心动过速；③多源性、RonT 型室性早搏；④频发室性早搏并 Q-T 间期延长；⑤预激综合征伴快速心室率心房颤动；⑥心室率大于 180 次/min 的心动过速；⑦二度Ⅱ型及二度Ⅱ型以上的房室传导阻滞；⑧心室率小于 40 次/min 的心动过缓；⑨大于 3 秒的停搏；⑩低钾 u 波增高。

（二）医学影像学检查"危急值"报告范围

1. 中枢神经系统 ①严重的颅内血肿、挫裂伤、蛛网膜下腔出血的急性期；②硬膜下/外血肿急性期；③脑疝、中线结构移位超过 1cm、急性重度脑积水；④颅脑 CT 或 MRI 扫描诊断为颅内急性大面积脑梗死（范围达到一个脑叶或全脑干范围或以上）；⑤脑出血或脑梗死复查 CT，出血或梗死程度加重，与近期 CT 片对比超过 15% 以上；⑥耳源性脑脓肿。

2. 脊柱、脊髓疾病 X 线检查诊断为脊柱外伤长轴成角畸形、锥体粉碎性骨折压迫硬膜囊、脊髓重度损伤。

3. 呼吸系统 ①气管、支气管异物。②肺压缩 90% 以上的液气胸，尤其是张力性气胸。③肺栓塞、肺梗死。

4. 循环系统 ①心包填塞、纵隔摆动；②急性主动脉夹层动脉瘤。

5. 消化系统 ①急性出血坏死性胰腺炎；②肝脾胰肾等腹腔脏器出血。

6. 颌面五官急症 颅底骨折。

7. 超声发现 ①急诊外伤见腹腔积液，疑似肝脏、脾脏或肾脏等内脏器官破裂出血的危重患者；②急性胆囊炎考虑胆囊化脓并急性穿孔的患者；③考虑急性坏死性胰腺炎；④怀疑宫外孕破裂并腹腔内出血；⑤晚期妊娠出现羊水过少 ≤5cm，合并胎儿呼吸、心率过快（>160bpm）或过慢（<120bpm）；⑥心脏增大并合并急性心衰；⑦大量心包积液合并心包填塞。

（三）检验"危急值"报告项目和警戒值

检验项目	<生命警戒低值	>生命警戒高值
Cr 血清肌酐	—	880μmol/L
成人空腹血糖	1.7mmol/L	27.8mmol/L
K 血清钾	2.0mmol/L	6.0mmol/L
Na 血清钠	110mmol/L	160mmol/L
Ca 血清钙	1.5mmol/L	3.5mmol/L
Hg 血红蛋白	60g/L	—
WBC（血液病、放化疗患者）白细胞	0.5×10^9/L	100.0×10^9/L
WBC（其他患者）白细胞	1×10^9/L	100.0×10^9/L
Platelets（血液病、放化疗患者）血小板	10×10^9/L	—
Platelets（其他患者）血小板	30×10^9/L	1000×10^9/L
肌钙蛋白		阳性
纤维蛋白原	<0.7g/L	>6.5g/L
二氧化碳结合力	<10mmol/L	—

四、"危急值"报告程序

（一）门、急诊患者"危急值"报告程序

门、急诊医生在诊疗过程中，如疑有可能存在"危急值"时，应详细记录患者的联系方式；在采取相关治疗措施前，应结合临床情况，并向上级医生或科主任报告，必要时与有关人员一起确认标本采取、送检等环节是否正常，以确定是否要重新复检。医技科室工作人员发现门、急诊患者检查（验）出现"危急值"情况，应及时通知门、急诊医生，由门、急诊医生及时通知患者或家属取报告并及时就诊；一时无法通知患者时，应及时向门诊部、医务科报告，值班期间应向总值班报告。必要时门诊部应帮助寻找该患者，并负责跟踪落实，做好相应记录。医生须将诊治措施记录在门诊病历中。

（二）住院患者"危急值"报告程序

1. 医技人员发现"危急值"情况时，检查（验）者首先要确认检查仪器、设备和检验过程是否正常，核查标本是否有错，操作是否正确，仪器传输是否有误，在确认临床及检查（验）过程各环节无异常的情况下，才可以将检查（验）结果发出，立即电话通知病区医护人员"危急值"结果，同时报告本科室负责人或相关人员，并做好"危急值"详细登记。

2. 临床医生和护士在接到"危急值"报告电话后，如果认为该结果与患者的临床病情不相符或标本的采集有问题时，应重新留取标本送检进行复查。如结果与上次一致或误差在许可范围内，应在报告单上注明"已复查"，检验科应重新向临床科室报告"危急值"，临床科室应立即派人取回报告，并及时将报告交管床医生或值班医生。管床医生或值班医生接报告后，应立即报告上级医生或科主任，并结合临床情况采取相应措施。

3. 管床医生需6小时内在病程中记录接收到的"危急值"报告结果和诊治措施。接收人负责跟踪落实并做好相应记录。

（三）体检中心"危急值"报告程序

医技科室检出"危急值"后，立即打电话向体检中心相关人员或主任报告。体检中心接到"危急值"报告后，需立即通知患者速来医院接受紧急诊治，并帮助患者联系合适的医生，医生在了解情况后应先行给予该患者必要的诊治。体检中心负责跟踪落实并做好相应记录。

医护人员接获电话通知的患者的"危急值"结果

时，必须进行复述确认后方可提供给医生使用。

五、登记制度

"危急值"报告与接收均遵照"谁报告（接收）、谁记录"的原则。医技科室与门急诊、病区均建立《危急值及处理措施登记本》，对"危急值"处理的过程和相关信息做详细登记，记录检查日期、患者姓名、病案号、科室、床号、检查项目、检查结果、复查结果、临床联系人、联系电话、联系时间（分钟）、报告人、备注等项目。

六、质控与考核

临床、医技科室要认真组织学习"危急值"报告制度，人人掌握"危急值"报告项目与"危急值"范围和报告程序。科室要有专人负责本科室"危急值"报告制度实施情况的督察，确保制度落实到位。

"危急值"报告重点对象是急诊科、手术室、各类重症监护病房等部门的急危重症患者。"危急值"报告科室包括：检验科、影像科、超声科、心电图室等医技科室。

附件 2　临床常用药目录

一、抗微生物药

1. 抗生素

1) β—内酰胺类

①青霉素类

药物名称	用法	规格	适应证	注意事项/禁忌
青霉素钠	成人，肌注：80万～200万单位/日，分3～4次给药；静滴：200万～2000万单位/日，分2～4次给药。用前需皮试，500单位/ml，皮内注射0.1ml	注射剂：80万U/支	用于细菌繁殖期杀菌，对革兰氏阳性球菌和某些革兰氏阴性球菌作用较强。适用于敏感细菌所致的各种感染。	阳性反应者禁用
注射用苯唑西林钠	肌注或静注。成人：一般感染，2～4g/日；重度感染，4～6g/日。儿童：每日按体重50～100mg/kg，分3～4次。新生儿：一般不主张用于新生儿。	粉针剂：1.0g/支	适用于青霉素耐药的葡萄球菌感染及其他青霉素敏感的细菌感染。如：败血症，心内膜炎，脓胸，肝脓肿，肺炎，骨髓炎等。	有青霉素类药物过敏史者或青霉素皮肤试验阳性患者禁用。
哌拉西林钠	肌注或静注。成人：4～8g/日，分2～4次。儿童：80mg～200mg/kg/日，分2～4次。肌注可用0.25%利多卡因作为溶剂，静注可用10%葡萄糖或生理盐水。	针剂：0.5g/支	广谱抗菌药，对淋球菌、大肠杆菌、变形杆菌、克雷伯肺炎杆菌、肠杆菌属、肠球菌、嗜血杆菌等有效	用前先做青霉素皮试，凡对青霉素过敏者禁用、孕妇忌用。

续表

药物名称	用法	规格	适应证	注意事项/禁忌
氨苄西林	成人常用剂量：肌注，0.5～1.0g/次，3～4 次/日；静滴，1.0～2.0g/次，3～4 次/日，必要时每 4 小时 1 次。小儿：50～100mg/d/kg 静滴，分次给药。	注射剂：0.5g/支	用于大肠杆菌、流感杆菌等敏感菌引起的呼吸道、消化道、泌尿道及皮肤软组织感染以及脑膜炎、败血症、心内膜炎等。	青霉素过敏者禁用
阿莫西林（阿莫仙）	口服，成人，0.5g～1g/次，3～4 次/日；儿童，0.02～0.04g/kg/d 口服，分 3～4 次服用。	胶囊剂：250mg × 20 粒/盒	适用于敏感菌引起的呼吸系统、泌尿系统、胃肠道、皮肤软组织感染以及脑膜炎、心内膜炎、淋病等。	青霉素过敏者禁用。
阿莫西林/克拉维酸钾	片剂：口服，成人和 12 岁以上儿童，1 片/次，2次/日，严重感染可加倍或重新检查，连续治疗期不超过 14 天。粉针剂：静滴，1.2g 溶于 50～100ml 生理盐水次，不少于 30 分钟，3～4 次/日。	分散片：克拉维酸钾 625.0mg（克拉维酸钾 125mg，阿莫西林 500mg）× 12 片/盒	适用于敏感菌引起的呼吸道感染、泌尿系统感染，皮肤和软组织感染以及骨髓炎、败血症、腹膜炎和手术后感染。	使用阿莫西林前必须进行青霉素皮肤试验，阳性反应者禁用。

续表

药物名称	用法	规格	适应证	注意事项/禁忌
阿莫西林钠/舒巴坦钠	静滴，成人 0.75 ～ 1.5g/次，3～4 次/日。根据病情可增加剂量，极量16g/日。加入0.9%氯化钠150～200ml 于1小时内静滴，不宜久置，避免与其他药物同容器内使用。	针剂：0.75g/支（阿莫西林0.5g+舒巴坦0.25g）	广谱抗菌药，适用于产酶耐药菌引起的上、下呼吸道感染、泌尿系统、盆腔、消化系统、手术感染等。	【注意】接受别嘌醇或硫双嘧仑治疗的患者不宜使用本品。
哌拉西林/他唑巴坦	成人及12岁以上儿童，可根据感染程度，剂量从2.25～4.5g/次，每6hr、8hr、12hr 一次静脉注射或静脉滴注（20～30分钟以上）或肌注。	针剂：哌拉西林钠他唑巴坦钠4.5g/支（哌拉西林4g+他唑巴坦0.5g）	适用于敏感菌所致的全身或局部感染。	青霉素过敏或对本药过敏。
哌拉西林钠/舒巴坦钠	4～8g/日，分2～4次肌注或静滴，重度感染为6小时3～4g。	针剂：3g（哌拉西林2g+舒巴坦钠1g）	用于对本品敏感的革兰氏阴性菌引起的各种感染，如单纯性尿路感染或院外感染的肺炎。	青霉素皮试阳性者禁用

续表

药物名称	用法	规格	适应证	注意事项、禁忌
替卡西林/克拉维酸钾	静滴或静注，成人，3.2g/次，每6～8小时一次，最大剂量4小时内 3.2g；儿童，80mg/kg体重，每6～8小时给药 1次；新生儿，80mg/kg体重，每12小时给药 1次可同歇静注或静滴。	针剂：3.2g/支（替卡西林 3g + 克拉维酸钾 0.2g）	适用于敏感菌引起的败血症、菌血症、腹膜炎、腹腔脓毒症、免疫系统缺陷或受抑制患者之易感性感染，以及呼吸道、肾脏、耳鼻喉、术后、关节、皮肤及软组织的感染。	替卡西林与青霉素类药物有交叉过敏。对该药品及其他青霉素类药物过敏患者禁用。
苄星青霉素	临用前加适量灭菌注射用水使成混悬液。肌内注射，成人一次60万～120万单位，2～4周1次；小儿一次30万～60万单位，2～4周1次。	粉针剂：120万单位	主要用于预防风湿热复发，也可用于控制链球菌感染的流行。	该品品肌注有局部刺激作用，不用于小婴儿；应询问青霉素过敏史，青霉素过敏者禁用；

续表

药物名称	用法	规格	适应证	注意事项/禁忌
甲苯磺酸舒他西林	口服。成人（包括老年人）及体重≥30kg 的儿童，一次 0.375～0.75g，一日 2 次；体重 <30 公斤的小儿按体重一日 50mg/kg，分 2 次服用。疗程一般为 5～14 日，必要时可延长。由溶血性链球菌所引起的感染，疗程至少 10 日，以防止急性风湿热或肾小球肾炎的发生。治疗非特异性淋病时，可单剂量口服 2.25g，加服 1g 丙磺舒，以延长氨苄西林和舒巴坦的血药浓度的维持时间。	片剂: 0.25g * 10 片/板，1 板/盒	适用于敏感菌引起的上呼吸道感染（鼻窦炎、中耳炎、扁桃体炎）、下呼吸道感染（支气管炎、肺炎）、泌尿系统、皮肤软组织感染、淋病。	

②头孢菌素类

药物名称	用法	规格	适应证	注意事项/禁忌
头孢氨苄（先锋Ⅳ）	口服，0.25g～0.5g/次，4次/日。	胶囊剂：0.125g/粒	适用于呼吸道、泌尿道、软组织感染。	对头孢菌素过敏者及有青霉素过敏性休克或即刻反应史者禁用。
头孢拉定（先锋Ⅵ）	片剂，口服，成人，250～500mg/次，4次/日，最大剂量4g/日；儿童，25～50mg/kg/日，2～4次/日，最大剂量75～100mg/kg/日。静滴，成人，2～4g/日，分4次，最大剂量8g/日；儿童，50～100mg/kg/日，分4次，最大剂量200～300mg/kg/日。干混悬剂，口服，25～50mg/kg/日，分2～4次。	注射剂：0.5g/支 胶囊剂：250mg×24粒/盒 干混悬剂：1.5g/60ml/瓶	适用于革兰氏阳性和阴性菌引起的呼吸道、泌尿道、皮肤及软组织感染，也用于预防术后感染。	注意事项 1. 头孢菌素和青霉素有部分交叉过敏，对青霉素过敏的患者慎用。对头孢类抗生素过敏者禁用。2. 肾功能不全患者应酌情减量。3. 该品使用时可能出现尿糖试验假阳性。

续表

药物名称	用法	规格	适应证	注意事项/禁忌
头孢硫脒	肌注、静注或静脉滴注，成人，2g～8g/日，分3～4次；儿童，50mg～100mg/kg/日，分2～4次。	注射剂：2g/支	适用于呼吸系统、肝胆系统、五官、尿路感染和心内膜炎、败血症。	头孢硫脒（罗阳）对头孢菌素过敏者及有青霉素过敏性休克或即刻反应史者禁用本品。
注射用五水头孢唑林钠	肌内注射：临用前加灭菌注射用水或氯化钠注射液溶解后使用。也可用适量5%盐酸利多卡因注射液2～3ml溶解。静脉注射：临用前加灭菌注射用水完全溶解后于3～5分钟静脉缓慢推注。静脉滴注：加适量注射用水溶解后，再用氯化钠或葡萄糖注射液100毫升稀释后静脉滴注。	粉针剂：1.0g/支	适用于治疗敏感细菌所致的支气管炎及肺炎等呼吸道感染、尿路感染、皮肤软组织感染、骨和关节感染、败血症、感染性心内膜炎、肝胆系统感染及眼、耳、鼻、喉科等感染。本品可以作为外科手术前的预防用药，并且是《抗菌药物临床应用指导原则》唯一指定常用于预防手	对头孢菌素过敏者及有青霉素过敏性休克或即刻反应史者禁用本品。

续表

药物名称	用法	规格	适应证	注意事项/禁忌
注射用五水头孢唑林钠	成人常用剂量：一次0.5~1g，一日2~4次，严重感染可增加至一日6g，分2~4次静脉给予。儿童常用剂量：一日50~100mg/kg，分2~3次静脉缓慢推注、静脉滴注或肌内注射。肾功能减退者的肌酐清除率大于50ml/min时，仍可按正常剂量给药。肌酐清除率为20~50ml/min时，每8小时0.5g；肌酐清除率11~34ml/min时，每12小时0.25g；肌酐清除率小		术后切口感染的抗生素。	

续表

药物名称	用法	规格	适应证	注意事项禁忌
注射用五水头孢唑林钠	于10mL/min时，每18～24小时0.25g。所有不同程度肾功能减退者的首次剂量为0.5g。小儿肾功能减退者应用头孢唑林钠时，先给予12.5mg/kg，继以维持量，肌酐清除率在70mL/min以上时，仍可按正常剂量给予；肌酐清除率为40～70mL/min时，每12小时按体重12.5～30mg/kg；肌酐清除率为20～40mL/min时，每12小时按体重3.1～12.5mg/kg；肌酐清除率为5～20mL/min时，每24小时			

续表

药物名称	用法	规格	适应证	注意事项/禁忌
注射用五水头孢唑林钠	按体重 2.5～10mg/kg。本品用于预防外科手术后感染时，一般为术前 0.5～1 小时肌注或静脉给药 1g，手术时间超过 6 小时者术中加用 0.5～1g，术后每 6～8 小时 0.5～1g，至手术后 24 小时为止。			
头孢呋辛头孢呋辛酯	注射剂，成人，1.5～2.25g/日，分 2～3 次深部肌注或静注，最大剂量 6g/日，分 4 次给药；术前预防用药，1.5g，术前 30～60 分钟。片剂，0.25～0.5g/次，2 次/日；儿童，0.125g/次，2 次/日。	注射剂：西力欣 0.75g/支；达力新 1g/支；新福欣 2g/支 片剂：250mg/片	适用于敏感菌所致各种上、下呼吸道、泌尿系统、皮肤和软组织等部位的感染及淋病、术前预防用药。	对本品及其他头孢菌素类过敏者、有青霉素过敏性休克或即刻反应史者及胃肠道吸收障碍者禁用。5 岁以下小儿禁用。

续表

药物名称	用法	规格	适应证	注意事项/禁忌
头孢噻吩钠（顾恒）	成人通常为 0.5～1g/6 小时，静注或静滴。某些情况下可增到6～8g/24 小时。	粉针剂：1g	适用于耐青霉素金葡菌（甲氧西林耐药者除外）和敏感革兰阴性杆菌所致呼吸道、尿路感染、皮肤软组织感染、手术预防感染、败血症。	青霉素过敏者慎用；头孢菌素类过敏者禁用；同服强利尿剂时及肝肾功能不全者慎服。
头孢丙烯	上呼吸道感染，成人，500mg/日；儿童，7.5mg/kg/饮，2 次/日。下呼吸道感染，成人，500mg/饮，2 次/日。皮肤或软组织感染，500mg/日，分 1～2 次；儿童，20mg/kg/饮，2 次/日。疗程 7～14 天。	片剂：250mg ×12 片/盒	适用于敏感菌所致上、下呼吸道，皮肤和软组织的轻、中度感染。	青霉素过敏者慎用；头孢菌素类过敏者禁用；同服强利尿剂时慎服。

709

续表

药物名称	用法	规格	适应证	注意事项/禁忌
头孢孟多酯	肌注或静注，以2.5% NaHCO₃ 2ml溶解，深部肌注可加入0.5%~2%的利多卡因注射液。成人，2~8g/日，分3~4次，每日不超过12g，皮肤感染、无并发症的肺炎和尿路感染，0.5~1g/q6h即可；1月以上新生儿和儿童，50~100mg/kg日，分3~4次。	注射剂：0.5g/支	适用于敏感菌所致各种感染，对尿路感染有高效，对肺部、胆道、皮肤软组织、骨骼关节感染有效。	对头孢菌素类抗生素过敏者禁用。
头孢哌酮钠/他唑巴坦钠	静滴。成人用量：每次2g，每8小时或12小时静脉滴注1次。疗程一般7~10天（重症感染可以适当延迟）。	粉针剂：1.0g（头孢哌酮0.8g、他唑巴坦0.2g）	用于治疗对孢哌酮单药耐药、对本品敏感的产β-内酰胺酶细菌引起的中、重度感染。	对青霉素类药物过敏者慎用，对头孢菌素过敏者禁用。用药期间不宜饮酒及服

710

续表

药物名称	用法	规格	适应证	注意事项/禁忌
头孢哌酮钠/他唑巴坦钠				用含乙醇的药物。肾功能严重减退者慎用。可干扰体内维生素K的代谢，造成出血倾向，大剂量用药时尤应注意。尚可改变血象，造成肝、肾损害和导致胃肠道反应。
头孢地嗪	溶于注射用水静注、静滴或肌注。妇女无并发症的下泌尿道感染、单剂1~2g，其他下泌尿道感染1~2g/日；下呼吸道感染，1~2g/12小时。	注射剂：1g/支	适用于敏感菌引起的下呼吸道感染，妇女无并发症的下泌尿道感染，其他上下泌尿道感染，淋病。	本品溶解后室温下须在6小时内使用，2~8℃不超过24小时，在葡萄糖中不稳定，应立即注射，不能与其他抗生素混合注射。

续表

药物名称	用法	规格	适应证	注意事项/禁忌
头孢他啶	临用前，加灭菌注射用水适量使溶解。败血症、下呼吸道感染、胆系感染等，每日4～6g（2～3支），分2～3次静滴或静注，疗程10～14日。泌尿系和重度皮肤软组织感染等每日2～4g（1～2支），分2次静滴或静注，疗程7～14日。对于某些危及生命的严重绿脓杆菌感染和中枢神经系感染，可酌情增量至每日150～200mg/kg，分3次静滴或静注。	注射剂：头孢他啶 1g/瓶；头孢他啶 1g/瓶，罗抗3.0g/瓶	用于敏感革兰氏阴性杆菌所致败血症、下呼吸道感染、复杂性尿路感染和严重皮肤软组织感染等。对于由多种耐药革兰氏阴性杆菌引起的免疫缺陷者感染、医院内感染以及革兰氏阴性杆菌或绿脓杆菌所致中枢神经系统感染尤为适用。	1. 少数患者发生皮疹、皮肤瘙痒、药物热、恶心、腹泻、腹痛、注射部位轻度静脉炎、偶尔发生一过性血清转氨酶（SGPT）、血尿素氮、血肌酐值的轻度升高、白细胞、血小板降低及嗜酸性细胞增高等。2. 对本品或头孢类有过敏反应史者禁用；对青霉素类有过敏性休

续表

药物名称	用法	规格	适应证	注意事项/禁忌
头孢他啶	婴幼儿常用剂量为每日 30 ~ 100mg/kg，分 2 ~ 3 次静脉滴注；每日最大剂量不超过 6g（3 支）。			克史者亦不宜使用本品；对青霉素类过敏者慎用本品。 3. 肾功能明显减退者应用本品时需根据肾功能损害程度减量应用。 4. 本品如与氨基糖苷类抗生素或速尿强利尿剂合用时需严密观察肾功能情况，以避免肾损害的发生。 对重症革兰阴性球菌感染，本品非首选品种。

药物名称	用法	规格	适应证	注意事项/禁忌
头孢哌酮钠/舒巴坦钠	为 2～4g，分为等量，每 12 小时注射一次。严重或难治性感染，每日剂量可增至 8g，分为等量，每 12 小时注射一次，但舒巴坦的总量每日不宜超过 4g。严重肾功能不全者，由于舒巴坦清除率降低，应适当调整给药方案。肌酐清除率在 16～30ml/min 之间的患者，本品每 12 小时最大用量所含舒巴坦不可超过 1g；如肌酐清除率 15ml/min，本品每 12 小时用量所含舒巴坦不可超过 500mg。肌内注射：本品每瓶用灭菌注射用水	注射剂：头孢哌酮钠/舒巴坦钠 1g/瓶；利君新舒 3.0g/瓶	适用于治疗敏感菌所引起的下列感染：上、下呼吸道感染；上、下泌尿道感染；腹膜炎、胆囊炎、胆管炎和其他腹腔内感染；败血症；脑膜炎；皮肤和软组织感染；骨骼和关节感染；盆腔炎、子宫内膜炎、淋病和其他生殖器感染。	对青霉素或头孢菌素类抗生素过敏者禁用。

续表

药物名称	用法	规格	适应证	注意事项/禁忌
头孢哌酮钠/舒巴坦钠	4ml 直接溶解后，深部肌内注射。如需添加利多卡因，应在灭菌注射用水溶解后加入，不可直接用利多卡因注射液溶解本品，否则会发生混浊或沉淀。静脉注射：先将每瓶本品用 5ml 灭菌注射用水或 0.9% 氯化钠注射液溶解，然后将此溶液加入至适宜的输液中，供静脉注射或静滴注。		适用于敏感菌所致的下呼吸道感染、尿路感染、腹腔感染等。	对该品及其他头孢菌素过敏者禁用。对青霉素过敏者慎用。
头孢唑肟钠	成人常用剂量：1~2g/次，3~4次/日；重症感染可增至 3~4g/次，3次/日。	注射剂：1g/支		

715

续表

药物名称	用法	规格	适应证	注意事项/禁忌
头孢唑肟钠				本人或父母、兄弟中有易发生支气管哮喘、皮疹、荨麻疹等过敏体质慎用。有高度肾损害的患者、对进食困难、或非经口营养患者、全身状态低下的患者、高龄患者均须慎用。
头孢吡肟	静注或肌注，成人及13岁以上儿童，1g/12小时，连用7~10日，最大剂量2g/次，2~3次/日。	注射剂：1g/支	适用于下呼吸道、泌尿道、皮肤及软组织、腹腔妇产科感染、白血病、中性粒细胞减少伴发热患者的经验性治疗。	肾功能不全时需调整剂量。

716

续表

药物名称	规格	用法	适应证	注意事项/禁忌
头孢甲肟	注射剂：1.0g/支	溶于0.9%氯化钠注射液或葡萄糖注射液中静脉滴。成人轻度感染：一日1~2g，分2次静脉滴；中、重度感染可增至一日4~6g，分2~3次静脉滴，也可根据临床情况进行剂量增减。小儿轻度感染：40~80mg/(kg·d)，分3~4次静脉滴；中、重度感染：可160mg/(kg·d)，分3~4次静脉滴；脑脊膜炎：可增至200mg/(kg·d)，分3~4次静脉滴注。	用于由敏感致病菌所致的下述感染：肺炎、支气管炎、支气管扩张并发感染、慢性呼吸系统疾病的继发感染、肺脓肿、脓胸、肾盂肾炎、膀胱炎、前列腺炎、泌尿系统感染、淋病、前庭大腺炎、子宫内膜炎、子宫附件炎、盆腔炎、子宫旁组织炎、胆囊炎、胆管炎、肝脓肿、腹膜炎、烧伤、外伤、手术创伤的继发感染、败血症、感染性心内膜炎、脑脊膜炎。	对本品及头孢菌素类有过敏反应史者禁用。

续表

药物名称	用法	规格	适应证	注意事项/禁忌
头孢匹胺钠	成人：每天2～4g，分2次静脉注射或静脉滴注。严重感染时可增至每天4g，分2～3次静脉滴注。儿童：每天每公斤20～80mg，分2～3次静脉滴注。严重感染时可增至每天每公斤150mg，分2～3次静脉滴注。	注射剂：1.0g/支	用于由敏感的细菌所致败血症、烧伤、手术切口等继发性感染、咽喉炎、急性支气管炎、扁桃体炎、慢性支气管炎、支气管扩张、慢性呼吸道疾病的继发性感染、肺炎、肺脓肿、脓胸；肾盂肾炎、胆管炎、腹膜炎、子宫附件炎、子宫内感染、盆腔炎、子宫旁结缔组织炎、前庭大腺炎、颌关节炎、颌骨周围蜂窝组织炎。	【注意事项】静脉滴注时，加入葡萄糖液、氨基酸液、电解质液等输液中，经30～60分钟滴注完毕。不得使用注射用水溶解。注射速度应尽量缓慢。

续表

药物名称	用法	规格	适应证	注意事项/禁忌
注射用硫酸头孢噻利（丰迪）	成人每天 1~2 克，分 2 次使用，30 分钟~1 小时内静脉注射；严重感染可增至每天 4 克，分 2 次使用，1 小时以上静脉注射。	粉针剂：0.5g/支	用于由敏感菌引起的中度以上症状的下列感染症：①败血症；②丹毒、蜂窝炎、淋巴管炎；③肛门周围脓肿、外伤、烫伤、手术创伤等外在性二次感染；④骨髓炎、关节炎；⑤扁桃腺周围脓肿、慢性支气管炎、支气管扩张（感染时）、慢性呼吸器疾病的二次感染、肺炎、肺化脓症；⑥肾盂肾炎、复杂性膀胱炎；前列腺炎；⑦胆囊炎、胆管炎；⑧腹膜炎；⑨骨盆腹膜炎；	【注意事项】本品用生理盐水或葡萄糖注射液以及补液溶解使用，不得使用用注射用水溶解（溶解不等渗）。

续表

药物名称	用法	规格	适应证	注意事项/禁忌
注射用硫酸头孢噻利（丰迪）			⑩子宫附件炎、子宫内感染、子宫旁结合组织炎、前庭大腺炎；⑪角膜溃疡；⑫中耳炎、副鼻腔炎；⑬鄂炎、鄂骨周围的蜂巢炎。	

③其他 β-内酰胺类

药物名称	用法	规格	适应证	注意事项/禁忌
美罗培南	成人：0.5g～1g/日，分 2～3 次，30 分钟以上静滴，重症可增至 2g/日；使用期限原则上为 14 日以内。	粉针剂：0.5g/瓶	由敏感菌所致中度或重度感染，如肺炎、尿路感染、妇科感染、皮肤软组织感染、脑膜炎及败血症等。	对本品过敏者禁用。

续表

药物名称	用法	规格	适应证	注意事项/禁忌
亚胺培南/西拉司丁	肾功能正常，体重≥70kg 的成人，轻度：0.25g/次，每 6 小时一次，总量 1g/日；中度：0.5g～1g/次，每 8 小时或 12 小时一次，总量 1.5～2g/日；重度：0.5g/次，每 6 小时一次，总量 2g/日。最大剂量 ≤50mg/kg 体重每日或每 6 小时一次。肾功能不全及体重 < 4g/日，肾功能不全者按比例降低。70kg 患者给药量按比例降低。	粉针剂：0.5g/瓶（亚胺培南 0.25g + 西司他丁 0.25g）	多种细菌混合感染和需氧/厌氧菌的混合感染以及在尚未确定病原菌前的早期治疗。	本品无法透过血-脑屏障（BBB），故不适用于脑膜炎。
氟氧头孢钠	成人：1～2g/天，分 2 次用，最大量 4g/天，分 2～4 次；儿童：60～80mg/kg 体重，分 3～4 次；新生儿：20mg/kg/次，出生后 3 天内每天分 2～3 次，4 天后每天	注射剂：1g/支	对革兰氏阳性菌，阴性菌，厌氧菌有广泛抗菌作用。对敏感菌引起中、重度感染有效，如败血症、肺炎、腹膜炎、子宫附件炎等。	1. 对青霉素类过敏及过敏体质者慎用。严重肾功能障碍者，依靠静脉营养者，高龄者及全身状态恶

续表

药物名称	用法	规格	适应证	注意事项/禁忌
氟氧头孢钠	分3~4次，最大可增到150mg/kg/日，分3~4次。静注或静滴，静滴30分钟以上。			化者均应慎用。 2. 对孕妇及新生儿的用药安全性尚未确定，一般不宜应用。
帕尼培南倍他米隆	成人：1g/日，分2次30分钟以上静滴，可增至2g/日，分2次用药，1次1g时需60分钟以上静滴；小儿：30~60mg/kg体重/日，分3次30分钟以上静滴。常溶于100ml以上氯化钠或5%葡萄糖注射液中，不能用注射用水稀释。	粉针剂：0.5g/支	用于多种敏感菌引起的感染症，如败血症、蜂窝组织炎、呼吸道感染、尿路感染、胆管炎、腹膜炎、子宫附件炎等。	对该品过敏者及以任有休克者忌用、新生儿、孕妇、老人、肾功能不全、过敏性疾病及营养不良患者慎用。

续表

药物名称	用法	规格	适应证	注意事项禁忌
注射用厄他培南	本品在成人中的常用剂量为 1g，每日一次。 本品可以通过静脉输注给药，最长可使用 14 天；或通过肌内注射给药，最长可使用 7 天。 当采用静脉输注给药时，输注时间应超过 30 分钟。 对于那些合适使用肌内注射给药进行治疗的感染，肌内注射本品可作为静脉输注给药的一种替代疗法。	冻干粉针：1.0g/支	1. 适用于治疗成人由敏感菌株引起的继发性腹腔感染，复杂性皮肤及附属器感染，社区获得性肺炎，复杂性尿道感染（包括肾盂肾炎），急性盆腔感染（包括产后子宫内膜炎、流产感染和妇产科术后感染）及菌血症等中度至重度感染。 2. 为减少细菌耐药性的形成，并保证本品和其他抗菌药物的疗效，本品只可被用于治疗或预防已经明确或被怀疑由敏感细菌引起的感染。	不得将本品与其他药物混合或与其他药物一同输注。不得使用含有葡萄糖（α-D-葡萄糖）的稀释液。（详见药说明书）

续表

药物名称	用法	规格	适应证	注意事项/禁忌
头孢米诺钠	成人：1g/次，2 次/日；儿童：20mg/kg 体重/次，3～4 次/日。静注时，每 1g 药物溶于 20ml 注射用水；滴注时，每 1g 药物溶于 100～500ml 输液，滴注1～2 小时。	注射剂：1g/支	用于敏感菌所致的扁桃体，呼吸道、胆道等部位感染，也可用于败血症的治疗。	禁用于对头孢米孢类抗生素或头孢烯类有过敏反应的患者。

2）喹诺酮类

药物名称	用法	规格	适应证	注意事项/禁忌
诺氟沙星	口服，前列腺炎：0.4g/次，2 次/d，28 日为一疗程；肠道感染，0.3～0.4g/次，2 次/d，5～7 日为一疗程；伤寒、沙门氏菌感染，	胶囊剂：0.1g×10粒/盒	适用于敏感菌所致尿路感染，淋病、前列腺感染、肠道感染，伤寒及其他沙门氏菌感染。	对该品及氟喹诺酮类药过敏的患者禁用。

续表

药物名称	用法	规格	适应证	注意事项禁忌
诺氟沙星	0.8~1.2g/日，分2~3次，4~21日为一疗程；尿路感染，0.4g/次，2次/d，疗程视病情决定			
环丙沙星	静滴，200~400mg/次，2次/d。一般疗程5~7天，症状和体征消失后3天方可停药，骨、关节感染需治疗4~6周或更长。	注射剂：200mg/100mL/瓶	对革兰氏阴性菌、阳性菌，包对PG、头孢、氨基苷类耐药的菌株有效；对抗敏感菌引起的呼吸道、泌尿道、腹腔、肠道、皮肤软组织感染、创伤感染。	【注意】12岁以下儿童及对喹诺酮类过敏者禁用。
氧氟沙星	淋球菌尿道炎：男，400mg顿服1次，女，600mg顿服1次；非淋球菌尿道炎：200mg/次，2次/d，	片剂：100mg/片	适用于敏感菌所致性病、泌尿道、呼吸道、消化道、妇科、耳鼻喉、皮肤软组织感染。	对该品及氟喹诺酮类药过敏的患者禁用。

续表

药物名称	用法	规格	适应证	注意事项/禁忌
氧氟沙星	10～14 日；肾盂肾炎：200mg/次，2 次/d，5 日；急性无并发症感染：200mg/次，2 次/d，7 日；咽喉炎、扁桃腺炎：200mg/次，2 次/d，3 日；肺炎、支气管炎：200mg/次，3 次/d，7～14 日；菌痢、肠炎，200mg/次，2 次/d，5 日；中耳炎、鼻窦炎：200mg/次，3 次/d，7 日；毛囊炎、痈：200mg/次，2 次/d，7 日。			肝、肾功能减退者需权衡利弊后应用，并调整剂量。

续表

药物名称	用法	规格	适应证	注意事项/禁忌
左旋氧氟沙星	口服，100～200mg/次，2～3次/d，5～14天为一疗程。静滴，200～400mg/次，1～4次/d；极量，600mg/d，分2次，每100ml至少滴注60分钟。	片剂：可乐必安0.5g×10粒/盒；针剂：可乐必安0.5g/100ml/瓶。	广谱抗菌素，适用于敏感菌所致呼吸、消化、泌尿系统、生殖系统、皮肤软组织及五官科感染。	【禁忌】18岁以下青少年、氧氟沙星过敏者、孕妇及哺乳期妇女禁用；癫痫者不宜使用。
司帕沙星	成人，100～300mg/次，1次/d，最多不超过400mg/d，5～10日为一疗程。	片剂：100mg×6片/盒。	适用于敏感菌引起的轻、中度感染。	【注意】喹诺酮类药物过敏者、孕妇和哺乳期妇女、18岁以下青少年禁用。光敏患者、癫痫患者、心脏病患者禁用或慎用。

药物名称	用法	规格	适应证	注意事项/禁忌
氟罗沙星	0.2～0.4g/次，1 次/d，静滴，每 100ml 至少滴注 45 分钟，避免光照。	注射液：安谱克 0.1g/10ml/支	适用于敏感菌引起的中、重度呼吸系统、泌尿系统、消化系统以及皮肤软组织感染、败血症、妇科感染。	【注意】氟喹诺酮类过敏者、孕妇、哺乳期妇女、18 岁以下青少年及癫痫患者禁用。忌与其他药物（包括生理盐水）合用，疗程最后一次用药 3 天之内避免阳光浴和人工紫外线照射。

续表

药物名称	用法	规格	适应证	注意事项/禁忌
依诺沙星	静滴，成人，0.2g/次，2 次/d，极量，0.6g/d，7～10 日为一疗程，每 100ml 滴注时间不少于 1 小时。	注射液：0.2g/100ml/瓶	用于敏感菌所致中、重度急性感染，包括呼吸道、泌尿道、消化系统、皮肤软组织感染等感染以及败血症。	【禁忌】不宜与其他药物（包括生理盐水）合用；喹诺酮类过敏者，18 岁以下青少年、孕妇和哺乳期妇女、癫痫患者以及缺乏葡萄糖 6-磷酸脱氢酶患者禁用。
加替沙星（磺酸加替沙星葡萄糖注射液）	注射剂，静脉滴注，1～2 次/d，200～400mg/次，或遵医嘱。疗程视感染程度一般为 3～14 天。片剂，口服，每日两次，每次	注射液：加替沙星 100mg/100ml/袋，氯均苯 0.4g/袋，250ml/袋，奎素	主要用于治疗由敏感病原体引起的泌尿系统、生殖系统、呼吸系统、皮肤软组织及其他系统的感染，详见药品说明书。	【注意】用药期间，少数患者偶然出现胃部不适、恶心、腹泻、嗜睡、头痛、

续表

药物名称	用法	规格	适应证	注意事项/禁忌
加替沙星（磺酸加替沙星葡萄糖注射液）	200mg或遵医嘱。疗程视感染程度一般为3~14天。	200mg/100ml/瓶		皮肤过敏等，停药后自行消失。【禁忌】本品禁用于对喹诺酮类药物过敏者。
莫西沙星	成人每日1次，每次200~400mg。慢性支气管炎急性发作疗程一般为5天；社区获得性肺炎10天；急性鼻窦炎7天；皮肤和软组织感染7天；单纯性淋病，单剂量400mg顿服；非淋球菌性尿道炎每日1次，每次400mg，连用7天。	注射液：0.4g/250ml/瓶片剂：0.4g×3片/盒	适用于由革兰氏阳性及阴性菌、厌氧菌、抗酸菌、支原体、衣原体、军团菌等敏感菌株所引起的上、下呼吸道感染的成人急性窦炎、慢性支气管炎急性发作、社区获得性肺炎以及皮肤和软组织感染。	【禁忌】已知对该片剂的任何成分或其他喹诺酮类高度过敏者、儿童、青少年及孕妇忌用。

续表

药物名称	用法	规格	适应证	注意事项/禁忌
甲磺酸帕珠沙星	300mg 一次，一天 2 次，静脉滴注时间为 30～60 分钟，7～14 天。	注射液：300mg：100ml	主要用于治疗由敏感病原体引起的泌尿系统、生殖系统、呼吸系统，及其他系统的感染，详见药品说明书。	对帕珠沙星及莫西酮类药物有过敏史的患者禁用。

3）大环内酯类

药物名称	用法	规格	适应证	注意事项/禁忌
红霉素	口服，0.25g/次，4 次/日。	肠溶片：0.125 × 100 片/盒	用于 PG 耐药的葡萄球菌感染以及链球菌、肺炎球菌的感染。	对红霉素类药物过敏者禁用。
乙酰螺旋霉素	口服，首次 0.4～0.6g/次，以后 0.2～0.3g/次，4 次/日。	片剂：0.1g × 10 粒/盒	用于革兰氏阴性菌、淋球菌所致感染。	对该品、红霉素及其他大环内酯类过敏的患者禁用。

续表

药物名称	用法	规格	适应证	注意事项/禁忌
阿奇霉素	注射剂：用注射用水溶解配成 0.1g/ml，再加入氯化钠或 5% 葡萄糖注射液中，浓度为 1.0～2.0mg/ml，静脉滴注，成人用量详见说明书。颗粒剂：首剂，0.5g/日，后 0.25g/日，连用 3 日。	注射剂：0.125g/支； 颗粒剂：0.25g×4 包/盒	适用于敏感菌所致上、下呼吸道感染、皮肤软组织感染、沙眼衣原体所致的单纯性生殖器感染。	对阿奇霉素、红霉素或其他任何一种大环内酯类药物过敏者禁用。
罗红霉素	空腹口服，一般疗程为 5～12 日。成人一次 150mg，一日 2 次，也可一次 300mg，一日 1 次。儿童一次按体重 2.5～5mg/kg，一日 2 次。	片剂：0.15g（15 万 iu）*6 片/盒	适用于化脓性链球菌引起的咽炎及扁桃体炎、敏感菌所致的鼻窦炎、中耳炎、急性支气管炎、慢性支气管炎急性发作，肺炎支原体或肺炎衣原体所致的肺炎；沙眼衣原体引起的尿道炎和宫颈炎；敏感细菌引起的皮肤软组织感染。	对阿奇霉素、红霉素或其他任何一种大环内酯类药物过敏者禁用。

4）磺胺类

药物名称	用法	规格	主要作用	注意事项/禁忌
磺胺甲基异唑	口服，1~2片/次，3次/日。	片剂：磺胺甲基异唑400mg＋甲氧苄氨嘧啶80mg	适用于脑膜炎球菌、肺炎球菌、溶血性链球菌所致感染。	
呋喃唑酮	口服，成人：0.1g/次，3~4次/d；儿童：5mg~10mg/kg体重/d，分4次。	片剂：0.1g×100片/瓶	用于菌痢、肠炎、伤寒、副伤寒及外用治疗阴道滴虫病。	孕妇、哺乳期妇女及新生儿禁用。
呋喃妥因	口服，成人：0.1g，2~4次/日；儿童：5mg~7mg/kg体重/日，分4次。	片剂：50mg×100片/瓶	适用于大肠杆菌、变形杆菌等的尿道感染，如肾盂肾炎、膀胱炎、前列腺炎。	新生儿、足月孕妇、肾功能减退及对呋喃类药物过敏患者禁用。

5) 氨基糖苷类

药物名称	用法	规格	适应证	注意事项/禁忌
链霉素	成人：肌注，0.5g/次，2次/日，或0.75g/次，1次/日；小儿：肌注，15~25mg/kg体重/日，分2次给药。极量1g/日。	注射剂：1g/支	用于结核杆菌、布氏杆菌等所致感染。	[注意]用前需皮试；本品有耳毒性。
庆大霉素	肌注或静滴，80万u/次，2~3次/日。	注射剂：8万u/支	适于敏感菌所致感染。	[禁忌]对本品及氨基糖苷类抗生素过敏者禁用。
丁胺卡那霉素	肌注或静滴。成人：0.25g/次，2次/日，每天不超过1.5g，疗程少于10天；新生儿：首剂，10mg/kg体重/次，继7.5mg/kg/次，2次/日。	注射剂：20万u/2ml/支	用于革兰氏阴性菌特别是耐药性绿脓杆菌引起的败血症、创伤、烧伤及术后感染等。	[禁忌]对本品及氨基糖苷类抗生素过敏者禁用。

续表

药物名称	用法	规格	适应证	注意事项/禁忌
依替米星	成人：200mg/日，于100ml生理盐水或5%葡萄糖注射液中静滴1小时，一般疗程5～10天。肾功能不良者应调整剂量及血药监测方案。	注射剂：依替米星50mg（5万单位）/瓶	适用于敏感菌引起的呼吸道、肾脏和泌尿生殖系统、皮肤组织感染、创伤、手术前后。	[禁忌] 对本品及氨基糖苷类抗生素过敏者禁用。
异帕米星	成人1日400mg，分1～2次肌内注射或静脉滴注。静脉滴注方法如下：1日1次给药时：1日2次给药时：用1小时注入。1日2次给药时：用30分钟～1小时注入。应随年龄及症状适宜增减剂量或遵医嘱。	注射剂：4ml：400mg/支	用于敏感菌引起的败血症、外伤、烧伤、手术创伤等的浅表性感染、慢性支气管炎等感染症。	有肾功能损害者应根据损害程度调整给药剂量。高龄患者以及依靠静脉营养维持生命的体质衰弱者均应慎用。孕妇用本药可引起新生儿对第八对脑神经损害者，宜十分慎重。有绝对指征者在应用期间应进行血药

续表

药物名称	用法	规格	适应证	注意事项/禁忌
异帕米星				浓度监测。幼儿一般不用此药。儿童宜慎用。对氨基糖苷类或者禁用。本人或血缘亲属中曾因用氨基糖苷类而引起听觉减退者应避免用本药。

6）其他类抗生素

药物名称	用法	规格	适应证	注意事项/禁忌
氯洁霉素	成人腹腔炎、女性盆腔炎或其他并发症或严重感染，肌注或静滴，每日2.4g，较轻症1.2～1.8g／日，分2～4次；一个月	注射剂：0.9g/100mL/瓶	适用于敏感性厌氧菌、革兰氏阳性需氧菌和沙眼衣原体所引起的严重感染。	【注意】已知对克林霉素或林可霉素过敏者禁用；4岁以下儿童慎用。

续表

药物名称	用法	规格	适应证	注意事项/禁忌
氯洁霉素	以上儿童，20～40mg/kg 体重/日，分3～4 次；新生儿 15～20mg/kg 体重/日，分3～4 次。胶囊剂，成人，1～2 片/次，3～4 次/日。			
万古霉素	静滴。成人，500mg/8 小时，儿童，40mg/kg 体重/日，分3 次用；7 天以下新生儿，10mg/(kg·12h)；8～28 日新生儿，10mg/(kg·8h)。每次静脉滴注时间至少60 分钟以上或应以不高于10mg/min 的速度给药。	注射剂：500mg/瓶	适用于对甲氧西林具有抗药性之葡萄球菌所引起的严重或致命感染；对PG、头孢类或其他抗生素过敏者或治疗无效者。	[注意] 对糖肽类抗生素过敏者禁用对本品过敏者，严重肝、肾功能不全者，孕妇及哺乳期妇女禁用。

续表

药物名称	用法	规格	适应证	注意事项/禁忌
夫西地酸钠	静滴。成人：0.5g/次，3 次/日，总量不超过 2g/日；儿童：0.02g/kg 体重/日，分 3 次使用。每 0.5g 药物溶于 250~500ml 生理盐水或 5% 葡萄糖注射液中，输注时间 2~4 小时。	注射剂：500mg/瓶	适用于敏感菌尤其是葡萄球菌引起的各种感染，如骨髓炎、败血症、心内膜炎、反复感染的囊性纤维化、肺炎、外科及创伤性感染。	对夫西地酸钠过敏者不能使用本品。
替考拉宁	静滴或肌注。静滴时间不少于 30 分钟。一般 200~400mg/次，1~2 次/日。	注射剂：200mg/瓶	可用于严重的革兰氏阳性菌感染，包括不能用青霉素和头孢菌素类等其他抗生素者。	对替考拉宁有过敏史者不可能使用本品。

续表

药物名称	用法	规格	适应证	注意事项/禁忌
新鱼腥草素钠	成人：肌内注射，一次 8mg，一日 2 次。静脉滴注，一次 16～20mg，用 5～10% 葡萄糖或氯化钠注射液 250～500ml，稀释后缓慢滴注，或遵医嘱。儿童：肌内注射：1～3 岁 1ml，4～7 岁 2ml，8～14 岁 3ml，一日 1～2 次，或遵医嘱。静脉滴注：1～3 岁 2ml，4～7 岁 4ml，8～14 岁 6ml，一日 1～2 次，或遵医嘱。	注射液：4mg/2ml/支	抗菌消炎药。用于上呼吸道感染、慢性支气管炎、肺炎等，并用于附件炎、盆腔炎、慢性宫颈炎等妇科各类炎症。	对本品过敏者禁用。孕妇及哺乳期妇女慎用。

739

续表

药物名称	用法	规格	适应证	注意事项/禁忌
硝酸咪康唑	霜剂：每日2次，外涂患处2～5周；栓剂：每夜1粒，连续7日或第1晚1粒，随后3日内早、晚各1粒。	霜剂：15g/支栓剂：200mg×7枚/盒	霜剂适用于由真菌、酵母菌引起的皮肤、指甲感染。栓剂适用于由念珠菌引起的阴道感染和革兰阳性细菌引起的重复感染。	1. 孕妇及哺乳期妇女慎用。2. 无性生活史的女性应在医生指导下使用。
氟康唑	成人隐球菌感染，首日400mg，后200～400mg/日，6～8周为1疗程；念珠菌感染，首日400mg/日，疗程随临床反应而定；口咽念珠菌感染，50～100mg/次，1次/日，7～14日为一疗程；除生殖系念珠菌以外的其他黏膜念珠菌感染	注射液：大扶康100mg/100ml/瓶氟康唑 0.2g/100ml/瓶胶囊剂：150mg×8粒/盒	适用于隐球菌、念珠菌引起的各种感染；对体癣、股癣、足癣、甲癣也有效。	对本品或其他吡咯类药物有过敏史者禁用。

药物名称	用法	规格	适应证	注意事项/禁忌
氟康唑	染，50～100mg/次，1 次/日，14～30 日为一疗程；阴道念珠菌，150mg 顿服，每月 1 次；体癣、股癣、足癣，150mg/次，每周 1 次，或 50mg/次，1 次/日，2～6 周为一疗程；甲癣，150mg/次，每周 1 次。			禁用于对该品过敏者。孕妇禁用。除非用于系统性真菌病治疗，但仍应权衡对胎儿有无潜在性伤害作用。在接受伊曲康唑治疗时，有生育
伊曲康唑	念珠菌阴道炎，200mg/次，2 次/日，1 日；花斑癣，200mg，1 次/日，7 日；皮肤真菌病，100mg/次，1 次/日，15 日；足底、手掌癣，100mg/次，1 次/日，15 日；口腔念珠菌病，	片剂：100mg ×14 片/盒	适用于：妇科：外阴阴道念珠菌病。皮肤科/眼科：真菌性角膜炎和口腔念珠菌病。由皮肤癣菌和/或酵母菌引起的甲真菌病。系统性	

续表

药物名称	用法	规格	适应证	注意事项/禁忌
伊曲康唑	100mg/次, 1 次/日, 15 日; 真菌性角膜炎, 200mg/次, 1 次/日, 21 日。		真菌感染: 系统性曲霉病及念珠菌病、隐球菌病(包括隐球菌性脑膜炎)、组织胞浆菌病、孢子丝菌病(包括隐球菌性脑膜炎)、组织胞浆菌病、孢子丝菌病、巴西副球孢子菌病、芽生菌病和其他各种少见的系统性或热带真菌病。	能力的妇女应在月经周期采取适当的避孕措施。禁与下列药物同时使用: 可引起 QT 间期延长的 CYP3A4 代谢底物, 例如阿司咪唑、西沙必利、多非利特、左美沙酮、咪唑斯丁, 匹莫齐特、奎尼丁, 含叻呋咪呋、特非那丁, 禁止与该品合用。

药物名称	规格	用法	适应证	注意事项/禁忌
注射用伏立康唑	粉针剂：200mg/支	注射剂在静脉滴注前先溶解成10mg/ml，再稀释至 2～5mg/ml。不宜用于静脉推注。建议注射剂静脉滴注速度最快不超过每小时 3mg/kg，稀释后每瓶滴注须 1 至 2 小时以上。 成人：静脉滴注 负荷剂量（第 1 个 24 小时）：每 12 小时给药 1 次，每次 6mg/kg（适用于第 1 个 24 小时）； 维持剂量（开始用药 24 小时以后）：每 日 给 药 2 次，每 次 4mg/kg	适用于治疗侵袭性曲霉病，治疗对氟康唑耐药的念珠菌引起的严重侵袭性感染（包括克柔念珠菌），治疗由足放线菌属和镰刀霉病属引起的严重的感染。 本品应主要用于治疗免疫缺陷患者中进行性的、可能威胁生命的感染。	【禁忌证】禁用于对伏立康唑或任何一种赋型剂有过敏史。 禁止与 CYP3A4 底物，特非那定，阿司咪唑，西沙必利，匹莫齐特或奎尼丁合用，本品可使上述药物的血液浓度增高，从而导致 Q-T 间期延长，并且偶见尖端扭转性室性心动过速。 禁止与利福平、卡马西平和苯巴比妥合用，后

续表

药物名称	用法	规格	适应证	注意事项/禁忌
注射用伏立康唑				者可以显著降低本品的血浓度。 不可与麦角生物碱类药物（麦角胺、二氢麦角胺）合用。麦角生物碱类为 CYP3A4 的底物，二者合用后麦角类药物的血药浓度增高可导致麦角中毒。 西罗莫司与伏立康唑合用时，前者的血浓度可能显著增高，因此这两种药物不可同时应用。

续表

药物名称	用法	规格	适应证	注意事项/禁忌
注射用伏立康唑				禁止与利托那韦（每次400mg，每12小时1次）合用，二者同时应用时，伏立康唑血药浓度显著降低。禁止与依法韦伦或利福布丁同时应用。二者同时应用时，伏立康唑浓度显著降低，依法韦伦或利福布丁的血药浓度则显著增高。

续表

药物名称	用法	规格	适应证	注意事项禁忌
注射用醋酸卡泊芬净	一般建议：第一天给予单次70mg负荷剂量，随后每天给予50mg的剂量。本品约需要1小时的时间经静脉缓慢地输注给药。对于治疗无临床反应而对本品耐受性良好的患者可以考虑每日剂量加到70mg。对老年患者（65岁或以上）无需调整剂量。（见老年患者用药）无需根据性别、种族或肾脏受损情况调整剂量。当本品与具有代谢诱导作用的药物依非韦伦、奈拉平、利福	冻干粉针：50mg/支；70mg/支	适用于治疗对其他治疗无效或不能耐受性的侵袭性曲霉菌病。	【注意事项】：不推荐18岁以下的患者使用本品。注射用醋酸卡泊芬净的溶解：不得使用任何含右旋糖（a-D-葡聚糖）的稀释液，因为本品在含有右旋糖的稀释液中不稳定。不得将本品与任何其他药物混合或同时输注。

续表

药物名称	用法	规格	适应证	注意事项/禁忌
注射用醋酸卡泊芬净	平、地塞米松、苯妥英或卡马西平同时使用时，应考虑给予每日剂量 70mg。 肝脏功能不全的患者：对轻度肝脏功能不全（Child-Pugh 评分 5 至 6）的患者无需调整剂量。但是对中等程度肝脏功能不全（Child-Pugh 评分 7 至 9）的患者，推荐在给予首次 70mg 负荷剂量之后，将本品的每日剂量调整为 35mg。对严重肝脏功能不全（Child-Pugh 评分大于 9）的患者，目前尚无用药的临床经验。			

续表

药物名称	用法	规格	适应证	注意事项/禁忌
两性霉素B	静滴，3~4mg/kg/日，剂量可增至6mg/kg/日，以5%葡萄糖稀释，以1mg/kg/小时静滴，输注时间不少于2小时。	注射剂：安浮特克 50mg/支；锋克松 10mg/支	适用于深部真菌感染。	下列情况应慎用：①肾功能损害，该品主要在肾内灭活，故仅在肾功能重度减退时半衰期轻度延长，因此伴肾损害的患者仍可每日或隔日静滴该品，重度肾功能损害者给药间期略予延长，然而由于两性霉素B时应发生肾功能损害，且肾毒性与剂量有关，故宜给予最小有效量；②肝功能损害，

续表

药物名称	用法	规格	适应证	注意事项/禁忌
两性霉素 B				该品可致肝毒性，故患者已有严重肝病时禁用该品。由于它的毒性作用，应避免用于孕妇。
制霉素	口服一次 50 万单位 ~1, 00 万单位，一日 2, 00 万 ~4, 00 万单位。	片剂: 50 万单位 * 100 片	具有广谱抗真菌作用。	对本品过敏的患者禁用。

2. 抗病毒药

药物名称	用法	剂型规格	适应证	注意事项/禁忌
吗啉胍	口服，100 ~200mg/次，3 次/日。	片剂: 0. 1g × 100 片/瓶。	对多种病毒有抑制作用。用于带状疱疹，水痘等。	
利巴韦林	肌注或静滴，10 ~15mg/kg/日。	注射液: 10mg/支。	治疗疱疹性病毒感染。	对本品过敏者，孕妇禁用

续表

药物名称	用法	剂型规格	适应证	注意事项/禁忌
无环鸟苷	口服，0.2g/次，每3小时1次，连续使用5~7天。	分散片剂：0.2g×20片/盒 冻干粉针：丽科欣250mg	抗疱疹病毒。用于带状疱疹、水痘、生殖器疱疹等。	1. 老年人：由于生理性肾功能的衰退，该品剂量与用药间期需调整。以下情况需考虑用药利弊：脱水或肾功能不全者，该品剂量应减少。严重肝功能不全者，对该品不能承受者，精神异常或以往对细胞毒性药物出现精神反应者，静脉应用该品易产生精神症状，需慎用。 2. 对该品有过敏史者禁用。 3. 肝、肾功能异常者需慎用。 4. 孕妇勿口服或静脉注射，可外用。孕妇禁用；静脉滴注时间不少于1h。

续表

药物名称	用法	剂型规格	适应证	注意事项/禁忌
拉米夫定	口服，成人100mg，1次/日。	分散片：200mg×14片/盒	适用于乙型肝炎病毒所致的慢性乙型肝炎。	对拉米夫定或制剂中其他任何成分过敏者禁用。
更昔洛韦	1. 预防器官移植受者的巨细胞病毒感染（肾功能正常者）：剂量为5mg/kg，每12小时一次，连用7~14天，随后5mg/kg，每日一次。每次滴注时间应大于一小时或遵医嘱。 2. 治疗巨细胞病毒视网膜炎：①诱导用药初始剂量5mg/kg，每12小时1次，静脉滴注，连用14~21天，	冻干粉针：250mg；丽科乐硬胶囊0.25g/粒*36粒	适用于艾滋病、狂犬病、天花、水痘、牛痘、各型病毒性肝炎、唇疱疹、生殖器疱疹、带状疱疹、寻常疣、扁平疣、尖锐湿疣、外阴阴道炎、盆腔炎综合征、习惯性流产、病毒性脑炎、视网膜炎、全身性或中枢神经系统的巨细胞病毒感染、器官移植受者的巨细	对更昔洛韦或阿昔洛韦过敏者禁用。

续表

药物名称	用法	剂型规格	适应证	注意事项 / 禁忌
更昔洛韦	每次滴注时间 1 小时以上。②维持用药 5mg/kg 日，一日 1 次，连用 7 天，滴注要求同上。		胞病毒感染、新生儿及婴儿先天性巨细胞病毒感染、病毒性肌炎等。	
奥司他韦	一般剂量每次 1 粒，每日 2 次，共 5 天。在流感症状开始的第一天或第二天就应该开始治疗。磷酸奥司他韦可以与食物同服或分开服（见药代动力学）。对有一些患者，与进食同时服药可增强对药物的耐受性。	胶囊：75mg * 10粒/盒	抗病毒药，用于治疗流行性感冒。	对本品的任何成分过敏者禁用。

续表

药物名称	用法	剂型规格	适应证	注意事项/禁忌
恩替卡韦	成人和16岁以上青少年口服，每天1次，每次0.5mg。拉米夫定治疗时发生病毒血症或出现拉米夫定耐药突变的患者为每天一次，每次1mg（0.5mg两片）	片剂：0.5mg＊7片/盒	用于病毒复制活跃，血清转氨酶ALT持续升高或肝脏组织学显示有活动性病变的慢性成人乙型肝炎的治疗。	【注意】本品应空腹服用（餐前或餐后至少2个小时）。肾功能不全的患者应根据肌酐清除率调整用药剂量。肝功能不全的患者无需调整用药剂量。

3. 其他抗感染药物

药物名称	用法	规格	主要作用	注意事项/禁忌
复方板兰根	口服。片剂：3片，2~3次/日；颗粒剂：1包/次，3次/日。	片剂：100片/瓶颗粒剂：10g×20包/袋	用于腮腺炎、咽炎、流感。	1. 忌烟、酒及辛辣、生冷、油腻食物。2. 不宜在服药期间同时服用滋补性中药。

续表

药物名称	用法	规格	主要作用	注意事项/禁忌
复方板蓝根				3. 风寒感冒者不适用，其表现为恶寒重，发热轻，无汗，头痛，鼻塞，流清涕，喉痒咳嗽。 4. 高血压、心脏病、肝病、糖尿病、肾病等慢性病严重者应在医生指导下服用。 5. 儿童、年老体弱者、孕妇应在医生指导下服用。 6. 对本品过敏者禁用，过敏体质者慎用。
黄连素	口服，100~200mg/次，3次/日。	片剂：100mg×100片/盒	用于痢疾杆菌所致胃肠道感染。	溶血性贫血患者及缺乏葡萄糖-6-磷酸脱氢酶患者禁用。

续表

药物名称	用法	规格	主要作用	注意事项/禁忌
抗病毒口服液	口服，1支/次，3次/日，早、饭前和午、晚饭后各服1次。	口服液：10ml×10支/盒	用于上呼吸道感染、流感、腮腺炎等病毒感染。	孕妇、哺乳期妇女禁用。
清开灵口服液	口服，2~3支/次/日，儿童酌减。	口服液：10ml×6支/盒	清热解毒，镇静安神。用于外感风热时毒上呼吸道感染、病毒性感冒、急性扁桃体炎、咽炎、气管炎、高热。	1. 忌烟、酒及辛辣、生冷、油腻食物。 2. 不宜在服药期间同时服用滋补性中药。 3. 风寒感冒者不适用。久病体虚患者如出现腹泻时慎用。 4. 有高血压、心脏病、肝病、糖尿病、肾病等慢性病严重者应在医生指导下服用。 5. 儿童、孕妇、哺乳期妇女，年老体弱及脾虚便溏者应在医生指导下服用。

续表

药物名称	用法	规格	主要作用	注意事项/禁忌
清开灵口服液				6. 发热体温超过38.5℃的患者，应去医院就诊。7. 对本品过敏者禁用，过敏体质者慎用。
连蒲双清片	口服，0.5g/次，3次/日，儿童酌减。	片剂：0.25g×24片/盒	清热解毒、燥湿止痢。用于肠炎痢疾、疖肿外伤发炎、乳腺炎、胆囊炎。	对本品过敏者，妊娠期及哺乳期妇女慎用。
猴耳环	口服，3~4片/次，3次/日。	片剂：0.2g×100片/盒	清热解毒、凉血消肿、止泻。用于上呼吸道感染、急性咽喉炎、急性扁桃体炎、胃肠炎、细菌性痢疾。	【禁忌】尚不明确。
利福平	口服，450~600mg/日。	胶囊剂：150mg×100粒/瓶	与其他抗结核药联合用于肺结核的治疗。	对本品或利福霉素类抗菌药过敏者禁用。肝功能严重不全，胆道阻塞者和3个月以内孕妇禁用。

续表

药物名称	用法	规格	主要作用	注意事项/禁忌
异烟肼	口服，100～300mg/次，2次/日。	片剂：100mg×100片/瓶	与其他抗结核药联合用于肺结核的治疗。	1. 交叉过敏反应，对乙硫异烟胺、吡嗪酰胺、烟酸或其他化学结构有关药物过敏者也可能对本品过敏。 2. 本品可穿过胎盘，导致胎儿血药浓度高于母血药浓度。孕妇应用时必须充分权衡利弊。此外，在新生儿用药时应密切观察不良反应的出现。 3. 异烟肼在哺乳期间应用应充分权衡利弊。 4. 有精神病、癫痫病史者，肝功能损害、严重肾功能损害者应慎用。肝功能减退者异烟肼的剂量应酌减。

续表

药物名称	用法	规格	主要作用	注意事项／禁忌
乙胺丁醇	口服，0.25g/次，1次/日。	胶囊剂：250mg × 100粒/瓶	抗结核病药，对结核杆菌抑制作用较强，与其他抗结核药无交又耐药性，可与SM，异烟肼、利福平合用。	【注意】对视神经网膜有损伤的可能。
沙利度胺	口服，100～200mg/日，分4次服。对严重反应者，可增至300～400mg（反应得到控制即逐渐减量）。对长期反应者，需要较长期服药，每日或隔日服25～50mg。	片剂：25mg × 20粒/瓶	镇静剂，对于各型麻风反应如发热、结节红斑、神经痛、关节痛、淋巴结肿大等，有一定疗效，对结核样型麻风反应精确差。对麻风本病无治疗作用，可与抗麻风药同用以减少反应。近年发现本品有免疫抑制作用，可用于骨髓移植。	对本药过敏者。孕妇尤以妊娠早期禁忌。注意事项： 1. 育龄妇女在服药期间应避孕。 2. 驾驶员及机器操作者慎用。 3. 出现神经炎症状时应立即停药，以免造成不可逆病变。

二、抗寄生虫药物

药物名称	用法	规格	适应证	注意事项及禁忌
奥硝唑	抗厌氧菌所致消化系统感染，首剂0.5～1g，然后每12小时静滴0.5g，3～6日为一疗程；预防用药，术前1～2小时静滴1g，术后第12、24小时分别静滴0.5g；治疗严重阿米巴病，首剂静滴0.5～1g，每12小时静滴0.5g，3～6日为一疗程；3岁以上儿童，20～30mg/（kg·d），分2次，滴注时间30分钟。	注射液：0.5g×100ml/瓶	适用于厌氧菌所致消化系统感染及严重阿米巴病等。	【注意】与抗凝血药同用时注意调整剂量。
甲硝唑灵	口服。滴虫病，200mg/次，4次/日；阿米巴虫病，400～800mg/次，3次/日；静滴，抗厌氧菌感染，0.5g/次，3次/日，7天为一疗程。	片剂：200mg×100片/盒注射液：0.5g/100ml/瓶	适用于滴虫病、阿米巴虫病、厌氧菌感染等。	有活动性中枢神经系统疾患和血液病者禁用。

续表

药物名称	用法	规格	适应证	注意事项及禁忌
阿苯达唑片	口服。 1. 成人常用量 (1) 蛔虫病及蛲虫病,一次 400mg 顿服。 (2) 钩虫病、鞭虫病,一次 400mg,一日 2 次,连服 3 日。 (3) 旋毛虫病,一次 400mg,一日 2 次,连服 7 日。 (4) 囊虫病,按体重每日 20mg/kg,分 3 次口服,10 日为 1 个疗程,一般需 1~3 个疗程。疗程间隔视病情而定,多为 3 个月。	0.2g×10#	用于蛔虫病、蛲虫病。	1. 孕妇、哺乳期妇女及 2 岁以下小儿禁用。 2. 严重肝、肾、心功能不全及活动性溃疡病患者禁用。

续表

药物名称	用法	规格	适应证	注意事项及禁忌
阿苯达唑片	(5) 包虫病，按体重每日 20mg/kg，分 2 次口服，疗程 1 个月，一般需 5 个疗程以上，疗程间隔为 7 ～ 10 日。 2. 小儿用量 12 岁以下小儿用量减半。			
吡喹酮	1. 治疗吸虫病 (1) 血吸虫病：各种慢性血吸虫病采用总剂量 60mg/kg 的 1 ～ 2 日疗法，每日量分 2 ～ 3 次餐同服。急性血吸虫病总剂量为 120mg/kg，每日量分 2 ～ 3 次口服，连服 4 日。体重超过 60kg 者按 60kg 计算。	0.2g * 100s	为广谱抗吸虫和绦虫病药物。适用于各种血吸虫病、华支睾吸虫病、肺吸虫病、姜片虫病以及绦虫病和囊虫病。	眼囊虫病患者禁用

续表

药物名称	用法	规格	适应证	注意事项及禁忌
吡喹酮	（2）华支睾吸虫病：总剂量为210mg/kg，每日3次，连服3日。 （3）肺吸虫病：25mg/kg，每日3次，连服3日。 （4）姜片虫病：15mg/kg，顿服。 2. 治疗绦虫病 （1）牛肉和猪肉绦虫病：10mg/kg，清晨顿服，1小时后服用硫酸镁。 （2）短小膜壳绦虫和阔节裂头绦虫病：25mg/kg，顿服。 3. 治疗囊虫病　总剂量120～180mg/kg，分3～5日服，每日量分2～3次服。			

续表

药物名称	用法	规格	适应证	注意事项及禁忌
氯喹	1. 治疗疟疾：口服先服1g，8小时后再服0.5g，第2、3日各服0.5g，全疗程3日。如与伯氨喹合用，只需第1日服本品1g。小儿首次每千克体重16mg（高热期酌情减量，分次服），6~8小时后及第2~3日每千克体重各服8mg。肌内注射：每次每千克体重2~3mg，1日1次。静脉滴注：临用5%葡萄糖注射液或等渗盐水500ml稀释后缓慢滴注，每次每千克体重2~3mg。 2. 抑制性预防疟疾：每周服1次，每次0.5g即可。小儿每周每千克体重8mg。	片剂：每片含磷酸氯喹0.25g（盐基0.15g）。注射液：每支129mg盐基0.15g（2ml），250mg/2ml（盐基155mg）	主要用于治疗疟疾急性发作，控制疟疾症状不能阻止复发，但因作用较持久，故能使复发推迟。也不能作疟疾的预防和阻断传播。对恶性疟疾有根治效果。还可用于治疗肝阿米巴病，华支睾吸虫病、肺吸虫病、结缔组织病等。另可用于治疗光敏性疾患，如日晒红斑症。	孕妇禁用。

续表

药物名称	用法	规格	适应证	注意事项及禁忌
氯喹	3. 抗阿米巴肝炎或肝脓肿：第1、2日，每次服0.5g，每日2次，连用12～19日。 4. 治疗结缔组织病：对盘形红斑狼疮及类风湿性关节炎，开始剂量每次0.25g，1日1～2次，经2～3周后，如症状得到控制，改1日2～3次，每次量不宜超过0.25g，长期维持。对系统性红斑狼疮，用皮质激素治疗症状缓解后，可加用氯喹以减少皮质激素用量。			

续表

药物名称	用法	规格	适应证	注意事项及禁忌
青蒿素	口服，首次服 1g，同隔 6～8 小时后再服 0.5g，第二、三日各服 0.5g。3 日为 1 疗程。深部肌注，首次 200mg，同隔 6～8 小时后再肌注 100mg，第二、三日各肌注 100mg，总量 500mg；肌注 300mg/d，连用 3 日，总量 900mg。小儿 15mg/kg，按上述方法 3 日内注完。	针剂：0.3g	主要用于间日疟、恶性疟的症状控制，以及耐氯喹虫株的治疗，也可用以治疗凶险型恶性疟，如脑型、黄疸型等。亦可用以治疗系统性红斑狼疮与盘状红斑狼疮。	尚未明确
乙胺嗪	1. 一般用法：成人 1 次 0.2g，1 日 3 次，连服 7 日，疗效较好。 2. 大剂量短程疗法：治马来丝虫病可用本品 1.5g，1 次顿服或于 1 日内分 1 次口服。治班氏丝虫病总量 3g，于 2～3 日内分服完。本法不良反应较重。	片剂：每片 50mg、100mg	可用于马来丝虫病和班氏丝虫病的治疗。此外，尚可用于哮喘。	尚不明确

续表

药物名称	用法	规格	适应证	注意事项及禁忌
乙胺嘧	3. 预防：于流行区按每日每千克体重5~6mg 服药，服6~7日，直至每千克体重总量达70~90mg为止。或按上量每周总量每月服1日。 4. 治哮喘1日量每千克体重10mg。			

三、镇痛药

1. 解热镇痛抗炎药

药物名称	用法	规格	适应证	注意事项及禁忌
安乃近片	口服。 1. 成人常用量：一次0.5~1g，需要时服1次，最多一日3次。	0.5×100#	用于高热时的解热，也可用于头痛、偏头痛、肌肉痛、关节痛、痛经等。本品亦有较强的抗风湿作用，可用于急	对本品或氨基比林有过敏史者禁用。

续表

药物名称	用法	规格	适应证	注意事项及禁忌
安乃近片	2. 小儿：按体重一次 10 ~ 20mg/kg，一日 2 ~ 3 次。		性风湿性关节炎，但因本品有可能引起严重的不良反应，很少在风湿性疾病中应用。	
去痛片	需要时服用，一次 1 ~ 2 片，一日 1 ~ 3 次。	0.5 × 100#	用于发热及轻、中度的疼痛。	1. 已知对本品过敏的患者。 2. 服用阿司匹林或其他非甾体类抗炎药后诱发哮喘、荨麻疹或过敏反应的患者。 3. 禁用于冠状动脉搭桥手术（CABG）围手术期疼痛的治疗。 4. 有应用非甾体抗炎药后发生胃肠道出血或穿孔病史的患者。

续表

药物名称	规格	用法	适应证	注意事项及禁忌
去痛片				5. 有活动性消化道溃疡/出血，或者既往曾复发溃疡/出血的患者。 6. 重度心力衰竭患者。
吲哚美辛（消炎痛）片	25mg×100#	口服：开始时每次服 25mg，1 日 2～3 次，饭时或饭后立即服（可减少胃肠道不良反应）。治疗风湿性关节炎等，若未见不良反应，可逐渐增至每日 125～150mg。现亦采用胶丸或栓剂剂型，使胃肠道副反应发生率降低，栓剂具有维持药效时间较长的特点，一般连用 10 日为 1 疗程。	清热解毒，活血化瘀，消肿止痛，用于热毒瘀血所致的咽喉肿痛、牙痛、痹痛、助痛、黄疸、无名肿痛的症。亦可用于新生儿动脉导管未闭。	1. 消炎痛与阿斯匹林不宜合用： 2. 消炎痛不宜与保泰松或强的松合用： 3. 活动性消化道溃疡、肾功能不全、对本品类抗炎药物过敏者、震颤麻痹、癫痫、精神病患者、孕妇、哺乳妇女及儿童。

续表

药物名称	用法	规格	适应证	注意事项及禁忌
布洛芬胶囊	口服：一次 1 粒，一日 3 次。	0.3×20#	用于活动性风湿症及类风湿性关节炎。	尚不明确。
对乙酰氨基酚片（扑热息痛）	口服：4~6 岁儿童，一次 0.5 片；7~12 岁儿童，一次 1 片，12 岁以上儿童及成人一次 1~2 片，若持续发热或疼痛，可间隔 4~6 小时重复用药一次，24 小时内不得超过 4 次。	片剂：0.5g	用于普通感冒或流行性感冒引起的发热，也用于缓解轻至中度疼痛如头痛、关节痛、偏头痛、牙痛、肌肉痛、神经痛、痛经。	严重肝、肾功能不全者禁用。
双氯芬酸钠缓释胶囊	口服：一日 1 次，或者一日 1~2 次，或遵医嘱，餐后服。	75mg×10#	1. 急慢性风湿性关节炎、急性慢性强直性脊椎炎、骨关节炎。 2. 肩周炎、滑囊炎、肌腱炎及腱鞘炎。	1. 对本品及阿司匹林或其他非甾体抗炎药有过敏反应、哮喘、荨麻疹或变态反应的患者。 2. 消化道溃疡患者。

续表

药物名称	用法	规格	适应证	注意事项及禁忌
双氯芬酸钠缓释胶囊		0.4363×24#	3. 腰背痛、扭伤、劳损及其他软组织损伤。 4. 急性痛风。 5. 痛经或子宫附件炎、牙痛和术后疼痛。 6. 创伤后的疼痛与炎症，如扭伤、肌肉拉伤等； 7. 耳鼻喉严重的感染性疼痛和炎症（如扁桃体炎、耳炎、鼻窦炎等），应同时使用抗感染药物。	
三水杨酸胆碱镁片	每次 1.5g（按水杨酸计），1 日 2 次。治骨关节炎 1g（按水杨酸计），1 日 2 次。		用于风湿性关节炎、骨关节炎及其他关节炎。	活动性溃疡、血友病，对水杨酸过敏者忌用。孕妇、小于 12 岁儿童禁用。

药物名称	规格	用法	适应证	注意事项及禁忌
依托度酸片	0.2×12#	遵医嘱，服用依托度酸的剂量应个体化，以保证最佳的疗效和耐受性。 1. 止痛：急性疼痛的推荐剂量为200～400mg，每8小时一次，每日最大剂量不超过1.2g。体重在60公斤以下者，每日最大剂量不应超过20mg/公斤体重。 2. 慢性疾病：依托度酸治疗慢性疾病（如骨关节炎、类风湿关节炎）的推荐剂量为每日0.4～1.2g，分次口服，	用以缓解下列疾病的症状和体征。 1. 骨关节炎（退行性关节病变） 2. 类风湿关节炎 3. 疼痛症状 本品可用于以上疾病急性发作的治疗，也可用于以上疾病的长期治疗。	有下列情况的患者应禁用 1. 活动期消化性溃疡和有相关的胃肠道溃疡或出血史的患者。 2. 不同NSAIDs之间可能存在交叉反应，因此在阿司匹林或其他NSAIDs治疗期间出现哮喘、鼻炎、荨麻疹或其他过敏反应者。 3. 对本品过敏者。

续表

药物名称	用法	规格	适应证	注意事项及禁忌
依托度酸片	每日最大剂量不应超过1.2g，体重在60公斤以下者，每日最大剂量不应超过20mg/公斤体重。依托度酸剂量每日0.4g以下，分次口服，或每晚单剂量给药0.4g或0.6g，在一些患者中有一定的疗效。			
尼美舒利片	口服，成人，一次0.05～0.1g（半～1片），每日2次，餐后服用，按病情的轻重和患者的需要，可以增加到一次0.2g（2片），日服2次。	0.1×100#	适用于慢性关节炎症（包括类风湿性关节炎和骨关节炎等）；手术和急性创伤后的疼痛；耳鼻咽部炎症引起的疼痛；痛经；上呼吸道感染引起	1. 对本品或其他非甾体抗炎药过敏者。2. 胃肠道出血或消化性溃疡活动期患者。3. 严重肾功能不全患者。

续表

药物名称	用法	规格	适应证	注意事项及禁忌
尼美舒利片	儿童常用剂量为 5mg/公斤体重/天，分 2～3 次服用。老年患者的服药量应严格遵照医生的规定。医生可以根据情况适当减少以上所列的剂量。		的发热症状等。	
复方氨基比林	口服：每次 1～2 片，每日 3 次；肌注：每次 2ml。	10 支 ＊ 2ml/盒	用于治疗发热、头痛、关节痛、神经痛、风湿痛与痛经等。	儿童注意事项：3 岁以下儿童因其肝、肾功能发育不全，应避免使用。妊娠与哺乳期注意事项：本品可透过胎盘和在乳汁中分泌，故孕妇及哺乳期妇女不推荐使用。老人注意事项：应慎用或适当减量使用。

续表

药物名称	用法	规格	适应证	注意事项及禁忌
感康片	口服。成人，一次1片，一日2次。	0.5×12#	适用于缓解普通感冒及流行性感冒引起的发热、头痛、四肢酸痛、打喷嚏、流鼻涕、鼻塞、咽喉痛等症状。	严重肝肾功能不全者禁用。
牙痛安胶囊	口服。一次2粒，一日3次	0.2×10#	用于急性智齿冠周炎、局部牙槽脓肿、牙髓炎、根尖周炎等。	1. 对甲硝唑或吡咯类药物过敏患者禁用。 2. 活动性中枢神经疾病和血液病患者禁用。 3. 孕妇禁用。 4. 饮酒者禁用。

续表

药物名称	用法	规格	适应证	注意事项及禁忌
双氯芬酸钠气雾剂	外用，将药瓶直立喷于患部。一次喷药时间不超过2秒钟（喷药约2克），一日3次，一日用药总量不超过12克。	60g	用于缓解肌肉、软组织和关节的轻至中度疼痛。如缓解肌肉、软组织的扭伤、拉伤、挫伤、劳损、腰背部损伤引起的疼痛以及关节疼痛等。也可用于骨关节炎的对症治疗。	1. 对其他非甾体抗炎药过敏者禁用。 2. 对丙二醇过敏者禁用。

2. 麻醉性镇痛药

药物名称	用法	规格	适应证	禁忌证
曲马多	肌内注射、皮下注射、静脉注射及直肠给药，一般每日剂量不超过400mg	100mg/2ml	用于中度至剧烈的急性和慢性疼痛，手术后疼痛、骨折及创伤性疼痛、癌症疼痛、劳损性疼痛及心肌梗死引起的疼痛等。	乙醇、安眠药、镇痛剂或其他中枢神经系统作用药物急性中毒患者禁用。

续表

药物名称	用法	规格	适应证	禁忌证
吗啡	一次 5～10mg，一日 15～40mg，皮下注射。极量：一次 20mg，一日：60mg，皮下注射。	10mg/1ml	1. 用于各种锐痛（仅用于其他镇痛药无效的急性锐痛）。 2. 治疗心源性哮喘。 3. 治疗急慢性消耗性腹泻。	呼吸抑制已显示发绀、颅内压增高和颅脑损伤、支气管哮喘、肺源性心脏病代偿失调、甲状腺功能减退、皮质腺功能不全、前列腺肥大、排尿困难及严重肝功能不全、休克尚未纠正控制前、炎性肠梗阻等患者禁用。

续表

药物名称	用法	规格	适应证	禁忌证
哌替啶（度冷丁）	一次 25~100mg，一日 100~400mg，皮下或肌注。极量：一次 150mg，一日 600mg，皮下或肌注。	50mg/1ml	1. 各种锐痛：临床上几乎取代了吗啡在镇痛方面的应用，适用于创伤性疼痛、术后疼痛、内脏绞痛、晚期癌痛及分娩止痛等。2. 麻醉前给药。3. 人工冬眠。4. 心源性哮喘。	室上性心动过速、颅脑损伤、颅内占位性病变、慢性阻塞性肺疾患、支气管哮喘、严重肺功能不全等禁用。严禁与单胺氧化酶抑制剂同用。
芬太尼	成人麻醉前用药或手术后镇痛：按体重肌内或静脉注射 0.0007~0.0015mg/kg	0.1mg/2ml	本品为强效镇痛药，适用于麻醉前、中、后的镇静与镇痛，是目前全麻中常用的药物。	1. 禁用于支气管哮喘、慢性阻塞性肺疾、重症肌无力以及有呼吸抑制的患者。

续表

药物名称	用法	规格	适应证	禁忌证
芬太尼				2. 脑部肿瘤或颅脑损伤引起昏迷的患者禁用。 3. 两岁以下小儿禁用。 4. 心律失常者禁用。
可待因	1. 儿童每次 0.5～1mg/kg，成人每次 15～30mg，每天 3 次，最大极量每次为 100mg，每天为 250mg；糖浆剂 12 岁以上儿童及成人每次 10ml，每天 3 次，24h 不得超过 30ml；6～12 岁儿童每次 5ml，	1. 片剂：15mg，30mg； 2. 注射剂：15mg（1ml），30mg（2ml）； 3. 糖浆剂：0.5%。 联邦止咳露：每 5ml 糖浆含可待因 5mg，麻黄碱 4mg，氯化铵	1. 用于各种原因引起的剧烈干咳及剧激性咳嗽，尤其适用于咳伴有胸痛的剧烈干咳；由于可待因能抑制呼吸道腺体分泌和纤毛运动，故对有少量痰液的剧烈咳嗽，应与祛痰药并用。	1. 对可待因过敏； 2. 呼吸困难者； 3. 昏迷患者； 4. 多痰患者。

续表

药物名称	用法	规格	适应证	禁忌证
可待因	每天 3 次，24h 不得超过 15ml；2~6 岁每次2.5ml，每天 3 次，24h 内不得超过 7.5ml；或遵医嘱。2. 皮下注射：每次 15~30mg，每天 1~3 次。	110mg，氯苯那敏1mg。菲迪克糖浆剂（联邦止咳露二号）：每 5ml 含可待因 5mg，曲普利啶 0.7mg，麻黄碱 7mg，愈创木酚磺酸钾 70mg。	2. 有镇痛作用，也用于缓解轻至中度疼痛。	

3. 其他镇痛药

药物名称	用法	规格	适应证	禁忌证
丹皮酚磺酸钠注射液	肌内注射。一次 0.1~0.2g，一日 1~2 次。	2ml：100mg	用于风湿性关节炎，类风湿性关节炎等病的关节酸痛，颈椎腰椎增生，肌肉痛及神经痛等。	对本品有过敏史者禁用。

续表

药物名称	用法	规格	适应证	禁忌证
氨基葡萄糖片	口服，一次 1 片，一日 2 次，吃饭时或饭后服用。6 周为一个疗程或根据需要延长。每年重复治疗 2~3 次。	0.75g×12#	用于治疗和预防全身各种关节的骨性关节炎，包括膝关节、肩关节、髋关节、手腕关节、颈及脊椎关节和踝关节等。可缓解和消除骨性关节炎的疼痛、肿胀等症状，改善关节活动功能。	对本品过敏者禁用。
高乌甲素针	肌内注射：一次 4mg（1 支），一日 1~2 次，或遵医嘱。静脉滴注：一日 4~8mg（1~2 支），溶于葡萄糖氯化钠注射液 500ml 中静滴。	2ml：4mg	用于中度以上疼痛。	尚不明确。

续表

药物名称	用法	规格	适应证	禁忌证
罗痛定片	口服。镇痛，成人一次 60～120mg，一日 3～4 次。助眠，成人一次 30～90mg，睡前服。	30mg×100#	用于头痛、月经痛以及助眠等。	对本品过敏者禁用。
曲马多缓释胶囊	吞服，勿嚼碎。用量视疼痛程度而定，一般成人及 14 岁以上中度疼痛的患者，盐酸曲马多的单剂量为 5～100mg，体重不低于 25kg 体重 1～2mg，最低量为 50mg。每日最高剂量通常不超过 400mg，治疗瘤痛时也可考虑使用相对的大剂量，肝肾功能不全者，应	50mg×10#	中度至重度疼痛。	1. 禁用于对盐酸曲马多高度敏感以及乙醇、安眠药、镇痛剂或其他精神药物急性中毒的患者。2. 镇用于阿片类依赖者，病因不明的意识紊乱，呼吸中枢和呼吸功能紊乱、出现顽固性增高而无人工呼吸

续表

药物名称	用法	规格	适应证	禁忌证
曲马多缓释胶囊	酌情使用。老年患者的剂量要考虑有所减少，两次服药的间隔不得少于8小时。上述推荐剂量仅供参考，原则上应选用最低的止痛剂量，遵医嘱服用。			设备的情况及一岁以下婴幼儿。3. 孕期，必须限制盐酸曲马多的用量（只能单次）。

四、心血管系统药物

1. 强心药

药物名称	用法	规格	适应证	禁忌证
地高辛片	成人常用量。口服：常用0.125～0.5mg，每日一次，7天可达稳态血药浓度；若达快速负荷量，	0.25×100#	1用于高血压、瓣膜性心脏病、先天性心脏病等急性和慢性心功能不全。尤其适用于	1. 与钙注射剂合用；2. 任何洋地黄类制剂中毒；

续表

药物名称	规格	用法	适应证	禁忌证
地高辛片		可每 6~8 小时给药 0.25mg，总剂量 0.75~1.25mg/日；维持量，每日一次 0.125~0.5mg。小儿常用量。口服：本品总量，早产儿 0.02~0.03mg/kg；1 月以下新生儿 0.03~0.04mg/kg；1 月~2 岁，0.05~0.06mg/kg；2~5 岁，0.03~0.04mg/kg；5~10 岁，0.02~0.035/kg；10 岁或 10 岁以上，照成人常用量：本品总量分 3 次或每 6~8 小时给予。维持量为总量的 1/5~1/3，分 2 次，每 12 小时 1 次或每日 1 次。在小婴幼儿（尤其早产儿）需仔细确定剂量和密切监测血药浓度和心电图。	伴有快速心室率的心房颤动的心功能不全；对于肺源性心脏病、心肌严重缺血、活动性心肌炎及心外因素如严重贫血，甲状腺功能低下及维生素 B1 缺乏症的心功能不全疗效差。	3. 室性心动过速、心室颤动； 4. 梗阻性肥厚型心肌病（若伴收缩功能不全或心房颤动仍可考虑）； 5. 预激综合征伴心房颤动或扑动。

续表

药物名称	用法	规格	适应证	禁忌证
去乙酰毛花苷（西地兰）	静脉注射：用 5% 葡萄糖稀释后缓慢注射，首剂 0.4～0.6mg，以后每 2～4 小时可再给 0.2～0.4mg，总量 1～1.6mg。	0.4mg/2ml	主要用于心力衰竭，适用于急性心功能不全或慢性心功能不全加重的患者。	1. 任何强心武制剂中毒； 2. 室性心动过速、心室颤动； 3. 梗阻性肥厚型心肌病（若伴收缩功能不全或心房颤动仍可考虑）； 4. 预激综合征伴心房颤动或心房扑动。
心活素	使用方法采用按负荷剂量静脉推注本品，随后按维持剂量进行静脉滴注。推荐的常用剂量本品首先以 1.5μg/kg 静脉冲击后，以 0.0075μg/(kg·min) 的速度连续静脉滴注。	0.5mg×1 瓶/盒	适用于患者有休息或轻微活动时呼吸困难的急性代偿心力衰竭患者的静脉治疗。按 NYHA 分级大于 II 级。	禁用于对重组人脑利钠肽中任何一种成分过敏的患者和有心源性休克或低收缩压。

2. 抗心律失常药

药物名称	用法	规格	主要作用	注意事项/禁忌
利多卡因	用于心律失常：本品 50mg～100mg 或一次 1～2mg/kg 静滴；见效后改为 100mg，以 5% 葡萄糖液 100～200ml 稀释后静滴，每分钟 1～2ml。	40mg/2ml	抗心律失常：用于室性心律失常	(1) 对局部麻醉药过敏者禁用； (2) 阿-斯氏综合征（急性心源性脑缺血综合征）、预激综合征、严重心传导阻滞（包括窦房、房室及心室内传导阻滞）患者静脉禁用。
胺碘酮	口服应饭后用，0.1～0.2g/次，3～4 次/日；快速心律失常需立即复律者，5～10mg/kg，分 2～3 次给药，慢注 10～15 分钟。	片剂：0.2g；针剂：150mg/3ml	广谱抗心律失常；室性和室上性心律失常，早搏，阵发性房扑和房颤。	有室内或房室传导阻滞和心动过缓时，以及甲状腺功能失调者和碘过敏者禁用。

续表

药物名称	用法	规格	主要作用	注意事项/禁忌
普罗帕酮	口服：1次100～200mg，1日3～4次。治疗量，1日300～900mg，分4～6次服用。维持量，1日300～600mg，分2～4次服用。由于其局部麻醉作用，宜在饭后与饮料或食物同时吞服，不得嚼碎。每日极量：0.9g。小儿每次5～7mg/kg，3次/日，起效后用量减半以维持疗效。 必要时可在严密监护下缓慢静注或静滴，1次70mg，每8小时1次。1日总量不超过350mg。	片剂：每片50mg；100mg；150mg。注射液：每支17.5mg（5ml）35mg（10ml）。	适用于预防或治疗室性或室上性异位搏动，室性或室上性心动过速、预激综合征，电转复律后室颤发作等。对冠心病、高血压所引起的心律失常常有较好的疗效。	无起搏器保护的窦房结功能障碍，严重房室传导阻滞、双束支传导阻滞患者，严重充血性心力衰竭，心源性休克，严重低血压及对该药过敏者禁用。

药物名称	用法	规格	主要作用	注意事项/禁忌
美西律	口服：首次 200～300mg，必要时 2 小时后再服 100～200mg。一般维持量每日约 400～800mg，分 2～3 次服。成人极量为每日 1200mg，分次口服。	50mg	用于慢性室性心律失常，如室性早搏、室性心动过速。	心源性休克和有 Ⅱ 或 Ⅲ 度房室传导阻滞、病窦综合征者禁用。
维拉帕米	在 PSVT 急性发作期，可静注维拉帕米（首次 5mg，无效时隔 10 分钟再注射 5mg），在预防复发时缓释维拉帕米 240mg/天。	0.12g＊30 片/瓶	用于各种折返性室上性心动过速，预激综合征利用房室结作为通道的房室折返性心动过速；心房扑动与心房颤动时减缓心室率；某些特殊类型室速。	见下表盐酸维拉帕米缓释片。

续表

药物名称	用法	规格	主要作用	注意事项/禁忌
美托洛尔片	抗心律失常一般起始量 25mg，po，bid，根据治疗反应或心率增减剂量。静脉一般以 5mg 稀释后缓慢静注（5 分钟），必要时 5 分钟后重复。	普通片剂：50mg/片；缓释片剂：47.5mg/片，95mg/片；针剂：5mg/支。	在器质性心脏病中，主要用于改善预后，可以减少死亡率、减少猝死；用于非器质性的良性心律失常，有利于改善症状。	对病态窦房结综合征或房室传导阻滞者作用特别明显，故此类患者需禁用。

3. 抗高血压药

药物名称	用法	规格	适应证	注意事项/禁忌
硝苯地平缓释片	口服：一次 10～20mg，一日 2 次。极量，一次 40mg，一日 0.12g。	10mg	各种类型的高血压及心绞痛。	孕妇儿童禁用。

续表

药物名称	用法	规格	适应证	注意事项/禁忌
苯磺酸氨氯地平片	成人通常本品治疗高血压的起始剂量为 5mg，每日一次，最大剂量为10mg，每日一次。	5mg＊7 片/盒	适用于高血压的治疗，可单独应用或与其他抗高血压药物联合应用。	对氨氯地平过敏的患者禁用本品。
马来酸依那普利片	口服。开始剂量为一日 5～10mg，分 1～2 次服用，肾功能严重受损患者（肌酐清除率低于30ml/min）为一日 2.5mg。根据血压水平，可逐渐增加剂量，一般有效剂量为一日 10～20mg，一日最大剂量一般不宜超过40mg，本品可与其他降压药特别是利尿剂合用，降压作用明显增强，但不宜与储钾利尿剂合用。	一片含 5mg 马来酸依那普利	用于治疗原发性高血压。	对本品过敏者或双侧性肾动脉狭窄患者忌用。肾功能严重受损者慎用。

续表

药物名称	用法	规格	适应证	注意事项/禁忌
缬沙坦胶囊	推荐剂量：本品80mg，每天一次。剂量与种族、年龄、性别无关。可以在进餐时或空腹服用（见吸收）。建议每天同一时间用药（如早晨）。用药2周内达确切降压效果，4周后达最大疗效。降压效果不满意时，每日剂量可增加至160mg，或加用利尿剂。肾功能不全及非胆管源性、无淤胆的肝功能不全患者无需调整剂量。缬沙坦可以与其他抗高血压药物联合应用。	80mg＊7粒	用于治疗轻、中度原发性高血压。	对缬沙坦或者本品中其他任何赋形剂过敏者禁用。

续表

药物名称	用法	规格	适应证	注意事项／禁忌
琥珀酸美托洛尔缓释片	口服，一天一次，最好在早晨服用，可掰开服用，但不能咀嚼或压碎，服用时应该用至少半杯液体送服。同时摄入食物不影响其生物利用度。剂量应个体化，以避免心动过缓的发生。下列是有效的用药指导：高血压：47.5～95mg，一日一次。服用95mg无效的患者可合用其他抗高血压药，最好是利尿剂和二氢吡啶类的钙拮抗剂，或者增加增加剂量。	47.5mg＊7片/盒	适用于高血压。	心源性休克。病态窦房结综合征。Ⅱ、Ⅲ度房室传导阻滞。不稳定的、失代偿性心力衰竭患者（肺水肿、低灌注或低血压），持续地或间歇地接受β受体激动剂正变力性治疗的患者。有症状的心动过缓或低血压。本品不可给予心率＜45次/min，P-Q间期＞0.24秒或收缩压＜100mmHg的怀疑急性心肌梗死的患者。心力衰竭适应

续表

药物名称	规格	用法	适应证	注意事项/禁忌
琥珀酸美托洛尔缓释片				证患者，如果其平卧位收缩压在多次测量时均低于100mmHg，在开始治疗前应对其是否适用本品进行重新评估。伴有坏疽危险的严重外周血管疾病患者。对本品中任何成分或其他β受体阻滞剂过敏者。
氢氯噻嗪片	25mg*100片	高血压病：12.5mg，po，qd（晨服），推荐利尿剂使用小剂量，每天剂量不超过25mg。	高血压：可单独或与其他降压药联合应用，主要用于治疗原发性高血压。	尚不明确。

4. 抗心肌缺血药

药物名称	用法	规格	适应证	注意事项/禁忌
单硝酸异山梨酯片	口服。一次 10~20mg，一日 3 次，或遵医嘱。	10mg*50 片/盒	冠心病的长期治疗，预防血管痉挛型和混合型心绞痛，也适用于心肌梗死后的治疗及慢性心衰的长期治疗。	急性循环衰竭（休克，循环性虚脱）；严重低血压（收缩压<90mmHg）；急性心肌梗死伴低充盈压（除非在有持续血流动力学监测的条件下）；肥厚梗阻型心肌病；缩窄性心包炎或心脏压塞；严重贫血；青光眼；颅内压增高；对硝基化合物过敏者。
硝酸甘油	①剂舌下含服：防治心绞痛 0.25~0.5mg/次，如需要 5 分钟后可再用，一日总量不超过 2mg。舌下含服 2~3 分钟生效，	片剂: 0.5mg/片；针剂: 5mg/支。	心绞痛，充血性心力衰竭及肺水肿，高血压急症综合征，急性冠脉综合征。	硝酸甘油注射液禁用于心肌梗死早期（有严重低血压及心动过速时）、严重贫血、青光眼、颅内压增高和已知

续表

药物名称	用法	规格	适应证	注意事项、禁忌
硝酸甘油	5分钟达最大效应，作用维持10~45分钟；②静脉注射：一般以5~10μg/min开始，每5~10分钟增加5~10μg/min，直至症状缓解或血压控制满意。最大量一般不超过100μg/min。根据症状、血压调整（有效治疗剂量：症状控制，血压正常者动脉收缩压下降10mmHg或高血压患者下降30mmHg）。也可以硝酸甘油10mg+NS/GS50ml，以3ml/h即10μg/min滴速开始泵人，再调整。一般不推荐连续静脉滴注超过48小时，避免产生耐药。			对硝酸甘油过敏的患者。还禁用于使用枸橼酸西地那非（万艾可）的患者，后者增强硝酸甘油的降压作用。

续表

药物名称	用法	规格	适应证	注意事项/禁忌
硝酸异山梨酯片（消心痛）	口服。预防心绞痛，一次 5~10mg（1~2 片），一日 2~3 次，一日总量 10~30mg（2~6 片）由于个体反应不同，需个体化调整剂量。舌下给药：一次 5mg（1 片），缓解症状。	5mg＊100s	冠心病的长期治疗；心绞痛的预防；心肌梗死后持续心绞痛的治疗；与洋地黄和或利尿剂联合应用，治疗慢性充血性心力衰竭；肺动脉高压的治疗。	急性循环衰竭（休克、循环性虚脱）；严重低血压（收缩压<90mmHg）；急性心肌梗死伴低充盈压（除非在有持续血流动力学监测的条件下）；肥厚梗阻型心肌病；缩窄性心包炎或心包填塞；严重贫血；青光眼；颅内压增高；原发性肺动脉高压；对硝基化合物过敏者。
曲美他嗪片	每 24 小时 60mg：每次 1 片，三餐时服用。三个月后评价治疗效果，若无治疗作用可停药。	20mg＊15 片＊2 板/盒	心绞痛发作的预防性治疗。	对药品任一组份过敏者禁用。哺乳期通常不推荐使用。

5. 抗血小板药

药物名称	用法	规格	适应证	禁忌证
硫酸氢氯吡格雷片	口服，可与食物同服也可单独服用。每日1次，每次1片。	1片：75mg	预防和治疗因血小板高聚集状态引起的心、脑血管及其他动脉的循环障碍疾病。	1. 对药品或本品任一成分过敏。 2. 严重的肝脏损伤 3. 活动性病理性出血，如消化性溃疡或颅内出血。
拜阿司匹林片	用法：肠溶片应饭前用适量水送服。 1. 降低急性心肌梗死疑似患者的发病风险：建议首次剂量300mg，嚼碎后服用以快速吸收。以后每天100～200mg。 2. 预防心肌梗死复发：每天100～	0.1×30#	抑制下述情况时的血小板黏附和聚焦：不稳定性心绞痛（冠状动脉血流障碍所致的心脏疼痛；急性心肌梗死；预防心肌梗死复发；动脉血管的手术或介入术后（动脉外科手术或介入手术后，如主动脉冠状动脉搭桥术，	1. 孕妇、哺乳期妇女禁用。 2. 哮喘、鼻息肉综合征、对阿司匹林和其他解热镇痛药过敏者禁用。 3. 血友病或血小板

续表

药物名称	用法	规格	适应证	禁忌证
拜阿司林片	300mg。 3. 中风的二级预防：每天100～200mg。 4. 降低短暂性脑缺血发作（TIA）及其继发脑卒中的风险：每天100～200mg。 5. 降低稳定性和不稳定性心绞痛患者的发病风险：每天100～300mg。 6. 动脉外科手术或介入手术后，如经皮冠脉腔内成形术（PTCA），冠状动脉旁路术（CABG），颈动脉内膜剥离术，动静脉分流术：每天100～300mg。		PTCA；预防大脑一过性的血流减少（TIA：短暂性脑缺血发作）和已出现早期症状（如面部或手臂肌肉一次性瘫痪或一次性失明）后预防脑梗死。说明：该药不宜用作止痛剂。	减少症、溃疡病活动期患者禁用。

续表

药物名称	用法	规格	适应证	禁忌证
拜阿司匹林片	7. 预防大手术后深静脉血栓和肺栓塞：每天100~200mg。 8. 降低心血管危险因素者（冠心病家族史、糖尿病、血脂异常、高血压、肥胖、抽烟史、年龄大于50岁者）心肌梗死发作的风险：每天100mg。			
双嘧达莫片	口服。一次25~50mg，一日3次，饭前服。或遵医嘱。	25mg×100#	用于血栓栓塞性疾病及缺血性心脏病。	过敏患者禁用。
曲克芦丁（维脑路通）片	口服。一次120~180mg（2~3片），一日3次。	60mg×100#	用于闭塞综合征、血栓性静脉炎，毛细血管出血等。	对本品过敏者禁用。

6. 抗凝血药

药物名称	规格	适应证	用法	禁忌证
(普通)肝素	肝素钠注射液:12500U/支	用于防治血栓形成或血栓性疾病(如心肌梗死、血栓性静脉炎、体循环栓塞或肺栓塞等、DIC尤其是高凝阶段),也可用于血液透析、体外循环、导管术、微血管手术等操作中的体外抗凝处理。	治疗急性冠脉综合征:①静脉内弹丸式注射5000U为起始剂量,其后500~1000U/h持续静脉滴注;②也可用5000U、生理盐水稀释后每6h静脉注射1次,48h后改为皮下注射。每日总量一般为20000~40000U;③深部皮下注射5000~7500U,q12h,共5~7天。一般不引起凝血功能障碍,注射部位以左下腹壁为宜。监测PT或APTT延长至正常值的1.5~2.5倍。	活动性大出血和有出血性疾病的患者,血小板<60×10⁹/L或有肝素诱导的血小板减少症(HIT)病史者,对肝素过敏者,感染性心内膜炎。恶性高血压、黄疸和严重肝肾功能不全、消化性溃疡患者等。

续表

药物名称	用法	规格	适应证	禁忌证
依诺肝素钠（克赛）	①4000IU, q12h, ih, 一般3~8d停用; ②1mg=100IU（抗Xa活性），每次根据体重调整剂量。	注射剂: 4000IU/支	主要用于血液透析时预防血凝块形成，也可用于预防深部静脉血栓形成。易栓症或已有静脉血栓形成症的妊娠妇女为本品适应证。	基本同普通肝素。
达肝素钠（法安明）	①急性深静脉血栓形成: 200IU/kg, ih, qd或100IU/kg, q12h; ②急性冠脉综合征: 5000/7500IU, q12h, ih, 或者是120IU/kg, q12h, 最大剂量10000IU, q12h, 至少6天。	注射剂: 5000IU, 0.2ml/支。	用于ACS, 急性深静脉血栓形成; CRF/ARF患者进行血液透析和血液过滤期间防止体外循环系统中发生凝血（ALB<20g/L时）; 预防与手术有关的血栓形成。	1. 对达肝素钠或其他低分子肝素和/或肝素过敏，例如有明确病史或有怀疑患有肝素诱导的免疫介导型血小板减少症。2. 急性胃十二指肠溃疡和脑出血。

续表

药物名称	用法	规格	适应证	禁忌证
达肝素钠（法安明）				3. 严重的凝血系统疾病。 4. 脓毒性心内膜炎。 5. 中枢神经系统、眼部及耳部的损伤或施行手术。 6. 因为可增加出血危险，进行急性深静脉血栓治疗伴用局部麻醉的患者亦是禁忌。
华法林	一般起始剂量建议为 3mg，qd；大于 75 岁的老年人和有出血危险的患者，从 2mg，qd 开始。美国指南推荐以 5mg/d 开始，尽可能晚上服用。INR 目标值：	片剂：（进口）3mg × 100 片；（国产）2.5mg × 60 片。	房颤、急性肺栓塞、深静脉血栓形成、换瓣术后等的抗凝治疗等。	孕妇（有致畸作用），有出血倾向，严重肝肾功能不全、活动性溃疡或新近手术而创口未愈者。

续表

药物名称	用法	规格	适应证	禁忌证
华法林	一般用于预防血栓栓塞性疾病，INR 控制在 2.0~3.0，PT 延长为 1.5~2.0 倍；75 岁以上老人或伴有出血风险因素患者可维持 INR 值在 1.6~2.5。			
磺达肝癸钠（戊糖）	一般剂量 2.5mg/d，皮下注射。	注射剂：2.5mg/支。	预防和治疗血栓栓塞性疾病。	下列情况禁用本品： 1. 已知对磺达肝癸钠或本品中任何赋形剂成分过敏； 2. 具有临床意义的活动性出血； 3. 急性细菌性心内膜炎； 4. 肌酐清除率 <20mL/min 的严重肾脏损害。

7. 溶血栓药

药物名称	规格	用法	适应证	注意事项/禁忌
尿激酶针	10万 IU	本品临用前应以注射用灭菌生理盐水或5%葡萄糖溶液配制。 1. 肺栓塞 初次剂量按体重4400单位/公斤，以0.9%氯化钠溶液或5%葡萄糖溶液配制，以90ml/h速度在10分钟内滴完；其后以每小时4400IU的给药速度，连续静脉滴注2小时或12小时。肺栓塞时，也可按每公斤体重15000IU用0.9%氯化钠溶液配制后肺动脉内注入；必要时，可根据情况调整剂量，同隔24小时重复一次，最多使用3次。	本品主要用于血栓栓塞性疾病的溶栓治疗。包括急性广泛性肺栓塞，胸痛6~12小时内的冠状动脉栓塞和心肌梗死，症状短于3~6小时的急性期脑血管栓塞、视网膜动脉栓塞和其他周围动脉栓塞症状严重者。也用于人工心脏瓣膜术后预防血栓形成，保持血管插管和胸腔及心包腔引流管的通畅等。溶栓的疗效均需后继的肝素抗凝加以维持。	下列情况的患者禁用本品：急性内脏出血，急性颅内出血，陈旧性脑梗死，近两月内进行过颅内或脊髓内外科手术，颅内肿瘤、动静脉畸形或动脉瘤，血液凝固异常，严重难以控制的高血压患者。 相对禁忌证包括延长的心肺复苏术，严重高血压，近4周内的外伤，3周内手术或组织穿刺，妊娠，分娩后10天，活动性溃疡病及重症肝脏疾患。

续表

药物名称	用法	规格	适应证	注意事项/禁忌
尿激酶针	2. 心肌梗死 建议以0.9%氯化钠溶液配制后，按6000IU/min速度冠状动脉内连续滴注2小时，滴注前应先行静脉给予肝素2500~10000IU。也可将本品200万~300万IU配制后静脉滴注，45~90分钟滴完。 3. 外周动脉血栓 以0.9%氯化钠溶液配制本品（浓度2500IU/ml）4000IU/min速度经导管注入血凝块。每2小时夹闭导管1次；可调整滴入速度为1000IU/min，直至血块溶解。			

续表

药物名称	用法	规格	适应证	注意事项/禁忌
尿激酶针	4. 防治心脏瓣膜替换术后的血栓形成 血栓形成是心脏瓣膜术后最常见的并发症之一。可用本品按体重 4400 单位/公斤，0.9% 氯化钠溶液配制后 10 分钟到 15 分钟滴完。然后以每小时按体重 4400 单位/公斤的速度静脉滴注维持。当瓣膜功能正常后即停止用药；如用药 24 小时后仍无效或发生严重出血倾向应停药。5. 脓胸或心包积脓 常用抗生素和脓液引流术治疗。引流管常			

续表

药物名称	用法	规格	适应证	注意事项/禁忌
尿激酶针	因纤维蛋白形成凝块而阻塞引流管。此时可胸腔或心包腔内注入灭菌注射用水配制的本品（浓度5000IU/ml）1万IU到25万IU。既可保持引流管通畅，又可防止胸膜或心包粘连或形成心包缩窄。 6. 眼科应用　用于溶解眼内出血引起的前房血凝块。使血块崩解，有利于手术取出。常用量为5000IU用2ml 0.9%氯化钠溶液配制冲洗前房。			

续表

药物名称	用法	规格	适应证	注意事项/禁忌
注射用阿替普酶	用 rt-PA 前先给予肝素 5000U 静脉滴注，同时按下述方法应用 rt-PA：①国际习用加速给药法：15mg 静脉推注（不超过 50mg）随后 0.75mg/kg（不超过 35mg）30min 内静脉滴注，随后 0.5mg/kg（不超过 35mg）60min 内静脉滴注，总量 ≤100mg；②国内小剂量法：8mg 静脉推注，42mg 于 90min 内静脉滴注，总量为 50mg。rt-PA 滴毕后应用普通肝素每小时 700~1000U，静脉滴注 48h，溶栓开始 3h 后监测 APTT，维持在 60~80s，以后皮下注射肝素	粉针剂：50mg/支	1. 急性心肌梗死：（1）对于症状发生 6 小时以内的患者，采取发生 90 分钟加速给药法（参见【用法用量】）。（2）对于症状发生 6~12 小时以内的诊断明确的患者，采取 3 小时给药法（见【用法用量】）。2. 血流不稳定的急性大面积肺栓塞。3. 急性缺血性脑卒中必须预先经适当的影像学检查排除颅内出血之后，在急性缺血性脑卒中症状发生后的 3 小时内进行治疗。	对本品的活性成分和任何其他组成成分过敏者。本品不可用于有高危出血倾向者，如：①目前或过去 6 个月中有显著的出血疾病；②已知出血体质；③口服抗凝血药，如华法林令；④显著的或是近期有严重的或危险的出血；⑤已知有颅内出血史或疑有颅内出血；⑥疑有蛛网膜下腔出血或处于因动脉瘤而导致蛛网膜下腔出血的状态；⑦有中枢神经系统病

续表

药物名称	用法	规格	适应证	注意事项/禁忌
注射用阿替普酶	7500U，q12h，持续 3~5d。			变史或创伤史（如肿瘤、动脉瘤以及颅内或椎管内手术）；⑧最近（10天内）曾进行有创的心外按压、分娩或非压力性血管穿刺（如锁骨下或颈静脉穿刺）；⑨严重的未得到控制的动脉高血压；⑩细菌性心内膜炎或心包炎；⑪急性胰腺炎；⑫最近3个月有胃肠溃疡史、食管静脉曲张、动脉瘤或动脉/静脉畸形史；⑬出血倾向的肿瘤；

续表

药物名称	用法	规格	适应证	注意事项/禁忌
注射用 阿替普酶				④最近 3 个月内有严重的创伤或重大手术。 治疗急性心肌梗死时的补充禁忌：①出血性卒中病史或不明起因的卒中病史；②过去 6 个月中有缺血性脑卒中或短暂性脑缺血发作（TIA）的病史，3 小时内发生的缺血性脑卒中除外。 治疗急性肺栓塞时的补充禁忌：①出血性卒中病史或不明起因的卒中病史；

续表

药物名称	用法	规格	适应证	注意事项/禁忌
注射用 阿替普酶				②过去6个月中有缺血性脑卒中或短暂性脑缺血发作（TIA）的病史，3小时内发生的缺血性脑卒中除外。 治疗急性缺血性脑卒中时的补充禁忌：①缺血性脑卒中症状发作已超过3小时或尚未开始静脉滴注发作时间，或无法确知症状发作时间；②开始治疗前神经功能缺陷轻微或症状迅速改善；③经临床（NIHSS>25）和

续表

药物名称	用法	规格	适应证	注意事项/禁忌
注射用阿替普酶				或影像学检查评定为严重脑卒中；④脑卒中发作时伴随癫痫发作；⑤CT扫描显示有颅内出血迹象；⑥尽管CT扫描未显示异常，仍怀疑蛛网膜下腔出血；⑦48小时内曾使用肝素且凝血活酶时间高于实验室正常值上限；⑧有脑卒中史并伴有糖尿病；⑨近3个月内有脑卒中病史；⑩血小板计数低于$100×10^9$/L；⑪收缩压高于185mmHg或舒张压高于

续表

药物名称	用法	规格	适应证	注意事项/禁忌
注射用阿替普酶				110mmHg，或需要强力（静脉内用药）治疗手段以控制血压在限制范围内；②血糖低于50mg/dl或高于400mg/dl。

8. 抗休克血管活性药

药物名称	用法	规格	适应证	注意事项/禁忌
肾上腺素	一次0.25~1mg 皮下注射或肌内注射；必要时可稀释后静注或心室内注射。极量：皮下注射一次1mg。	1mg/1ml	兴奋心脏，抢救心跳骤停；与局麻药合用延缓局麻药吸收和预防局麻药中毒；	1. 下列情况慎用：器质性脑病、心血管病、青光眼、帕金森氏病、噻嗪类引起的循环虚脱及低血压、精神神经疾病。

续表

药物名称	用法	规格	适应证	注意事项禁忌
肾上腺素			局部止血治疗过敏性休克；治疗支气管气喘。	2. 用量过大或皮下注射时误入血管后，可引起血压突然上升而导致脑溢血。 3. 每次局麻使用剂量不可超过300μg，否则可引起心悸、头痛、血压升高等。 4. 与其他拟交叉药有交叉过敏反应。 5. 可透过胎盘。 6. 抗过敏休克时，须补充血容量。
去甲肾上腺素	常用 2～4mg 重酒石酸去甲肾上腺素加入 5% 葡萄糖注射液 500ml 中以每分钟 4～10ug 之速	10mg/2ml（相当于去甲肾上腺素 5mg）	收缩血管、兴奋心脏，升高血压。用于治疗休克；可治疗过敏性休克。	1. 交叉过敏反应：对其他拟交感胺类药不能耐受者，对本品也不能耐受。

续表

药物名称	用法	规格	适应证	注意事项/禁忌
去甲肾上腺素	度静滴。		神经性休克、心源性休克和应用扩血管药无效时的感染性休克。制止上消化道出血。	2. 本品易通过胎盘，使子宫血管收缩，血流减少，导致胎儿缺氧，孕妇应用本品必须权衡利弊。 3. 哺乳期妇女使用本品尚未发现问题。 4. 本品在小儿中研究尚缺乏，但至今未发现应用中的特殊问题。 5. 老年人长期或大量使用，可使心排血量减低。 6. 下列情况应慎用：①缺氧，此时用本品易致心律失常，如室性心动过速或心室

续表

药物名称	用法	规格	适应证	注意事项/禁忌
去甲肾上腺素				颤动；②闭塞性血管病，如动脉硬化、糖尿病、闭塞性脉管炎等，可进一步加重血管闭塞，一般静注不宜选用小腿以下静脉；③血栓形成，无论内脏或周围组织，缺血性供血减少，均可促使血供减少、缺血加重、扩展梗塞范围。
间羟胺（阿拉明）	以间羟胺计算，一次 10～20mg，肌注。亦可一次用 10～40mg，以氯化钠注射液或 5% 葡萄糖注射液稀释后缓慢静滴（静滴极量一次 100mg，每分钟 0.2～0.4mg）小儿一次 0.1mg/kg，	10mg/1ml（相当于重酒石酸间羟胺 19mg）	是去甲肾上腺素的良好代用品。用于治疗心源性休克、感染性休克及出血性休克等，亦可用于防治低血压。	用氯仿、氟烷、环丙烷作全身麻醉或两周内曾使用过单胺氧化酶抑制剂者忌用。

续表

药物名称	用法	规格	适应证	注意事项/禁忌
多巴胺	一次 20mg，以氯化钠注射液或 5% 葡萄糖注射液稀释后静滴；极量为每分钟 20ug/kg	20mg/2ml	兴奋 α、β 及多巴胺受体，具有兴奋心脏、升高血压、改善肾功能作用。适用于感染性休克、出血性休克及心源性休克，对伴有心肌收缩力减弱及尿量减少休克患者尤为适用。治疗急性肾功能衰竭。	对本品任何成分过敏者禁用。

9. 血脂调节药

药物名称	用法	规格	适应证	禁忌证
吉非罗齐胶囊	成人常用量口服：一次 0.3 ~ 0.6g，一日 2 次，早餐及晚餐前 30 分钟服用。	0.3 × 20#	用于高脂血症。适用于严重Ⅳ或Ⅴ型高脂蛋白血症、冠心病危险性大而饮食控制、减轻体重等治疗无效者。也适用于Ⅱb型高脂蛋白血症、冠心病危险性大而饮食控制、减轻体重、其他血脂调节药物治疗无效者。	对吉非罗齐过敏者禁用。患胆囊疾病、胆石症者禁用，严重肾功能不全患者禁用。
辛伐他汀片	患者接受本品治疗以前，应接受标准的降胆固醇饮食并在治疗过程中继续维持推荐的起始剂量为每天 20mg，晚间一次服用。	20mg × 7#	1. 高脂血症。 2. 冠心病。	对本品任何成分过敏者；活动性肝脏疾病或无法解释的血清转氨酶持续升高者；怀孕和哺乳期妇女。

续表

药物名称	用法	规格	适应证	禁忌证
阿托伐他汀钙片	一般起始剂量 10～20mg, po, qn, 根据血脂水平调整, 最大剂量 80mg/d。	立普妥: 10mg, 20mg×7 片; 阿乐: 10mg×7 片。	高胆固醇血症。	对本品所含的任何成分过敏者禁用。活动性肝病患者、血清转氨酶持续超过正常上限 3 倍且原因不明者。肌病。孕期、哺乳期及任何未采取适当避孕措施的育龄妇女禁用本品。
瑞舒伐他汀钙片	一般起始剂量 10mg, po, qn; 严重肾病患者 5mg/d 起始, 最大剂量为 40mg/d。	10mg * 7 片	1. 适用于经饮食控制和其他非药物治疗仍不能适当控制血脂异常的原发性高胆固醇血症(Ⅱa 型, 包括杂合子家族性高	本品禁用于: 1. 对瑞舒伐他汀或本品中任何成分过敏者。

续表

药物名称	用法	规格	适应证	禁忌证
瑞舒伐他汀钙片			胆固醇血症）或混合型血脂异常症（Ⅱb型）。 2. 适用于纯合子家族性高胆固醇血症的患者，作为饮食控制和其他降脂措施（如LDL去除疗法）的辅助治疗，或在这些方法不适用时使用。	2. 活动性肝病患者，包括原因不明的血清转氨酶持续升高和任何血清转氨酶升高超过3倍的正常值上限（ULN）的患者。 3. 严重的肾功能损害的患者（肌酐清除率<30mL/min）。 4. 肌病患者。 5. 同时使用环孢素的患者。

续表

药物名称	用法	规格	适应证	禁忌证
瑞舒伐他汀钙片				6. 妊娠期间，哺乳期间，以及有可能怀孕而未采用适当避孕措施的妇女。
非诺贝特胶囊	配合饮食控制，该药可长期服用，并应定期监测疗效。200mg 规格的力平之微粒化胶囊每日仅需服用一粒，与餐同服。当胆固醇的水平正常时，建议减少剂量。	0.2×10#	用于治疗成人饮食控制疗法效果不理想的高胆固醇血症（Ⅱa型），内源性高甘油三酯血症，单纯型（Ⅳ型）和混合型（Ⅱb和Ⅲ型）。特别是适用于高密度脂蛋白和低密度脂蛋白中度升高为特征的血脂异常患者，及2型糖尿病合并高脂血症的患者。	在下列情况中，此药物禁止使用：对非诺贝特过敏者禁用；肝功能不全者；肾功能不全者；已知在治疗过程中使用非诺贝特或与之结构相似的药物，尤其是酮洛芬时，会出现

续表

药物名称	用法	规格	适应证	禁忌证
非诺贝特胶囊				光毒性或光敏反应；与其他贝特类药物合用。儿童禁用。该药通常不建议与HMG-CoA还原酶抑制剂联合使用，在哺乳期也不应使用。
阿昔莫司胶囊	推荐剂量为，一次 1 粒，一日 2～3 次，进餐时或餐后服用，较低剂量用于Ⅳ型高甘油三酯血症，较高剂量用于Ⅱa及Ⅱb型高胆固醇血症。	0.25g×24 粒/盒	用于治疗高甘油三酯血症（Ⅳ型）、高胆固醇血症（Ⅱa型）、高甘油三酯合并高胆固醇血症（Ⅱb型）。	对本品过敏及消化道溃疡者、孕妇、哺乳期妇女、儿童禁用。

续表

药物名称	用法	规格	适应证	禁忌证
依折麦布片	推荐剂量为每天一次，每次 10mg，可单独服用或与他汀类联合应用。本品可在一天之内任何时间服用，可空腹或与食物同时服用。	10mg×5 片	原发性高胆固醇血症 本品作为饮食控制以外的辅助治疗。	对本品任何成分过敏者。活动性肝病或不明原因的血清转氨酶持续升高的患者。
血脂康胶囊	口服，一次 2 粒，一日 2 次，早晚饭后服用；轻、中度患者一日 2 粒，晚饭后服用，或遵医嘱。	0.3g×12 片/盒	除湿祛痰，活血化瘀，健脾消食。用于脾虚痰瘀阻滞的气短、乏力、头晕、胸闷、腹胀、食少纳呆等；也可用于由高脂血症及动脉粥样硬化引起的心脑血管疾病的辅助治疗。	1. 对本品过敏者。 2. 活动性肝炎或血清无法解释的血清氨基转移酶升高者。

五、消化系统药

1. 抗酸抑酸、抗溃疡药

药物名称	用法	规格	适应证	禁忌证
碳酸氢钠片（小苏打片）	口服，每次 0.3～1 克，每日 3 次。	100#	用于胃酸过多症。	尚不明确。
大黄碳酸氢钠片	口服，一次 1～3 片，一日 3 次。	100#	用于食欲缺乏，胃酸过多。	尚不明确。
西米替丁片	1. 治疗十二指肠溃疡或病理性高分泌状态，一次 0.2～0.4g，一日 4 次，餐后及睡前服，或一次 0.8g，睡前 1 次服； 2. 预防溃疡复发，一次 0.4g，睡前服； 3. 肾功能不全患者用量减为一次 0.2g，12 小时 1 次；	0.2×100#	用于治疗十二指肠溃疡，胃溃疡，反流性食管炎、应激性溃疡及卓-艾综合征。	孕妇及哺乳期妇女用药能通过胎盘屏障，并能进入乳汁，孕妇和哺乳期妇女禁用。

续表

药物名称	用法	规格	适应证	禁忌证
西米替丁片	4. 老年患者用量酌减。 5. 小儿：口服，一次按体重 5～10mg/kg，一日 2～4 次。			
法莫替丁注射液	在消化性溃疡及上消化道出血或胃及十二指肠黏膜糜烂出血者必须减少胃酸分泌而又不宜经口服给药时，使用本品。20mg 本品用 5% 葡萄糖 250ml 稀释静脉滴注，时间维持 30 分钟以上，或加生理盐水 20ml 静脉缓慢推注（不少于 3 分钟）。一日 2 次（间隔十二小时），疗程 5 天，一旦病情许可，应迅速将静脉用药改为口服给药。	100ml：20mg	适用于消化性溃疡（胃、十二指肠溃疡），急性胃黏膜病变，反流性食管炎以及胃泌素瘤。	对本品过敏者，严重肾功能不全者禁用。

续表

药物名称	用法	规格	适应证	禁忌证
雷尼替丁胶囊	1. 口服，一次150mg（一次1粒），一日2次，或一次300mg（一次2粒），睡前1次。 2. 维持治疗：口服，一次150mg（一次1粒），每晚1次。 3. 严重肾病患者，雷尼替丁的半衰期延长，剂量应减少，一次75mg（一次半粒），一日2次。 4. 治疗卓-艾综合征，宜用大量，一日600~1200mg（一日4粒~8粒）。	0.15×30#	用于治疗十二指肠溃疡、胃溃疡、反流性食管炎、卓-艾综合征及其他高胃酸分泌疾病。	8岁以下儿童禁用。孕妇及哺乳期妇女禁用。

续表

药物名称	用法	规格	适应证	禁忌证
复方铝酸铋片	口服，成人一次 1~2 片，一日 3 次，饭后吞服。	50#	用于缓解胃酸过多引起的胃痛、胃灼热感（烧心）、反酸，也可用于慢性胃炎。	1. 孕妇禁用。 2. 肾功能不全者禁用。
硫糖铝片	成人：口服，一次 1g，一日 4 次，饭前 1 小时及睡前空腹嚼碎服用。小儿遵医嘱。	0.25×100#	用于治疗胃、十二指肠溃疡及胃炎。	虽未证明本品对胎儿有影响，孕妇仍需慎用；本品可能会经母乳排出，哺乳期妇女应慎用。
注射用奥美拉唑钠	静脉注射。一次 40mg，每日 1~2 次。临用前将冻干粉 10ml 专用溶剂注入冻干粉小瓶内，禁止用其他溶剂溶解。本品溶解后必须在 2 小时内使用，推注时间不少于 20 分钟。	10ml：40mg	主要用于：①消化性溃疡出血、吻合口溃疡出血；②应激状态时并发的急性胃黏膜损害、和非甾体类抗炎药引起的急性胃黏膜损伤；③亦常用于预防重症疾病（如脑出血、严重创伤	对本品过敏者禁用。

续表

药物名称	用法	规格	适应证	禁忌证
注射用奥美拉唑钠			等）胃手术后预防再出血等；④全身麻醉或大手术后以及衰弱昏迷患者防止胃酸反流合并吸入性肺炎。	
埃索美拉唑镁肠溶片	药片应和液体一起整片吞服，而不应当咀嚼或压碎。 1. 糜烂性反流性食管炎的治疗，40mg 每日一次，连服四周。 2. 对于食管炎未治愈或持续有症状的患者建议再服药治疗四周。已经治愈的食管炎患者防止复发的长期维持治疗，20mg 每日一次。	20mg × 7#	1. 胃食管反流性疾病（GERD）。 2. 糜烂性反流性食管炎的治疗。 3. 已经治愈的食管炎患者防止复发的长期维持治疗。 4. 胃食管反流性疾病（GERD）的症状控制与适当的抗菌疗法联合用药根除幽门螺杆菌。 5. 愈合与幽门螺杆菌感染相关的十二指肠溃疡。	已知对埃索美拉唑、其他苯并咪唑类化合物或本品的任何其他成分过敏者禁用。

续表

药物名称	用法	规格	适应证	禁忌证
埃索美拉唑镁肠溶片	3. 胃食管反流性疾病（GERD）的症状控制没有食管炎的患者20mg 每日一次。如果用药 4 周症状未获控制，应对患者作进一步的检查。一旦症状消除，随后的症状控制可采用即时疗法，即需要时口服 20mg，每日一次。 4. 与适当的抗菌疗法联合用药根除幽门螺杆菌，并且愈合与幽门螺杆菌相关的十二指肠溃疡。		6. 防止与幽门螺杆菌相关的消化性溃疡复发。	

续表

药物名称	用法	规格	适应证	禁忌证
磷酸铝凝胶	1. 通常一天2~3次，或在症状发作时服用，每次1~2包，相当于20g凝胶，请于使用前充分振摇均匀，亦可伴开水或牛奶服用。 2. 根据不同适应证在不同的时间给予不同的剂量：食管疾病于饭后给药，食管裂孔、食管返流、食管炎于饭后和晚上睡觉前服用。胃炎、胃溃疡于饭前半小时前服用。十二指肠溃疡于饭后3小时及疼痛时服用。	20g	胃及十二指肠溃疡及反流性食管炎等酸相关性疾病的抗酸治疗。	慢性肾功能衰竭患者禁用，高磷血症禁用。

药物名称	用法	规格	适应证	禁忌证
注射用泮托拉唑钠	静脉滴注。一次 40～80mg，每日 1～2 次，临用前将 10ml 0.9% 氯化钠注射液注入冻干粉小瓶内，将溶解后的药液加入 0.9% 氯化钠注射液 100～250ml 中稀释后供静脉滴注。静脉滴注时间要求 15～60 分钟内滴完。本品溶解和稀释后必须在 4 小时内用完，禁止用其他溶剂或其他药物溶解和稀释。	40mg	胃溃疡，急性胃黏膜病变，十二指肠溃疡，反流性食管炎，胃泌素瘤。	1. 对本品过敏者禁用；2. 妊娠期与哺乳期妇女禁用。
兰索拉唑片	治疗胃溃疡和十二指肠溃疡，每日清晨口服 1 次，一次 15～30mg。或遵医嘱。	15mg×7#	胃溃疡、十二指肠溃疡，反流性食管炎、佐-艾综合征（胃泌素瘤）。	对本品过敏者禁用。

2. 胃肠解痉药

药物名称	用法	规格	适应证	禁忌证
盐酸山莨菪碱片(654-2片)	口服。成人：每次5~10mg，每日3次。小儿：每次0.1~0.2mg/kg，每日3次。	5mg×100#	抗胆碱药，临床主要用于解除平滑肌痉挛、胃肠绞痛、胆道痉挛以及有机磷中毒等。	颅内压增高、脑出血急性期、青光眼、幽门梗阻、肠梗阻及前列腺肥大者禁用。
盐酸山莨菪碱注射液(654-2)	1. 常用量　成人每次肌注5~10mg（0.5~1支），小儿0.1~0.2mg/kg，每日1~2次。 2. 抗休克及有机磷中毒　静注，成人每次10~40mg（1~4支），小儿每次0.3~2mg/kg，必要时每隔10~30分钟重复给药，也可增加剂量。病情好转后应逐渐延长给药间隔，至停药。	10mg	抗M胆碱药，主要用于解除平滑肌痉挛、胃肠绞痛、胆道痉挛以及急性微循环障碍及有机磷中毒等。	颅内压增高、脑出血急性期、青光眼、幽门梗阻、肠梗阻及前列腺肥大者，对本品过敏者和尿潴留者禁用；反流性食管炎、重症溃疡性结肠炎、严重心力衰竭者、心律失常患者，严重肺功能不全者慎用。

续表

药物名称	用法	规格	适应证	禁忌证
硫酸阿托品片	口服：0.3~0.6mg，3次/d，极量每次1mg，3mg/d；皮下、肌内或静脉注射；每次0.5~1mg，极量每次2mg。	0.3mg×100#	1. 各种内脏绞痛，如胃肠绞痛及膀胱刺激症状。对胆绞痛、肾绞痛的疗效较差；2. 迷走神经过度兴奋所致的窦房阻滞、房室阻滞等缓慢型心律失常，也可用于继发于窦房结功能低下而出现的室性异位节律；3. 解救有机磷酸酯类中毒。	青光眼及前列腺肥大者、高热者禁用。
丁溴东莨菪碱（解痉灵）	①口服：10mg，tid；②肌内注射，静注或溶于GS/NS滴注：20~40mg/次，或20mg/次，间隔20~30min后再用20mg，静注时速度不宜过快。	胶囊剂：10mg；每粒；注射液：20mg，1ml/支。	1. 本品适用于胃、十二指肠、结肠纤维内镜检查的术前准备，内镜逆行胰胆管造影和胃、十二指肠、结肠的气钡双对比造影或CT扫描。	1. 严重心脏病、器质性幽门狭窄或麻痹性肠梗阻患者禁用；2. 青光眼、前列腺肥大患者慎用。

续表

药物名称	用法	规格	适应证	禁忌证
丁溴东莨菪碱（解痉灵）			的术前准备，可有效地减少或抑制胃肠道蠕动，使检查效果满意，图像清晰，成功率高；2. 用于治疗各种病因引起的胃肠道痉挛、胆绞痛、肾绞痛或胃肠道蠕动亢进等，疗效确切，比阿托品、山莨菪碱的作用更强，起效更快，副作用小。	
匹维溴铵片（得舒特）	①口服：50mg，tid；②钡剂灌肠准备：应于检查前 3 天开始给药，剂量为 200mg/d。	片剂；50mg×15 片。	IBS 有关的腹痛、排便紊乱、肠道不适；钡剂灌肠前准备。匹维溴铵没有明显	孕妇、哺乳期妇女、儿童禁用。片剂不宜嚼碎，宜直立体位服用。

续表

药物名称	用法	规格	适应证	禁忌证
匹维溴铵片（得舒特片）			的抗胆碱能的不良反应，因此本品可以用于前列腺肥大、尿潴留和青光眼的肠易激综合征患者。	

3. 止吐药

药物名称	用法	规格	适应证	禁忌证
盐酸甲氧氯普胺片（胃复安片）	口服：成人：每次5~10mg（1~2片），每日3次。用于糖尿病性胃排空功能障碍患者，于症状出现前30分钟口服10mg（2片）；或于餐前及睡前服5~10mg（1~2片），每日4次。成人总剂量不得超过0.5mg/kg/日。	5mg×100#	1. 可用于因脑部肿瘤手术、肿瘤的放疗及化疗、脑外伤后遗症、急性颅脑损伤以及药物所引起的呕吐。2. 对于胃胀气性消化不良、食欲不振、嗳气、恶心、呕吐也有较好的疗效。	下列情况禁用：1. 对普鲁卡因或普鲁卡因胺过敏者；2. 癫痫发作的频率与严重性均可因用药而增加；3. 胃肠道出血，机械性

续表

药物名称	用法	规格	适应证	禁忌证
盐酸甲氧氯普胺片（胃复安片）			3. 也可用于海空作业引起的呕吐及晕车。	肠梗阻或穿孔，可因用药使胃肠道的动力增加，病情加重； 4. 嗜铬细胞瘤可因用药出现高血压危象； 5. 不可用于因行化疗和放疗而呕吐的乳癌患者。 下列情况慎用： 1. 肝功能衰竭时，丧失了与蛋白结合的能力； 2. 肾衰，即重症慢性肾功能衰竭使锥体外系反应危险性增加，用量应减少。

药物名称	用法	规格	适应证	禁忌证
盐酸昂丹司琼注射液（恩丹西酮）	本品通过静脉、肌内注射给药，剂量可以灵活掌握。 1. 治疗所致呕吐用药物剂量和途径应视化疗及放疗所致的恶心、呕吐严重程度而定。 （1）成人：①对于高度催吐的化疗药引起的呕吐：化疗前 15 分钟、化疗后 4 小时、8 小时各静脉注射昂丹司琼注射液 8mg，停止化疗以后每 8～12 小时口服恩丹西酮片 8mg，连用 5 天；②对催吐程度不太强的化疗药引起的呕吐：化疗前 15 分钟静	4ml：8mg	本品用于： 1. 细胞毒性药物化疗和放射治疗引起的恶心呕吐。 2. 预防和治疗手术后的恶心呕吐。	对本品过敏者、胃肠梗阻者禁用。

续表

药物名称	用法	规格	适应证	禁忌证
盐酸昂丹司琼注射液（恩丹西酮）	脉注射恩丹西酮注射液 8mg，以后每 8～12 小时口服恩丹西酮片 8mg，连用 5 天；③对于放射治疗引起的呕吐：首剂须于放疗前 1～2 小时口服片剂 8mg，以后每 8 小时口服 8mg，疗程视放疗的疗程而定；④对于预防手术后的恶心呕吐：在麻醉时同时静输注 4mg；⑤对于高剂量顺铂可于化疗前静脉加注 20mg 地塞米松磷酸钠，可加强枢复宁对高度催吐化疗引致呕吐的疗效。			

续表

药物名称	用法	规格	适应证	禁忌证
盐酸昂丹司琼注射液（恩丹西酮）	(2) 儿童：化疗前静脉注射以 5mg/m² （体表面积）的剂量，12 小时后再口服给药。化疗后应持续口服给药，连服 5 天。 (3) 老年患者：65 岁以上患者的用药疗效及对药物的耐受性与普通成年患者一样，无须调整剂量，用药次数或用药途径。 2. 术后的恶心和呕吐 (1) 成人：对于预防手术后的恶心和呕吐，应在诱导麻醉的同时肌内注射或缓慢静脉注射本品 4mg，对于已出现的术后恶			

续表

药物名称	用法	规格	适应证	禁忌证
盐酸昂丹司琼注射液（恩丹西酮）	心呕吐，可肌内注射或缓慢静脉注射一剂4mg。 （2）儿童：为了预防接受全身麻醉手术的儿童患者出现术后恶心和呕吐，应在诱导麻醉前、期间或之后用本品以0.1mg/kg的剂量或最大剂量4mg，缓慢静脉注射。对于儿童患者已出现的术后恶心、呕吐，可用本品0.1mg/kg或最大4mg的剂量缓慢静脉注射。 （3）老年患者：给药剂量、途径及时间间隔参照成人用法。			

续表

药物名称	规格	用法	适应证	禁忌证
维生素 B$_6$	针剂：50mg/支。	皮下注射，肌内或静脉注射：一般50~100mg，qd。	可用于妊娠、放射病及抗癌药所致的呕吐；维生素B$_6$缺乏的预防和治疗；防治异烟肼中毒等。	尚不明确。

4. 促胃肠动力药

药物名称	规格	用法	适应证	禁忌证
盐酸甲氧氯普胺	1ml：10mg	肌内或静脉注射。成人，一次10~20mg（1~2支），一日剂量不超过0.5mg/kg；小儿，6岁以下每次0.1mg/kg，6~14岁一次2.5~5mg。肾功能不全者，剂量减半。	盐酸甲氧氯普胺是镇吐药，可用于化疗、放疗、手术、颅脑损伤、脑外伤后遗症、海军作业以及药物引起的呕吐；也可用于急性肠梗阻、胆道胰腺、尿毒症等各炎。	下列情况禁用：①对普鲁卡因或普鲁卡因胺过敏者；②癫痫发作的频率与严重性均可因用药而增加；③胃肠道出血，机械性肠梗阻或穿孔，可因用药使胃肠道的动力增加，病情加重；④嗜铬细

续表

药物名称	用法	规格	适应证	禁忌证
盐酸甲氧氯普胺			种疾患之恶心、呕吐症状的对症治疗；亦可用于诊断性十二指肠插管前用，有助于顺利插管；胃肠钡剂X光检查，可减轻恶心、呕吐反应；促进钡剂通过。	胞瘤可因用药出现高血压危象；⑤不能用于因行化疗和放疗而呕吐的乳癌患者。下列情况慎用：①肝功能衰竭时，丧失了与蛋白结合的能力；②肾衰，即重症慢性肾功能衰竭使体外系反应危险性增加，用量应减少。
枸橼酸莫沙必利	5mg, po, qd ~ tid, 餐前或餐后服。	片剂：5mg × 10 片。	功能性消化不良、慢性胃炎、胃食管反流病伴有胃灼热、恶心、呕吐等症状；糖尿病性胃轻瘫等。	[注意事项] 用药2周后症状改善不明显，宜停药。

续表

药物名称	用法	规格	适应证	禁忌证
多潘立酮片	口服，成人一次1片，一日3次，饭前15～30分钟服用。	10mg×42#	用于消化不良、腹胀、嗳气、恶心、呕吐、腹部胀痛。	1. 嗜铬细胞瘤、乳癌、机械性肠梗阻、胃肠出血等疾病患者禁用； 2. 已知对多潘立酮或本品任一成分过敏者禁用； 3. 增加胃动力才有可能产生危险时（例如：胃肠道出血，季节性梗阻、穿孔）禁用； 4. 分泌催乳素的垂体肿瘤（催乳素瘤）患者禁用； 5. 禁止与酮康唑口服制剂、红霉素或其他可能会延长QTc间期的CYP3A4酶强效抑制剂（例如：氟康唑、伏立康唑、克拉霉素、胺碘酮、泰利霉素）合用。

5. 泻药、止泻药及微生态制剂

药物名称	用法	规格	适应证	禁忌证
乳果糖	1袋，po，tid，空腹或餐后服用均可。	口服液：10g：15ml×6袋。	酸化肠道，降血氨，用于功能性便秘，肝性脑病及慢性门脉高压证。	禁用于胃肠道梗阻、糖尿病和低糖饮食者。
果导（酚酞）片	口服，成人一次50～200mg，2～5岁儿童每次15～20mg，6岁以上儿童每次25～50mg。用量根据患者情况而增减，睡前服。	0.1×100#	用于治疗习惯性顽固性便秘。	阑尾炎、直肠出血未明确诊断，充血性心力衰竭、高血压、粪块阻塞、肠梗阻禁用。
山梨醇（开塞露）	将容器顶端剌破或剪开，涂以油脂少许，缓慢插入肛门，然后将药液挤入直肠。成人1支饮，儿童半支饮。	灌肠剂：20ml/支	小儿和年老体弱者便秘。	[注意事项] 剌破或剪开后的注药导管的开口应光滑，以免捅伤肛门或直肠。对本品过敏者禁用

续表

药物名称	用法	规格	适应证	禁忌证
蒙脱石散剂	将本品倒入50ml温水中，摇匀后服用；成人1袋/次，tid；儿童减半；治疗急性腹泻时，首剂加倍。	粉剂：3g×10包。	①成人及儿童急、慢性腹泻，对儿童急性腹泻效果尤佳；②食管、胃和十二指肠疾病引起疼痛症状的辅助治疗，但本品不作解痉剂使用；③肠易激综合征。	
洛哌丁胺	①急性腹泻：首次成人4mg，5岁以上儿童2mg，以后儿童2mg/次，总量不超过16mg/d；②慢性腹泻：首次成人4mg，5岁以上儿童2mg，以后视情况调量。	胶囊剂：2mg×6粒。	①用于各种病因引起的非感染性、慢性腹泻，尤其适用于其他止泻药物效果不显著的慢性功能性腹泻；②用于回肠造瘘术患者可减少排便体	易蒙停禁用于2岁以下的儿童，易蒙停胶囊不宜用于5岁以下的儿童。易蒙停对症治疗药品，对引起腹泻的病因的治疗仍是需要的。易蒙停不

续表

药物名称	用法	规格	适应证	禁忌证
洛哌丁胺			积及次数，增加大便稠硬度。	能用于伴有高热和脓血便的急性细菌性痢疾的基本治疗。禁用于急性溃疡性结肠炎及广谱抗菌素引起的伪膜性肠炎的患者。对应避免使用肠蠕动抑制剂的患者，禁用易蒙停。一旦发生便秘、腹胀、不完全肠梗阻时，应立即停用易蒙停。
双歧杆菌乳杆菌三联活菌片	口服，一次 4 片，一日 2～3 次。温开水或温牛奶冲服。	0.5×24#	用于治疗肠道菌群失调引起的腹泻、慢性腹泻，抗生素治疗无效的腹泻及便秘。	尚无资料报道。

续表

药物名称	用法	规格	适应证	禁忌证
地衣芽孢杆菌胶囊	口服：成人一次 0.5 g（2 粒），一日 3 次。儿童剂量减半或遵医嘱。	0.25 × 6#	本品主要用于细菌或真菌引起的急、慢性肠炎、腹泻。也可用于其他原因（如长期服用广谱抗生素）引起的肠道菌群失调的防治。	

6. 助消化药

药物名称	用法	规格	适应证	禁忌证
胰酶制剂（得每通）	起始剂量为 1～2 粒/次，常规剂量为每餐至少服用 2～4 粒，有效剂量一般为 3～15 粒/日，然后根据症状调整剂量。开始进	胶囊剂：0.15 × 20 粒。	用于治疗胰酶分泌不足，对脂肪、碳水化合物及蛋白质有水解作用。	已知对猪源性胰酶制剂或本品任一辅料过敏者禁用。

续表

药物名称	用法	规格	适应证	禁忌证
胰酶制剂：（得每通）	餐时整粒吞服，口服每次总量的1/2或1/3，剩余剂量在进食期间服完。			
胃蛋白酶	300mg，po，tid，饭前或进餐前服用。	片剂：100mg/片。	胃蛋白酶缺乏或消化功能减退引起的消化不良	禁与碱性药物配伍。

7. 护肝利胆药

药物名称	用法	规格	适应证	禁忌证
肌苷片	口服，成人每次200～600mg，每日3次；小儿每次100～200mg，每日3次；必要时剂量可加倍（如肝病）。	0.2×100#	临床用于白细胞或血小板减少症，各种急慢性肝脏疾患，肺源性心脏病等心脏疾患；中心性视网膜炎、视神经萎缩等疾患。	对本品过敏者禁用。

续表

药物名称	用法	规格	适应证	禁忌证
肌苷针	肌内注射，每次 100～200mg，每日 1～2 次；静脉注射或静脉滴注每次 200～600mg，每日 1～2 次。	0.1g	临床用于白细胞或血小板减少症，各种急慢性肝脏疾患，肺源性心脏病等心脏疾患；中心性视网膜炎、视神经萎缩等疾患。	对本品过敏者禁用。
熊去氧胆酸片	成人口服：每日 8～10mg/kg，早、晚进餐时分次给予。疗程最短为 6 个月，6 个月后最声波检查及胆囊造影无改善者可停药；如结石已有部分溶解则继续服药直至结石完全溶解。	50mg×30#	本品用于胆固醇型胆结石形成及胆汁缺乏性脂肪泻，也可用于预防药物性结石形成及治疗脂肪痢（回肠切除术后）。	胆道完全梗阻和严重肝功能减退者禁用。
葡醛内酯片	口服。成人一次 2～4 片，一日 3 次；5 岁以下小儿一次 1 片，5 岁以上一次 2 片，一日 3 次。	0.1×100#	用于急慢性肝炎的辅助治疗。对食物或药物中毒时及解毒时有辅助作用。	

8. 止血及抗炎症性肠病药物

药物名称	用法	规格	适应证	禁忌证
醋酸奥曲肽	1. 食管-胃静脉曲张出血：持续静脉滴注 0.025 毫克/小时。最多治疗 5 天，可用生理盐水稀释或葡萄糖液稀释。 2. 预防胰腺术后的并发症：0.1mg 皮下注射，每天 3 次，持续治疗 7 天，首次注射应在手术前至少 1 小时进行。 3. 胃肠胰内分泌肿瘤：初始剂量为 0.05mg 皮下，每天 1～2 次，然后根据耐受性和疗效可逐渐增加剂量至 0.2mg，每天 3 次。	注射液：0.1mg/支（避光保存）。	1. 肝硬化所致食管-胃静脉曲张出血的紧急治疗，与特殊治疗（如内镜硬化剂治疗）合用。 2. 缓解与胃肠胰内分泌肿瘤有关的症状和体征。有充足证据显示，奥曲肽对下列肿瘤有效：具类癌综合征的类癌肿瘤；VIP瘤等。 （1）胃泌素瘤（通常与选择性 H_2 受体拮抗剂合用，并可酌情加用抗酸剂）。 （2）胰岛瘤（用于胰岛瘤术前预防低血糖症，维持正常血糖）。	对本品过敏者，孕妇、哺乳期妇女、儿童禁用。

续表

药物名称	用法	规格	适应证	禁忌证
醋酸奥曲肽	4. 肢端肥大症：初始剂量为 0.05~0.1mg 皮下注射，每 8 小时一次，然后根据对循环 GH 浓度、临床反应及耐受性的每月评估而调整剂量。多数患者的最适剂量为 0.2~0.3mg/d，最大剂量不应超过 1.5mg/d。在监测血浆 GH 水平的指导下治疗数月后可酌情减量。本品治疗 1 个月后，若 GH 浓度无下降、临床症状无改善，则应考虑停药。		(3) 生长激素释放因子瘤。醋酸奥曲肽治疗仅可减轻症状和体征，而不能治愈。 3. 预防胰腺术后并发症。 4. 经手术、放射治疗失败的肢端肥大症受体激动剂治疗，可控制症状，降低生长激素及生长素介质 C 的浓度。本品亦适用于不能或不愿手术的肢端肥大症患者，以及放射治疗无效的间歇期患者。	

续表

药物名称	用法	规格	适应证	禁忌证
垂体后叶素	垂体后叶素 0.2 ~ 0.4IU/min 维持静滴, 出血停止后减为 0.1IU/min, 维持 24h 后停药。	针剂: 6IU/支	用于肺、支气管出血（如咯血)、消化道出血（呕血、便血)，并适用于产科催产及产后收缩子宫, 止血等。对于腹腔手术后肠道麻痹亦有功效。本品尚对尿崩症有减少排尿量之作用。	本品对患有肾脏炎、心肌炎、血管硬化、骨盆过窄、双胎、羊水过多、子宫膨胀过度等患者不易应用。在子宫颈尚未完全扩大时亦不宜采用本品。高血压或冠状动脉病患者慎用。
柳氮磺吡啶	成人口服初始剂量 2 ~ 3g/天, 分 3 ~ 4 次服用, 无效时渐增至 4 ~ 6g/天, 症状缓解后降至 1.5 ~ 2g/天, 直至症状消失。	片剂: 0.25g × 24 片。	适用于急慢性溃疡性肠炎及节段性肠病	对磺胺类药物过敏者、孕妇、哺乳期妇女、2 岁以下小儿禁用。

六、呼吸系统药

1. 祛痰

药物名称	用法	规格	适应证	禁忌证
溴己新片	口服：每次 8～16mg，每日 3 次。6 岁以上儿童，每次 4～8mg，每日 3 次。	8mg×100#	适用于慢性支气管炎、哮喘等痰液黏稠不易咯出的患者。	尚不明确。
盐酸氨溴索片	口服。成人，一次 1～2 片，一日 3 次，饭后服。	30mg×20#	适用于痰液黏稠而不易咳出者。	已知对盐酸氨溴索或本品其他成分过敏者不宜使用。妊娠前 3 个月内妇女禁用。
盐酸氨溴索针	成人及 12 岁以上儿童：每天 2～3 次，每次 15mg，慢速静脉注射；严重病例可增至增加每次	2ml：15mg	1. 适用于下述患者伴有痰液分泌不正常及排痰功能不良的急性、慢性呼吸道疾病，例如慢性	已知对盐酸氨溴索或其他配方成分有过敏史的患者不宜使用。

续表

药物名称	规格	用法	适应证	禁忌证
盐酸氨溴索针		30mg。6～12 岁儿童：每天 2～3 次，每次 15mg。2～6 岁儿童：每天 3 次。每次 7.5mg。2 岁以下儿童：每天 2 次，每次 7.5mg。均为慢速静脉注射。或将药物加入到葡萄糖注射液（或生理盐水）中，静脉滴注使用。婴儿呼窘迫综合征（IRDS）的治疗：每日用药总量以婴儿体重计算 30mg/kg，分 4 次给药。应用注射泵给药，注射时间最少 5 分钟。	支气管炎急性加重、喘息型支气管炎、支气管扩张、支气管哮喘、肺炎的祛痰治疗。 2. 术后肺部并发症的预防性治疗。 3. 早产儿及新生儿呼吸道窘迫综合征（IRDS）的治疗。	

续表

药物名称	用法	规格	适应证	禁忌证
标准桃金娘油胶囊	1粒，po，tid	胶囊：0.3×10粒/盒。	适用于急、慢性鼻窦炎和支气管炎。亦适用于支气管扩张、慢性阻塞性肺疾病、肺部真菌感染、肺结核、矽肺等。可在支气管造影术后使用，以利于造影剂的排出。	对该品有过敏反应者不宜使用。

2. 镇咳药

药物名称	用法	规格	适应证	禁忌证
复方甘草片	口服或含化。成人一次3～4片，一日3次。	4mg×100#	用于镇咳祛痰。	对本品成分过敏者禁用。
虎耳草素片	1片/次，3次/日。	0.125×30#	止咳祛痰。用于慢性支气管炎。	

续表

药物名称	用法	规格	适应证	禁忌证
枸橼酸喷托维林片	成人：一次1片，一日3～4次。儿童：5岁以上儿童一次0.5片，一日2～3次	25mg×100#	用于各种原因引起的干咳。	尚不明确。
克咳胶囊	本品口服，一次3粒，一日2次。	0.3×12#	用于咳嗽，喘急气短。	尚不明确。
磷酸可待因片	成人常用量：口服，一次15～30mg，一日30～90mg；极量：口服一次100mg，一日250mg。	30mg×20#	（1）镇咳，用于较剧的频繁干咳，如痰液较多宜并用祛痰药；（2）镇痛，用于中度以上的疼痛；（3）镇静，用于局麻或全麻时。	对本品过敏的患者禁用。

续表

药物名称	用法	规格	适应证	禁忌证
美敏伪麻溶液	10ml，po，tid。	口服制剂：100ml/瓶，每10ml中含右美沙芬20mg，马来酸氯苯那敏4mg，伪麻黄碱60mg。	适用于缓解儿童普通感冒、流行性感冒及过敏引起的咳嗽，打喷嚏、流鼻涕、鼻塞、咽痛等症状。	尚不明确。
复方甲氧那明胶囊	2粒，po，tid	阿斯美：60粒/瓶；克之：24粒/瓶，每粒胶囊含氨茶碱25mg，氯苯那敏（扑尔敏）2mg，甲氧那明12.5mg，那可丁7mg。	用于支气管哮喘和喘息性支气管炎，以及其他呼吸系统疾病引起的咳嗽，咳痰，喘息等症状。	1. 哺乳期妇女禁用。 2. 哮喘危象，严重心血管疾病患者禁用。 3. 未满8岁的婴幼儿禁用。

3. 平喘药

药物名称	规格	用法	适应证	禁忌证
氨茶碱片	0.1×100#	1. 成人常用量：口服，一次0.1~0.2g，一日0.3~0.6g；极量：一次0.5g，一日1g。 2. 小儿常用量：口服，每次按体重3~5mg/kg，一日3次。	适用于支气管哮喘、喘息型支气管炎、阻塞性肺气肿等缓解喘息症状；也可用于心源性肺水肿引起的喘。	对本品过敏的患者，活动性消化溃疡和未经控制的惊厥性疾病患者禁用。
氨茶碱针	2ml：0.25g	1. 成人常用量　静脉注射，一次0.125~0.25g，一日0.5~1g，每次0.125~0.25g用50%葡萄糖注射液稀释至20~40ml，注射时间不得短于10分钟。静脉滴注，一次0.25~0.5g，一日0.5~1g，以5%~10%葡萄糖注射液稀释后缓慢滴注。注射给药，极量一次0.5g，一日1g。	适用于支气管哮喘、慢性喘息性支气管炎、慢性阻塞性肺病等缓解喘息症状；也可用于心功能不全和心源性哮喘。	对本品过敏的患者，活动性消化道溃疡和未经控制的惊厥性疾病患者禁用。

药物名称	用法	规格	适应证	禁忌证
氨茶碱针	2. 小儿常用量 静脉注射，一次按体重 2~4mg/kg，以 5%~25% 葡萄糖注射液稀释后缓慢注射。			
茶碱缓释片	口服。本品不可压碎或咀嚼。成人或 12 岁以上儿童，起始剂量为 0.1g~0.2g（1~2 片），一日 2 次，早、晚用 100ml 温开水送服。剂量视病情和疗效调整，但日量不超过 0.9g（9 片），分 2 次服用。	0.1×24#	用于支气管哮喘、喘息型支气管炎、阻塞性肺气肿等缓解喘息症状；也可用于心源性肺水肿引起的哮喘。	对本品过敏的患者，活动性消化道溃疡和未经控制的惊厥性疾病患者禁用。
沙丁胺醇	1~2 片，po，tid，口服 30 分钟起效。	片剂：2mg/片。	用于缓解支气管哮喘或喘息型支气管炎等伴有支气管痉挛的呼吸道疾病。	对本品其他肾上腺素受体激动剂过敏者禁用。

续表

药物名称	用法	规格	适应证	禁忌证
特布他林	1～2喷，tid～qid，24h内不得超过24喷。	气雾剂：250μg×200喷/支。	支气管哮喘、慢性喘息性支气管炎、阻塞性肺气肿和其他伴有支气管痉挛的肺部疾病。	对本品及其他肾上腺素受体激动剂过敏者禁用。
富马酸福莫特罗	1～2吸，qd～bid	都保　吸入剂：4.5μg×60吸/支。	治疗和预防可逆性气道阻塞。在维持治疗中，奥克斯都保也适用于作为抗炎治疗时的附加药物。	对福莫特罗或吸入乳糖过敏的患者禁用。
布地奈德气雾剂	布地奈德气雾剂的剂量应个体化。在严重哮喘和停用或减量使用口服糖皮质激素的患者，开始使用布地奈德气雾剂的剂量是：成人：一日200～1600μg，分成			

续表

药物名称	用法	规格	适应证	禁忌证
布地奈德气雾剂	2~4次使用（较轻微的病例一日200~800μg，较严重的则是一日800~1600μg）。一般一次200μg，早晚各一次，一日共400μg；病情严重时，一次200μg，一日4次，一日共800μg。2~7岁儿童：一日200~400μg，分成2~4次使用。7岁以上的儿童：一日200~800μg，分成2~4次使用。	2ml	用于非糖皮质激素依赖性或依赖性的支气管哮喘和慢性支气管炎患者。	
沙美特罗替卡松粉吸入剂	本品只供经口吸入使用。应该让患者认识到本品必须每天使用才能获得理想益处，即使无症状时也必须如此。	50ug	哮喘：本品以联合用药形式（支气管扩张剂和吸入皮质激素），用于可逆性阻塞性气道疾病的规则治疗，包括成人和儿童	

续表

药物名称	规格	用法	适应证	禁忌证
沙美特罗替卡松粉吸入剂		医生应该定期对患者进行评估，以使患者使用最佳剂量的本品治疗，并且只有在医生的建议下才能改变本品的剂量。哮喘：应将剂量逐渐调整至能有效控制哮喘的最低维持剂量。如果哮喘的最低维持剂量。如果每天2次使用哮喘控制，那么下一步可以尝试单用吸入皮质激素治疗。作为一种选择，如果医生认为需要充分控制病情，可以将治疗方案由使用长效β受体激动剂治疗转换为使用舒利迭每天一次治疗。在每日1	哮喘。这可包括：接受有效维持剂量的长效受体激动剂和吸入性皮质激素治疗的患者。目前使用吸入性皮质激素治疗但仍有症状的患者。接受支气管扩张剂规则治疗但仍然需要吸入性皮质激素的患者。慢性阻塞性肺疾病：舒利迭适用于慢性阻塞性肺疾病患者，包括慢性支气管炎及肺气肿的常规治疗。	

续表

药物名称	用法	规格	适应证	禁忌证
沙美特罗替卡松粉吸入剂	次治疗情况下，对于常于夜间出现症状的患者，应在晚上吸入本品；对于经常于白天出现症状的患者，应在早晨吸入本品。应该根据病情的严重程度为患者处方含有适宜剂量丙酸氟替卡松的本品。医生应该知道，在对哮喘患者疗效相等的情况下，丙酸氟替卡松的剂量约为其他吸入皮质激素剂量的一半。例如，100ug 丙酸氟替卡松约等效于 200ug 二丙酸倍氯米松（含 CFC）或布地奈德。如果个别患者需求的治疗剂量不在本品			

续表

药物名称	用法	规格	适应证	禁忌证
沙美特罗替卡松粉吸入剂	的推荐给药剂量之内，医生应为其处方适宜剂量的 β2 受体激动剂和/或皮质激素。推荐剂量：成人和 12 岁及 12 岁以上的青少年：每次 1 吸（50mg 沙美特罗和 500mg 丙酸氟替卡松），每日 2 次。慢性阻塞性肺疾病：成人根据病情的严重程度，在医生的指导下使用：每次 1 吸（50mg 沙美特罗和 500mg 丙酸氟替卡松），每日 2 次。特殊患者群体：老年人或肾脏损害的患者无需调整剂量。尚无肝脏损害患者使用舒利迭的资料。			

续表

药物名称	用法	规格	适应证	禁忌证
丙酸氟替卡松鼻喷雾剂	鼻腔喷入：左手喷右侧鼻孔，右手喷左侧鼻孔，避免直接喷向鼻中隔。成人和12岁以上儿童：每个鼻孔各2喷，每日1次（每日200ug），以早晨用药为好。某些患者每个鼻孔各2喷，每日2次，早晚各1次直至症状改善。当症状得到控制时，维持剂量为每个鼻孔1喷，每日1次。每日最大剂量为每个鼻孔不超过4喷。	50ug：120喷	用于预防和治疗季节性过敏性鼻炎（包括枯草热）和常年性过敏性鼻炎。	尚不明确。

4. 常用非小细胞肺癌治疗用药

药物名称	用法	规格	适应证	禁忌证
卡铂（伯尔定）	1. 本品可单用也可与其他抗癌药物联合使用。2. 临用时把本品加入到5%葡萄糖注射液250~500ml中静脉滴注。3. 推荐剂量为0.3~0.4g/m²，一次给药，或分五次五天给药。4. 每四周重复给药一次，每2~4周期为一疗程。	150mg/15ml/支，1支/盒。	适用于治疗上皮源晚期卵巢癌。1. 第一线治疗。2. 其他治疗失败后的第二线治疗。3. 还适用于治疗小细胞肺癌和头颈部鳞癌。	伯尔定禁用于严重肾功能不全者及严重骨髓抑制患者。也禁用于对伯尔定和其他含铂类化合物曾有过敏史的患者。另外伯尔定禁用于出血性肿瘤。
顺铂	本品需用300~500ml氯化钠注射液略释稀释，本药略带酸性，为使剂量准确，在吸出药液后，再向瓶内注入适量氯化钠注射	针剂：10mg/支	本品为治疗多种实体瘤的一线用药。与VP-16联合（EP方案）为治疗SCLC或NSCLC一线方案，联合MMC、IFO（IMP	肾损害患者及孕妇禁用。

药物名称	用法	规格	适应证	禁忌证
顺铂	液，稍作振摇溶漆黏附于瓶内壁的药液后吸出并加入至输液瓶中滴注。 1. 静脉滴注：一次按体表面积20mg/m²，一日1次，连用5日；或30mg/m²，一日1次，连用3日，间隔3周再重复，可重复3~4个疗程。亦可80~100mg/m²，同时进行水化疗法和利尿，每3~4周用药1次。 2. 动脉灌注：介入化疗联合用药时，每次40~50mg/m²，4周1次，需给予水化、利尿。 3. 胸腹腔注射每次30~60mg，7~10天为一次。		方案），或NVB等方案为目前治疗NSCLC常用方案，以DDP为主的联合化疗亦为晚期卵巢癌、骨肉瘤及神经母细胞瘤的主要治疗方案，与ADM、CTX等联用对多部位鳞状上皮癌、移行细胞癌有效，如头颈部、宫颈、食管及泌尿系肿瘤等。"PVB"（DDP、VLB、BLM）可治疗大部分Ⅳ期非精原细胞睾丸癌，缓解率50%~80%。此外，本品为放疗增敏剂，目前国外广泛用于Ⅳ期不能手术的NSCLC的局部放疗，可提高同效及改善生存期。	

续表

药物名称	用法	规格	适应证	禁忌证
紫杉醇 (安素泰)	紫杉醇只能静脉输注给药，不能通过颅内、胸腔内或腹腔内给药。紫杉醇注射液需稀释后方可静脉输注。静脉输注紫杉醇前须确定插管位置正确，否则由于不正确的输注将导致药液外渗、组织坏死和/或血栓性静脉炎。所有患者在接受紫杉醇治疗之前均须预防性用药，以防止严重的过敏反应发生。具体用法详见说明书。	管制透明玻璃瓶，30mg：5ml，1瓶/盒。	本品用于： 1. 与铂制剂联合应用治疗卵巢癌。 2. 常规治疗失败后的转移性乳腺癌的治疗。 3. 非小细胞肺癌（NSCLC）。 4. 与阿霉素、环磷酰胺联合治疗结节阳性乳腺癌。	1. 紫杉醇注射液禁用于紫杉醇过敏的患者。 2. 紫杉醇注射液不能用于对聚氧乙基-35-蓖麻油（Cremophor EL）或用聚氧乙基-35-蓖麻油过敏者。 3. 配制的药物（如环孢霉素浓缩注射液和替尼泊甙浓缩注射液）有过敏史的患者。紫杉醇注射液禁用于有严重中性粒细胞减少的患者。

药物名称	用法	规格	适应证	禁忌证
依托泊苷注射液	静脉滴注。将本品需用量用氯化钠注射液稀释，浓度每毫升不超过0.25mg，静脉滴注时间不少于30分钟。实体瘤：一日60～100mg/m²，连续3～5天，每隔3～4周重复用药。白血病：一日60～100mg/m²，连续5天，根据血象情况，间隔一定时间重复给药。小儿常用量：静脉滴注每日按体表面积100～150mg/m²，连用3～4日。	针剂：100mg/支	主要用于治疗小细胞肺癌，恶性淋巴瘤，恶性生殖细胞瘤，横纹肌肉瘤，卵巢癌，非小细胞肺癌，胃癌和食管癌等有一定疗效。	1. 骨髓抑制，白细胞，血小板明显低下者禁用。 2. 心、肝肾功能有严重障碍者禁用。
安康欣胶囊	口服，一日3次，一次4～6粒，饭后温开水送服。疗程30天。	0.5g*45s	用于肺癌、胃癌、肝癌等肿瘤的辅助治疗。	孕妇慎用或遵医嘱服用。

续表

药物名称	用法	规格	适应证	禁忌证
紫芝多糖	口服。一次 3 片，一日 3 次，饭后服。	片剂：0.25 × 36 片/盒	用于神经衰弱，白细胞和血小板减少症，电离辐射及职业性造血损伤及肿瘤患者放、化疗后白细胞下降等症。	
唑来膦酸（择泰、苏奇）	静脉滴注。成人每次4mg（1支），用100ml 0.9%氯化钠注射液或5%葡萄糖注射液稀释后静脉滴注，滴注时间应不少于15分钟，每 3～4 周给药一次或遵医嘱。	针剂：4mg/支	恶性肿瘤溶骨性骨转移引起的骨痛。	1. 对本品或其他双膦酸盐类药物过敏的患者禁用。 2. 严重肾功能不全者不推荐使用。 3. 孕妇及哺乳期妇女禁用。

续表

药物名称	用法	规格	适应证	禁忌证
氨磷汀 （阿米福汀）	1. 对于化疗患者，本品起始剂量为按体表面积一次 500～600mg/m²，溶于 0.9% 氯化钠注射液 50ml 中，在化疗开始前 30 分钟静脉滴注，15 分钟滴完。 2. 对于放疗患者，本品起始剂量为按体表面积一次 200～300mg/m²，溶于 0.9% 氯化钠注射液 50ml 中，在放疗开始前 15 分钟静脉滴注，15 分钟滴完。	0.4g	本品为正常细胞保护剂，主要用于各种癌症的辅助治疗。在对肺癌、卵巢癌、乳腺癌、鼻咽癌、骨肿瘤、消化道肿瘤、血液系统肿瘤等多种癌症患者进行化疗前应用本品，可明显减轻化疗药物所产生的肾脏、骨髓、心脏、耳及神经系统的毒性，而不降低化疗药物的药效。放疗前应用本品可显著减少口腔干燥和黏膜炎的发生。	1. 低血压及低血钙患者慎用。 2. 对本品有过敏史及对甘露醇过敏患者禁用。

续表

药物名称	用法	规格	适应证	禁忌证
氨磷汀 （阿米福汀）	3. 推荐用止吐疗法，即在给予本品前及同时静脉注射地塞米松 5～10mg 及 5-HT$_3$ 受体拮抗剂。 4. 如果收缩压比本表中所列基准值降低明显，应停止本品输注。基线收缩压＝180mmHg，输注本品收缩压降低 50mmHg。如血压在 5 分钟内恢复正常且患者无症状，可重新开始注射。			

七、神经系统药

1. 中枢兴奋药

药物名称	用法	规格	适应证	禁忌证
尼可刹米（可拉明）针	皮下注射、肌内注射、静脉注射。成人常用量一次 0.25 ~ 0.5g，必要时 1 ~ 2 小时重复用药，极量一次 1.25g。小儿常用量 6 个月以下一次 75mg，1 岁一次 0.125g，4 ~ 7 岁一次 0.175g。	25%，1.5ml	用于中枢性呼吸及循环衰竭，麻醉药、其他中枢抑制药的中毒急救。	作用时间短暂，应视病情间隔给药，抽搐及惊厥患者禁用本品，孕妇及哺乳期妇女用药尚不明确。

续表

药物名称	用法	规格	适应证	禁忌证
盐酸洛贝林（山梗菜碱）针	静脉给药：成人： 1. 常用量：成人一次 3mg； 2. 极量：一次 6mg，一日 20mg。 儿童： 1. 小儿一次 0.3～3mg，必要时每隔 30 分钟可重复使用； 2. 新生儿窒息可注入脐静脉 3mg。 皮下或肌内注射：成人： 1. 常用量：成人一次 10mg； 2. 极量：一次 20mg，一日 50mg。 儿童一次 1～3mg。	3mg	本品主要用于各种原因引起的中枢性呼吸抑制。临床上常用于新生儿窒息、一氧化碳、阿片中毒等。	尚不明确

2. 抗癫痫及抗惊厥、抗震颤麻痹及晕动药

药物名称	用法	规格	适应证	禁忌证
苯妥英钠片	抗癫痫成人常用量：每日 250~300mg，开始时 100mg，每日 2 次，1~3 周内增加至 250~300mg，分 3 次口服，极量一次 300mg，一日 500mg。由于个体差异及饱含药动学特点，用药需个体化。应用到达到控制发作和血药浓度达稳态后，可改用长效（控剂）制剂。如发作频繁，可按体重 12~15mg/kg，分 2~3 次服用，每 6 小时一次，第二天开始给予 100mg（或按体重 1.5~2mg/kg），每日 3 次直到调整至恰当剂量为止。小儿常用量：开始每日 5mg/kg，分 2~3 次服用，按需调整，以每日	50mg×100#	适用于治疗全身强直-阵挛性发作，复杂部分性发作（精神运动性发作、颞叶癫痫），单纯部分性发作（局限性发作）和癫痫持续状态。也可用于治疗三叉神经痛，隐性营养不良性大疱性表皮松解，发作性舞蹈手足徐动症，发作性控制障碍（包括发怒、焦虑和失眠的兴奋过度等的行为障碍等患），肌强直症状及三环类抗抑郁药过量时心脏	禁用：对乙内酰脲类药有过敏史或阿斯综合征，Ⅱ~Ⅲ度房室传导阻滞，窦房结传导阻滞，窦性心动过缓等心功能损害者。

续表

药物名称	用法	规格	适应证	禁忌证
苯妥英钠片	不超过 250mg 为度。维持量为 4 ～ 8mg/kg 或按体表面积 250mg/m²，分 2 ～ 3 次服用，如有条件可进行血药浓度监测。 抗心律失常　成人常用：100 ～ 300mg，一次服或分 2 ～ 3 次服用，或第一日 10 ～ 15mg/kg，第 2 ～ 4 日 7.5 ～ 10mg/kg，维持量 2 ～ 6mg/kg。小儿常用量：开始按体重 5mg/kg，分 2 ～ 3 次口服，维持量病情调整每日量不超过 300mg，或按体表面积 250mg/m²，4 ～ 8mg/kg，分 2 ～ 3 次口服。 胶原酶合成抑制剂　成人常用量：开始		传导障碍等。本品也适用于洋地黄中毒所致的室性及室上性心律失常，对其他各种原因引起的心律失常疗效较差。	

续表

药物名称	用法	规格	适应证	禁忌证
苯妥英钠片	每日 2～3mg/kg，分 2 次服用，在 2～3 周内，增加到能够耐受的用量，血药浓度至少达 8μg/ml。一般每日 100～300mg。			
盐酸苯海索（安坦片）	口服　帕金森病、帕金森综合征，开始一日 1～2mg，以后每 3～5 日增加 2mg，至疗效最好而又不出现副反应为止。一般一日不超过 10mg，分 3～4 次服用，须长期服用。极量一日 20mg。药物诱发的锥体外系疾患，第一日 2～4mg，分 2～3 次服用，以后视需要及耐受情况逐渐增加至 5～10mg。老年患者应酌情减量。	2mg×100#	本品用于帕金森病、帕金森综合征。也可用于药物引起的锥体外系疾患。	青光眼、尿潴留、前列腺肥大患者。

续表

药物名称	用法	规格	适应证	禁忌证
硫酸镁针	1. 治疗中重度妊娠高血压征，先兆子痫和子痫，首次剂量为 2.5～4g，用 25% 葡萄糖注射液 20ml 稀释后，5 分钟内缓慢静脉注射，以后每小时 1～2g 静脉滴注维持。24 小时总量为 30g，根据膝腱反射、呼吸次数和尿量监测。 2. 治疗早产与治疗妊娠高血压，用药剂量和方法相似，首次负荷量为 4g；用 25% 葡萄糖注射液 20ml 稀释后 5 分钟内缓慢静脉注射，以后用 25% 硫酸镁注射液 60ml，加于 5% 葡萄糖溶液 1000ml 中静脉滴注，速度为每小时 2g，直到宫缩停止后 2 小时，以后口服 β 肾上腺受体激动药维持。	25%，10ml	本品可作为抗惊厥药。常用于妊娠高血压，降低血压，治疗先兆子痫和子痫，也用于治疗早产。	尚不明确。

药物名称	用法	规格	适应证	禁忌证
硫酸镁针	3. 治疗小儿惊厥，肌注或静脉用药：每次 0.1~0.15g/kg，以 5%~10% 葡萄糖注射液将本品稀释成 1% 溶液，静脉滴注或稀释成 5% 溶液，缓慢静注。25% 溶液可作深层肌注。一般儿科仪用肌注或静脉用药，安全。			
盐酸地芬尼多片	口服。成人，治疗晕动症一次 1~2 片，一日 3 次。预防晕动病应在出发前 30 分钟服药。	25mg×30#	本品用于防治多种原因或疾病引起的眩晕、恶心、呕吐，如乘车、船、机时的晕动病等。	1. 6 个月以内婴儿禁用。2. 肾功能不全患者禁用。

3. 改善脑循环及其他神经系统药

药物名称	用法	规格	适应证	禁忌证
吡拉西坦片	口服。每次 0.8～1.6g（2～4片），每日 3 次，4～8 周为一疗程。儿童用量减半。	0.4mg×100#	本品适用于急、慢性脑血管病、脑外伤、各种中毒性脑病等多种原因所致的记忆减退及轻、中度脑功能障碍。也可用于儿童智能发育迟缓。	锥体外系疾病、Huntington 舞蹈症者禁用本品，以免加重症状。
阿米三嗪—萝巴新片	口服：每次 1 片，每日 2 次。维持剂量按个别情况可减至每日 1 片。	40mg×30#	用于亚急性和慢性脑血管功能障碍症，脑缺血后遗症，老年精神行为障碍及慢性阻塞性肺部疾患。	对其中任何一种成分过敏者禁用；严重肝功能损害者禁用。周围神经病变及具有周围神经病变史者禁用。

续表

药物名称	用法	规格	适应证	禁忌证
胞二磷胆碱针	静脉滴注一日 0.2～1 克，用 5% 或 10% 葡萄糖注射液稀释后缓缓滴注。肌内注射一日 0.2 克，1 次或分 2 次注射。	2ml：0.25	用于治疗急性颅脑外伤和脑部手术后的意识障碍。对脑中风所致的偏瘫可逐渐恢复四肢的功能，亦可用于其他中枢神经系统急性损伤引起的功能和意识障碍。	小儿慎用。
奥拉西坦注射液	静脉滴注，每次 4.0g，每日 1 次，可酌情增减用量，用前加入到 100～250ml 5% 葡萄糖注射液或 0.9% 氯化钠注射液中，摇匀。对神经功能缺失的治疗通常疗程为 2 周，对记忆与智能障碍的治疗通常疗程为 3 周。	5ml：1.0g	适用于脑损伤及其引起的神经功能缺失、记忆与智能障碍的治疗。	对本品过敏者、严重肾功能损害者禁用。

续表

药物名称	用法	规格	适应证	禁忌证
长春西汀粉针	静脉滴注。开始剂量每天 2mg，加入到适量的 5% 葡萄糖或 0.9% 氯化钠注射液中缓慢滴注，以后可根据病情增加至每天 30mg，或遵医嘱。	10mg	改善脑梗死后遗症、脑出血后遗症、脑动脉硬化症等诱发的各种症状。	1. 对本品过敏者禁用。2. 颅内出血后尚未完全止血者禁用。3. 严重缺血性心脏病、严重心律失常者禁用。
脑蛋白水解物针	静脉滴注。一般使用 10～30ml，稀释于 250ml 生理盐水中缓慢滴注，一日 1 次。约60～120 分钟滴完，可连续使用 10～14 天为一疗程。每一疗程最好连续注射，参考患者年龄、病情以及疗程长短决定疗程及剂量。	10ml：10mg	用于颅脑外伤、脑血管病后遗症伴有记忆减退及注意力集中障碍的症状改善。对脑功能不全有辅助改善作用，也用于蛋白质缺乏、神经衰弱患者以及对一般蛋白质消化吸收障碍的病例。	1. 癫痫病患者禁用。2. 严重肾功能不良者禁用。3. 孕妇、哺乳期妇女禁用。4. 对本品过敏者禁用。

续表

药物名称	用法	规格	适应证	禁忌证
尼莫地平片	口服。一次 30 ~ 60mg(1.5 片 ~ 3 片),一日 3 ~ 4 次,或遵医嘱。用于蛛网膜下腔出血者,一次 60mg(3 片),每 4 小时一次,一日 6 次,3 ~ 4 周为一个疗程。	20mg×50#	1. 预防和治疗蛛网膜下腔出血并发的脑血管痉挛。 2. 预防血管性头痛发作。 3. 用于治疗缺血性脑血管疾病,缺血性突发性耳聋。	尚不明确。
甲钴胺片	口服。通常成年人一次 1 片(0.5mg),一日 3 次,可根据年龄、症状酌情增减。	500μg×20#	用于周围神经病。	禁用于对甲钴胺或处方中任何辅料有过敏史的患者。
谷维素片	用于周期性精神病及各种神经官能症的辅助治疗。	10mg×100#	用于周期性精神病及各种神经官能症的辅助治疗。	禁用于对甲钴胺或处方中任何辅料有过敏史的患者。

续表

药物名称	用法	规格	适应证	禁忌证
甲磺酸新斯的明针	常用量，皮下或肌内注射一次0.25～1mg，一日1～3次。极量，皮下或肌内注射一次1mg，一日5mg。	2ml：1mg	多用于重症肌无力及腹部手术后的肠麻痹。	1. 对过敏体质者禁用。2. 癫痫、心绞痛、室性心动过速、机械性肠梗阻或泌尿道梗阻及哮喘患者忌用。3. 心律失常、窦性心动过缓、血压下降、迷走神经张力升高禁用。

4. 治疗精神障碍药

1）抗精神病药

药物名称	用法	规格	适应证	禁忌证
奋乃静片	口服给药：1. 治疗精神分裂症：从小剂量开	2mg×100#	1. 器质性精神病、老年性精神障碍及儿童攻击性行为障碍。	基底神经节病变、帕金森病、帕金森综合征、

续表

药物名称	用法	规格	适应证	禁忌证
奋乃静片	始，一次 2～4mg，一日 2～3 次。以后每隔 1～2 日增加 6mg，逐渐增至常用治疗剂量一日 20～60mg。维持剂量一日 10～20mg。2. 用于止呕：一次 2～4mg，一日 2～3 次。		2. 止呕，各种原因所致的呕吐或顽固性呃逆。	骨髓抑制，青光眼，昏迷，对吩噻嗪类药过敏者。
盐酸氯丙嗪片	口服用于精神分裂症或躁狂症，从小剂量开始，一次 25～50mg，一日 2～3 次，每隔 2～3 日缓慢逐渐增至一次 25～50mg，治疗剂量一日 400～600mg。用于其他精神病，剂量应偏小，体弱者剂量应偏小，应缓慢增加量。用于止呕，一次 12.5～25mg，一日 2～3 次。	50mg×100#	1. 用于精神分裂症、躁狂症或其他精神病性障碍。2. 止呕，各种原因所致的呕吐或顽固性呃逆。	基底神经节病变，帕金森病，帕金森综合征，骨髓抑制，青光眼，昏迷及对吩噻嗪类药过敏者。

续表

药物名称	规格	用法	适应证	禁忌证
氟哌啶醇针	1ml：5mg	肌内注射：常用于兴奋躁动和精神运动性兴奋，成人剂量一次5～10mg，一日2～3次，安静后改为口服。静脉滴注：10～30mg加入250～500ml葡萄糖注射液内静脉滴注。	用于急、慢性各型精神分裂症。肌内注射本品可迅速控制兴奋躁动，故对情绪和攻击行为。也可用于脑器质性精神障碍和老年性精神障碍。	基底神经节病变，帕金森病，帕金森综合征，严重中枢神经抑制状态者，骨髓抑制，青光眼，重症肌无力及对本品过敏者。

2）抗抑郁药

药物名称	规格	用法	适应证	禁忌证
多虑平片	25mg×100#	口服成人常用量：开始一次25mg，每日1～3次，然后逐渐增至每日150～300mg。	适用于各种郁抑症。各类焦虑抑郁状态，消化性溃疡。	1. 青光眼、排尿困难者忌用。 2. 儿童慎用。 3. 不宜与MAOI合用。

3）镇静促眠抗焦虑药

药物名称	用法	规格	适应证	禁忌证
地西泮片	口服给药：成人常用量： 1. 抗焦虑：一次2.5～10mg，一日2～4次； 2. 镇静：一次2.5～5mg，一日3次； 3. 催眠：5～10mg睡前服； 4. 急性乙醇戒断：第一日一次10mg，一日3～4次，以后按需要减少到一次5mg，每日3～4次。小儿常用量：6个月以下不用，6个月以上，一次1～2.5mg或按体重40～200μg/kg或按体表面积1.17～6mg/m²，每日3～4次，用量根据情况酌量增减。最大剂量不超过10mg。	2.5mg	1. 主要用于焦虑、镇静催眠，还可用于抗癫痫和抗惊厥。 2. 缓解炎症引起的反射性肌肉痉挛等。 3. 用于治疗恐惧症。 4. 肌紧张性头痛。 5. 可治疗家族性、老年性和特发性震颤。 6. 可用于麻醉前给药。	孕妇、妊娠期妇女、新生儿禁用。

续表

药物名称	用法	规格	适应证	禁忌证
阿普唑仑片	成人常用量：抗焦虑，开始一次0.4mg。一日3次，用量按需递增。最大限量一日可达4mg。镇静催眠：0.4～0.8mg，睡前服。抗惊恐0.4mg，一日3次，用量按需递增，每日最大量可达10mg。18岁以下儿童，用量尚未确定。	0.4mg	主要用于焦虑、紧张、激动，也可用于催眠或抗惊恐药并能缓解急性乙醇戒断症状。对有精神抑郁的患者应慎用。	慎用：1. 中枢神经系统处于抑制状态的急性乙醇中毒。2. 肝肾功能损害者。3. 重症肌无力。4. 急性或易于发生的闭角型青光眼发作。5. 严重慢性阻塞性肺部病变。6. 驾驶员、高空作业者、危险精细作业者。

续表

药物名称	用法	规格	适应证	禁忌证
地西泮针	成人常用量：基础麻醉或静脉全麻，10～30mg。镇静、催眠或急性乙醇戒断，开始10mg，以后按需每隔3～4小时加5～10mg。24小时总量以40～50mg为限。癫痫持续状态和严重频发性癫痫，开始静注10mg，每隔10～15分钟可按需增加甚至达最大限用量。破伤风可能需要较大剂量。静注宜缓慢，每分钟2～5mg。小儿常用量：抗癫痫、癫痫持续状态和严重频发性癫痫，出生30天～5岁，静注为宜，每2～5分钟0.2～0.5mg，最大限	2ml	1. 可用于抗癫痫和抗惊厥；静脉注射为治疗癫痫持续状态的首选药，对破伤风轻度阵发性惊厥也有效； 2. 静注可用于全麻的诱导和麻醉前给药。	孕妇、妊娠期妇女、新生儿禁用或慎用。

续表

药物名称	用法	规格	适应证	禁忌证
地西泮针	用量为5mg。5岁以上每2～5分钟1mg，最大限用量10mg。如需要2～4小时后可重复治疗。重症破伤风解痉时，出生30天到5岁1～2mg，必要时3～4小时后可重复注射，5岁以上注射5～10mg。小儿静注宜缓慢，3分钟内按体重不超过0.25mg/kg，间隔15～30分钟可重复。新生儿慎用。			
苯巴比妥片	成人常用量：催眠，30～100mg，晚上一次顿服；镇静，一次15～30mg，每日2～3次；抗惊厥，每日90～180mg，可在晚上一次顿服。	30mg	主要用于治疗焦虑、失眠（用于睡眠时间短、早醒患者）、癫痫及运动障碍。是治疗癫痫大发作及局限性发作的重要药物。	禁用于以下情况：严重肺功能不全、肝硬化、血卟啉病史、贫血、哮喘史、未控制的糖尿病。

续表

药物名称	用法	规格	适应证	禁忌证
苯巴比妥片	或每次 30~60mg，每日 3 次；极量一次 250mg，一日 500mg；抗高胆红素血症，一次 30~60mg，每日 3 次。小儿常用量：用药应个体化，镇静，每次按体重 2mg/kg，或按体表面积 60mg/m²，每日 2~3 次；抗惊厥，每次按体重 3~5mg/kg；抗高胆红素血症，每次按体重 5~8mg/kg，分次口服，3~7 天见效。		也可用作抗高胆红素血症药及麻醉前用药。	过敏等。
苯巴比妥钠针	肌内注射：抗惊厥与癫痫持续状态，成人一次 100~200mg，必要时可 4~6 小时重复 1 次。麻醉前给药：术前 0.5~1 小时肌内注射 100~200mg。	1ml：0.1g	治疗癫痫，对全身性及部分性发作均有效，一般在苯妥英钠、酰胺咪嗪、丙戊酸钠无效时选用。也可用于其他疾病引起的惊厥及麻醉前给药。	肝、肾功能不全，呼吸功能障碍，卟啉病患者，对本品过敏者。

续表

药物名称	用法	规格	适应证	禁忌证
咪达唑仑针	本品为强镇静药，注射速度宜缓慢，剂量应根据临床需要、患者生理状态、年龄和用药物情况而定。 1. 肌内注射 用 0.9% 氯化钠注射液稀释，静脉给药用 0.9% 氯化钠注射液、5% 或 10% 葡萄糖注射液、5% 果糖注射液、林格氏液稀释。 2. 麻醉前给药 在麻醉导前 20～60 分钟使用，剂量为 0.05～0.075mg/kg 肌内注射，老年患者剂量酌减；全麻诱导常用 5～10mg（0.1～0.15mg/kg）。 3. 局部麻醉或椎管内麻醉辅助用药，分次静脉注射 0.03～0.04mg/kg。	2ml：10mg	1. 麻醉前给药。 2. 全麻醉诱导与维持。 3. 椎管内麻醉及局部麻醉时辅助用药。 4. 诊断或治疗性操作（如心血管造影、心律转复、支气管镜检查、消化道内镜检查等）时患者镇静。 5. ICU 患者镇静。	对苯二氮䓬过敏的患者、重症肌无力患者、严重精神分裂症患者、抑郁状态患者禁用。

续表

药物名称	用法	规格	适应证	禁忌证
咪达唑仑针	4. ICU 患者镇静，先静注 2 ~ 3mg，继之以 0.05mg/(kg·h) 静脉滴注维持。			
艾司唑仑片	成人常用镇静量，一次 1 ~ 2mg，一日 3 次。催眠，1 ~ 2mg，睡前服。抗癫痫、抗惊厥，一次 2 ~ 4mg，一日 3 次。	1mg×100#	主要用于抗焦虑、失眠。也用于抗紧张、恐惧及抗癫痫和抗惊厥。	慎用者： 1. 中枢神经系统处于抑制状态的急性乙醇中毒。 2. 肝肾功能损害。 3. 重症肌无力。 4. 急性或易于发生的闭角型青光眼发作。 5. 严重慢性阻塞性肺部病变。

八、血液系统药

1. 抗贫血药物

药物名称	用法	规格	主要作用	注意事项/禁忌
硫酸亚铁	0.3g, po, tid, 饭后服	片剂: 0.3g × 100片	用于慢性失血 (如月经过多、慢性消化道出血、钩虫病失血等)、营养不良、妊娠、儿童发育期等引起的缺铁性贫血。	血红蛋白沉着症、含铁血黄素沉着症及不伴缺铁的其他贫血、肝、肾功能严重损害者。对铁剂过敏者。
维生素 B_{12}	肌内注射: 成人 0.5mg/d, 待血象恢复后可改为 0.5mg/次, 每月一次; 恶性贫血患者须终身使用。用于神经系统疾病时, 用量酌增。	注射液: 0.55mg: 1ml/支	主要用于治疗恶性贫血, 亦与叶酸合用治疗其他巨幼细胞性贫血、抗叶酸药引起的贫血和脂肪泻, 尚可用于神经系统疾患、肝脏疾病的辅助治疗。	注意事项: 1. 偶可致过敏反应, 甚至过敏性休克, 不宜滥用; 2. 不可静脉给药。

续表

药物名称	用法	规格	主要作用	注意事项/禁忌
叶酸	1. 治疗贫血：5mg，po，tid，至血象恢复； 2. 孕妇预防用量：0.4mg，po，qd	片剂：5mg×100片，0.4mg×100片	1. 营养不良或妊娠期、婴儿期叶酸需要量增加所致的巨幼细胞贫血； 2. 恶性贫血（与维生素 B_{12} 合用）； 3. 铅、苯、化学物质中毒引起的贫血等。	
去铁胺	根据个体情况而定，取决于适应证和病情严重程度。剂量范围：慢性铁超负荷20～60mg/kg体重/日。急性铁中毒不超过80mg/kg体重/日。慢性铁超负荷5mg/kg体重，每同一次。铁超负荷试验500mg，铝超负荷静滴试验5mg/kg体重。	针剂：500mg/瓶	本品为单一铁螯合物，可用于治疗慢性铁超负荷，急性铁中毒，透析患者铝超负荷，诊断铁或铝超负荷。	如果已知对活性物质过敏，除非有可能进行脱敏，应列为禁忌。

药物名称	用法	规格	主要作用	注意事项/禁忌
十一酸睾酮	80mg, po, bid, 维持剂量 40~120mg/d	片剂: 40mg×16片	再障及男性性功能障碍, 不育症。	确诊及可能前列腺癌、乳腺癌患者禁用。

2. 促凝血药

药物名称	用法	规格	适应证	注意事项/禁忌
血凝酶	静注、肌注或皮下注射。	1ku/瓶	用于需减少流血或止血的各种医疗情况, 预防出血。	有血栓病史者禁用; 对本品中任何成分过敏者禁用。
去氨加压素	静脉滴注, 控制出血或术前预防出血, 按公斤体重 0.3ug/kg, 用 NS 稀释至 50~100ml, 在 15~30min 内滴完。	0.4ug/1ml	1. 用于先天性或药物性诱发的血小板功能障碍、尿毒症、肝病及不明原因引起的出血时间延长。	禁用于: 1. 对本品及防腐剂过敏者; 2. 习惯性或精神性烦渴症患者、心功能不全或能不全或其

续表

药物名称	用法	规格	适应证	注意事项/禁忌
去氨加压素			2. 控制及预防小型手术时的出血。 3. 治疗中枢性尿崩症。	他疾患需用利尿剂的患者，中重度肾功能不全者，不稳定性心绞痛及Ⅱ B型血管性血友病患者。
氨甲苯酸止血芳酸 PAMBA	一次 0.1~0.3g，静注或静滴。极量：一日 0.6g	0.1g/10ml	用于纤溶酶活性亢进引起的出血，如产后出血，前列腺、肝、胰、肺等手术后的出血。	尚不明确。
酚磺乙胺	一次 0.25~0.75g，一日 2~3 次，稀释后静滴	0.5g/2ml	能促进血小板生成并增加血小板的聚集功能，用于手术前后预防出血及治疗消化道、肺、脑、眼底出血，鼻出血及血小板减少性紫癜等。	尚不明确。

续表

药物名称	用法	规格	适应证	注意事项/禁忌
垂体后叶素	一次 5~10U，溶于 25% 葡萄糖溶液 20ml 中缓慢静注，或加入 5% 葡萄糖注射液 500ml 中静滴。极量：一次 20U。	6U/ml	临床主要用于肺咯血及肝门静脉高压引起的上消化道出血。治疗尿崩症。	1. 对本药过敏； 2. 妊娠高血压综合征； 3. 高血压； 4. 冠状动脉疾病； 5. 心力衰竭； 6. 肺源性心脏病； 7. 有骨盆过窄、胎位不正、产道阻碍及剖宫产史者禁用本药引产。
维生素 K_1	一次 10mg，一日 1~2 次，肌注。静注时要缓慢注射，每分钟不超过 5mg	10mg/1ml	防治梗阻性黄疸、胆瘘、肝病及慢性腹泻患者出血，早产儿、新生儿出血，预防长期大量应用广谱抗生素引起的维生素 K 缺乏症以及香豆素类和水杨酸类药物导致的出血。	严重肝脏疾患或肝功能不良者禁用。

3. 升白细胞药

药物名称	用法	规格	主要作用	注意事项/禁忌
利血生片	口服。一次20mg（1片），一日3次，或遵医嘱。	20mg×48#	预防、治疗白细胞减少症及血小板减少症。	对本品过敏者禁用。
辅酶A粉针	静脉滴注：一次50～200U，一日50～400U，临用前用5%葡萄糖注射液500ml溶解后静脉滴注。肌内注射：一次50～200U，一日50～400U，临用前用氯化钠注射液2ml溶解后注射。	100U	用于白细胞减少症、原发性血小板减少性紫癜及功能性低热的辅助治疗。	急性心肌梗死患者禁用。对本品过敏者禁用。
地榆升白片（强力升白片）	2～4片，po，tid	片剂：0.1×40片/盒，	用于白细胞减少症。	尚不明确。
鲨肝醇片	50mg，po，qd～tid	片剂：50mg×100片	用于白细胞减少症。	尚不明确。

4. 血浆成分及血浆代用品

药物名称	用法	规格	适应证	禁忌证
人血白蛋白注射液	一般采用静脉滴注或静脉推注。为防止大量注射时机体组织脱水，可采用5%葡萄糖注射液或氯化钠注射液适当稀释作静脉滴注（宜用备有滤网装置的输血器）。滴注速度应以每分钟不超过2ml为宜，但在开始15分钟内，应特别注意速度缓慢，逐渐加速至上述速度。用量：使用剂量由医生酌情考虑，一般因严重烧伤或失血等所致休克，可直接注射本品5～10g，隔4～6小时重复注射1次。在	12.5g，50ml/瓶规格：3年（2～8℃）。	1. 失血创伤、烧伤引起的休克。2. 脑水肿及损伤引起的预压升高。3. 肝硬化及肾病引起的水肿或腹水。4. 低蛋白血症的防治。5. 新生儿高胆红素血症。6. 用于心肺分流术、烧伤的辅助治疗、血液透析的辅助治疗和成人呼吸窘迫综合征。	1. 对白蛋白有严重过敏者。2. 高血压患者、急性心脏病者、正常血容量及高血容量的心力衰竭患者。3. 严重贫血患者。4. 肾功能不全者。

续表

药物名称	用法	规格	适应证	禁忌证
人血白蛋白注射液	治疗肾病及肝硬化等慢性白蛋白缺乏症时,可每日注射本品 5~10g,直至水肿消失、血清白蛋白含量恢复正常为止。		休克 用于失血、创伤、烧伤等各种原因引起的休克和中毒性休克。	1. 充血性心力衰竭及其他血容量过多的患者禁用。
右旋糖酐-40 注射液	静脉滴注,用量视病情而定,成人常用量一次 250~500ml,24 小时内不超过 1000~1500ml。婴儿用量为 5ml/kg,儿童用量为 10ml/kg。休克病例:用量可较大,速度可快,滴注速度为 20~40ml/分,第一天最大剂量可用至 20ml/kg,在使用前必须纠正脱水。	50ml∶30g	1. 休克 用于失血、创伤、烧伤等各种原因引起的休克和中毒性休克。 2. 预防手术后静脉血栓形成 用于肢体再植和血管外科手术等预防术后血栓形成。 3. 血管栓塞性疾病 用于心绞痛、脑血栓形成、脑供血不足、血栓闭塞性脉管炎等。	1. 充血性心力衰竭及其他血容量过多的患者禁用。 2. 严重血小板减少,凝血障碍等出血患者禁用。 3. 心、肝、肾功能不良患者慎用;少尿或无尿者禁用。

续表

药物名称	用法	规格	适应证	禁忌证
右旋糖酐-40 注射液	预防术后血栓形成：术中或术后给予 500ml，通常术后第一、二日 500ml/日，以 2～4 小时的速度静滴，高危患者，疗程可用至 10 天。 血管栓塞性疾病：应缓慢静滴，一般每次 250～500ml，每日或隔日一次，7～10 次为 1 疗程。		4. 体外循环时，代替部分血液，预充人工心肺机，既节省血液又可改善循环。	4. 活动性肺结核患者慎用。 5. 有过敏史者慎用。少尿或无尿者禁用。
聚明胶肽注射液	静脉滴注。一次 500～1000ml，滴速为 500ml/h。用量及输注速度根据病情决定，每日最高量可达 2500ml。小儿用量按体重计，每	500ml：3.2g	用于外伤引起的失血性休克者；严重烧伤、败血症、胰腺炎等引起的失体液性休克者。	1. 严重肝、肾功能损害，肾性或肾后性无尿症者。 2. 充血性心力衰竭，肺水肿、心源性休克

续表

药物名称	用法	规格	适应证	禁忌证
聚明胶肽注射液	公斤 10 ~ 20ml/kg。			禁用。 3. 高血压患者、食管静脉曲张、出血性疾病患者禁用。 4. 已知对本制剂过敏或具有组胺释放高危因素患者禁用。

5. 化疗药物

药物名称	用法	规格	适应证	禁忌证
柔红霉素	30 ~ 60mg/m² + NS 100ml, ivdrip, qd	针剂: 20mg/支	用于急性白血病和中高危 MDS 的治疗	1. 心脏病患者及有心脏病史的患者禁用。

续表

药物名称	用法	规格	适应证	禁忌证
柔红霉素				2. 对本药有严重过敏史患者禁用。 3. 孕妇和哺乳期妇女禁用。
阿克拉霉素	20mg/m² + NS 100ml, ivdrip, qd	针剂: 20mg/支	用于急性白血病、恶性淋巴瘤、胃癌、肺癌、乳腺癌和卵巢癌等, 对阿霉素、柔红霉素耐药的病例亦有效。	心、肝、肾功能异常或有严重心脏病史者禁用。
阿霉素	①急性白血病和淋巴瘤: 40 ~ 50mg/m² + NS 100ml, ivdrip, qd; ②多发性骨髓瘤: 10mg/m² + NS 250ml, ivdrip, qd, 24h 持续静脉滴注。	针剂: 10mg/支	广谱抗肿瘤抗生素, 用于急性白血病、淋巴瘤、多发性骨髓瘤及一些实体肿瘤的治疗。	

续表

药物名称	用法	规格	适应证	禁忌证
米托蒽醌	5～10mg/m² + NS 100ml，ivdrip，qd	针剂：5mg/支	急性白血病、恶性淋巴瘤、乳腺癌、肺癌等。	1. 对本品过敏者禁用。 2. 有骨髓抑制或肝功能不全者禁用。 3. 一般情况差，有并发病及心、肺功能不全的患者应慎用。
阿糖胞苷	1. 成人常用量 (1) 诱导缓解：静脉注射或滴注一次按体重2mg/kg（或1～3mg/kg），一日1次，连用10～14日，如无明显不良反应，剂量可增大至一次按体重4～6mg/kg。	针剂：100mg/支、500mg/支	用于急性白血病和中、高危MDS的治疗。	孕妇及哺乳期妇女忌用。

续表

药物名称	用法	规格	适应证	禁忌证
阿糖胞苷	(2) 维持：完全缓解后改用维持治疗量，一次按体重 1mg/kg，一日 1～2 次，皮下注射，连用 7～10 日。 2. 中剂量阿糖胞苷：中剂量是指阿糖胞苷的剂量为一次按体表面积 0.5～1.0g/m² 的方案，一般需静滴 1～3 小时，一日 2 次，以 2～6 日为一疗程；大剂量阿糖胞苷的剂量为按体表面积 1～3g/m² 的方案，静滴及疗程同中剂量方案。			

续表

药物名称	用法	规格	适应证	禁忌证
氟达拉宾	2mg/m² + NS 100ml, ivdrip, qd, 滴注时间 >30min, 与阿糖胞苷联合用药时, 应在阿糖胞苷使用前4h静脉滴注。	针剂: 50mg/支	用于B细胞慢性淋巴细胞白血病、滤泡细胞淋巴瘤、套细胞淋巴瘤、难治复发急性白血病的治疗和非髓性造血干细胞移植的预处理。	肾功能不全患者、孕期和哺乳期妇女禁用。
长春新碱	0.4mg, ivdrip, qd, 维持24h, 或者1.4mg/m² + NS 20ml, iv 每周1次, 最高用量为2mg/d。	针剂: 1mg/支	治疗急性淋巴细胞白血病、恶性淋巴瘤、小细胞肺癌最有效的药物之一。	尚不明确。
甲氨蝶呤	①口服: 10~15mg, 每周1次; ②鞘内注射: 10~15mg/次, 和地塞米松5mg一起缓慢鞘内注射, 每周1~2次; ③静脉注射: 0.2g/m², ivdrip, qd, 大剂量时可用到1.5~3g/m², 甚至6g/m²。	片剂: 2.5mg×100片; 针剂: 5mg, 50mg, 100mg, 500mg/支。	用于白血病尤其是急性淋巴细胞白血病以及淋巴瘤的治疗。	知对本品高度过敏的患者禁用。

续表

药物名称	用法	规格	适应证	禁忌证
阿米福汀（氨磷汀）	$0.4g/m^2$ + NS 100ml, ivdrip, qd, 化疗前 15min 内滴完; 地塞米松 5mg, iv, qd; 10% 葡萄糖酸钙 10ml, 经墨菲（MFT）静滴, qd; 5- HT_3 受体拮抗剂如昂丹司琼, 8mg, iv, 用于阿米福汀前。	针剂: 400mg/支	肿瘤患者放疗、化疗前使用。	1. 低血压及低血钙患者慎用。 2. 对本品有过敏史及对甘露醇过敏患者禁用。
门冬酰胺酶	$10000u/m^2$ + NS 500ml, ivdrip, qd	针剂: 10000u/支	主要用于急性淋巴细胞白血病、恶性淋巴瘤。	1. 由于不能排除本品有潜在的致畸胎、致突变和致继发性癌的作用, 妊娠 3 个月内的骨髓抑制、孕妇避免使用。由于考虑到本品对婴儿的危害, 在哺乳期间接受治疗的乳母应停止哺乳。

续表

药物名称	用法	规格	适应证	禁忌证
门冬酰胺酶				2. 下列情况禁用：①对本品有过敏史或皮试阳性者；②有胰腺炎史或现患胰腺炎者；③现患水痘、广泛带状疱疹等严重感染者等。 3. 下列情况慎用：①糖尿病；②痛风或肾尿酸盐结石史；③肝功能不全、感染等；④以往曾用细胞毒或放射治疗的患者。有过敏史者最好不用；肝肾功能严重不全忌用；妊娠早期禁用；本品在动物实验中可致畸，不用于孕妇。

续表

药物名称	用法	规格	适应证	禁忌证
高三尖杉酯碱	1～6mg＋5% GS 250ml, ivdrip, qd	1mg/支	用于急性非淋巴细胞白血病、慢性粒细胞白血病（CML）、真性红细胞增多症的治疗。	1. 孕妇及哺乳期妇女禁用。 2. 严重或频发的心律失常及器质性心血管疾病患者禁用。
全反式维甲酸	20mg, po, bid～tid。	胶囊剂：20mg×20粒。	主要用于治疗 PML/RARa 基因阳性的急性早幼粒细胞白血病（APL）的一线化疗药物和维持治疗药物；还可用于治疗 MDS、各种皮肤病。	
三氧化二砷（亚砷酸）	10mg＋5% GS 500ml, ivdrip, qd, 滴注时间＞4h, 4～6W 为一疗程。	注射液：10mg/支	适用于维甲酸治疗后复发的 APL、原发性肝癌晚期的治疗。	禁用于非白血病所致的严重肝、肾功能损害者，孕妇及长期接触砷或有砷中毒者。

续表

药物名称	用法	规格	适应证	禁忌证
甲磺酸伊马替尼	①CML 慢性期：400mg，po，qd；②CML 加速期和急变期：600~800mg，qd；根据患者耐受情况调整剂量，最低有效剂量为 300mg/d。同时大量饮水。	胶囊剂：100mg×120 粒	用于治疗 CML 急变期加速期和慢性期患者，也用于 pH 染色体阳性急性淋巴细胞白血病患者，多与化疗联合使用。	对本药活性物质或任何赋形剂成分过敏者禁用。
羟基脲	0.5~2.0g，po，bid，根据白细胞数调整用药剂量。	片剂：0.5g×100 片	主要用于 CML，真性红细胞增多症，原发性血小板增多症，多发性骨髓瘤，原发性骨髓纤维化。	水痘、带状疱疹及各种严重感染者禁用。
沙利度胺	50~600mg/d，分 2~3 次口服。	25mg×100 粒	主要用于治疗多发性骨髓瘤。	孕妇（强烈致畸）及哺乳期妇女、儿童、驾驶员、机器操纵者禁用。

续表

药物名称	用法	规格	适应证	禁忌证
利妥昔单抗	375mg/m² + NS 500ml, ivdrip, qd, 用药前盐酸异丙嗪25mg, im; 地塞米松5mg, iv。	针剂: 100mg/支, 500mg/支。	多与其他化疗药物联合用于CD20阳性B细胞性非霍奇金淋巴瘤（NHL）的化疗和维持治疗; 也用于造血干细胞移植前的体内净化, 在移植后使用可防止肿瘤的复发。	禁用于已知对该产品的任何成分及鼠蛋白高敏感的患者、哺乳期妇女、儿童。
环磷酰胺	400~750mg/m², ivdrip, qd, 使用时请根据不同化疗方案选择。	针剂: 0.2g/支。	对急性淋巴细胞白血病、恶性淋巴瘤、多发性骨髓瘤及乳腺癌、卵巢癌等均有效; 造血干细胞移植预处理的常用化疗药物, 也用于自身免疫性疾病的治疗。	严重骨髓抑制患者、对本品过敏者、妊娠及哺乳期妇女禁用。

续表

药物名称	用法	规格	适应证	禁忌证
苯丁酸氮芥	0.1~0.2mg/kg，po，qd~tid；若出现骨髓抑制减量至 0.1mg/kg，qd，持续治疗 4~8w。	片剂：2mg/片	主要用于慢性淋巴细胞性白血病，也用于恶性淋巴瘤、晚期卵巢腺癌、乳腺癌患者。	凡有严重骨髓抑制、感染者禁用，有痛风病史、泌尿道结石者慎用。对本品过敏者禁用。

九、免疫系统药

1. 抗过敏药

药物名称	用法	规格	适应证	禁忌证
马来酸氯苯那敏片	口服。成人一次 1 片，一日 3 次。	4mg×100#	适用于皮肤过敏症：荨麻疹、湿疹、皮炎、药疹、皮肤瘙痒症、神经性皮炎、虫咬症、日光性皮炎。也可用于过敏性鼻炎、血管舒缩性鼻炎、药物及食物过敏。	尚不明确。

续表

药物名称	用法	规格	适应证	禁忌证
阿司咪唑片	口服。12 岁以上儿童及成人：每日 1 次，每次 1 片（3mg）。成人和儿童都不宜超过上述推荐剂量服用。	3mg×30#	用于治疗常年性和季节性过敏性鼻炎、过敏性结膜炎、慢性荨麻疹和其他过敏性反应症状及体征。	1. 对本品过敏者禁用。 2. 妊娠妇女禁用。 3. 由于本品广泛经肝脏代谢，故有严重肝功能障碍者禁用。 4. 存在 Q-T 间期延长和低钾血症患者禁用。 5. 禁忌与已有心律失常者和某些治疗药物合用，如：抗心律失常药、安定药、三环类抗抑郁药，特非那定。 6. 禁忌与艾滋病毒蛋

续表

药物名称	用法	规格	适应证	禁忌证
阿司咪唑片				白酶抑制剂（如：利托那韦、茚地那韦，米贝拉地尔，治疗剂量的奎宁合用。 7. 禁忌超剂量服用。
盐酸赛庚啶片	口服。成人一次1~2片，一日2~3次。	2mg×100#	用于过敏性疾病，如荨麻疹、丘疹性荨麻疹、湿疹、皮肤瘙痒。	1. 孕妇，哺乳期妇女禁用。 2. 青光眼，尿潴留和幽门梗阻患者禁用。
氯雷他定片	口服。成人及12岁以上儿童：一日1次，一次1片（10mg）。2~12岁儿童：体重>30kg：一	10mg×6#	用于缓解过敏性鼻炎有关的症状，如喷嚏、流涕、鼻痒、鼻塞以及眼部痒及烧灼感。口服药	对本品中的成分过敏者禁用。

药物名称	用法	规格	适应证	禁忌证
氯雷他定片	日 1 次，一次 1 片（10mg）。体重≤30kg：一日 1 次，一次半片（5mg）。		物后，鼻和眼部症状及体征得以迅速缓解。亦适用于缓解慢性荨麻疹、瘙痒性皮肤病及其他过敏性皮肤病的症状及体征。	
盐酸异丙嗪片	1. 用于防止晕动症时要及早服药； 2. 脱水或少尿时用量酌减，以免出现毒性反应； 3. 口服时，可与食物或牛奶同时服用，以减少对胃黏膜的刺激。 4. 成人常用量：口服，每日 4 次，一次 12.5mg，饭后及睡前服用，必要时睡前	25mg×100#	1. 皮肤黏膜的过敏：适用于长期的、季节性的过敏性鼻炎，血管舒缩性鼻炎，接触过敏源或食物而致的过敏性结膜炎，荨麻疹，血管神经性水肿，对血液或血浆制品的过敏反应，皮肤划痕症。必要时可与肾上腺素合用，作为本药的辅助剂。 2. 晕动病：防治晕车、晕船、	早产儿、新生儿应禁用。

续表

药物名称	用法	规格	适应证	禁忌证
盐酸异丙嗪片	25mg；②止吐，开始时一次服25mg，必要时可每4~6小时服12.5~25mg；③抗眩晕，一次25mg，必要时每日2次；④镇静催眠，一次25~50mg，必要时增倍。 5. 小儿常用量：口服：①抗过敏，每次按体重0.125mg/kg或按体表面积3.75mg/m²，每隔4~6小时1次，或睡前按体重0.25~0.5mg/kg或按体表15mg/m²；按年龄计算，每日量1岁以内5~10mg，1~5岁5~15mg，6岁以上10~25mg，可		晕飞机。 3. 镇静、催眠：适用于术前，术后和产科。此外，也可用于减轻成人及儿童的恐惧感，呈浅睡眠状态。 4. 恶心、呕吐的治疗：适用于一些麻醉和手术后的恶心、呕吐，也用于防治放射病性或药源性恶心、呕吐。 5. 术后疼痛；可与止痛药合用，作为辅助用药。	

续表

药物名称	用法	规格	适应证	禁忌证
盐酸异丙嗪片	1 次或分 2 次给予；②止吐，按体重 0.25～0.5mg/kg 或按体表 7.5～15mg/m²；必要时每隔 4～6 小时给药一次；③抗眩晕，每次按体重 0.25～0.5mg/kg 或按体表面积 7.5～15mg/m²；必要时每隔 12 小时一次，或 12.5～25mg，每日 2 次；④镇静催眠，必要时按体重 0.5～1mg/Kg 或体表面积 15～30mg/m²。			
盐酸异丙嗪注射液	肌内注射：成人：①过敏，一次 25mg，必要时 2 小时后重复。严重过敏时可肌注 25～50mg，	2ml：50mg	1. 皮肤黏膜的过敏：适用于长期的、季节性的过敏性鼻炎、血管运动性鼻炎、过敏性结膜炎	尚不明确。

续表

药物名称	用法	规格	适应证	禁忌证
盐酸异丙嗪注射液	最高量不得超过 100mg。②在特殊紧急情况下，可用灭菌注射用水稀释至 0.25%，缓慢静脉注射。③止吐，12.5～25mg，必要时每 4 小时重复一次。④镇静催眠，一次 25～50mg。小儿：①抗过敏，每次按体重 0.125mg/kg 或按体表面积 3.75mg/m²，每 4～6 小时一次。②抗眩晕，睡前可按需给予，按体重 0.25～0.5mg/kg 或按体表面积 7.5～15mg/m²。或一次 6.25～12.5mg，每日 3 次。③止		荨麻疹，血管神经性水肿，对血液或血浆制品的过敏反应，皮肤划痕症。2. 晕动病：防治晕车、晕船、晕飞机。3. 用于麻醉和手术前后的辅助治疗，包括镇静、催眠、镇痛、止吐。4. 用于防治放射病性或药源性恶心、呕吐。	

续表

药物名称	规格	用法	适应证	禁忌证
盐酸异丙嗪注射液		吐，每次按体重 0.25～0.5mg/kg 或按体表面积 7.5～15mg/m²，必要时每 4～6 小时重复。或每次 12.5～25mg，必要时每 4～6 小时重复。④镇静催眠，必要时每次按体重 0.5～1mg/kg 或每次 12.5～25mg。		

2. 免疫增强药

药物名称	规格	用法	适应证	禁忌证
干扰素 α-2b 注射液	100 万 IU	每支用灭菌注射用水 1ml 溶解，肌肉或皮下注射。剂量和疗程如下：慢性乙型肝炎：本品一次	用于治疗病毒性疾病和某些恶性肿瘤。已批准用于治疗慢性乙型肝炎、丙型肝炎和毛细胞白	1. 已知对干扰素制品过敏者。 2. 有心绞痛、心肌梗死病

续表

药物名称	用法	规格	适应证	禁忌证
干扰素 α-2b 注射液	30~60pg，隔日1次，皮下或肌内注射，疗程4~6个月，可根据病情延长疗程至1年。可进行诱导治疗，即在治疗开始时，每天用药1次，0.5~1个月后改为隔日一次，到疗程结束。慢性丙型肝炎：本品一次30~60pg，隔日1次，皮下或肌内注射。治疗4~6个月，无效者停用。有效者可继续治疗至12个月。根据病情需要，可延长至18个月。在治疗的第1个月，一日1次。疗程结束后随访6~		血病。已有临床实验结果和文献报告用于治疗病毒性疾病如带状疱疹、尖锐湿疣、流行性出血热和小儿呼吸道合胞病毒肺炎等有效，可用于治疗恶性肿瘤如慢性粒细胞白血病、黑色素瘤、淋巴瘤等。	史以及其他严重心血管病史者。3. 有其他严重疾病不能耐受本品的副作用者。4. 癫痫和其他中枢神经系统功能紊乱者。

续表

药物名称	规格	用法	适应证	禁忌证
干扰素 α-2b 注射液		12 个月。急性丙型肝炎应早期使用本品治疗，可减少慢性化。慢性粒细胞白血病：本品一次 30～60pg，每日 1 次，皮下或肌内注射，连续用药 6 个月以上。可根据病情适当调整，缓解后可改为隔日注射。毛细胞白血病：本品一次 30～60pg，每日 1 次，皮下或肌内注射，连续用药 6 个月以上。可根据病情 尖锐湿疣：本品一次 10～30pg，皮下或肌内注射，或一次 10pg，疣体下局部注射，隔日 1 次，连		

续表

药物名称	用法	规格	适应证	禁忌证
干扰素 α-2b 注射液	续3周为1个疗程。可根据病情延长疗程或重复疗程。肿瘤：本品数一次30~60pg，每日1次或隔日1次，连续用药6个月以上。视病情可延长疗程。如患者未出现病情迅速恶化或严重不良反应，应当在适当剂量下继续用药。			
草分枝杆菌注射液	1次/周，1支/次（1.72g/毫升），深部肌内注射。一般10支为1疗程。	1.72ug	用于肺和肺外结核病及其他免疫功能低下性疾病。	高烧患者或患者较虚弱时禁用。

3. 免疫抑制剂

药物名称	用法	规格	适应证	注意事项/禁忌
环孢素 A	肾病治疗用法：初始量：成人 4~5mg/（kg·d），分 2 次空腹服用；服用 2~3 月后缓慢减量，可用小剂量 [小于 3mg/（kg·d）] 长期维持，共服用半年左右。血药浓度在谷浓度 100~200ng/ml 左右。儿童起始量 150mg/m*2.d，最大剂量不超过 200mg/m*2.d。器官移植用药方法详见药物说明书	口服液：每毫升 100mg×50ml 丸剂：25mg，100mg。静滴剂：每毫升 50mg，5ml×10 支。	主要用于肝、肾以及心脏移植的抗排异反应，可与肾上腺皮质激素同用，也可用于一些免疫性疾病的治疗。	详见药物说明书。
他克莫司	治疗难治性肾综常规剂量：1. 一般用药量为 0.15~0.3mg/（kg·d），分两次服用，然后根	胶囊剂：1mg×50 粒。	预防肝脏或肾脏移植术后的移植物排斥反应。治疗肝脏或肾脏移植术后应用其他免疫抑制药物无	妊娠、对他克莫司或其他大环内酯类药物过敏者、

续表

药物名称	用法	规格	适应证	注意事项/禁忌
他克莫司	据FK506的全血血药浓度调整用量，口服用药一般需数天~3周才能达到稳定的血药浓度。		治疗制的移植物排斥反应。	对胶囊中其他成分过敏者。
硫唑嘌呤	1. 口服每日1.5mg~4mg/kg，一日1次或分次口服。 2. 异体移植，每日2mg~5mg/kg，一日1次分次口服。 3. 白血病，每日1.5mg~3mg/kg，一日1次或分次口服。	片剂：50mg×100片。	1. 急慢性白血病，对慢性粒细胞型白血病近期疗效较好，作用快，但缓解期短。 2. 后天性溶血性贫血、特发性血小板减少性紫癜、系统性红斑狼疮。 3. 慢性类风湿性关节炎、慢性活动性肝炎（与自体免疫有关的肝炎）、原发性胆汁性肝硬变。 4. 甲状腺功能亢进、重症肌无力。	已知对本品高度过敏的患者禁用。

续表

药物名称	用法	规格	适应证	注意事项/禁忌
硫唑嘌呤			5. 其他：慢性非特异性溃疡性结肠炎，节段性肠炎，多发性神经根炎，狼疮性肾炎，增殖性肾炎，Wegener 氏肉芽肿等。	

十、内分泌系统药

1. 糖皮质激素

药物名称	用法	规格	适应证	注意事项/禁忌
地塞米松	一次 5～10mg，一日 1～2 次，肌注或加入 5% 葡萄糖注射液中静滴。	5mg/1ml	有抗感染、抗免疫、抗毒、抗休克作用。主要用于过敏性与自身免疫性症性疾病。多用于结缔组织病，活动性风湿病，	糖皮质激素在应用生理剂量替代治疗时无明显不良反应，不良反应多发生在应用药理剂量时，

续表

药物名称	用法	规格	适应证	注意事项禁忌
地塞米松			类风湿性关节炎、红斑狼疮、严重支气管哮喘、严重皮炎、溃疡性结肠炎、急性白血病等，也可用于某些严重感染及中毒，恶性淋巴瘤的综合治疗。	而且与疗程、剂量、用药目与疗程、用法及给药途药种类、用法及给药途径等有密切关系。常见不良反应有以下几类： 1. 长程使用可引起以下
氢化可的松	静脉滴注：一次50～100mg，用0.9%NS或5%GS 500ml混合后静滴。用于成人肾上腺皮质功能减退及垂体前叶功能减退危象，严重过敏反应，哮喘持续状态、休克，每次游离型氢化可的松或氢化可的松琥珀酸钠100mg，可用至每日300mg静滴135mg静滴，可用至每日300mg	10mg/2ml	用于抢救危重患者如中毒性感染、过敏性休克、严重的肾上腺皮质功能减退症、结缔组织病、严重的支气管哮喘等性疾病，并可用于预防和治疗移植物急性排斥反应。	副作用：医源性库欣综合征面容和体态、体重增加、下肢浮肿、紫纹、易出血倾向、创口愈合不良、痤疮、月经紊乱、肱或股骨头缺血性坏死、骨质疏松及骨折、肌无力、肌萎缩、低血钾综合

续表

药物名称	用法	规格	适应证	注意事项/禁忌
氢化可的松	（30支），疗程不超过3~5日。			征、胃肠道刺激、胰腺炎、消化性溃疡或穿孔、儿童生长受到抑制、青光眼、白内障、良性颅内压升高综合征、糖耐量减退和糖尿病加重。 2. 精神症状。 3. 并发感染。 4. 停药综合征。

2. 抗糖尿病药

药物名称	用法	规格	适应证	禁忌证
盐酸二甲双胍片	口服，成人开始一次0.25g，一日2~3次，以后根据疗效逐渐加量，一般每日量1~1.5g，最多每日不超过2g。餐中或餐后即刻服用，可减轻胃肠道反应。	0.85g	用于单纯饮食控制不满意的Ⅱ型糖尿病患者，尤其是肥胖和伴高胰岛素血症者，用本药不但有降血糖作用，还可能有减轻体重和高胰岛素血症的效果。对某些磺酰脲类疗效差的患者可奏效，如与磺酰脲类、小肠糖苷酶抑制剂或噻唑烷二酮类降糖药合用，较分别单用的效果更好。亦可用于胰岛素治疗的患者，以减少胰岛素用量。	下列情况应禁用： 1. Ⅱ型糖尿病伴有酮症酸中毒、肝及肾功能不全（血清肌酐超过1.5mg/dl）、肺功能不全、心力衰竭、急性心肌梗死、严重感染和外伤、重大手术以及临床有低血压和缺氧情况。 2. 糖尿病合并严重的慢性并发症（如糖尿病肾病、糖尿病眼底病变）。 3. 静脉肾盂造影或动脉造影前。 4. 酗酒者。

续表

药物名称	用法	规格	适应证	禁忌证
盐酸二甲双胍片				5. 严重心、肺病患者。 6. 维生素 B_{12}、叶酸和铁缺乏的患者。 7. 全身情况较差的患者（如营养不良、脱水）。
格列齐特缓释片	口服，仅用于成年人。每日 1 次，剂量为 1～4 片，30～120mg。建议于早餐时服用。	30mg×30#	当单用饮食疗法、运动治疗和减轻体重不足以控制血糖的成人非胰岛素依赖型糖尿病（Ⅱ型）患者。	已知对格列齐特或其中一种赋形剂、其他磺脲类、磺胺类药物过敏； 1 型糖尿病； 糖尿病昏迷前期，糖尿病酮症酸中毒； 严重肾或肝功能不全：对这些病例建议应用胰岛素；

续表

药物名称	用法	规格	适应证	禁忌证
格列齐特缓释片				应用咪康唑治疗者； 妊娠期间口服降糖药不适用，哺乳期妇女禁止使用格列齐特。
瑞格列奈片	瑞格列奈片应在主餐前服用（即餐前服用）。在口服本品30分钟内即出现促胰岛素分泌反应。通常在餐前15分钟内服用本药。服药时间也可掌握在餐前0~30分钟内。请遵医嘱服用瑞格列奈片。剂量因人而异，以个人血糖而定。推荐起始剂量为0.5mg，以后如需要可每周	1mg×30#	用于饮食控制、减轻体重及运动锻炼不能有效控制其高血糖的2型糖尿病（非胰岛素依赖型）患者。	1. 已知对瑞格列奈或本品中的任何赋型剂过敏的患者。 2. 1型糖尿病患者（胰岛素依赖型，IDDM）。 3. 伴随或不伴昏迷的糖尿病酮症酸中毒患者。 4. 妊娠或哺乳妇女。 5. 8岁以下儿童。 6. 严重肾功能或肝功能不全

续表

药物名称	用法	规格	适应证	禁忌证
瑞格列奈片	或每两周作调整。接受其他口服降血糖药治疗的患者转用瑞格列奈片治疗的推荐起始剂量为1mg。最大的推荐单次剂量为4mg。进餐时服用。但最大日剂量不应超过16mg。对于衰弱和营养不良的患者,应谨慎调整剂量。如果与二甲双胍合用,应减少瑞格列奈片的剂量,尽管瑞格列奈为主要。			的患者。 7. 与CYP3A4抑制剂或诱导剂合并治疗时。
70-30混合人胰岛素针	于早晚餐前30分钟左右皮下注射,但需由医生根据每位患者的病情决定适宜的注射剂量和时间。	3ml:300IU	1型糖尿病、2型糖尿病	出现胰岛素过敏反应禁止使用。

续表

药物名称	用法	规格	适应证	禁忌证
70-30 混合人胰岛素针	因每位糖尿病患者的具体情况不同，使用胰岛素的剂型、剂量，注射时间也不同，另外胰岛素的用量也受食物、从事的工作或运动量的影响，所以必须在医生的指导下用药。			
精蛋白锌胰岛素针	于早、晚餐前1小时左右皮下注射，具体时间及剂量由医生根据病情决定。	10ml：400u	用于糖尿病。	有胰岛素过敏史者禁用。

3. 甲状腺疾病相关用药

药物名称	用法	规格	适应证	禁忌证
丙基硫氧嘧啶片	用于治疗成人甲状腺功能亢进症，开始剂量一般为每天300mg，视病情轻重介于150～400mg，分次口服，一日最大量600mg。病情控制后逐渐减量，维持量每天50～150mg，视病情调整；小儿开始剂量每日按体重4mg/kg，分次口服，维持量酌减。	50mg×100#	用于各种类型的甲状腺功能亢进症，尤其适用于：①病情较轻，甲状腺轻至中度肿大患者；②青少年及儿童、老年患者。③甲状腺手术后复发，又不适于放射性[131]I治疗者。④手术前准备。⑤作为[131]I放疗的辅助治疗。	严重肝功能损害，白细胞严重缺乏，对硫脲类药物过敏者禁用。
甲巯咪唑（他巴唑）片	1. 成人：开始剂量一般为一日30mg（6片），可按病情轻重调节为15～40mg（3～8片），一日最大量60mg（12片），分次	5mg	抗甲状腺药物。适用于各种类型的甲状腺功能亢进症，尤其适用于：①病情较轻，甲状腺轻至中度肿大患者；②青少年及	哺乳期妇女禁用。

续表

药物名称	用法	规格	适应证	禁忌证
甲巯咪唑（他巴唑）片	口服；病情控制后，逐渐减量，每日维持量按病情需要介于 5～15mg（1～3 片），疗程一般 18～24 个月。 2. 小儿：开始时剂量为每天按体重 0.4mg/kg，分次口服。维持量约减半，按病情决定。		儿童、老年患者；③甲状腺手术后复发，又不适于用放射性 ^{131}I 治疗者；④手术前准备；⑤作为 ^{131}I 放疗的辅助治疗。	
复方碘溶液	内科一般用于甲亢危象抢救；服 PTU 后 1～2h 再加用复方碘溶液，首剂量 30～60 滴，以后每 6～8h 为 5～10 滴，一般 3～7d 停药。	酊剂：100ml×1 瓶。	①甲状腺次全切除术的术前准备；②甲状腺危象；③严重的甲状腺毒症心脏病；④甲亢症患者接受急诊外科手术。	对碘化物过敏者禁用。

续表

药物名称	用法	规格	适应证	禁忌证
左旋甲状腺素钠	口服给药： 成人 （1）一般 最初 每日 用 25～50μg，最大量不超过 100μg，可每隔 2～4 周增加 25～50μg，直至维持正常代谢为止。一般维持剂量为 50～200μg/日。 （2）老年或有心血管疾病患者：起始量以 12.5～25μg 为宜，可每次增加 12.5～25μg。用药后应密切观察患者有否心率加快、心律失常、血压改变并定期监测血中甲状腺激素水平，必要时暂缓加量或减少用量。	片剂：50μg×100片，100μg×100片。	用于各种原因引起的甲状腺功能减退症的长期替代治疗；用于单纯性甲状腺肿、慢性淋巴细胞性甲状腺炎以及甲状腺癌手术后的抑制及替代治疗；用于甲亢的辅助治疗。	患有非甲状腺功能低下性心衰、快速型心律失常和近期出现心肌梗死者禁用，对本药过敏者禁用。

4. 抗痛风药

药物名称	规格	用法	适应证	禁忌证
别嘌呤醇片	0.1×100#	1. 口服成人常用量：初始剂量一次 50mg，一日 1～2 次，至一日 200～300mg，分 2～3 次服。每周可递增 50～100mg，每 2 周测血和尿尿酸水平，如已达正常水平，则不再增量，如仍高可再递增。但一日最大量不得大于 600mg。 2. 儿童治疗继发性高尿酸血症常用量：6 岁以内每次 50mg，一日 1～3 次；6～10 岁，一次 100mg，一日 1～3 次。剂量可酌情调整。	1. 原发性和继发性高尿酸血症，尤其是尿酸生成过多而引起的高尿酸血症。 2. 反复发作或慢性痛风者。 3. 痛风石。 4. 尿酸性肾结石和（或）尿酸性肾病。 5. 有肾功能不全的高尿酸血症。	对本品过敏、严重肝肾功能不全和明显血细胞低下者禁用。

药物名称	用法	规格	适应证	禁忌证
秋水仙碱片	口服给药：①急性期：成人常用量为每 1～2 小时服 0.5～1mg，直至关节症状缓解，或出现腹泻或呕吐，达到治疗量一般为 3～5mg，停服 72 小时后一日量不宜超过 6mg，停服 72 小时后一日量为 0.5～1.5mg，分次服用，共 7 天。②预防：一日 0.5～1.0mg，分次服用，但疗程酌定，如出现不良反应随时停药。	0.5mg×20#	本品治疗痛风性关节炎的急性发作，预防复发性痛风性关节炎的急性发作。	对骨髓增生低下，肾和肝功能不全者禁用。
丙磺舒	起始剂量：0.25g，po，bid，一周后增至 0.5g，bid，最大剂量 2g/d。	片剂：0.25g×100 片。	用于慢性痛风治疗。	磺胺过敏者和 2 岁以下儿童禁用。

续表

药物名称	用法	规格	适应证	禁忌证
苯溴马隆	由小剂量开始，25mg，qd（早餐后服用），可逐渐增至100mg，qd	片剂：50mg×10片。	高尿酸血症，各种原因引起的痛风及痛风性关节炎非急性发作期。	肾结石、孕妇、哺乳期妇女。

十一、泌尿系统药

1. 原发性和继发性肾小球肾炎（肾病综合征）用药

药物名称	用法	规格	适应证	禁忌证
黄葵胶囊	口服。一次5粒，一日3次，8周为一疗程。	0.5g*30粒/盒	用于慢性肾炎之湿热症，症见：浮肿、腰痛、蛋白尿、血尿、舌苔黄腻等。	孕妇忌用。

续表

药物名称	用法	规格	适应证	禁忌证
肾炎康复片	口服，一次5片，一日3次，小儿酌减或遵医嘱	每片重0.48g	主治慢性肾小球肾炎属于气阴两虚、脾肾不足、毒热未清症者，表现为神疲乏力，腰酸腿软，面浮肢肿，头晕耳鸣蛋白尿，血尿等。	服药期间忌辛、辣、肥甘等刺激性食物，禁房事。
六味地黄丸	口服，大蜜丸一次1丸，一日2次。	9g*10丸	滋阴补肾。用于肾阴亏损，头晕耳鸣，腰膝酸软，骨蒸潮热，盗汗遗精。	尚不明确。
培哚普利	8mg, po, qd	片剂：4mg×10片	广泛应用于各种肾脏疾病。对于急慢性肾小球肾炎、慢性肾功能衰竭（CRF）病程中的高血压，蛋白尿，皆可使用，尤其适用于合并有高血压性心脏	在下列情况下禁用培哚普利：1. 对培哚普利过敏。2. 与使用ACE抑制剂有关的血管神经性水肿（奎根水肿）病史。

续表

药物名称	用法	规格	适应证	禁忌证
培哚普利			病、心室肥厚的患者。对于慢性肾脏病患者，虽无全身性高血压，也适宜使用上述药物，以延缓肾功能减退。治疗肾脏病的一般用量比常规降压剂量偏大。	3. 妊娠的4至9个月。 4. 哺乳。 在下列情况下不推荐使用培哚普利： 1. 与保钾利尿剂、钾盐、锂盐、雌孕司汀合用。 2. 双侧肾动脉狭窄或单肾动脉狭窄。 3. 高血钾。 4. 在妊娠的最初三个月和哺乳期。
缬沙坦	160mg, po, qd	片剂：80mg ×7片	适应证同培哚普利	对本品过敏者禁用。妊娠妇女禁用。

续表

药物名称	用法	规格	适应证	禁忌证
前列地尔	2支 + NS 250ml, ivdrip, qd	凯时针剂：10μg；保达新2ml/支；粉针剂：20μg/支	1. 治疗慢性动脉闭塞症（血栓闭塞性脉管炎、闭塞性动脉硬化症等）引起的四肢溃疡及微小血管循环障碍引起的四肢静息疼痛，改善心脑血管循环障碍。 2. 脏器移植术后抗栓治疗，用以抑制移植后血管内的血栓形成。 3. 动脉导管依赖性先天性心脏病，用以缓解低氧血症，保持导管血流以等待时机手术治疗。 4. 用于慢性肝炎的辅助治疗。	以下患者禁用： 1. 严重心衰（心功能不全）患者。 2. 妊娠或可能妊娠的妇女。 3. 既往对本制剂有过敏史的患者。

2. 肾功能不全用药

药物名称	用法	规格	适应证	禁忌证
复方氨基酸胶囊	1~2粒，po，bid~tid	硬胶囊：0.35g×30粒	用于预防和治疗因缺乏必需氨基酸与维生素所引起的各种疾病。如： 1. 神经炎、坏血病、佝偻病、脚气病等。 2. 外伤、烧伤、骨折及术后伤口愈合。 3. 孕产妇、哺乳期妇女营养失调及儿童营养缺乏。 4. 高温、高湿、寒冷环境作业及运动时的营养补给。 5. 改善人体免疫力。 6. 用于体弱者的营养补充。	对本品过敏者禁用。

续表

药物名称	用法	规格	适应证	禁忌证
复方 α 酮酸片	4~8 粒, po, tid, 用餐期间整片吞服。	片剂: 0.63 × 100 片	配合低蛋白饮食, 预防和治疗因慢性肾功能不全而造成蛋白质代谢失调引起的损害。通常用于肾小球滤过率低于每分钟 25ml 的患者。低蛋白饮食要求成人每日蛋白摄入量为 40g 或 40g 以下。	1. 高钙血压和氨基酸代谢紊乱。 2. 遗传性苯丙酮尿症患者使用本品时, 须注意本品含有苯丙氨酸。
药用炭片	6 片, po, tid	片剂: 0.3g × 100 片	用于腹泻及胃肠胀气。	尚不明确。
肾衰宁片	口服。一次 4~6 片, 一日 3~4 次, 45 天为一疗程, 小儿酌减。	每片重 0.43g	用于脾失运化, 瘀浊阻滞, 升降失调所引起的腰痛疲倦、面色萎黄, 恶心呕吐, 食欲不振, 小便不利, 大便黏滞及多种原因引起的慢性肾功能不全见上述证候者。	有出血症状者, 禁止使用。

续表

药物名称	用法	规格	适应证	禁忌证
羟苯磺酸钙	2粒，po，tid	胶囊剂：0.5g/粒	1. 微血管病的治疗。 2. 静脉曲张综合征的治疗。 3. 与微循环伴发静脉功能不全的治疗。	对本品过敏者禁用。
肾康注射液	静脉滴注，一次100ml（5支），一日一次，使用时用10%葡萄糖液300ml稀释。每分钟20～30滴。疗程4周。	20ml/支	慢性肾功能衰竭属湿浊血瘀证。	1. 急性心功能衰竭者慎用； 2. 高血钾危象者慎用； 3. 过敏体质者禁用； 4. 有内出血倾向者禁用； 5. 孕妇及哺乳期妇女禁用。
重组人红细胞生长素	一般150u/(kg·w)，一周一次	益比奥针剂：10000u/支；利血宝针剂：60000u/支	1. 肾功能不全所致贫血，包括透析及非透析患者。 2. 外科围手术期的红细胞动员。 3. 治疗非骨髓恶性肿瘤应用化	1. 未控制的重度高血压患者。 2. 对本品及其他哺乳动物细胞衍生物过敏者，对人

续表

药物名称	用法	规格	适应证	禁忌证
重组人红细胞生长素			疗引起的贫血。不用于治疗肿瘤患者由其他因素（如：铁或叶酸盐缺乏、溶血或胃肠道出血）引起的贫血。	血清白蛋白过敏者。3. 合并感染者，宜控制感染后再使用本品。
α-D3（阿法迪三）	口服，每日一次，每次一粒。或遵医嘱附。	0.25μg	1. 佝偻病和软骨病。2. 肾性骨病。3. 骨质疏松症。4. 甲状旁腺功能减退症。	禁用于高钙血症、高磷酸盐血症（伴有甲状旁腺功能减退者除外）、高镁血症。具有维生素D中毒症状。对本品中任何成分或已知的患者不能服用阿法骨化醇。对维生素D及类似物过敏

3. 脱水药

药物名称	用法	规格	适应证	禁忌证
甘露醇	常用量按每次 1～2g/kg，静脉快速滴注。	50g/250ml	具有脱水利尿作用。用于治疗脑水肿、青光眼及用于预防急性肾功能衰竭。	已确诊为急性肾小管坏死的无尿患者；严重失水者；活动性颅内出血者（颅内手术除外）；急性肺水肿或严重脑充血；糖尿病患者；过敏体质者；肾病患者；肌酐值大于正常者。

4. 前列腺疾病用药

药物名称	用法	规格	适应证	禁忌证
非那雄胺片	口服，推荐剂量：每次 5mg（1 片），每天 1 次，空腹服用或与食物同时服用均可。	5mg×10#	本品适用于治疗已有症状的良性前列腺增生症（BPH）： —改善症状。 —降低发生急性尿潴留的危险性。 —降低需进行经尿道切除前列腺（TURP）和前列腺切除术的危险性。	本品不适用于妇女和儿童。本品禁用于以下情况： 1. 对本品任何成分过敏者。 2. 妊娠和可能怀孕的妇女。
坦索罗辛片	成人每日一次，每次 0.2mg，饭后口服。根据年龄、症状的不同可适当增减。	0.2mg×10#	前列腺增生症引起的排尿障碍。	对本品有过敏史禁用。
前列康舒胶囊	口服，一次 5 粒，一日 3 次，疗程二周。	胶囊剂：0.3×20 粒	用于肾虚湿热瘀阻型慢性前列腺炎的治疗，可改善尿频、尿急、尿痛、腰膝酸软、会阴胀痛、睾丸隐痛等症状。	治疗期间禁烟、酒，忌房事。

十二、生殖系统药

1. 雌激素类药物

药物名称	用法	规格	适应证	注意事项/禁忌
乙烯雌酚（己烯雌酚）片	1. 闭经：口服小剂量可刺激垂体前叶分泌促腺激素，1日不超过0.25mg。 2. 用于人工月经周期：每日经口服0.25mg，连服20日，待月经后再用己烯雌酚同法治疗，共3周期。 3. 用于月经周期延长及子宫发育不全，每日服0.1~0.2mg，持续6个月，经期停服。 4. 治疗功能性子宫出血：每晚服0.5~1mg，连服20日。	0.5×100#	用于卵巢功能不全或垂体功能异常引起的各种疾病、闭经、子宫发育不全、功能性子宫出血、绝经期综合征、老年性阴道炎及退乳等。	妊娠期、哺乳期妇女禁用。下列情况应禁用：①已知或怀疑患有乳腺癌，用来作为治疗晚期转移性乳腺癌患者时例外；②已知或怀疑有雌激素依赖性肿瘤；③急性血栓性静脉炎或血栓栓塞；④过去使用雌激素时，曾伴有血栓性静脉炎或血栓栓塞史，用以治疗晚期乳腺癌及前列腺癌时例外；⑤有胆汁郁积性黄疸己烯雌酚兽药标准品史；

续表

药物名称	用法	规格	适应证	注意事项　禁忌
乙烯雌酚（求偶素）片	5. 用于绝经期综合征：每日服0.25mg，症状控制后改为每日0.1mg（如同时每日于含服甲基睾丸素5～10mg，效果更好）。 6. 回乳：每次服5mg，1日2～3次，连服3日；或肌注每日1次4mg，连用3～5日，同时紧束双乳，少进液体。 7. 老年性阴道炎：阴道塞药，每晚塞入1～2片（每片0.2mg），共用7日。 8. 配合手术于前列腺癌：每日6～10mg，3次分服，连用2～3个月。			⑥未明确诊断的阴道不规则流血。 下列疾患雌激素应慎用：①哮喘；②心功能不全；③癫痫；④精神抑郁；⑤偏头痛；⑥肾功能不全，雌激素可使水潴留加剧；⑦糖尿病；⑧良性乳腺疾患；⑨脑血管疾患；⑩冠状动脉疾患；⑪子宫内膜异位症；⑫胆囊疾患或胆囊病史，尤其是胆结石；⑬肝功能异常；⑭血钙过高，伴有肿瘤或代谢性骨质疾患；⑮高血压；⑯妊娠时黄疸或黄

续表

药物名称	用法	规格	适应证	注意事项/禁忌
乙烯雌酚（求偶素）片	9. 用于因子宫发育不良及子宫颈分泌物黏稠所致不育症：以小剂量促使宫颈黏液稀薄，精子易透入，于月经后每日服0.1mg，共15日，1疗程为3～6个月。 10. 用于稽留流产（怀孕7个月以内死胎，经2个月或2个月以上仍未娩出）：每次服5mg，1日3次，5～7日为1疗程，停药5日，如无效可重复1疗程。			疸史，雌激素有促使肝损复发的危险性；⑰急性、间歇性或复杂性肝的紫质症；⑱肾功能异常；⑲甲状腺疾患；⑳子宫肌瘤。肝肾病患者及孕妇禁用。

2. 孕激素及抗孕激素类药

药物名称	用法	规格	适应证	注意事项/禁忌
醋酸甲羟孕酮片	口服。本品须在有经验医生指导下服用。乳腺癌：推荐每日0.5～1.5g，甚至每日高达2g（大剂量可分成每天2～3次用药）。子宫内膜癌、前列腺癌及肾癌等激素依赖性肿瘤：每日0.1～0.5g。一般一次0.1g，一日三次；或一次0.5g，每日一次。	2mg×100#	用于治疗下列疾病：乳腺癌、子宫内膜癌、前列腺癌、肾癌、前列腺腺瘤。	对醋酸甲羟孕酮过敏者禁用；血栓性静脉炎、血栓栓塞性疾病、严重肝功能不全、流产、骨转移肿瘤患者中可能出现的高钙血症、原因不明的子宫出血禁用；妊娠妇女禁用。
黄体酮注射液	肌内注射： 1. 先兆流产，一般10～20mg，用至疼痛及出血停止。 2. 习惯性流产史者，自妊娠开始，一次10～20mg，每周2～3次。	1ml：20mg	本品用于月经失调，如闭经和功能性子宫出血，黄体功能不足，先兆流产和习惯性流产（因黄体不足引起者）、经前期紧张综合征的治疗。	严重肝损伤患者禁用。

续表

药物名称	用法	规格	适应证	注意事项/禁忌
黄体酮注射液	3. 功能性子宫出血，用于撤退性出血血红蛋白低于7mg时，一日10mg，连用5天，或一日20mg连续3~4天。 4. 闭经，在预计月经前8~10天，每日肌注10mg，共5天；或每日肌注20mg 3~4天。 5. 经前期紧张综合征，在预计月经前12天注射10~20mg，连续10天。			

3. 作用于子宫药

药物名称	规格	适应证	用法	注意事项/禁忌
缩宫素注射液	1ml：10U	用于引产、催产、产后及流产后因宫缩无力或缩复不良而引起的子宫出血；了解胎盘储备功能（催产素激惹试验）。	(1) 引产或催产 静脉滴注，用氯化钠注射液稀释至每1ml中含有0.01U。静滴开始时每分钟不超过0.001~0.002U，每15~30分钟增加0.001~0.002U，至达到宫缩与正常分娩期相似，最快每分钟不超过0.02U，通常为每分钟0.002~0.005U。 (2) 控制产后出血每分钟静滴0.02~0.04U，胎盘排出后可肌内注射5~10U。	骨盆过窄、产道受阻、明显头盆不称及胎位异常，有剖腹产史、子宫肌瘤剔除术史者及胎膜带先露或脱垂、前置胎盘、胎儿窘迫、宫缩过强、子宫收缩乏力长期用药无效、产前出血（包括胎盘早剥）、多胎妊娠、子宫过大（包括羊水过多、严重的妊娠高血压综合征。

十三、麻醉及麻醉辅助用药

药物名称	用法	规格	适应证	注意事项/禁忌
缩宫素注射液	(1) 引产或催产 静脉滴注,一次2.5～5U,用氯化钠注射液稀释至每1ml中含有0.01U。静滴开始时每分钟不超过0.001～0.002U,每15～30分钟增加0.001～0.002U,至达到宫缩与正常分娩期相似,最快每分钟不超过0.02U,通常为每分钟0.002～0.005U。 (2) 控制产后出血每分钟静滴0.02～0.04U,胎盘排出后可肌内注射5～10U。	1ml:10U	用于引产、催产、产后及流产后因宫缩无力或缩复不良而引起的子宫出血;了解胎盘储备功能(催产素激惹试验)。	骨盆过窄,产道受阻,明显头盆不称及胎位异常,有剖腹产史,子宫肌瘤剔除术史者及脐带先露或脱垂,前置胎盘,胎儿窘迫,宫缩过强,子宫收缩乏力长期用药无效,产前出血(包括胎盘早剥),多胎妊娠,子宫过大(包括羊水过多,严重的妊娠高血压综合征。

续表

药物名称	用法	规格	适应证	注意事项/禁忌
垂体后叶素注射液	肌注,一般每次5~10U。 1. 催产素引产。 2. 2.5~5单位催产素5%葡萄糖注射液500ml每分钟8滴产后促子宫复旧。 20U催产素5%葡萄糖注射液500ml。	2ml:6U	用于肺、支气管出血(如咯血)、消化道出血(呕血、便血),并适用于产科催产及产后收缩子宫,止血等。对于肠麻痹手术后肠道麻痹亦有功效。本品尚对尿崩症有减少排尿量之作用。	本品对患有肾脏炎、心肌炎、血管硬化、骨盆过窄、双胎、羊水过多、子宫膨胀过度等患者不易应用。在子宫颈尚未完全扩大时亦不宜采用本品。高血压或冠状动脉病患者慎用。
维库溴铵针	由于剂型及规格不同,用法用量请仔细阅读药品说明书或遵医嘱。	4mg	主要用于外科手术麻醉的辅助用药(气管插管和肌松)	妊娠期妇女及儿童不宜使用。

续表

药物名称	用法	规格	适应证	注意事项／禁忌
氟哌利多（氟哌啶）针	用于控制急性精神病的兴奋躁动：肌内注射一日 5～10mg。用于神经安定镇痛：5mg 加入0.1mg 枸橼酸芬太尼，在 2～3分钟内缓慢静脉注射。	2ml：5mg	1. 用于精神分裂症和躁狂症兴奋状态。2. 本品有神经安定作用及增强镇痛药的镇痛作用，与芬太尼合用静脉注射时，可使患者产生特殊麻醉状态，称为神经安定镇痛术，用于大面积烧伤换药、各种内镜检查。	基底神经节病变、帕金森病、帕金森综合征，严重中枢神经抑制状态者，抑郁症及对本品过敏者。
麻黄素针	1. 常用量：皮下或肌内注射一次 15～30mg（0.5～1 支），一日 3 次。2. 极量：皮下或肌内注射一次60mg（2 支），一日 150mg（5支）。	1ml：30mg	用于蛛网膜下腔麻醉或硬膜外麻醉引起的低血压症及慢性低血压症。	甲状腺功能亢进、高血压、动脉硬化、心绞痛等患者禁用。

续表

药物名称	用法	规格	适应证	注意事项/禁忌
盐酸氯胺酮注射液	(1) 全麻诱导：成人按体重静注1~2mg/kg，维持可采用连续静滴，每分钟不超过1~2mg，即按体重10~30μg/kg，加用苯二氮䓬类药，可减少其用量。 (2) 镇痛：成人先按体重静注0.2~0.75mg/kg，2~3分钟注完，而后连续静滴每分钟按体重5~20μg/kg。 (3) 基础麻醉：临床个体间差异大，小儿肌注按体重4~5mg/kg，必要时追加1/2~1/3量。	2ml：0.1	本品适用于各种表浅、短小手术麻醉，不合作小儿的诊断性检查麻醉及全身复合麻醉。	顽固、难治性高血压，严重的心血管疾病及甲亢患者禁用。

十四、促骨生长药及骨关节腔内用药

药物名称	用法	规格	适应证	注意事项/禁忌
复方骨肽注射液	静脉滴注：一次 10～20ml，一日 1 次，溶于 200ml 0.9 氯化钠注射液中，15～30 天为一疗程。肌内注射：一次 2ml，一日 1 次，20～30 日为一疗程。亦可在痛点和穴位注射或遵医嘱。	2ml：30mg	用于增生性骨关节疾病及风湿、类风湿关节炎等，并能促进骨折愈合。	1. 对本品过敏者禁用。2. 严重肾肾功能不全者禁用。3. 孕妇及哺乳期妇女禁用。
骨瓜提取物注射液	肌内注射：一次 2～5ml，一日 2 次。静脉滴注：一次 10～20ml，加入 250ml 0.9% 氯化钠注射液中或 5% 葡萄糖注射液中，一日 1 次，20～30 日为一疗程；或遵医嘱。	2ml	用于风湿、类风湿关节炎、骨关节炎、腰腿疼痛、骨折创伤修复。	1. 对本品过敏者禁用。2. 严重肾肾功能不全者禁用。

续表

药物名称	用法	规格	适应证	注意事项/禁忌
鹿瓜多肽注射液	肌内注射。一次 2～4ml，一日 4～8ml。静脉滴注。一日 8～12ml，加入 250～500ml 5% 葡萄糖注射液或 0.9% 氯化钠注射液中静脉滴注。10～15 日为一疗程或遵医嘱，小儿酌减。	2ml：4mg	用于风湿、类风湿性关节炎，强直性脊柱炎、各种类型骨折、创伤修复及腰腿疼痛等。	对本品过敏者禁用。
玻璃酸钠注射液	本品为眼科手术辅助用药，根据手术方式选择剂量，眼前节手术常用量为一次 0.2ml 左右。前房内注射，术毕根据手术需要清除残留药液。	2ml：20mg	本品是眼科手术辅助用药，用于白内障囊内、囊外摘除术、抗青光眼手术、角膜移植手术等。	目前尚未发现。

十五、皮肤科用药

药物名称	用法	规格	适应证	禁忌证
硫软膏	外用，涂于洗净的患处，一日1～2次。用于疥疮，将药膏涂于颈部以下的全身皮肤，尤其是皮肤褶皱处，每晚1次，3天为一疗程，换洗衣服，洗澡。需要时停用3天，再重复用第二个疗程。	10g	用于疥疮、头癣、痤疮、脂溢性皮炎、酒渣鼻、单纯糠疹、慢性湿疹。	尚不明确。
盐酸特比萘酚软膏	局部用药：常用剂量为每天1～2次，用药前应清洁和干燥患处，然后将乳膏薄薄涂于患处及其周围，并加以轻揉，如果患处处已擦烂（如乳腺	10g	用于治疗手癣、足癣、体癣、股癣、花斑癣及皮肤念珠菌病等。	对特比萘芬或乳剂中任何型剂过敏者禁用。

续表

药物名称	用法	规格	适应证	禁忌证
盐酸特比萘酚软膏	下、指间、臀间、腹股沟），涂擦后尤其在晚上可用纱布敷盖。疗程：体癣、股癣1~2周，足癣2~4周，花斑癣2周。			
复方地塞米松软膏	外用，涂于患处。每日2~3次。或遵医嘱。	20g	适用于神经性皮炎、慢性湿疹、虫咬性皮炎及瘙痒性皮肤病的局部治疗。	真菌性或病毒性皮肤病禁用，对本药过敏者及其他皮质类固醇过敏者禁用。
丁苯羟酸乳膏	局部外用。取适量本品涂于患处，每日2~4次。	15g:0.75g	用于湿疹和神经性皮炎。	对本品过敏者禁用。
硝酸咪康唑软膏	外用，涂搽于洗净的患处，一日早晚各1次；花斑癣，一日1次，症状消失后应继续用药7天，以防复发。	20g	用于体癣、股癣、手癣、足癣、花斑癣以及真菌性甲沟炎和念珠菌性外阴阴道炎，对外耳炎、细菌性皮肤感染也有效。	对本品过敏者禁用。

药物名称	用法	规格	适应证	禁忌证
莫匹罗星软膏	本品应外用，局部涂于患处。必要时，患处可用辅料包扎或覆盖，每日3次，5天一疗程，必要时可重复一疗程。	5g：0.1g	适用于革兰阳性球菌引起的皮肤感染，例如：脓疱病，疖肿，毛囊炎等原发性皮肤感染及湿疹合并感染、溃疡合并感染、创伤合并感染等继发性皮肤感染。	对其他含聚乙二醇软膏过敏者禁用。
阿昔洛韦软膏	涂患处。成人与小儿均为白天每2小时1次，一日6次，共7日。	10g：0.3g	用于单纯疱疹或带状疱疹感染。	尚不明确。
维A酸乳膏	外用。寻常痤疮：每晚1次，于睡前将药轻轻涂于患处。银屑病、鱼鳞病等皮疹位于遮盖部位的可一日1～3次或遵医嘱。用毕应洗手。	15g：15mg	本品用于寻常痤疮及角化异常性疾病。	1. 妊娠起初3个月内妇女禁用。 2. 哺乳期妇女禁用。 3. 对本品任何成分过敏者禁用。

续表

药物名称	用法	规格	适应证	禁忌证
肝素钠软膏	外用。一日 2～3 次，涂于患处。	20g	用于早期冻疮、皲裂、溃疡、湿疹及浅表性静脉炎和软组织损伤。	1. 对肝素钠过敏者禁用。 2. 有出血性疾病、严重高血压（舒张压＞14.7kPa）、新近的颅脑外伤或颅内出血、大面积烧伤患者禁用。 3. 先兆性流产或产后者禁用。妊娠适应证明确时，方可应用肝素钠。儿童应慎用。
糠酸莫米松软膏	局部外用。取本品适量涂于患处，每日 1 次。	10mg：10g	用于湿疹、神经性皮炎、异位性皮炎及皮肤瘙痒症。	对本品任何成分过敏者禁用。

续表

药物名称	用法	规格	适应证	禁忌证
辣椒碱软膏	成人及2岁以上的儿童外用。均匀涂抹于疼痛部位，每次1~2个黄豆粒大小用量，每日3~4次，2岁以下儿童使用须遵医嘱。	30g/支	适用于短期缓解由风湿引起的肌肉和关节的疼痛，以及背部疼痛和扭伤，拉伤引起的疼痛。	对本品及其成分过敏者禁用。
复方七叶皂苷钠凝胶	每日一次或多次将凝胶涂于患处皮肤。除特别需要，否则无需揉搽。	20g/支	炎症、退行性病变及创伤引致的局部肿胀、脊柱疼痛性疾病，急性闭合性软组织损伤，腱鞘炎、血栓性浅静脉炎、静脉曲张，同时也可用于静脉注射或静脉滴注后的静脉护理。	1. 对本品所含成分过敏禁用。 2. 孕妇及哺乳期妇女禁用。 3. 破损皮肤表面及放射性治疗的皮肤忌用。
邦迪创可贴	清洁创面，撕去本品覆盖创面，将药带贴于创面，两端胶带固定位置，松紧适当即可。	8片*20袋 包装单位：盒	用于小面积开放性外科创伤。	对胶布或云南白药过敏者禁用。

十六、眼科用药

药物名称	用法	规格	适应证	禁忌证
氯霉素滴眼剂	滴于眼睑内，一次1~2滴，一日3~5次。	8ml	用于治疗由大肠杆菌、流感嗜血杆菌、克雷伯菌属、金黄色葡萄球菌、溶血性链球菌和其他敏感菌所致眼部感染，如沙眼、结膜炎、角膜炎、眼睑缘炎等。	对本品过敏者禁用。
复方氯霉素滴眼液	外用，滴眼，每次1~2滴，一日3~5次。	5ml，0.25%	用于结膜炎、沙眼、角膜炎和眼睑缘炎。	尚不明确。
白内停眼药水	滴眼，每日3~4次，每次1~2滴。	15ml	主要治疗初期老年性白内障，轻度糖尿病性白内障或并发性白内障等。	眼外伤及严重感染时，暂不使用，或遵医嘱。

续表

药物名称	用法	规格	适应证	禁忌证
醋酸可的松眼药水	滴眼，将本品滴入结膜囊内，一次1~2滴，一日3~4次。用前摇匀。	3ml：15mg	用于过敏性结膜炎。	单纯性或溃疡性角膜炎患者禁用。
金霉素眼膏	涂于眼睑内，一日3次。	2g	急性沙眼，结膜炎，角膜炎等。	尚不明确。
利巴韦林滴眼剂	滴入眼睑内，一次1~2滴，每1小时1次，好转后每2小时1次。	0.1%，8ml	适用于单纯疱疹病毒性角膜炎。	对本品过敏者，孕妇禁用。
利福平滴眼液	滴眼。一次1~2滴，一日4~6次。	10ml：5mg	眼科，沙眼，结膜炎，角膜炎	1. 本品过敏者禁用。 2. 严重肝功能不全者禁用。 3. 胆道阻塞患者禁用。

续表

药物名称	用法	规格	适应证	禁忌证
妥布霉素滴眼液	滴于眼睑内。轻、中度感染：一次1～2滴，每4小时1次；重度感染：一次2滴，每小时1次。	5ml，0.3%	适用于敏感细菌所致的外眼及附属器的局部感染。	对本品及其他氨基糖苷类抗生素过敏者禁用。
氧氟沙星滴眼液	滴于眼睑内，每日3～5次，每次1～2滴，或遵医嘱。	5ml：15mg	适用于治疗细菌性结膜炎、角膜炎、角膜溃疡、泪囊炎、术后感染等外眼感染。	对氧氟沙星或喹诺酮类药物过敏者禁用。

十七、耳鼻喉科及口腔科用药

药物名称	用法	规格	适应证	禁忌证
滴鼻净（浓）	滴鼻，专用于成人，一次每鼻孔2～3滴。	10ml	过敏性及炎症性鼻出血，急慢性鼻炎；改善通气，排出分泌物，缓解鼻塞。	萎缩性鼻炎患者禁用。

续表

药物名称	用法	规格	适应证	禁忌证
西地碘片	口含，成人，一次 1 片，一日 3～5 次。	1.5mg×15#	用于慢性咽喉炎，口腔溃疡，慢性牙龈炎，牙周炎。	对本品过敏者或对其他碘制剂过敏者禁用。
金喉健喷雾剂	喷患处，每次适量，一日数次。	20ml	本品中医：祛风解毒，消肿止痛，清咽利喉。用于风热所致咽痛，咽干，咽喉红肿，牙龈肿痛，口腔溃疡。	尚不明确。
氧氟沙星滴耳液	滴耳。成人一次 6～10 滴，一日 2～3 次。滴耳后进行约 10 分钟耳浴。根据症状适当增减滴耳次数。对小儿滴数酌减。	5ml：15mg	用于治疗敏感菌引起的中耳炎，外耳道炎，鼓膜炎。	对本品及氟喹诺酮类药过敏的患者禁用。

十八、妇科外用药

药物名称	用法	规格	适应证	禁忌证
硝酸米康唑栓	本品阴道给药，洗净后将栓剂置于阴道深处。每晚1次，一次1枚。连续7天为一疗程。也可采用三日疗法：第一日晚1枚，随后三日早晚各1枚。即使症状迅速消失，也要完成治疗疗程，在月经期应持续使用。	0.29×7#	本品局部治疗念珠菌性外阴阴道病和革兰阴性细菌引起的双重感染。	尚不明确。
复方氯霉素栓（妇科消炎栓）	阴道给药。每日1次，于晚上临睡前清洗外阴后，将本品1枚放入阴道后穹隆处。	0.25×7#	细菌性阴道病	1. 对本品和成分之一过敏者禁用。 2. 孕妇及哺乳期妇女慎用。

续表

药物名称	用法	规格	适应证	禁忌证
克霉唑栓	阴道给药，洗净后将栓剂置于阴道深处。每晚 1 次，一次 1 粒。连续 7 日为一疗程。	150mg×10#	用于念珠菌性外阴阴道病。	尚不明确。
聚甲酚磺醛栓	每 2 天 1 枚本品置于阴道内。如果采用聚甲酚磺醛浓缩病灶贴敷，则于贴敷后的第 2 天放入 1 枚本品，以后隔一天一枚。治疗宫颈糜烂一般用浓缩液贴敷并配合使用本品，轻者贴敷 1～2 次及用 6 枚本品可痊愈，重者酌情增加治疗次数及用量。治疗阴道感染可单用本品，也可用 1:5～8 稀释的浓缩	90mg×6#	用于宫颈糜烂、宫颈炎、阴道炎、宫颈黏膜突出（宫颈异位）、尖锐湿疣及使用子宫托造成的压迫性溃疡等。	外用药，切忌内服。

续表

药物名称	用法	规格	适应证	禁忌证
聚甲酚磺醛栓	液进行阴道冲洗，然后配合使用本品。为了使用方便，患者最好取仰卧位，先将栓剂用水浸湿，然后插入阴道深部。通常以晚间睡前用药为宜。配合使用卫生带，防止污染衣物和被褥。			

十九、肛肠科外用药

药物名称	用法	规格	适应证	禁忌证
复方角菜酸酯栓	塞入肛门内，一次1枚，一日1~2次。	3.4g×12#	对痔疮及其他肛门疾患引起的疼痛、瘙痒、肿胀和出血进行对症治疗；亦可用于缓解肛门局部手术后的不适。	对本品过敏者禁用。

续表

药物名称	用法	规格	适应证	禁忌证
开塞露灌剂	将容器顶端剔破或剪开，涂以油脂少许，缓慢插入肛门，然后将药液挤入直肠内，成人一次1支，儿童一次0.5支。	20ml	用于便秘。	尚不明确。
双氯酚酸钠栓	本品用时将栓剂取出，以少量温水湿润后，轻轻塞入肛门2cm处，成人一次50mg，一日50～100mg，或遵医嘱。	50mg×10#	用于类风湿性关节炎，手术后疼痛及各种原因所致的发热。	对患者有严重肝、肾功能不全及高过敏体质者禁用，儿童慎用。对阿司匹林或其他非甾体抗炎药过敏者对本品可有交叉过敏反应；对阿司匹林过敏的哮喘患者，本品也可引起支气管痉挛，对这类患者禁用；有肛门炎症者禁用。

972

二十、水电解质、酸碱平衡及营养药

1. 糖、盐

药物名称	用法	规格	适应证	禁忌证
葡萄糖注射液	1. 补充热能 患者因某些原因进食减少或不能进食时，一般可予 25% 葡萄糖注射液静脉注射，并同时补充体液。葡萄糖用量根据所需热能计算。 2. 全静脉营养疗法 葡萄糖是此疗法最重要的能量供给物质，在非蛋白质供给热量中，葡萄糖与脂肪供给热量之比为 2:1。具体用量依据临床需要而定。根据补液量的需要，葡萄糖可	10%，100ml； 10%，250ml； 10%，500ml； 5%，100ml； 5%，250ml； 5%，500ml； 5%，20ml	1. 补充能量和体液；用于各种原因引起的进食不足或大量体液丢失（如呕吐、腹泻等），全静脉内营养、饥饿性酮症。 2. 低糖血症。 3. 高钾血症。 4. 高渗溶液用作组织脱水剂。 5. 配制腹膜透析液。 6. 药物稀释剂。 7. 静脉法葡萄糖耐量试验。 8. 供配制 GIK（极化液）用。	1. 糖尿病酮症酸中毒未控制者。 2. 糖非酮症性高渗状态。

续表

药物名称	用法	规格	适应证	禁忌证
葡萄糖注射液	配制为 25%~50% 的不同浓度，必要时加入胰岛素，每 5~10g 葡萄糖加入正规胰岛素 1U。由于正常应用高渗葡萄糖溶液，对静脉刺激性较大，并需输注脂肪乳剂，故一般选用大静脉滴注。 3. 低糖血症重者可先于 50% 葡萄糖注射液 20~40ml 静脉推注。 4. 饥饿性酮症严重者应用 5%~25% 葡萄糖注射液静脉滴注，每日 100g 葡萄糖可基本控制病情。			

续表

药物名称	用法	规格	适应证	禁忌证
葡萄糖注射液	5. 失水 等渗性失水给予 5% 葡萄糖注射液静脉滴注。 6. 高钾血症 应用 10% ~ 25% 注射液，每 2 ~ 4g 葡萄糖加 1U 正规胰岛素输注，可降低血清钾浓度。但此疗法仅使细胞外钾离子进入细胞内，体内总钾含量不变。如不采取排钾措施，仍有再次出现高钾血症的可能。 7. 组织脱水 高渗溶液（一般采用 50% 葡萄糖注射液）快速静脉注射 20 ~ 50ml。但作用短暂。临床上应注意防止高血糖，			

续表

药物名称	用法	规格	适应证	禁忌证
葡萄糖注射液	目前少用。用于调节腹膜透析液渗透压时，50%葡萄糖注射液20ml即10g葡萄糖可使1L腹膜透析液渗透压提高55mosm/kg H_2O。			
氯化钠注射液	1. 高渗性失水 高渗性失水时患者脑细胞和脑脊液渗透浓度升高，若治疗使血浆和细胞外液钠浓度和渗透浓度过快下降，可致脑水肿。故一般认为，在治疗开始的48小时内，血浆钠浓度每小时下降不超过0.5mmol/L。若患者存在休克，应先予氯化钠注射液，并酌情补充胶体，待休克	0.9%，10ml；0.9%，100ml；0.9%，500ml；0.9%，250ml	本品各种原因所致的失水，包括低渗性、等渗性和高渗性失水；高渗性非酮症糖尿病昏迷，应用等渗或低渗氯化钠可纠正失水和高渗状态；低氯性代谢性碱中毒；外用生理盐水冲洗眼部，洗涤伤口等；还用于产科的水囊引产。	尚不明确。

续表

药物名称	规格	用法	适应证	禁忌证
氯化钠注射液		纠正，血钠 > 155mmol/L，血浆渗透浓度 > 350mOsm/L，可予 0.6% 低渗氯化钠注射液。待血浆渗透浓度 < 330mOsm/L，改用 0.9% 氯化钠注射液。补液总量根据下列公式计算，作为参考：所需补液量（L）= [血钠浓度（mmol/L）- 142] × 0.6 × 体重（kg）。 一般第一日补给半量，余量在以后 2 ~ 3 日内补给，并根据心肺肾功能酌情调节。 2. 等渗性失水 原则给予等渗溶		

续表

药物名称	用法	规格	适应证	禁忌证
氯化钠注射液	液，如 0.9% 氯化钠注射液或复方氯化钠注射液，但上述溶液氯浓度明显高于血浆，单独大量使用可致高氯血症，故可将 0.9% 氯化钠注射液和 1.25% 碳酸氢钠或 1.86%（1/6M）乳酸钠以 7∶3 的比例配制后补给。后者氯浓度为 107mmol/L，并可纠正代谢性酸中毒。补给量可按体重或红细胞压积计算，作为参考。 （1）按体重计算：补液量（L）=[体重下降（kg）×142]/154；			

续表

药物名称	用法	规格	适应证	禁忌证
氯化钠注射液	(2) 按红细胞压积计算：补液量 (L) = [实际红细胞压积 - 正常红细胞压积]/正常红细胞压积×体重 (kg) × 0.2。正常红细胞压积男性为 48%，女性为 42%。 3. 低渗性失水　严重低渗性失水时，脑细胞内溶质减少以维持细胞容积。若治疗使血浆和细胞外液钠浓度和渗透浓度迅速回升，可致脑细胞损伤。一般认为，当血钠低于 120mmol/L 时，治疗使血钠上升速度在每小			

续表

药物名称	用法	规格	适应证	禁忌证
氯化钠注射液	时 0.5mmol/L，不超过每小时 1.5mmol/L。 当血钠低于 120mmol/L 时或出现中枢神经系统症状时，可给予 3%～5% 氯化钠注射液缓解滴注。一般要求在 6 小时内将血钠浓度提高至 120mmol/L 以上。补钠量（mmol/L）=［142 - 实际血钠浓度（mmol/L）］×体重（kg）×0.2。待血钠回升至 120～125mmol/L 以上，可改用等渗溶液或等渗溶液中酌情加入高渗葡萄糖注射液或 10% 氯化钠注射液。			

续表

药物名称	用法	规格	适应证	禁忌证
氯化钠注射液	4. 低氯性碱中毒给予 0.9% 氯化钠注射液或复方氯化钠注射液（林格氏液）500～1000ml，以后根据碱中毒情况决定用量。 5. 外用，用生理氯化钠溶液洗涤伤口、冲洗眼部。			

2. 电解质调节药

药物名称	用法	规格	适应证	禁忌证
10% 氯化钾	口服：1～2g/次，3 次/日。小儿每次 0.05～0.1g/kg，3 次/日。静滴：稀释为 0.3% 以下浓度，每小时用量 <1.5g。小儿每	1g/10ml	1. 治疗各种原因引起的低血钾症：如进食不足、呕吐、严重腹泻，应用排钾性利尿药，低钾性家族周期性麻痹，长期应用	1. 高钾血症患者。 2. 急性肾功能不全、慢性肾功能不全者禁用。

续表

药物名称	用法	规格	适应证	禁忌证
10%氯化钾	日0.1~0.2g/kg		糖皮质激素和补充高渗葡萄糖后引起的低钾血症等。 2. 预防低钾血症。 3. 洋地黄中毒引起频发性、多源性早搏或室性快速心律失常。	
10%氯化钠	1. 当血钠低于120mol/L或出现中枢神经系统症状时,可给予3%~5%氯化钠缓慢滴注。 2. 补钠量(mmol)=[142-实际血钠浓度(mmol/L)]×体重(kg)×0.2	1g/10ml	各种原因所致的水中毒及严重的低钠血症。	下列情况慎用或禁用①水肿性疾病,如肾病综合征、肝硬化腹水、充血性心力衰竭、急性左心衰竭、脑水肿、皮肤发生水肿等;②急性肾功能衰竭少尿期、慢性肾功能衰竭尿量减少

续表

药物名称	用法	规格	适应证	禁忌证
10%氯化钠				而对利尿药反应不佳者；③高血压、低血钾症；④高渗或等渗性失水。
门冬氨酸钾镁	静脉滴注。一次10~20ml，加入5% GS 250ml 或 500ml 中缓慢滴注，每日一次，或遵医嘱。	10ml	补充电解质，可用于低钾血症，洋地黄中毒引起的心律失常以及心肌梗死后遗症、充血性心力衰竭、心肌梗死的辅助治疗。	高血钾、高血镁、肾功能不全及房室传导阻滞者慎用。

3. 酸碱平衡药

药物名称	用法	规格	适应证	禁忌证
碳酸氢钠注射液	代谢性酸中毒，静滴：补碱量(mmol)=(-2.3-实际测得的 BE 值)×0.25×体重(kg)，或	0.5g/10ml	1. 治疗代谢性酸中毒。 2. 碱化尿液。 3. 作为制酸药，治疗胃酸过多	对本药过敏者禁用。

续表

药物名称	用法	规格	适应证	禁忌证
碳酸氢钠注射液	补碱量（mmol）= 正常 的 CO_2CP – 实际测得的 CO_2CP（mmol）× 0.25 × 体重（kg），一般先给总量的 1/3 ~ 1/2，4 ~ 8 小时内滴注完毕。		引起的症状。4. 静脉滴注对某些药物中毒有非特异性的治疗作用，如巴比妥类、水杨酸类及甲醇等中毒。	

4. 营养药

药物名称	用法	规格	适应证	禁忌证
18 种氨基酸注射液	静脉滴注，一次 250 ~ 500ml。	250ml	用于蛋白质摄入不足、吸收障碍等氨基酸不能满足机体代谢需要的患者。亦可用于改善手术后患者的营养状况。	严重肝肾功能不全、严重尿毒症患者和对氨基酸有代谢障碍的患者禁用。严重酸中毒、充血型心力衰竭患者慎用。

续表

药物名称	用法	规格	适应证	禁忌证
17 种氨基酸注射液	中心静脉插管或静脉滴注。一日 250～1000ml（1～4 瓶）；成人滴速每 1 分钟 40 滴，儿童、老人及重病者滴速宜更慢。应按年龄、病情和体重增减剂量。	250ml	用于手术、严重创伤、大面积烧伤引起的严重氨基酸缺乏以及各种疾病引起的低蛋白血症。	1. 严重肝肾功能不全者禁用。 2. 氮质血症、无尿、心力衰竭及酸中毒未纠正前禁用。
脂肪乳注射液	静滴：第 1 日脂肪量每千克体重不应超过 1g，以后剂量可酌增，但脂肪量每千克体重不得超过 2.5g。静滴速度最初 10 分钟为每分钟 20 滴，如无不良反应出现，以后可逐渐增加，30 分钟后维持在每分钟 40～60 滴。	20%，250ml	适用于需要高热量的患者（如肿瘤及其他恶性病）、肾损害、禁用蛋白质的患者和由于某种原因不能经胃肠道摄取营养的患者，以补充适当热量和必需脂肪酸。	休克和严重脂质代谢紊乱（如高脂血症）、血栓患者禁用。

5. 维生素类

药物名称	用法	规格	适应证	禁忌证
复合维生素 B 片	口服，成人一次 1~3 片，一日 3 次。儿童一次 1~2 片，一日 3 次。	100#	用于营养不良、厌食、脚气病、癞皮病及因缺乏维生素 B 类所致的各种疾患的辅助治疗。	尚不明确。
维生素 AD 胶丸	口服。成人，一次 1 粒，一日 1~2 次。	100#	用于预防和治疗维生素 A 及 D 的缺乏症。如佝偻病、夜盲症及小儿手足抽搐症。	慢性肾功能衰竭、高钙血症、高磷血症伴肾性佝偻病者禁用。
维生素 B_1	肌内注射。成人重型脚气病，一次 50~100mg，每天 3 次，症状改善后改口服；小儿重型脚气病，每日 10~25mg，症状改善后改口服。		适用于维生素 B_1 的脚气病的治疗。Wernicke 脑病的治疗。亦可用于维生素 B_1 缺乏引起的周围神经炎、消化不良等的辅助治疗。	尚不明确。
维生素 B_2 片	口服，成人，一次 1~2 片，一日 3 次。	5mg×100#	用于预防和治疗维生素 B_2 缺乏症；如口角炎、唇干裂、舌炎、阴囊炎、结膜炎、脂溢性皮炎等	尚不明确。

续表

药物名称	用法	规格	适应证	禁忌证
维生素 B₆	皮下、肌内或静脉注射，一次 50～100mg，用于环丝氨酸的解毒时，每日 300mg 或以上，用于异烟肼中毒时，每 1g 异烟肼给 1g 静脉注射。	100mg/2ml	1. 适用于维生素 B₆ 缺乏的预防和治疗，防治异烟肼中毒，也可用于妊娠、放射病及抗癌药所致的呕吐、脂溢性皮炎。 2. 全胃肠外营养及因摄入不足所致营养不良，进行性体重下降时维生素 B₆ 的补充。 3. 维生素 B₆ 需要量增加者。 4. 新生儿遗传性维生素 B₆ 依赖综合征。	若每天应用 200mg，持续 30 天，可致依赖综合征。对诊断的干扰：尿胆原试验呈假阳性。
维生素 B₁₂	1. 周围神经病　成人一次 0.5mg，一日 1 次，一周 3 次，肌内注射或静脉注射，可肌内注射或静脉注射。	1ml：0.5mg	主要用于治疗原发性和继发性因子缺乏所致的巨幼细胞性贫血，热带性或非热带性腹泻。	1. 肌注给药时，偶可引起皮疹、瘙痒、腹泻以及过敏性哮喘。

续表

药物名称	用法	规格	适应证	禁忌证
维生素 B_{12}	按年龄、症状酌情增减。2. 巨幼细胞性贫血　成人一次 0.5mg，一日 1 次，一周 3 次，肌内注射或静脉注射。		肠道切除后引起的盲端形成和小肠憩室以及短二叶绦虫肠道寄生虫所致的维生素 B_{12} 吸收障碍。	2. 偶可降低血钾及高尿酸血症。
维生素 C	肌内或静脉注射，成人每次 100～250mg，每日 1～3 次，必要时，成人每次 2～4g，每日 1～2 次，或遵医嘱。小儿每日 100～300mg，分次注射。救治克山病可用大剂量，由医生决定。	0.5g/2ml	1. 用于治疗坏血病，也可用于各种急慢性传染性疾病及紫癜的辅助治疗。2. 慢性铁中毒的治疗。3. 特发性高铁血红蛋白症的治疗。4. 下列情况对维生素 C 的需要量增加：① 接受慢性血透、胃肠道疾病、结核病、癌症、溃疡	1. 长期应用每日 2～3g 可引起停药后坏血症。2. 长期应用大量维生素 C 偶可引起尿酸盐、半胱氨酸盐或草酸盐结石。3. 快速静脉注射可引起头晕，昏厥。

续表

药物名称	用法	规格	适应证	禁忌证
维生素 C			病、甲亢、发热、感染、创伤、烧伤、手术等；②因严格控制或选择饮食，接受肠道外营养的患者，以及在妊娠期和哺乳期；③应用某巴比妥类、四环素类、水杨酸类或维生素 C 为泌尿系统酸化药时。	
维生素 E 胶丸	口服。成人，一次 10 ～ 100mg，一日 2 ～ 3 次。	0.1×30#	用于心、脑血管疾病及习惯性流产、不孕症的辅助治疗。	1. 大量氢氧化铝可使小肠上段的胆酸沉淀，降低脂溶性维生素 E 的吸收。2. 避免香豆素及其衍生物与大量本品同用，以防止低凝血酶原血症发生。

续表

药物名称	用法	规格	适应证	禁忌证
维生素 E 胶丸				3. 降血脂脂药考来烯胺和考来替泊、矿物油及硫糖铝等药物可干扰本品的吸收。 4. 缺铁性贫血补铁时对维生素E的需要量增加。 5. 本品可促进维生素 A 的吸收、肝内贮存和利用增加，并降低维生素 A 中毒的发生；但超量时可减少维生素 A 的体内贮存。

6. 微量元素及钙锌矿物质类及矿物质调节药

药物名称	用法	规格	适应证	禁忌证
阿法骨化醇片	口服： 1. 慢性肾功能不全和骨质疏松症：成人，每次 0.5μg（1 片），每日一次，或遵医嘱。 2. 甲状旁腺功能低下以及其他的维生素 D 代谢异常疾病：成人，每次 1.0～4.0μg（2～8 片），每日一次，或遵医嘱。	0.5μg×10#	1. 改善慢性肾功能不全、甲状旁腺功能低下和抗维生素 D 佝偻病、骨软化症患者因维生素 D 代谢异常的症状，如：低钙血症、抽搐、骨痛及骨损害。 2. 骨质疏松症。	高钙血症患者禁用。
牡蛎碳酸钙咀嚼片	口服。一次 100～200mg（以钙计），一日 3 次，咀嚼后咽下。	50mg×48#	用于儿童、妊娠或哺乳期妇女、绝经期妇女以及老年人补充钙质。	高钙血症、高钙尿症、含钙肾结石或有肾结石病史患者禁用。

续表

药物名称	用法	规格	适应证	禁忌证
复方氨基酸螯合钙胶囊	口服,温水送下。成人一日1~2粒;6岁以下儿童一日半粒,6岁以上按成人剂量服用。幼儿及吞服不便者,可打开胶囊用适量果汁冲服。	1g×30#	1. 用于防治钙、矿物质缺乏引起的各种疾病,尤适用于骨质疏松、儿童佝偻病、缺钙引起的神经痛和肌肉抽搐等。 2. 可用作孕期、哺乳期妇女及儿童钙及维生素 D_3 的补充。	肾功能不全或血钙过高者禁用。
葡萄糖酸钙注射液	静脉给药:用10%葡萄糖注射液稀释后缓慢注射,每分钟不超过5ml。成人: 1. 低钙血症,一次1g,需要时可重复; 2. 高镁血症,一次1~2g;用于氟	10ml,10%	1. 治疗钙缺乏、急性血钙过低、碱中毒及甲状旁腺功能低下所致的手足搐搦症。 2. 过敏性疾患。 3. 镁中毒时的解救。 4. 氟中毒的解救。	尚不明确。

续表

药物名称	用法	规格	适应证	禁忌证
葡萄糖酸钙注射液	中毒解救，静脉注射本品 1g，1 小时后重复，如有搐搦可静注本品 3g。 3. 如有皮肤组织氟化物损伤，每平方厘米受损面积应用 10% 葡萄糖酸钙 50mg。 小儿：低钙血症，按体重 25mg/kg（6.8mg"钙"）缓慢静注。但因刺激性较大，本品一般情况下不用于小儿。		5. 心脏复苏时应用（如高血钾或低血钙，或钙通道阻滞引起的心功能异常的解救）。	

二十一、外用消毒药品

药物名称	用法	规格	适应证	禁忌证
巴士消毒液	按说明书配制使用。	500ml	可杀灭肠道致病菌、化脓性球菌和医院感染常见细菌。适用于一般物体表面的消毒。	尚不明确。
双氧水溶液	清洁伤口，3%溶液。	3%，500ml；3%，100ml	适用于化脓性外耳道炎和中耳炎、文森口腔炎、齿龈脓漏、扁桃体炎及清洁伤口。	尚不明确。
碘酊	外用。用棉签蘸取少量碘酊，由中心向外涂搽局部，消毒后再用70%乙醇脱碘。	20ml	用于皮肤感染和消毒。	尚不明确。

二十二、其他药品

药物名称	用法	规格	适应证	禁忌证
碘解磷定注射液	成人常用量。静脉注射一次0.5~1g，视病情需要可重复注射。	20ml：50mg	对急性有机磷杀虫剂抑制的胆碱酯酶活力有不同程度的复活作用，用于解救多种有机磷酸酯类杀虫剂的中毒。但对马拉硫磷、敌百虫、敌敌畏、乐果、甲氟磷、丙胺氟磷八甲磷等的中毒效果较差；对氨基甲酸酯杀虫剂所抑制的胆碱酯酶无复活作用。	尚不明确。
氯解磷定注射液	一般中毒，肌内注射或静脉缓慢注射0.5~1g（1~2支）；严重中毒，1~1.5g（2~3支）。以	2ml：0.5g	对急性有机磷杀虫剂抑制的胆碱酯酶活力有不同程度的复活作用，用于解救多种有机	对本品过敏者禁用。

续表

药物名称	用法	规格	适应证	禁忌证
氯解磷定注射液	后根据临床病情和血胆碱酯酶水平，每1.5~2小时可重复1~3次。静脉滴注方法和用药天数可参见碘解磷定。 1. 成人常用量：肌内注射或静脉缓慢注射0.5~1g（1~2支），视病情需要可重复注射。 2. 小儿常用量：按体重20mg/kg，用法参见成人。		磷酸酯类杀虫剂的中毒。但对马拉硫磷、敌百虫、敌敌畏、乐果、甲氟磷、丙胺氟磷和八甲磷等的中毒效果较差；对氨基甲酸酯杀虫剂所抑制的胆碱酯酶无复活作用。	
氟马西尼注射液	可用5%的葡萄糖水、乳酸林格氏液或普通生理盐水稀释后注射，稀释后应在24小时内使用。	5ml	用于逆转苯二氮䓬类药物所致的中枢镇静作用： 1. 终止用苯二氮䓬类药物诱导及维持的全身麻醉。	1. 对本品过敏患者禁用。 2. 对使用苯二氮䓬类药物以控制对生命构成威胁的情况（例如用于控制严重头

续表

药物名称	用法	规格	适应证	禁忌证
氟马西尼注射液	1. 终止用苯二氮䓬类药物诱导及维持的全身麻醉：推荐的初始剂量为15秒内静脉注射0.2mg。如果首次注射后60秒内清醒程度未达到要求，则追加给药0.1mg，必要时可间隔60秒后再追加给药一次，直至最大总量1mg，通常剂量为0.3～0.6mg。 2. 作为苯二氮䓬类药物过量时中枢作用的特效逆转剂：推荐的首次静脉注射剂量为0.3mg。如果在60秒内未达到所需的清醒程度，可重复使用直至患者清		2. 作为苯二氮䓬类药物过量时中枢作用的特效逆转剂。 3. 用于鉴别诊断苯二氮䓬类、其他药物或脑损伤所致的昏迷。 明原因的昏迷。	部损伤后的颅内压或癫痫情形）的患者禁用。 3. 严重抗抑郁剂中毒者禁用。

续表

药物名称	用法	规格	适应证	禁忌证
氟马西尼注射液	醒或达总量 2mg。如果再度出现昏睡，可以每小时静脉滴注 0.1~0.4mg 药物，滴注的速度应根据所要求的清醒程度进行个体调整。在重症监护情况下，对大剂量和/或长时间使用苯二氮䓬类药物的患者只要缓慢给药并根据个体情况调整剂量并不会引起戒断症状。如果出现意外的过度兴奋体征，可静脉注射 5mg 地西泮或 5mg 咪达唑仑并根据患者的反应小心调整用量。			

续表

药物名称	用法	规格	适应证	禁忌证
氟马西尼注射液	3. 用于鉴别诊断苯二氮䓬类、其他药物损伤或致脑损伤所致的不明原因的昏迷：如果重复使用本品后，清醒程度及呼吸功能尚未显著改善，必须考虑到苯二氮䓬类药物以外的其他原因。			
亚甲蓝针	静脉注射。亚硝酸盐中毒，一次按体重 1~2mg/kg，氰化物中毒，一次按体重 5~10mg/kg，最大剂量为 20mg/kg。	20mg	本品对化学物亚硝酸盐、硝酸盐、苯胺、硝基苯、三硝基甲苯、苯醌、苯肼等和含有或产生芳香胺的药物（乙酰苯胺、对乙酰氨基酚、非那西丁、苯佐卡因等）引起的高铁血红蛋白血症有效。对	尚不明确。

续表

药物名称	用法	规格	适应证	禁忌证
亚甲蓝针			先天性还原型二磷酸吡啶核苷高铁血红蛋白还原酶缺乏引起的高铁血红蛋白血症疗效果较差。对异常血红蛋白 M 伴有高铁血红蛋白血症无效。对急性氰化物中毒，能暂时延迟其毒性。	
盐酸纳络酮注射液	肌注或静脉注射。成人常用量一次 0.4～0.8mg，儿童酌减，根据病情可重复给药。	1ml：0.4mg	吗啡拮抗药，用于吗啡类复合麻醉药术后，解除药物抑制及催醒。	有心功能障碍和高血压患者慎用。
米索前列醇片	在服用米非司酮 36～48 小时后，单次空腹口服米索前列醇 0.6mg。	0.3g×30#	本品与米非司酮序贯合并使用，可用于终止停经 49 天内的早期妊娠。	1. 心、肝、肾疾病患者及肾上腺皮质功能不全者。 2. 有使用前列腺素类药物

续表

药物名称	用法	规格	适应证	禁忌证
米索前列醇片				禁忌者，如青光眼、哮喘及过敏体质者。 3. 带宫内节育器妊娠和怀疑宫外孕者。
米非司酮片	口服给药：停经≤49天之健康早孕妇女，空腹或进食2小时后，口服25～50mg米非司酮片一日2次，连服2～3天，总量150mg，每次服药后禁食2小时，第3～4天清晨于阴道后穹窿放置卡前列甲酯栓1枚（1mg），或使用其他同类前列腺素药物。卧床休息1～2小时，门诊观察6小时。注意用药后出血情况，有无妊娠产物和副反应。	25mg×6#	本品米非司酮片与前列腺素药物序贯合并使用，可用于终止停经49天内的妊娠。	1. 对本品过敏者。 2. 心、肝、肾疾病患者及肾上腺皮质功能不全者。 3. 有使用前列腺素类药物禁忌者：如青光眼、哮喘及对前列腺素类药物过敏等。 4. 带宫内节育器妊娠和怀疑宫外孕者，年龄超过35岁的吸烟妇女。

续表

药物名称	用法	规格	适应证	禁忌证
卡介苗纯蛋白衍生物	1. 成人、婴儿、儿童皆适用。 2. 用于检查是否感染，第一次试验，臂掌侧侧皮内注射 0.1ml（1 结素单位），如呈阴性再皮内注射 0.1ml（5 个结素单位），如仍为阴性，方可判定为阴性。 3. 用于选择卡介苗接种对象及免疫效果的考核：采用陈孟都法于前臂内侧皮内注射 0.1ml（5 个结素单位），48~72 小时检查注射部位反应。如有红肿、水疱、坏死、淋巴管炎，或硬结纵、横直径平均≥1.5cm 者为强阳性反应；硬结纵、横直径平均≥5m 者为阴性反应。	50IU，1ml	专供卡介苗接种对象的选择，卡介苗接种后质量监测及临床诊断用。也可用于测量肿瘤患者的细胞免疫功能等。	尚不明确。

续表

药物名称	用法	规格	适应证	禁忌证
糜蛋白酶冻干粉针	临用前，用氯化钠注射液溶解后应用。肌内注射一次 4000U 眼科注入后房，一次 800U，3 分钟后用氯化钠注射液冲洗前后房中遗留的本品。	400U	为蛋白分解酶，具有分解肽链作用。能清洁化脓创面，溶解脓液和坏死组织，助长肉芽组织生长，对眼睑状韧带有选择性松解作用。与抗菌素及碘胺类药物等合用治疗各种炎症、溃疡、脓肿、血肿、脓胸、中耳炎及白内障摘除等。	严重肝脏疾患及血凝功能不正常的患者，不满 20 岁的患者或玻璃体液不固定的眼病患者及创伤性白内障患者忌用。
破伤风抗毒素注射液	用法：皮下注射应在上臂三角肌附着处。同时注射类毒素时，注射部位须分开。肌内注射应在上臂三角肌中部或臀大肌外上	1500U	本品可中和伤口及游离的破伤风毒素，可预防和治疗破伤风。	过敏试验为阳性反应者慎用，详见脱敏注射法。

续表

药物名称	用法	规格	适应证	禁忌证
破伤风抗毒素注射液	部。只有经过皮下或肌内注射未发生反应者方可作静脉注射。静脉注射应缓慢，开始每分钟不超过1ml，以后每分钟不宜超过4ml。一次静脉注射不应超过40ml，儿童每1kg体重不应超过0.8ml，亦可将抗毒素加入葡萄糖注射液、氯化钠注射液等输液中静脉滴注。静脉注射前将安瓿在温水中加热至接近体温，注射中发生异常反应，应立即停止。用量： 1. 预防：1次皮下或肌内注射			

续表

药物名称	用法	规格	适应证	禁忌证
破伤风抗毒素注射液	1500～3000IU，儿童与成人用量相同；伤势严重者可增加用量1～2倍。经5～6日，如破伤风感染危险未消除，应重复注射。 2. 治疗：第1次肌内或静脉注射50000～200000IU，儿童与成人用量相同；以后视病情决定注射剂量与间隔时间，同时还可以将适量的抗毒素注于伤口周围的组织中。初生儿破伤风，24小时内分次肌内或静脉注射20000～100000IU。			

续表

药物名称	用法	规格	适应证	禁忌证
乙肝疫苗注射液	1. 一般新生儿、儿童、成年人接种乙肝疫苗 10μg/支，按 0、1、6 月免疫，三角肌肌内注射。 2. 高危人群，尤其是 HBsAg 阳性母亲的新生儿接种乙肝疫苗 20μg/支，按 0、1、6 月免疫，三角肌肌内注射。 3. HBsAg 和 HBeAg 阳性母亲的新生儿联合使用 HBIG 与乙肝疫苗 20μg/支。即在出生后 6 小时内，肌内注射 1 支 HBIG（100IU/ml），2～4 周后开始注射第一针乙肝疫苗，第二、三针间隔与一般新生儿相同。	10μg/0.5ml	本疫苗接种后，可刺激机体产生抗乙型肝炎病毒的免疫力，用于预防乙型肝炎。	对发热、患有严重急、慢性疾病和有严重过敏史者暂时都不要接种乙肝疫苗。